南药传承创新系列丛书　第二辑

中国南药志

第二卷

主编·张荣平　于浩飞　胡炜彦
高　勇　丁彩凤　张兰春

上海科学技术出版社

图书在版编目（CIP）数据

中国兽药志. 第二卷 / 张来先等主编. -- 上海：
上海科学技术出版社, 2024.1
（兽药传承创新系列丛书. 第二辑）
ISBN 978-7-5478-6374-9

I. ①中… II. ①张… III. ①兽… IV. ①中药志

①R281.4

中国国家版本馆CIP数据核字(2023)第202026号

中国兽药志（第二卷）

主编·张来先 于佐之 韵怀廷
审　查　于淑红 张三英

上海世纪出版（集团）有限公司
上海科学技术出版社　出版、发行
（上海市闵行区号景路159弄A座9F-10F）
邮政编码 201101　www.sstp.cn
山东韵杰文化科技有限公司印刷
开本 787×1092　1/16　印张 28.25　插页 3
字数：750 千字
2024 年 1 月第 1 版　2024 年 1 月第 1 次印刷
ISBN 978-7-5478-6374-9/R·2867
定价：198.00 元

内容提要

本书是《中国南药志》(第一卷)内容的延续。全书收载血竭、石斛、紫金牛、千年健等50余种南药,每种药分别从生药鉴别、栽培、化学成分、药理作用、临床应用、毒理研究等多个方面,进行全面、翔实的介绍,旨在突出这些南药的特点与价值,为进一步开发、利用和保护南药提供科学资料和丰富信息。

本书可供从事南药科研、教学、生产及临床应用的相关专业人员参考阅读。

"南药传承创新系列丛书"（第二辑）
编委会

❧❦❧

主任委员

丁中涛　郝小江

副主任委员

俞　捷　熊　磊

委　员

（按姓氏笔画排序）

于浩飞　马云淑　王　亭　王　勇　王文静　毛晓健　冯德强　孙永林

杨子峰　杨兴鑫　杨得坡　何晓山　邱　斌　张文平　张兰春　张丽霞

张恒罡　陈兴龙　周宁娜　胡炜彦　侯　博　姜焰凌　贺震旦　钱子刚

高秀丽　程先睿　普春霞　樊若溪　戴好富

总主编

张荣平　赵荣华

《中国南药志》（第二卷）
编委会

主 编

张荣平　于浩飞　胡炜彦　高　勇　丁彩凤　张兰春

副主编

张丽霞　王　勇　张恒罡　陈兴龙　樊若溪　侯　博　林　华

编 委
（按姓氏笔画排序）

丁彩凤·昆明医科大学

于浩飞·昆明医科大学

马迪微·昆明医科大学

王　亭·云南中医药大学

王　勇·北京中医药大学

毛晓健·云南中医药大学

尹长钦·昆明医科大学

邓世玉·昆明医科大学

白当丽·昆明医科大学第一附属医院

杨子峰·广州医科大学

李　鲜·昆明医科大学

李晓红·昆明医科大学第一附属医院

何晓山·云南中医药大学

余　玲·江西医学高等专科学校

沈　需·山西省运城市中心医院

宋京风·昆明医科大学

张兰春·昆明医科大学

张丽霞·中国医学科学院药用植物研究所云南分所

张荣平·云南中医药大学

张恒罡·美国南卡罗来纳大学

陈兴龙·云南中医药大学

范　堃·昆明医科大学

林　华·昆明医科大学

周宁娜·云南中医药大学

赵进东·昆明医科大学

赵昆颖·昆明医科大学

赵婧芝·昆明医科大学

胡炜彦·昆明医科大学

侯　博·云南中医药大学

姜晓楠·云南省楚雄州禄丰市人民医院

姜焰凌·昆明医科大学

高　勇·云南省科学技术院

主编单位

昆明医科大学

云南中医药大学

云南省科学技术院

"南药传承创新系列丛书"

序 一

〜✿〜

　　南药是指亚洲南部(南亚)和东南部(东南亚)、非洲、拉丁美洲热带、亚热带所产的药材及我国长江以南的热带、亚热带地区,大体以北纬25°为界的广东、广西、福建南部、台湾、云南所产的道地药材。南药是亚非拉各国人民和我国各民族应用传统药物防病治病的经验结晶,是中外传统药物交流应用的精华,也是我国与各国人民团结合作的历史见证。

　　南药有着悠久的历史,汉代非洲象牙、红海乳香已引入国内。盛唐时朝,中外文化交流十分频繁,各国贾商、文化使者涌入中国,医药文化的交流是重要组成部分。李珣的《海药本草》,全书共六卷,现存佚文中载药124种,其中大多数药物是从海外传入或从海外移植到中国南方,而且香药记载较多,对介绍国外输入的药物知识和补遗中国本草方面作出了贡献,如龙脑出波律国、没药出波斯国、降香出大秦国、肉豆蔻出昆仑国等。唐代海上丝绸之路途经90余个国家和地区,全程约1.4万千米,大批阿拉伯人主要经营香药贸易,乳香、没药、血竭、木香等阿拉伯药材随之传入中国。宋元时期进口大量"蕃药",《圣济总录》"诸风门"有乳香丸、没药散、安息香丸等,以"蕃药"为主的成药计28种。明代郑和七下西洋,为所到达的西洋各国居民防病治病,传授医学知识,以此作为和平外交的重要内容。通过朝贡贸易,从国外输入香药以及包括各种食用调料和药材,朝贡采购的药物有犀角、羚羊角、丁香、乳香、没药、木鳖子、燕窝等29种以上,船队也带出中国本土的麝香、大黄、茯苓、肉桂、姜等中药,作为与各国进行交换和赐赠的物品,既丰富了中药资源,又促进了中医药的发展,给传统医药国际合作与交流树立了典范。

　　当前,建设"一带一路"和构建人类命运共同体等倡议正不断深化,卫生与健康是人类共同体的重要组成部分,而南药作为海上丝绸之路沿线国家防病治病的手段又具有特殊的意义。云南中医药大学因势利导、精心组织出版的南药传承创新系列丛书,从历史古籍、文化传承、现代研究、中外交流等多方面进行系统研究，构建了南药完整的理论体系，通过传承精华、守正创新，将有利于加强中国与"一带一路"沿线亚非拉国家在传统医药中的合作，实现更大范围、更高水平、更深层次的大开放、大交流、大融合，实现以传统中医药来促进"一带一路"国家民心相通，"让中医药更好地走向世界、让世界更好地了解中医药"，共绘中医药增进人类健康福祉的美好愿景。

　　有鉴于此，乐为之序。

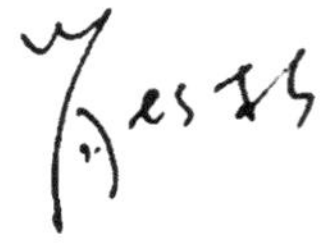

中国工程院院士

中国医学科学院药用植物研究所名誉所长、教授

2020 年 4 月

"南药传承创新系列丛书"
序　二

"南药"称谓有多种解释,有广义和狭义之分,有不同国度之分,也有南药与大南药之分。本书采用肖培根先生的定义,即泛指原产于亚洲、非洲、拉丁美洲热带、亚热带地区的药材,在我国主产区包括传统南药和广药生产区域。南药不仅蕴含我国南药产区数千年来中华民族应用植物药防治疾病的宝贵经验和智慧,而且汇集了热带、亚热带地区中、外南药原产地各国人民的传统医药知识和临床经验,是中外传统医药"一带一路"交流互鉴的重要历史见证。对南药进行传承创新研究,将为丰富我国中药资源,推动中医药的发展起到重要的作用。

南药的历史记载可以追溯到公元前 300 年左右的《南方草木状》,迄今已有 2 300 多年。随着环境变迁、人类进步、社会发展,南药被注入多样性的科学内涵。我国南药物种资源丰富、蕴藏量大,原产或主产于多民族聚集区域,不同民族或用同一种药物治疗不同的疾病或用不同的药物治疗同一种疾病,这种民族医药的多样性构成了南药应用的多样性。南药是中成药和临床配方的重要药材,除了槟榔、益智、砂仁、巴戟天四大著名南药外,许多道地药材如肉桂、血竭等,也是重要的传统南药,在我国有悠久的应用历史。很多南药来自海外,合理开发利用东南亚、南亚国家药用资源对我国医药工业可持续发展同样起到了促进作用。

云南地处我国西南边陲,西双版纳、德宏、普洱、瑞丽等地与缅甸、老挝、越南相连,边界线总长达 4 060 千米,有 15 个少数民族世居在边境一带,形成了水乳交融、特色突出的南药体系。边疆民族地区良好的生态环境为发展南药种植提供了良好的条件。近几年来,边境地区南药的发展在精准扶贫,实现边境稳定、民族团结中发挥了重要作用。

云南省政府近年来把生物医药"大健康"产业作为重大和支柱产业加以培育和发展,一直非常重视南药的发展。云南中医药大学在云南省政府的支持下,联合昆明医科大学、中国科学院昆明植物研究所、中国医学科学院药用植物研究所云南分所、广州中医药大学、云南白药集团等单位，于 2013 年成立了"南药研究协同创新中心"，通过联结学校、科研机构、企业，组成协同创新联盟，搭建面向国内外的南药研究协同创新平台，系统开展了南药文化、南药古籍文献整理、重要南药品种等研究，取得一系列重要的研究成果，逐步成为国内外南药学术研究、行业产业共性技术研发和区域创新发展的重要基地，在国家药物创新体系建设中发挥了重要作用。

云南中医药大学以"南药研究协同创新中心"为平台，邀请一批国内专家学者，编写了"南药传承创新系列丛书"，全面系统地总结了我国南药的历史和现状，为南药的进一步开发利用提供科学依据和研究思路。本书的初衷在于汇集、整理中国南药（South-drug in China）的历史记载、民间应用、科学研究之大成，试图赋予南药系统的、科学的表征。丛书的出版必将推动南药传承创新，扩大中药资源，丰富、发展中医药文化，促进我国与东南亚、南亚等国家在传统医药中的合作与交流，以及在实施国家"一带一路"倡议、构建南药民族经济发展带、推动云南"大健康"事业发展、实现边疆民族经济与社会的协调发展中发挥重要的作用。

中国科学院院士

中国科学院昆明植物研究所研究员

2020 年 4 月

前　言

　　随着中药现代化的发展,中医药已经成为我国快速发展的产业,我国一直把生物医药、大健康产业作为重大或支柱产业加以培育和发展。云南作为民族医药大省,有着全国最丰富的药材资源和深厚的传统医药、民族医药的历史传承。与此同时,党和政府也高度重视中医药事业的发展。云南省“十三五”规划(云政办发[2016]14号文件)指出:加强中药资源体系建设,加强中药材资源保护、开发和合理利用。2019年10月《中共中央 国务院关于促进中医药传承创新发展的意见》更是明确了中医药的独特价值和发展方向。2021年《中华人民共和国国民经济和社会发展第十四个五年规划和2035年远景目标纲要》在推动中医药传承创新方面指出:坚持中西医并重和优势互补,大力发展中医药事业。健全中医药服务体系,发挥中医药在疾病预防、治疗、康复中的独特优势。加强中西医结合,促进少数民族医药发展。加强古典医籍精华的梳理和挖掘,建设中医药科技支撑平台,改革完善中药审评审批机制,促进中药新药研发保护和产业发展。强化中药质量监管,促进中药质量提升。强化中医药特色人才培养,加强中医药文化传承与创新发展,推动中医药走向世界。

　　在人类文明的发展进程中,随着人口老龄化、疾病谱改变、现代生活方式转变,以及人们对使用化学药品的顾虑,更多的人寄希望于传统医药,而“南药”作为资源丰富、历史悠久的传统医药,也受到越来越多的重视。

　　南药又称为岭南中药,最早的实物记载可追溯到西汉时期。近年来,云南、广西、海南、福建等地区都在积极寻求发展“南药”资源产业之路,希冀借助“南药”品牌增强各自的中医药产业竞争优势,结合本地区实际情况做了具体的部署并付诸实施,南药企业及研究机构等纷纷建立,“南药”一词也频繁出现在报纸、杂志、网络等各种媒体。南药具有强大的生命力,深入研究南药对中医药的发展具有重要意义。

‹◦﹛﹜◦›

　　我们以云南省南药研究协同创新中心和云南省南药可持续利用研究重点实验室为平台，邀请一批国内外专家学者编写"南药传承创新系列丛书"，《中国南药志》为丛书之一。《中国南药志》（第二卷）收录了南药研究的相关资料，以血竭、石斛、紫金牛、千年健等 50 余味南药药材为代表，分立生药鉴别、栽培、化学成分、药理作用、临床运用、毒理研究等项目，并结合每种药的特点进行了全面描述。本书旨在为从事南药研究的广大学者提供有益信息和研究资料，对相关工作的开展提供一定的启发和帮助。

　　本书的编著工作得到了各编写单位及编委们的大力支持，在此表示衷心的感谢！中医药事业是一个发展迅速的事业，这无疑对我们的编著工作提出了更高的要求。限于水平，书中遗漏、不足之处在所难免，敬请广大专家及读者批评指正，以便今后修订更正。

编者

2023 年 10 月

目　录

• 八角枫 •
001
一、生药鉴别 · 002
二、栽培 · 002
三、化学成分 · 003
四、药理作用 · 007
五、临床应用 · 008
六、毒理研究 · 008

• 九翅豆蔻 •
010
一、生药鉴别 · 010
二、化学成分 · 011
三、药理活性 · 012
四、毒理研究 · 012

• 三开瓢 •
014
一、化学成分 · 014
二、临床应用 · 015

• 小豆蔻 •
016
一、生药鉴别 · 016
二、栽培 · 017

三、化学成分 · 017
四、药理作用 · 018

• 山楝 •
021
一、生药鉴别 · 021
二、栽培 · 021
三、化学成分 · 022
四、药理作用 · 024
五、临床应用 · 026

• 千年健 •
028
一、化学成分 · 028
二、药理作用 · 033
三、临床应用 · 034

• 广金钱草 •
037
一、生药鉴别 · 037
二、栽培 · 038
三、化学成分 · 039
四、药理作用 · 041
五、临床应用 · 042

• 云南风车子 •
044
一、栽培 · 044

二、化学成分 · 044
三、药理作用 · 046
四、临床应用 · 047
五、毒理研究 · 047

云南沉香
048

一、生药鉴别 · 048
二、栽培 · 049
三、化学成分 · 050
四、药理作用 · 052

木奶果
054

一、栽培 · 054
二、化学成分 · 055
三、药理作用 · 059

木橘
063

一、化学成分 · 063
二、药理作用 · 064
三、临床应用 · 066
四、毒理研究 · 066

五月茶
068

一、化学成分 · 068
二、药理作用 · 073
三、临床应用 · 074
四、毒理研究 · 074

见血封喉
076

一、栽培 · 076
二、化学成分 · 077
三、药理活性 · 079
四、临床应用 · 079
五、毒理研究 · 079

巴豆
081

一、生药鉴别 · 081
二、栽培 · 082
三、化学成分 · 082
四、药理作用 · 085
五、临床应用 · 086
六、毒理研究 · 087

双耳南星
090

一、生药鉴别 · 090
二、栽培 · 090
三、化学成分 · 091
四、药理作用 · 097

古山龙
099

一、生药鉴别 · 099
二、化学成分 · 100
三、药理作用 · 101
四、临床应用 · 102

石斛
103

一、生药鉴别 · 104
二、栽培 · 105
三、化学成分 · 106
四、药理作用 · 113
五、临床应用 · 114

龙眼肉
117

一、生药鉴别 · 117
二、栽培 · 118
三、化学成分 · 119
四、药理作用 · 121
五、临床应用 · 122

• 仙茅 •
—— 124 ——

一、生药鉴别 · 124

二、栽培 · 125

三、采收加工 · 125

四、化学成分 · 125

五、药理作用 · 126

六、临床应用 · 128

七、毒理研究 · 129

• 朱砂根 •
—— 131 ——

一、生药鉴别 · 131

二、栽培 · 132

三、化学成分 · 133

四、药理作用 · 135

五、临床应用 · 138

• 竹叶兰 •
—— 140 ——

一、生药鉴别 · 140

二、栽培 · 141

三、化学成分 · 142

四、药理作用 · 147

五、临床应用 · 148

• 血竭 •
—— 151 ——

一、生药鉴别 · 151

二、化学成分 · 152

三、药理研究 · 153

四、临床应用 · 154

• 合欢皮 •
—— 157 ——

一、生药鉴别 · 157

二、栽培 · 158

三、化学成分 · 158

四、药理作用 · 162

五、临床应用 · 164

六、毒理研究 · 164

• 红大戟 •
—— 166 ——

一、生药鉴别 · 166

二、栽培 · 166

三、化学成分 · 167

四、药理作用 · 173

五、临床应用 · 173

• 红豆蔻 •
—— 175 ——

一、生药鉴别 · 175

二、栽培 · 176

三、化学成分 · 177

四、药理作用 · 179

五、临床应用 · 180

• 红根南星 •
—— 181 ——

一、生药鉴别 · 181

二、栽培 · 182

三、化学成分 · 182

四、临床应用 · 182

五、毒理研究 · 182

• 玛卡 •
—— 183 ——

一、栽培 · 183

二、化学成分 · 184

三、药理作用 · 187

四、临床应用 · 188

五、毒理研究 · 189

• 芦荟 •
—— 192 ——

一、生药鉴别 · 192

二、栽培·193

三、化学成分·194

四、药理作用·198

五、临床应用·200

六、毒理研究·200

· 苏合香 ·
204

一、生药鉴别·204

二、化学成分·204

三、药理作用·205

四、临床作用·206

五、毒理研究·206

· 尾花细辛 ·
208

一、生药鉴别·208

二、化学成分·209

三、药理作用·210

四、临床应用·211

五、毒理研究·211

· 枫香树 ·
213

一、生药鉴别·213

二、栽培·214

三、化学成分·214

四、药理作用·221

五、临床应用·222

· 刺果番荔枝 ·
225

一、栽培·225

二、化学成分·226

三、药理活性·229

四、临床应用·229

五、毒理研究·230

· 波罗蜜 ·
232

一、栽培·232

二、化学成分·234

三、药理作用·238

四、临床应用·239

五、毒理研究·240

· 降香 ·
242

一、生药鉴别·242

二、栽培·243

三、化学成分·244

四、药理作用·248

五、临床应用·251

· 草豆蔻 ·
255

一、生药鉴别·255

二、栽培·256

三、采收加工·256

四、化学成分·257

五、药理作用·259

六、临床应用·261

· 草果 ·
263

一、生药鉴别·263

二、化学成分·264

三、药理活性·270

四、临床应用·271

· 茴香砂仁 ·
275

一、化学成分·275

二、药理作用·276

三、临床应用·276

四、毒理研究·276

● 荔枝 ●
277

一、生药鉴别·277
二、栽培·278
三、化学成分·278
四、药理作用·280

● 南板蓝根 ●
284

一、生药鉴别·284
二、栽培·285
三、采收加工·286
四、化学成分·286
五、药理作用·293
六、临床应用·296
七、毒理研究·296

● 鸦胆子 ●
299

一、生药鉴别·299
二、栽培·300
三、采收加工·300
四、化学成分·301
五、药理作用·305
六、临床应用·306
七、毒理研究·307

● 香圆 ●
310

一、生药鉴别·310
二、栽培·311
三、化学成分·311
四、药理作用·313

● 香橼 ●
315

一、生药鉴别·315
二、栽培·316

三、采收加工·317
四、化学成分·317
五、药理作用·321

● 姜黄 ●
324

一、生药鉴别·324
二、栽培·325
三、化学成分·325
四、药理作用·328
五、临床作用·331
六、毒理研究·332

● 迷迭香 ●
335

一、生药鉴别·335
二、栽培·336
三、化学成分·337
四、药理作用·340

● 穿心莲 ●
345

一、生药鉴别·345
二、栽培·346
三、化学成分·347
四、药理作用·348
五、临床应用·351
六、毒理研究·351

● 鸭嘴花 ●
354

一、生药鉴别·354
二、栽培·355
三、化学成分·355
四、药理作用·356
五、临床应用·359
六、毒理研究·359

● 臭灵丹 ●
——— 361 ———
一、生药鉴别·361
二、化学成分·362
三、药理作用·365
四、临床应用·367

● 高良姜 ●
——— 371 ———
一、生药鉴别·371
二、栽培·372
三、化学成分·373
四、药理作用·376
五、临床应用·380

● 海芋 ●
——— 383 ———
一、生药鉴别·384
二、栽培·384
三、化学成分·385
四、药理作用·386
五、临床应用·387
六、毒理研究·388

● 娑罗子 ●
——— 390 ———
一、生药鉴别·390
二、栽培·391
三、化学成分·392
四、药理作用·395
五、临床应用·396

● 紫金牛 ●
——— 399 ———
一、生药鉴别·400

二、栽培·400
三、化学成分·401
四、药理作用·402
五、临床应用·403
六、毒理研究·404

● 番红花 ●
——— 406 ———
一、生药鉴别·406
二、栽培·407
三、采集加工·408
四、化学成分·408
五、药理作用·410
六、临床应用·411

● 番荔枝 ●
——— 414 ———
一、生药鉴别·414
二、栽培·415
三、化学成分·415
四、药理作用·417
五、临床应用·420

● 滇南魔芋 ●
——— 422 ———
一、生药鉴别·422
二、栽培·422
三、化学成分·423
四、药理活性·423
五、临床应用·424
六、毒理研究·424

药物拉丁名索引·425
药物中文名索引·427

药用植物彩图·431

八角枫

八角枫为山茱萸科八角枫属植物八角枫 [*Alangium chinense*（Lour.）Harms] 的支根及须根，别名木八角、八角金盘、勾儿茶等，为广西少数民族常用药[1]。

八角枫为落叶乔木或灌木，高达 3～5 m，稀达 15 m，胸高直径 20 cm；小枝略呈"之"字形，幼枝紫绿色，无毛或有稀疏的疏柔毛，冬芽锥形，生于叶柄的基部内，鳞片细小。叶纸质，近圆形或椭圆形、卵形，顶端短锐尖或钝尖，基部两侧常不对称，一侧微向下扩张，另一侧向上倾斜，阔楔形、截形，稀近于心脏形，长 13～19 cm，宽 9～15 cm，不分裂或 3～7 裂，裂片短锐尖或钝尖，叶上面深绿色，无毛，下面淡绿色，除脉腋有丛状毛外，其余部分近无毛；基出脉 3～5，成掌状，侧脉 3～5 对；叶柄长 2.5～3.5 cm，紫绿色或淡黄色，幼时有微柔毛，后无毛。聚伞花序腋生，长 3～4 cm，被稀疏微柔毛，有 7～30 花，花梗长 5～15 mm；小苞片线形或披针形，长 3 mm，常早落；总花梗长 1～1.5 cm，常分节；花冠圆筒形，长 1～1.5 cm，花萼长 2～3 mm，顶端分裂为 5～8 枚齿状萼片，长 0.5～1 mm，宽 2.5～3.5 mm；花瓣 6～8，线形，长 1～1.5 cm，宽 1 mm，基部粘合，上部开花后反卷，外面有微柔毛，初为白色，后变黄色；雄蕊和花瓣同数而近等长，花丝略扁，长 2～3 mm，有短柔毛，花药长 6～8 mm，药隔无毛，外面有时有褶皱；花盘近球形；子房 2 室，花柱无毛，疏生短柔毛，柱头头状，常 2～4 裂。核果卵圆形，长 5～7 mm，直径 5～8 mm，幼时绿色，成熟后黑色，顶端有宿存的萼齿和花盘，种子 1 颗。花期 5～7 月和 9～10 月，果期 7～11 月[2]（图 1）。

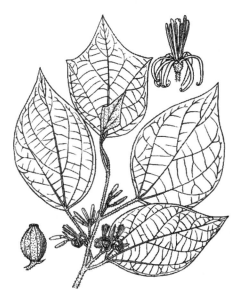

图 1　八角枫
（引自《中药大辞典》）

产于河南、陕西、甘肃、江苏、浙江、安徽、福建、台湾、江西、湖北、湖南、四川、贵州、云南、广东、广西和西藏南部；生于海拔 1800 m 以下的山地或疏林中。东南亚及非洲东部各国也有分布[3]。

一、生药鉴别

（一）性状鉴别

细根呈圆柱形，略呈波状弯曲，长短不一，直径 2～8 mm；有分枝及众多纤维须状根或其残基，细根直径 0.2～1.2 cm，表面黄棕色或灰褐色，栓皮纵裂，有时剥离，质硬而脆，折断面不平坦，黄白色，粉性，木质部占绝大部分。气微，味淡[2]。

（二）显微鉴别

1. 组织横切面

利用奥斯巴斯成像技术，蒋媛媛等[4]对八角枫石蜡切片进行了观测，结果表明八角枫木栓层为 7～8 个细胞。皮层散在众多的草酸钙簇晶，石细胞成群或单个散在，可见分泌组织。韧皮部有石细胞，形态较皮层的小，草酸钙簇晶多存在韧皮部射线细胞中，多纵向排列成行，形成层明显。木质部宽广，导管大，单个或复管孔，由外向内，导管逐渐由大变小，导管与导管之间存在大量的木纤维。木射线细胞上有纹孔，1～5 列呈放射状[2]。

2. 粉末特征

蒋媛媛等[4]对八角枫的粉末进行观察得到其粉末为淡黄白色，纤维多，韧皮纤维壁厚，腔小，直径约 53 μm，黄色，常一端平截，一端成梭形。木纤维壁薄，腔大，直径为 14～27 μm。石细胞黄色，类圆形、类方形或多角形，直径 32～151 μm。有些胞腔小，具细密孔沟及层纹；有些胞腔大，具细密孔沟，无层纹。导管多为纹孔导管，纹孔以六边形或圆形增厚，排列紧密，偶见网纹导管，直径 66～140 μm。草酸钙簇晶多，棱角尖锐，直径 11～23 μm，也偶见方晶直径 16～25 μm。淀粉粒众多，类圆形或圆形，多以复粒或单个存在，直径 3～8 μm，偶见层纹，脐点裂缝状或星状。薄壁细胞有纹孔，细胞壁呈连珠状增厚[2]。

（三）理化鉴别

1. 化学鉴别

取药材粗粉 3 g，加 5％乙醇 20 mL（内含浓硫酸 0.2 mL），60 ℃水浴热浸 2 h，滤过。取滤液分别加碘化铋钾试剂，八角枫有橙红色沉淀；加硅钨酸试剂，有白色沉淀。

2. 薄层鉴别

药材 5 g，用含水 1％酒石酸的 70％乙醇回流 2 次，每次 1 h，滤过，水浴去掉乙醇，加水 10 mL 溶解，放置冰箱 24 h，滤过，滤液用氢氧化钠试液调 pH 至 9～10，氯仿 10 mL 萃取 2 次，每次约 20 mL，取氯仿液，水浴蒸去氯仿至 1 mL，用微量点样器点样，层析，显色。硅胶板；展开剂：氯仿：甲醇：氨水（60：10：1）。碘化铋钾溶液显色；点样量 15 μL。八角枫呈现生物碱的显色反应，有一个桃红色斑点[4]。

二、栽培

（一）产地环境

八角枫喜低山丘陵地带，地形东、南较高，西、北较低，海拔 350～640 m，平均坡度为 10°～15°，土壤为暗棕色森林土；气候属温带大陆性气候，年平均气温 4.3 ℃，年降水量 670～750 mm，相对湿度 72％。

（二）生产管理

温室育苗，将发芽的种子平均分成 3 份，分别播于 3 个育苗盘中。育苗基质采用草炭：森林土：珍珠岩（5：3：2）的混合基质，种子覆土以刚盖上种子即可。于温度 20～25 ℃环境下培养，观测出苗情况。圃地育苗，将发芽的种子平均分成 3 份，分别播于 3 个苗床，种子覆土以刚盖上种子即可[5]。

三、化学成分

八角枫主要含有生物碱类、酚苷类、木脂素类、萜类、紫罗兰酮类、挥发油类及其他类化学成分。

（一）生物碱类

八角枫中最主要的生物碱为八角枫碱，即消旋毒藜碱(dl-anabasine)，在各部位的含量有较大差别，须根为 0.95%，支根为 0.13%，根茎为 0.03%～0.04%，茎为 0.016%～0.018%[6]；再者为毒藜碱(anabasine)，须根内含量为 0.1226%～0.2349%，支根为 0.0285%～0.1377%；此外，还有喜树次碱(venoterpine)、4,5-二甲基刺蘗碱-6-酮、8-羟基-3,6,9-三甲基-7 氢-苯并蒽-7-酮、土布罗素、去甲土布罗素、原吐根碱醇、去甲原吐根碱醇[6]、尿嘧啶、尿苷、胸苷、5-羟基-2-羟甲基吡啶、2,6-脱氧果糖嗪[7]。邢欢欢等[8]报道八角枫根中 3 个生物碱，为 8-羟基-3-羟甲基-6,9-二甲基-7H-苯并异喹啉-7-酮（$C_{15}H_{13}NO_3$）（**1**）、4,5-dimethoxycanthin-6-one（**2**）和 2-hydroxy-N-hydroxybenzylanabasine（**3**），结构式如下。

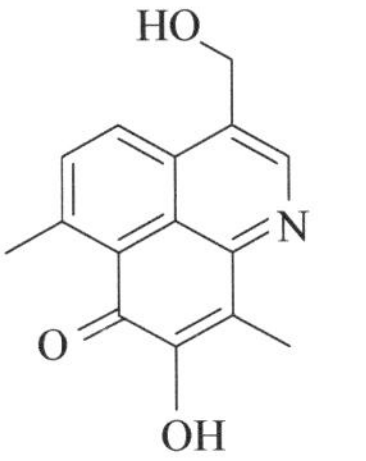

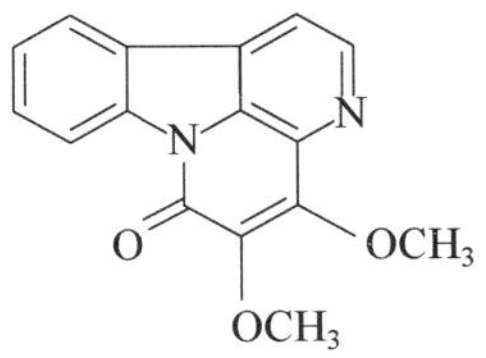

（二）酚苷类

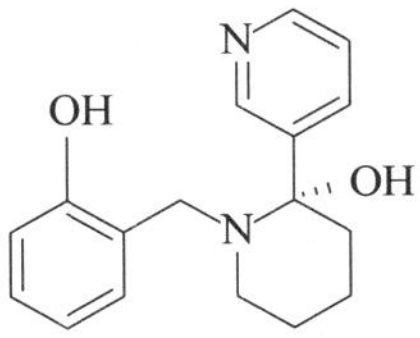

周文斌等[6]从八角枫的须根中提取分离纯化得到 13 个化合物，其中酚类化合物 5 个。岳跃栋[7]分离并鉴别了 35 个化合物，包括 13 个酚苷类化合物，如表 1 所示。段红等[9]采用 RP-HPLC 测定八角枫中水杨苷的含量，结果显示，根中含量为 0.082 mg/g，茎为 0.229 mg/g，皮为 0.071 mg/g，根、茎、皮混合物为 0.19 mg/g。斯佳丽等[10]采用紫外分光光度法测得八角枫中水杨苷平均含量约为 4.7 mg/g。

表 1 八角枫中的酚苷化合物

序号	化合物	中文名	分子式	文献
1	salicin	水杨苷	$C_{13}H_{18}O_7$	[6,7,11]
2	6'-O-galloylsalicin	6'-O-半乳糖基水杨苷	—	[6]
3	7-O-β-glucopyranosylsalicin	7-O-β-吡喃葡萄糖苷水杨苷	—	[6]
4	pyrocaechol 1-O-β-D-glucopyranoside	1-O-β-D-吡喃葡萄糖基邻苯二酚苷	—	[6]
5	pyrocaechol 1-O-β-D-xylopyranosyl(1-6)-β-D-glucopyranoside	1-O-β-D-吡喃葡萄糖基(1-6)-β-D-吡喃葡萄糖基邻苯二酚苷	—	[6]
6	chinenside A	八角枫苷 A	$C_{19}H_{26}NaO_{13}$	[7]
7	chinenside B	八角枫苷 B	$C_{19}H_{26}O_{14}$	[7]
8	henryoside	鄂西香茶菜苷	$C_{26}H_{32}O_{15}$	[7]

（续表）

序号	化合物	中文名	分子式	文献
9	henryoside-6′-O-β-D-glucoside	6′-O-β-D-吡喃葡萄糖鄂西香茶菜苷	$C_{32}H_{42}O_{20}$	[7]
10	2-hydroxy-3-O-β-D-glucopyranosylbenzoic acid	2-羟基-3-O-β-D-吡喃葡萄糖苯甲酸	$C_{13}H_{16}O_9$	[7]
11	gentisic acid-5-O-β-D-glucoside	龙胆酸-5-O-β-D-吡喃葡萄糖苷	$C_{13}H_{16}O_9$	[7]
12	isotachioside	异它乔糖苷	$C_{13}H_{18}O_8$	[7]
13	tachioside	它乔糖苷	$C_{13}H_{18}O_8$	[7]
14	gallic acid-3-O-β-D-glucoside	没食子酸-3-O-β-D-吡喃葡萄糖苷	$C_{13}H_{16}O_{10}$	[7]
15	methylsalicylate-6-O-β-D-glucopyranosylbenzoic acid	水杨酸甲酯-6-O-β-D-吡喃葡萄糖苷	$C_{14}H_{18}O_9$	[7]
16	glucosyringic acid	丁香酸葡萄糖苷	$C_{14}H_{20}O_8$	[7]
17	vanilloloside	—	$C_{14}H_{20}O_8$	[7]
18	daucosterol	胡萝卜苷	$C_{35}H_{60}O_6$	[12]
19	3,4-di-O-methylellagic acid	3,4-二甲氧基鞣花酸	$C_{16}H_{10}O_8$	[12]

（三）木脂素类

目前在八角枫中发现的木脂素类化合物有（7S,8R）-urolignoside（**4**）、（＋）-lyoniresinol-3α-O-β-D-glucopyranoside（**5**）、（＋）-isolarisiresinol-3α-O-β-D-glucopyranoside（**6**）[7]。

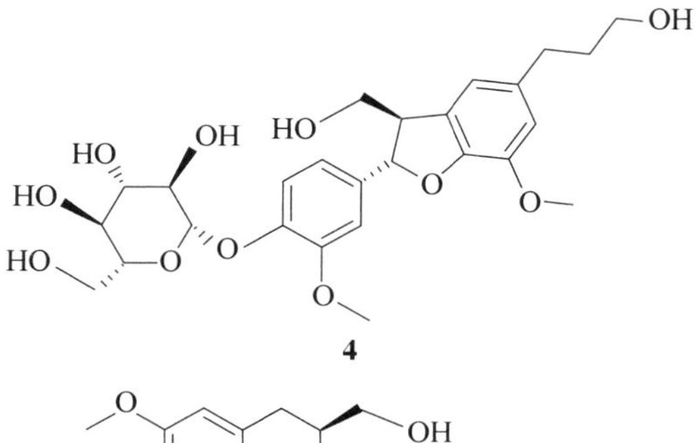

6

4

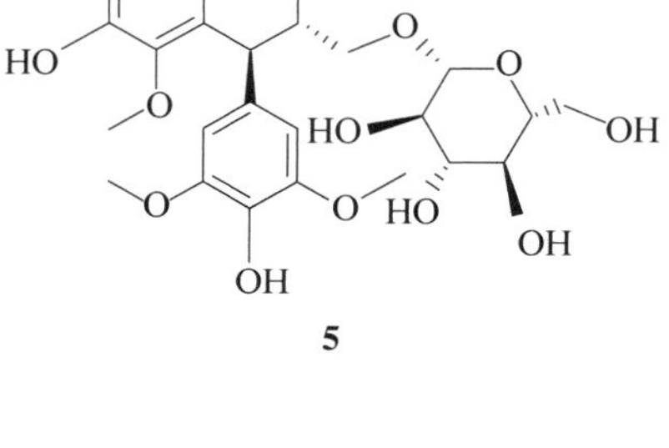

5

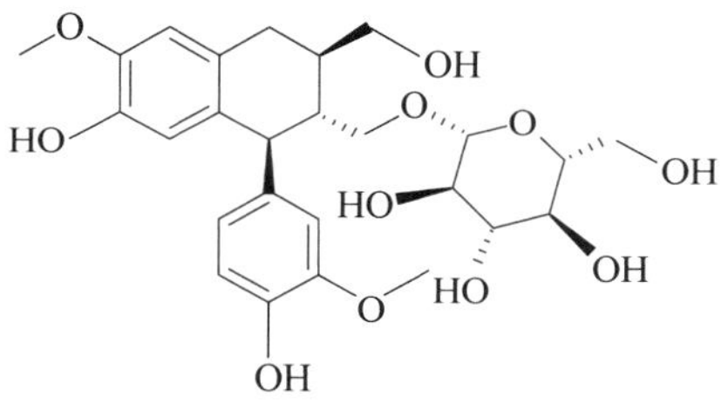

（四）萜类

八角枫中含有的萜类化合物有马钱酸、（1S,4S）-7-羟基去氢白菖烯及其同分异构体（1R,4S）-7-羟基去氢白菖烯[7]。马启珍等[13]从八角枫的茎中分离到4个齐墩果酸型三萜成分:（3E,23E）-3-caf-feoyl-23-coumaroylhederagenin（**7**）、（3E,23E）-dicoumaroyl-hederagenin（**8**）、（23E）-coumaroylhederagenin（**9**）、（23Z）-coumaroylhederagenin（**10**）。

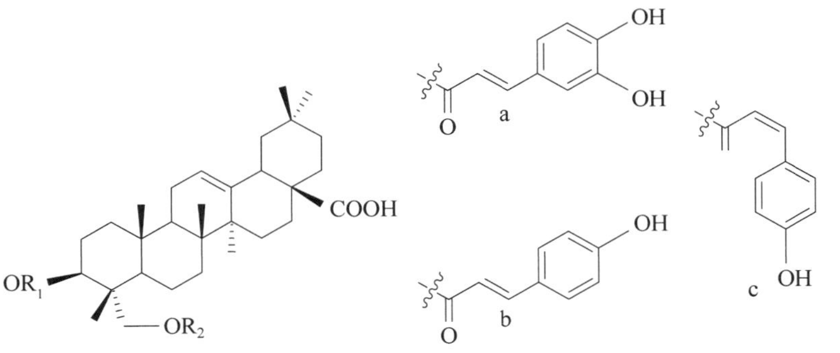

7　R₁＝a　R₂＝b
8　R₁＝R₂＝b
9　R₁＝H　R₂＝b
10　R₁＝H　R₂＝c

（五）紫罗兰酮类

目前，八角枫中提取分离出 3 个紫罗兰酮类化合物 chinenionside A（**11**）、（6R，7E，9R）-9-hydroxy-4,7-megastigmadien-3-one-9-O-β-D-（6′-O-β-D-apiofuranosyl）glucopyranoside（**12**）、（6R,9R）-megastigman-4-en-9-ol-3-one-O-β-D-（6′-O-β-D-apiofuranosyl）glucopyranoside（**13**）[7]。

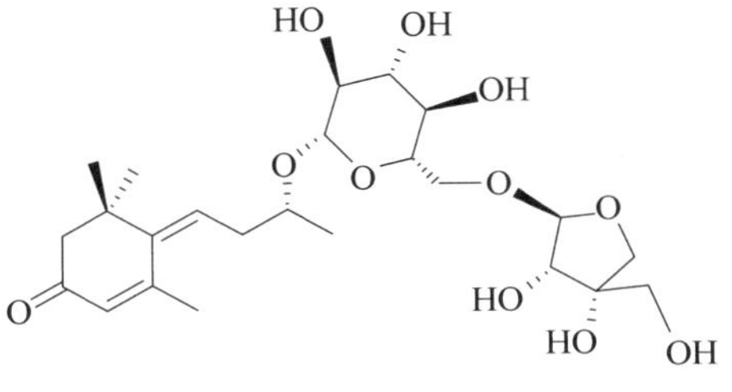

13

11

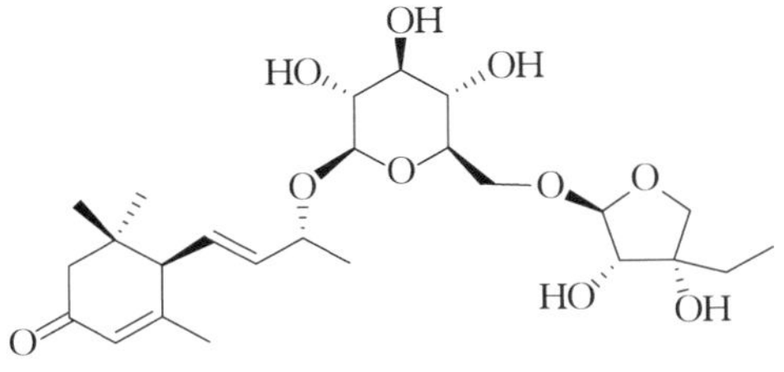

12

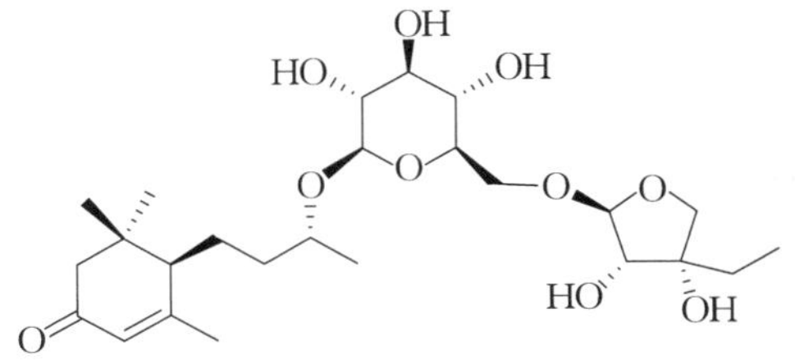

（六）挥发油类

八角枫枝叶中含有大量的挥发油成分。有研究者用 GC/MS/DS 联用技术分析了水蒸气蒸馏得到的八角枫挥发油,鉴定出 59 种化学成分,其主要成分为:1,8-桉叶素（43.325%）、β-侧柏烯（10.713%）、丁香酚甲醚（7.088%）、α-松油醇（7.017%）、α-蒎烯（5.83%）5 种化合物[14]。宋培浪等[15]用 GC-MS 对八角枫茎叶乙醚提取精油和石油醚萃取精油的成分进行分析,研究发现乙醚精油中以长链脂肪酸为主,共分离并鉴定了 26 个已知成分;而石油醚精油中主要含有短链烷烃,从中分离并鉴定了 18 个已知成分,如表 2 所示。

表2 八角枫茎叶精油成分的部分 GC-MS 分析结果

序号	乙醚精油化合物	相对含量（%）	序号	石油醚精油化合物	相对含量（%）
1	2-丁基-二环-[2.2.1]十一烷	0.01	1	2,3-二甲基己烷	3.67
2	邻苯二酚	0.26	2	2-甲基庚烷	36.11
3	苯并噻唑	0.06	3	4-甲基庚烷	14.39
4	水杨醇	0.29	4	3,4-二甲基己烷	0.81
7	2,6-二叔丁基对甲酚	0.22	5	3-甲基庚烷	31.98
10	十六烷	0.15	6	3-氯-3甲基-戊烷	2.89
11	十七烷	0.19	7	1-甲基环戊烷	0.4
13	十四烷酸	0.14	8	辛烷	2
14	十八烷	0.22	9	1-己醇	1.4
16	二十烷二烯	2.1	10	四氯己烯	1.71
20	十九烷	0.3	12	2,4-二甲基庚烷	0.26
22	十六烷酸	15.07	13	2,6二甲基庚烷	0.27
23	二十烷	0.36	14	2,5二甲基庚烷	0.47
24	十七烷酸	0.46	17	2-甲基-辛烷	0.27
25	2-甲基-二十烷	0.56	20	一氯环己烷	0.32
27	亚油酸	19.68	21	异丙基环丁烷	0.16
28	(Z,Z,Z)-9,12,15-十八三烯-1-醇	11.15	26	癸烷	4.56
29	硬脂酸	2.35	28	2-氯-辛烷	0.23
30	二十二烷	0.93			
31	二十二烯	0.42			
34	二十三烷	1.82			
36	二十四烷	2.1			
37	二十五烷	3.04			
40	7-己基二十烷	2.2			
45	二十八烷	1.14			
55	β-谷甾醇	10.49			

（七）其他

除上述分类外，八角枫还含有水杨醇[7]、香草醛、没食子酸[12]、β-谷甾醇、马钱苷酸[11]等其他类化合物。

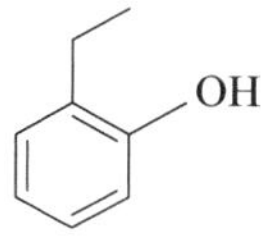

水杨醇

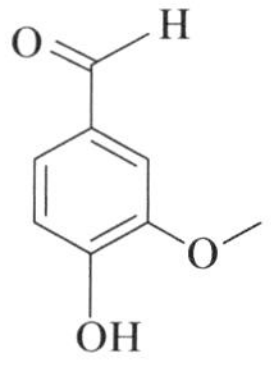

香草醛

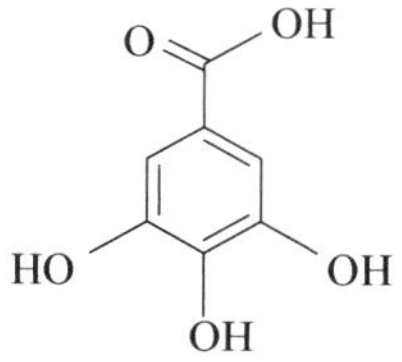

没食子酸

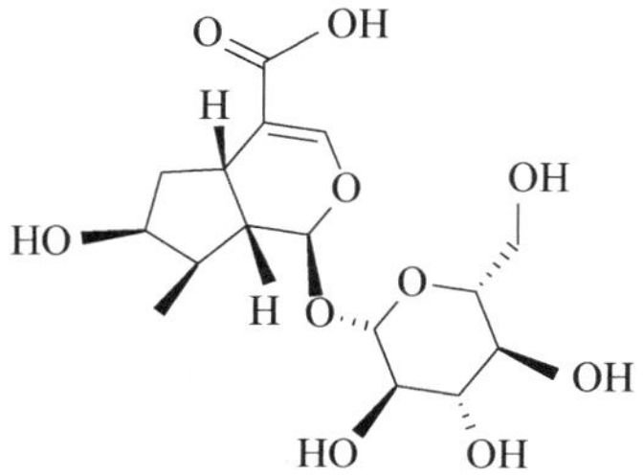

马钱苷酸

四、药理作用

（一）肌肉松弛

八角枫碱对横纹肌有显著的松弛作用。它的主要作用是通过阻断神经与关节的传导，而不会对肌肉产生直接的影响，使肌肉的松弛效应从一开始是去极化的，到了一定程度转化为抗去极化型阻断，属双相型肌肉松弛药。低剂量八角枫会导致家兔离体肠平滑肌的痉挛，大剂量的八角枫会导致家兔肠管松弛；低剂量八角枫对家兔离体子宫平滑肌有明显的促进作用，而大剂量时则能减缓其收缩。

肌松剂盐酸八角枫碱具有很强的肌松效应，其持续时间更长，不像一般肌松剂那样有明显的降低血压的效果。用八角枫碱制成的单成分针剂"肌松二号"通过药理和肌松作用类型的探讨，肌电图作为临床观察指标，证明其具有明显而有效的肌松作用[16]。

（二）抗炎、镇痛

有研究者[17]通过热板法、扭体法对八角枫提取物的镇痛效果进行了初步的探讨，并通过对二甲苯致小鼠的耳郭肿胀实验，对八角枫总碱的抗炎作用进行了初步的探讨。相关临床研究表明，八角枫根煎液对类风湿关节炎患者具有明显的镇痛、抑制滑膜增生、减少白细胞 IL-6 含量等作用。江勇等[18]通过实验证明，八角枫提取物可以降低 II 型胶原诱发关节炎模型大鼠的炎症反应、关节软骨的退化和骨损伤，其作用机制是降低 1L-1β、TNF-α，调控骨保护素（OPG）/核因子κB 受体活化因子配体（RANKL）/核因子κB 受体活化因子（RANK）体系的平衡。

岳跃栋[7]在试验中发现，八角枫苷 A、龙胆酸-5-O-β-D-吡喃糖苷、异它乔糖苷 3 种成分均有很好的抗炎作用；在八角枫苷 A 含量达50 mol/L 时，其抗炎作用明显。翟科峰[19]的研究表明，八角枫叶含有水杨酸，其可能的作用机制是八角枫中的水杨酸有效地抑制 IL-1β 诱导类风湿关节炎关节成纤维样滑膜细胞（RA-FLS）中基质金属蛋白酶-1，-3 的表达发挥作用。

（三）调节呼吸

临床上，八角枫碱能显著抑制呼吸，但术后不能恢复。在家兔实验中，当剂量达到每千克体重 3 mg/kg 或每千克体重剂量大于 4.3 mg/kg 时，则会发生呼吸瘫痪，新斯的明的抑制效果不显著。

八角枫碱不仅可通过颈动脉体化学感受器的烟碱型受体而反射引起呼吸兴奋，还可通过延髓浅表化学感受装置的作用而引起呼吸兴奋[18]。

（四）调节心血管系统

八角枫碱能刺激肾上腺的髓部和交感神经节，使去甲肾上腺素等儿茶酚胺类物质分泌，从而增加心脏异位节律点的自律性，出现早搏。另外，由于其直接刺激迷走神经节，或血压升高引起减压反射，迷走神经对窦房结、房室结的抑制作用增强，从而导致窦性心动过缓、窦性静止、传导阻滞[20]。

（五）中枢抑制

八角枫碱可通过血脑屏障进入中枢，可使中枢神经系统先兴奋后抑制，多数学者认为八角枫的呼吸抑制与呼吸麻痹及中枢抑制作用密切相关，八角枫碱对神经节也有一定的阻断作用[20]。

（六）抗菌

八角枫叶对大肠埃希菌、沙门菌、金黄色葡萄球菌、铜绿假单胞菌等临床常见的细菌具有不同的抑制效果。叶和花 1 g/mL 的水煎液对沙门菌、金黄色葡萄球菌均有较强的抑制作用；1 g/mL 的乙醇浸出液对金黄色葡萄球菌有较强的抑菌作用，其抑菌作用比 0.25 mg/mL 金银花提取液更好[20]。

（七）抗肿瘤

邢欢欢等[8]采用改良的 MTT 测定法测定从

八角枫根中提取分离的一个生物碱(8-羟基-3-羟甲基-6,9-二甲基-7H-苯并异喹啉-7-酮)，证实该生物碱对所测试的 5 种人源癌细胞(NB-4，A-549，SHSY5，PC-3，MCF-7)增殖具有一定的细胞毒活性。

五、 临床应用[21]

（一）慢性风湿性关节炎

八角枫注射液，每次肌注 2～4 mL(每 2 mL 含生药 4 g)，每天 1～2 次；50% 八角枫糖浆，每次口服 20～30 mL，每天 2～3 次；八角枫酊剂(用八角枫干根洗净切细，按 1/3 比例，放入白酒中浸泡 20 d，隔日搅拌 1 次，密封，去药渣过滤，取上清液)，每次 10 mL，每天 2～3 次，共治 62 例。结果：临床治愈 11 例，占 17.8%；显效 18 例，占 29.0%；好转 24 例，占 38.7%；无效 9 例，占 14.5%。

（二）肩关节周围炎

用八角枫的须根(白龙须)洗净晒干，切碎或研末备用。患者每天早晚各服 1 次，每次服用 0.5～1 g，用开水冲服，服药前后 1 h 内忌酸冷。连服 6 d 停药 2 d，年老体弱者服 0.5 g 即可。另配合手法。共治疗 56 例，结果治愈 36 例，好转 18 例，总有效率为 96.43%。

（三）复合麻醉

用八角枫口服，或针剂静脉注射，配合针麻，中等程度麻醉 50 例均获成功，但其缺点为镇痛作用不全。

（四）肌松剂

八角枫煎剂口服或注射剂予静脉或肌内给药，肌肉松弛率为 97.9%。

（五）心力衰竭

八角枫煎剂(每 10 mL 含生药 3.3 g)每次 10～20 mL，每天 3 次口服，据临床观察，强心作用明显，能使心率减慢，无异位心率的副作用。对风湿病的活动期有效，可使患者的房性早搏消失及 I 度房室传导阻滞转为正常，同时可使风湿病的临床表现有所改善。

（六）坐骨神经痛

用八角枫根 30 g，研细，加蜜适量做成丸剂 3 粒，每次服 1 粒，每天 3 次。亦可做成膏剂或酊剂内服，治疗数十例，疗效显著，大多在 1 周之内见效，药量须从小剂量开始，逐渐加大剂量，至出现软弱无力时为度[21]。

六、 毒理研究

八角枫属有毒中草药，其毒性机制为肌肉松弛和呼吸肌麻痹。毒藜碱是八角枫的主要毒性物质，其毒性与其含量成正相关。

根据《中药大辞典》记载，小鼠予以腹腔注射八角枫须根煎剂的半数致死量(LD_{50})为 9.98 g/kg，家兔和犬分别静脉注射 1.25 g/kg 和 4.00 g/kg 八角枫须根煎剂后均出现中毒现象。在静脉注射八角枫总碱后，发现家兔和犬最小肌肉松弛量与最小致死量分别为 2.47 mg/kg、0.17 mg/kg 与 5.65 mg/kg、0.58 mg/kg。在使用消旋毒藜碱对家兔和犬进行静脉注射后，结果发现家兔和犬的最小肌肉松弛量分别为 1.18×10^{-2} mg/kg 和 9.20×10^{-2} mg/kg，最小呼吸麻痹量分别为 1.47 mg/kg 和 0.13 mg/kg。实验结果表明，家兔给予 0.9 mg/kg 八角枫总碱 15 d 后，会导致肾器官有轻微的炎性炎症或坏死，肝脏也会发生轻度脂肪变性，轻度炎症或坏死。张长银等[22]用八角枫须根水煎液对小白鼠进行了急性灌胃实验，结果表明，八角枫须根水煎液对小鼠的内脏均有不同程度的损伤，其中以肝、肺、血管平滑肌为主，随着药物浓度的增加，其毒性也随之增强。

参 考 文 献

[1] 徐佳佳,翟科峰,董璇,等.八角枫的研究进展[J].黑龙江农业科学,2016,(2):143-146.
[2] 李莹,刘超,雨田,等.民族药八角枫的生药学研究[J].西南民族大学学报:自然科学版,2010,36(2):246-248.
[3] 雷振忠,刘玉波,刘刚,等.八角枫分布区植被调查研究[J].防护林科技,2019,(1):34-37.
[4] 蒋媛媛,伍卫红,彭荣珍,等.中药八角枫生药学的初步研究[J].广东药学,2004,(5):8-10.
[5] 于滨,王成.八角枫育苗试验初报[J].防护林科技,2015,(10):41-43.
[6] 周文斌,黄火强,燕梦云,等.苗药八角枫中生物碱类成分分离和结构鉴定[C]//中国化学会.中国化学会第十一届全国天然有机化学学术会议论文集(第四册),2016.
[7] 岳跃栋.双斑獐牙菜和八角枫的化学成分与生物活性研究[D].武汉:华中科技大学,2016.
[8] 邢欢欢,周堃,杨艳,等.八角枫根中1个新的生物碱及其细胞毒活性研究[J].中国中药杂志,2017,42(2):303-306.
[9] 段红,翟科峰,高贵珍,等.RP-HPLC测定八角枫药材中的水杨苷[J].光谱实验室,2012,29(2):1065-1068.
[10] 斯佳丽,翟科峰,徐佳佳,等.紫外分光光度法测定八角枫中水杨苷的含量[J].黑龙江农业科学,2016,(5):114-116.
[11] 郑伟.八角枫中5种成分的同时测定及乙酸乙酯部位化学成分的研究[D].武汉:华中科技大学,2016.
[12] 李咏梅.通光藤和八角枫化学成分的研究[D].贵阳:贵州大学,2008.
[13] 马启珍,杨亚南,蒋少青,等.八角枫茎中的新齐敦果烷型三萜成分[J].中山大学学报:自然科学版,2015,54(6):111-114.
[14] 龚复俊,王国亮,张银华,等.八角枫挥发油化学成分研究[J].武汉植物学研究,1999,(4):350-352.
[15] 宋培浪,韩伟,程力,等.黔产八角枫茎叶精油成分研究[J].贵州化工,2006,(6):20-21.
[16] 常志青.中草药肌松剂——华瓜木的研究[J].中药通报,1981,(5):34-36.
[17] 张威.八角枫治疗类风湿性关节炎有效部位的筛选[D].合肥:合肥工业大学,2012.
[18] 江勇,梁子聪,陈其宽,等.苗药八角枫水提液对CIA模型大鼠血清IL-1β、TNF-α水平及滑膜OPG/RANKL/RANK系统的影响[J].中国药房,2018,29(24):3401-3406.
[19] 翟科峰,王青遥,叶竹青,等.八角枫化学成分的系统定性研究[J].时珍国医国药,2012,23(2):295-296.
[20] 蒙燕瑶,杜洪志,王小波,等.苗药八角枫化学成分及药理作用研究进展[J].微量元素与健康研究,2021,38(3):40-43.
[21] 刘毅,徐莛婷,赵波,等.苗药八角枫的药学研究进展[J].微量元素与健康研究,2012,29(1):57-60,64.
[22] 张长银,张礼俊,胡永良,等.小鼠急性八角枫中毒的病理学观察[J].法医学杂志,2009,25(5):329-331.

九翅豆蔻

九翅豆蔻为姜科豆蔻属植物九翅豆蔻（*Amomum maximum* Roxb.）的种子及根茎，也称作九翅砂仁、贺姑、哥姑、郭姑等[1]。

九翅豆蔻株高达 2～3 m，茎丛生。叶片长椭圆形或长圆形，长 30～90 cm，宽 10～20 cm，顶端尾尖，基部渐狭，下延，叶面无毛，叶背及叶柄均被白绿色柔毛；植株下部叶无柄或近于无柄，中部和上部叶的叶柄长 1～8 cm；叶舌 2 裂，长圆形，长 1.2～2 cm，被稀疏的白色柔毛，叶舌边缘干膜质，淡黄绿色。穗状花序近圆球形，直径约 5 cm，鳞片卵形；苞片淡褐色，早落，长 2～2.5 cm，被短柔毛；花萼管长约 2.3 cm，膜质，管内被淡紫红色斑纹，裂齿 3，披针形，长约 5 mm；花冠白色，花冠管较萼管稍长，裂片长圆形；唇瓣卵圆形，长约 3.5 cm，全缘，顶端稍反卷，白色，中脉两侧黄色，基部两侧有红色条纹；花丝短，花药线形，长 1～1.2 cm，药隔附属体半月形，淡黄色，顶端稍向内卷；柱头具缘毛。蒴果卵圆形，长 2.5～3 cm，宽 1.8～2.5 cm，成熟时紫绿色，三裂，果皮具明显的九翅，被稀疏的白色短柔毛，翅上更为密集，顶具宿萼，果梗长 7～10 mm；种子多数，芳香，干时变微。花期 5～6 月，果期6～8 月。

主要分布于南亚至东南亚的热带地区，生于海拔 350～800 m 林中荫湿处，在我国西藏南部、云南、广东、广西均有分布[2]。

一、生药鉴别

（一）性状鉴别

九翅豆蔻种子包括假种皮、种皮、外胚乳、内胚乳和胚。由外珠被发育而来的种皮可划分为外种皮、中种皮和内种皮。外种皮由一层表皮细胞构成，其壁增厚并略木质化。内种皮极厚，占种皮厚度的 1/3～2/3，是种皮主要的机械层；内种皮整体外观呈波浪形，在珠孔端和合点端的内种皮除外。种子在珠孔端分化出珠孔领和孔盖[3]。

（二）显微鉴别

九翅豆蔻假种皮位于种子最外方的薄壁组织。但没有全部包被种子，仅从珠孔端向种子顶部包围种子 1/2～2/3。假种皮与种皮愈合，两者不易分开。假种皮细胞是长方形至线形的薄壁细胞，其长轴与种子纵轴平行。假种皮约有 15 层细胞厚，成熟时近种皮的数层细胞内含有大量的脂类物质，同时还含有蛋白质与多糖。外方的细胞后含物较少。种皮的胚珠两层株被，6月上旬（开花后 10 d）还可见内株被的两层被压扁的细胞，以后消失。外种皮由一层表层细胞构成，纵切面细胞切向延长，横切面细胞近等径或切向延长呈椭圆形,表皮细胞壁增厚,略木质化,细胞内含有脂类与蛋白质。中种皮包括下皮层、油细胞层和含 2～5 层细胞的色素层三部分[3]。

二、化学成分

(一)挥发油类

韩智强等[4]同时采用蒸馏萃取和气相-质谱联用法(GC-MS)比较分析了九翅豆蔻与阳春砂仁两种豆蔻属植物根茎挥发油的主要成分,结果表明两者主要含有蒎烯类和烯醇类成分。在九翅豆蔻和阳春砂仁挥发油中,β-蒎烯的含量分别为 65.29％和 41.20％,α-蒎烯的含量分别为 11.21％和 16.19％,桃金娘烯醇分别为 3.79％和 1.54％,反式-松香芹醇分别为 2.79％和 1.27％。

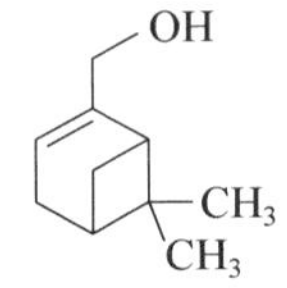

桃金娘烯醇

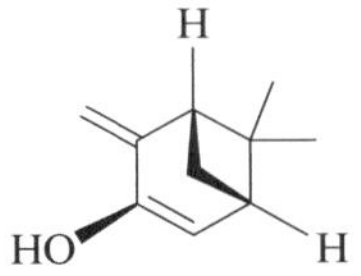

反式-松香芹醇

西双版纳产九翅豆蔻干果的出油率为 0.10％～0.15％,主要成分为 β-丁香烯(35.41％)、棕榈酸(7.59％)、蛇麻烯(5.79％)、α-松油醇(3.91％)、苯甲酸苄酯(2.57％)、β-恰米烯(2.43％)、茴香醇(2.26％)、金合欢醇(2.17％)、桃金娘烯醇(2.11％)、棕榈油酸(1.60％)、β-芹子烯(1.38％)、橙花叔醇(1.12％)、γ-木罗烯(1.10％)等。

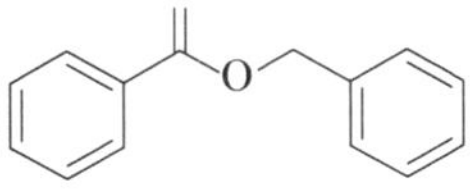

苯甲酸苄酯

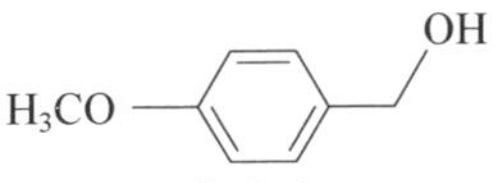

茴香醇

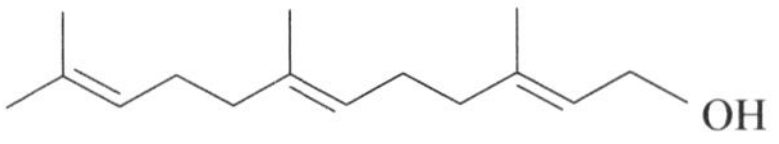

金合欢醇

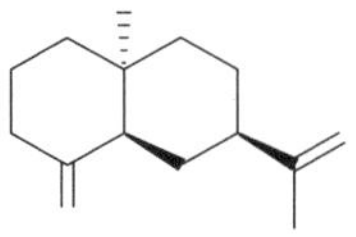

β-芹子烯

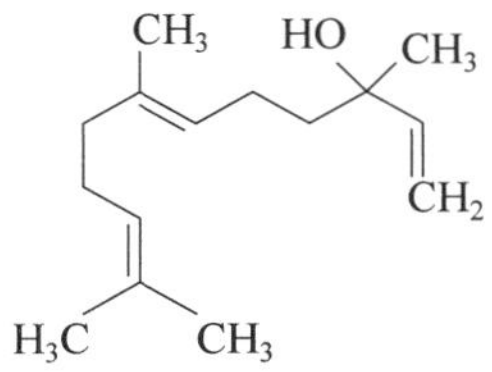

橙花叔醇

Huong 等[5]分析了越南产九翅豆蔻的挥发油成分情况。研究结果表明九翅豆蔻中均含有较高含量的 β-蒎烯和 α-蒎烯,此外还含有 β-elemene、β-石竹烯、α-蛇麻烯、β-月桂烯和莰烯等成分。

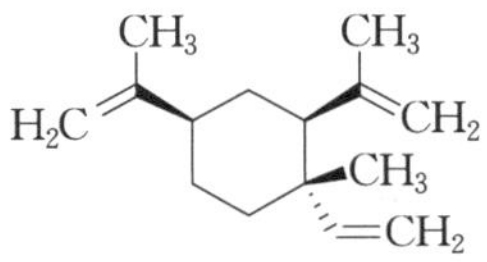

β-elemene

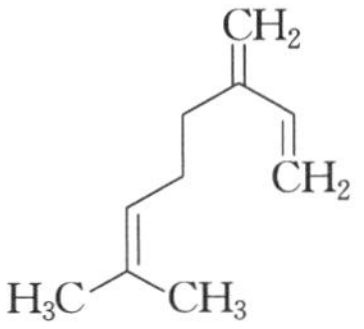

β-月桂烯

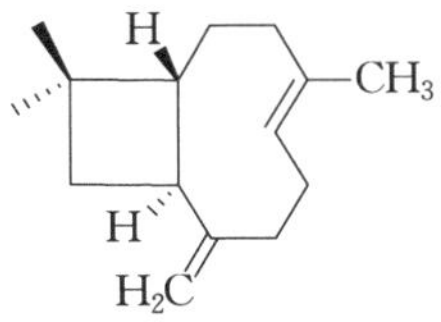

β-石竹烯

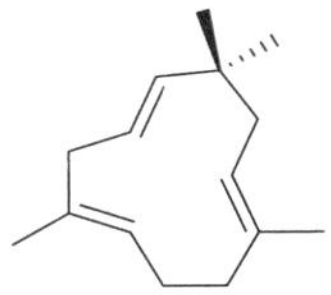

β-蛇麻烯

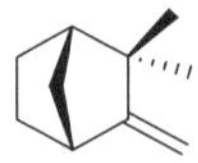

莰烯

(二)二萜类

中国药科大学孔令义研究团队[6,7]对九翅豆蔻根 95％乙醇提取物的二氯甲烷和乙酸乙酯萃取物进行了研究,从中分离鉴定出 8 个二萜类成分,包括一个罕见的半日花烷二萜-γ 内酰胺(amomax A),两个新的半日花烷二萜内酯(amomax B 和 C),以及两个由异姜花素 D 重排方式形成的化合物(amomaxin A 和 B)。

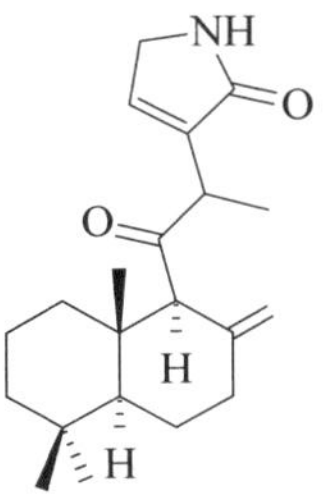

amomax A

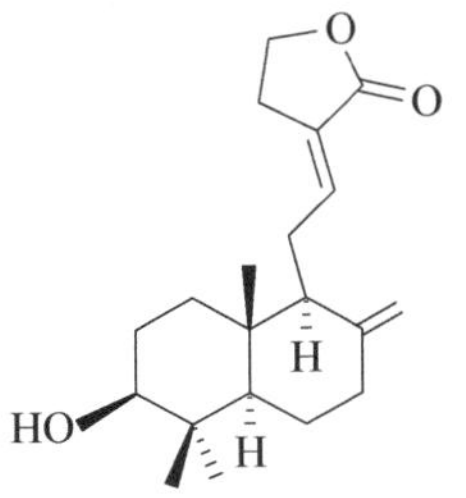

amomax B

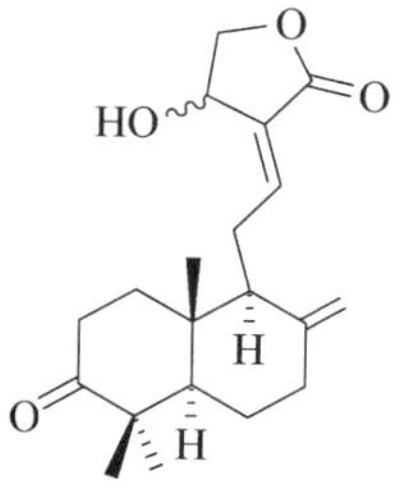

amomax C 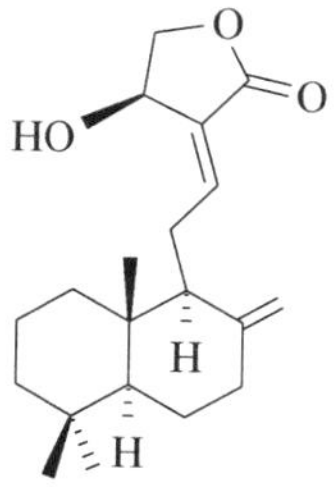　　　　isocoronarin D

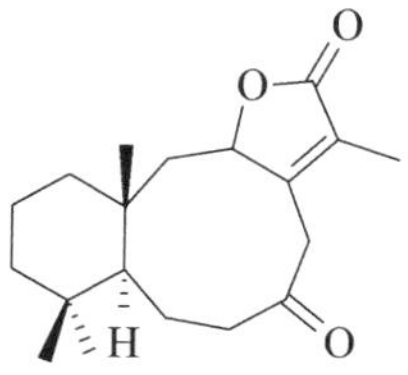

amomaxin A 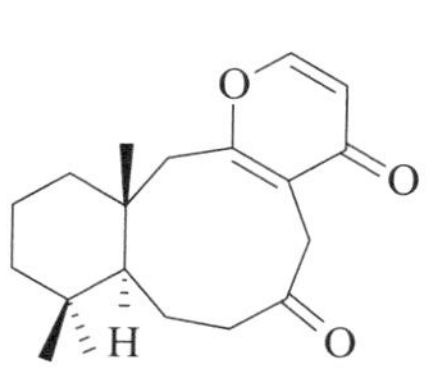　　　　amomaxin B

三、药理活性

（一）驱虫

九翅豆蔻粗提取物被证实是一种潜在的驱虫药。在体外实验其能够剂量依赖性地降低绦虫（raillietina echinobothrida）的运动能力和存活率，能够降低蠕虫体表关键酶的活性，包括碱性磷酸酶（alkaline phosphatase）、酸性磷酸酶（acid phosphatase）和腺苷三磷酸酶（adenosine triphosphatase）。经九翅豆蔻提取物处理后，在高倍镜下可以观察到蠕虫的头节出现收缩、起皱[8]。

（二）抗炎

Yin H 等[6]从九翅豆蔻根中获得了 2 个罕见的具有九元环的成分（amomaxins A 和 B）及其生源合成关键前体异姜花素 D，并评价了这 3 种成分对脂多糖（LPS）诱导的小鼠巨噬细胞（RAW264.7）释放一氧化氮（NO）的抑制作用。结果显示异姜花素 D 对 RAW264.7 细胞表现出显著的细胞毒性，而 amomaxins A 和 B 在高达 $100\,\mu M$ 的浓度时也不会对细胞的增殖产生明显影响（细胞存活率＞90％）。amomaxins B 对 NO 的过度产生具有明显的抑制作用（$IC_{50}=31.33\,\mu M$），与阳性对照药 N-monomethyl-L-arginine 的效果相当（$IC_{50}=40.45\,\mu M$），而 amomaxins A 无活性（$IC_{50}>100\,\mu M$）。

（三）抗肿瘤

Luo J G 等[7]从九翅豆蔻根中分离鉴定出 5 个 labdane 二萜类成分［amomax A-C、ottensinis 和（12Z，14R）-labda-8（17），12-diene-14，15，16-triol］，并评价了其对人乳腺癌细胞（MCF-7）、人肝癌细胞（SMMC-7721 和 HepG2）以及人成骨肉瘤细胞（MG-63）的细胞毒性，同时以 5-氟尿嘧啶作为阳性对照。结果显示 amomax C 对 MCF-7、SMMC-7721 和 MG-63 三种癌细胞均具有显著的细胞毒性，IC_{50} 值分别为 9.9 mg/L、8.1 mg/L 和 3.3 mg/L，作用效果强于阳性对照 5-氟尿嘧啶；amomax B，ottensinin 和（12Z，14R）-labda-8（17），12-diene-14，15，16-triol 分别对 MCF-7、SMMC-7721 和 HepG2 表现出明显的细胞毒性，IC_{50} 值依次为 46.6 mg/L、30.3 mg/L 和 9.7 mg/L；而 amomax A 对 MCF-7、SMMC-7721 和 MG63 三种癌细胞无明显的细胞毒性（IC_{50} 均大于 100 mg/L）。

四、毒理研究

九翅豆蔻根水煎浓缩液无明显急性毒性。其水煎浓缩液（每毫升 5.19 g 生药）在小鼠急性毒性试验中未检测出半数致死剂量（LD_{50} 值）。改为测定最大给药量，以大鼠为实验对象，按照 40 mL/kg 剂量给药，24 h 内灌胃 2 次，观察 14 d，结果表明最大给药剂量为 415 g/kg 时（相当于成人拟用量的 830 倍），给药组与空白对照组小鼠在体重、饮食、外观、行为、分泌物和排泄物等方面未见明显异常，也无死亡，解剖后各器官未见明显异常[1]。

参 考 文 献

[1] 云南省食品药品监督管理局.云南省中药材标准(第三册:傣族药)[M].昆明:云南科技出版社,2007.
[2] 中国科学院中国植物志编辑委员会.中国植物志[M].北京:科学出版社,1981,16(2):128－129.
[3] 廖景平,吴七根.九翅豆蔻种子的解剖学和组织化学研究[J].热带亚热带植物学报,1994,(4):58－66.
[4] 韩智强,张虹娟,郭生云,等.GC－MS法分析姜科豆蔻属两种植物的挥发性成分[J].食品研究与开发,2013,34(20):79－83.
[5] Huong L T, Dai D N, Thang T D, et al. Volatile constituents of *Amomum maximum* Roxb and *Amomum microcarpum* CF Liang & D. Fang: two Zingiberaceae grown in Vietnam [J]. Natural Product Research, 2015,29(15):1469－1472.
[6] Yin H, Luo J G, Shan S M, et al. Amomaxins A and B, two unprecedented rearranged labdane norditerpenoids with a nine-membered ring from *Amomum maximum* [J]. Organic Letters, 2013,15(7):1572－1575.
[7] Luo J G, Yin H, Fan B Y, et al. Labdane diterpenoids from the roots of *Amomum maximum* and their cytotoxic evaluation [J]. Helvetica Chimica Acta, 2014,97(8):1140－1145.
[8] Chetia M, Giri B, Swargiary A, et al. *Amomum maximum* Roxb (Zingiberaceae), a Medicinal Plant of Tripura, India: A Natural Anthelmintic? [J]. Journal of Advanced Microscopy Research, 2014,9(2):148－153.

三开瓢

三开瓢为西番莲科蒴莲属植物三开瓢 [*Adenia cardiophylla*（Mast.）Engl.]的藤茎及根,是传统傣药,别名红牛白皮、内杜仲、假瓜蒌、三瓢果[1]。

三开瓢为木质大藤本,长 8~12 m;茎圆柱形,无毛,具线条纹。叶纸质,宽卵形或卵圆形,长 10~23 cm,宽 7~18 cm,先端急尖,基部心形,嫩枝叶全缘,老枝叶 2~3 裂,叶脉 4~5 对,小脉横出,平行,两面可见;叶柄长 5~15 cm,顶端有 2 个大的杯状腺体。聚伞花序腋生,成对着生于长梗顶端,具极长的卷曲花梗或形成卷须。花两性者,花萼管坛状,长 9~10 mm,外面被有红色斑纹,裂片 5,反折、卵状三角形;花瓣 5,长圆匙形,长 6 mm,有红色斑纹,着生萼管喉部;副花冠裂片匙形,长仅 0.7 mm,顶端 2 浅裂;雄蕊 5 枚,花药圆锥形,长 3~4 mm,花丝中部以下合生成管;子房椭圆球形,柱头 3 枚,无柄,反折,花为单性者,雄花花瓣长圆形;子房无柄,极退化;雌花花瓣着生萼管中部以下,柱头皆有短花柱。蒴果纺锤形,长 6~8 cm,直径 2~3 cm,室背三瓣开裂,熟时深红黄色带紫,外果皮木质,中果皮海绵质白色,果瓢黄白色;果梗长 2~3 cm;种子多数,长 7~9 mm,黑褐色,有网纹及凹窝。花期 5 月,果期 8~10 月。

产于云南。不丹、印度、缅甸、泰国、老挝、柬埔寨、越南、印度尼西亚、菲律宾均有分布[1]。为低海拔疏林中较常见的植物,喜温暖湿润气候,生长最适宜温度 26~32℃,年降雨量在 1 200 mm 以上,以阳光充足、土层疏松、排水良好的砂质壤土生长最好。忌低洼积水。

一、化学成分

目前国内外对傣药三开瓢化学成分的研究较少,钟佳[2]对三开瓢等 11 种傣药中含有的 12 种微量元素和黄酮进行聚类分析,分析结果显示三开瓢中 Ca、Fe、Mg、Se 含量较高,如表 3 所示。

表 3　三开瓢中的 12 种元素及黄酮含量值(单位:μg/g)

元素/成分	含量	元素/成分	含量
Ca	14 462	Zn	17.2
Cr	1.028	Se	83.09
Cu	19.78	Cd	0.756 7
Fe	297.00	Pd	1.528
Mg	1 520	Co	0.371 3
Mn	39.7	黄酮	2.854
Ni	4.715		

二、临床应用

三开瓢载于《中国高等植物图鉴:补编·第

二册》,味甘、微苦,寒。入心、肺、肝三经。本品苦能降泻,性寒能清热,故有清热解毒之功。可用于乳痈初起,胸内热痰。本品味苦而有散瘀之功,用于胸痹而属于气滞血瘀引起者,如冠心病、心绞痛,能改善和解除心绞痛。《新华本草纲要》记载,三开瓢药效近似瓜蒌,兽医用果实代瓜蒌。

(一)蛇串疮

林艳芳[3]应用傣药"雅麻想"治疗蛇串疮,并将之研制出雅麻想(疮毒散)、雅喃麻想(疮毒酊)、雅喃满麻想(疮毒油)等系列剂型,经临床应用取得了满意疗效。方药雅麻想(疮毒散)由毫母(滑叶藤仲)、毫楠(三开瓢)、楠秀(白花树皮)、楠索(云南石梓树皮)等组成,制散备用。雅喃麻想(疮毒酊)同为上方组成,加入75%乙醇的浸泡液;雅喃满麻想(疮毒油)同为上方组成,加入芝麻油浸泡而成。痊愈58例,占96.7%,好转2例,占3.3%,无效0例,总有效率为100%。

(二)带状疱疹

傣医玉波罕[4]治疗带状疱疹,用锅亨(川楝树皮)、果缅(移依树皮)、楠晚(三丫苦)、嘿涛莫(滑叶藤仲)、涛喃(三开瓢)、芽拉勐龙(对叶豆)、管底(蔓荆叶)各等量水煎200 mL,取无菌棉签擦于患处,每天3次;或水煎2000 mL熏洗周身,每天1次。患者全身皮疹消失,继续随访患者半年均无后遗神经痛及其他不适。

参考文献

[1] 中国科学院中国植物志编辑委员会.中国植物志[M].北京:科学出版社,1999,52(1):117-119.
[2] 钟佳,张福娟,王廷平.11种傣药微量元素的主成分分析和聚类分析[J].辽宁师专学报:自然科学版,2019,21(3):97-102,108.
[3] 玉腊波.名傣医林艳芳临床诊治蛇串疮经验[J].中国民族医药杂志,2016,22(3):1-2.
[4] 玉罕的,刀会仙,玉波罕.玉波罕老师运用口功及傣药治疗带状疱疹经验[J].云南中医中药杂志,2019,40(12):61-63.

小豆蔻

小豆蔻为姜科植物小豆蔻(Elettaria carda-momum var. minuscula)的干燥成熟果实,是云南地方习用品,也是藏医和维吾尔医的常用药材[1]。

小豆蔻根茎粗壮,高达 2～3 m,棕红色。叶两列,叶片狭长披针状,叶鞘具棕黄色柔毛。花萼管状,3 齿裂,穗状花序由茎基部抽出,花序显著伸长,花排列稀疏,花冠白色。果实为三棱状长卵形,果皮质韧,棕褐色。种子团分 3 瓣,每瓣种子 5～9 枚。

喜生于海拔 600～1 000 m 的山坡上,较多分布于印度、泰国、斯里兰卡、越南[2]。

一、 生药鉴别

(一) 性状鉴别

小豆蔻属药用果实,蒴果成卵形或纺锤形,具三纵棱,长 1～2 cm,顶端稍尖,有长约 2 mm 突起的花柱基有凹陷的果柄痕。果皮厚约 1 mm,内部分 3 室,每室含种子 5～9 粒,粘结成团。种子断面呈白色。其味浓烈芳香,味辛辣、微苦[3]。

(二) 显微鉴别

1. 果实横切面
果皮细胞 1 列,长方形切线延长,下皮细胞与表皮细胞相似,含棕黄颗粒状物。中果皮细胞较大,细胞壁薄,散有油细胞分布;周木型维管束,维管束周围有石细胞,内种皮呈长方形,假种皮细胞为薄壁长方形细胞。种皮表皮细胞壁厚,外有角质层,下面为色素层细胞,含有棕色物质。油细胞巨大,内含油滴,内种皮为一列小形石细胞,径向延长,细胞底及侧面极厚,含有硅质块。油细胞与内种皮之间有 1～2 列颓废细胞,外胚乳细胞具有一个明显的内核,外胚乳细胞、内胚乳细胞及胚细胞含众多糊粉粒。

2. 粉末特征
果皮细胞多角形,散在有圆形的棕黄色油细胞,中果皮细胞较大,细胞内常有方晶、小簇晶和颗粒状物。螺纹导管直径 20～60 μm;内果皮纤维上下数层纵横交错排列,呈成条形,平直或稍有弯曲,直径 20～40 μm;纤维的胞腔较大,直径 18～23 μm;种皮表皮细胞较小,狭长,长 300～1 000 μm,宽 18～22 μm;油细胞较大,有的可见棕黄色的油滴残存;内种皮石细胞腔小,含有硅质块,表面呈多角形,棕红色。外胚乳细胞类圆形或长卵圆形,具有明显较深色的内核和浅色的外围,含众多淀粉粒和糊粉粒;内胚乳细胞呈多角形,细胞界限明显,含众多淀粉粒、糊粉粒或油滴;色素细胞块呈棕红色或棕黄色,细胞内含棕红色或棕黄色物质[3]。

（三）理化鉴别

薄层色谱鉴别

取小豆蔻粉末 1 g，加甲醇 5 mL，置水浴中加热振摇 5 min，滤过，取滤液作为供试品溶液。取山姜素，加甲醇制成每 1 mL 含 2 mg 的混合溶液作为对照品溶液。分别吸取对照品和供试品溶液点于同一硅胶 G 薄层板上，展开剂为甲苯-乙酸乙酯-甲醇（15：4：1），展开，取出，晾干，置紫外光灯（365 nm）下检视。小豆蔻与山姜素相应位置显相同浅蓝色斑点[4]。

二、栽培

（一）产地环境

小豆蔻栽培只限于赤道以南与北纬 20°之间的一些国家，分布于拉丁美洲、亚洲和非洲大陆。危地马拉、印度、斯里兰卡和坦桑尼亚是世界上小豆蔻的主要生产国。另外，老挝、越南、哥斯达黎加、厄瓜多尔、泰国、洪都拉斯、尼加拉瓜、巴布亚新几内亚也有少量栽培。印度小豆蔻种植面积约占世界种植面积的 50%，大多生长在加茨西部海拔 600 m 以上的热带雨林中[5]。

（二）生产管理

1. 繁殖方法

据文献报道，小豆蔻主要的繁殖方法是种子繁殖、根茎育苗和离体组织培养。用种子繁殖的小豆蔻植株变异很大，而用根茎育苗不能满足大面积种植良种的需要。离体组织培养的植株的平均分蘖数、叶数以及最高分蘖枝的长度和茎围都有显著提高。离体试验开始时从根茎上切下幼嫩芽，修剪成长度不同的带茎尖的外植体，置于培养基上培养，这些培养基的成分是基本盐类（大量的和微量的）、维生素，蔗糖并添加不同浓度的细胞分裂素、生长素、维生素和椰子水。三种基本培养基是 MS 培养基、W 培养基（添加钼酸钠

0.25 mg/L 和氯化铜 0.25 mg/L）和 S 培养基[6]。

2. 移栽

当培养基上的植株 2～4 周内长出大量根系时，先把植株移植到装有 1：1 的无菌土和蛭石混匀的盆钵中，在室温 28 ℃下培养，每天淋水和照光 12 h，8～10 d 移栽至大田。大田移植成活率为 80%[6]。

3. 田间管理

每公顷小豆蔻种植园平均每年需要氮 26 kg，五氧化二磷 4 kg 和氧化钾 52 kg，此外，还要考虑因暴雨造成的土壤养分的淋失以及被荫蔽树吸收的养分损失。为维持植株的良好生长并获取最大的经济收益，必须补施足够的肥料，唯一快速而有效的方法是定期适量增施氮磷钾肥及其他微量营养元素[7]。

（三）病虫害防治

10～11 月至次年 1～2 月是蛀螟危害小豆蔻的严重时期，其中 10～11 月主要侵害嫩枝，而次年 1～2 月起则主要侵害嫩花序。防治这类害虫可将 375 mL"倍硫磷"或 750 mL"久效磷"或 900 mL"硫丹"或 600 mL"喹噁磷"或 900 mL"伏杀磷"或 1 000 mL"乐果"加 300 L 的水配成药液，用背负式高容量喷雾器作两次喷雾处理，一次在当年的 10～11 月，另一次在来年的 1～3 月，即在新长出的花序上发现有侵害时进行[8]。

三、化学成分

小豆蔻已报道的成分主要为挥发油，以及多糖与蛋白质。

（一）挥发油

小豆蔻主要含挥发油，含量高达 7%[9]，超声提取得到的挥发油以 α-乙酸松油脂（α-terpenylacetate，46.0%）、桉油精（1,8-cineole，27.7%）、芳樟醇（linalool，5.3%）、α-松油醇（α-terpineol，4.0%）、乙酸芳樟酯（linalyl acetate，

3.5%）为主[10]，与超临界 CO_2 提取所得成分类似；如以正己烷提取，挥发油组分有所不同，为柠檬烯（limonene, 36.4%）、桉油精（23.5%）、萜品油烯（terpinolene, 8.6%）、月桂烯（myrcene, 6.6%）[11]。此外，还含有麝香草醇（farnesol）、橙花基醋酸酯（nerylacetate）[12]、蒎烯（pinene）、橙花叔醇（nerolidol）、香桧烯[13]（sabinene）等。

（二）多糖

Olennikov 等[14]从小豆蔻种子中提取到水溶性多糖，包括中性和酸性多糖，其中中性多糖分离得到活性较高的 3 种支链 α -葡聚糖，分子量分别为 380 kDa、166 kDa、27 kDa。

（三）蛋白质

小豆蔻含有具免疫调节活性的蛋白质[15]。新鲜小豆蔻种子中曾分离得到一种类似胰蛋白酶的蛋白酶，能被抑肽酶和苯甲磺酰氟所抑制，表明该蛋白酶的活性部位存在丝氨酸残基[16]。

四、 药理作用

（一）抗肿瘤

小豆蔻对 7,12 -二甲基苯并[a]蒽（DMBA）及巴豆油引起的小鼠皮肤乳头瘤有显著的化学预防作用。模型小鼠连续多天口服小豆蔻的混悬液（每天 0.5 mg 生药）能明显降低肿瘤发生率、肿瘤负荷与乳头瘤的累积数量，减少肿瘤直径与重量，还能极显著降低肝脏脂质过氧化水平，使降低的谷胱甘肽、谷胱甘肽还原酶、超氧化物歧化酶水平显著回升，在造模前后均有效[17]。

小豆蔻混悬液灌胃给药可通过抗炎、抗增殖及促凋亡等途径对氧化偶氮甲烷所致结肠癌产生抗肿瘤作用，在提高谷胱甘肽 S -转移酶（GST）活性的同时，与肿瘤对照组小鼠相比，还能降低治疗组小鼠的脂质过氧化水平。作用机制为小豆蔻通过激活核因子 E_2，相关因子 2（Nirf2）上调

GST 与谷胱甘肽过氧化物酶表达，抑制核转录因子 NF - κB 活性并下调环氧合酶- 2（COX - 2）的表达[18-20]。

（二）抗肺损伤

长期嚼食槟榔易导致各种肿瘤的产生。给予雄性小鼠饲喂含槟榔约 1.5% 的饲料 9 个月，小鼠肺部出现肺腺癌、水肿、炎症等症状，并伴随酸性磷脂酶、碱性磷脂酶及磷酸脱氢酶的升高。当饲料中另添加 0.2% 的小豆蔻时，小鼠的肺部损伤与模型组相比明显较轻，说明小豆蔻对槟榔所致的肺部损伤有良好的保护作用[21]。

（三）调节肠道运动

小豆蔻粗提物可通过胆碱能与钙拮抗途径分别发挥肠道兴奋和抑制作用。3～10 g/L 小豆蔻粗提物对阿托品敏感的豚鼠离体回肠有兴奋作用，对家兔空肠的自发运动以及 80 mmol/L K^+ 引起的收缩运动有舒张作用[22]。

（四）保护胃部

以小豆蔻甲醇提取物、挥发油、甲醇提取物的小极性部分与极性部分为考察对象，分别给阿司匹林、乙醇及幽门结扎所致胃溃疡大鼠灌胃，结果表明，所有提取物均对阿司匹林和乙醇所致大鼠胃部损伤有显著的保护作用。其中，以甲醇提取物的小极性部分效果最为显著，给药剂量在 12.5 mg/kg 时活性已优于 50 mg/kg 雷尼替丁[23]。小豆蔻水提液（10%,m/V）给戊巴比妥钠麻醉大鼠以 0.15 mL/min 进行胃灌注，结果表明小豆蔻能明显促进大鼠胃酸的分泌，可能与胆碱能机制有关[24]。

（五）抗炎、镇痛

小豆蔻水提物能剂量依赖性的促进脾细胞增殖，并与黑胡椒有协同作用。酶联免疫法结果表明，小豆蔻水提物可抑制脾细胞释放 Th1 细胞因子，同时促进 Th2 细胞因子的释放，表现出抗

炎活性;还可减少巨噬细胞产生 NO[25]。小豆蔻挥发油灌胃给药对角叉菜胶所致足跖肿胀有显著的抑制作用,对小鼠腹腔注射 p-苯醌引起的扭体反应也有抑制作用[26]。

(六) 免疫抑制

Daoudi 等[15]用 MTT 法测定刀豆蛋白 A 诱导的脾淋巴细胞增殖反应,研究结果表明小豆蔻蛋白质提取物具有显著的免疫抑制活性。

(七) 降血压

给药剂量为 3～100 mg/kg 时,小豆蔻粗提物可降低麻醉大鼠的动脉血压;体外试验表明,小豆蔻粗提物可舒张 1 mmol/L 苯肾上腺素(又称去氧肾上腺素)引起的内皮完整的大鼠胸主动脉血管收缩,但均能部分被阿托品阻断[22]。原发性高血压Ⅰ期患者连续服用小豆蔻果实粉末 12 周后,舒张压、收缩压与平均血压均极显著降低,纤维蛋白溶解活性显著升高,但纤维蛋白原和血脂水平未见明显改变,总抗氧化能力亦显著升高,并未观察到任何毒副作用,表明小豆蔻对Ⅰ期原发性高血压具有良好的降血压作用[27]。

(八) 抗氧化

小豆蔻甲醇提取物可清除 DPPH·自由基,IC_{50} 为 217.431 mg/mL,显示出较好的抗氧化活性[28]。

(九) 抗菌

琼脂扩散法试验表明,小豆蔻各种提取物对革兰氏阴性菌与革兰氏阳性菌均有一定的抑菌活性,如大肠埃希菌(*Escherichia coli* MTCC-739)、伤寒沙门菌(*Salmonella typhi* MTCC-531)、蜡样芽孢杆菌(*Bacillus cereus* MTCC-430)、枯草杆菌(*Bacillus subtilis* MTCC-736)、化脓链球菌(*Streptococcus pyogenes* MTCC-442)及金黄色葡萄球菌(*Staphylococcus aureus* MTCC-740),乙醇提取物活性较水提物或其他试剂提取物更为显著[29]。此外,小豆蔻提取物对引起胃及十二指肠疾病的幽门螺杆菌也具有体外抑制作用,最小抑菌浓度(MIC)为 100 g/L[30],小豆蔻氯仿、乙酸乙酯提取物对变异链球菌的生长有部分抑制作用;正丁醇、乙醇及水提取物能部分抑制变异链球菌生物膜的形成;不同极性提取物均对大肠埃希菌生物膜形成有抑制作用[31]。

(十) 其他

除此之外,小豆蔻还有抗血小板聚集[32]、改善脑部血流量[33]、促透皮吸收[34]和解痉作用[26]。

参 考 文 献

[1] 赵中振,肖培根.当代药用植物典[M].北京:世界图书出版社,2008.
[2] 马新玉,潘苇芩.印豆蔻(小豆蔻)的显微鉴别研究[C]//中国植物学会.第二届中国甘草学术研讨会暨第二届新疆植物资源开发、利用与保护学术研讨会论文摘要集,2004.
[3] 马新玉,潘苇芩.小豆蔻的显微鉴别研究[J].新疆中医药,2005,(2):48.
[4] 梁建贞,温瑞卿.草豆蔻及其混用品小草蔻、云南草蔻的鉴别[J].首都医药,2011,18(2):43-44.
[5] 黄循精.世界小豆蔻生产简况[J].世界热带农业信息,2002,(10):18-19.
[6] R. S. Nadgauda,龚峥.小豆蔻的组织培养[J].热带作物译丛,1985,(3):39-41.
[7] Balasubramaniam V,骆维.小豆蔻施肥[J].热带作物译丛,1984,(1):61-62.
[8] 陈俊学.小豆蔻花蛀螟的防治[J].热带作物译丛,1983,(4):42.
[9] Wu M H, Zhang W, Guo P, et al. Identification of seven Zingiberaceous species based on comparative anatomy of microscopic characteristics of seeds [J]. Chinese Medicine, 2014,9(1):1-7.
[10] Sereshti H, Rohanifar A, Bakhtiari S, et al. Bifunctional ultrasound assisted extraction and determination of *Elettaria cardamomum* Maton essential oil [J]. Journal of Chromatography A, 2012,1238:46-53.
[11] Marongiu B, Piras A, Porcedda S. Comparative analysis of the oil and supercritical CO₂ extract of *Elettaria cardamomum*

(L.) Maton [J]. Journal of Agricultural and Food Chemistry, 2004,52(20):6278 – 6282.

[12] Nirmala Menon A, Sreekumar M. A study on cardamom oil distillation [J]. Indian Perfumer, 1994,38:153.

[13] Gopalakrishnan N, Narayanan C S. Supercritical carbon dioxide extraction of cardamom [J]. Journal of Agricultural and Food Chemistry, 1991,39(11):1976 – 1978.

[14] Olennikov D, Rokhin A. Water-soluble glucans from true cardamom (*Elettaria cardamomum* White at Maton) seeds [J]. Applied Biochemistry and Microbiology, 2013,49:182 – 187.

[15] Daoudi A, Aarab L, Abdel-Sattar E. Screening of immunomodulatory activity of total and protein extracts of some Moroccan medicinal plants [J]. Toxicology and Industrial Health, 2013,29(3):245 – 253.

[16] Josephrajkumar A, Chakrabarty R, Thomas G. Occurrence of trypsin-like protease in cardamom (*Elettaria cardamomum* Maton) [J]. Indian Journal of Biochemistry and Biophysics, 2005,42(4):243 – 245.

[17] Qiblawi S, Al Hazimi A, Al Mogbel M, et al. Chemopreventive effects of cardamom (*Elettaria cardamomum* L.) on chemically induced skin carcinogenesis in Swiss albino mice [J]. Journal of Medicinal Food, 2012,15(6):576 – 580.

[18] Bhattacharjee S, Rana T, Sengupta A. Inhibition of lipid peroxidation and enhancement of GST activity by cardamom and cinnamon during chemically induced colon carcinogenesis in Swiss albino mice [J]. Asian Pacific Journal of Cancer Prevention, 2007,8(4):578 – 582.

[19] Sengupta A, Ghosh S, Bhattacharjee S. Dietary cardamom inhibits the formation of azoxymethane-induced aberrant crypt foci in mice and reduces COX – 2 and iNOS expression in the colon [J]. Asian Pacific Journal of Cancer Prevention, 2005,6 (2):118 – 122.

[20] Das I, Acharya A, Berry D L, et al. Antioxidative effects of the spice cardamom against non-melanoma skin cancer by modulating nuclear factor erythroid-2-related factor 2 and NF – κB signalling pathways [J]. British Journal of Nutrition, 2012,108(6):984 – 997.

[21] Kumari S, Dutta A. Protective effect of *Eleteria cardamomum* (L.) Maton against Pan masala induced damage in lung of male Swiss mice [J]. Asian Pacific Journal of Tropical Medicine, 2013,6(7):525 – 531.

[22] Gilani A H, Jabeen Q, Khan A U, et al. Gut modulatory, blood pressure lowering, diuretic and sedative activities of cardamom [J]. Journal of Ethnopharmacology, 2008,115(3):463 – 472.

[23] Jamal A, Javed K, Aslam M, et al. Gastroprotective effect of cardamom, *Elettaria cardamomum* Maton. fruits in rats [J]. Journal of Ethnopharmacology, 2006,103(2):149 – 153.

[24] Vasudevan K, Vembar S, Veeraraghavan K, et al. Influence of intragastric perfusion of aqueous spice extracts on acid secretion in anesthetized albino rats [J]. Indian Journal of Gastroenterology, 2000,19(2):53 – 56.

[25] Majdalawieh A F, Carr R I. In vitro investigation of the potential immunomodulatory and anti-cancer activities of black pepper (*Piper nigrum*) and cardamom (*Elettaria cardamomum*) [J]. Journal of Medicinal Food, 2010,13(2):371 – 381.

[26] Al Zuhair H, El Sayeh B, Ameen H, et al. Pharmacological studies of *cardamom* oil in animals [J]. Pharmacological Research, 1996,34(1 – 2):79 – 82.

[27] Verma S, Jain V, Katewa S. Blood pressure lowering, fibrinolysis enhancing and antioxidant activities of cardamom (*Elettaria cardamomum*) [J]. Indian Journal of Biochemistry and Biophysics, 2009,46(6):503 – 506.

[28] Sultana S, Ripa F, Hamid K. Comparative antioxidant activity study of some commonly used spices in *Bangladesh* [J]. Pakistan Journal of Biological Sciences, 2010,13(7):340 – 343.

[29] Kaushik P, Goyal P, Chauhan A, et al. In vitro evaluation of antibacterial potential of dry fruitextracts of *Elettaria cardamomum* Maton (Chhoti Elaichi) [J]. Iranian Journal of Pharmaceutical Research, 2010,9(3):287 – 292.

[30] Mahady G B, Pendland S L, Stoia A, et al. In vitro susceptibility of Helicobacter pylori to botanical extracts used traditionally for the treatment of gastrointestinal disorders [J]. Phytotherapy Research, 2005,19(11):988 – 991.

[31] 王春霞,田莉,田树革,等.维药材小豆蔻提取物的体外抑菌实验研究[J].食品研究与开发,2012,33(11):31 – 34.

[32] Suneetha W J, Krishnakantha T. *Cardamom* extract as inhibitor of human platelet aggregation [J]. Phytotherapy Research, 2005,19(5):437 – 440.

[33] 桎坤.165 小豆蔻增加脑血流的作用[J].国外医学:中医中药分册,2004,26(3):168.

[34] Huang Y B, Fang J Y, Hung C H, et al. Cyclic Monoterpene Extract from *Cardamom* Oil as a Skin Permeation Enhancer for Indomethacin: In Vetro and in Vivo Studies [J]. Biological and Pharmaceutical Bulletin, 1999,22(6):642 – 646.

山　棟

山棟为棟科山棟属植物山棟[*Aphanamixis polystachya*（Wall.）R. N. Parker]的种子、枝叶及树皮。植物山棟又名红果树、红罗、沙罗、大叶山棟、油桐、假油桐、红萝木、台湾山棟等[1]。

山棟为乔木，高达 20～30 m。叶为奇数羽状复叶，长 30～50 cm，有小叶 9～11（～15）片；小叶对生，初时膜质，后变亚革质，在强光下可见很小的透明斑点，长椭圆形，长 18～20 cm，宽约 5 cm，最下部的一对较小，先端渐尖，基部楔形或宽楔形，有时一侧稍带圆形，偏斜，两面均无毛，侧脉每边 11～12 条，纤细，边全缘；小叶柄长 6～12 mm。花序腋上生，短于叶，长不及 30 cm，雄花组成穗状花序复排列成广展的圆锥花序，雌花组成穗状花序；花球形，无花梗，花蕾时直径 2～3 mm，下有小包片 3；萼 4～5，圆形，直径 1～1.5 mm，有时有小睫毛；花瓣 3，圆形，直径约 3 mm，凹陷；雄蕊管球形，无毛，花药 5～6，长圆形，子房被粗毛，3 室，几无花柱。蒴果近卵形，长 2～2.5 cm，直径约 3 cm，熟后橙黄色，开裂为 3 果瓣；种子有假种皮。花期 5～9 月，果期 10 月至翌年 4 月。

产于广东、广西、云南等省区的南部地区；生于低海拔地区的杂木林中，目前已广为栽培。分布于印度、中南半岛、马来半岛、印度尼西亚等[2]。种子的含油量 44％～56％，油可供制肥皂及润滑油；木材赤色，坚硬，纹理密致，质均匀，可作建筑、造船等用材。

一、生药鉴别

显微鉴别

粉末特征

山棟皮药材粉末为黄褐色，木栓细胞黄色，近方形，排列规则；方晶数目众多，形态不规则，镶嵌在纤维中成晶纤维，纤维细长，成束排列，壁较薄，石细胞近方形，胞腔近圆形，螺纹导管散在[3]。

二、栽培

（一）产地环境

喜暖热气候及深厚疏松湿润的土壤。自然分布散生于热带季雨林和热带雨林内的山谷溪旁。偏阳性，幼树稍耐荫蔽，长大之后则需要充足的阳光。深根性，颇耐浸渍和盐碱。自然生长速度中等，生于海南坝王岭林区海拔 300 m 的山谷疏林中。

（二）生产管理

繁殖方法

山棟的果实于 3～4 月开始成熟，但种子的成熟期不一致，要分批采种。采得的果实可置于阳光下晒裂剥出种子并搓去红色假种皮。纯净种子每千克约 600 粒。即采即播,约半个月开始发芽,1 个月前后发芽完毕,圃地发芽率达 80% 以上。种子阴干后,储藏 2 个月才播种的,发芽率降至 50% 以下,可见以即采即播为宜。在常规管理下,半年生苗高达 40 cm,可于当年秋季或次年春季出圃造林,以 1 m 以上的壮苗带土移植为宜[4]。

三、 化学成分

（一）三萜类

已经发现的三萜类化合物结构类型很多,多数三萜为四环三萜和五环三萜,也有少数为链状、单环、双环和三环三萜。山楝属物种含有丰富的柠檬苦素,柠檬苦素是一类高度氧化的四降三萜类化合物,含有或衍生自 4,4,8 - 三甲基 - 17 - 呋喃甾体基本骨架结构。1967 年,研究者首次对山楝属的植物进行化学研究,从 *A. polystachya* 的苦果中分离出 aphanamixin,从此便分离得到一系列三萜类化合物。从山楝属植物分离三萜类化合物 136 个,部分三萜类化合物如下。

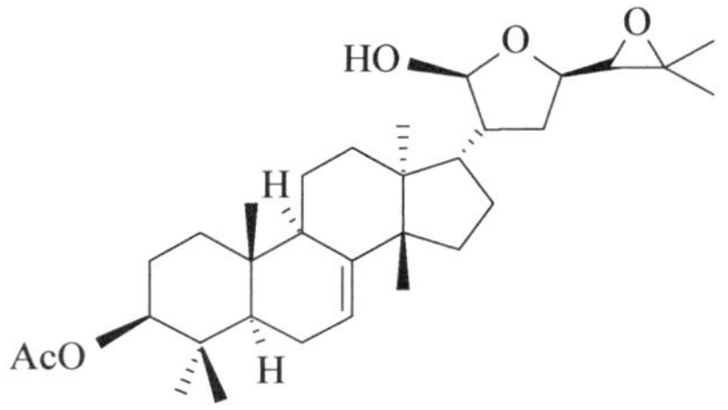

aphanamixin

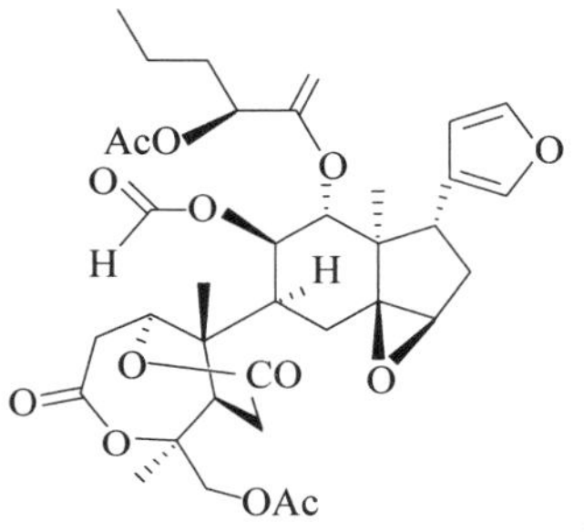

dregeanin

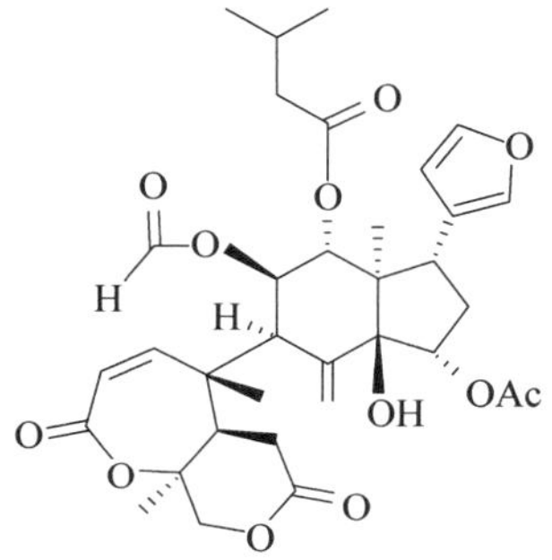

rohituka 9

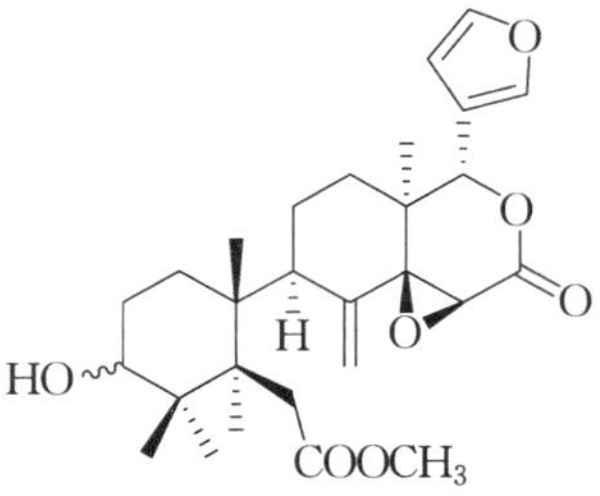

dihydroamoorinin

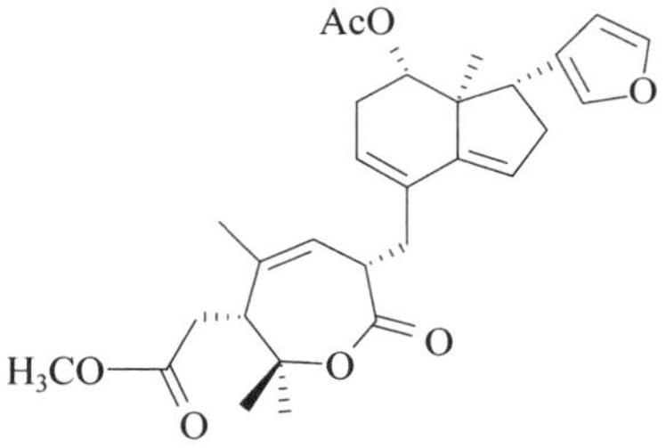

aphanamixoid A

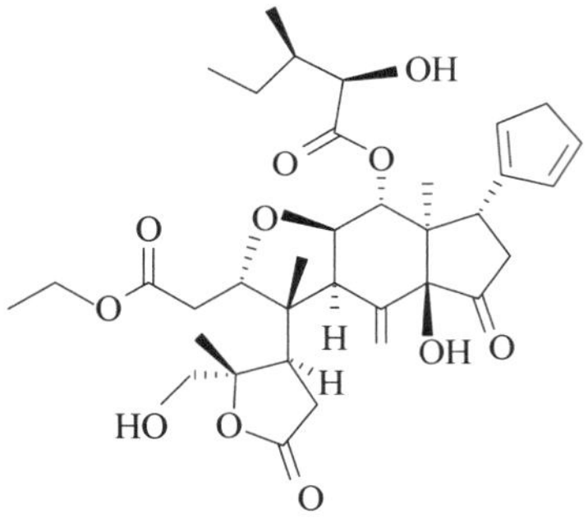

aphapolynin G

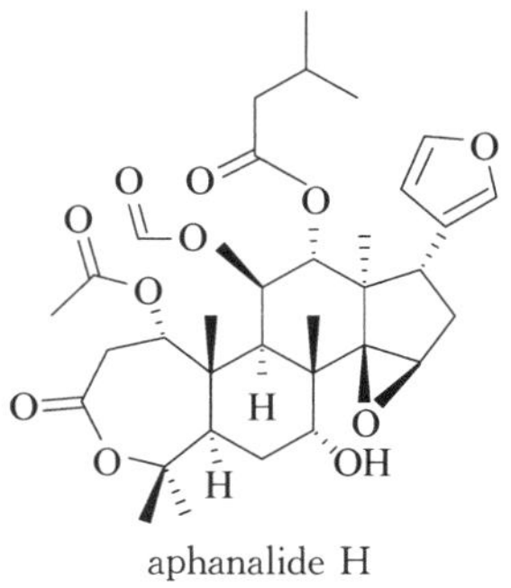

aphanalide H

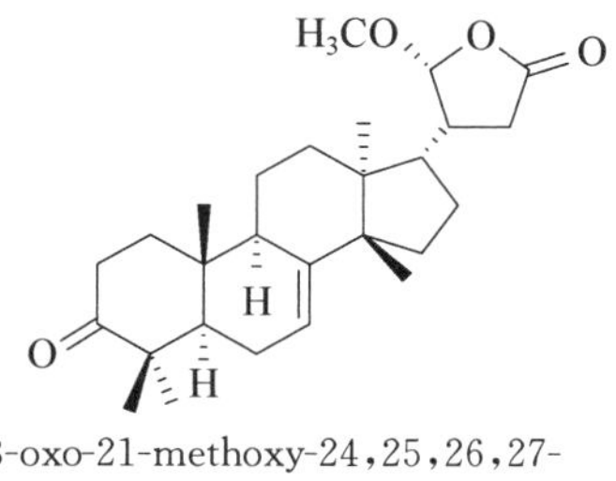

3-oxo-21-methoxy-24,25,26,27-
tetranortirucall-7-ene-23(21)-lactone

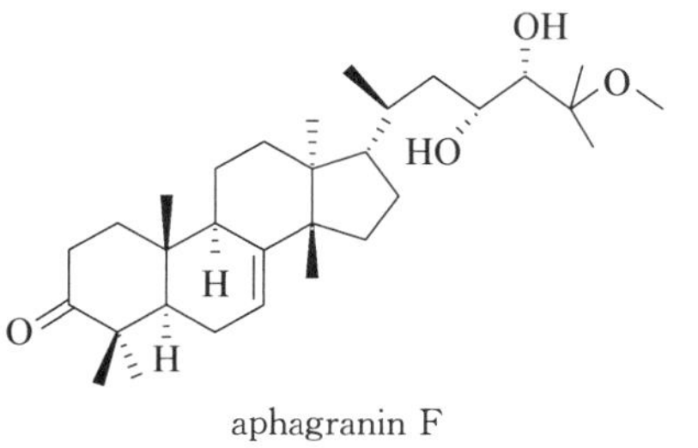

aphagranin F

（二）倍半萜类

从山栋属植物分离得到倍半萜类化合物有 aphanamol Ⅰ（**1**）、aphanamol Ⅱ[5]（**2**）、6β，7β-epoxyguai-4-en-3-one（**3**）、6β，7β-epoxy-4β，5-dihydroxyguaiane[6]（**4**）。

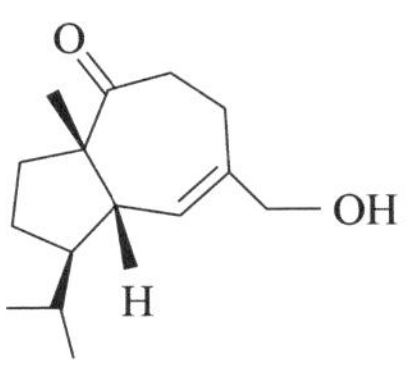

1

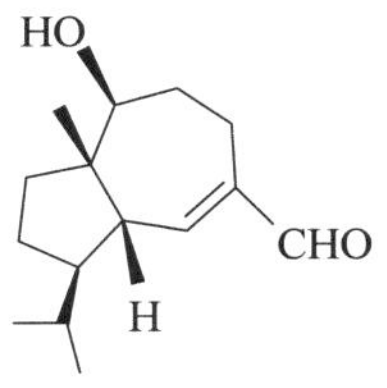

2

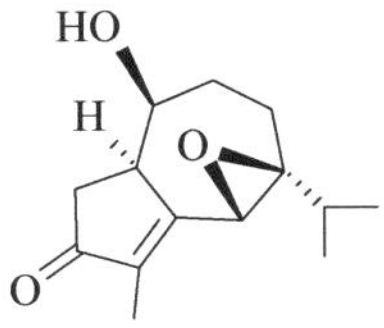

3

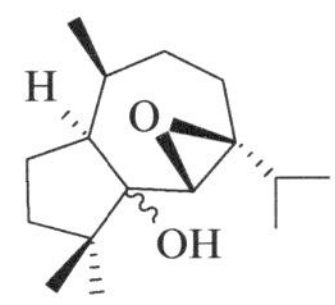

4

（三）二萜类

从山栋属植物分离得到二萜类化合物有非环状二聚体类 phanamene A[7]（**5**）、phanamene B（**6**）、链状二萜 nemoralisin H～J[8]，以及 aphadilactone E（**10**）。[9]

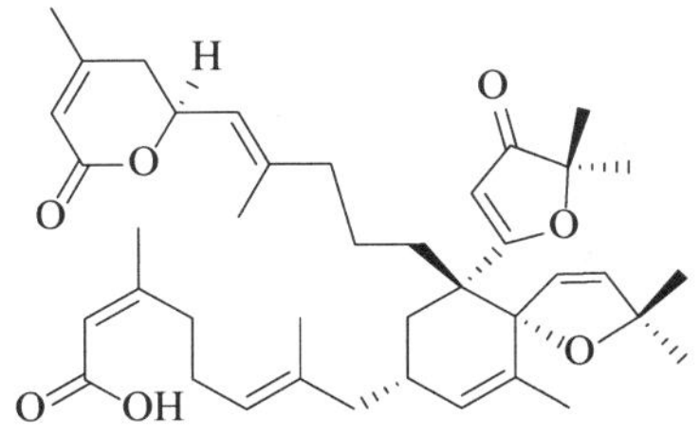

5

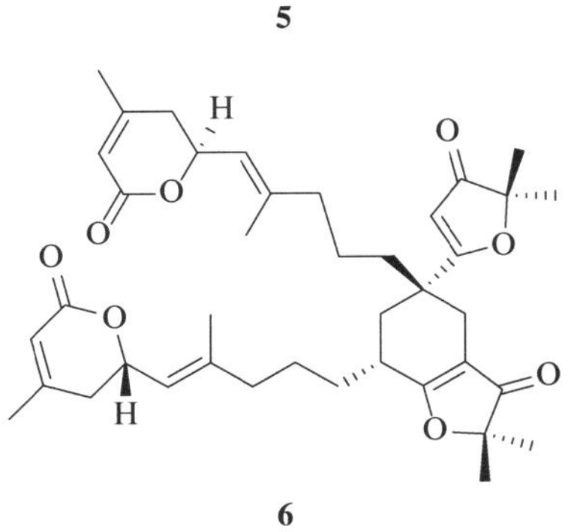

6

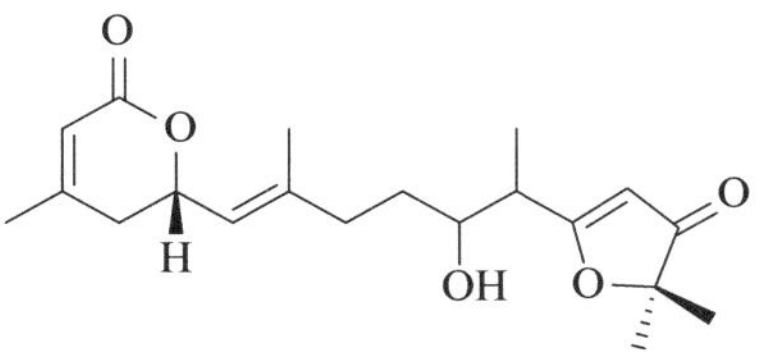

7

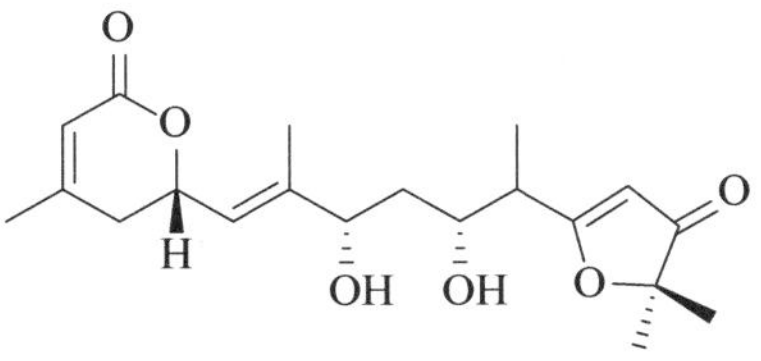

8

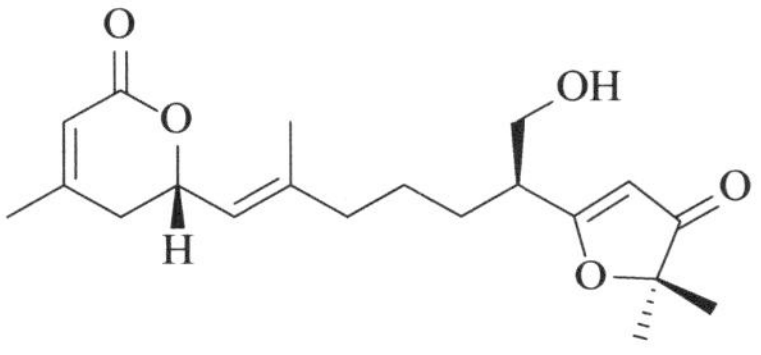

9

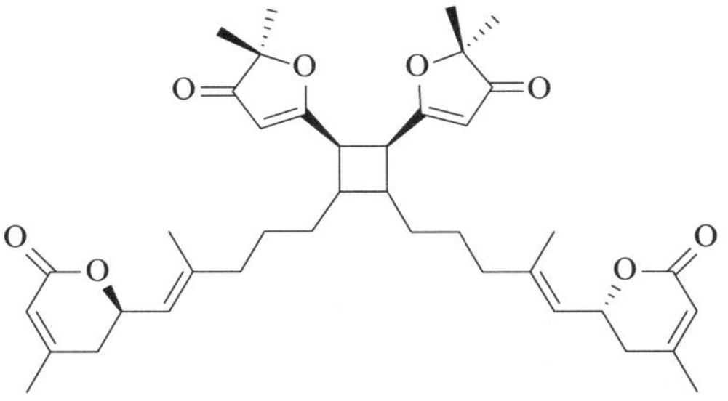

10

（四）黄酮类

从山栋属植物分离得到黄酮类化合物有 8-methyl-quercetin-3-O-β-D-xylopyrano-side[10]（**11**）、dihydrorobinetin-7-β-D-glucopyranosyl-α-L-rhamnopyranoside（**12**）、8-methyl-7，20，40-tri-O-methylflavanone-5-O-α-L-rhamnopyranosyl-（1→4）-β-D-glucopy-ranosyl-（1→6）-β-D-glucopyranoside[11]（**13**）、8-methyl-5，7，3′，4′-tetrahydroxy-flavone-3-O-α-L-arabinopyranoside[12]（**14**）。

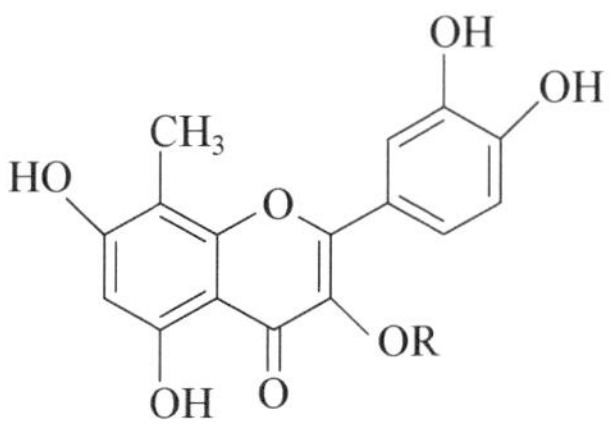

11 R＝*D*-xylosyl
14 R＝*L*-arabinosyl

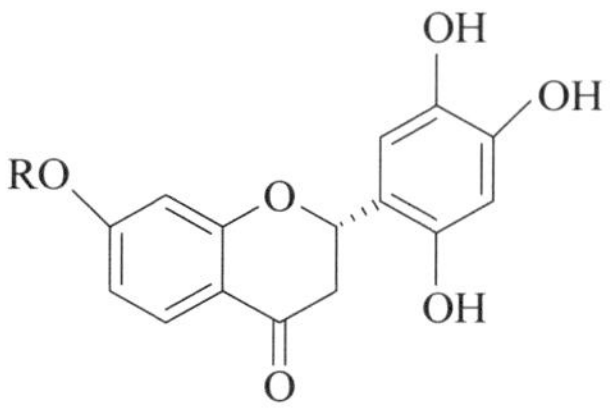

12 R＝*D*-glucosyl-*L*-rhamnosyl

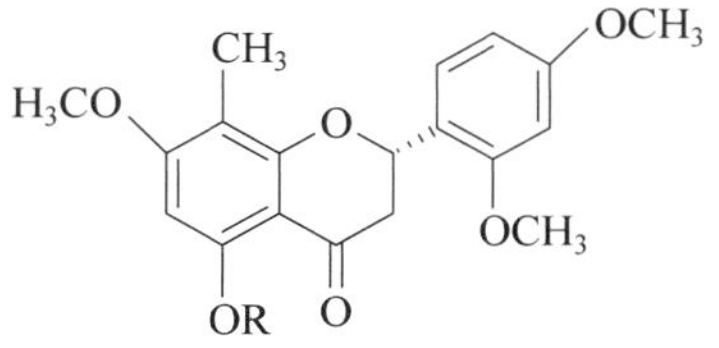

13 R＝*L*-rhamnosyl-*D*-glucosyl-*D*-glucosyl

（五）甾体类

从山棕属中分离到的甾体类化合物有 stigmasta-5，24（28）-dien-3β-*O*-β-*D*-glucopyranosyl-*O*-α-*L*-rhamnopyranoside[13]（**15**）、poriferasterol 3-*O*-α-*L*-rhamnopyranoside[14]（**16**）、β-sitosterol（**17**）、stigmasterol[15,16]（**18**）、ergosta-4，6，8（14），22-tetraen-3-one[17]（**19**）。

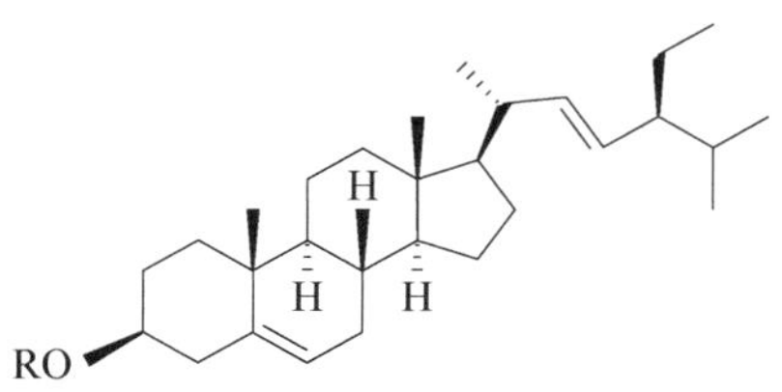

15 R＝*D*-glucosyl-rhamnosyl
19 R＝H

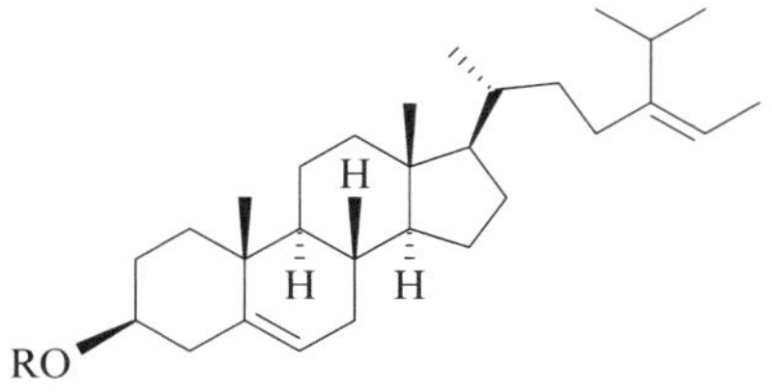

16

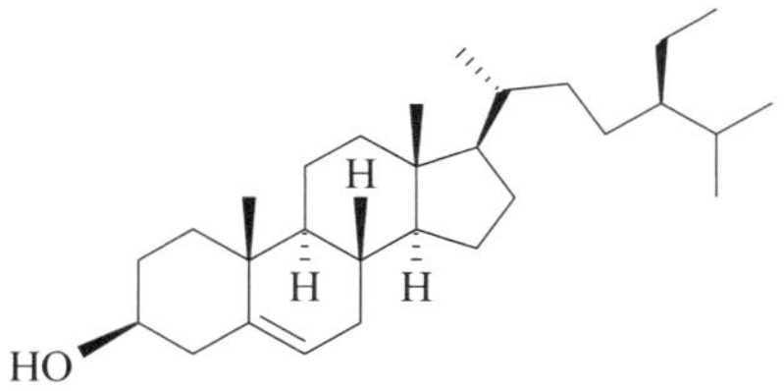

17

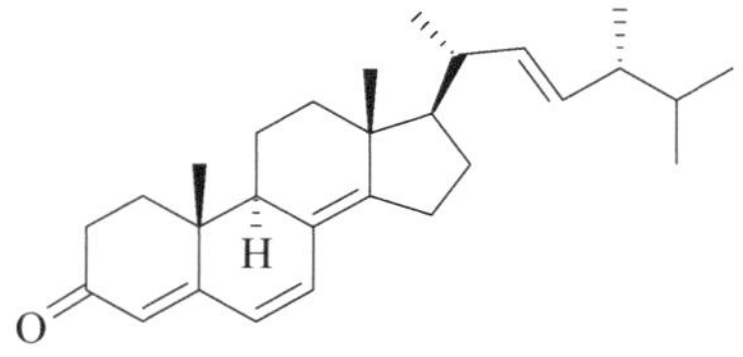

18

（六）其他类

除上述分类外，山棕属植物中还有生物碱类、木脂素类等化合物[18]。

四、 药理作用

（一）抗肿瘤

Rabi T 等[19]从山棕中分离出三萜类化合物 amooranin，使用 *N*-亚硝基甲基脲诱导的乳腺癌 Sprague-Dawle 大鼠测定 amooranin 的体内抗肿瘤活性。以每天 10 或 20 mg/kg 的剂量腹膜内给药可延长大鼠的平均存活时间，与未给药的对照组相比，肿瘤显著减小。用 PBS 处理的大鼠平均存活时间为 96 d，而每天 10 或 20 mg/kg 处理的大鼠平均存活 107 或 120.33 d，用 0.5 mg/kg 他莫昔芬（阳性对照）治疗的大鼠平均存活 164 d。

Khan M T 等[20]发现 amooranin 对 MCF-7 和 HeLa 细胞的 IC_{50} 分别为 1.8～3.4 mg/L 和

$6.2\sim 6.4\,mg/L$。对 HEp-2 和 L-929 细胞没有明显的抑制作用。Rabi 等发现,amooranin 的乙酸衍生物在低浓度 $1\sim 10\,mg/L$ 时对癌细胞无抑制作用。Rabi T 等[19] 发现 amooranin 诱导细胞凋亡的作用机制为使肿瘤细胞内部线粒体膜的去极化、膜电位的降低、细胞色素 C 从线粒体到胞质,Bcl-2 和 Bcl-XL 蛋白质含量降低。Wang 等[21] 发现山棟提取物对人 MCF-7 和 HeLa 癌细胞具有中等的细胞毒活性,IC_{50} 分别为 $10.3\,mg/L$ 和 $15.3\,mg/L$。

Yang S P[22]、Liu Q[8] 等发现三萜化合物 $(25E)$-cycloart-23-en-3β,25-diol 对 HL-60 表现出显著的细胞毒性,其 IC_{50} 为 $5.97\,mg/L$。化合物 aphanamolide B 对 HL-60 具有较弱的细胞毒活性,其 IC_{50} 为 $20.6\,mg/L$。

(二) 抗虫

1984 年,Islam 等[23] 报道了山棟提取物对 *Dicladispa armigera*、*Sitotroga cerealella* 和 *Spilosoma oblique* 谷物的驱虫作用。1993 年,Talukder 和 Howse 等[24] 发现山棟种子乙醇提取物对红色甲虫 *Tribolium castaneum* 有中等毒性,在 $100\,g/L$ 的昆虫给药量,55% 的昆虫在 72 h 内死亡。

Talukder 和 Miyata[25]、Khanam[26] 等发现山棟甲醇提取物在 72 h 内杀死了 95% *Nephotettix cincticeps*,并且 $2.0\,g/L$ 的甲醇提取物对水稻绿叶蝉也表现出 49% 的抑制作用。

Zhang 等[27,28] 发现山棟属中的三萜 aphapolynin C 及 aphanalide G、L、M 这 4 个化合物,对秀丽隐杆线虫和小菜蛾表现出良好的杀虫活性,致死率为 66%～99%。研究这 4 种化合物的作用方式,aphapolynin C 和 aphanalide G 均抑制尼古丁反应,IC_{50} 分别为 $3.13\,mg/L$ 和 $1.59\,mg/L$,aphanalide G 抑制 GAB 反应,IC_{50} 为 $8.00\,mg/L$。研究构效关系表明结构中 α、β-不饱和内酯和 14、15 位环氧乙烷基团为活性位点,并且氮原子增强了这种活性。

(三) 抗菌

Chowdury R 等[29,30] 发现山棟茎皮甲醇提取物对不同浓度的革兰氏阴性菌和革兰氏阳性菌均有抑制作用,在抗真菌活性实验中,使用 $100\,mg/L$ 制霉菌素作为阳性对照(70%～82% 抑制)。$360\,mg/L$ 的提取物对测试病原体表现出不同程度的真菌毒性(15%～36% 的菌丝生长抑制),其真菌毒性效果不明显。

Wang X Y 和 Srivastaval S[21,31,32] 等使用双重稀释法测试了山棟分离得到的化合物对金黄色葡萄球菌、铜绿假单胞菌的抗菌活性。使用盐酸万古霉素用作阳性对照,其 MIC 值为 $0.78\,mg/L$,化合物 2α-ethoxy-2,3-secotirucalla-2,29-epoxy-7-ene-2-3-oxo-3-oic acid 对金黄色葡萄球菌具有良好的活性,MIC 为 $1.56\,mg/L$,而对铜绿假单胞菌的活性较弱,MIC 为 $25\,mg/L$,化合物 $(23E)$-2α-hydroxytirucalla-7,23,25-triene-3-one 对这两种细菌表现出较弱的抗菌活性,MIC 为 $40\,mg/L$。此外,化合物 2,3-secotirucalla-2,3、2,29-diepoxy-7-ene-3,23-dione 对金黄色葡萄球菌和铜绿假单胞菌表现出较弱的抗菌活性,其 MIC 分别为 $25\,mg/L$ 和 $50\,mg/L$。化合物 $(20R)$-3β-hydroxy-24,25,26,27-tetranor-5α-cycloartan-23,21-olide 和 aphagrandinoid A 具有良好的抗菌活性,MIC 分别为 $1.57\,mg/L$ 和 $3.13\,mg/L$。

Zhang 等[27] 发现从山棟提取分离得到的化合物对蚕豆丝酵母的强杀菌活性(77%～99% 抑制)。化合物 aphapolynin E 对蚕豆的杀菌作用一般(55% 抑制),而化合物 aphapolynin D 对蚕豆丝酵母的活性较弱(30%～33% 抑制)。化合物 aphanamolide A,浓度为 $20\,mg/L$,在菌丝体生长测试中对异化腐霉表现出 100% 的抑制作用,且对小麦粒枯病菌具有中等的抗真菌活性($100\,mg/L$ 51% 抑制)。化合物 aphanamolide B 对小麦链球菌具有弱抗菌活性,其抑制率分别为 18% 和 33%,这些从山棟分离得到的化合物对三种真菌即致病疫霉、葡萄孢菌和玉米赤霉均无杀菌活性。

（四）抗疟

MacKinnon S 等[9] 用山楝树皮的乙醇提取物，对两种恶性疟原虫进行了体外测试，乙醇提取物对两种恶性疟原虫都有抗疟活性，IC_{50} 分别为 16.8 mg/L 和 20 mg/L，Agarwal S K 等[33] 发现从山楝树皮提取的两种无环二萜类化合物 amooranin 和 aphanamol Ⅰ，对恶性疟原虫的抗疟活性 IC_{50} 分别为 6.1 mg/L 和 7.3 mg/L，且这两个化合物均未表现出细胞毒性。MacKinnon 等通过研究构效关系发现 D-seco 柠檬苦素是抗疟所需基团。

（五）抗炎

Lamprontil Ⅰ等[6] 发现山楝茎皮乙醇提取物抑制 NF-κB 和 DNA 相互作用。Guo C 等[34] 发现从山楝茎中分离出的三萜类化合物具有抗炎活性，通过比较该系列三萜类化合物对一氧化氮（NO）的产生和肿瘤坏死因子 α（TNF-α）水平的抑制作用，证明其具有抗炎活性。

（六）其他

除了上述来自山楝属的成分或者提取物的活性之外，Gole M K 和 Dasgupta S 等[35] 发现山楝叶乙醇提取物具抗肝毒性活性，在大鼠模型中使用四氯化碳（CCl_4）诱导的急性肝损伤，评估山楝叶乙醇提取物的抗肝毒性活性，粗提物以 50 mg/kg 口服给药 7 d，发现实验组的大鼠体内抑制了天冬氨酸氨基转移酶（ASAT）75.43%、丙氨酸氨基转移酶（ALAT）88.66%、碱性磷酸酶（ALP）89.17%、酸性磷酸酶（ACP）81.26% 和乳酸脱氢酶（LDH）80.99%。

五、临床应用

山楝的根、茎皮、叶子、果实和种子作为传统中药在我国云南及周边地区和其他国家被广泛使用，也是海南黎族药，树皮可用来止血，种子用于治疗癌症和肝脏、脾脏及腹部不适，叶子可用来杀菌和驱虫，还可用来治疗风湿、类风湿和四肢麻木等疾病。

参 考 文 献

[1] 陈焕镛.海南植物志(第二卷)[M].北京:科学出版社,1965.

[2] 中国科学院中国植物志编辑委员会.中国植物志[M].北京:科学出版社,1997,43(3):79.

[3] 李惠玲,田建平.六种黎药的显微鉴定[J].亚太传统医药,2021,17(10):62-65.

[4] 相楠梓.山楝[J].广东林业科技,1979,(1):24,26.

[5] Kundu A B, Ray S, Chatterjee A. Aphananin, a triterpene from *Aphanamixis polystachya* [J]. Phytochemistry, 1985, 24 (9):2123-2125.

[6] Lampronti I, Khan M, Bianchi N, et al. Bangladeshi medicinal plant extracts inhibiting molecular interactions between nuclear factors and target DNA sequences mimicking NF-κB binding sites [J]. Medicinal Chemistry, 2005, 1(4):327-333.

[7] Lidert Z, Taylor D A, Thirugnanam M. Insect antifeedant activity of four prieurianin-type limonoids [J]. Journal of Natural Products, 1985, 48(5):843-845.

[8] Liu Q, Chen C-J, Shi X, et al. Chemical constituents from *Aphanamixis grandifolia* [J]. Chemical and Pharmaceutical Bulletin, 2010, 58(11):1431-1435.

[9] Mackinnon S, Durst T, Arnason J T, et al. Antimalarial activity of tropical Meliaceae extracts and gedunin derivatives [J]. Journal of Natural Products, 1997, 60(4):336-341.

[10] Maclachlan L K, Taylor D A. A revision of the structures of three limonoids [J]. Phytochemistry, 1982, 21(9):2426-2427.

[11] Miah M, Rahman N, Sufia B, et al. Application of leaf powders and oils as a protectant of lentil seeds against *Callosobruchus chinensis* Linn [J]. Bangladesh Journal of Scientific and Industrial Research, 1996, 31(3):137-142.

[12] Mulholland D A, Naidoo N. Limonoids from *Aphanamixis polystacha* [J]. Phytochemistry, 1999, 51(7):927-930.

[13] Mulholland D, Dah T. A new limonoid from *Aphanamixis polystacha* [J]. Indian Journal of Chemistry, 1979, 40:536-538.

[14] Nick A, Wright A D, Rali T, et al. Antibacterial triterpenoids from *Dillenia papuana* and their structure-activity

relationships [J]. Phytochemistry, 1995,40(6):1691 – 1695.

[15] Nishizawa M, Inoue A, Hayashi Y, et al. Structure of aphanamols Ⅰ and Ⅱ [J]. The Journal of Organic Chemistry, 1984, 49(19):3660 – 3662.

[16] Okamura H, Yamauchi K, Miyawaki K, et al. Synthesis and biological activities of degraded limonoids, (±)-fraxinellonone and its related compounds [J]. Tetrahedron Letters, 1997,38(2):263 – 266.

[17] Polonsky J, Varon Z, Arnoux B, et al. Antineoplastic agents. 61. Isolation and structure of amoorastatin [J]. Journal of the American Chemical Society, 1978,100(24):7731 – 7733.

[18] 赵力伉. 山棖小枝化学成分及活性研究[D].石家庄:河北医科大学,2022.

[19] Rabi T, Karunagaran D, Krishnan Nair M, et al. Cytotoxic activity of amooranin and its derivatives [J]. Phytotherapy Research, 2002,16(S1):84 – 86.

[20] Khan M T, Lampronti I, Martello D, et al. Identification of pyrogallol as an antiproliferative compound present in extracts from the medicinal plant *Emblica officinalis*: effects on in vitro cell growth of human tumor cell lines [J]. International Journal of Oncology, 2002,21(1):187 – 192.

[21] Wang X Y, Tang G H, Yuan C M, et al. Aphagrandinoids A-D, cycloartane triterpenoids with antibacterial activities from *Aphanamixis grandifolia* [J]. Fitoterapia, 2013,85:64 – 68.

[22] Yang S P, Chen H D, Liao S G, et al. Aphanamolide A, a new limonoid from *Aphanamixis polystachya* [J]. Organic Letters, 2011,13(1):150 – 153.

[23] Islam B. Pesticidal action of neem and certain indigenous plants and weeds of *Bangladesh* [J]. Schriftenreiheder Gesellschaft fur Technische Zusammenarbeit, 1984:263 – 290.

[24] Talukder F, Howse P. Isolation of secondary plant compounds from *Aphanamixis polystachya* as feeding deterrents against adult Tribolium castaneum (Coleoptera: Tenebrionidae)[J]. Journal of Plant Diseases and Protection, 2000:498 – 504.

[25] Talukder F, Miyata T. In vivo and in vitro toxicities of pithraj and neem against rice green leafhopper (Nephotettix cincticeps Uhler)[J]. Journal of Plant Diseases and Protection, 2002,109(5):543 – 550.

[26] Khanam L, Talukder D, Ahmed K. Pesticidal action of some plant materials against *Sitophilus oryzae* (L.) [J]. Bangladesh Journal of Scientific and Industrial Research, 2005,40(3 – 4):203 – 210.

[27] Zhang Y, Wang J S, Wang X B, et al. Limonoids from the fruits of *Aphanamixis polystachya* (Meliaceae) and their biological activities [J]. Journal of Agricultural and Food Chemistry, 2013,61(9):2171 – 2182.

[28] Zhang Y, Wang J S, Wei D D, et al. Bioactive terpenoids from the fruits of *Aphanamixis grandifolia* [J]. Journal of Natural Products, 2013,76(6):1191 – 1195.

[29] Chowdhury R, Hasan C M, Rashid M A. Antimicrobial activity of *Toona ciliata* and *Amoora rohituka* [J]. Fitoterapia, 2003,74(1):155 – 158.

[30] Chowdhury R, Hasan C M, Rashid M A. Guaiane sesquiterpenes from *Amoora rohituka* [J]. Phytochemistry, 2003,62(8): 1213 – 1216.

[31] Wang X Y, Tang G H, Yuan C M, et al. Two new tirucallane triterpenoids from *Aphanamixis grandifolia* [J]. Natural Products and Bioprospecting, 2012,2:222 – 226.

[32] Srivastava S. New biologically active limonoids and flavonoids from *Aphanamixis polystachya* [J]. Indian Journal of Chemistry, 2003,42:3155 – 3158.

[33] Agarwal S K, Verma S, Singh S S, et al. A new limonoid from *Aphanamixis polystachya* [J]. Indian Journal of Chemistry, 2001,40:536 – 538.

[34] Guo C, Wang J S, Zhang Y, et al. Relationship of chemical structure to in vitro anti-inflammatory activity of tirucallane triterpenoids from the stem barks of *Aphanamixis grandifolia* [J]. Chemical and Pharmaceutical Bulletin, 2012,60(8):1003 – 1010.

[35] Gole M K, Dasgupta S. Role of plant metabolites in toxic liver injury [J]. Asia Pacific Journal of Clinical Nutrition, 2002, 11(1):48 – 50.

千年健

千年健为天南星科植物千年健［*Homalomena occulta*（Lour.）Schott］的干燥根茎[1]，始载于《本草纲目拾遗》，后世《饮片新参》《广西本草选编》[2]《本草求原》[3]等均有记载。别名一包针、千颗针、千年见，为我国传统中药材[4]。

千年健为多年生草本。根茎匍匐，粗1.5 cm，肉质根圆柱形，粗3～4 mm，密被淡褐色短绒毛，须根稀少，纤维状。常具高30～50 cm的直立的地上茎。鳞叶线状披针形，长15～16 cm，基部宽2.5 cm，向上渐狭，锐尖。叶柄长25～40 cm，下部具宽3～5 mm的鞘；叶片膜质至纸质，箭状心形至心形，长15～30 cm，宽（8～）15～28 cm，有时更大，先端骤狭渐尖；Ⅰ级侧脉7对，其中3～4对基出，向后裂片下倾而后弧曲上升，上部的斜伸，Ⅱ、Ⅲ级侧脉极多数，近平行，细弱。花序1～3，生鳞叶之腋，序柄短于叶柄，长10～15 cm。佛焰苞绿白色，长圆形至椭圆形，长5～6.5 cm，花前席卷成纺锤形，粗3～3.2 cm，盛花时上部略展开成短舟状，人为展平宽5～6 cm，具长约1 cm的喙。肉穗花序具短梗或否，长3～5 cm；雌花序长1～1.5 cm，粗4～5 mm；雄花序长2～3 cm，粗3～4 mm。子房长圆形，基部一侧具假雄蕊1枚，柱头盘状；子房3室，胚珠多数，着生于中轴胎座上。种子褐色，长圆形。花期7～9月（图2）。

产于广东、海南、广西西南部至东部、云南南部至东南部，生长于海拔80～1 100 m沟谷密林下，竹林和山坡灌丛中。中南半岛也有[5]。

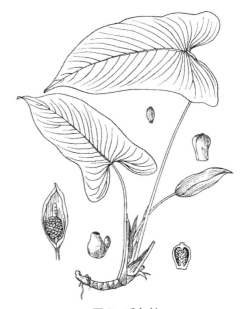

图2 千年健

（引自《中药大辞典》）

一、化学成分

千年健中主要的化学成分是挥发油和倍半萜类，此外还有酚酸类、生物碱、甾体、脂肪酸、黄酮等。

（一）挥发油类

千年健中挥发油的主要成分包括芳樟醇、α-蒎烯、松油烯、松油醇、β-蒎烯、香叶醇等[6-16]。目前从挥发油中提取并鉴定的成分有 100 多种，化合物名称如表 4 所示。

表 4 千年健中的挥发油类化合物

序号	化合物	序号	化合物	序号	化合物
1	芳樟醇	30	顺-香叶醇	61	十七(碳)-1-烯
2	epi-α-杜松醇	31	(-)-α-松油醇	62	顺-β-金合欢烯
3	4-异丙基-1-甲基-3-环己烯-1-醇	32	甲基-2-羟基-7-乙酰基-5-异丙基双环[4.3.0]壬烷	63	十七(碳)-8-烯
4	2,6-十二碳二烯酸	33	伞花烃	64	3-蒈烯
5	松油烯-4-醇	34	β-蒎烯	65	柏木烯醇
6	萜烯-4-醇	35	反-龙牛儿醇	66	喇叭醇
7	榧叶醇	36	间-伞花烃	67	反-β-金合欢烯
8	α-杜松醇	37	肉豆蔻醚	68	反-香桧烯水合物
9	丁香油酚	38	亚油酸	69	顺式芳樟醇氧化物
10	4-松油醇	39	异-黄樟脑	70	反式芳樟醇氧化物
11	β-松油醇	40	α-柠檬烯	71	月桂烯
12	α-雪松醇	41	(-)-α-依兰油烯	72	马兜铃烯
13	反-香叶醇	42	γ-依兰油烯	73	荜草烯
14	α-松油醇	43	西洋丁香醇	74	α-松油烯
15	黑松醇	44	T-杜松醇	75	对-伞花烃
16	绿花白千层醇	45	喇叭茶烯	76	喇叭茶醇
17	T-依兰油醇	46	γ-松油烯	77	香橙烯
18	δ-杜松烯	47	柠檬烯	78	香橙醇醋酸酯
19	斯巴醇	48	α-荜草烯	79	(-)-荜草烯氧化物 II
20	4-烯丙氧基亚胺基-2-蒈烯	49	水化桧香烯	80	胡萝卜次醇
21	2,3-二戊基-2-环丙烯-1-羧酸	50	蓬莪术油	81	防风根酮
		51	8-羟基-环异长叶烯	82	γ-杜松烯
22	τ-木材醇	52	别香橙烯	83	γ-1-杜松烯
23	1,5,5,8-四甲基-12-氧杂双环[9.1.0]十二-3,7-二烯	53	4-蒈烯	84	隐酮
		54	β-异松油烯	85	乙酸香叶酯异构体
24	α-蛇床烯	55	石竹烯氧化物	86	β-蛇床烯
25	β-石竹烯	56	α-桧烯	87	1,5,9,9-四甲基-(1,4,7)-三烯
26	(-)喇叭茶萜醇	57	十五烷		
27	乙酸芳樟醇酯	58	橙花醇	88	异芳樟醇
28	β-紫惠槐烯	59	α-紫惠槐烯	89	庚醇乙酸酯
29	香叶醇	60	(-)-石竹烯氧化物	90	3-正十五烷基苯酚
				91	十七(碳)烷

（续表）

序号	化合物	序号	化合物	序号	化合物
92	3-乙基-3-羟基雄甾烷-17-酮	126	石竹烯	159	顺式罗勒烯醇
		127	β-红没药烯	160	β-水芹烯
93	γ-松油二醇	128	β-榄香烯	161	乙酸松油酯
94	α-依兰油烯	129	橙花叔醇	162	枯茗醛
95	西柏烯	130	橙花醇氧化物	163	4-(6,6-二甲基-1-环己烯基)-3-丁烯基-2-酮
96	α-红没药醇	131	顺-马鞭草烯醇		
97	D-大根香叶烯	132	樟脑	164	β-月桂醇
98	反式石竹烯	133	α-白菖考烯	165	崖柏烯
99	蓝桉醇	134	α-雪松烯	166	雅槛蓝树油烯
100	α-水芹烯	135	乙酸雪松醇酯	167	反-2-异丙基双环[4.3.0]壬-3-烯
101	水芹醛	136	桧烯		
102	2-蒈烯	137	白菖考烯	168	花生酸
103	十六酸	138	9,12-十八碳二烯酸	169	(-)-β-菖蒲二烯
104	异丙基环己烯酮	139	(3S,4R,5S,6R,7S)-马兜铃-9-烯-3-醇	170	顺-罗勒烯
105	蒈烯-2-醇			171	β-罗勒烯
106	α-古芸烯	140	β-香茅醇	172	黑松烯
107	α-荜澄茄烯	141	9-甲氧基菖蒲萜烯	173	甲基异丙苯酚
108	乙酸香叶酯	142	澳白檀醇	174	香茅酸
109	薄荷酮	143	2,2,6-三甲基-1-(3-甲基-1,3-丁二烯基)-5-亚甲基-7-氧杂双环(4.1.0)庚烷	175	香叶酸甲酯
110	(E)-肉桂酸乙酯			176	榄香醇
111	α-异松油烯	144	(+)-香橙烯	177	δ-3-蒈烯
112	优香芹烯	145	白柠檬醚	178	2-甲基-5-(1-甲乙基)-(1α,2β,5α)-双环[3.1.0]己烷-2-醇
113	别香树烯	146	香芹酚		
114	乙酸橙花醇酯	147	1,4,4,7a-四甲基-2,4,5,6,7,7a-六氢-1H-茚-1,7-二醇	179	桃金娘烯醛
115	4,4-二甲基-6,22,24-胆甾三烯			180	月桂烯醇
		148	新松烯-2,7,11-三烯-4-醇	181	1,8-桉树脑
116	脱氢芳樟醇	149	1,4-杜松二烯	182	7,7-二甲基双环[4.1.0]庚-2-烯-3-甲醛
117	(+)-4-蒈烯	150	(+)-胡椒烯		
118	胡椒酮	151	α-蒎烯	183	对-聚伞花素-8-醇
119	α-胡椒烯	152	枯茗醇	184	顺式石竹烯
120	桧柏烯	153	优香芹酮	185	香柠檬薄荷油
121	乙酸二氢菖缕醇	154	伞桂酮	186	反-β-罗勒烯
122	去氢对孟烯	155	乙酸庚醇酯	187	4,5-二甲基-3-烯-1,17-二羟基
123	芳樟醇氧化物(吡喃型)	156	十三烷		
124	α-姜黄烯	157	对孟-8-醇	188	去氢白菖烯
125	α-石竹烯	158	β-月桂	189	β-雪松烯

（续表）

序号	化合物	序号	化合物	序号	化合物
190	乙酸-2-庚酯	193	香芹酮	196	香叶醛
191	麝子油醇醋酸酯	194	(-)-异喇叭烯	197	广藿香醇
192	1-氧杂螺-[2,5]辛烷-2-腈	195	1,4-桉叶素	198	异龙脑

（二）倍半萜类

倍半萜是千年健的主要成分之一，主要的骨架类型包括：isodaucane、guaiane、cadidane、eudesmane、oplopanone、oppositane、aromadendrane、axane、euadesma、maaliane、caryolane、别丁香烷型及其他类型。目前已经从千年健中分离出了 90 多种倍半萜类化合物[17-34]，化合物名称如表 5 所示。

表 5 千年健中的倍半萜类化合物

序号	化合物	序号	化合物
199	bullatantriol	222	$(1S,4R,5S,6R,7R,10S)$-反烷-1,4,7-三醇
200	日本刺参二醇	223	$(1S,4S,5R,6R,10S)$-ax-1,4,11-triol
201	$1\beta,4\beta,7\alpha$-三羟基桉烷	224	$1\beta,4\beta$-dihydroxy-11,12,13-trinor-8,9-eudesmen-7-one
202	日本刺参萜酮		
203	千年健醇 C	225	2α-羟基千年健醇 A
204	千年健醇 A	226	4α-羟基千年健醇
205	千年健醇 D	227	$6\alpha,7\alpha,10\alpha$-trihydroxyisodaucane
206	千年健醇 B	228	$7R-5\beta H,10\alpha$-反烷-$1\alpha,4\alpha,7$-三醇
207	$1\beta,4\beta,6\alpha$-三羟基桉烷	229	杜松烷-$4\beta,5\alpha,10\beta$-三醇
208	臭灵丹三醇	230	$1\beta,6\beta$-二羟基-7-表-桉叶-11(13)-烯
209	asperpenoid	231	2α-羟基千年健醇
210	$(-)$-$1\beta,4\beta,6\alpha$-三羟基桉烷	232	3-oxofabiaimbricatan
211	$1\beta,4\beta,7\beta$-三羟基桉烷	233	$3\alpha,7\alpha$-dihydroxy-cadin-4-ene
212	$4\beta,10\beta$-二羟基香橙烷	234	$3\beta,4\alpha$-二羟基-7-表-桉叶-11(13)-烯
213	caryolane-$1\beta,9\beta$-diol	235	$4\beta,7\beta,11$-enantioeudesmantriol
214	丁香烷-$2\beta,9\alpha$-二醇	236	hamalomenol A
215	千年健醇 E	237	integrifonol A
216	千年健醇 J	238	epi-Guaidiol
217	千年健醇 M	239	$1\beta,4\beta,6\beta$-三羟基桉烷
218	taiwaninone A	240	$4\alpha,10\beta$-二羟基香橙烷
219	teucmosin	241	4β-hydroxy-11,12,13-trinor-5-eu-desmen-1,7-dione
220	桉烷-$4\beta,7\alpha$-二醇-1β-富马酸酯		
221	$(1S,4R,5R,6R,7R,10S)$-isodauc-6,7,10-triol	242	homalomenin A

（续表）

序号	化合物	序号	化合物
243	homalomenin B	268	三环蛇麻二醇
244	homalomenin C	269	$6\alpha,7\alpha,10\alpha$-trihydroxyisoducane
245	homalomenin D	270	$1\alpha,4\beta,7\beta$-桉烷三醇
246	homalomenin E	271	$1\beta,4\beta,7\beta$-桉烷三醇
247	$(1R,4S,5S,6R,7S,10R)$-Isodauc-6,7,10-triol	272	$1\alpha,4\beta,6\alpha$-三羟基桉烷
248	$(1R,4S,5S,6S,7S,10R)$-Isodauc-6,7,10-triol	273	$1\alpha,4\beta,7\beta$-三羟基桉烷
249	$1\beta,4\beta,5\alpha$-三羟基桉烷	274	2,6,7-trihydroxyisodaucane
250	(−)-香橙烯	275	$4\beta,10\alpha$-二羟基香橙烷
251	$5\alpha,7\alpha(H)$-6,8-环桉叶-$1\beta,4\beta$-二醇	276	$4\beta,10\beta$-二羟基别香橙烷
252	别香橙烷-$4\beta,10\alpha$-二醇	277	4β-羟基-11,12,13-降三碳-5-桉烷-1,7-酮
253	香橙烷-$4\alpha,10\alpha$-二醇	278	千年健醇 G
254	蒿脂麻木质体	279	千年健醇 I
255	(＋)-$1\beta,4\beta,6\alpha$-三羟基桉烷	280	千年健醇 L
256	$1\beta,4\beta,6\beta,11$-四羟基桉烷	281	千年健醇 N
257	$1\beta,4\beta,7\beta,11$-四羟基桉烷	282	千年健醇 O
258	acetylbullatantriol	283	千年健酮 A
259	千年健醇	284	千年健酮 B
260	千年健四醇	285	千年健酮 C
261	maristeminol	286	千年健酮 D
262	euadesma-4-ene-1β,15-diol	287	千年健酮 E
263	polydactin B	288	4-表-日本刺参醇
264	$1\beta,6\alpha$-二羟基桉烷-4-酮	289	5,7-二表-2α-羟基日本刺参萜酮
265	香橙烷二醇	290	6-表-日本刺参萜酮
266	二氢橄榄烷	291	日本刺参醇
267	桉叶-7-烯-4-醇		

部分化合物结构如下。

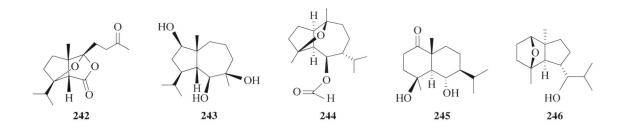

242　　**243**　　**244**　　**245**　　**246**

（三）其他类

除挥发油类和倍半萜类化合物外，从千年健中分离得到的化合物还有酚酸、生物碱类、甾体和脂肪酸类[17]。

二、药理作用

（一）抗骨质疏松

胡永美等[27]从广西产千年健中分离得到 7 个倍半萜类化合物及 1 个酯类化合物，并在体外评估千年健氯仿提取物和分离得到的 8 个化合物刺激成骨细胞增殖、分化和矿化的活性。结果显示，化合物 oplopanone、homalomenol C、bullatantriol 显示出显著的促进成骨细胞增殖和分化的活性，氯仿提取物和 oplodiol 显示出显著刺激成骨细胞矿化的活性。张颖等[35]研究了千年健对去卵巢所致大鼠骨质疏松症的治疗作用及治病机制。结果显示，与模型组相比，灌胃千年健的卵巢切除大鼠胫骨骨小梁体积百分比显著增高，胫骨骨小梁吸收表面百分比明显降低，胫骨骨小梁形成表面百分比、骨小梁矿化率、骨皮质类骨质平均宽度均明显降低。即千年健对去卵巢所致大鼠骨质疏松症有治疗作用。研究机制表明，千年健不仅可以增加 OB 蛋白和 MSCOPG 蛋白及其 mRNA 表达，还能抑制 RANKL 蛋白及其 mRNA 的表达达到治疗骨质疏松症的作用。

（二）抗菌

Wang 等[28]从千年健中分离得到多个化合物。并用剂量依赖性纸盘扩散法测试这些化合物对福氏志贺菌、痢疾志贺菌、宋内志贺菌、结核分枝杆菌、α-溶血性链球菌和肺炎链球菌的抑菌活性。结果显示，不饱和的 eudesmane 型倍半萜 oplodiol 没有表现出对测试菌株的任何抑菌活性；具有异丙基结构的倍半萜类化合物 homalo-mentetraol、bullatantriol、acetylbullatantriol、homalomeno 只有微弱的抑菌活性；而具有一个 α 取向的异丙基的 eudesmane 型倍半萜化合物 1β，4β，7β-trihydroxyeudesmane 有显著的抑菌活性。

（三）抗阿尔茨海默病

田小雁[36]从千年健中分离得到 9 个倍半萜类化合物，4 个酚酸类化合物 2-[(Z)-heptadec-11-enyl]-6-hydroxybenzoic acid、2-[(6Z,9Z,12Z)-heptadeca-6,9,12-trienyl]-6-hydroxybenzoic acid、2-[(9Z,12Z)-heptadeca-9,12-dienyl]-6-hydroxy-benzoic acid、2-hydroxy-6-(12-phenyldodecyl)benzoic acid。通过活性追踪进行了化学成分研究，筛选得出石油醚和氯仿萃取部位有淀粉蛋白前 β-分解酶 1（BACE1）抑制活性，并进一步筛选发现这 4 种酚酸类化合物具有 BACE1 抑制活性[37]。叶静等[26]从千年健中分离得到 3 个芳香族化合物和 5 个倍半萜类化合物以及 1 个其他类化合物，并评估了这 9 个化合物对 BACE1 的抑制活性。结果显示，3 个新的芳香族化合物 1-(3′,4′-methylenedioxy-phenyl)-10-(3″-hydroxyphenyl)-decane、1-(3′,4′-methylenedioxyphenyl)-12-(3″-hydroxyphenyl)-dodecane、1-(3′,4′-methylenedioxyphenyl)-12-(3″-hydroxyphenyl)-6Z-dodecylene 表现出潜在的 BACE1 抑制活性。

（四）抗肿瘤

赵洁等[29]从千年健中分离得到 5 个化合物，并采用 MTT 法评估所分离出化合物对人肺腺癌细胞 A549 的细胞毒性作用。结果表明化合物 oplodiol 和（−）1β，4β，6α-trihydroxy-eudesmane 显示出中等强度的细胞毒活性。

郭环宇等[38]研究发现千年健水提物对参与胃癌侵袭和转移的基质金属蛋白酶（MMP-16）活性具有较强的抑制作用，且存在量效关系，推测千年健治疗胃癌可能与其抑制机体内 MMP-16 过度表达有关。

（五）抗炎

赵峰等[23]从千年健中分离得到 14 个倍半萜类化合物，并评估了所有化合物对脂多糖（LPS）诱导巨噬细胞（RAW264.7）产生 NO 的抑制作用，结果显示化合物（1S,4S,5R,6R,10S）-ax-1,4,11-triol 和（1S,4R,5R,6R,7R,10S）-isodauc-6,7,10-triol 对 LPS 诱导 RAW264.7 产生 NO 有抑制作用。2016 年叶静等[21]从广西产千年健的根茎中分离得到 12 个倍半萜类化合物，并评估发现化合物 3β,4α-dihydroxy-7-epi-eudesm-11(13)-ene，化合物 1β,6β-dihydroxy-7-epi-eudesm-11(13)-ene 和 oplopanone 对 LPS 诱导 RAW264.7 产生 NO 有显著的抑制作用。Zhang 等[25]从千年健中分离得到 3 个倍半萜类化合物，并评估了这三种化合物 LPS 诱导 RAW264.7 产生 NO 的作用，结果显示化合物（1R,4S,5S,6R,7S,10R）-isodauc-6,7,10-triol 对 LPS 诱导 RAW264.7 产生 NO 有抑制作用。

谢丽莎等[39]通过二甲苯致小鼠耳郭肿胀模型评估千年健水提物和醇提物的抗炎作用，结果显示千年健水提物和醇提物能明显降低小鼠耳郭的耳肿胀度；通过冰醋酸致小鼠扭体试验评估千年健的镇痛作用，结果显示千年健水提物和醇提物能明显减少 0.7% 冰醋酸致小鼠的扭体反应次数。即表明千年健具有良好的抗炎镇痛作用。

（六）抗氧化

Zeng 等[8]对千年健中挥发油和提取物的组成成分进行研究，并采用 β-胡萝卜素漂白法测定它们的抗氧化活性。其中水蒸气蒸馏之后的药材用乙酸乙酯复提得到的乙酸乙酯提取物有很强的抗氧化活性，而提取得到的千年健挥发油则显示出较弱的抗氧化活性。通过用 LC-MS/MS 和 HPLC 分析千年健乙酸乙酯提取物的化学成分，其抗氧化活性可能归因于该部分含有的较多的酚类物质。林向成等[40]优化微波提取工艺，从千年健提取总黄酮，并采用 Fenton 反应法测定千年健总黄酮清除自由基的能力，评估其抗氧化活性。结果显示，千年健总黄酮具有较强的清除羟自由基能力。

（七）其他

除上述药理作用外，千年健提取物对钙离子通道阻滞剂受体有一定的抑制作用，对血管紧张素Ⅱ受体也有一定的抑制作用。此外，千年健挥发油中的芳樟醇具有祛痰解痉功效，还对正常人体的心脏和呼吸功能也有明显的改善效果，而且有益于改善高血压患者症状[41]。

三、　临床应用

（一）类风湿关节炎

中医书籍中有关运用千年健治疗风湿痹证的记载很多，《本草纲目拾遗》曰："壮筋骨，浸酒；止胃痛，酒磨服。"[42]《本草求原》曰："祛风，壮筋骨，已劳倦。"[3]《饮片新参》曰："入血分，祛风湿痹痛，强筋骨，治肢节酸痛，胃气痛。"[1]《广西本草选编》曰："活血止痛。主治风湿骨痛，四肢麻木，筋络拘挛，跌打瘀肿，胃寒痛。"[2]《全国中草药汇编》曰："祛风湿，壮筋骨，活血止痛，治风寒湿痹，筋骨疼痛。"[43]

2020 版《中国药典》一部记载[4]：千年健祛风湿，壮筋骨，用于风寒湿痹，腰膝冷痛，拘挛麻木，筋骨痿软。本品可入药酒，尤宜老人，常配以钻地风、牛膝、枸杞子、蚕沙、萆薢等浸泡药酒服用，也可配伍络石藤、海风藤、鸡血藤、牛膝等应用。也有用本品与狗脊、鸡血藤共研细末每服 3 g 治风湿痛，即千年健散。《全国中草药汇编》治疗风寒筋骨疼痛、拘挛麻木：千年健、地风各 30 g，老鹳草 90 g，共研细粉，每服 3 g。《全国中草药汇编》治风湿性关节炎、腰腿疼：千年健 9 g，制川乌 15 g，制首乌 15 g，追地风 9 g，白酒 1 kg，浸泡 48 h，过滤备用，口服，每次 10 mL，每天 2～3 次[43]。

（二）粉碎骨折术后

方药：豆豉姜 35 g，丢了棒、千斤拔、鸡血藤各 30 g，刘寄奴、五加皮、大力王、千年健、七叶莲各 25 g，九节风、两面针、半枫荷、透骨消各 20 g 等。将上药切、碾成细碎块状，混合装入容器中，倒入 45 ℃米酒浸泡 2 个月以上。使用时，取上药装入小布袋，制成熨烫药包，加米酒，入微波炉低火加热 8～10 min，趁热熏烫患膝关节及周围，以局部温热潮红、微有汗出、患者自感微烫为度，烫疗时需注意，部分患者局部皮肤感觉迟钝，在操作过程中要注意烫洗温度和时间，以防烫伤；烫疗药需保持一定温度，若药包冷却后则及时更换，以免影响疗效。同时被动或主动活动膝关节。每天 1～2 次，每次 30 min 左右。1 个月为 1 个疗程，可连用 2 个疗程[44]。

（三）强直性脊柱炎

方药：黄芪 30 g，当归、熟地、桑寄生、狗脊、青风藤、千年健各 15 g，独活、防风各 12 g，伸筋草 10 g，乌梢蛇 24 g，川芎 9 g，炙甘草 6 g，水煎服，每天 1 剂。项背痛甚者，加葛根 15 g；遇寒痛甚者，加细辛 4 g、三七 10 g；阴虚内热者，加地骨皮 15 g、白薇 10 g；髋关节剧痛活动不利，加水蛭 10 g、莪术 12 g。治疗结果显示，显著好转 12 例，好转 15 例，无效 3 例，总有效率 90％[45]。

（四）腰椎间盘突出

方药：川续断 15 g，狗脊 15 g，牛膝 15 g，木瓜 15 g，威灵仙 20 g，地风 10 g，千年健 10 g，鸡血藤 30 g，伸筋草 30 g，鹿含草 15 g，乌梅 6 g，细辛 3 g，地鳖虫 12 g，甘草 6 g。每天 1 剂，加水 500 mL，煎至 150 mL，早晚分服。连服 15 d 为 1 个疗程，病程久者加党参 30 g。治疗结果本组 108 例，经采用上法治疗 1～3 个疗程，按有关标准评定，结果治愈 72 例，显效 28 例，好转 3 例，无效 5 例，总有效率达 94.4％[46]。

参 考 文 献

[1] 王一仁.饮片新参[M].上海:上海千顷堂书局,1936.
[2] 广西壮族自治区革委会卫生局.广西本草选编[M].南宁:广西人民出版社,1974.
[3] 赵其光.本草求原[M].广州:广东科技出版社,2009.
[4] 国家药典委员会.中华人民共和国药典[M].北京:中国医药科技出版社,2020:34.
[5] 中国科学院中国植物志编辑委员会.中国植物志[M].北京:科学出版社,1979,13(2):48-49.
[6] Singh G, Kapoor I, Singh O, et al. Studies on essential oils, part 28: Chemical composition, antifungal and insecticidal activities of rhizome volatile oil of *Homalomena aromatica* Schott [J]. Flavour and Fragrance Journal, 2000,15(4):278-280.
[7] Policegoudra R, Goswami S, Aradhya S, et al. Bioactive constituents of *Homalomena aromatica* essential oil and its antifungal activity against dermatophytes and yeasts [J]. Journal of Medical Mycology, 2012,22(1):83-87.
[8] Zeng L B, Zhang Z R, Luo Z H, et al. Antioxidant activity and chemical constituents of essential oil and extracts of *Rhizoma Homalomenae* [J]. Food Chemistry, 2011,125(2):456-463.
[9] 陈耀祖,薛敦渊,李兆琳,等.中药千年健挥发油化学成分研究[J].色谱,1986,(6):324-327.
[10] 刘国声,李乃文.千年健挥发油成分研究[J].中国药学杂志,1984,(12):22-23.
[11] 邱琴,丁玉萍,赵文super,等.千年健挥发油化学成分的研究[J].上海中医药杂志,2004,(3):51-53.
[12] 芮和恺,余秋妹,何清英,等.千年健、红木香和红豆蔻精油成分研初报[J].中草药,1982,13(7):43.
[13] 佘金明,刘冰,王庆庆,等.HELP 与 GC-MS 法分析千年健挥发油成分[J].中药材,2010,33(9):1421-1424.
[14] 杨再波,赵超.固相微萃取/气相色谱/质谱法分析千年健中挥发性化学成分[J].精细化工,2007,(2):149-153.
[15] 余汉谋,肖海鸿,姜兴涛,等.千年健挥发油微波辅助提取[J].精细化工,2011,28(12):1183-1187,1223.
[16] 周诚,麦惠环.越南产千年健挥发油成分分析[J].中药材,2002,(10):719-720.
[17] 张思炎.千年健和红豆杉的化学成分及药理活性研究[D].杭州:浙江大学,2019.
[18] 魏峰.千年健、半边莲和赤芝中化学成分的研究[D].成都:中国科学院成都生物研究所,2001.
[19] 芦志刚.禹州漏芦脂溶性成分及千年健中两个新倍半萜的结构分析研究[D].兰州:兰州大学,2000.

[20] 胡永美,杨中林,叶文才,等.千年健化学成分的研究(I)[J].中国中药杂志,2003,(4):57-59.

[21] 叶静,肖美添,昝珂,等.瑶族药材千年健倍半萜类成分研究[J].中国中药杂志,2016,41(14):2655-2659.

[22] 赵娅敏.藏药木藤蓼和中药千年健的化学成分研究[D].兰州:兰州大学,2010.

[23] Zhao F, Sun C, Ma L, et al. New sesquiterpenes from the rhizomes of *Homalomena occulta* [J]. Fitoterapia, 2016,109: 113-118.

[24] Yang J L, Dao T T, Hien T T, et al. Further sesquiterpenoids from the rhizomes of *Homalomena occulta* and their anti-inflammatory activity [J]. Bioorganic & Medicinal Chemistry Letters, 2019,29(10):1162-1167.

[25] Zhang Q, Ma L, Qu Z, et al. Purification, characterization, crystal structure and NO production inhibitory activity of three new sesquiterpenoids from *Homalomena occulta* [J]. Acta Crystallographica Section C: Structural Chemistry, 2018,74 (11):1440-1446.

[26] Ye J, Yin P, Xiao M T. New aromatic compounds from the rhizomes of *Homalomena occulta* [J]. Phytochemistry Letters, 2017,21:57-60.

[27] Hu Y M, Liu C, Cheng K W, et al. Sesquiterpenoids from *Homalomena occulta* affect osteoblast proliferation, differentiation and mineralization in vitro [J]. Phytochemistry, 2008,69(12):2367-2373.

[28] Wang Y F, Wang X Y, Lai G F, et al. Three new sesquiterpenoids from the aerial parts of *Homalomena occulta* [J]. Chemistry & Biodiversity, 2007,4(5):925-931.

[29] Zhao J, Wu J, Yan F L. A new sesquiterpenoid from the rhizomes of *Homalomena occulta* [J]. Natural Product Research, 2014,28(20):1669-1673.

[30] Hu Y, Yang Z, Wang H, et al. A new sesquiterpenoid from rhizomes of *Homalomena occulta* [J]. Natural Product Research, 2009,23(14):1279-1283.

[31] Sung T, Steffan B, Steglich W, et al. Sesquiterpenoids from the roots of *Homalomena aromatica* [J]. Phytochemistry, 1992,31(10):3515-3520.

[32] Sung T, Kutschabsky L, Porzel A, et al. Sesquiterpenes from the roots of *Homalomena aromatica* [J]. Phytochemistry, 1992,31(5):1659-1661.

[33] Wong K, Hamid A, Eldeen I, et al. A new sesquiterpenoid from the rhizomes of *Homalomena sagittifolia* [J]. Natural Product Research, 2012,26(9):850-858.

[34] Elbandy M, Lerche H, Wagner H, et al. Constituents of the rhizome of *Homalomena occulta* [J]. Biochemical Systematics and Ecology, 2004,32(12):1209-1214.

[35] 张颖,Gary Guishan Xiao,荣培晶,等.杜仲、千年健对去卵巢大鼠骨质疏松症的治疗作用及其机理探讨[J].中国中医基础医学杂志,2011,17(9):960-962.

[36] 田小雁.四种中草药的活性成分研究[D].北京:中国协和医科大学,2006.

[37] Tian X Y, Zhao Y, Yu S S, et al. Bace1 (beta-secretase) inhibitory phenolic acids and a novel sesquiterpenoid from *Homalomena occulta* [J]. Chemistry & Biodiversity, 2010,7(4):984-992.

[38] 郭环宇.千年健调节胃癌基质金属蛋白酶系统失衡的机理研究[D].长春:吉林大学,2008.

[39] 谢丽莎,蒙田秀,欧阳炜,等.千年健镇痛抗炎药理研究[J].宁夏农林科技,2012,53(9):159-160.

[40] 林向成,汤泉,罗杨合.千年健中总黄酮的提取及其抗氧化活性研究[J].广东农业科学,2012,39(5):96-98.

[41] 王序,韩桂秋,李荣芷,等.现代生物分析法对常用中药的筛选研究[J].北京医科大学学报,1986,(1):31-36.

[42] 赵学敏.本草纲目拾遗[M].2版.北京:人民卫生出版社,1983.

[43] 谢宗万.全国中草药汇编[M].北京:人民卫生出版社,1996.

[44] 欧伦,米琨,俸志斌,等.壮药包熨烫治疗股骨髁间粉碎骨折术后30例[J].陕西中医,2007,(12):1621-1623.

[45] 陈忠跃,周恩庆.强直通痹汤治疗强直性脊柱炎30例[J].陕西中医,2005,(4):327-328.

[46] 马尚波,谭训香,刘荣新.中药在腰椎间盘突出症恢复期的应用[J].中医正骨,2003,15(5):48.

广金钱草

广金钱草为豆科山蚂蝗属植物广金钱草（*Desmodium styracifolium*（Osb.）Merr.）的干燥地上部分[1]，又名马蹄草、铜钱草、落地金钱等，是两广地区大宗栽培的药材[2]。

广金钱草为直立亚灌木状草本，高30～100 cm。多分枝，幼枝密被白色或淡黄色毛。叶通常具单小叶，有时具3小叶；叶柄长1～2 cm，密被贴伏或开展的丝状毛；托叶披针形，长7～8 mm，宽1.5～2 mm，先端尖，基部偏斜，被毛；小叶厚纸质至近革质，圆形或近圆形至宽倒卵形，长与宽均2～4.5 cm，侧生小叶如存在，则较顶生小叶小，先端圆或微凹，基部圆或心形，上面无毛，下面密被贴伏、白色丝状毛，全缘，侧脉每边8～10条；小托叶钻形或狭三角形，长2.5～5 mm，疏生柔毛；小叶柄长5～8 mm，密被贴伏或开展的丝状毛。总状花序短，顶生或腋生，长1～3 cm，总花梗密被绢毛；花密生，每2朵生于节上；花梗长2～3 mm，无毛或疏生开展的柔毛，果时下弯；苞片密集，覆瓦状排列，宽卵形，长3～4 mm，被毛；花萼长约3.5 mm，密被小钩状毛和混生丝状毛，萼筒长约1.5 mm，顶端4裂，裂片近等长，上部裂片又2裂；花冠紫红色，长约4 mm，旗瓣倒卵形或近圆形，具瓣柄，翼瓣倒卵形，亦具短瓣柄，龙骨瓣较翼瓣长，极弯曲，有长瓣柄；雄蕊二体，长4～6 mm；雌蕊长约6 mm，子房线形，被毛。荚果长10～20 mm，宽约2.5 mm，被短柔毛和小钩状毛，腹缝线直，背缝线波状，有荚节3～6，荚节近方形，扁平，具网纹。花、果期6～9月。

产于广东、海南、广西南部和西南部、云南南部。印度、斯里兰卡、缅甸、泰国、越南、马来西亚也有分布[1]。

一、生药鉴别

（一）性状鉴别

广金钱草茎圆柱形，粗3～5 mm，表面淡棕色或黄绿色，密被淡黄色细绒毛，茎易断，断面中部有白髓。复叶互生，小叶1～3片，叶片圆形或微呈椭圆形，长与宽均为2～4 cm，先端微凹，全缘，上面灰绿色，下面密被灰白色伏柔毛，侧脉较整齐而明显。荚果扁，3～5节，易断落。气微，味淡[3]。

（二）显微鉴别[3]

1. 茎横切面

外表具木栓组织，皮层不存在；韧皮薄壁组织中含细小圆形或扁圆形淀粉粒；木质部发达。茎具较厚的厚生表皮，着生钩状毛；皮层组织中有相连成环的色素块，并含有草酸钙方晶与棱晶；具明显的中柱鞘，并形成中柱鞘晶纤维；中柱发达，韧皮薄壁组织中亦含方晶与棱晶；木质部发达，导管束射线状排列，具有木纤维及木细胞，木射线较宽；宽阔的髓部中含有色素块、方棱晶及类圆形的淀粉粒。

2. 叶组织切面

叶柄近方形，近轴面两侧各有凹槽，两侧凸起处各具厚角组织，维管束5～6个，几联成环，均具较厚的中柱鞘纤维，髓宽，薄壁组织中含有方棱晶。叶片横切面观察，中脉一条，具大型的槽状维管束，外韧型，其下侧具较厚的中柱鞘纤维层；主脉上方（近轴面）突起处具有厚角组织；侧脉组织构造与主脉相似；叶脉的下表皮具有钩状毛及大型针状毛。叶片上下表皮均具细小的气孔，栅栏组织一列细胞，有些细胞中含有色素块及方棱晶。

3. 粉末特征

粉末呈淡棕色，气微，味淡。主要显微特征：可见许多钩状及披针形的保护毛（非腺毛），钩状毛尾端呈钩形，由1～3个细胞组成，长36～117 μm；长披针形非腺毛由2～3个细胞组成，长可达1 000 μm。草酸钙方晶成行排列于纤维外侧，形成晶纤维，亦可见草酸钙小棱晶，直径15～30 μm。上下表皮碎块均可见小型的椭圆形气孔，直径约10 μm。中柱鞘纤维及木纤维随处可见，直径15～25 μm，两端尖。色素块随处可见。此外，尚可见网纹、梯纹及螺纹导管，木栓组织碎块，以及细小的类圆形淀粉粒，直径仅4～8 μm。

（三）理化鉴别

薄层色谱鉴别

取样品粉末1 g，加80％甲醇50 mL，加热回流1 h，放冷，滤过，滤液蒸干，残渣加水10 mL使溶解，用乙醚振摇提取2次，每次10 mL，弃去乙醚液，水液加稀盐酸10 mL，置水浴中加热1 h，取出，迅速冷却，用乙酸乙酯振摇提取2次，每次20 mL，合并乙酸乙酯液，用水30 mL洗涤，弃去水液，乙酸乙酯液蒸干，残渣加甲醇1 mL使溶解，作为供试品溶液。取山柰素对照品，加甲醇制成每1 mL含0.5 mg的溶液，作为对照品溶液。吸取供试品溶液5 μL、对照品溶液2 μL，分别点

于同一硅胶G层板上，以甲苯-甲酸乙酯-甲酸（10：8：1）为展开剂，展开，取出，晾干，喷以3％三氯化铝乙醇溶液，在105 ℃加热数分钟，置紫外灯（365 nm）下检视。广金钱草在对照品相应部分显相同斑点[4]。

二、栽培

（一）产地环境

广东金钱草生长在海拔1 000 m以下的山坡、草地或灌木丛中，主要分布于广西、广东、海南、江西和云南等省区，两广地区为广金钱草的道地产区[1]。

（二）生产管理

1. 选地、整地

育苗地选择排灌方便、疏松、肥沃，不易板结的砂质壤土，秋冬深翻25 cm，春季翻犁2～3次后再耙细，畦面平整，畦沟要深。结合整地每亩施1 500 kg腐熟农家肥作基肥。将育苗地整成宽1 m，高10 cm，沟宽50 cm的播种畦，开沟条播，行距5 cm，沟深2 cm。种植地选择向阳、日照时间长的缓坡或者灌水方便的无污染农田或旱地。生荒地于冬天翻犁过冬，翌年春再耙犁、打碎土块。熟地或农田在春季翻犁，耙细备用。畦土耙细整平前，先施基肥，每亩施无害化厩肥3 000 kg，施肥后浅耕耙匀，使表土与肥料拌匀。按行株距25 cm×15 cm挖小穴，用尖嘴小锄挖深到10 cm[5]。

2. 繁殖方法

3月下旬至4月初种植，选粒大、饱满、新鲜的种子。广金钱草种子较小，种皮坚实，且不透水，需要用砂纸摩擦种皮，或用4倍的干细砂与种子拌匀，于容器中轻轻研磨，至种皮变得粗糙失去光泽。经过处理的种子发芽率可由40％～60％提高到90％以上。将种子均匀撒播在整好的苗床上，覆盖0.5 cm土，盖草、浇水、保湿[6]。

3. 田间管理

当苗长出 3～6 cm 时,去弱留强,去密留疏。苗期地面,杂草生长快,应及时清除。干旱时要及时淋水,保持湿润。苗长至 25～30 cm 时,施一次人畜粪水肥,之后每隔 30～40 d 追施一次。在收割清理田园后适当施腐熟的农家肥,以促进新芽萌发生长[6]。

(三) 病虫害防治

广金钱草的病害主要有根腐病和霉病[6]。根腐病发病时拔除病株集中烧毁;在发病处用 0.3% 石灰水浇灌防止蔓延。霉病发病初期用 50% 的甲基托布津 1 000～1 500 倍液喷洒,每 15 d 1 次,连续 3～4 次。

虫害主要有黏虫和毛虫[6]。防治黏虫可在幼虫入土化蛹期挖土灭蛹,幼虫低龄期用 90% 敌百虫 1 000 倍液喷杀。幼虫有假死习性,可在清晨人工捕杀,在成虫始盛期,用糖醋液诱杀。防治毛虫可在冬季在被害植株周围翻土杀蛹;幼虫孵化期,用 90% 敌百虫 2 000 倍液喷杀幼虫,效果更好,在成虫期用黑光灯诱杀成蛾。

三、 化学成分

(一) 黄酮类

广金钱草中的黄酮多以黄酮、异黄酮类为主,化合物如表 6 所示。

表 6　广金钱草中的黄酮类化合物

序号	化合物	文献	序号	化合物	文献
1	芒柄花素	[7]	18	芦丁	[8-10]
2	香橙素	[7]	19	金丝桃苷	[8-10]
3	牡荆素	[9,11]	20	异鼠李素	[8-10]
4	夏佛塔苷	[9,11-13]	21	柚皮素	[8-10]
5	异荭草苷	[9,11,13]	22	甘草素	[8-10]
6	木犀草素	[8-10,14]	23	异槲皮素	[8-10]
7	芹菜素	[8-10,14]	24	芹菜素-6-C-葡萄糖-8-C-阿拉伯苷	[8-10]
8	6-C-木糖-8-阿糖胞苷-洋芹素	[14]	25	洋芹菜苷 I	[8-10]
9	6-C-木糖-8-洋芹素	[14]	26	洋芹菜苷 II	[8-10]
10	芹菜素-6-C-葡萄糖-8-C-木糖苷	[14]	27	木犀草素-6-C-葡萄糖苷	[8-10]
11	芹菜素-6-C-葡萄糖-8-C-葡萄糖苷	[14]	28	5,7-二羟基-2-甲氧基-3′,4′-二氧亚甲基-二氢异黄酮	[8-10]
12	刺槐素	[12]	29	4′-二氧亚甲基-二氢异黄酮-7-O-β-吡喃葡萄糖基	[8-10]
13	香叶木素	[12]	30	5,7-二羟基-2′,3′,4′-三甲氧基-二氢异黄酮	[8-10]
14	异牡荆素	[9,13]	31	5,7-二羟基-2′,3′,4′-三甲氧基-二氢异黄酮-7-O-β-吡喃葡萄糖基	[8-10]
15	异夏佛塔苷	[9,13]	32	5,7-二羟基-2′,4′-二甲氧基-二氢异黄酮-7-O-β-吡喃葡萄糖基	[8-10]
16	槲皮素	[8-10]	33	5,7,4′-三羟基-2′,3′-二甲氧基-二氢异黄酮-7-O-β-吡喃葡萄糖基	[8-10]
17	山奈酚	[8-10]			

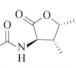

广金钱草碱　　　　　　广金钱草内酯

（二）萜类

广金钱草中的萜类成分有大豆皂苷 B、I、E，以及酮基大豆皂苷 B、羽扇豆醇和羽扇豆酮[7-10]。

（三）生物碱类

生物碱类成分包括广金钱草碱、广金钱草内酯和$(3\alpha,4\beta,5\alpha)$ - 4，5 - 二氢 - 3 - (1 - 吡咯基) - 4，5 - 二甲基 - 2(3H) - 呋喃酮[8,9,11]。

（四）挥发油类

广金钱草中挥发油化合物种类丰富[7-9,11-14]，化合物如表7所示。

表7　广金钱草中的挥发油类化合物

序号	化合物	序号	化合物
35	花生酸花生醇酯	61	8,12,16 - 三甲基十七烷 - 4 - 内酯
36	三十三烷	62	二十酸乙酯
37	硬脂酸	63	叶绿醇
38	β - 谷甾醇	64	正二十酸
39	正十四酸	65	1 - 己醇
40	9,12 - 十八烯酸	66	壬烷
41	十一烷	67	1 - 辛烯 - 3 - 酮
42	苯甲酸	68	1 - 辛烯 - 3 - 醇
43	对甲氧基苯丙烯酸	69	6 - 甲基 - 5 - 庚烯 - 2 - 酮
44	山奈酚	70	2,2,4,6,6 - 五甲基庚烷
45	顺 - 15 - 二十四碳烯酸	71	辛醛
46	（＋）-儿茶素 - 5 - O - β - D -吡喃葡萄糖苷	72	γ - 萜品烯
47	（＋）-儿茶素	73	正辛醇
48	（＋）-儿茶素 - 7 - O - β - D -吡喃葡萄糖苷	74	壬醛
49	槲皮素-3 - O - α - L -鼠李糖苷	75	4 - 萜烯醇
50	11,15 - 四甲基 - 2 - 十六碳烯 - 1 - 醇	76	癸醛
51	三甲基 - 2 - 十五烷酮	77	大马士酮
52	正十五酸	78	香叶基丙酮
53	十六酸甲酯	79	六氢法尼基丙酮
54	异卟绿醇	80	法尼基丙酮
55	正十六酸	81	二十一烷
56	正十七酸	82	二十二烷
57	十六酸乙酯	83	二十三烷
58	硬脂酸甲酯	84	4,8,12,16 - 四甲基十七烷 - 4 - 内酯
59	十八烯酸	85	二十四烷
60	硬脂酸乙酯	86	二十五烷

（续表）

序号	化合物	序号	化合物
87	二十六烷	92	三十一烷
88	二十七烷	93	1-棕榈酸单甘油酯
89	二十八烷	94	2-硬脂酸单甘油酯
90	二十九烷	95	角鲨烯
91	三十烷		

（五）多糖

广金钱草中的多糖含量较高，研究发现广金钱草中含有甘露糖、鼠李糖、半乳糖醛酸、葡萄糖、半乳糖、木糖、阿拉伯糖 7 种，同时发现其对 α-葡萄糖苷酶的抑制活性与剂量成正比[15]。

（六）其他

除上述分类外，广金钱草中分离得到的化合物还有豆甾醇、谷甾醇、绿原酸等[16]。

四、药理作用

（一）抗结石、抗炎

李惠芝等[17]研究发现广金钱草的多糖部分对尿石中水草酸钙的结晶生长与成核有抑制和缓解作用。邓聿胤等[18]发现广金钱草总黄酮片具有显著的抗结石和保护肾功能的作用，通过使钙离子浓度、草酸含量、血清肌酐含量、尿素氮含量降低，使镁离子浓度增加，从而抑制草酸钙结晶的形成和集聚，使结石难以形成。杨欣等[13]研究发现了广金钱草挥发油中具有抗炎效果，其机制可能是挥发油与 TPRV 1、PRKCB 和 PRKCD 3 个靶标蛋白的结合导致的。刘英等[19]发现广金钱草提取物对尿石症具有明显的效果，能有效降低模型大鼠血清血尿素氮、血肌酐，抑制肾组织草酸钙结晶的形成与沉积，保护肾小管细胞，减轻扩张程度，升高谷胱甘肽、超氧化物歧化酶含量水平，降低丙二醛，减轻肾间质慢性炎症，对肾功能起到保护作用。王鑫[20]研究发现广金钱草对肾草酸钙结石形成有抑制作用，可能通过降低尿草酸含量及影响尿液中钙、镁等化学元素含量来抑制结晶在肾中的沉积，从而发挥抑制肾草酸钙结石的作用，并通过利尿作用促进结石的排出。

（二）利胆利尿

刘敬军等[21]研究表明广金钱草煎剂在 30 min 后可增加犬血浆中胆囊收缩素含量，从而使犬胆囊明显收缩。何贵坤等[22]发现广金钱草正丁醇萃取物可通过促进胆汁分泌，使胆汁中谷胱甘肽和血清中 γ-谷氨酰转移酶含量降低，使胆管中的 α-异硫氰酸萘酯蓄积减少，从而升高血清中环磷酸腺苷水平和 NO 含量，发挥保肝利胆的作用。刘学等[23]研究发现广金钱草水煎剂对大鼠利尿作用显著，同时对犬进行静滴注射可使尿量明显增加。陈丰连[24]通过将广金钱草多糖进行大鼠灌胃发现其排泄尿液中氯离子总量增加，认为多糖可能有利尿作用。

（三）抗氧化

郭盼盼等[25]通过体外实验发现，广金钱草总黄酮提取物（PTFE）对 DPPH 自由基及对铁氰化钾具有很好的还原能力，这表明其具有良好的抗氧化活性，且活性与抗氧化作用呈量效关系。崔建敏等[26]研究发现广金钱草多糖具有清除 OH^-、O_2^{2-} 的作用，从而起到抗氧化作用。

（四）保护心脑血管系统

许实波等[27]发现广金钱草总黄酮对小鼠心肌营养性血流量和常压缺血耐受力显著增加,还可以使家兔离体血管条痉挛有所缓解,可明显保护大鼠的急性心肌缺血症状。李冠烈等[28]研究发现广金钱草总黄酮对大鼠离体心脏缺血再灌注损伤有较好的分子保护作用,可以减轻因缺血/再灌注造成的心肌损伤,改善心肌 formazan 含量,降低心肌梗死面积,降低心肌冠脉流出液中乳酸脱氢酶含量。

五、 临床应用

（一）泌尿系统结石和尿路感染

以金钱草颗粒(广金钱草、车前草、玉米须和石韦等中药组成)治疗尿结石(包括肾绞痛)106例、尿路感染79例。结果提示,尿石症经15 d治疗,82例结石患者中有11例结石排出,排石率为13.4%,治愈率为10.3%,对肾绞痛有明显的缓解止痛作用,总有效率为85.8%;治疗尿路感染总有效率为78.48%,较常用药对照组(尿结石用消石素,尿路感染用三金片)效果为佳[29]。孔增科等[30]用广金钱草、桑寄生、熟地黄、桃仁、杜仲、花蕊石、胡桃仁、海金沙、山茱萸、蜈蚣组方,治疗石淋患者,3剂药后其痛消失,尿中未再见血,以此为基础加减共服30剂而愈。周荣金[31]采用金钱草颗粒合并西药治疗尿路结石疼痛50例,其中肾结石30例,输尿管结石15例,膀胱结石1例,尿道结石4例,结果显效38例,有效10例,无效2例,有效率96%。李志强等[32]将金钱草颗粒应用于肾盂成形术中,术后常规口服金钱草颗粒,每次1袋,每天3次,疗程30 d,8周后拔除输尿管支架管见仅有微结石形成,24例中无一例因结石形成导致拔管困难。所有病例随诊半年至2年,B超复查肾积水减轻或无加重,部分行静脉尿路造影显示肾盏显影增强,肾杯口变锐。

（二）血尿

方药:金钱草50 g,牡丹皮25 g,磁石40 g,党参30 g,菟丝子25 g,滑石50 g,车前子25 g,桃仁25 g,冬葵果30 g,猪苓25 g。共用水600 mL,煎至250 mL口服。有研究报道此方用于治疗血尿患者,有效率达85%[33]。

（三）晚期肝硬化

方药:金钱草50 g,丹参25 g,三棱7.5 g,莪术7.5 g,鳖甲35 g,牡蛎35 g,茯苓30 g,郁金15 g,白芍15 g,赤芍10 g,绵陈40 g,鸡骨草40 g,甘草5 g。有研究报道此方用于治疗晚期肝硬化,有效率达71%[33]。

（四）晚期血吸虫病腹水

方药:金钱草100 g,净水煎服,为1次量,每天服2次。以本方治疗1例晚期血吸虫病腹水患者,治疗约50 d后体征改善,腹水消退,食欲增加,一般情况好转出院[33]。

（五）水莽草中毒

以广金钱草为主,配合鸭血、白糖,救治水莽草中毒患者40例,38例均获痊愈[23]。

（六）其他

治疗单腹蛊胀:以金钱草、半边莲、枳实、厚朴、陈皮、当归各15 g,北芪、苍术各20 g,川芎10 g,水煎服,服后再服归脾汤3剂。治疗丝虫病乳糜尿:以金钱草15 g,萆薢20 g,土茯苓20 g,金银花15 g,荆芥5 g,连翘15 g,黄连10 g,白术10 g,甘草5 g,归尾15 g,服5剂后小便澄清,观察3周,未再发现乳糜尿。治疗小儿疳积:以金钱草适量,煮瘦猪肉食。治疗乳腺炎:以金钱草、积雪草、酒糟,共捣烂敷患处。治疗口腔炎及喉头炎:用金钱草25～50 g,煎水冲蜂蜜服用。治疗断肠草中毒:以金钱草1撮捣烂,加第2次洗米水和入捣汁煎服[33]。

参 考 文 献

[1] The editorial board of the journal of Japanese botany [J]. The Journal of Japanese Botany, 2018,93(2):116.

[2] 国家药典委员会.中华人民共和国药典.一部[M].北京:中国科药科技出版社,2020:46.

[3] 陈俊华.广东金钱草的形态组织鉴定[J].中药材,1999,(2):64-67.

[4] 陈云,李兆慧,孙思雅,等.金钱草及其常见混伪品的生药鉴别研究[J].时珍中医国药,2019,30(10):2400-2404.

[5] 岑丽华,徐良,郑雪花,等.广金钱草规范化栽培技术[J].湖南中医学院学报,2005,(5):31-33.

[6] 丁亚君.广金钱草栽培技术[J].天津农业科学,2006,(1):51.

[7] 陈丰连,王术玲,徐鸿华.广金钱草挥发油的气相色谱-质谱分析[J].广州中医药大学学报,2005,(4):302-303.

[8] 高瑞英,郭璇华.广金钱草化学成分的分离与鉴定[J].中药材,2001,(10):724-725.

[9] 刘茁,董焱,王宁,等.广金钱草的化学成分[J].沈阳药科大学学报,2005,(6):26-28,41.

[10] 王植柔,白先忠,刘锋,等.广金钱草化学成分的研究[J].广西医科大学学报,1998,(3):12-16.

[11] 杨峻山,苏亚伦,王玉兰.广金钱草化学成分的研究[J].药学学报,1993,(3):197-201.

[12] 郭楚楚.广金钱草种子的化学成分及抗氧化活性研究[D].中山:广东药学院,2015.

[13] 杨欣,李亚辉,李来来,等.广金钱草挥发油基于 TRP 通道的抗炎作用研究[J].中草药,2019,50(1):134-141.

[14] Li X, Wang H, Liu G, et al. Study on chemical constituents from *Desmodium styracifolium* [J]. Journal of Chinese Medicinal Materials, 2007,30(7):802-805.

[15] 程轩轩,陈亮元,郑诗嘉,等.广金钱草多糖指纹图谱的建立、含量测定及其对 α-葡萄糖苷酶的抑制活性研究[J].中国药房, 2020,31(2):183-189.

[16] 黄盼,周亚莲,周文良,等.广金钱草的化学成分、药理作用及质量控制研究进展[J].中华中医药学刊,2021,39(7):135-139.

[17] 李惠文,庄利民.广金钱草抑制一水草酸钙结晶生长有效成分的研究[J].沈阳药学院学报,1992,(3):194-195,234.

[18] 邓聿胤,吕纪华,王丽,等.广金钱草总黄酮片对大鼠肾结石的作用[J].世界中西医结合杂志,2019,14(9):1252-1255,1259.

[19] 刘英,王志勇,杨德慧,等.广金钱草提取物对尿石症大鼠肾功能的保护作用[J].中国老年学杂志,2018,38(10):2467-2470.

[20] 王鑫.广金钱草中黄酮类化合物定性分析及其抗大鼠肾草酸钙结石作用的研究[D].石家庄:河北医科大学,2018.

[21] 刘敬军,郑长青,周卓,等.广金钱草、木香对犬胆囊运动及血浆 CCK 含量影响的实验研究[J].四川中医,2008,(4):31-32.

[22] 何贵坤,黄小桃,刘美静,等.广金钱草对肝内胆汁淤积大鼠的干预作用[J].中药新药与临床药理,2015,26(2):152-156.

[23] 刘学,崔健,陈新.广金钱草现代研究进展[J].长春中医药大学学报,2006,(4):84-85.

[24] 陈丰连.广金钱草规范化种植与药材质量研究[D].广州:广州中医药大学,2006.

[25] 郭盼盼.广金钱草总黄酮纯化工艺优化及总黄酮提取物的抗氧化活性、定性和定量研究[D].石家庄:河北医科大学,2015.

[26] 崔建敏,裴保方.广金钱草多糖的提取工艺及其体外抗氧化活性研究[J].新乡医学院学报,2014,31(12):986-989,993.

[27] 许实波,丘晨波,钟如芸,等.广金钱草总黄酮对心脑血管的效应[J].中山大学学报:自然科学版,1980,(4):98-102.

[28] 李冠烈,汤少娴,饶智华,等.广金钱草总黄酮对大鼠离体心脏缺血再灌注损伤的分子保护作用研究[J].生物化工,2018,4(3): 97-101.

[29] 葛美坚.金钱草冲剂临床疗效观察[J].中成药,1989,(3):26.

[30] 孔增科,李利军,傅正良.金钱草、广金钱草的鉴别与合理应用[J].河北中医,2008,30(11):1208-1209,1233.

[31] 周荣金.金钱草冲剂合西药治疗尿路结石疼痛 50 例临床观察[J].中国社区医师,2007,(18):37.

[32] 李志强,郭建明,亢铨寅.金钱草冲剂在肾盂成形术中的应用[J].山西中医,2003,(1):19-20.

[33] 广东省中医药研究所,华南植物研究所.岭南草药志[M].上海:上海科学技术出版社,1961.

云南风车子

云南风车子（*Combretum yunnanense*）是使君子科植物，其根茎叶、花及果实均可入药[1]，在中国民间，风车子属植物主要作为壮族民族医药来使用。

云南风车子为高 2～4 m 的大藤本植物，小枝上部方形，有槽，下部圆柱状，被锈色柔毛及鳞片，老时渐脱。叶对生或近对生，叶片椭圆形、长椭圆形或卵状椭圆形，稀为倒披针形或倒卵形，长 7～15 cm，宽 3～7 cm，先端短尖或急尖，稀尾状渐尖，基部钝圆或楔形，稀微波状，两面有柔毛，老时渐落（叶脉仍被柔毛），具白色和橙黄色鳞片，在背面尤密，侧脉 8～12 对，表面明显，常平坦，背面凸起，三回脉横出，网脉显著；叶柄长 7～12 mm，被鳞片及微柔毛。穗状花序腋生，常对生，长 3～8 cm，下部 1/3 无花，有时聚生枝顶而成圆锥花序；花密集，黄白色，4 数，无柄，密被锈色盾状鳞片，长达 1 cm；苞片线形，长 4 mm；萼管漏斗状，与苞片等长，外面密被锈色鳞片及微柔毛，内面有锈色稍高于萼齿的长硬毛环，萼齿三角形，锐尖，直立；花瓣倒卵形，先端浑圆或微凹，较萼齿长，长约 3 mm，萼管长约 4.5 mm。果有 4 翅，近球形，长 2.2～3.5 cm，宽 2.5～3.9 cm；翅纸质，深棕褐色，边全缘或有微齿，被部有锈色鳞片；种子 1 颗，卵形，有 4 条纵沟。花期 4～6 月，果期 7～12 月。

一、栽培

风车子适宜生长于亚热带气候，雨量亦充沛，土壤肥沃的地带。可采用实生苗种子和枝条方式进行栽培。挖取实生苗时，主根发达，需深挖，尽可能避免伤害到主根和侧根。进行种子播种时，采用湿砂层积法播种。剪取半木质化，健壮无病害的枝条，生根剂用水稀释至 0.05%，加入红壤土，搅拌均匀混合备用，扦插入苗床时，将枝条顶部基部做修剪，然后留取 2～4 个芽。叶片只留半片叶或 1/3 片叶。迅速粘上之前备好的泥浆，再插入苗床，行距约 15 cm，间距约 10 cm。苗床为沙质壤土，设置于阴凉处[2]。

二、化学成分

云南风车子的化学成分有：combrequinone A（**1**）、combrequinone B（**2**）、combrequinone C（**3**）、1-（2-methoxy-4-hydroxyphenyl）3-（3-hydroxy-4-methoxyphenyl）-propane（**4**）、2，4，4'-trihydroxychalcone（**5**）、eriodictyol（**6**）[3]、风车子抑碱（combretastatin）[4]。

1，3 - 二苯基丙烷 - 1 - 醇类化合物有：combretols A～E（**7～11**）、scopoletin、betulinic acid、asiatic acid、ursolic acid、terminolic acid， combregenin、arjungenin、maslinic acid、arjunic acid、arjunetin、arjunglucoside I、β-sitosterol、β-daucosterol[5]。

自 Castleden 等[6] 从风车子属植物的干燥花中分离出 3 种类黄酮化合物：5-hydroxy-3,3′,4′,5′,7-pentamethoxy（combretol）、3′,5-dihydroxy-3,4′,7-trimethoxy（ayanin）、4′,5-dihydroxy-3,3′,5′,7-tetramethoxy 以来，已经有 16 个黄酮化合物从风车子属植物中先后被分离出来，如鼠李素（**14**）、genkwanin、槲皮素 - 5,3′ - 二甲醚（**16**）、rhamnazin（**17**）、apigenin（**11**）、5-hydroxy-7,4′-dimethoxyflavone（**13**）、keampferol（**15**）、槲皮素、3-O-methylquercetin、5,7,4′-trihydroxy-3,3′-dimethoxyflavone、5,4′-dihydroxy-trimethoxyfkavone、vitexin、isovitexin、orientin、homoorientin、acace-tin、5-hydroxy-2-（4′-hydroxy-3′,5′-dimethoxy-phenyl）3,7-dimethoxy-4H-1-benzopyran-4-one。

三萜类化合物在风车子属植物中含量是最多的，在众多文献里都有报道：$3\beta,6\beta,16\beta$-tri-hydroxilup-20（29）-ene[7]、methyl quadrangularate A-D[8]、arjungenin、arjunglucoside、combregenin、combreglucoside[9]、kumatakenin、isokaempferide、$1\alpha,3\beta$-dihydroxy-cycloart-24-ene-30-carboxylic acid、$1\alpha,3\beta$-dihydroxy-cycloart-24-ene-30-carboxylic acid Meester[10]，以及大环内酯类化合物 Macrocyclic lactone[11]。风车子属中除了这几类化合物外还含有大量的脂肪酸类、生物碱类、甾体类化合物及一些果胶、色素和氨基酸，生物碱包括甜菜碱、4-羟基水苏碱、水苏碱[12]。

部分化合物化学结构式如下。

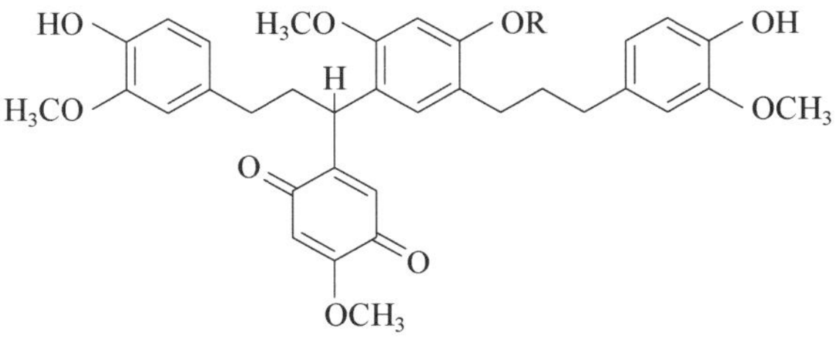

1
2 R=H
3 R=CH₃

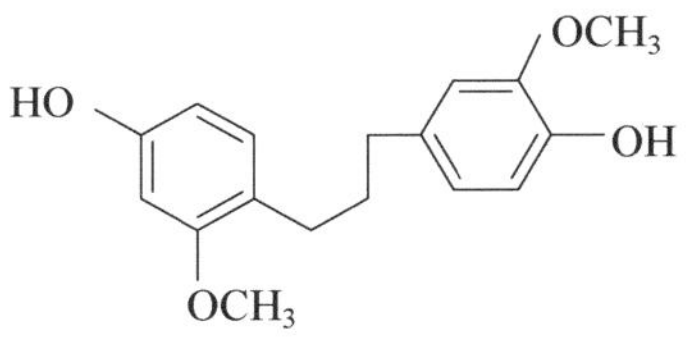

4

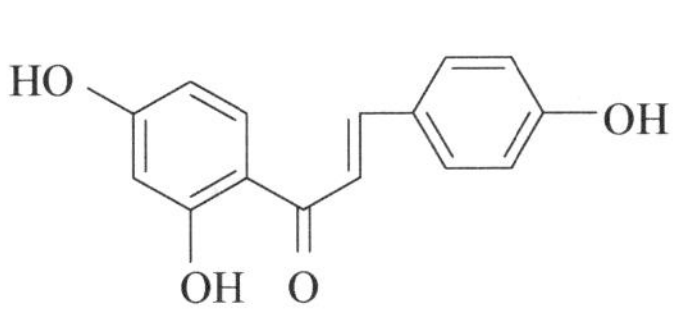

5

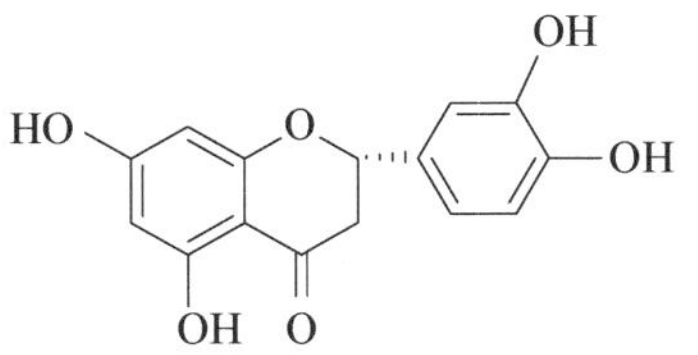

6

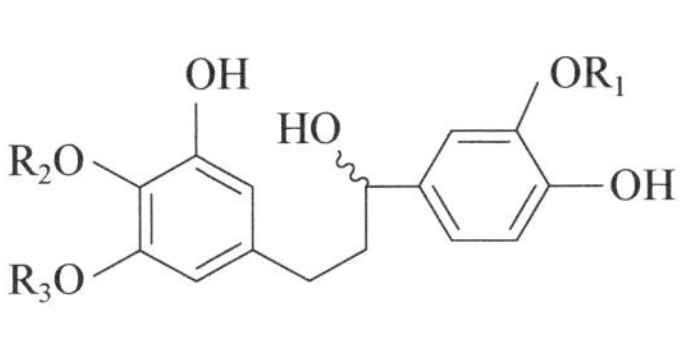

7 R₁=H R₂=R₃=CH₃
8 R₁=CH₃ R₂=H R₃=CH₃
9 R₁=R₂=R₃=CH₃
10 R₁=R₂=H R₃=CH₃

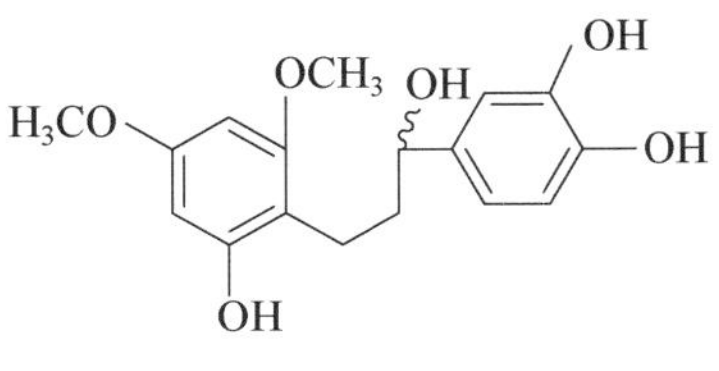

11

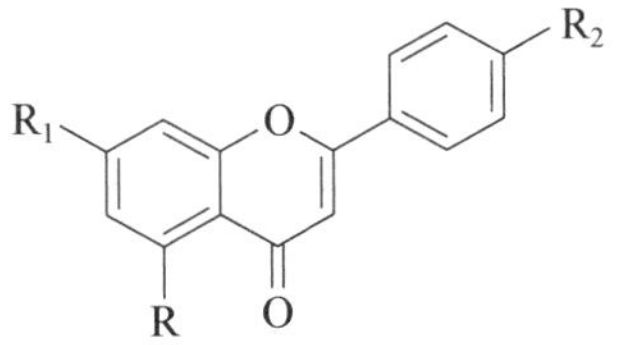

12　R＝R₂＝OH　R₁＝OCH₃
13　R＝OH　R₁＝R₂＝OCH₃

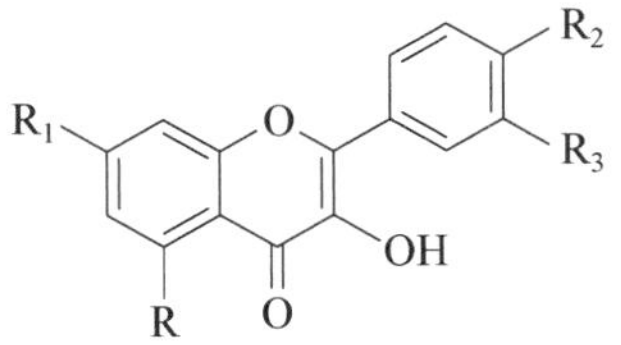

14　R＝R₂＝OH　R₁＝OCH₃　R₃＝H
15　R＝R₁＝R₂＝OH　R₃＝H
16　R＝R₃＝OCH₃　R₁＝R₂＝OH
17　R＝R₂＝OH　R₁＝R₃＝OCH₃

三、 药理作用

（一）抗菌

对从风车子提取得到的黄酮类化合物[13]进行药理活性评价,对革兰氏阳性菌和革兰氏阴性菌均有抑制效果,其中五种化合物对霍乱弧菌、乳酸球菌均有抑制作用,对铜绿假单胞菌和大肠埃希菌也有抑制效果。而鼠李素能抑制小鼠体内金黄色葡萄球菌的生长,槲皮素-5,3′-二甲醚对藤黄微球菌有抑制生长作用。但五环三萜类化合物对革兰氏阴性菌没有抑制作用。Collise Njume等[14]实验研究发现多毛风车子（*Combretum molle*）此植物的丙酮粗提物中可能含有活性化合物,可用于筛选抗幽门螺杆菌感染的先导分子。

（二）抗肿瘤

Hamel[15]最早对 combretastatin 的作用机制开展研究,研究结果表明 combretastatin 可逆转神经胶质瘤细胞的分化,证明了 combretastatin 具有选择性较好的抗有丝分裂的作用。风车子抑碱（combretastatin）[4]为 combretastatin A4（CA4）的前药,CA4 为一结构较简单的二苯乙烯,已有大量文献[16]表明,CA4 在多个临床前实验癌症模型中都具有活性,CA4 对快速增殖的内皮细胞具有细胞毒性。许多实验还显示了 CA4 能增强实验性肿瘤对于标准化疗药物如顺铂、5-氟尿嘧啶、柔红霉素以及放疗、热疗的应答。用

CA4 及放射免疫疗法治愈了移植给裸鼠的表达癌胚抗原的人体肿瘤异种移植物。同时研究发现其五环三萜类化合物 3β,6β,16β-tri-hydroxilup-20(29)-ene 对肿瘤癌细胞有一定的抑制作用[17]。从云南风车子树枝中分离的鞣花酸衍生物有微弱的抑制多种肿瘤细胞生长的作用[18]。

（三）抗脂肪肝、利胆和护肝

Bassene 等[12]在 1986 年报道非洲人用 *C. micranthum* G. Don (kinkeliba)的煎汁来抗脂肪肝和利胆。风车子属植物叶子的甲醇提取物中所含的类黄酮和三萜类化合物具有很好的护肝作用。

（四）止泻

Samuel Okwudili Onoja[19]的研究表明风车子属植物的叶片乙醇提取物具有止泻的作用。研究采用对照试验法,使用蓖麻油诱导小鼠腹泻、小肠运动试验和建立小鼠小肠池模型等方法,对风车子属植物叶片的止泻作用进行了评价。将实验模型动物分为 5 组,A 组小鼠给予 10 mL/kg 蒸馏水,B 组小鼠给予洛普丁胺（5 mg/kg）,C、D、E 组小鼠分别给予 50 mg/kg、100 mg/kg、200 mg/kg 乙醇提取物。实验观察得到:与阴性对照组相比,提取物（50 mg/kg、100 mg/kg 和 200 mg/kg）预处理组小鼠的平均湿粪率呈剂量依赖性下降。研究表明风车子属植物叶中含有具有止泻作用的有效成分,并证实其在民族医药中的应用。

疗艾滋病[20]。

四、 临床应用

民族植物学信息表明,风车子属植物在亚洲应用广泛,叶用于治疗消化性溃疡,成熟果实用于腹泻和痢疾。干树皮用于治疗黄疸和皮肤疾病等。因其具有清热利胆、健胃的作用,常被壮族用于治疗黄疸、蛔虫病、消化不良等疾病。也有报道用风车子与其他四种药用植物合用,以治

五、 毒理研究

在对其提取的黄酮类化合物活性研究中,也发现了鼠李素、槲皮素-5,3'-二甲醚溶剂毒性较小,鼠李糖、genkwain 溶剂毒性与水接近,所以可以认为该类化合物不会造成很大毒性影响,而 5-羟基-7,4'-二甲氧基黄酮则有潜在的毒性作用[13]。

参 考 文 献

[1] 云南省药物研究所.云南天然药物图鉴(第6卷)[M].昆明:云南科技出版社,2010.

[2] 陈璐.城市园林绿化新材——石风车子引种繁育研究初报[J].福建建设科技,2017,(5):35-36.

[3] Wu M M, Wang L Q, Hua Y, et al. New chalcone and dimeric chalcones with 1, 4-*p*-benzoquinone residue from *Combretum yunnanense* [J]. Planta Medica, 2011,77(5):481-484.

[4] 李元敏.风车子抑碱类抗癌药研究进展[J].国外医学药学分册,2003,(1):55.

[5] Wang L Q, Wu M M, Liu J P, et al. Five new diarylpropan-1-ols from *Combretum yunnanense* [J]. Planta Medica, 2011, 77(16):1841-1844.

[6] Castleden I R, Hall S R, Nimgirawath S, et al. The Flavonoids of *Combretum quadrangulare*: crystal structures of the polymorphic forms of 5-hydroxy-2-(4'-hydroxy-3', 5'-dimethoxyphenyl)-3, 7-dimethoxy-4H-1-benzopyran-4-one [J]. Australian Journal of Chemistry, 1985,38(8):1177-1185.

[7] Oliveira S F C, Alencar D M J E S, Amâncio F M K, et al. Antinociceptive activity of 3β-6β-16β-trihydroxylup-20(29)-ene triterpene isolated from *Combretum leprosum* leaves in adult zebrafish (Danio rerio) [J]. Biochemical and Biophysical Research Communications, 2020,533(3):362-367.

[8] Rogers C B. Cycloartenoid dienone acids and lactones from *Combretum erythrophyllum* [J]. Phytochemistry, 1998,49(7):2069-2076.

[9] Jossang A, Seuleiman M, Maidou E, et al. Pentacyclic triterpenes from *Combretum nigricans* [J]. Phytochemistry, 1996,41(2):591-594.

[10] Ganzera M, Ellmerer-Müller E P, Stuppner H. Cycloartane triterpenes from *Combretum quadrangulare* [J]. Phytochemistry, 1998,49(3):835-838.

[11] Singh S B, Pettit G R. Antineoplastic agents. 206. Structure of the cytostatic macrocyclic lactone combretastatin D-2 [J]. Journal of Organic Chemistry, 1990,55(9):2797-2800.

[12] Bassène E, Olschwang D, Pousset J L. African medicinal plants. Alkaloids of *Combretum micranthum* G. Don (Kinkeliba) [J]. Annales Pharmaceutiques Françaises, 1986,44(3):191.

[13] Martini N D, Katerere D R P, Eloff J N. Biological activity of five antibacterial flavonoids from *Combretum erythrophyllum* (Combretaceae) [J]. Journal of Ethnopharmacology, 2004,93(2-3):207-212.

[14] Njume C, Afolayan A J, Samie A, et al. Inhibitory and bactericidal potential of crude acetone extracts of *Combretum molle* (Combretaceae) on drug-resistant strains of helicobacter pylori [J]. Journal of Health Population & Nutrition, 2011,29(5):438-445.

[15] 陈再新,马维勇,张椿年.天然产物 Combretastatins 的研究进展[J].天然产物研究与开发,2001,(1):76-82,89.

[16] 黄泽智,蒋传省,苏敏,等.风车子抑素 A4 对人脐静脉内皮细胞的抑制增殖与诱导自噬作用研究[J].邵阳学院学报:自然科学版,2017,14(6):90-96.

[17] J.A. S F C, G.C. F P, C.E. O F, et al. Nanoencapsulation of triterpene 3β, 6β, 16β-trihydroxylup-20(29)-ene from *Combretum Leprosum* as strategy to improve its cytotoxicity against cancer cell lines [J]. Bioorganic & Medicinal Chemistry Letters, 2020,30(20):127469.

[18] 陈子隽,陈勇,谢臻,等.风车子属植物研究概况[J].中国民族民间医药,2017,26(24):57-60.

[19] Onoja S O, Udeh N E. Antidiarrheal effects of hydromethanolic extract of *Combretum dolichopetalum* leaves in mice [J]. Journal of Coastal Life Medicine, 2015,3(11):910-913.

[20] Chantara K, Kraisintu K. Botanical combinations for treating AIDS and immune-deficient patients to maintain good health and the process for preparing the same: U.S. Patent 6,485,759 [P]. 2002-11-26.

云南沉香

云南沉香为瑞香科沉香属植物云南沉香（*Aquilaria yunnanensis* S. C. Huang）含树脂的木材，别名外弦顺[1]（傣族语），常用与白木香的沉香混合使用。

云南沉香为小乔木，高达 3～8 m，小枝暗褐色，疏被短柔毛。叶革质，椭圆状长圆形或长圆状披针形，稀倒卵形，长 7～11 cm，宽 2～4 cm，先端尾尖渐尖，尖长 1～1.5 cm，基部楔形或窄楔形，无毛或近无毛或仅下面沿脉被疏柔毛，侧脉在下面明显、突出，小脉常分枝，下面明显细密，上面不明显；叶柄长 4～5 mm，被疏柔毛。花序顶生或腋生，常成 1～2 个伞形花序；花梗细瘦，长约 6 mm；花淡黄色，萼筒钟形，长 6～7 mm。外面被短柔毛，内面有 10 肋，在肋上疏被短柔毛，裂片 5，卵状长圆形，长约 3 mm，几与萼管等长，内面密被短柔毛；花瓣附属体先端圆，约长 1.5 mm，密被疏柔毛；雄蕊 10 枚，长 1.5～2 mm，其中 5 枚较另 5 枚稍长，间隔排列，花药线形，等于或短于花丝的长度；子房近圆形，长约 3 mm，密被发亮的柔毛，花柱近于无，柱头头状。果倒卵形，长约 2.5 cm，宽约 1.7 cm，先端圆具突尖头，基部渐窄为直立的宿萼所包，干时软木质，果皮绉缩，被黄色短绒毛，室背开裂，背缝线宽约 4 mm，果瓣海绵质；种子卵形，1～2 粒，密被锈黄色绒毛，先端钝，基部附属体约长 1 cm 与种子等长或稍长。

产于云南（西双版纳及临沧地区）。海拔 1 200 m 的杂木林下或沟谷疏林中。模式标本采自云南勐腊[1]。

一、 生药鉴别

显微鉴别

1. 木材横切面

云南沉香木材的横切面，生长轮不明显，为散孔材。在显微镜下可明显地看到木材由 2 部分组成：木质部结构和岛式分布在木质部中的内涵韧皮部。木质部由放射状木射线、木纤维、管孔等细胞组成。内涵韧皮部较多，为多孔式或马钱子式，在木质部内呈长椭圆状或条带状均匀分布，细胞壁薄，常为多角形，有时呈褶皱状。在番红-固绿染色下，内涵韧皮部呈现绿色，而木材的其他部分却呈现红色。有的内涵韧皮部两个连在一起，内涵韧皮部内见长方体状的晶体，单个内涵韧皮部的中心部位细胞排列较紧密，有挤压状。木射线呈放射状，在内涵韧皮部处不间断。管孔呈圆形、卵圆形或多角形，未结香的云南沉香木材导管内未见内涵物，管孔以复管孔、单管孔的形式存在，复管孔最多（约 90.76%），单管孔次之（约 9.24%）[2]。

2. 木材的弦切面

内涵韧皮部相间在木质部细胞之间，染色

浅。内涵韧皮部细胞壁比木薄壁细胞薄,在内涵韧皮部常见长方体状的晶体出现。木射线呈梭形,射线类型为异性Ⅲ型,由两端的直立细胞和中间的横卧细胞组成,两端细胞呈楔形;单列型射线为主,宽2～3个细胞的多列型射线较少。

3. 木材径切面

内涵韧皮部相间在木质部细胞之间,染色浅,也常见长方晶体出现。木射线呈横向条带状分布,射线细胞长方形,木射线在内涵韧皮部处不间断。弦切面和径切面,导管、内涵韧皮部和纤维之间相间排列,导管和木纤维细胞的管壁较厚,能看到纹孔[2]。

二、栽培

(一)产地环境

云南沉香在云南热带雨林、季雨林、山地雨林、次生林中都有发现。在年均气温19～25℃,7月均温23℃以上,年降雨量1 200～2 500 mm的环境下生长发育良好。在比较湿润肥沃的环境下,长势较好,而在干旱瘠薄的环境下,长得慢但结香的概率高。其幼苗期有一定的遮阴度易成活,种植后有充足的光照,长得较好。云南沉香在酸性(pH 5～6.5)的红壤、砖红壤、山地黄棕壤、石砾土上都能生长。野生状态下,瘠薄的砂砾土中易找到结香树体。人工种植地块最好排水良好,保证种植初提供耐阴环境。云南沉香生长速度中等对低温具有一定的抗性,能够耐轻霜。在房屋周围或庭院里种植单棵的沉香树会长得更好。

(二)生产管理

1. 选地、整地

云南沉香是深根性树种,适应能力较强,对土壤要求不高,无论是山地、丘陵地、台地或退耕还林地、山坡都可种植,就是在乱石堆里也可生长。但要求种植地块排水良好。海拔高度在1500 m以下。造林地砍杂炼山后,按株行距2 m×3 m挖穴整地,在坡度大于25°的山地种植最好开挖水平种植带。每亩一般种植110株。种植穴的规格为40 cm×40 cm×40 cm,每穴施200 g氮磷钾基肥或有机肥2 kg,与底土拌匀,回好穴土。

2. 繁殖方法

种子随采随播,一般不需催芽处理,但如果是经过脱水后进行低温贮藏的种子,在经过温水浸种、湿沙层积处理等催芽措施,可提高种子发芽率。大棚或小拱棚育苗,在育苗过程中需要严格控制苗床的湿度,同时保持50%～60%透光度。用洁净的细沙作沙床,苗床宽100 cm,高出地面10～15 cm,便于排水,将种子均匀撒播在苗床上,播种密度为1 000～1 200粒/m²,播后在上面覆盖一层细砂,以不见种子为度。每天浇水1～2次,种子8～10 d开始发芽。在播种1个月后,当幼苗高5 cm左右,长出2～3对真叶,将苗床上的苗移入营养袋中培育,移入袋中时必须浇足定根水,以后根据情况保持土壤湿润即可。

3. 田间管理

在培育30 d,移栽的小苗成活后可用2%的氮磷钾水溶液进行追肥,促进苗木生长,追肥后需用清水冲洗小苗叶面。云南沉香苗期很少发生病虫害,必要时可用0.5%浓度的多菌灵及0.2%浓度的敌百虫做预防性喷施。云南沉香苗一般在苗圃中培育,在培育过程中需进行1～2次断根处理,促进侧根生长,在苗高达到40～50 cm时进行造林。出圃前一个月进行炼苗,炼苗期不再施肥且应逐渐减少水分供应,同时进行苗木分级。这些措施能显著提高造林成活率,促进林木后期生长。

作为行道树或庭院美化,种植穴应适当放大,以1 m×1 m×1 m为好,并施足底肥。可选取胸径8～10 cm的健壮大苗,移植前先截顶,主干高留3.5 m为宜,截去部分过长侧枝,大苗出圃定植时最好带土团。大苗移植后要淋足定根水,开始5～6 d每天淋水2～3次,以免根系损伤而死亡。

云南沉香在幼龄期生长较慢，特别需要加强松土除草管理，在初植的 2～3 年间，每年需要进行 3～4 次，以促进云南沉香幼树的生长。清除的杂草可放于根部周围，待松土时将杂草埋入土以增加土壤肥力。此时苗木较矮，一定不要用除草剂除草。3 年以后林木高 2 m 左右，可用除草剂。根据地块情况，适当施肥，旱季灌水更有利于树木生长。

（三）病虫害防治

云南沉香病害主要有根结线虫病、幼苗枯萎病和炭疽病。防治方法是进行种植前消毒苗床或土壤处理，并合理密植。发病初期及时拔出病株并施用 70％敌克松 1000～1500 倍液、50％多菌灵 800 倍液淋土壤 2～3 次，每次间隔 7～10 d。

云南沉香的虫害主要有黄野螟、天牛和金龟子。危害最大的是黄野螟。黄野螟以幼虫咬食叶子，严重时嫩枝也受危害，全株被啃食至只剩下主干。种植 3 年以下的云南沉香，如果不杀虫处理，植株容易死亡。防治方法最好运用农业综合防治措施，冬季浅翻土，清除树下杂物焚烧，消灭越冬蛹。危害严重时采用人工捕杀或喷施 90％敌百虫 1000 倍液于全株[3]。

三、 化学成分

自 20 世纪 50 年代，对沉香属化学成分的研究就已经开始，报道发现倍半萜类和 2 -（2 -苯乙基）色酮类是沉香中的两类主要成分。

（一）倍半萜类

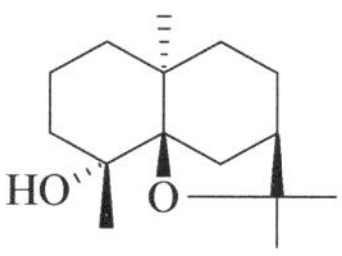

agarofurans 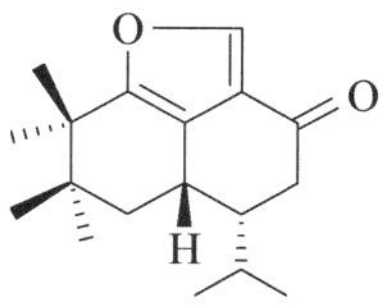　　candinanes 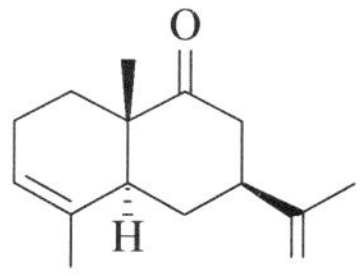　　eudesmanes 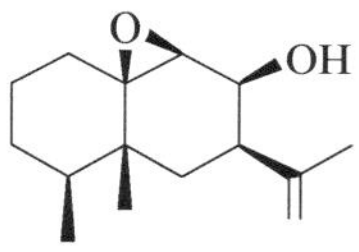　　eremophilanes

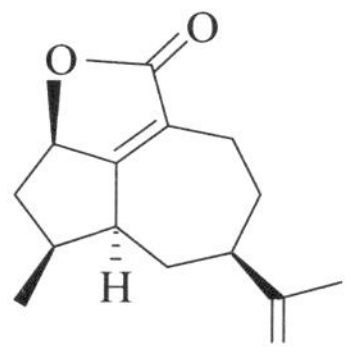

guaianes 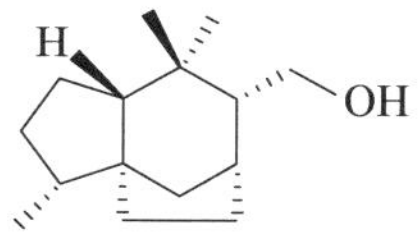　　prezizanes 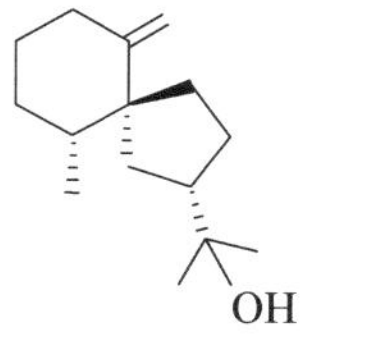　　agarospirols

其中倍半萜类的骨架分为 7 种主要类型：沉香呋喃型（agarofurans）、杜松烷型（cadinanes）、桉烷型（eudesmanes）、艾里莫芬烷型（eremophilanes）、愈创木烷型（guaianes）、前香草烷型（prezizanes）和沉香螺旋烷型（agarospirols）以及其他类型倍半萜，如表 8 所示。

表 8　沉香属中的倍半萜类化合物

序号	化　合　物	文献
1	（＋)-8α-hydroxyeudesma-3,11(13)-dien-14-ol	[4]
2	（＋)-eudesma-3,11(13)-dien-8α,9β-diol	[4]
3	（＋)eudesma-4(14),11(13)-dien-8α,9β-diol	[4]
4	(4R,5R,7S,9S,10S)-(－)-eudesma-11(13)-en-4,9-diol	[4]

（续表）

序号	化　合　物	文献
5	(＋)-eudesma-4,11(13)-dien-8α,9β-diol	[4]
6	(＋)-9β-hydroxyeudesma-4,11(13)-dien-12-ol	[4]
7	(−)-eremophila-9-en-8β,11-diol	[4]
8	(＋)-11-hydroxyvalenc-1(10),8-dien-2-one	[4]
9	(＋)9β,10β-epoxyeremophila-11(13)-en(7)	[4]
10	(5S,7S,9S,10S)-(＋)-9-hydroxy-selina-3,11-dien-12-ol	[5]
11	(5S,7S,9S,10S)-(−)-9-hydroxy-selina-3,11-dien-14-ol	[5]
12	(5S,7S,9S,10S)-(＋)-9-hydroxy-eudesma-3,11	[5]
13	(7S,9S,10S)-(＋)-9-hydroxy-selina-4,11-dien-14-ol	[5]
14	(7S,8R,10S)-(＋)-8,12-dihydroxy-selina-4,11-dien-14-ol	[5]
15	(7β,8β,9β)-8,9-epoxycalamenen-10-one	[6]
16	11,13-dihydroxy-9(10)-ene-8β,12-epoxyemophilane	[6]
17	11,12-dihydroxy-eremophila-1(10)-ene-2-oxo-11-methyl	[6]
18	2-[(2R*,8S*,8αS*)-8,8α-dimethyl-1,2,3,4,6,7,8,8α-octah ydronaphthalen-2yl]-3-hydroxy-2-methoxpropanoic acid	[7]
19	selina-3,11-dien-9,15-diol	[8]
20	aquilanol A	[9]
21	aquilanol B	[9]
22	aquilanol C	[9]
23	aquilanol D	[9]

（二）色酮类

2-（2-苯乙基）色酮类化合物按色酮母核的结构特点主要分为6种类型：flidersia类型的2-（2-苯乙基）色酮（FTPECS）、环氧-四氢-2-（2-苯乙基）色酮（EPECS）。5,6,7,8-四氢-2-（2-苯乙基）色酮（THPECs）、2-（2-苯乙烯基）色酮、2-（2-苯乙基）色酮糖苷、2-（2-苯乙基）色酮聚合物[10-12]。此外，还有少量2-（2-苯乙基）色酮与倍半萜聚合物[13,14]，结构式如下。

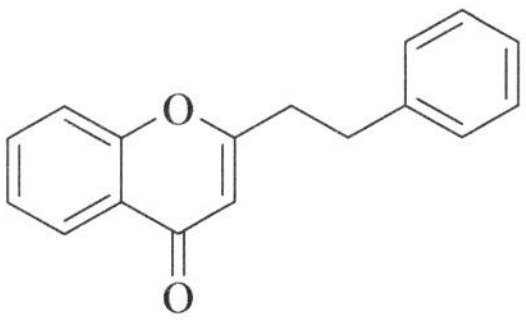

flidersia类型的2-（2-苯乙基）色酮

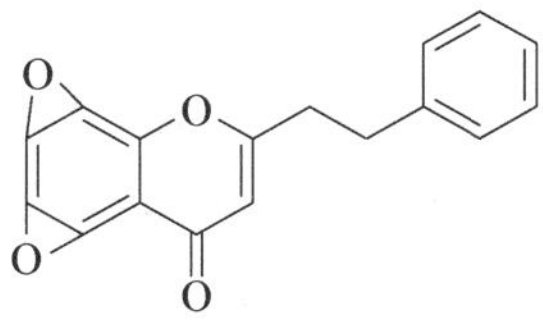

环氧-四氢-2-（2-苯乙基）色酮

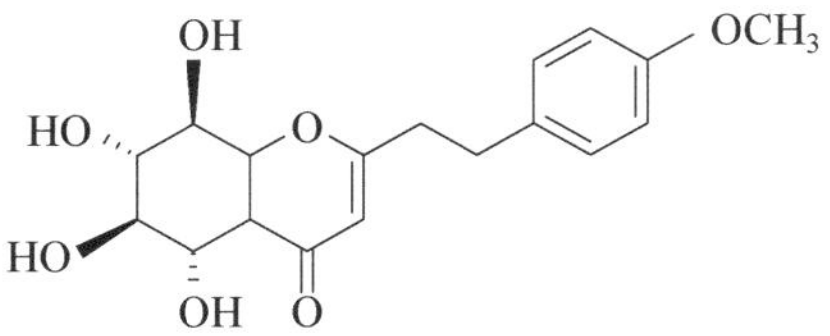

5,6,7,8-四氢-2-(2-苯乙基)色酮

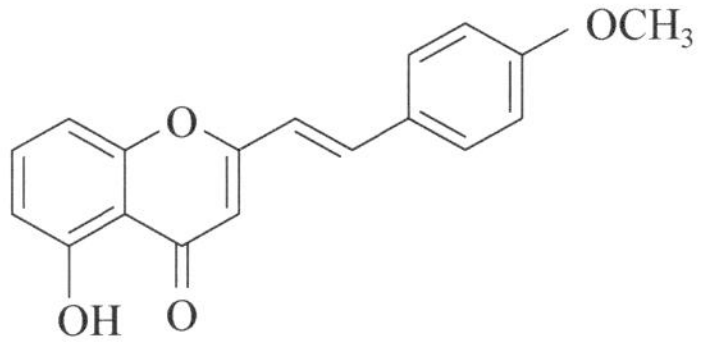

2-(2-苯乙烯基)色酮

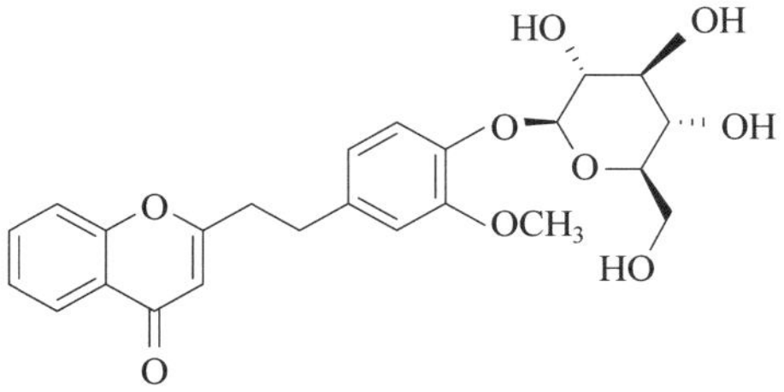

2-(2-苯乙基)色酮糖苷

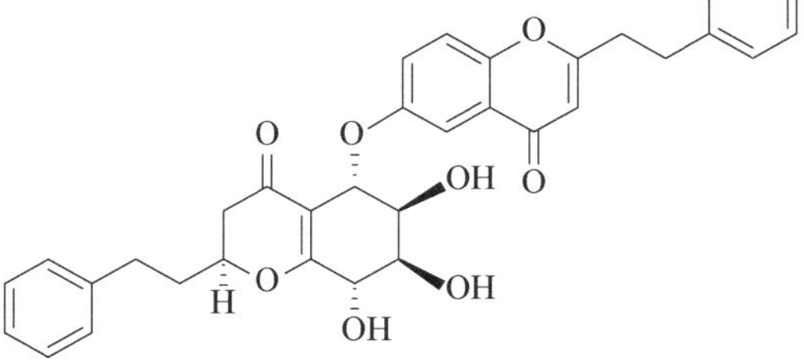

2-(2-苯乙基)色酮聚合物

（三）其他类

此外，沉香属中还有苯丙素类和芳香族类等其他类型化合物[15]。

四、药理作用

（一）降糖

廖格等[10]从人工打洞沉香中分离得到的化合物进行了体外降血糖活性测试，其中3个化合物表现有明显的抑制活性。向盼等[11]从人工打洞沉香中分离得到的4个色酮类聚合物检测到有α-葡萄糖苷酶抑制活性。

（二）保护神经

Yang L等[16]测试了从奇楠沉香中分离得到的化合物的神经保护活性，结果显示6,8-二羟基-2-[2-(3-羟基-4-甲氧基苯)乙基]色酮对P12嗜铬细胞瘤细胞以及对U251人体神经胶质瘤细胞的神经毒性均有显著作用。

（三）抗炎

Chen D等[17]发现11个PECs对RAW264.7细胞中脂多糖诱导的NO释放有较强的抑制活性，IC_{50} 值在 5.12～22.26 μM 之间。Huo HX等[18]从国产沉香分离得到的16个色酮类聚合物中有12个对RAW264.7细胞中脂多糖诱导的NO释放有显著的抑制活性，IC_{50} 值在 7.0～12.0 μM。

（四）抑制乙酰胆碱酯酶

李薇等[19]从人工打洞沉香中分离鉴定了16个化合物，其中有9个对乙酰胆碱酯酶（AChE）有抑制活性。廖格等[20]在人工打洞沉香中分离得到的3个色酮类化合物表现出微弱的AChE抑制活性。向盼等[11]从人工打洞沉香中分离得到的3个色酮类聚合物表现出一定的AChE抑制活性。杨洋等[21]从柯拉斯那沉香中分离得到的化合物中有6个色酮类聚合物表现出微弱的AChE抑制活性。

（五）抗肿瘤

廖格等[10]报道6,7-二羟基-2-[2-(4-甲氧基苯)乙基]色酮和6-甲氧基-7-羟基-2-[2-(4-甲氧基苯)乙基]色酮具有抗胃癌细胞活性，IC_{50} 值分别为 22.2 μM 和 37.6 μM。邵杭等[22]报道6,7-二羟基-2-[2-(4-甲氧基苯)乙基]色酮、6-羟基-7-甲氧基-2-[2-(4-甲氧基苯)乙基]色酮和 6,7-二羟基-2-(2-苯乙基)色酮这三个化合物具有一定的抗肿瘤活性，IC_{50} 值范围为 5.76～20.1 μM。

（六）抗菌

李薇等[19] 对所分离得到的化合物对 R.

Solanacearum 和 *S. aureus* 具有一定的抑制活性。王红妮等[6] 发现 5-desoxylongilobol 对 *R. Solanacearum* 和 *S. aureus* 的抑菌直径分别为 (12.35±0.11) mm 和 (16.90±0.09) mm。

参 考 文 献

[1] 中国科学院中国植物志编辑委员会.中国植物志[M].北京:科学出版社,1999,52(1):290 – 292.
[2] 苏娟,刘钊,李荣春,等.云南沉香和白木香的木材结构比较解剖学研究[J].热带农业科学,2016,36(4):30 – 34.
[3] 侯云萍,史富强,徐玉梅.云南沉香及其栽培技术[J].云南林业,2017,38(3):68 – 69.
[4] Huo H X, Zhu Z X, Pang D R, et al. Anti-neuroinflammatory sesquiterpenes from *Chinese eaglewood* [J]. Fitoterapia, 2015,106:115 – 121.
[5] Li W, Cai C H, Guo Z K, et al. Five new eudesmane-type sesquiterpenoids from *Chinese agarwood* induced by artificial holing [J]. Fitoterapia, 2015,100:44 – 49.
[6] Wang H N, Dong W H, Huang S Z, et al. Three new sesquiterpenoids from agarwood of *Aquilaria crassna* [J]. Fitoterapia, 2016,114:7 – 11.
[7] 康科星,戴好富,王佩,等.柯拉斯那沉香的倍半萜类化学成分研究[J].中草药,2017,48(22):4601 – 4607.
[8] 邝彤东,陈惠琴,李薇,等.人工打洞沉香中 1 个新的倍半萜[J].中国中药杂志,2017,42(23):4618 – 4623.
[9] Ma C T, Eom T, Cho E, et al. Aquilanols A and B, macrocyclic humulene-type sesquiterpenoids from the agarwood of *Aquilaria malaccensis* [J]. Journal of Natural Products, 2017,80(11):3043 – 3048.
[10] Liao G, Mei W L, Dong W H, et al. 2-(2-Phenylethyl) chromone derivatives in artificial agarwood from *Aquilaria sinensis* [J]. Fitoterapia, 2016,110:38 – 43.
[11] Xiang P, Mei W, Chen H, et al. Four new bi-phenylethylchromones from *artificial agarwood* [J]. Fitoterapia, 2017,120:61 – 66.
[12] 戴好富.沉香的现代研究[M].北京:科学出版社,2017.
[13] Shao H, Kong F D, Wang H, et al. Qinanmer, a new compound from Chinese agarwood 'Qi-Nan' originating from *Aquilaria sinensis* [J]. Journal of Asian Natural Products Research, 2017,19(9):935 – 940.
[14] Yang Y, Chen H Q, Kong F D, et al. Dimeric sesquiterpenoid-4H-chromone derivatives from agarwood of *Aquilaria crassna* and their cytotoxity [J]. Phytochemistry, 2018,145:207 – 213.
[15] 邝彤东.云南产国产沉香化学成分及生物活性研究[D].海口:海南大学,2018.
[16] Yang L, Qiao L, Xie D, et al. 2-(2-Phenylethyl) chromones from Chinese eaglewood [J]. Phytochemistry, 2012,76:92 – 97.
[17] Chen D, Xu Z, Chai X, et al. Nine 2-(2-Phenylethyl) chromone Derivatives from the Resinous Wood of *Aquilaria sinensis* and Their Inhibition of LPS-Induced NO Production in RAW 264.7 cells [J]. European Journal of Organic Chemistry, 2012,(27):5389 – 5397.
[18] Huo H X, Zhu Z X, Song Y L, et al. Anti-inflammatory dimeric 2-(2-phenylethyl) chromones from the resinous wood of *Aquilaria sinensis* [J]. Journal of Natural Products, 2017,81(3):543 – 553.
[19] Li W, Cai C H, Dong W H, et al. 2-(2-Phenylethyl) chromone derivatives from Chinese agarwood induced by artificial holing [J]. Fitoterapia, 2014,98:117 – 123.
[20] Liao G, Mei W L, Kong F D, et al. 5, 6, 7, 8-Tetrahydro-2-(2-phenylethyl) chromones from artificial agarwood of *Aquilaria sinensis* and their inhibitory activity against acetylcholinesterase [J]. Phytochemistry, 2017,139:98 – 108.
[21] Yang Y, Mei W L, Kong F D, et al. Four new bi-2-(2-phenylethyl) chromone derivatives of agarwood from *Aquilaria crassna* [J]. Fitoterapia, 2017,119:20 – 25.
[22] Shao H, Mei W L, Dong W H, et al. 2-(2-Phenylethyl) chromone derivatives of agarwood originating from *Gyrinops salicifolia* [J]. Molecules, 2016,21(10):1313.

木奶果

木奶果是大戟科叶下珠族木奶果属植物木奶果（*Baccaurea ramiflora* Loureiro）的根、茎、叶及果实，又有山萝葡、木荔枝、大连果、火果、树奶果等别名[1-4]。

木奶果为常绿乔木，高达 5～15 m，胸径达 60 cm；树皮灰褐色；小枝被糙硬毛，后变无毛。叶片纸质，倒卵状长圆形、倒披针形或长圆形，长 9～15 cm，宽 3～8 cm，顶端短渐尖至急尖，基部楔形，全缘或浅波状，上面绿色，下面黄绿色，两面均无毛；侧脉每边 5～7 条，上面扁平，下面凸起；叶柄长 1～4.5 cm。花小，雌雄异株，无花瓣；总状圆锥花序腋生或茎生，被疏短柔毛，雄花序长达 15 cm，雌花序长达 30 cm；苞片卵形或卵状披针形，长 2～4 mm，棕黄色；雄花：萼片 4～5，长圆形，外面被疏短柔毛；雄蕊 4～8；退化雌蕊圆柱状，2 深裂；雌花：萼片 4～6，长圆状披针形，外面被短柔毛；子房卵形或圆球形，密被锈色糙伏毛，花柱极短或无，柱头扁平，2 裂。浆果状蒴果卵状或近圆球状，长 2～2.5 cm，直径 1.5～2 cm，黄色后变紫红色，不开裂，内有种子 1～3 颗；种子扁椭圆形或近圆形，长 1～1.3 cm。花期 3～4 月，果期 6～10 月（图 3）。

果实味道酸甜，成熟时可吃。木材可作家具和细木工用料。树形美观，可作行道树[5]。

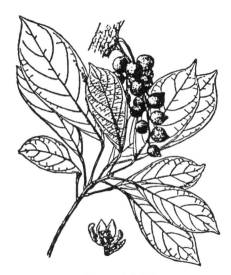

图 3　木奶果
（引自《中华本草》）

一、栽培[6]

（一）产地环境

木奶果对环境要求不严，较喜阴、忌强光，耐高温高湿，且耐寒（极低温度大于－3.6 ℃）。以排水较好、富含有机质的微酸性红壤土生长为佳，石灰岩等偏碱性壤地生长不良。自然环境中，常零星分布于林层的中下层。

（二）生产管理

木奶果的繁殖方法有以下几种。

1. 播种法

可选灰炭土和河沙泥按一定比例混合作为育苗的基质。将 8 月份成熟的木奶果采摘后，取出种子洗净，之后将种子放入 45 ℃ 的水中浸泡 10 h，捞去漂浮的种子，将剩余的种子晾干，准备育苗。将混合的育苗基质放入育苗盘或者育苗地，之后种下种子，要进行遮阳，待木奶果种子萌发直至长出第 1 片叶子后的 1 个月内，即可将幼苗移进营养袋内，之后定期进行浇水施肥，另外幼苗避免阳光强晒，需要放在遮阳棚内，4 个月后即可进行移栽到种植园地。

2. 扦插法

准备一个通风、没有阳光暴晒、排水系统良好的地域围成畦，土壤选用疏松、透水透气性好的河沙作为扦插基质。在 4 月或 10 月采用一至二年生或者多年生枝条作为插穗，将枝条基部放入 1:1 的萘乙酸（NAA，0.05%）和吲哚丁酸（IBA，0.05%）的混合醇溶液中快速地蘸 5～10 s。将处理过的枝条倾斜 10° 插入基质中，插入的深度为 2～4 cm，插好后要用 1:500 的多菌灵水溶液喷洒浇透，然后放在遮光率为 80% 的荫棚下。要保持荫棚的通风，温度控制在 20～25 ℃，待生根后每周都要进行施肥料水（质量分数 0.3% 的尿素和质量分数为 0.3% 的磷酸二氢钾混合肥料水），待扦插的枝条长成苗后，移入营养袋中，营养土是泥炭土、黄土、枯枝腐叶按一定的比例混合的营养基质。扦插成活的时间需要 50 d 左右，放入营养袋后可进行常规管理，待枝条苗长到一定高度时可以移栽入种植地。

3. 高位压条法

高位压条繁殖要选一至二年生快要木质化健壮枝条作为压条的选择，枝条过嫩或者过老繁殖都会生长不良。选定枝条后，对其进行卫生处理，并除去杂质，防止污物进入压条部位影响生根，处理后即可进行压条工作，将基部环状剥皮至木质部，剥口不要太宽，1～2 cm 即可，微晾后在剥口部位涂上生根粉，之后用湿润、疏松的沙泥土将其裹住，外面用塑料薄膜捆绑固定，1 个月后该部位会出现愈伤组织，40 d 左右就能长出根须，2 个月后即可剪下定植。

（三）病虫害防治

木奶果在果苗期长势极弱，容易受到病菌的危害，以镰刀菌侵害最为严重。受害的植株叶子出现病斑，变黄萎蔫，甚至脱落；干茎被病菌侵害会变黑，甚至使整个植株干枯死亡，这给育苗繁殖造成了很大的影响。有研究显示，氨基寡糖素、嘧菌酯和氟啶胺复配的杀菌组合能有效防治镰刀菌对木奶果果苗的侵害，其三者的比重比为 20:1:8 时，防治效果最为显著，而且三者的组合能有效延缓镰刀菌产生的耐药性。该杀菌组合无明显不良影响，安全性好、符合农药使用标准要求。

二、 化学成分

（一）挥发性成分

徐静等[7,8]用水蒸气蒸馏法和气相色谱-质谱从木奶果根、叶和果实中提取挥发油并且进行分析，从木奶果根部、叶子和果实分别鉴定出了 34 个、24 个和 19 个化合物，主要是芳香族和脂肪族化合物，只有极少量的萜类化合物，如樟脑、龙脑和叶绿醇。除此之外，木奶果叶的挥发油和根部挥发油中相同的化合物一共有 10 种，而果实的挥发油与根部挥发油中相同的化合物一共有 7 种。并且发现木奶果挥发油的主要单体成分是 9,12-十八碳二烯酸、丁基甲氧基苯和正十六碳酸，它们分别占挥发油总量的 11.59%、17.47% 和 29.53%，三者约占木奶果挥发油总量 58.59%。

（二）非挥发性成分

叶下珠亚科植物中主要的化学成分有萜类

（倍半萜、三萜、二萜和单萜）、木脂素、生物碱等，相对于其他三个亚科，叶下珠亚科中含有的倍半萜类化合物较多[9-12]。尽管大戟科植物中的倍半萜结构新颖，种类多样，但是目前只从大戟科木奶果植物中分离得到相对较多的苦毒烷类倍半萜。

Uddin M S 等[13]分别用甲醇对木奶果果实中新鲜的种子、果肉和果皮进行提取，分析木奶果种子的甲醇提取物，发现有糖苷、生物碱、碳水化合物、酚类和黄酮类等化合物，同时木奶果果肉的甲醇提取物所含有的化学成分有碳水化合物、蛋白质、生物碱、糖苷、酚类、皂苷、黄酮类化合物和固定油，此外从木奶果果皮的甲醇提取物中发现有生物碱、酚类、碳水化合物、黄酮类、单宁和萜类等化合物。

到目前为止，从木奶果的不同部分只分离和鉴定了约30种化合物（表9），主要类型为芳香族、萜类和脂肪族化合物，而分离得到的萜类化合物主要是倍半萜类和单萜类化合物。徐静等[14]从木奶果根部分离出表二羟基马桑毒素（7）的倍半萜内酯。Bordoloi[15]在木奶果种子的核中以及在木奶果的果实中均分离得到倍半萜类化合物 sapidolide A（8）。同时，Pan Z H 等[16]还在木奶果的果实中发现倍半萜类化合物 picrotoximaesin（9）和 ramiflosid（10）。宁德生等[17]从木奶果茎叶中分离得到6个甾醇化合物和两个生物碱。

表9　木奶果中的非挥发性成分

序号	化　合　物	文献
1	4′-O-(6-O-vanilloyl)-β-D-glucopyranosyl tachioside D	[18]
2	6′-O-vanilloylpicraquassioside D	[18]
3	6′-O-vanilloylicariside B5	[18]
4	6′-O-vanilloylisotachioside	[18,19]
5	Aviculin	[19]
6	6′-O-vanilloylitachioside	[19]
7	epidihydrotutin	[14]
8	sapidolide A	[15,16]
9	picrotoximaesin	[16]
10	ramifoside	[16]
11	betulinic acid	[20]
12	B-sitosterol	[17,18]
13	daucosterol	[17]
14	stigmast-4-en-6β-ol-3-one	[17]
15	7-oxo-β-sitosterol	[17]
16	(2S,3S,4R)-2-[(2R)-2-hydroxytetracosanoylami-no]-1,3,4-octadecanetriol	[17]
17	7α-Methoxv-siemast-5-en-3β-ol	[17]
18	bis(8-catechinyl) methane	[19]
19	aralia cerebroside	[17]
20	(2S,3S,4R)-2-[(2R)-2-hydroxytetracosanoylamino]-1,3,4-octadecanetriol	[17]

（续表）

序号	化 合 物	文献
21	(−)-epicatechin	[19]
22	icariside B5	[18,19]
23	3-O-cafeoyl-4-O-methylquinic acid	[19]
24	phytol	[20]
25	oleic acid	[21]
26	palmitic acid	[21]
27	erigeside B	[19]
28	blumenol A	[18]
29	5-O-cafeoylquinic acid methyl ester	[19]
30	tuberonic acid glucoside methyl ester	[19]

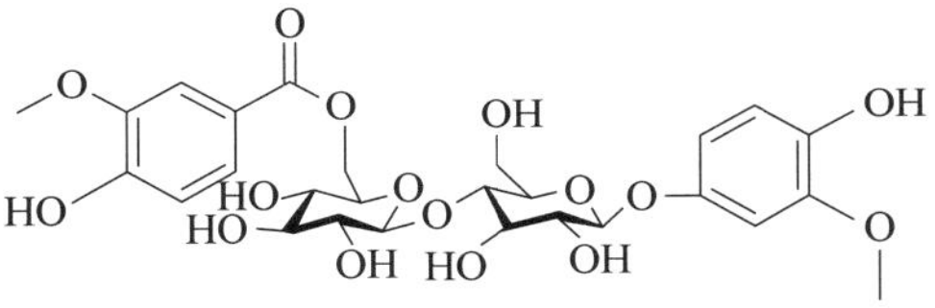

1 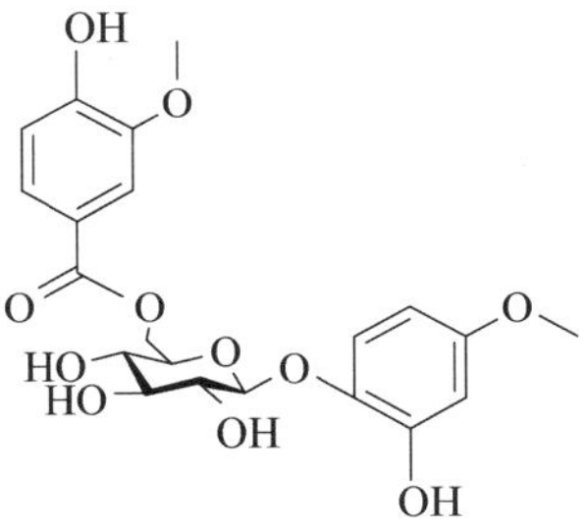　2 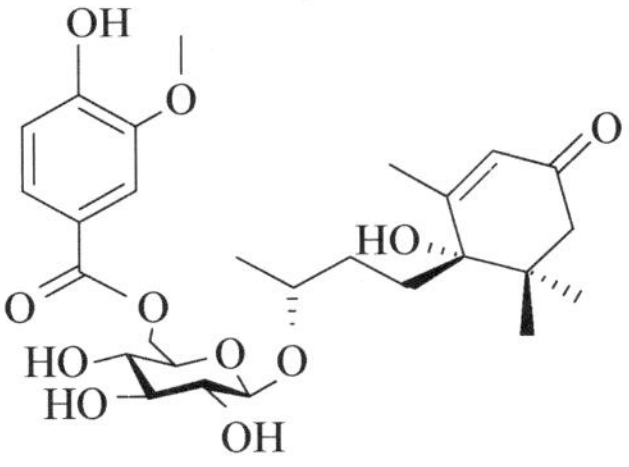　3

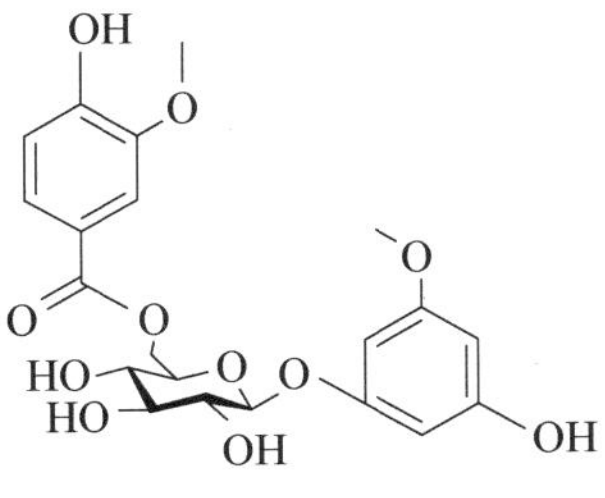

4 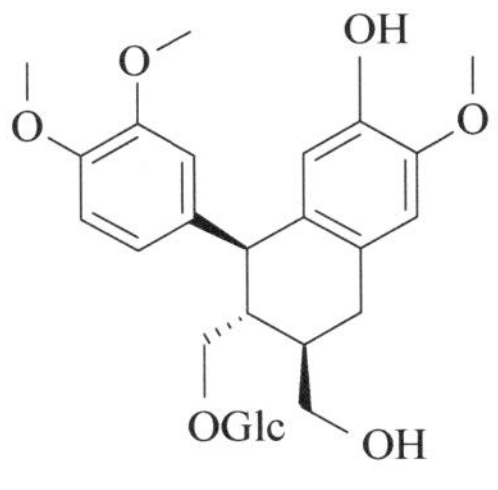　5 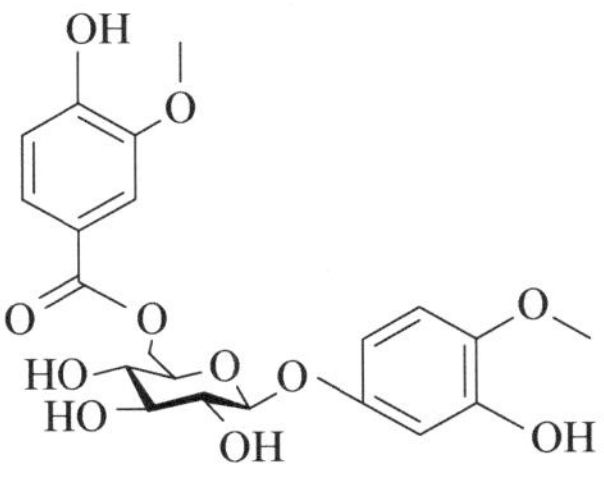　6

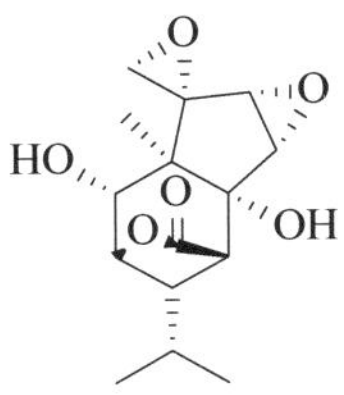

7 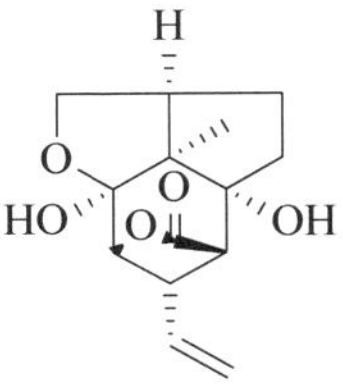　8 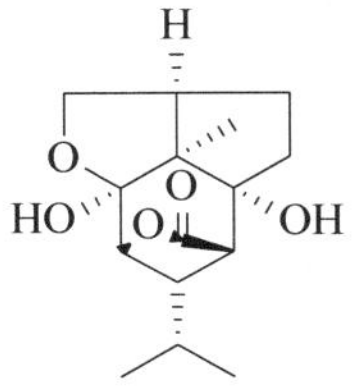　9 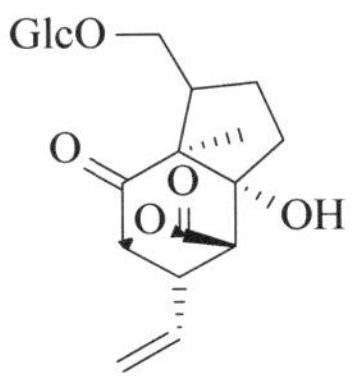　10

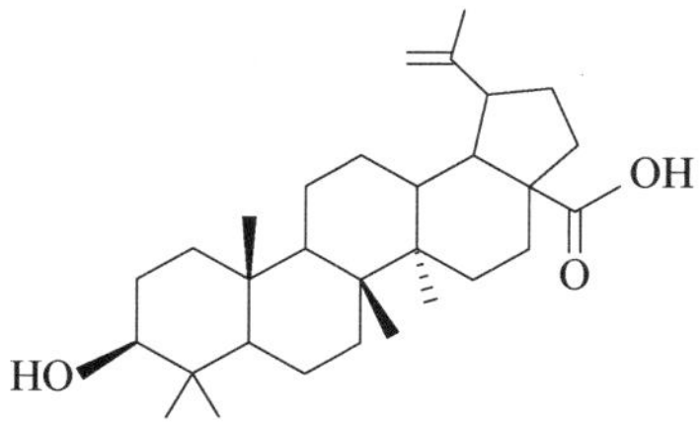

11

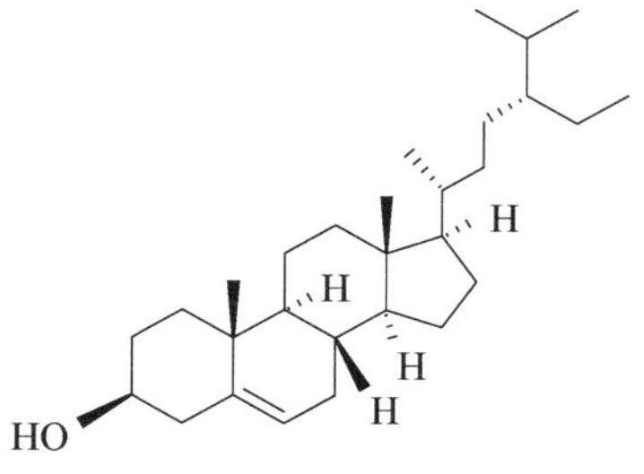

12

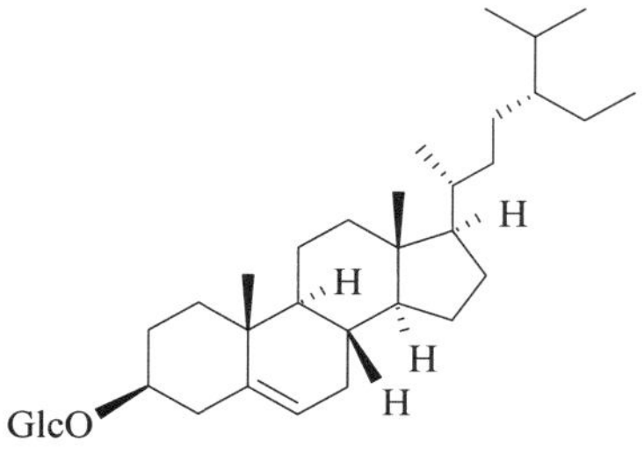

13

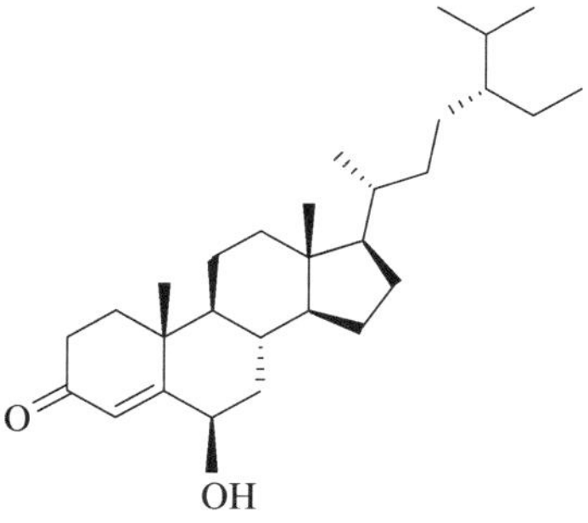

14

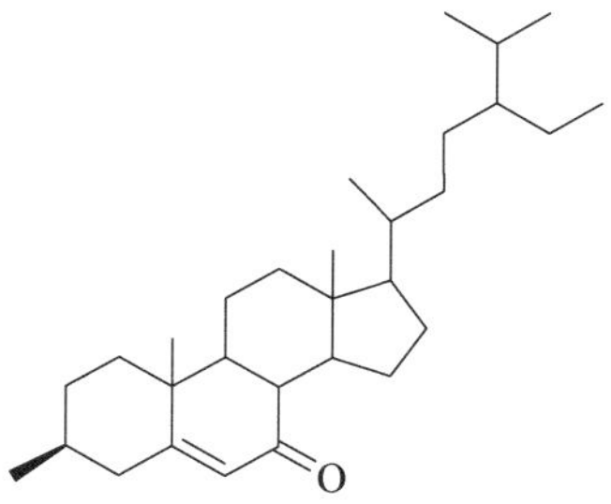

15

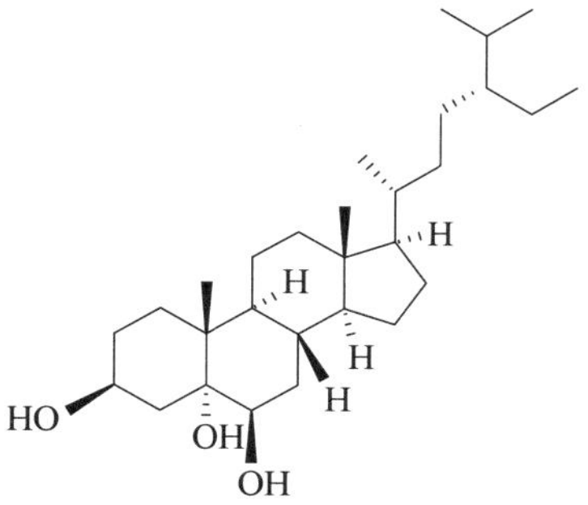

16

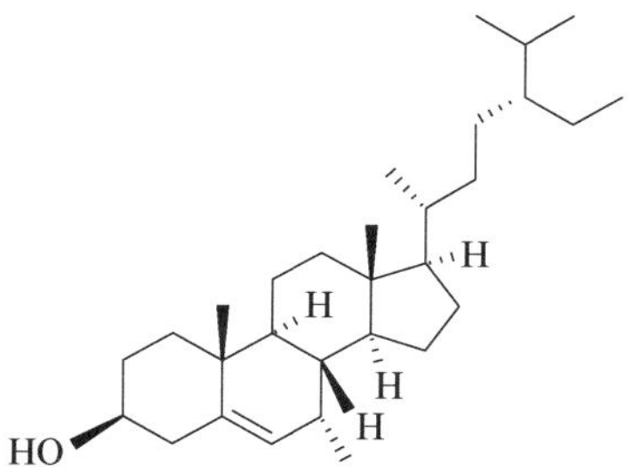

17

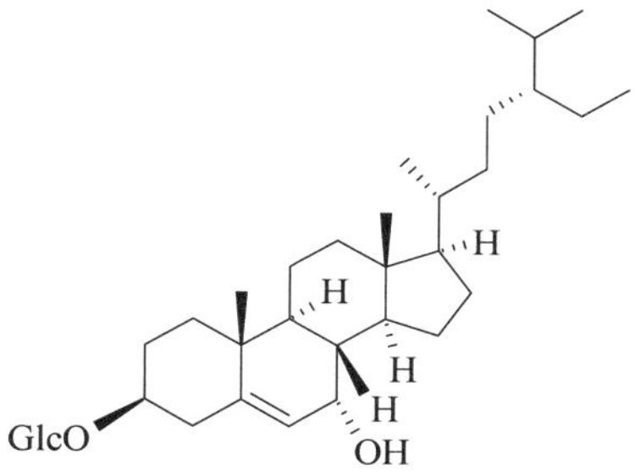

18

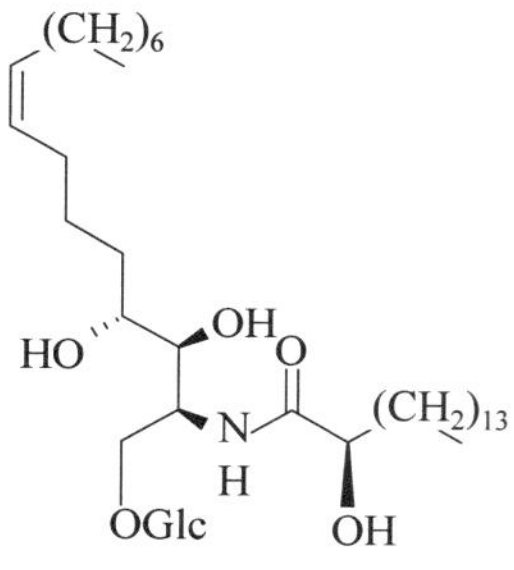

19

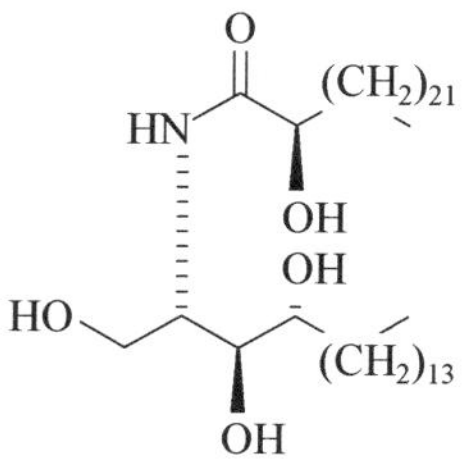

20

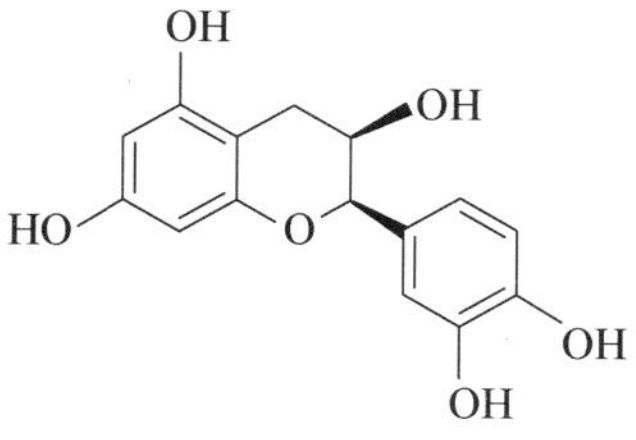

21

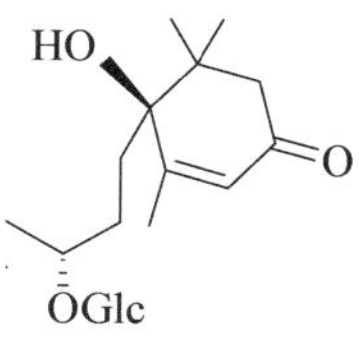

22

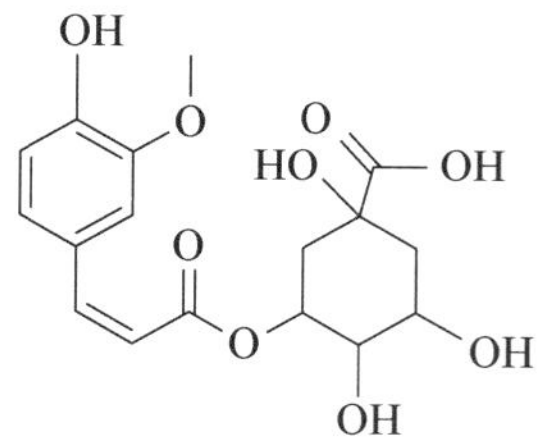

23

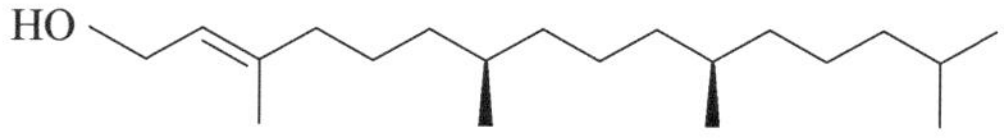

24

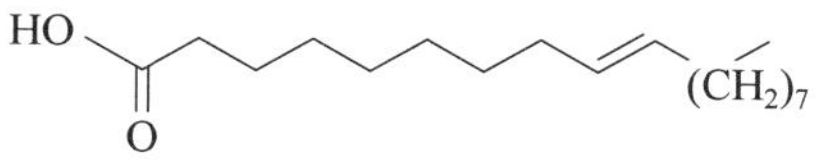

25

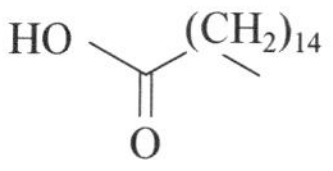

26

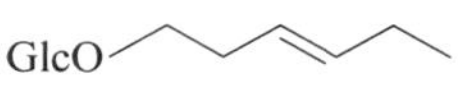

27 GlcO—CH₂...（化合物27结构图）

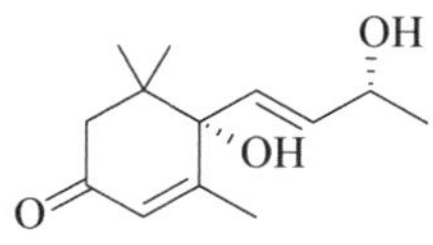

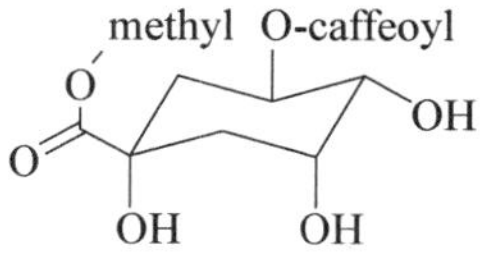

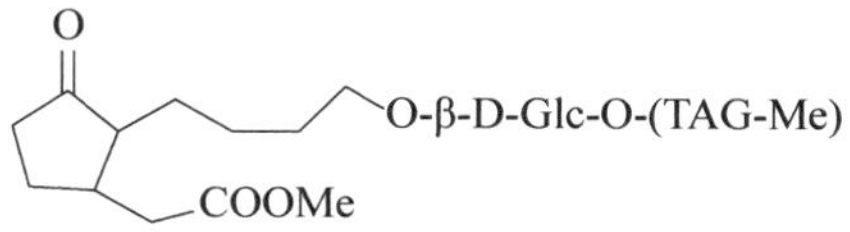

28

29 methyl O-caffeoyl

30 O-β-D-Glc-O-(TAG-Me) COOMe

三、 药理作用

（一）镇痛

Nesa M L 等[22]采用化学（醋酸诱导扭体和福尔马林试验）和物理（尾浸实验）方法对木奶果果肉和种子的甲醇提取物进行了镇痛活性筛选实验，以 10 g/L 浓度的布洛芬（ibuprofen）、吗啡（morphine）、双氯芬酸钠（diclofenac sodium）为标准对照，他们发现木奶果果浆和种子都是药理活性镇痛药，在使用的动物模型中可以同时治疗中枢和外周疼痛，有良好的镇痛作用。

（二）驱虫

Al-masud[20]报道木奶果叶片的体外驱虫活性，通过动物模型，他们研究发现木奶果叶丙酮提取物（100 g/L）具有明显的驱虫活性，与标准药物阿苯达唑（albendazole）（10 g/L）相当。木奶果叶的驱虫效果可能是由于其含有 β-谷甾醇（β-谷甾醇具有驱虫作用）[23]。

（三）抗氧化

抗氧化剂是一种由活性氧（ROS）诱发引起的具有预防作用的化合物，在防止氧化损伤方面发挥重要作用[24]。此前，研究者们已经使用不同的体外方法筛选木奶果不同部分的抗氧化潜力[25-30]，如 1,1-二苯基-2-吡啶肼（DPPH）自由基清除试验、一氧化氮清除活性试验、羟自由基清除活性试验、过氧亚硝酸盐清除活性试验、单线态氧清除活性试验、铁螯合活性试验，脂质过氧化活性试验、红细胞膜稳定活性试验、磷钼测定法和 2,2-联氮-3-乙基苯并噻唑啉-6-磺酸（ABTS）清除活性试验等。其中，DPPH 法被认为是最常见的用来评估木奶果的抗氧化活性方法。

为了全面评估木奶果不同部位和不同溶剂提取的抗氧化潜力，一些研究人员尝试检测不同溶剂和不同部位的抗氧化活性，同时以抗坏血酸、曲洛克斯、姜黄素、甘露醇、硫辛酸、乙二胺四乙酸（EDTA）等合成和天然抗氧化剂为标准，采用不同的体外方法，如 DPPH 自由基清除试验来探究木奶果不同部位的抗氧化活性。木奶果叶子的甲醇提取物和乙醇提取物具有抗氧化活性，IC_{50}/EC_{50} 分别为 23.0 mg/L 和 5.52 mg/L。木奶果种子的甲醇提取物和乙醇提取物也具有抗氧化活性，IC_{50}/EC_{50} 值分别为 373.13 mg/L 和 27.57 mg/L。由此可以看出，木奶果的甲醇提取物比乙醇提取物的抗氧化活性好。木奶果果实氯仿和石油醚提取物均具有抗氧化活性，它们的抑制率分别为 88.70% 和 83.40%。用甲醇、石油醚、氯仿、二氯甲烷和水对木奶果种子的溶剂提取，发现它们均有一定的抗氧化活性，IC_{50}/EC_{50} 值分别为 95.59 mg/L、44.23 mg/L、98.59 mg/L、44.51 mg/L 和 93.24 mg/L。并且，研究者还意外地发现木奶果的果酒、果汁、果皮、果泥均有一定的抗氧化活性。

（四）抗腹泻

为了研究分析木奶果抗腹泻的有效性和安全性，Nesa M L 等[22]对木奶果果肉和种子进行了蓖麻油诱发引起的体内抗腹泻活性评估，发现木奶果浆甲醇提取物（200 mg/kg）对排便的抑制率与阳性标准对照药物洛哌丁胺（loperamide）（3 mg/kg）相似，而种子甲醇提取物（＜200 mg/kg）则排便的抑制率具有更好的作用。

（五）抗菌

Pen Z H 等[16]从木奶果果浆中分离得到三个化合物，分别为 sapidolide A、picrotoximaesin 和 ramifloside，同时检测它们对球孢炭疽菌（colletotrichum gloeosporioide）的抗真菌活性。sapidolide A、picrotoximaesin 和 ramifloside 均对球孢炭疽菌（C. gloeosporioide）具有抗真菌活性，最低抑制浓度（MIC）分别为 12.50 mg/L、50.00 mg/L 和 12.50 mg/L，同时阳性对照药杀菌剂多菌灵（carbendazim）在 6.25 mg/L 的低浓度具有杀菌效果。Bordoloi 等[15]评估了从木奶果果实中分离的油酸和棕榈酸对病原菌梨果实黑斑病菌（Alternaria alternata）和极细链格孢菌（A. tenuissima）的抗真菌活性。油酸对梨果实黑斑病菌和极细链格孢菌均具有抗真菌活性，MIC 值均为 350 mg/L，而 IC_{50} 值分别为 197.75 mg/L 和 154.22 mg/L。棕榈酸对研究病原体的 MIC 值也为 350 mg/L，而对梨果实黑斑病菌和极细链格孢菌的 IC_{50} 值分别为 116.89 mg/L 和 168.22 mg/L。卡普坦被用作对照药，其 MIC 值分别为 100 mg/L 和 200 mg/L，IC_{50} 值分别为 21.27 mg/L 和 34.77 mg/L，对梨果实黑斑病菌和极细链格孢菌具有抑制作用。

Mandal[19]以灰黄霉素为阳性对照，研究了木奶果茎皮对五种真菌的抗菌作用。与灰黄霉素（griseofulvin）（13～18 mm）相比，木奶果茎皮对

假丝酵母（Candida arrizae）的抑制范围最高（10 mm），其次是米根霉（Rhizopus oryzae）（9 mm）、黑曲霉（Aspergillus niger）（6 mm）、白念珠菌（C. albicans）（7 mm）和酿酒酵母（Saccharomyces cerevisiae）（9 mm）。

Mann 等[31]进行了木奶果果实甲醇提取物对金黄色葡萄球菌、fexneri 志贺菌、枯草芽孢杆菌、表皮葡萄球菌、蜡样芽孢杆菌和大肠埃希菌 6 种微生物的抗菌效果进行了评价。数据显示果实甲醇提取物对受试微生物表现出不同程度的抗菌活性，MIC 值在 2.50～5.00 g/L，其中阳性对照药四环素（Tetracycline）的 MIC 值约为 6.00 mg/L。

Akter 等[20]采用纸片扩散法测定了木奶果种子甲醇提取物对革兰氏阳性菌和革兰氏阴性菌的抗菌活性。结果显示种子甲醇提取物对金黄色葡萄球菌、黄体八叠球菌和博氏志贺菌更有效，MIC 值为 3.20 g/L，对枯草杆菌、梭状芽孢杆菌、假单胞菌、大肠埃希菌和克雷白肺炎杆菌抑菌作用较弱，MIC 值为 6.30 g/L。

Mandal 等[20]采用纸片扩散法确定了木奶果茎皮对革兰氏阳性和革兰氏阴性细菌的抗菌活性。他们推断，400 mg/L 树皮对博氏志贺菌最有效，抑制区为 25 mm，其次是拟态弧菌（23 mm）、金黄色葡萄球菌（22 mm）、多黏菌芽孢杆菌（19 mm）、大肠埃希菌（18 mm）、巨芽孢杆菌（17 mm）、典型沙门菌（15 mm）、蜡样芽孢杆菌（14 mm）、克雷伯菌（8 mm）和黄体八叠球菌（7 mm）。

（六）细胞毒性

Ranjan S M 等[32]用 MTT 比色法检测了木奶果新鲜果汁的巨噬细胞细胞毒活性，并得出结论，木奶果新鲜果汁对巨噬细胞没有细胞毒活性。与阳性对照药硫酸长春新碱（vincristine sulfate）相比，木奶果果实、果肉、叶和茎具有中度细胞毒性，而种子和树皮具有较良好的细胞毒性[20,22]。

（七）消炎

Nesa 等[22]研究了木奶果茎、叶和果肉甲醇提取物在卡拉胶（carrageenan）诱发引起的啮齿动物足肿胀中的消炎活性。研究表明，卡拉胶的消炎效果被不同提取物拮抗，这些提取物的消炎效果与阳性对照药双氯芬酸（diclofenac）和布洛芬（ibuprofen）相当。Usha 等[33]研究了木奶果叶对细胞因子水平（IL－1β 和 TNF－α）的影响，发现木奶果叶可以降低因诱导而增加的细胞因子水平。推测迷迭香酸和 β－谷甾醇可能是木奶果叶具有消炎活性的原因[33-35]。

（八）神经中枢抑制

Nesa 等[22]测定了木奶果果浆和种子甲醇提取物的神经药理学活性，发现甲醇提取物可以降低中枢神经系统（CNS）运动的活性，实验结果与阳性药物地西泮（diazepam）（1 g/L）相当。

参 考 文 献

[1] 胡建香,肖春芬,郑玲丽.野生果树——木奶果[J].中国南方果树,2003,(4):49.
[2] 林书生,常春荣.木奶果种质繁殖技术及其影响因素[J].热带农业科学,2018,38(12):21－24.
[3] 罗培四,张洋.亚热带珍稀水果——木奶果[J].广西农学报,2020,35(2):80.
[4] 周亮,黄建平,黄自云.热带植物木奶果[J].园林,2012,(2):66－67.
[5] 中国科学院中国植物志编辑委员会.中国植物志[M].北京:科学出版社,1994,44(1):131－133.
[6] 罗浩城,黄剑坚,陈杰.野生木奶果的开发利用研究进展[J].热带林业,2017,45(4):50－52.
[7] 徐静,林强,梁振益,等.木奶果根、叶、果实中挥发油化学成分的对比研究[J].食品科学,2007,(11):439－442.
[8] 徐静,林强,梁振益,等.气相色谱-质谱法分析木奶果挥发油的化学成分[J].化学分析计量,2007,(3):42－43.
[9] 杨舜伊,袁纯红,陈业高.大戟属植物二萜化学成分和药理活性研究新进展[J].中国野生植物资源,2020,39(6):53－60.
[10] 詹济华,谭洋,张雨林,等.铁苋菜属植物化学成分及其药理活性研究进展[J].中南药学,2017,15(8):1092－1099.
[11] 赵云飞.巴豆属植物的化学成分、药理作用及临床应用概述[J].贵州畜牧兽医,2008,(4):18－20.
[12] Zahidin N S, Saidin S, Zulkifli R M, et al. A review of *Acalypha indica* L. (Euphorbiaceae) as traditional medicinal plant and its therapeutic potential [J]. Journal of Ethnopharmacology, 2017, 207: 146－173.
[13] Uddin M S, Hossain M S, Al Mamun A, et al. Phytochemical analysis and antioxidant profile of methanolic extract of seed, pulp and peel of *Baccaurea ramiflora* Lour [J]. Asian Pacific Journal of Tropical Medicine, 2018, 11(7): 443－450.
[14] 徐静,管华诗,林强.木奶果根中的新倍半萜内酯[J].中草药,2007,(10):1450－1452.
[15] Bordoloi M, Barua N C, Mohan S, et al. Sapidolide A: An unprecedented spherical carbocyclic lactone from Baccaurea *sapida* seed kernels: Is it a meroisoprenoid? [J]. Tetrahedron letters, 1996, 37(37): 6791－6792.
[16] Pan Z H, Ning D S, Huang S S, et al. A new picrotoxane sesquiterpene from the berries of *Baccaurea ramiflora* with antifungal activity against Colletotrichum gloeosporioides [J]. Natural Product Research, 2015, 29(14): 1323－1327.
[17] 宁德生,吴云飞,吕仕洪,等.木奶果茎叶的化学成分研究[J].广西植物,2014,34(2):160－162,166.
[18] Yang X W, He H P, Ma Y L, et al. Three new vanilloid derivatives from the stems of *Baccaurea ramiflora* [J]. Planta Medica, 2010, 76(1): 88－90.
[19] Yang X W, Wang J S, Ma Y L, et al. Bioactive phenols from the leaves of *Baccaurea ramiflora* [J]. Planta Medica, 2007, 73(13): 1415－1417.
[20] Goyal A K, Middha S K, Usha T. *Baccaurea ramiflora* Lour.: a comprehensive review from traditional usage to pharmacological evidence [J]. Advances in Traditional Medicine, 2022, 22(2): 231－249.
[21] Bordoloi M, Saikia S, Bordoloi P K, et al. Isolation, characterization and antifungal activity of very long chain alkane derivatives from *Cinnamomum obtusifolium*, *Elaeocarpus lanceifolius* and *Baccaurea sapida* [J]. Journal of Molecular Structure, 2017, 1142: 200－210.
[22] Nesa M, Karim S, Api K, et al. Screening of *Baccaurea ramiflora* (Lour.) extracts for cytotoxic, analgesic, anti-inflammatory, neuropharmacological and antidiarrheal activities [J]. BMC Complementary And Alternative Medicine, 2018, 18(1): 1－9.
[23] Villaseñor I M, Angelada J, Canlas A P, et al. Bioactivity studies on β-sitosterol and its glucoside [J]. Phytotherapy Research, 2002, 16(5): 417－421.
[24] Usha T, Pradhan S, Goyal A K, et al. Molecular simulation-based combinatorial modeling and antioxidant activities of Zingiberaceae family rhizomes [J]. Pharmacognosy Magazine, 2017, 13(3): S715－S722.
[25] 邓浩,张容鹄,梁振益,等.木奶果花色苷提取纯化及其抗氧化活性研究[J].食品研究与开发,2016,37(21):32－36.
[26] 郭馨昕,杨士花,毕晓菲,等.木奶果色素提取工艺优化及其体外抗氧化活性[J].食品科技,2019,44(9):235－242.

[27] 路信,罗银玲,王一帆,等.不同脱水速率对木奶果种子脱水敏感性及抗氧化酶活性的影响[J].云南植物研究,2010,32(4):361-366.

[28] 张容鹄.木奶果功能性成分分析与研究[Z].海口:海南省农业科学院农产品加工设计研究所,2016-06-17.

[29] 张容鹄,夏义杰,窦志浩,等.木奶果皮多酚提取工艺优化及其体外抗氧化活性研究[J].热带作物学报,2016,37(5):1009-1016.

[30] 郑晓燕,盛占武,谢学历,等.木奶果醇提物的抗氧化活性及其对Aβ25-35致PC12细胞损伤的神经保护作用[J].热带作物学报,2018,39(1):174-181.

[31] Mann S, Sharma A, Biswas S, et al. Identification and molecular docking analysis of active ingredients with medicinal properties from edible *Baccaurea sapida* [J]. Bioinformation, 2015,11(9):437-443.

[32] Saha M R, Dey P, Chaudhuri T K, et al. Assessment of haemolytic, cytotoxic and free radical scavenging activities of an underutilized fruit, *Baccaurea ramiflora* Lour. (Roxb.) Muell. Arg [J]. Indian Journal of Experimental Biology 2016, 54 (2):115-125.

[33] Usha T, Middha S K, Bhattacharya M, et al. Rosmarinic acid, a new polyphenol from *Baccaurea ramiflora* Lour. leaf: a probable compound for its anti-inflammatory activity [J]. Antioxidants, 2014,3(4):830-842.

[34] Gomes A, Saha A, Chatterjee I, et al. Viper and cobra venom neutralization by *β*-sitosterol and stigmasterol isolated from the root extract of *Pluchea indica* Less. (Asteraceae) [J]. Phytomedicine, 2007,14(9):637-643.

[35] 赵峰,罗家刚,熊如琴,等."消炎"中草药的化学成分[J].安徽农业科学,2014,42(22):7384-7385.

木　橘

木橘为芸香科木橘属植物木橘［*Aegle marmelos*（L.）Correa］的干燥未成熟果实[1]，俗名孟加拉苹果。

木橘树高 10 m 以内，树皮灰色，刺多，粗而硬，劲直，生于叶腋间，长的长达 3 cm，枝有长枝与短枝，长枝的节间较长，每节上有正常叶 1 片，其旁侧有刺 1 或 2 条，短枝的节间短，每节上着生 1 叶而无刺，叶片的大小差异较大，幼苗期叶为单叶，对生或近于对生，稍后期抽出叶为单小叶，生于茎干上部叶为指状 3 出叶，有时为 2 小叶，小叶阔卵形或长椭圆形，长 4～12 cm，宽 2～5 cm，中央一片较大，有长约 2 cm 的小叶柄，两侧的小叶无柄，叶缘有浅钝裂齿。单花或数花腋生，花芳香，有花梗；萼裂片 5 或 4，有短细毛；花瓣白色，5或 4 片，略呈肉质，有透明油点，长约 1 cm，雄蕊多达 50 枚，通常不同程度地合生成多束，花丝甚短，花药线状而长。果梗长 4～6 cm，与其着生的枝条约等粗，果纵径 10～12 cm，横径 6～8 cm。果皮淡绿黄色，平滑，干后硬木质，厚 3～4 mm，10～15 室，种子甚多，扁卵形，端尖，并有透明的黏胶质液，种皮有棉质毛，子叶大。果期 10 月（图 4）。

产于云南西双版纳。生于海拔 600～1 000 m略干燥的坡地林中，有栽种。印度、缅甸、老挝、越南、柬埔寨、泰国、马来西亚、印度尼西亚也有分布[2]。

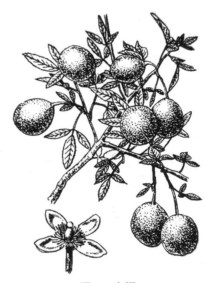

图 4　木橘
（引自《中华本草》）

一、化学成分

武尉杰[1]采用水蒸气蒸馏法提取挥发油，峰面积归一化法测定相对含量，气相色谱-质谱联用技术对木橘的挥发油成分进行了分析，发现主要成分为棕榈酸（40.04％），β-石竹烯（10.04％），油酸（7.83％），香叶烯 B（5.33％），α-荜草烯（3.53％），γ-姜黄烯（2.61％）和 α-桉叶烯（2.30％）等。化合物如表 10 所示。

表 10　木橘中挥发油类化合物

序号	化合物	含量(%)	序号	化合物	含量(%)
1	柠檬烯 limonene	0.76	18	香叶烯 B germacrene B	5.33
2	反式氧化芳樟醇 trans-linalool oxide	0.30	19	氧化石竹烯 caryophyllene oxide	0.83
3	α-古巴烯 α-copaene	0.46	20	榄香醇 elemol	0.91
4	芳樟醇 linalool	0.18	21	匙叶桉油烯醇 spatulenol	0.35
5	α-紫穗槐烯 α-amorphene	0.32	22	γ-桉叶醇 γ-eudesmol	0.65
6	β-榄香烯 β-elemene	1.67	23	β-桉叶油醇 β-eudesmol	1.77
7	β-石竹烯 β-caryophyllene	10.04	24	蛇床-6-烯-4-醇 selina-6-en-4-ol	0.95
8	γ-榄香烯 γ-elemene	1.17	25	别香橙烯 alloaromadendrene	1.24
9	反式-β-金合欢烯 trans-β-farnesene	0.81	26	反式松香芹烯 trans-longipinocarveol	0.98
10	α-葎草烯 α-humulene	3.53	27	月桂酸 dodecanoic acid	0.57
11	γ-姜黄烯 γ-curcumene	2.61	28	十四酸 tetradecanoic acid	1.19
12	香叶烯 D germacrene-D	1.23	29	十五酸 pentadecanoic acid	1.30
13	α-桉叶烯 α-selinene	2.30	30	14-顺式十五烯酸 14-pentadecenoic acid	0.66
14	δ-杜松烯 δ-cadinene	1.31	31	棕榈酸 hexadecanoic acid	40.04
15	α-姜黄烯 α-curcumene	0.74	32	十七烷酸 heptadecanoic acid	0.38
16	瓦伦烯 valencene	0.67	33	油酸 9-octadecenoic acid (Z)	7.83
17	反式茴香脑 trans-anethole	1.35			

据报道，A. marmelos 果肉不同还有生物碱、强心苷、萜类、皂苷、单宁、黄酮类和类固醇等化合物[3-5]。

二、药理作用

（一）降糖

Kamalakkannan N 等[6]发现木橘果实提取物能降低链脲霉素诱导的糖尿病大鼠模型血糖。它能促进胰岛 β 细胞的部分再生，从而促进胰岛素分泌。通过酵母细胞对葡萄糖的摄取衡量，与用格列本脲处理的动物相比，果实提取物处理的小鼠效果更好。Saha RK 等[7]通过体外试验证明了木橘凝集素提取物具有强大的抗糖尿病作用。Abdallah IZA 等[8]发现一种 IC_{50} 为 3.36 mg/L 的木橘果实凝集素提取物在增加酵母细胞对葡萄糖的摄取方面比常用药物二甲双胍的效率更高。

Arumugam S 等[9]研究发现木橘中的活性成分可以降低 STZ-糖尿病兔子模型的血糖水平。Kesari AN 等[10]研究表明，木橘提取物可以降低正常和严重糖尿病大鼠的血糖水平，并改善亚糖尿病和轻度糖尿病动物的葡萄糖耐量。Ahmad W[11]发现木橘的醇提取物对 α-淀粉酶和 α-糖苷酶有明显的抑制作用，IC_{50} 值分别为 46.21 mg/L 和 42.07 mg/L，木橘能显著降低因高葡萄糖而升高的 ROS 水平，并增强 HepG2 细胞的葡萄糖消耗（$p < 0.05$）。

（二）抗炎、解热

Arul V 等[12]研究试验了木橘提取物的潜在

抗炎活性,在卡拉胶诱导的足肿胀和棉球肉芽肿的小鼠模型中证明了明显的镇痛效果。木橘提取物处理后的小鼠舔舐肿胀部位的早期和晚期阶段频率减少,高热症缓解,说明提取物具有解热和镇痛活性。Kumari K 等[13]以大鼠炎症模型研究了木橘提取物的抗炎特性,在给药两小时后,抗炎作用在剂量为 200 mg/kg 时最为有效。Behera J 等[14]在一项针对白化病大鼠炎症性肠病研究中,发现未成熟木橘果实提取物具有剂量依赖性关系,木橘果实具有提高 SOD 水平和降低 MDA 水平以及防止肥大细胞脱颗粒的作用,说明木橘具有抗炎和稳定肥大细胞的特性。

(三)抗疟

Kamaraj C 等[15]对木橘甲醇提取物进行体外抗疟活性试验,结果发现对恶性疟原虫显示出活性,低细胞毒性,IC_{50} 为 7 g/L。Kettawan A 等[16]发现木橘在剂量 20 mg/kg 和 40 mg/kg 体重时可抑制寄生虫感染,显示出强大的抗疟特性。

(四)抗菌

Gheisari H R 等[17]对木橘果实的抗菌进行筛选,结果发现其对白念珠菌、黑曲霉、烟曲霉和金黄色葡萄球菌均有良好抑制活性,MIC 值分别为 19.5×10^3 g/L、39×10^3 g/L、625×10^3 g/L 和 1.25×10^3 g/L。Behera P 等[18]研究了木橘提取物对白念珠菌和黑曲霉的抑制作用,最小杀真菌浓度(MFC)为 2.5 g/L 和 5 g/L,并发现木橘提取液对真菌抑制作用强于对食物病原菌。Gavimath C 等[19]采用圆盘滤纸扩散法测定了不同木橘提取物对多重耐药菌株的抑菌活性,发现木橘醚提取物对普通链霉素有更强作用。Rejiniemon T 等[20]在木橘乙酸乙酯萃取物中,鉴定出醌类化合物,对革兰氏阳性菌和阴性菌均有较好抑菌活性。

(五)抗氧化

Gheisari H R 等[17]对木橘果实的抗氧化活性进行了研究,发现木橘果实样品对 DPPH 自由基具有清除活性,表明抗氧化能力强。

(六)抗生育活性

在木橘提取物中化合物 marmin 和 fagarine 含量高,有降低雄性生育的作用[21]。低剂量的木橘乙醇提取物对精子运动有一定的促进作用。也有报道称,增加提取物剂量浓度会降低精子活力,木橘生物碱对白化雄性大鼠的生育能力有显著的剂量依赖性[22]。木橘果提取物是男性避孕很好的选择,提取物具有完全抑制妊娠的作用,停止用药后又能迅速恢复生育能力[21]。Chauhan A 等[23]对雄性白化大鼠生殖系统分别接受三种不同剂量的木橘 50% 乙醇提取物:每只大鼠每天 100 mg/kg、200 mg/kg 和 300 mg/kg,持续给药 60 d,解剖发现所有重要的附属性器官在摄入提取物后都缩小了。经过处理的动物附睾尾产生的精子数量明显减少,运动活力也显著降低,当剂量为 300 mg/kg 时,雄性大鼠的繁殖力完全下降。

(七)抗溃疡

Sharma G N 等[24]以雷尼替丁为标准品(50 mg/kg),测试了木橘的甲醇提取物和水提取物对吲哚美辛诱导的溃疡、应激性溃疡和幽门结扎性溃疡大鼠模型的抗溃疡活性,木橘甲醇提取物在 200 mg/kg 和 400 mg/kg 剂量下对所有动物模型均有显著的溃疡保护作用($p < 0.01$)。在相同的剂量下,水提物也具有显著的溃疡愈合性能($p < 0.05$),幽门结扎性大鼠胃液量、游离酸和总酸显著减少,pH 升高。

Ramakrishna Y G 等[25]诱导大鼠胃溃疡模型,使胃液量、游离酸和总酸、产酸量、胃蛋白酶浓度等胃液分泌参数升高,后口服木橘甲醇提取物,25 mg/kg、50 mg/kg、100 mg/kg、250 mg/kg 和 500 mg/kg 可使胃溃疡降低 2.8%、52.4%、73%、93% 和 93.98%,木橘提取物处理后的大鼠显著抑制了溃疡大鼠胃分泌的升高($p < 0.05$),

并抑制了 HP-LPS 诱导后酶促性（超氧化物歧化酶、过氧化氢酶、谷胱甘肽过氧化物酶、谷胱甘肽还原酶和谷胱甘肽转移酶）和非酶促性抗氧化剂（还原性谷胱甘肽、维生素 C 和维生素 E）的降低，组织学分析结果与生化指标具有良好的相关性。

（八）抗病毒

Badam L 等[26]以利巴韦林作为对照抗病毒药物，研究木橘的不同部分对人类柯萨奇病毒 B1～B6 的体外抗病毒活性，结果发现木橘中的化合物 marmelide 对柯萨奇病毒 B1～B6 抑制活性是利巴韦林的 32 倍，具有良好的抗病毒活性。Balasubramanian G 等[27]的研究表明，以 150 mg/kg 动物体重为剂量，木橘提取物对虾的白斑综合征病毒有效。

三、 临床应用

木橘在南亚、东南亚药用历史悠久，在吠陀

文献中广泛描述了木橘用于治疗各种疾病，传统上用于治疗黄疸、便秘、慢性腹泻、痢疾、胃痛、发热、哮喘、炎症、发热性谵妄、急性支气管炎、蛇咬伤、腹部不适、酸性、烧灼感、癫痫、消化不良、麻风病、肌痛、天花、白癜风、眼疾、溃疡、精神疾病、恶心、溃疡、肿胀、口渴、甲状腺疾病、肿瘤、溃疡和上呼吸道感染[28]。

四、 毒理研究

Rakulini K 等[29]研究了木橘干果肉的毒理特性，对瑞士白化小鼠进行了急性口服毒性试验，试验剂量分别为 550 mg/kg 和 1 250 mg/kg，测试结果表明提取物在这些剂量下是无害的，在整个试验 14 d 的过程中，小鼠的行为和生理活动保持不变。

参 考 文 献

[1] 武尉杰，谭睿，卢琼，等. 藏药木橘挥发油化学成分气相色谱-质谱联用分析[J]. 中国药业，2013，22(17)：11 - 13.

[2] 中国科学院中国植物志编辑委员会. 中国植物志[M]. 北京：科学出版社，1997，43(2)：210 - 212.

[3] Venkatesan D, Karrunakarn C, Kumar S S, et al. Identification of phytochemical constituents of *Aegle marmelos* responsible for antimicrobial activity against selected pathogenic organisms [J]. Ethnobotanical Leaflets, 2009, 13：1362 - 1372.

[4] Sivaraj R, Balakrishnan A, Thenmozhi M, et al. Preliminary phytochemical analysis of *Aegle marmelos*, *Ruta graveolens*, *Opuntia dellini*, *Euphorbia royleana* and *Euphorbia antiquorum* [J]. International Journal of Pharmaceutical Sciences and Research, 2011, 2(1)：132 - 136.

[5] Rajan S, Gokila M, Jency P, et al. Antioxidant and phytochemical properties of *Aegle marmelos* fruit pulp [J]. International Journal of Current Pharmaceutical Research, 2011, 3(2)：65 - 70.

[6] Kamalakkannan N, Prince P S M. The effect of *Aegle marmelos* fruit extract in streptozotocin diabetes: a histopathological study [J]. Journal of Herbal Pharmacotherapy, 2005, 5(3)：87 - 96.

[7] Saha R K, Nesa A, Nahar K, et al. Anti-diabetic activities of the fruit *Aegle mamelos* [J]. Journal of Molecular Biomarker & Diagnosis, 2016, 7(2)：1 - 5.

[8] Abdallah I Z, Salem I, El-Salam A, et al. Evaluation of antidiabetic and antioxidant activity of *Aegle marmelos* L. *Correa* fruit extract in diabetic rats [J]. The Egyptian Journal of Hospital Medicine, 2017, 67(2)：731 - 741.

[9] Arumugam S, Kavimani S, Kadalmani B, et al. Antidiabetic activity of leaf and callus extracts of *Aegle marmelos* in rabbit [J]. Science Asia, 2008, 34(3)：317 - 321.

[10] Kesari A N, Gupta R K, Singh S K, et al. Hypoglycemic and antihyperglycemic activity of *Aegle marmelos* seed extract in normal and diabetic rats [J]. Journal of Ethnopharmacology, 2006, 107(3)：374 - 379.

[11] Ahmad W, Amir M, Ahmad A, et al. *Aegle marmelos* leaf extract phytochemical analysis, cytotoxicity, in vitro antioxidant and antidiabetic activities [J]. Plants, 2021, 10(12)：2573.

[12] Arul V, Miyazaki S, Dhananjayan R. Studies on the anti-inflammatory, antipyretic and analgesic properties of the leaves of

Aegle marmelos Corr [J]. Journal of Ethnopharmacology, 2005, 96(1 - 2):159 - 163.

[13] Kumari K, Weerakoon T, Handunnetti S, et al. Anti-inflammatory activity of dried flower extracts of *Aegle marmelos* in Wistar rats [J]. Journal of Ethnopharmacology, 2014, 151(3):1202 - 1208.

[14] Behera J P, Mohanty B, Ramani Y R, et al. Effect of aqueous extract of *Aegle marmelos* unripe fruit on inflammatory bowel disease [J]. Indian Journal of Pharmacology, 2012, 44(5):614 - 618.

[15] Gupta Ak T N. Reviews on Indian medicinal plants. [M]. New Delhi, India: Indian Council of Medical Research, 2004.

[16] Kettawan A, Wongsansri K, Chompoopong S, et al. Antioxidant and antiplasmodial activities of *Curcuma longa* and *aegle marmelos* on malaria infeced mice (in vitro and in vivo) [J]. Portal Regional Da Bvs, 2012.

[17] Gheisari H R, Amiri F, Zolghadri Y. Antioxidant and antimicrobial activity of Iranian Bael (*Aegle marmelos*) fruit against some food pathogens [J]. International Journal of Current Pharmaceutical Review and Research, 2011, 3(3):85 - 88.

[18] Behera P, Raj V, Basavaraju R. phytochemical and antimicrobial activity of fruit pulp of *Aegle marmelos* [J]. Journal of Chemical and Pharmaceutical Research, 2014, 6(8):319 - 326.

[19] Gavimath C, Ramachandra Y, Rai S P, et al. Antibacterial activity of *Aegle marmelos* Correa leaves extract [J]. Asian Journal of Biological Sciences, 2008, 3(2):333 - 336.

[20] Rejiniemon T S, Arasu M V, Duraipandiyan V, et al. In-vitro antimicrobial, antibiofilm, cytotoxic, antifeedant and larvicidal properties of novel quinone isolated from *Aegle marmelos* (Linn.) *Correa* [J]. Annals of Clinical Microbiology And Antimicrobials, 2014, 13:1 - 9.

[21] Srivastava A K, Singh V K. Anti-fertility role of *Aegle Marmelos* (Bael) [J]. Journal of Applied Health Sciences and Medicine, 2022, 2:21 - 25.

[22] Kumar B S, Rao K M, Madhusudhan K, et al. Isolation and evaluation of antifertility activity of total alkaloids from leaves of *aegle marmelos* in male albino rats (rattus norvegicus) [J]. Portal Regional Da Bvs, 2011.

[23] Chauhan A, Agarwal M, Kushwaha S, et al. Suppression of fertility in male albino rats following the administration of 50% ethanolic extract of *Aegle marmelos* [J]. Contraception, 2007, 76(6):474 - 481.

[24] Sharma G N, Dubey S K, Sati N, et al. Ulcer healing potential of *Aegle marmelos* fruit seed [J]. Asian Journal of Pharmacy & Life Science, 2011, 1(2):172 - 178.

[25] Ramakrishna Y G, Savithri K, Kist M, et al. *Aegle marmelos* fruit extract attenuates Helicobacter pylori Lipopolysaccharide induced oxidative stress in Sprague Dawley rats [J]. BMC Complementary and Alternative Medicine, 2015, 15(1):1 - 10.

[26] Badam L, Bedekar S, Sonavane K B, et al. In vitro antiviral activity of bael (*Aegle marmelos* Corr) upon human coxsackieviruses B1 - B6 [J]. The Journal of Communicable Diseases, 2002, 34(2):88 - 99.

[27] Balasubramanian G, Sarathi M, Kumar S R, et al. Screening the antiviral activity of Indian medicinal plants against white spot syndrome virus in shrimp [J]. Aquaculture, 2007, 263(1 - 4):15 - 19.

[28] Sekar D K, Kumar G, Karthik L, et al. A review on pharmacological and phytochemical properties of *Aegle marmelos* (L.) *Corr*. Serr. (Rutaceae) [J]. Asian Journal of Plant Science and Research, 2011, 1(2):8 - 17.

[29] Rakulini R, Sounthararajan K. A review of anti-diarrheal activity of *Aegle marmelos* [J]. Journal of Complementary and Alternative Medical Research, 2019, 7(2):1 - 10.

五月茶

五月茶为大戟科五月茶属植物五月茶[Antidesma bunius(L.)Spreng]的根、茎、叶，又名五味叶、酸味树、五味菜[1,2]。

五月茶为乔木，高达10 m；小枝有明显皮孔；除叶背中脉、叶柄、花萼两面和退化雌蕊被短柔毛或柔毛外，其余均无毛。叶片纸质，长椭圆形、倒卵形或长倒卵形，长8～23 cm，宽3～10 cm，顶端急尖至圆，有短尖头，基部宽楔形或楔形，叶面深绿色，常有光泽，叶背绿色；侧脉每边7～11条，在叶面扁平，干后凸起，在叶背稍凸起；叶柄长3～10 mm；托叶线形，早落。雄花序为顶生的穗状花序，长6～17 cm；雄花：花萼杯状，顶端3～4分裂，裂片卵状三角形；雄蕊3～4，长2.5 mm，着生于花盘内面；花盘杯状，全缘或不规则分裂；退化雌蕊棒状；雌花序为顶生的总状花序，长5～18 cm，雌花：花萼和花盘与雄花的相同；雌蕊稍长于萼片，子房宽卵圆形，花柱顶生，柱头短而宽，顶端微凹缺。核果近球形或椭圆形，长8～10 mm，直径8 mm，成熟时红色；果梗长约4 mm。花期3～5月，果期6～11月[1]。

产于江西、福建、湖南、广东、海南、广西、贵州、云南和西藏等省区，生于海拔200～1 500 m山地疏林中。广布于亚洲热带地区直至澳大利亚昆士兰。

一、化学成分

（一）挥发油类

周丹等[3]用蒸馏萃取法（HD）提取了山地五月茶的挥发油，利用GC‑MS联用技术对其化学成分进行了分离鉴定，用面积归一化法计算出各组分的相对含量，共鉴定出16个化合物。山地五月茶挥发油的主要成分为十六烷酸、(E)‑9‑十八烯酸和亚油酸，其相对含量分别为34.73％、13.26％和10.73％。化合物如表11所示。

表11　山地五月茶中的挥发油类化合物

序号	化合物	相对含量(%)
1	6,10,14‑三甲基‑2‑十五烷酮	5.37
2	十二烷酸	3.43
3	4,4,6‑三甲基‑2‑环己烯‑1‑醇	1.84
4	叶绿醇	1.37
5	十四烷酸	5.17
6	邻苯二甲酸二丁酯	6.74
7	十五烷酸	3.54
8	14‑十五烯酸	1.23

（续表）

序号	化合物	相对含量(%)
9	十六烷酸	34.73
10	Z-11-十六烯酸	3.73
11	己酸-(E)-2-己烯酯	2.13
12	十七烷酸	1.13
13	十八烷酸	2.37
14	(E)-9-十八烯酸	13.26
15	亚油酸	10.73
16	(Z,Z,Z)-9,12,15-十八碳三烯酸-1-醇	2.78

（二）萜类化合物

五月茶属植物中目前分离得到的单萜多为甲基环己烯型单萜及其苷类化合物。Buske A 等[4]最早从 A. membranaceum 中分离出 4 个该类型的苷类化合物，分别是：blumenyl C β-D-glucopyranoside（**1**）、3-oxo-α-ionyl β-D-glucopyranoside（**2**）、blumenyl B β-D-glucopyranoside（**3**）、blumenyl A β-D-glucopyranoside（**4**）。Ayumi Iha 等[5]从日本五月茶中分离出 1 个新颖苷类化合物，命名为 α-L-arabinofuranosyl-(1→6)-β-D-glucopyranosides of（6R,9R）-megastigma-4,7-dien-9-ol-3-one（**5**），同时还分离出 foliasalacioside B₂（**6**）和 roseoside（**7**）。

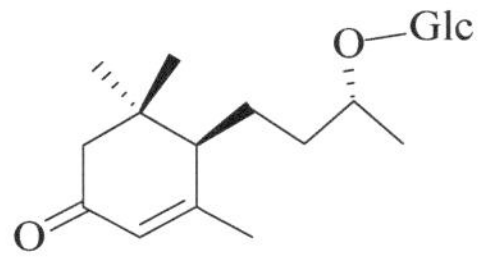

1 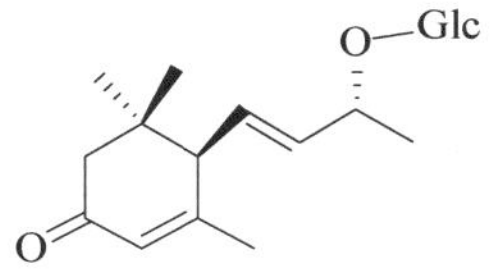 2 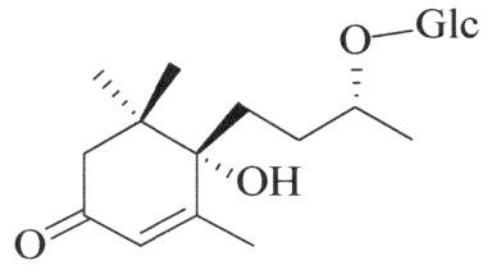 3 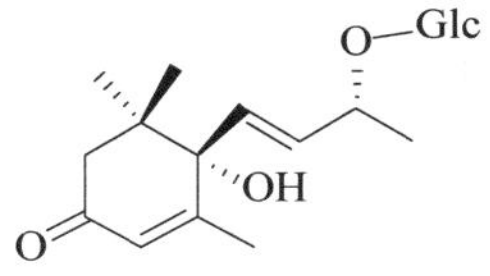 4

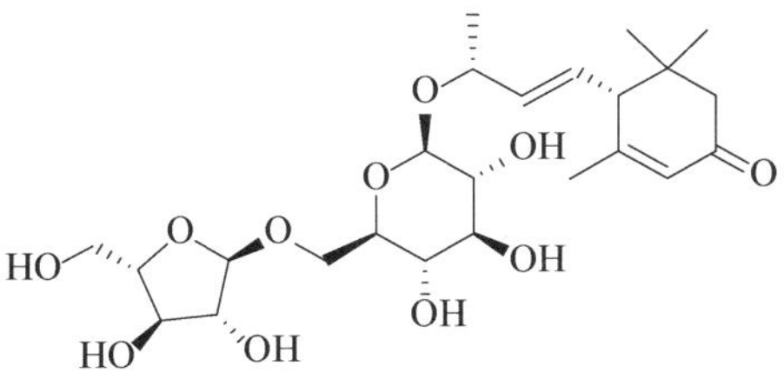

5 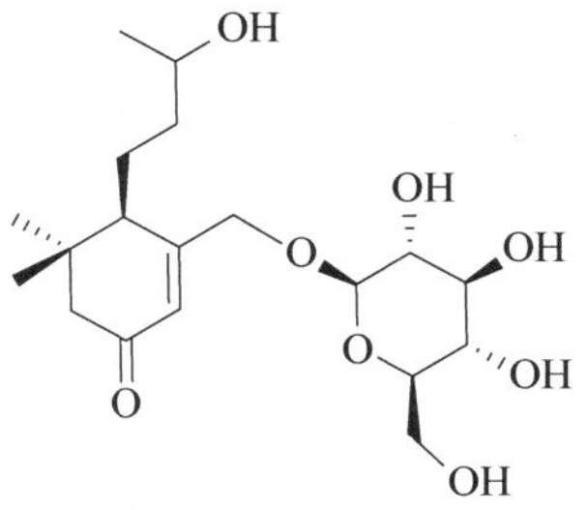 6 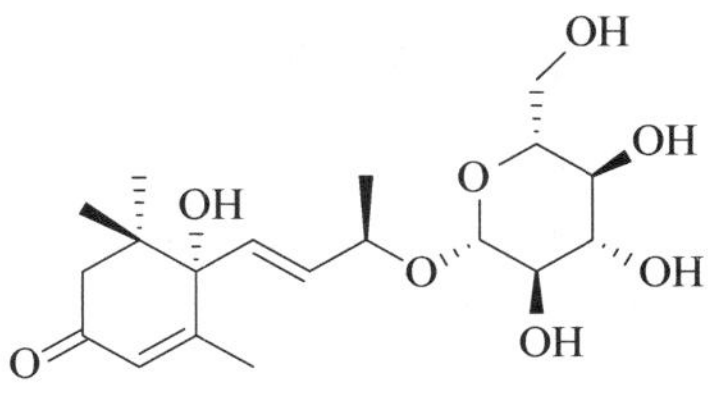 7

五月茶属植物的茎皮中富含三萜类化合物，多为五环三萜类化合物，如乌苏烷型、齐墩果烷型、羽扇豆烷型等。Rizvi S H 等[6]从 A. menasu 地上部位的石油醚萃取物中分离得到一种新的三萜五月茶醇（antidesmanol，**8**）、木栓酮（friedelin，**9**）、海棠果醇（canophyllal，**10**）、海棠果醛（canophyllol，**11**）。药理研究显示木栓酮具有极强的利尿活性。Kikuchi H 等[7]从 A. pentandrum 中分离得到一个新的三萜烯类化合物，命名为 lupeolactone（**12**）。Djouossi M G 等[8,9]从 A. chevalieri Beille 中分离得到木栓酮、桦木酸（betulinic acid，**13**）以及 friedelan-3β-ol（**14**），此外还从 A. laciniatum 中分离得到桦木酸、木栓酮、30-oxobetulinic acid（**15**）和 30-hydroxybetulinic acid（**16**）等。

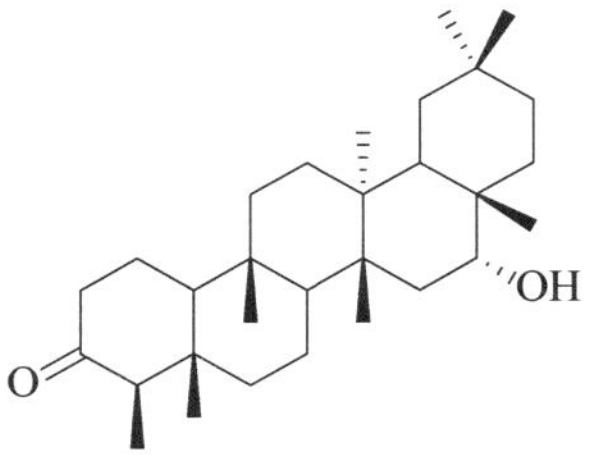

8

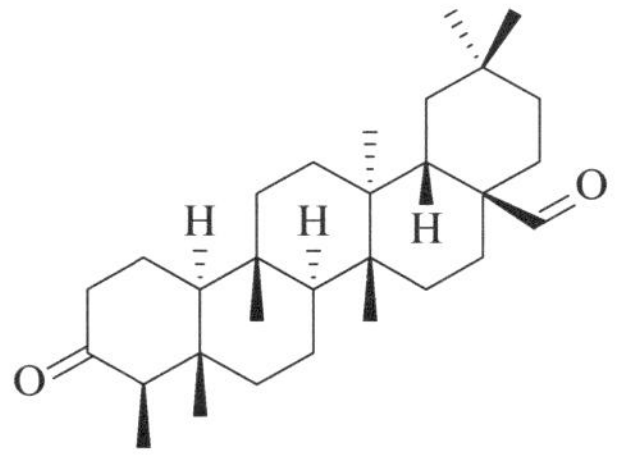

9

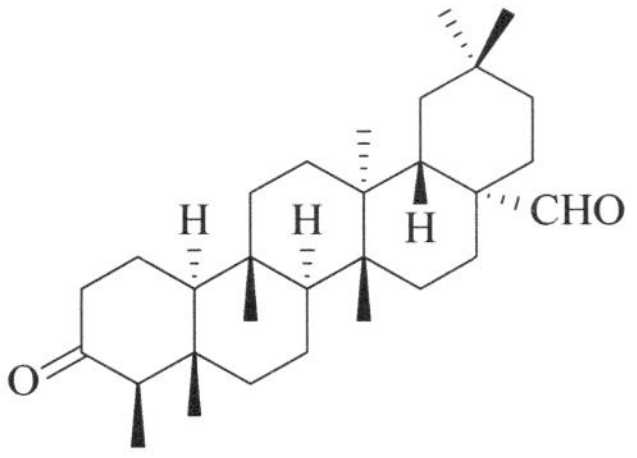

10

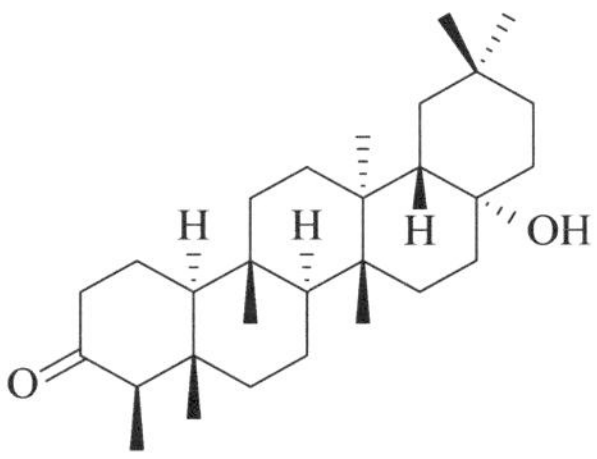

11

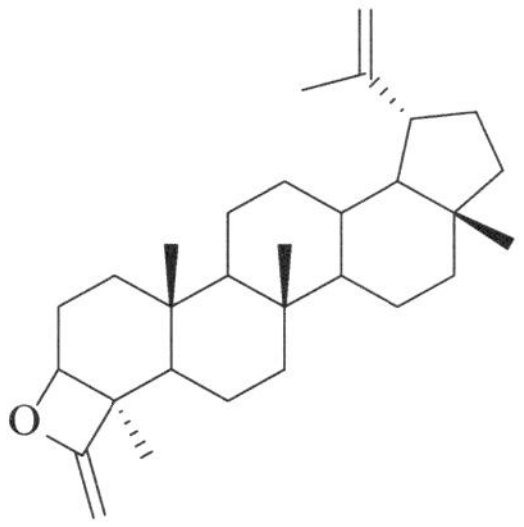

12

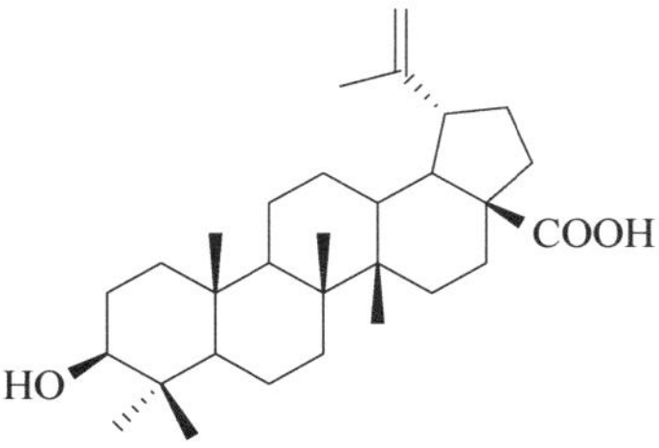

13

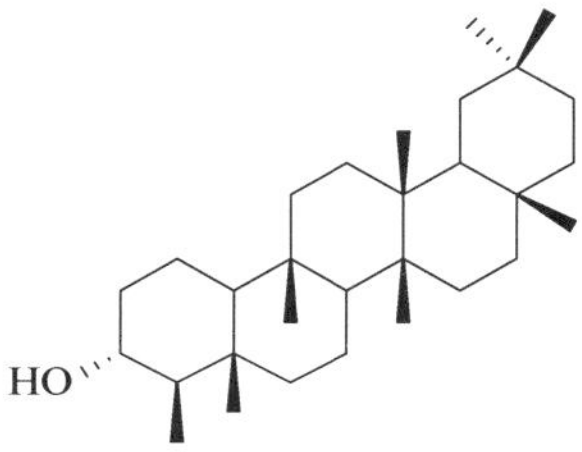

14

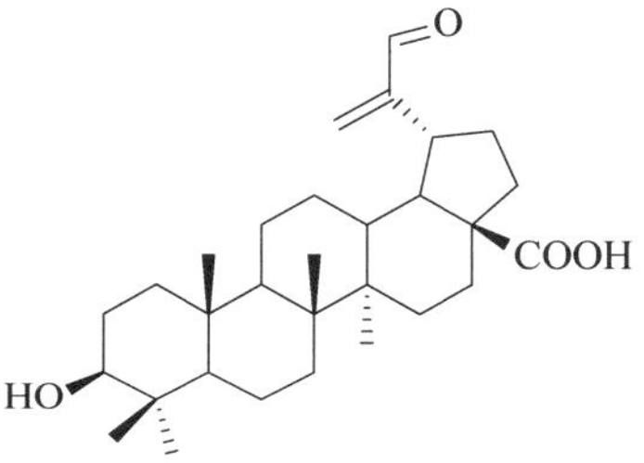

15

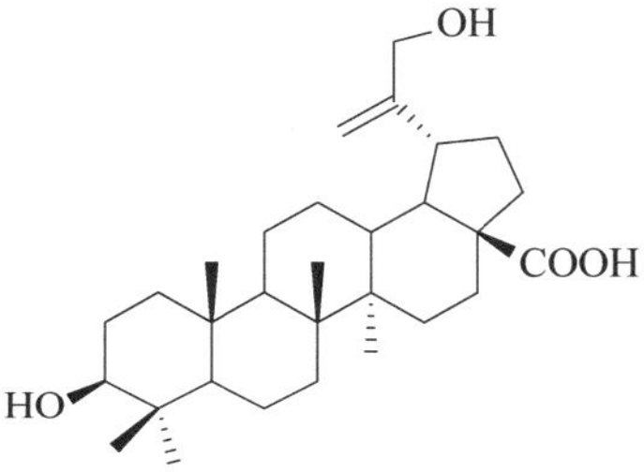

16

（三）木脂素类

五月茶属植物多见简单木质素及双环氧木脂素等骨架类型。Buske A 等[4,10]从 *A. membranaceum* 中分离得到一种较为常见的双环氧木脂素左旋丁香树脂醇（—）-Syringaresinol（**17**），以及 3 个已知的木脂素苷 lyoniresin-4-yl-β-D-glucopyranoside（**18**），4′-O-methyllyoniresin-4-yl-β-D-glucopyranoside（**19**），secoisolariciresin-4-yl-β-D-glucopyranoside（**20**）。Iha A 等[5]从 *A. japonicum* 中也分离到 1 个双环氧木脂素 2,6-dimethoxy-p-hydroquinone-1-O-β-D-glucopyranoside（**21**）。值得注意的是，陈昱璋等[11]对 *A. pentandrum* 进行化学成分研究发现了 4 个香豆素并木脂素类型的杂木脂素，命名为 antidesmanin A-D（**22~25**）。

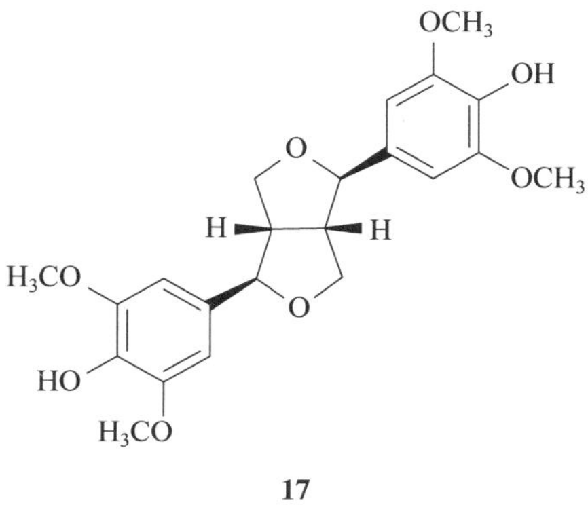

17

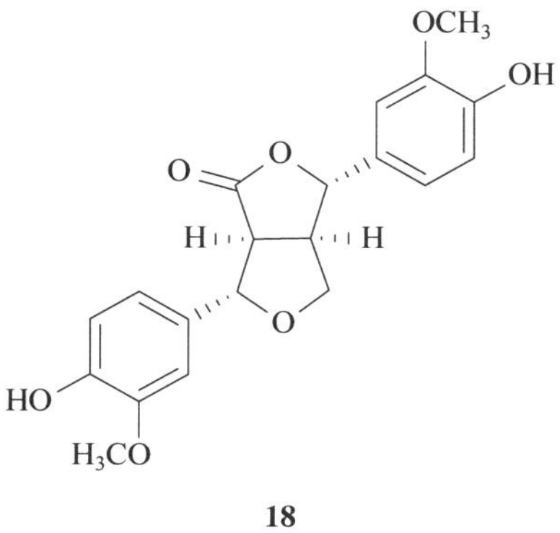

18

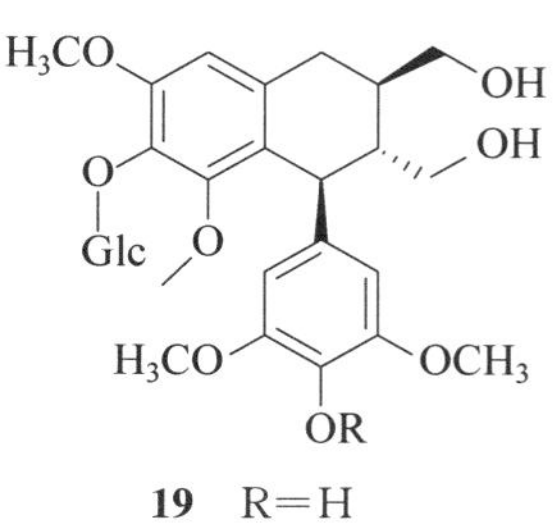

19 R=H
20 R=CH₃

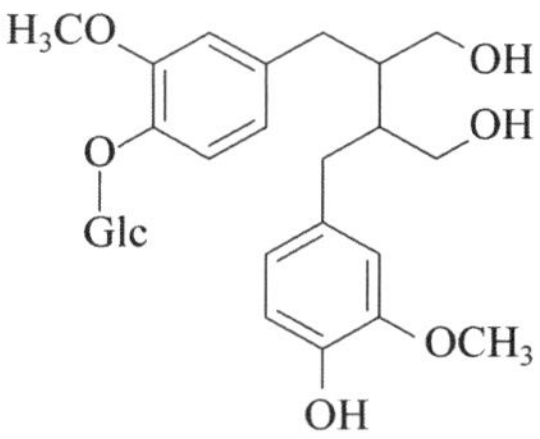

21

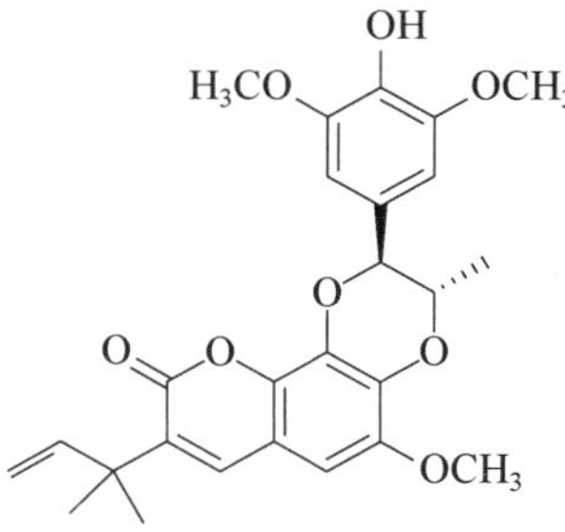

22

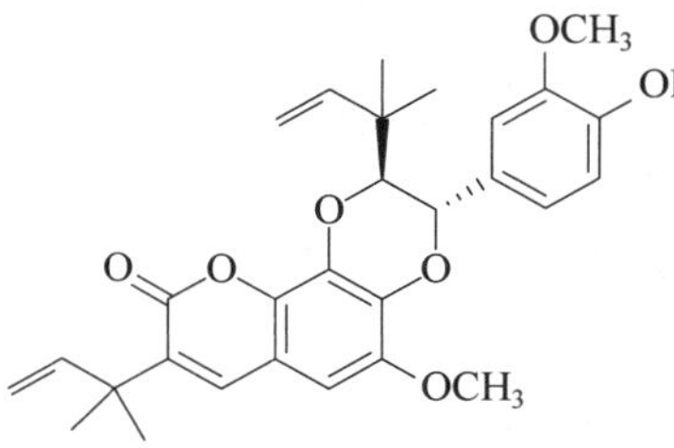

23

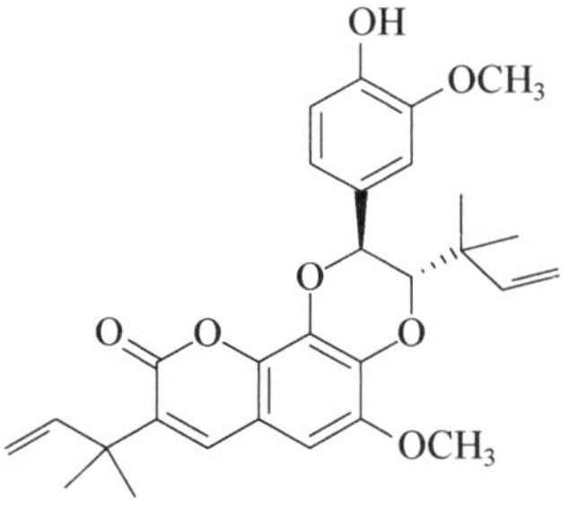

24

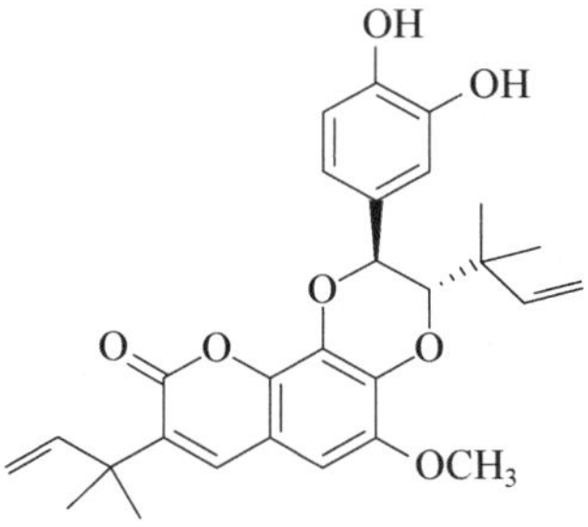

25

（四）黄酮类

本属植物尤其是果实中富含大量黄酮类化合物，Tchinda A T 等[12]报道从 *A. laciniatum* 得到一个双黄酮类化合物 amentoflavone（**26**）。Djouossi M G 等[8,9]于 2014 年亦报道在该植物

A. laciniatum 中分离得到两个黄酮苷类化合物，分别是 kaempferol 3-*O*-β-D-glucopyranoside（**27**）、genistein 7-*O*-β-D-glucopyranosid（**28**）。同年其在同属植物 *A. chevalieri Beille* 中发现一个新的黄酮化合物，命名为 chevalierinoside A（**29**）。

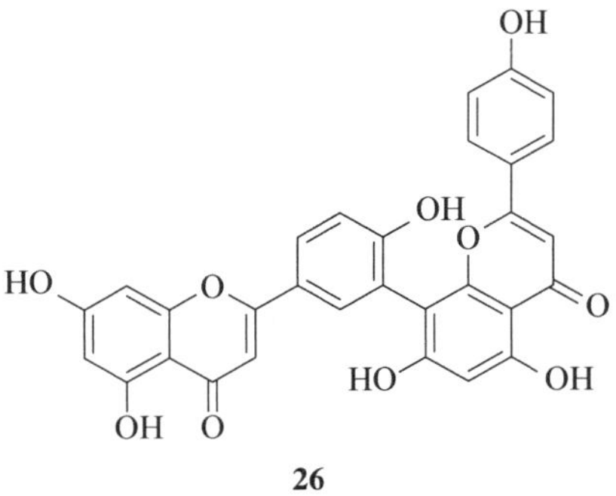

26

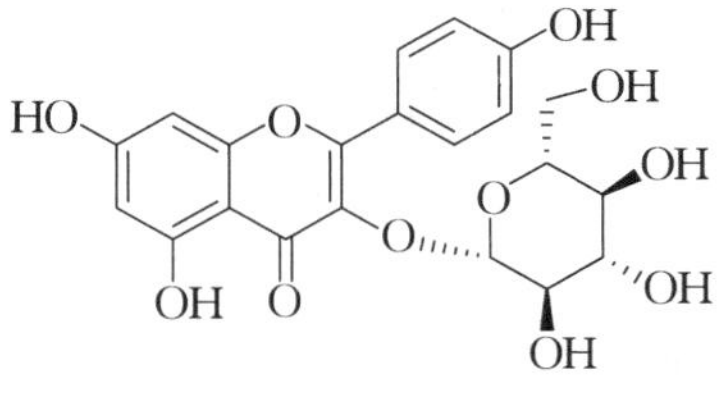

27

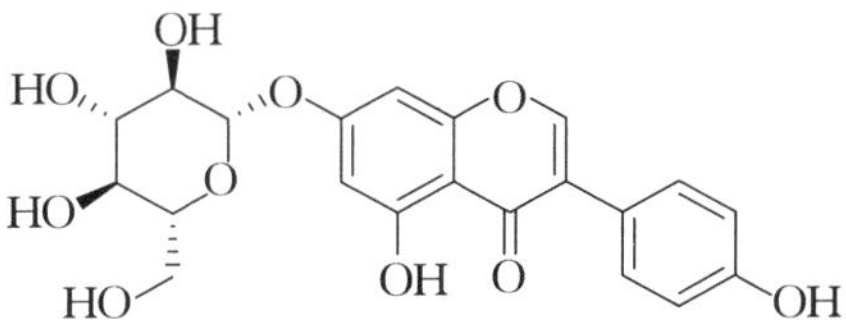

28

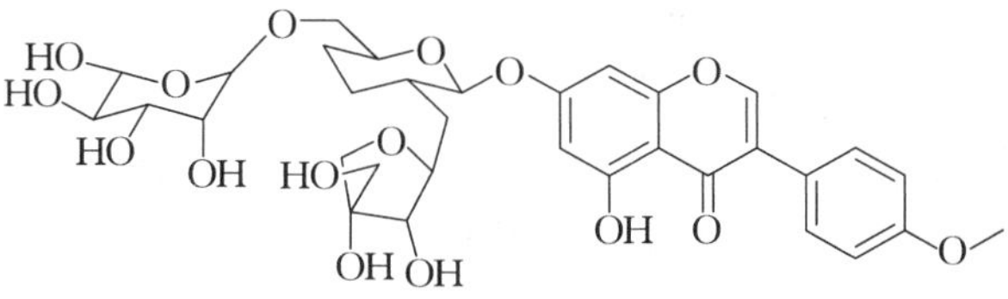

29

（五）生物碱类

五月茶属目前报道的环肽生物碱为鼠李科环肽Ⅰa1类型具14元环的对柄型生物碱。本属仅 A. montana 有报道在其茎叶中发现 2-dimethylamino-3-phenyl-N-[3-(1-methylethyl)-7-(2-methylpropyl)-5,8-dioxo-2-oxa-6,9-diazobicyclo[ω.2.2]hexadeca-10,12,14,15-tetraene-4-yl]propenamide（30）和 2-dimethylamino-3-phenyl-N-[3-(1-methylethyl)-7-(2-methylpropyl)-5,8-dioxo-2-oxa-6,9-diazobicyclo[ω.2.2]hexadeca-12,14,15-triene-4-yl]propenamide（31）两个环肽类化合物,其结构中的氨基酸及其残基的构型均为 L[13]。

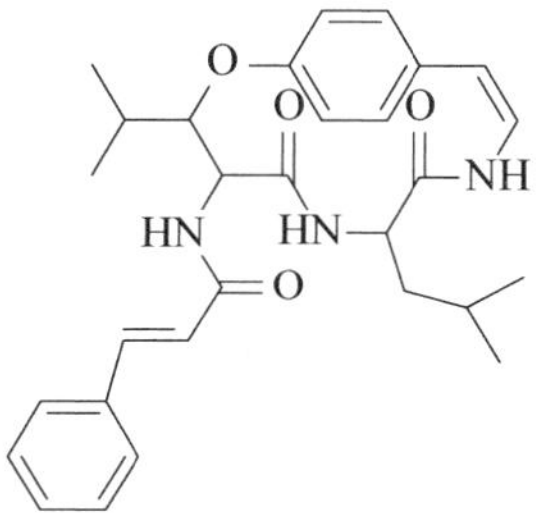

30 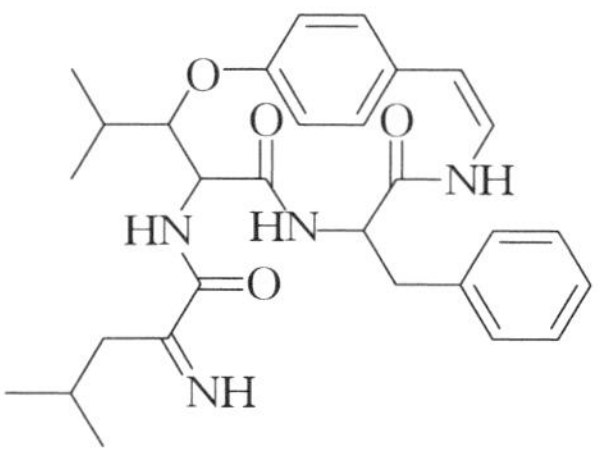　　**31**

Buske A 等[14,15]在1999年首次报道发现 A. membranaceum 中发现一种新颖的 tetrahydroisoquinoline 类型生物碱,但在2000年其依据化合物生源途径推导并结合二维 HMBC、NOE 相关以及 GC－MS 予以修正,认为该化合物其实是一种新颖的喹啉类生物碱,而并非异喹啉类型衍生物,确定其结构并重新命名为（S）-4,8-dioxo-3-methoxy-2-methyl-5-n-octyl-1,4,5,6,7,8-hexahydroquinoline（32）。此外还报道了2个已知生物碱 4-O-Methylantidesmone（33）和 N-methyl-antidesmone（34）。Alexander Buske 等[4]在2001年发现 A. membranaceum 也含有该类型生物碱 antidesmone（35）,和2个新喹啉生物碱糖苷（17R, S）-17-(β-D-glucopyranosyloxy)-antidesmone（36）、（17R,S）-8-deoxo-17-(β-D-gluco-

pyranosyloxy)-antidesmone（37）。Buske A 等[16]采集了 A. neurocarpum Miq.、A. ghaesembilla Gaertn.、A. velutinosum Blume 等13种五月茶属植物的根、茎、叶,分别对其运用 LC-MS/MS（SRM）分析,发现本属植物多数含有 17,18-bis-nor-antidesmone（38）、18-nor-antidesmone（39）、antidesmone（40）、8-dihydroantidesmone（41）和 8-deoxoantidesmone 这5种生物碱。

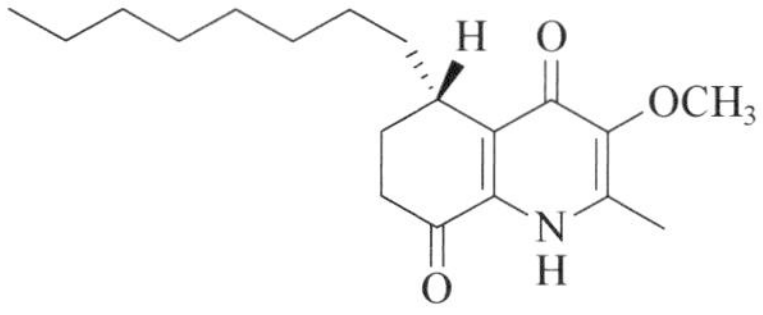

32

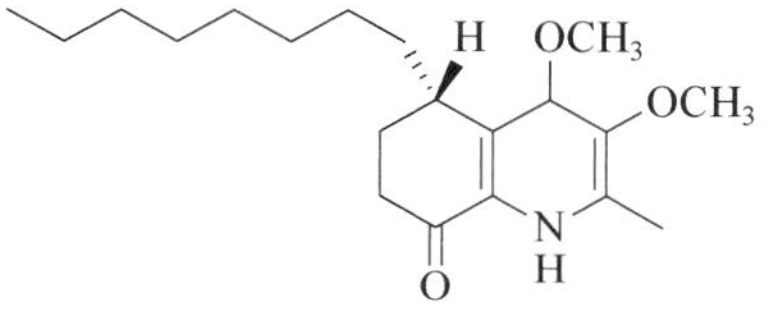

33

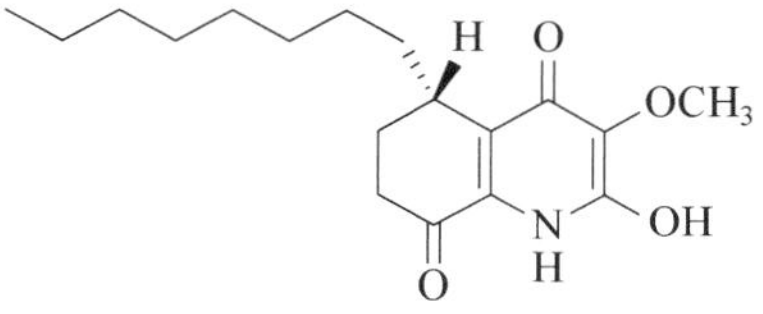

34

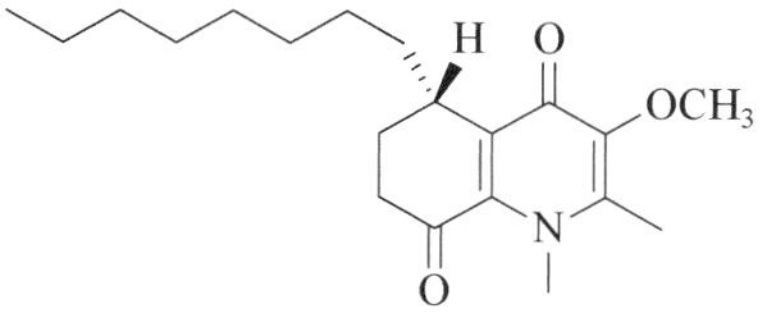

35

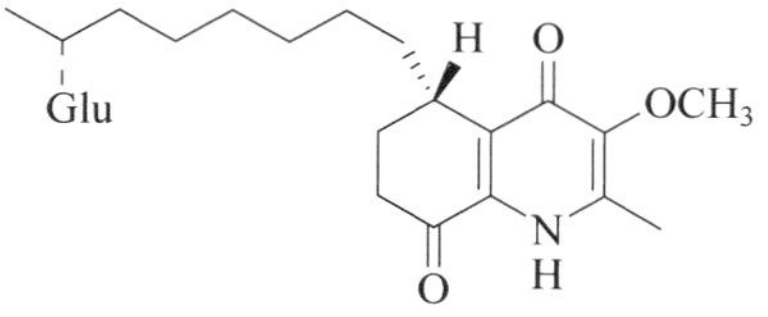

36

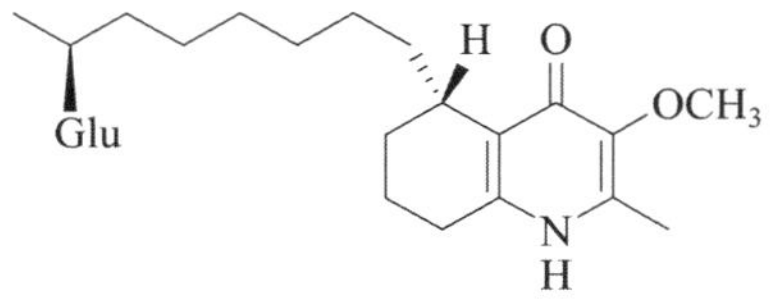

37

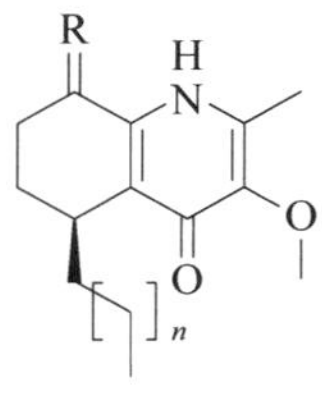

38 R＝O n＝4
39 R＝O n＝5
40 R＝H n＝6
41 R＝H n＝6

Elya B 等[17]从 *A. cuspidatum* M. A. 的茎皮中分离得到 2 个较为奇特的联苄苯环内侧与含氮脂肪链结合的生物碱 cuspidatin 和 cuspidatinol。

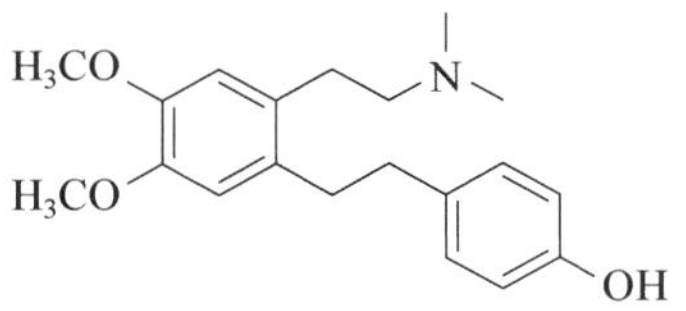

cuspidatin

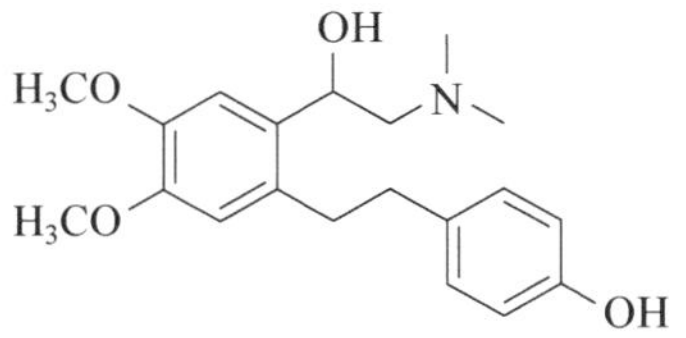

cuspidatinol

（六）其他

五月茶属植物还有香豆素类、色原酮类和酰胺类化合物[18]。

二、药理作用

（一）抗肿瘤

马伏宁等[19]用 CCK－8 法检测山地五月茶（*Antidesma montanum*）果和叶的乙醇提取物对 MDA－MB－231 乳腺癌细胞增殖的抑制活性。结果表明,山地五月茶果和叶的乙醇提取物作用 72 h 对细胞的半数抑制浓度（IC_{50}）分别为 483 g/L 和 306 g/L。流式细胞仪检测结果表明,乙酸乙酯相提取物能够使 MDA－MB－231 细胞周期 S 期显著延长,具有良好抑制 MDA－MB－231 乳腺癌细胞增殖活性。

陈昱璋等[11]从五月茶属植物 *A. pentandrum* 分离出 3 个化合物 antidesmanin A～C 对体外 MCF－7 和 SF－268 两种肿瘤细胞展现出较好的活性,其相关抗肿瘤机制有待于进一步研究。

（二）降糖

一项对五月茶茎、树皮和叶的甲醇提取物进行了抑制 α-葡萄糖苷酶的实验,叶的甲醇提取物对 α-葡萄糖苷酶的抑制活性最高[20]。另有学者研究了五月茶甲醇提取物对 I 型糖尿病的降血糖作用,结果显示五月茶提取物可以通过增强肝糖原的储存来降低血糖,以达到控制血糖的作用[21]。

（三）抗氧化

有学者对五月茶果实的抗氧化活性进行评估,五月茶果实可以用来酿造红酒,他们分析了红酒不同成熟阶段的总抗氧化活性（TAA）、总酚（TP）、总类黄酮（TF）和总花青素（TA）。结果五月茶显示出良好的抗氧化特性[22]。

（四）抗虫

有学者报道研究了五月茶果实提取物作为有机农药防治白毛螟的潜力。使用果实不同比例提取物作为实验组,以市售农药为阳性对照,以水为阴性对照。商用农药平均死亡率时间变化（MTL）为 10 min,而五月茶提取物处理的 MTL 为 15 min。分析表明,黄酮类化合物和酚类化合物的存在可能有助于其农药性能,五月茶果实提取物可作为一种新的有机农药开发,其粗提物可有效防治白毛螟[23]。

治疗蛇毒等，民间常用山地五月茶与眼树莲合用，可治眼疾。

三、 临床应用

该属植物在传统医药领域应用广泛，我国药用种类主要有五月茶、小叶五月茶（*A. venosum* E. Mey. ex Tul.）、柳叶五月茶（*A. pseudomicrophyllum* Croiz.）、方叶五月茶（*A. ghaesembilla* Gaerth.）等。五月茶属药用植物大多具有抗菌消炎、生津健脾、活血解毒、解疗疮毒之功效。主治跌打损伤、食少泄泻、热病伤津、痈疮肿毒，还可

四、 毒理研究

有学者使用盐水虾致死性生物测定法测定五月茶叶甲醇提取物对盐水虾无节幼体的细胞毒性活性，长春新碱被用作阳性对照。结果显示粗甲醇提取物及其不同组分表现出不同的细胞毒性，五月茶的 IC_{50} 为 0.913 g/L，细胞毒性与阳性药相当[24]。

参 考 文 献

［1］中国科学院中国植物志编辑委员会.中国植物志[M].北京:科学出版社,1994,44(1):64－65.

［2］陈焕镛.海南植物志(第二卷)[M].北京:科学出版社,1965.

［3］周丹,艾朝辉,李娟,等.山地五月茶挥发油的化学成分分析[J].时珍国医国药,2012,23(1):65－66.

［4］Buske A, Schmidt J, Porzel A, et al. Alkaloidal, megastigmane and lignan glucosides from *Antidesma membranaceum* (Euphorbiaceae) [J]. European Journal of Organic Chemistry, 2001,(18):3537－3543.

［5］Iha A, Matsunami K, Otsuka H, et al. Three new aliphatic glycosides from the leaves of *Antidesma japonicum* Sieb. et Zucc [J]. Journal of Natural Medicines, 2012,66:664－670.

［6］Rizvi S, Shoeb A, Kapil R, et al. Antidesmanol-a new pentacyclic triterpenoid from *Antidesma menasu* Miq. ex. Tul [J]. Experientia, 1980,36:146－147.

［7］Kikuchi H, Tensho A, Shimizu I, et al. Lupeolactone, a new β-lactone from *Antipesma pentandrum* merr [J]. Chemistry Letters, 1983,12(4):603－606.

［8］Djouossi M G, Tebou P L F, Mabou F D, et al. Chevalierinoside A: a new isoflavonoid glycoside from the stem bark of *Antidesma chevalieri* Beille (Euphorbiaceae) [J]. Bulletin of the Chemical Society of Ethiopia, 2014,28(2):309－314.

［9］Djouossi M G, Mabou F D, Tebou P L F, et al. Chevalierinoside B and C: two new isoflavonoid glycosides from the stem bark of *Antidesma laciniatum* Muell. Arg (syn. *Antidesma chevalieri* Beille) [J]. Phytochemistry Letters, 2014,9:149－152.

［10］Buske A, Schmidt J, Porzel A, et al. Benzopyranones and ferulic acid derivatives from *Antidesma membranaceum* [J]. Phytochemistry, 1997,46(8):1385－1388.

［11］Chen Y C, Cheng M J, Lee S J, et al. Coumarinolignans from the root of Formosan *Antidesma pentandrum* var. barbatum [J]. Helvetica Chimica Acta, 2004,87(11):2805－2811.

［12］Tchinda A T, Teshome A, Dagne E, et al. Squalene and amentoflavone from *Antidesma laciniatum* [J]. Bulletin of the Chemical Society of Ethiopia, 2006,20(2):325－328.

［13］Arbain D, Taylor W C. Cyclopeptide alkaloids from *Antidesma montana* [J]. Phytochemistry, 1993,33(5):1263－1266.

［14］Buske A, Busemann S, Mühlbacher J, et al. Antidesmone, a novel type isoquinoline alkaloid from *Antidesma membranaceum* (Euphorbiaceae) [J]. Tetrahedron, 1999,55(4):1079－1086.

［15］Bringmann G, Schlauer J, Rischer H, et al. Revised structure of antidesmone, an unusual alkaloid from tropical *Antidesma plants* (Euphorbiaceae) [J]. Tetrahedron, 2000,56(23):3691－3695.

［16］Buske A, Schmidt J, Hoffmann P. Chemotaxonomy of the tribe Antidesmeae (Euphorbiaceae): antidesmone and related compounds [J]. Phytochemistry, 2002,60(5):489－496.

［17］Elya B, Forestrania R C, Ropi M, et al. The new alkaloids from *Antidesma cuspidatum* MA [J]. Records of Natural Products, 2014,8(4):342.

［18］高巍.杯鞘石斛和五月茶的化学成分研究[D].合肥:安徽中医药大学,2015.

［19］马伏宁,黄东梅,宋顺,等.山地五月茶提取物对乳腺癌细胞 MDA－MB－231 增殖的抑制活性研究[J].热带作物学报,2020,41(8):1693－1699.

［20］Lawag I L, Aguinaldo A M, Naheed S, et al. α-Glucosidase inhibitory activity of selected Philippine plants [J]. Journal of Ethnopharmacology, 2012,144(1):217－219.

[21] Elya B, Malik A, Mahanani P I S, et al. Antidiabetic activity test by inhibition of α-Glucosidase and phytochemical screening from the most active fraction of Buni (*Antidesma bunius* L.) stem barks and leaves [J]. International Journal of PharmTech Research, 2012,4(4):1667 – 1671.

[22] Belina-Aldemita M D, Sabularse V C, Dizon E I, et al. Antioxidant properties of bignay [*Antidesma bunius* (L.) Spreng.] wine at different stages of processing [J]. Philippine Agricultural Scientist, 2013,96(3):308 – 313.

[23] Belmi R M, Giron J, Tansengco M L. *Antidesma bunius* (bignay) fruit extract as an organic pesticide against Epilachna spp [J]. Journal of Asian Scientific Research, 2014,4(7):320 – 327.

[24] Zaman S, Islam M S, Koly S F, et al. Evaluation of cytotoxicity and antibacterial activities of methanolic extract of *Antidesma bunius* (Linn.)(Family Euphorbiaceae) Leaf [J]. Journal of Advances in Medical and Pharmaceutical Sciences, 2018,16(2):1 – 7.

见血封喉

见血封喉为桑科见血封喉属植物见血封喉 [*Antiaris toxicaria*（Pers.）Lesch.]的鲜树汁及种子,别名有加独、鬼树、剪刀树、箭毒木[1]。

见血封喉为乔木,高 25～40 m,胸径 30～40 cm,大树偶见有板根;树皮灰色,略粗糙;小枝幼时被棕色柔毛,干后有皱纹。叶椭圆形至倒卵形,幼时被浓密的长粗毛,边缘具锯齿,成长之叶长椭圆形,长 7～19 cm,宽 3～6 cm,先端渐尖,基部圆形至浅心形,两侧不对称,表面深绿色,疏生长粗毛,背面浅绿色,密被长粗毛,沿中脉更密,干后变为茶褐色,侧脉 10～13 对;叶柄短,长 5～8 mm,被长粗毛;托叶披针形,早落。雄花序托盘状,宽约 1.5 cm,围以舟状三角形的苞片,苞片顶部内卷,外面被毛;雄花花被裂片 4,稀为 3,雄蕊与裂片同数而对生,花药椭圆形,散生紫色斑点,花丝极短;雌花单生,藏于梨形花托内,为多数苞片包围,无花被,子房 1 室,胚珠自室顶悬垂,花柱 2 裂,柱头钻形,被毛。核果梨形,具宿存苞片,成熟的核果,直径 2 cm,鲜红至紫红色;种子无胚乳,外种皮坚硬,子叶肉质,胚根小。花期 3～4 月,果期 5～6 月[2]。

产于广东(雷州半岛)、海南、广西、云南南部。多生于海拔 1 500 m 以下雨林中。斯里兰卡、印度(包括安达曼群岛)、缅甸、泰国、中南半岛、马来西亚、印度尼西亚(苏门答腊、爪哇、加里曼丹、苏拉威西)也有。变种分布于大洋洲和非洲。

一、栽培

（一）产地环境

见血封喉喜生长在常夏无冬、热量资源丰富、寒潮发生较少、年均温在 21～25 ℃、极端低温 0～5 ℃、年平均降雨量达到 1 200～2 000 mm、空气相对湿度较大的地方。树高可达 40 m。树干呈灰色,有泡沫状疙瘩,基部粗大;茎干基部具有从树干各侧向四周生长的高大板根。因此,是组成热带雨林和季雨林的重要树种[1]。

（二）生产管理

1. 选地、整地

见血封喉种子的育苗基质应选择背风、向阳、排水状况良好、肥力中等的砂质壤土。按宽 1.0 m 左右进行分畦,畦的高度约为 0.2 m,整平待播种,播种前还需要对土壤进行彻底的消毒[3]。

2. 繁殖方法

见血封喉主要采用播种育苗的方式繁殖。种子采收后,播种前应选择 0.3% 高锰酸钾溶液进行浸种消毒。浸种后,见血封喉种子的发芽率提高,可达到 95%,但存活的寿命短,因此种子采集后应随采随播。播种的方式可采取点播、开沟条播等,播种量控制在约 250 粒/m²,待种子播下后可覆盖 1 层土,厚度控制在 1~2 cm,再盖上 1 层覆盖物,可用稻草等。播种后,应保证每天淋足水,种后的 25~30 d 即可发芽,40 d 为见血封喉种子的发芽高峰期,50 d 左右种子发芽结束。

3. 田间管理

在小苗从土壤中长出后应及时地将稻草等覆盖物清除,并保证水分的充足供应,最好每天浇 2~3 次水。冬、春季的气温开始下降,当气温降至 8 ℃以下或有霜冻发生时应注意做好防寒工作,可选择遮光网或薄膜进行覆盖,以达到保温的效果;待气温开始回升或霜冻现象解除后,可将遮光网或薄膜收起来。在苗出土后 30 d 可施浓度为 1% 的人粪水,也可用尿素或者复合肥 0.5 kg 对水 50 kg 对小苗进行浇灌。

待见血封喉的小苗长至有 4~5 片叶长出时即可进行分床上袋,营养袋一般采用 16 cm×16 cm 的规格,基质可采用沙质壤土∶火烧灰土为 4∶1 的混合土样,移苗的时间以在阴雨天或下午进行最佳,移苗完后将定根水淋足,并盖上 1 层遮光网,待小苗的生长彻底恢复后即可将遮光网收起,此时即可选择合适的肥料进行施肥,一般春季、夏季施肥。肥料选择以尿素或复合肥为佳,也可用尿素和复合肥交替进行施肥。苗期的施肥原则应遵循“先稀后浓”,最初肥料中肥的比例为 1%~2%,以后比例可逐渐增加至 3%~6%,8~9 月施肥,肥料种类主要以钾肥为主,以促小苗加快木质化速度,利于小苗安全过冬。

4. 移栽造林

见血封喉的小苗生长速度较慢,一年生的小苗高度约为 20 cm。第 2 年小苗生长较快,苗高增至约 1.2 m,一般造林应选择二年生的营养袋苗。造林前应将苗进行分批,可以高、矮或者壮、弱为标准,造林时规格不同的苗木应分开进行种植,以便于造林后的分类管理。造林季节多选在春季、夏季的多雨时期进行,秋季、冬季的气候条件较为干旱,不宜进行造林。见血封喉的造林措施按常规措施进行。株行距一般为 3 m×3 m,造林的方式可选择营造纯林或者混交林(一般选择与樟树或椎树等热带雨林树种进行混交)。

(三)病虫害防治

见血封喉的抗性较强,在其生长的整个生命周期中,很少有病虫害发生,按照常规方法管理即可。见血封喉苗期管理中的一项不可缺少的工序即为除草,一般种子还未发芽,杂草就迅猛地生长出来,与种子争夺阳光、空间、肥水等条件,而且还可传播病虫害[3]。因此,必须采取措施及时清除杂草。

二、 化学成分

(一)强心苷类

强心苷广泛存在于见血封喉的树皮及枝条中。其中,苷元均为五元内酯环型。目前已知的见血封喉强心苷的苷元结构类型有 7 种[4-10],包括常见的 α-见血封喉苷、β-见血封喉苷及其相应的 19-脱氧苷、马来毒箭木苷、铃兰毒原苷以及洋地黄毒苷等。与见血封喉苷元的 3 位羟基所连的糖基多至 9 种,这些众多的苷元和糖基的不同组合产生了种类繁多的强心苷。

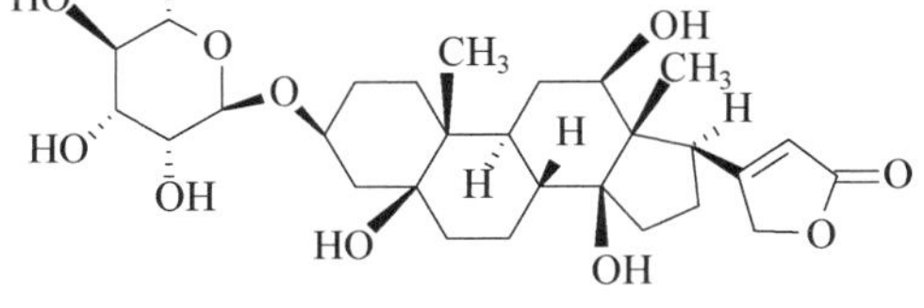

见血封喉苷

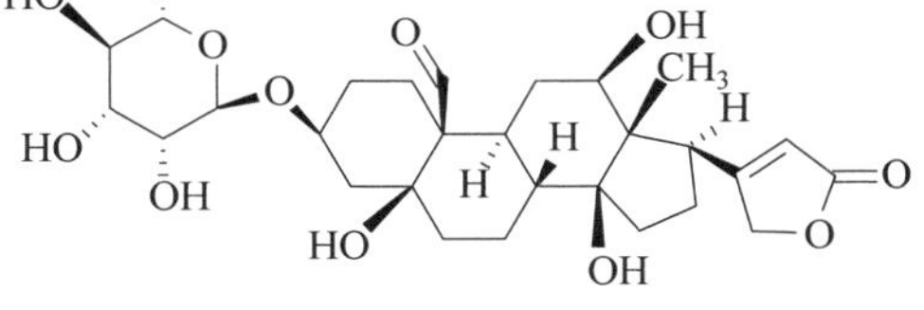

马来毒箭木苷

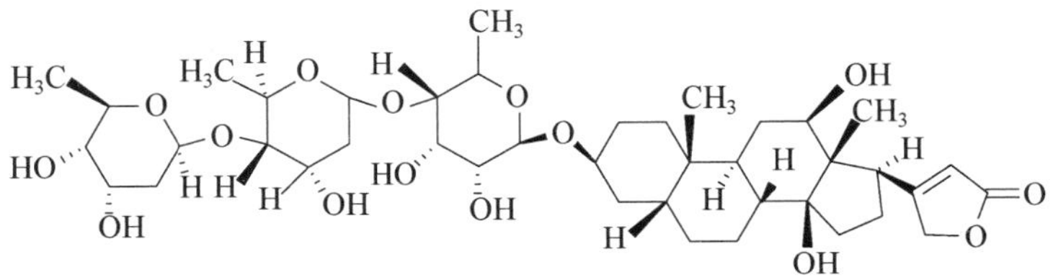

洋地黄毒苷

此外,强心苷化合物的组成在见血封喉的乳汁和种子中也存在较大差异。如 α,β-见血封喉苷在乳汁中作为主要成分大量存在,在种子中则只有极少量的 β-见血封喉苷,而 α-见血封喉苷未在种子中发现[7]。目前发现同时存在于乳汁和种子中的强心苷只有 β-见血封喉苷、弩箭子苷(antioside)和铃兰毒苷(convallatoxin)。

（二）黄酮类

日本科学家 Hano Y 等[11,12]从印度尼西亚产的见血封喉中分离得到系列具有异戊二烯基取代的黄酮类化合物 antiarone A～I 和一个已知的黄酮化合物（±）-sigmoidin A。其中 antiarone A～B 为 aurone 型黄酮,antiarone C～E 为查耳酮,antiarone F～I 和 sigmoidin A 为二氢黄酮。

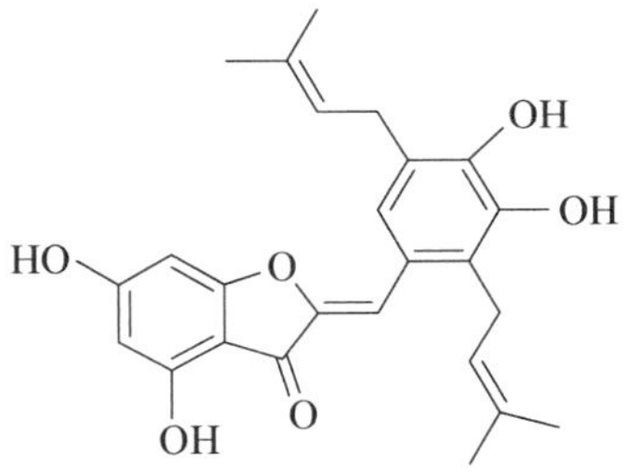

antiarone A

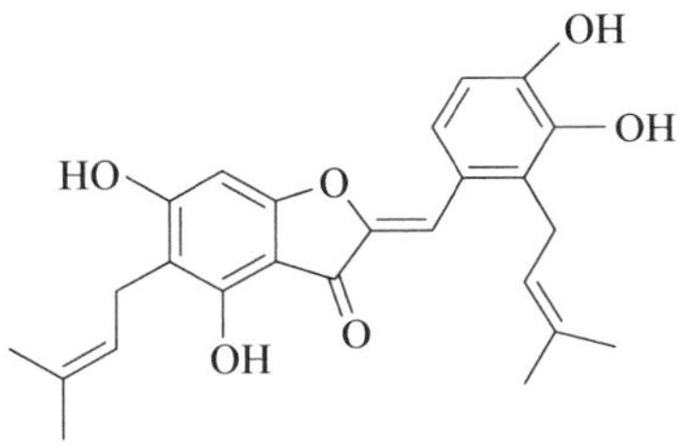

antiarone B

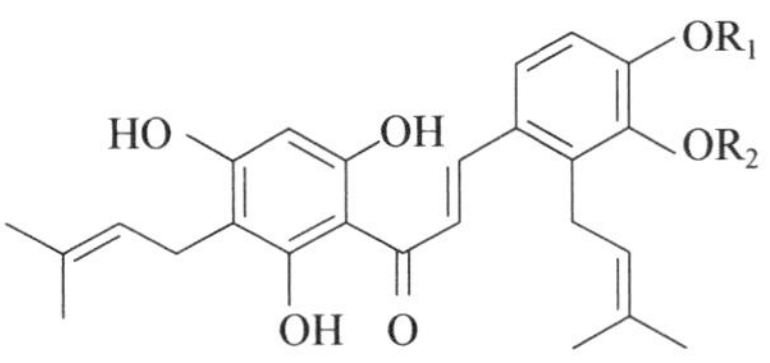

antiarone C R_1＝CH_3 R_2＝H
antiarone D R_1＝H R_2＝CH_3

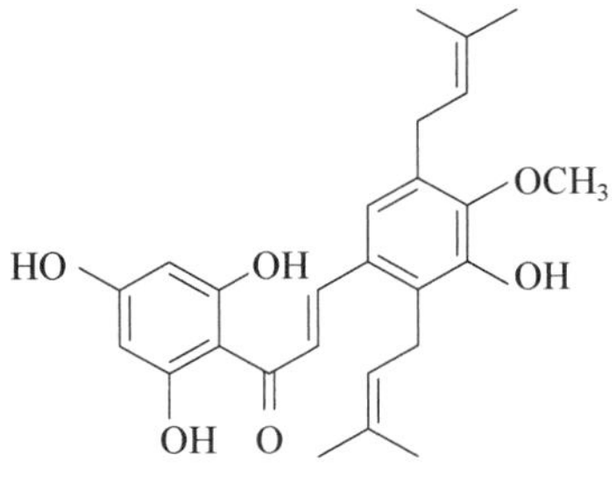

antiarone E

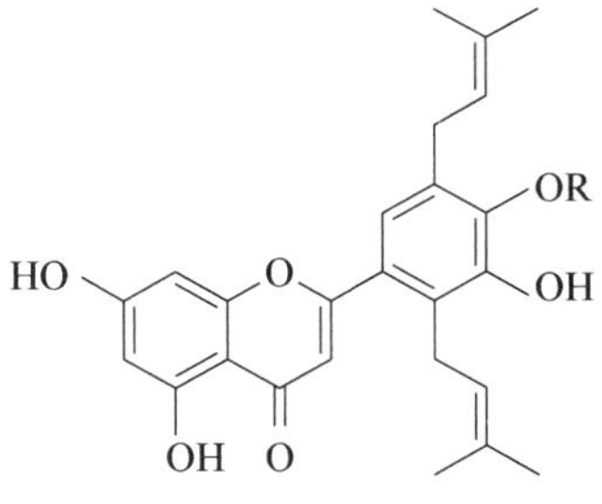

sigmoidin A   R＝H
antiarone I   R＝CH_3

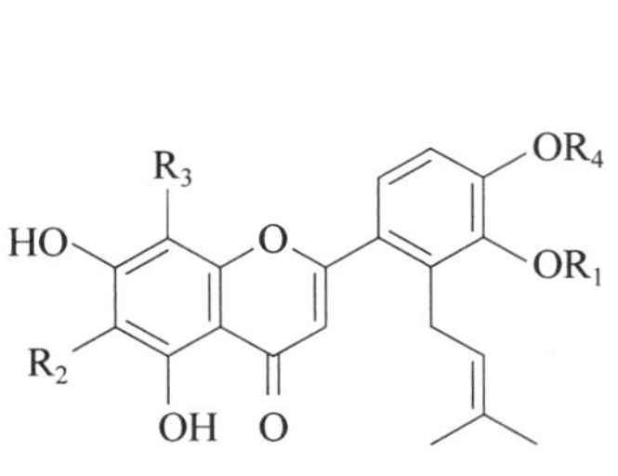

antiarone F R_1＝R_4＝CH
            R_2＝R_3＝H
antiarone G R_1＝CH_3 R_2＝H
            R_3＝Prenyl R_4＝H
antiarone H R_1＝H R_2＝Prenyl
            R_3＝H R_4＝CH_3

三、 药理活性

（一）强心

由于见血封喉的乳汁和种子中富含强心苷类化合物，因此在药理活性方面，主要针对其强心苷的强心作用开展研究。在 20 世纪 50 年代国内就有学者报道见血封喉乳汁的乙醇提取物有强心、升压及增加心输出量等作用。近年来，现代研究已证实了强心苷的治疗作用（如加强心肌收缩力）是通过增加心肌细胞内钙离子的浓度来实现的，但高浓度的强心苷会抑制 $Na^+ - K^+ -$ ATP 酶而减少心肌细胞内的钾离子，造成强心苷中毒的发生。

（二）抗肿瘤

赵焕阁等[13] 从海南见血封喉种子中分离得到一种强心苷类化合物见血封喉苷 N，并以胃癌 SGC - 7901 为模式细胞来研究化合物的抗肿瘤效应，同时研究了信号途径 p38MAPK 在诱导 SGC - 7901 细胞凋亡过程中的作用以及 Akt/mTOR 信号途径在诱导胃癌细胞 SGC - 7901 自噬中的作用。结果显示见血封喉苷 N 抑制了 SGC - 7901 细胞的活力，导致细胞出现了典型的细胞凋亡形态，流式检测显示了细胞的凋亡率较对照组相比差异显著，细胞凋亡相关蛋白表达量增加。同时，见血封喉苷提高了 p38MAPK 磷酸化水平，其抑制剂 SB302580 削弱了诱导 SGC - 7901 细胞凋亡的能力。

杨永乐等[14] 利用分子生物学和细胞生物学等研究手段，进一步研究见血封喉苷 H 是否能够诱导 A549 和 H460 两种肺癌细胞线粒体自噬，及其分子机理。实验结果表明，见血封喉苷 H 抑制肺癌细胞生长和增殖，通过线粒体途径诱导肺癌细胞凋亡并能促使肺癌细胞产生线粒体自噬，诱导产生线粒体自噬是通过上调 Sirt3 表达并下调 Hex Ⅱ 与 VDAC1 结合，进而促使 VDAC1 和 Parkin 结合，这可能是激活线粒体自噬 Parkin 通路的一种机制，其诱导的线粒体自噬是一种保护性的自噬，联合线粒体自噬抑制剂或新型自噬阻断技术有可能是增强见血封喉苷 H 抗肿瘤类药物疗效的重要策略。

（三）镇痛

王淦等[15] 从见血封喉乙醇提取物中鉴定出一种具有镇痛和抗骨肉瘤活性的化合物 AAC - RG，利用 3 种镇痛模型（福尔马林诱导的舔足模型、热辐射甩尾模型、醋酸诱导的扭体模型）来探究 AAC - RG 的镇痛活性。发现 AAC - RG 能够降低醋酸引起的小鼠扭体次数，能显著减少福尔马林在 Ⅰ 相时期的累计舔足时间。但是 AAC - RG 对小鼠在甩尾模型中对热痛的反应时间没有明显延长，也对福尔马林诱导的Ⅱ相炎症性疼痛没有显著抑制效果。这表明 AAC - RG 能显著地抑制神经痛，而对炎症和热诱导的疼痛没有抑制效果。

四、 临床应用

见血封喉乳汁中所含的苷类，正如其他植物所含的强心苷药物一样，均有强心、升压及增加心输出量等作用，而且其所含的苷类中很多都具有洋地黄样强心作用[16]。前人利用猫心电图实验，发现其能导致心搏减慢，P - R 间期延长，心动过速，最后心室纤维性颤动而致死[17]。但是，见血封喉尚未真正用于临床实验，其治疗作用与副作用都未见报道。目前对见血封喉中强心苷口服作用效果未见报道，这可能是见血封喉乳汁中强心苷难以口服吸收造成的[17]。

五、 毒理研究

见血封喉汁液具有剧毒。据古书记载，见血封喉常用作毒液进行狩猎，野兽一旦被射中，立即倒地死亡。临床医学实验表明，0.8 mg/kg 见血封喉乙醇提取物可引起犬类心室纤维性颤动，导致死亡。现代研究表明，见血封喉的毒性是通过血液系统产生作用，通过抑制 Na^+-K^+-ATP 酶而减少心肌细胞内的钾离子，从而导致快速型的心律失常，严重情况下可导致心室颤动和停跳，造成中毒和死亡的发生。但中毒后的兽肉仍可食用，没有毒性，这可能是由于强心苷不能够被肠胃吸收，不能通过消化道产生作用，从而不表现出毒性。

易观路等[18]还分别采用伤口滴注法和体内注射法对见血封喉乳汁的毒性进行初步的动物试验，结果经伤口滴注的动物未见中毒反应和死亡，而经体内注射的动物，30～40 min 后中毒死亡。伤口滴乳汁法未能将动物毒死，可能是由于乳汁未能成功进入体内血液系统有关[9]。

参 考 文 献

[1] 管志斌,彭朝忠,管松山.见血封喉的生物学特性[J].南京林业大学学报:自然科学版,2003,(5):77-79.

[2] 中国科学院中国植物志编辑委员会.中国植物志[M].北京:科学出版社,1998,23(1):64-66.

[3] 袁晓丽,郑良永.见血封喉的特征特性及栽培技术[J].现代农业科技,2012,(21):203,207.

[4] Wehrli W, Schindler O, Reichstein T. Die glykoside des milchsaftes von *Antiaris toxicaria* lesch aus malaya sowie von antiaris africana engl. Aus kenya. Isolierungen [J]. Helvetica Chimica Acta, 1962,45(4):1183-1205.

[5] Wehrli W. Die Glykoside des milchsaftes von *Antiaris toxicaria* lesch konstitutionsermittlung von malayosid und α-antiosid [J]. Helvetica Chimica Acta, 1962,45(4):1206-1211.

[6] Juslén C, Wehrli W, Reichstein T. Konstitution des antiarigenins und des antiosids vorläufige mitteilung [J]. Helvetica Chimica Acta, 1962,45(7):2285-2296.

[7] M Hlradt P, Weiss E, Reichstein T. Die Cardenolide der Samen von Antiaris toxicaria Lesch. 1. Mitteilung: Isolierungen und Identifizierungen Glykoside und Aglykone, 258. Mitteilung [J]. Helvetica Chimica Acta, 1964,47(8):2164-2186.

[8] Brandt R, Kaufmann H, Reichstein T. Die cardenolide von *Antiaris toxicaria* lesch identifizierung von bogorosid mit convallosid sowie isolierung und partialsynthese von gluco-periplorhamnosid [J]. Helvetica Chimica Acta, 1966,49(8):2469-2481.

[9] Carter C A, Forney R W, Gray E A, et al. Toxicarioside A. A new cardenolide isolated from *Antiaris toxicaria* latex-derived dart poison. Assignment of the ^{1}H- and ^{13}C-NMR shifts for an antiarigenin aglycone [J]. Tetrahedron, 1997,53(40):13557-13566.

[10] Carter C A, Gray E A, Schneider T L, et al. Toxicarioside B and toxicarioside C. New cardenolides isolated from *Antiaris toxicaria* latex-derived dart poison [J]. Tetrahedron, 1997,53(50):16959-16968.

[11] Hano Y, Mitsui P, Nomura T. Two new prenylaurones, antiarones A and B, from the root bark of *Antiaris toxicaria* Lesch [J]. Heterocycles, 1990,30(2):1023-1030.

[12] Hano Y, Mitsui P, Nomura T. Seven prenylphenols, antiarones C, D, E, F, G, H and I from the root bark of *Antiaris toxicaria* lesch [J]. Heterocycles, 1990,31(7):1315-1324.

[13] 赵焕阁.见血封喉苷 N 诱导 SGC-7901 胃癌细胞凋亡和自噬的作用机制研究[Z].海口:海南医学院,2018-12-01.

[14] 杨永乐.见血封喉苷 H 诱导肺癌细胞线粒体自噬机制研究[D].海口:海南医学院,2018.

[15] 王淦.见血封喉中 AAC-RG 的镇痛与抗骨肉瘤活性机制研究[D].南京:南京农业大学,2016.

[16] 国家医药管理局中草药情报中心站.植物药有效成分手册[M].北京:人民卫生出版社,1986.

[17] 梅文莉,干玉娟,戴好富.见血封喉化学成分与药理活性研究进展[J].中草药,2008,(1):151-154.

[18] 易观路,许方宏,罗建华,等.优良濒危珍稀植物——见血封喉[J].热带林业,2004,(1):20-22.

巴　豆

巴豆为大戟科巴豆属植物巴豆树（*Croton tiglium*. L)的干燥成熟果实,别名巴果、江子、刚子、巴菽、双眼龙、江子、猛子树等。

巴豆树为灌木或小乔木,高达 3～6 m;嫩枝被稀疏星状柔毛,枝条无毛。叶纸质,卵形,稀椭圆形,长 7～12 cm,宽 3～7 cm,顶端短尖,稀渐尖,有时长渐尖,基部阔楔形至近圆形,稀微心形,边缘有细锯齿,有时近全缘,成长叶无毛或近无毛,干后淡黄色至淡褐色;基出脉 3(～5)条,侧脉 3～4 对;基部两侧叶缘上各有 1 枚盘状腺体;叶柄长 2.5～5 cm,近无毛;托叶线形,长 2～4 mm,早落。总状花序,顶生,长 8～20 cm,苞片钻状,长约 2 mm;雄花花蕾近球形,疏生星状毛或几无毛;雌花萼片长圆状披针形,长约 2.5 mm,几无毛;子房密被星状柔毛,花柱 2 深裂。蒴果椭圆状,长约 2 cm,直径 1.4～2 cm,被疏生短星状毛或近无毛;种子椭圆状,长约 1 cm,直径 6～7 mm,花期 4～6 月。

产于浙江南部、福建、江西、湖南、广东、海南、广西、贵州、四川和云南等省区。生于村旁或山地疏林中,或仅见栽培。分布于亚洲南部和东南部各国、菲律宾和日本南部[1]。

一、生药鉴别

（一）性状鉴别

本品呈卵圆形,一般具三棱,长 1.8～2.2 cm,直径 1.4～2 cm。表面灰黄色或稍深,粗糙,有纵线 6 条,顶端平截,基部有果梗痕。破开果壳,可见 3 室,每室含种子 1 粒。种子呈略扁的椭圆形,长 1.2～1.5 cm,直径 0.7～0.9 cm,表面棕色或灰棕色,一端有小点状的种脐和种阜的疤痕,另端有微凹的合点,其间有隆起的种脊;外种皮薄而脆,内种皮呈白色薄膜;种仁黄白色,油质。气微,味辛辣。

（二）显微鉴别

横切面

外果皮为表皮细胞 1 列,外被多细胞星状毛。中果皮外侧为 10 余列薄壁细胞,散有石细胞、草酸钙方晶或簇晶;中部有约 4 列纤维状石细胞组成的环带;内侧为数列薄壁细胞。内果皮为 3～5 列纤维状厚壁细胞。种皮表皮细胞由 1 列径向延长的长方形细胞组成,其下为 1 列厚壁性栅状细胞,胞腔线性,外端略膨大。

（三）理化鉴别

薄层色谱鉴别

照薄层色谱法（2010 年版《中国药典》一部附录 VIB）项下方法，吸取巴豆供试品溶液 10 μL，木兰花碱对照品溶液 5 μL，巴豆苷对照品溶液 15 μL，分别点于同一预制的硅胶薄层板上，以氯仿：甲醇：水（6：5：1，5 滴氨水）为展开系统，于展开槽中饱合 15 min 后，展开，取出，晾干，碘熏显色。置日光下检视，供试品色谱中，在与对照品色谱相应位置上，分别显示相同颜色的斑点。

二、栽培

巴豆喜温暖湿润气候，不耐寒，怕霜冻。喜阳光，在气温 17～19℃、年雨量 1000 mm、全年日照 1000 h、无霜期 300 d 以上的地区适宜栽培，当温度低于 3℃时幼苗叶全部枯死。以阳光充足、土层深厚、疏松肥沃、排水良好的砂质壤上栽培为宜。Baldotto L E B 等发现在指定剂量下施用吲哚丁酸或透明质酸可加速巴豆插条的生根，并有助于形成健壮的植物[2]。在巴豆生长过程中，肥料处理后的巴豆根部体积比其他处理大[3]。

三、化学成分

巴豆含有多种化学成分。脂肪油作为毒效兼具成分，其质量分数 34％～57％，包括二萜、有机酸及其酯类等。巴豆蛋白质量分数约为 18％，此外，还有生物碱、氨基酸、甾醇类和蛋白质等成分。

（一）二萜类

二萜类成分是巴豆的主要次生代谢产物，也是其特征性活性成分，该类成分主要是佛波醇二萜酯类。佛波醇是以 5/7/6/3 共 4 个环稠和而成的四环二萜类化合物，含有 5 个醇羟基，其羟基被不同基团取代后成为巴豆烷型二萜的酯类衍生物，即不同的佛波酯。部分巴豆二萜类化合物如表 12 所示[4-11]。

表 12　巴豆中的二萜类化合物

序号	化合物	序号	化合物
1	7-keto-12-*O*-tiglylphorbol-13-acetate	15	phorbol-12-(2-methyl)-butyrate
2	7-keto-phorbol-12-tiglate	16	phorbol-12-tetradecanoate
3	7-keto-phorbol-12-(2-methyl)butyrate	17	phorbol-13-acetate
4	7-keto-phorbol-13-acetate	18	phorbol-13-decanoate
5	7-keto-phorbol-13-decanoate	19	4-deoxy-4α-phorbor-13-acetate
6	20-formyl-phorbol-12-tiglate	20	4-deoxy-4α-phorbol-12-tigliate
7	20-formyl-phorbol-13-dodecanoate	21	12-*O*-acetyl-5,6-didehydro-7-oxophorbol-13-yl 2-methylbutanoate
8	20-formyl-phorbol-13-decanoate		
9	phortool-13-dodecanoate	22	12-*O*-acetyl-5,6-didehydro-7-oxophorbol-13-yl 2-methylpropanoate
10	phorbol-12-isobutyrate		
11	12-*O*-tiglylphorbol-13-acetate	23	12-*O*-acetyl-5,6-didehydro-6,7-dihydre-7-hydroxy-phorbol-13-yl2-methylbutanoate
12	12-*O*-(2-methyl)-butyrylphorbol-13-acetate		
13	12-*O*-tiglylphorbol-13-isobutyrate	24	20-deoxy-20-oxophorbol-12-tiglate-13-(2-methyl)butyrate
14	phorbol-12-tiglate		

（续表）

序号	化合物	序号	化合物
25	12-O-acetylphorbol-13-isobutyrate	46	12-O-tiglylphorbol-13-isobutyrate
26	12-O-benzoylphorbol-13-(2-methyl)butrate	47	12-O-tetradecanoyl-phorbol-13-acetate
27	12-O-tiglyl-7-oxo-5-ene-phorbol-13-(2-methyl-butyrate)	48	12-O-hexadecanoyl-phorbol-13-acetate
		49	12-O-tiglylphorbol-13-(2-methyl)butyrate
28	13-O-(2-methyl)butyryl-4-dcoxy-4α-phorbol	50	12-O-acetylphorbol-13-decanoate
29	4-deoxy-20-oxophorbol-12-tiglyl-13-acetate	51	12-O-(2-methy)butyrylphorbol-13-isobutyrate
30	7-oxo-5-ene-phorbol-13-(2-methylbutyrate)	52	12-O-acetylphorbol-13-dodecanoate
31	7-hydroxylphorbol-5-ene-13-(2-methyl)butyrate	53	13-O-acetylphorbol-20-linoleate
32	7-hydroxylphorbol-5-ene-13-isobutyrate	54	12-O-(2-methy)-butyrylphorbol-13-dodecanoate
33	13-O-(2-metyl)butyryl-phorbol	55	12-O-tiglyl-4-deoxy-4α-phorbol-13-acetate
34	12-O-tiglylphorbol-4-deoxy-4β-phorbol-13-acetate	56	12-O-tiglyl-4-deoxy-4α-phorbol-13-isobutyrate
35	12-O-tiglylphorbol-4-deoxy-4β-phorbol-13-hexadecanoate	57	phorbol-13-isobutyrate
		58	Crotignoid A
36	13-O-acetylphorbol-4-deoxy-4β-phorbol-20-oleate	59	Crotignoid B
37	13-O-acetylphorbol-4-deoxy-4β-phorbol-20-linoleate	60	Crotignoid C
38	12-O-(2-methyl)butyrylphorbol-13-tiglate	61	Crotignoid D
39	12-O-tiglylphorbol-13-propionate	62	Crotignoid E
40	13-O-acetylphorbol-20-oleate	63	Crotignoid F
41	13-O-acetyl-4-deoxy-4α-phorbol-20-linoleate	64	Crotignoid G
42	13-O-acetyl-4-deoxy-4α-phorbol-20-oleate	65	Crotignoid H
43	12-O-tiglyl-4-deoxy-4α-phortbol-13-decanoate	66	Crotignoid I
44	12-O-tiglyl-4-deoxy-4α-photbol-13-phenylacetate	67	Crotignoid J
45	12-O-tiglyl-4-deoxy-4α-phorbol-13-(2-methyl)butyrate	68	Crotignoid K

（二）有机酸类

梁英等[12]采用石油醚和无水乙醇从巴豆种子部位提取种子油,经 GC－MS 分析后,共确定了 22 个组分的结构,其中脂肪酸和脂肪酸酯有 16 个。胡静等[13]借助 GC－MS 技术在巴豆和巴豆霜的石油醚提取物中共鉴定出 14 个成分,分别占其石油醚提取物总量的 98.17％和 99.03％。分离的成分以脂肪酸居多,其中为人体必需脂肪酸的亚油酸在巴豆和巴豆霜中的含量分别高达 55.90％和 64.28％。兰梅等[14]从甲酯化和经乙醚稀释的巴豆种仁石油醚提取物中共鉴定出 17 个脂肪酸成分。刘敬等[15]利用气相色谱技术对巴豆制霜前后的脂肪油进行分析,检测出 22 个共有成分,在巴豆霜中含量最高的油酸、亚油酸、亚麻酸约占 23 个脂肪油总含量的 80％。化合物如表 13 所示。

（三）生物碱类

目前已从巴豆中分离出的生物碱为巴豆苷、异鸟嘌呤和木兰花碱。巴豆苷是一种天然存在的鸟嘌呤核苷类似物,最早 Kim J H[16]从巴豆中

表 13　巴豆中的有机酸类化合物

序号	化合物	序号	化合物
69	十二酸(月桂酸)	86	十一碳酸
70	十四酸(肉豆蔻酸)	87	13-二十二碳烯酸
71	十五酸	88	辛酸
72	十六酸(棕榈酸)	89	二十四碳烷酸
73	十六碳一烯酸	90	二十二碳烷酸
74	十七酸(珠光脂酸)	91	二十碳烯-11-酸
75	十八酸(硬脂酸)	92	二十三碳酸
76	油酸	93	十七碳一烯酸
77	亚油酸	94	十二碳二烯酸
78	十九酸	95	丁酸
79	亚麻酸	96	己酸
80	二十酸(花生酸)	97	反亚油酸
81	二十碳一烯酸	98	芥酸
82	二十碳二烯酸	99	木蜡酸
83	二十二酸(山嵛酸)	100	二十一碳酸
84	二十二碳一烯酸	101	二十三碳酸
85	癸酸		

首次分离得到。李帮锐等[17]采用液相色谱与串联质谱技术测定熬制汤料中巴豆所含的异鸟嘌呤，证实巴豆苷在酸性条件下加热会生成异鸟嘌呤，并建立了有效的液相色谱分离方法，排除鸟嘌呤对实验的干扰。李生梅[18]首次从巴豆非脂肪油部位的乙醇提取物中得到游离型的木兰花碱，其含量约 0.15%。金锋等[19]通过对 10 批巴豆药材进行 HPLC 分析，建立了巴豆生物碱的高效液相指纹图谱，确定了 13 个共有峰，指认了巴豆苷和木兰花碱 2 个主要生物碱，并且以巴豆苷为参照峰，计算各个特征峰的相对峰面积和相对保留时间。

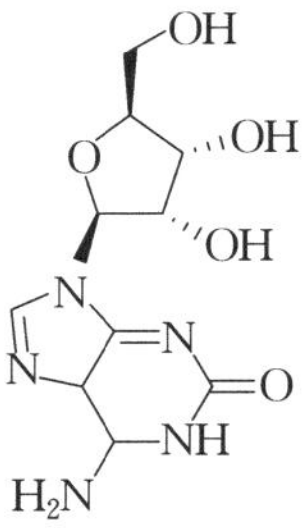

巴豆苷 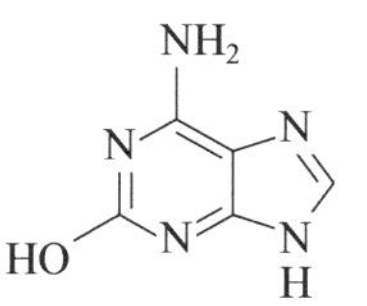　　　　　　　异鸟嘌呤 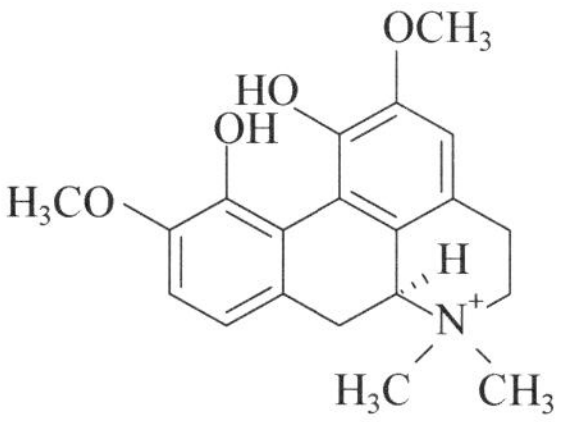　　　　　　　木兰花碱

（四）蛋白质及氨基酸类

唐根源等[20]采用高效凝胶过滤色谱法从巴豆种子中分离并鉴定了 2 种巴豆毒蛋白 I 和 II，经 SDS 电泳法测得其相对分子质量分别为 40 000、15 000。Shahid 等[21]采用活性跟踪法首次从巴豆种子中分离并纯化出一种新的广谱抗菌活性蛋白，SDS-聚丙烯酰胺凝胶电泳显示该单体蛋白的相对分子质量为 50 000。陈彦琳等[22]采用 SDS 电泳测定不同炮制方法巴豆霜中的总蛋白含量，经分析电泳图谱发现总蛋白的相对分子质量在 15 000～170 000，加热后部分条带明显消失，推测溶血性巴豆毒蛋白的相对分子质量约为 22 000。

古炳明等[23]采用紫外分光光度法测定了 10 批不同产地的巴豆中可溶性蛋白的含量，其中巴豆种仁的可溶性蛋白含量最多。单雪莲[24]研究了不同制霜法对巴豆蛋白毒性的影响，从巴豆总蛋白中分离纯化出 4 个毒性蛋白，蛋白 F2、蛋白 F3-F1、蛋白 F3-F2 和蛋白 F4-F3，其中前两者的毒性最强。孙公军[25]等在巴豆残渣及残渣提取蛋白质中共检测到丝氨酸、缬氨酸、亮氨酸、羟脯氨酸、苏氨酸、组氨酸等 21 个氨基酸。其中，巴豆残渣中谷氨酸最多，鸟氨酸最少；提取蛋白质中门冬氨酸最多，牛磺酸最少，且未检测到胱氨酸。

四、药理作用

巴豆具有抗癌、促痉解痉、抗炎镇痛、降血脂、降血糖、降血压、抗病原微生物和对皮肤黏膜的刺激、保肝等作用。[26]

（一）抗肿瘤

苏海国等[27]从巴豆中分离出的化合物对人肺癌细胞 A549 和人肝癌细胞 HepG2 有明显的细胞毒作用，抑制癌细胞的增殖。另外巴豆总生物碱能明显增加小鼠腹水型肝癌细胞质膜 ConA 受体的侧向扩散速度，改变胞浆基质结构，可能破坏癌细胞的微管，从而起到抗癌作用[4]。12-O-十四烷酰佛波醇-13-乙酸盐（TPA）是巴豆角豆种子油的主要活性成分，二乙基二硫代氨基甲酸酯（DTC）是一种有效的 NF-κB 抑制剂，具有抗癌活性。DTC 和 TPA 的联合均能更有效地抑制 HL-60 肿瘤的生长[28]。

（二）促痉解痉

巴豆油具有收缩和放松肠道组织的双重作用。在浓度为 20～80 mg/L 时，巴豆油产生的肌肉收缩幅度和张力的浓度依赖性增加，而在高浓度时（>200 mg/L），它降低了收缩幅度，对张力没有影响。此外，巴豆油在增加肌肉振幅和张力方面的效果不如乙酰胆碱。巴豆油对胃肠动力的调节作用是通过激活 M_3 毒蕈碱受体和钙离子通过 L 型钙离子通道内流介导的[29-32]。胡静等[13]采用离体家兔空肠模型研究巴豆油对平滑肌收缩的影响，发现巴豆油具有收缩和放松肠道组织的双重作用，指出巴豆油具有促痉解痉作用。

（三）抗炎

巴豆提取物显著抑制脂多糖诱导的 RAW264.7 巨噬细胞一氧化氮的产生和诱导型一氧化氮合酶的表达，但对环氧化酶（COX-2）的表达没有影响。在 RAW264.7 细胞中，巴豆提取物也抑制脂多糖诱导的 IκB 激酶（IKK）、IκB 和 p65 磷酸化。此外，巴豆提取物抑制脂多糖诱导的 p65 从细胞溶胶到细胞核的转位。巴豆提取物还能抑制脂多糖诱导的白细胞介素 IL-6 和肿瘤坏死因子 TNF-α 在 RAW264.7 细胞中的产生。这些结果表明，巴豆提取物通过抑制 NF-κB 和炎症细胞因子来预防一氧化氮介导的炎症[33,34]。

（四）保肝

巴豆通过控制抗氧化防御水平来增加针对硫代乙酰胺的超氧化物歧化酶和过氧化氢酶基

因的表达，增加抗硫代乙酰胺超氧化物歧化酶（SOD）、过氧化氢酶（Cat）、Nrf2 核因子活性及基因表达。实验证明巴豆通过降低肝损伤标记物和控制抗氧化防御水平而具有保肝作用[35]。

（五）降糖

巴豆对 5 - 脂氧合酶的抑制活性很小（6.3%～6.9%），对乙酰胆碱酯酶的抑制活性介于（2.7%～31.3%）之间，具有适度抑制活性 α 淀粉酶（52.8%～64.3%），适度抑制黄嘌呤氧化酶的活性（22.2%～62.6%）[36]。

（六）抗病原微生物

用巴豆的水提取物对金黄色葡萄球菌（ATCC 33591）、链球菌属（STP）、铜绿假单胞菌（ATCC 9028）、普通变形杆菌（ATCC 43895）、大肠埃希菌（ATCC 43895）和沙门菌（ATCC 4932）进行了抑菌活性测定。实验表明巴豆提取物对微生物的抑制作用呈剂量依赖性，在小于等于 21 mM 的范围内，对大多数细菌的生长均有抑制作用[37]。

（七）促进胃肠收缩

巴豆煎煮后能促进离体兔小肠的生长，小肠收缩力显著增加，收缩幅度减小。巴豆霜液能显著增强家兔回肠收缩幅度。巴豆汤灌胃显著缩短寒型便秘小鼠的排便时间，排便颗粒数显著增加。小鼠肠套叠后 30 min，灌胃 5 g/kg，4 h 后，肠套叠明显改善。通过胃肠钡剂透析观察，巴豆汤能促进胃肠蠕动，消除胀气。巴豆汤能促进离体兔小肠的生长，小肠收缩力显著增加，收缩幅度减小[38]。

五、临床应用

巴豆是我国传统的中药材，其分布和用途都很广泛，是一种颇具发展前景的药材。何敏对巴豆的临床研究进展进行了系统的描述，指出巴豆在治疗咳喘、胃肠病、胆道病、肠梗阻、面瘫、惊风、葡萄胎、肿瘤、五官科疾病、骨髓炎等病种中运用较多，而且效果也较满意[39]。

（一）白喉

对白喉密切接触者，如患者家属、白喉恢复期患者、健康带菌者，以及轻症白喉病例，均可采用巴豆泥局部贴敷的方法加以防治。方法：将除去内外壳的生巴豆仁 0.5 g 在消毒乳钵中研成泥状（或加朱砂 0.5 g 共研），挑取绿豆大的膏点，置于约 1.5 cm 平方的胶布上。贴于两眉间印堂穴，或颈部扶突穴，经 6～8 h（最长 12 h）揭去，可见局部出现一小水泡，即用消毒针尖刺破，以消毒棉球拭干渗液，再涂甲紫液。对白喉密切接触者及患者家属，贴巴豆朱砂膏后，经对照观察，能降低发病率；对白喉恢复期患者或健康带菌者，用巴豆泥外敷后，可使 90% 以上病例于 8～24 h 内带菌现象消失；对轻症白喉可配合青霉素及其他对症治疗。

（二）皮肤溃疡

将巴豆、花椒、九里香、五叶地锦、炉甘石、血竭、医用凡士林等药物通过称重、混合、粉碎、搅拌、溶解、装瓶制成软膏剂，主要治疗和收敛皮肤溃疡，对烧伤、痔疮、疮疡和创伤有明显疗效[40]。

（三）类风湿关节炎

方药：异叶青兰，川乌，草乌，脱脂巴豆籽粉，蟾蜍分泌物，透骨草，杜仲炭，生姜，黄芪，茯苓等。具有理气活血、祛风除湿的功效。用于治疗风湿引起的手足关节、手关节肿胀、髋关节疼痛和行走不便[41]。

（四）小儿便秘

方药：薄荷，蜂蜜，芦荟，蔓荆子，钩吻，巴豆，苦丁茶，桔梗，瓦松，桑椹，葛根，山豆根，红花，玉竹，通草，麦冬，木槿，辛夷，黄连，厚朴，苦参，石蒜，白前，蔷薇果等。可用于治疗小儿便秘[42]。

（五）糖尿病

2 型糖尿病（T2D）是一个世界性的健康问题。Andrade-Cetto、Adolfo Cruz、Elda Carola 等[43]通过对照实验发现巴豆在糖试验和正常耐受性试验中均发挥作用，巴豆中的提取物与对照药物格列本脲具有相似的降血糖作用。

（六）粉碎性骨折、骨损伤、股骨头坏死、陈旧性骨折

方药：龙血竭，制马钱子，制水蛭，巴豆粉，制蟒蛴，乳香，没药，藏红花，银翠，自然铜，半夏，鹿角粉，麝香，甜瓜籽，黄瓜籽等。上药经粉碎制成胶囊，具有止痛、促骨愈合、活血化瘀作用。可用于粉碎性骨折、骨损伤、股骨头坏死、陈旧性骨折和骨瘤的治疗[44]。

（七）癌症

将水银、芒硝和明矾磨碎，加热，再将斑蝥放入巴豆浸液中，文火煎制至干，研磨；或煎煮蜈蚣、蟾蜍、马齿苋、山药、茯苓、水蛭、太子参，后磨碎；或煎制蜈蚣、蟾蜍、淫羊藿、黄连、水蛭等得到浸膏，研磨制成胶囊。用于治疗食道癌、乳腺癌、胃癌、直肠癌、子宫癌、各种良性肿瘤、甲状腺肿大、淋巴结核、子宫肌瘤[44]。

（八）胆道蛔虫症

有研究者就 55 例病例利用巴豆通下作用治疗胆道蛔虫症和缓解胆绞痛，效果显著。提出胆道蛔虫症的治疗方案如下：①巴豆 10 mg 顿服，必要时每 4 h 重复一次。②驱虫净 150 mg 顿服，次日重复一次。③绞痛缓解后改用茵陈、蒲公英各一两，生大黄五钱（后下），每天 1 剂煎服，或开水泡饮，至腹痛及压痛消失为止[45]。

（九）骨髓炎、牙髓炎、骨结核

方药：去除巴豆皮，称取 50 g 巴豆和 90 g 黄蜡。首先，把黄蜡放进锅里加热。黄蜡溶解后，加入巴豆，用文火炒 15 min 左右。以豆子不裂，果仁呈淡黄色，做巴蜡丸。成人每次服用 5 粒，每天 3 次。儿童和老年人用量可以减少[46]。

（十）牛皮癣

方药：巴豆 10 g（去壳），雄黄 3 g，黄柏 8 g，靛蓝 8 g，冰片 5 g。上药一起磨成粉状，加入猪油，混合成膏状，保存在玻璃瓶中使用。外擦部位用苦参 30 g，艾叶 15 g 冲洗患处，然后用无菌棉拭子蘸药膏涂抹患处，每天 3 次，10 d 为一个疗程[47]。

六、　毒理研究

现代对巴豆的研究证明，巴豆是一种剧毒药物，其主要毒性在于油脂，其中的脂肪油是一种有效成分，也是一种有毒成分。油中含有强刺激性（有泻下作用）和致癌成分，是亲水的巴豆醇二酯。巴豆豆酸是由巴豆油与碱性肠液相互作用而产生的，可引起恶心、呕吐和腹痛。

刘丽萍等[48]通过口服药物和静脉注射检测巴豆蛋白质的毒性靶点，并探讨其潜在的毒性机制。小鼠口服药物的半数致死量为 2 752.8～3 407.5 mg/kg，静脉注射的剂量为 195.8～272.69 mg/kg。证明肾脏主要受到静脉注射的损害，肾小管上皮细胞轻度变性。口服药物主要是消化道受损，表现为充血、出血、严重水肿等症状。口服这些蛋白质会增加肠道通透性，从而导致胃肠水肿。

[1] 臧云彩,谢秋利,杨伟超.巴豆及其应用[J].中医学报,2018,33(5):805-808.

［2］ Baldotto L E B, Baldotto M A, Soares R R, et al. Adventitious rooting in cuttings of croton and hibiscus in response to indolbutyric acid and humic acid ［J］. Revista Ceres, 2012,59(4):476 - 483.

［3］ De Oliveira Braghin S F, Mello S C, Angelotti-Mendonca J, et al. Controlled-release fertilizers improved croton growth and reduced nitrogen leaching ［J］. HortScience, 2019,54(12):2224 - 2230.

［4］ 赵永春.巴豆的化学成分研究及抗肿瘤活性初步评价［D］.杭州:浙江工商大学,2012.

［5］ Ren F X, Ren F Z, Yang Y, et al. Tigliane diterpene esters from the leaves of *Croton tiglium* ［J］. Helvetica Chimica Acta, 2014,97(7):1014 - 1019.

［6］ Wang J F, Yang S H, Liu Y Q, et al. Five new phorbol esters with cytotoxic and selective anti-inflammatory activities from *Croton tiglium* ［J］. Bioorganic & Medicinal Chemistry Letters, 2015,25(9):1986 - 1989.

［7］ Zhao B Q, Peng S, He W J, et al. Antitubercular and cytotoxic tigliane-type diterpenoids from *Croton tiglium* ［J］. Bioorganic & Medicinal Chemistry Letters, 2016,26(20):4996 - 4999.

［8］ Zhang X L, Khan A A, Wang L, et al. Four new phorbol diesters from *Croton tiglium* and their cytotoxic activities ［J］. Phytochemistry Letters, 2016,16:82 - 86.

［9］ Zhang X L, Wang L, Li F, et al. Cytotoxic phorbol esters of *Croton tiglium* ［J］. Journal of Natural Products, 2013,76(5): 858 - 864.

［10］ Du Q, Zhao Y, Liu H, et al. Isolation and structure characterization of cytotoxic phorbol esters from the seeds of *Croton tiglium* ［J］. Planta Medica, 2017,83(17):1361 - 1367.

［11］ Zhang D D, Zhou B, Yu J H, et al. Cytotoxic tigliane-type diterpenoids from *Croton tiglium* ［J］. Tetrahedron, 2015,71 (52):9638 - 9644.

［12］ 梁英,潘英明.巴豆种子油的 GC - MS 分析［J］.光谱实验室,2002,(6):748 - 750.

［13］ 胡静,高文远,凌宁生,等.巴豆和巴豆霜挥发性成分的 GC - MS 分析［J］.中国中药杂志,2008,(4):464 - 465.

［14］ 兰梅,王平,王志英,等.巴豆油化学成分的 GC - MS 分析［J］.中药材,2012,35(7):1105 - 1108.

［15］ 刘敬,赵斌,曹晖,等.巴豆霜炮制工艺研究及脂肪油 GC 测定［J］.中药材,2020,43(5):1111 - 1114.

［16］ Kim J H, Lee S J, Han Y B, et al. Isolation of isoguanosine from *Croton tiglium* and its antitumor activity ［J］. Archives of Pharmacal Research, 1994,17:115 - 118.

［17］ 李帮锐,冯家力,曾栋,等.巴豆苷水解产物异鸟嘌呤测定的方法学研究［J］.海峡预防医学杂志,2014,20(5):6 - 8,95.

［18］ 李生梅.巴豆生物碱的提取及提高药材质量标准研究［D］.广州:广州中医药大学,2012.

［19］ 金锋,任玉珍,陈彦琳,等.巴豆生物碱部位 HPLC 特征指纹图谱研究［J］.中国实验方剂学杂志,2013,19(2):90 - 93.

［20］ 唐根源,陈明晃,吴红京.高效凝胶过滤色谱法(光电二极管阵列检测器)分离、测定巴豆毒蛋白［J］.色谱,1994,(4):244 - 246.

［21］ Shahid M, Tayyab M, Naz F, et al. Activity-guided isolation of a novel protein from *Croton tiglium* with antifungal and antibacterial activities ［J］. Phytotherapy Research, 2008,22(12):1646 - 1649.

［22］ 陈彦琳,杜杰,白宗利,等.十二烷基硫酸钠—聚丙烯酰胺凝胶(SDS)电泳比较加热前后巴豆霜蛋白成分的变化［J］.世界科学技术(中医药现代化),2010,12(6):948 - 951.

［23］ 古炳明,曾宝,熊艺花,等.紫外-可见分光光度法测定巴豆中可溶性蛋白的含量［J］.医学研究杂志,2013,42(8):43 - 45.

［24］ 单雪莲.不同炮制方法制备巴豆霜对巴豆蛋白毒性的影响［D］.南京:南京中医药大学,2019.

［25］ 孙公军,贾元印,姚乾元.巴豆总蛋白的提取及氨基酸的测定［J］.山东医药工业,1994,(2):42 - 43,40.

［26］ 吴新安,赵毅民.巴豆属植物化学成分及药理作用研究进展［J］.天然产物研究与开发,2004,(5):467 - 472.

［27］ 苏海国,杨槐,蒙春旺,等.巴豆化学成分及其细胞毒活性研究［J］.中国中药杂志,2016,41(19):3620 - 3623.

［28］ Ma Y, Chen S, Chen M, et al. Combination of diethyldithiocarbamate with 12-*O*-tetradecanoyl phorbol-13-acetate inhibits the growth of human myeloid leukemia HL - 60 cells in vitro and in xenograft model ［J］. Bioscience Biotechnology and Biochemistry, 2020,84(10):2069 - 2075.

［29］ Hu J, Gao W Y, Gao Y, et al. M3 muscarinic receptor- and Ca^{2+} influx-mediated muscle contractions induced by croton oil in isolated rabbit jejunum ［J］. Journal of Ethnopharmacology, 2010,129(3):377 - 380.

［30］ Hu J, Gao W Y, Ma L, et al. Activation of M3 muscarinic receptor and Ca^{2+} influx by crude fraction from Crotonis Fructus in isolated rabbit jejunum ［J］. Journal of Ethnopharmacology, 2012,139(1):136 - 141.

［31］ Mahmoud Aboulthana W, Youssef A, M El-Feky A, et al. Evaluation of antioxidant efficiency of *Croton tiglium* L. seeds extracts after incorporating silver nanoparticles ［J］. Egyptian Journal of Chemistry, 2019,62(2):181 - 200.

［32］ Aboulthana W M, Omar N I, El-Feky A M, et al. In vitro study on effect of zinc oxide nanoparticles on the biological activities of *Croton Tiglium* L. Seeds extracts ［J］. Asian Pacific Journal of Cancer Prevention, 2022,23(8):2671 - 2686.

［33］ Kim M J, Kim J G, Jung S K, et al. *Croton hirtus* L'her extract prevents inflammation in raw264. 7 macrophages via inhibition of NF - κB signaling pathway ［J］. Journal of Microbiology and Biotechnology, 2020,30(4):490 - 496.

［34］ Thida M, Nyein C M, Chan K N, et al. Anti-oxidative and anti-inflammatory effects of *Carissa spinarum* L., *Croton oblongifolius* Roxb and *Dioscorea bulbifera* L. in LPS-induced RAW264. 7 cell ［J］. Journal Chemical and Pharmaceutical Research, 2019,11(12):18 - 26.

［35］ Urrutia Hernandez T A, Santos Lopez J A, Benedi J, et al. Antioxidant and hepatoprotective effects of *Croton hypoleucus* extract in an induced-necrosis model in rats ［J］. Molecules, 2019,24(14):2533.

［36］ Chodaton Zinsou M D, Assogba F M, Yayi Ladekan E, et al. Phytochemical composition, biological activities of *Croton Lobatus* L. Leaves, hydrolysis effect on activities and chemical composition ［J］. American Journal of Applied Chemistry, 2020,8(1):13 - 22.

［37］ Kilani M A, Hassan A Z, Fadason S T, et al. In-vitro and in-vivo antibacterial effect of *Croton lobatus* L. on two days post surgical wounds in rats ［J］. Bangladesh Journal of Scientific and Industrial Research, 2019,54(2):139－146.

［38］ 马俊梅.巴豆不良反应及临床合理用药研究［J］.中国药物经济学,2014,9(7):59－60.

［39］ 何敏.巴豆的临床研究进展［J］.中医药信息,1990,(1):25－28.

［40］ 余展波,余国安.一种外用化疮收敛软膏及其配制方法［P］.广东:CN106110193A,2016－11－16.

［41］ 不公告发明人.一种治疗风湿性关节炎的药剂［P］.山东:CN105343832A,2016－02－24.

［42］ 曾凡跃.一种小儿便秘的软膏及其制备方法［P］.广西:CN106728720A,2017－05－31.

［43］ Andrade Cetto A, Cruz E C, Cabello Hernandez C A, et al. Hypoglycemic activity of medicinal plants used among the cakchiquels in guatemala for the treatment of type 2 diabetes ［J］. Evidence Based Complementary and Alternative Medicine, 2019,2019:2168603.

［44］ 史洪雨.骨伤散［P］.黑龙江:CN1313100,2001－09－19.

［45］ 巴豆为主治疗胆道蛔虫症——附 55 例临床小结［J］.新医药学杂志,1977,(2):18－21.

［46］ 冯玲,朱长丽.巴豆临床新用 2 例［J］.河南医药信息,1995,(8):33.

［47］ 李刚明.巴豆擦剂治疗牛皮癣 16 例临床观察［J］.时珍国医国药,2005,(2):134.

［48］ Liu L, Yu H, Wu H, et al. Toxic proteins from *Croton tiglium* L. exert a proinflammatory effect by inducing release of proinflammatory cytokines and activating the p38－MAPK signaling pathway ［J］. Molecular Medicine Reports, 2017, 16 (1):631－638.

双耳南星

双耳南星为天南星科天南星属的植物双耳南星(Arisaema wattii J. D. Hooke)的块茎,为中国的特有植物,又名半夏、洪雅南星、长耳南星[1]。

双耳南星块茎扁球形,直径 2.5～4 cm,常侧生直径 1～2 cm 的小球茎。鳞叶 3～4,膜质、线形,先端钝,常具紫色斑块,最外的长 2.5 cm,最内的长 15～20 cm。叶 2,叶柄长 8～30 cm,下部2/3 具鞘,颜色同鳞叶。叶片 3 裂,裂片无柄,或中间裂片具短柄,膜质,中裂片椭圆形,渐尖,基部狭楔形,长 15～21 cm,宽 4～9 cm;侧裂片披针形或卵形,与中裂片等长或稍长,基部极不对称,内侧狭楔形,外侧圆形,耳状,宽为内侧的 2～2.5倍,先端渐尖;侧脉在背面稍隆起,脉距约 5 mm,集合脉距边缘 2～3 mm。花序柄与叶柄近等长,先叶抽出。佛焰苞淡紫褐色或紫色,先端绿色,长 11～13 cm,管部圆柱形,长 4.5～6.5 cm,基部粗约 1 cm,上部粗约 2 cm,喉部两侧具长 1.5～2.5 cm 的圆形宽耳,耳外展;檐部宽卵形,长 6～7 cm,中部宽 3.5～5 cm,基部稍狭缩,先端短渐尖。肉穗花序单性,雄花序长 1.5～3 cm;雄花是短柄,花药 2,药室球形,顶孔圆形,雌花序长1.5～2.2 cm,近圆锥形,粗约 1 cm,子房倒卵形,花柱短,柱头盘状,胚珠 4,直立;各附属器圆柱形,长 2.5～4.5 cm,直立,基部截形,粗 4.5～5 mm,有 5～7 mm 的细柄,中部稍狭缩,先端钝。果序长 5～6 cm,下部粗 2.3～2.5 cm,浆果绿色,种子4,卵形。花期 4～5 月,果期 5～6 月[1]。

我国特有,产于云南大部分地区,生于海拔2 100～3 300 m 的河边、山坡荒草地、杂木林或山毛榉-杜鹃苔藓林中。

一、生药鉴别

(一)性状鉴定

双耳南星的药用部位为块茎,扁球形,高 1～2 cm,直径 1.5～6.5 cm。表面类白色或淡棕色,较光滑,顶端有凹陷的茎痕,周围有麻点状根痕,有的块茎周边有小扁球状侧芽。质坚硬,不易破碎,断面不平坦,白色,粉性。气微辛,味麻辣[2]。

(二)显微鉴定

本品粉末类白色。淀粉粒以单粒为主,脐点点状,裂缝状,有草酸钙结晶散在存在于黏液细胞中或者导管旁的薄壁细胞上[3]。

二、栽培

(一)产地环境

天南星对环境有很强的适应性,在海拔 10～

3 000 m 的地方均有分布。天南星喜湿润,怕强光,适宜栽种在疏松、富含腐殖质的砂质壤土上,不宜在黏土及低洼排水不良地块种植。潘春彩等对禹州天南星的研究表明,较适宜的生态环境为气候湿润,排水良好,生长在植物群落的下层。适度的遮荫有利于半夏药材产量的提高,其中40%～60%相对光强范围内,有利于半夏各器官生物量的增加,同时,适度遮阴还能提高单株叶片数和单株叶面积。适宜的透光率有利于一定程度的增产,当透光率在 65% 时有利于半夏高产[4]。

(二) 生产管理

1. 繁殖方法

天南星科植物的常规繁殖方法有分株、扦插、压条繁殖等[4,5]。

分株繁殖是常用的繁殖方法,将母株基部的冀芽、根茎或块茎分割下来,另行培育成新植株。分株时间视环境条件而定,一般以 3～4 月气温在 20～23 ℃时进行最为适宜。若能将室温保持在 15～20 ℃,则可以在任何时候进行分株。容易分离者,用手顺势撕开;不易分离者,可用小刀或利剪切开。分离的子株须附有较完整的根部。扦插繁殖是利用枝条为插穗进行繁殖,也是一种常用方法。可在生长期剪取当年生、发育充实、无病虫害的半木质化嫩枝或在早春,晚秋休眠期,剪取 1～2 年生老枝为插穗。压条繁殖是将未脱离母体的枝条,在接近地面处堆土或将枝条压入土中,待其生根后,再把它从母体上分离上盆而成为独立新植株。

2. 田间管理

天南星喜肥喜湿润,合理科学的施肥可以提高其产量。适宜比例的铵硝配比可以促进天南星生长及产量的形成,且显著高于全硝营养,铵硝配比为 50：50 时,植物体内相关酶活性也最高。此外,较高的 $NH_4^+ - N$ 也有利于块茎中主要活性成分积累,铵硝配比为 75：25 时累积效果最显著。

(三) 病虫害防治

在天南星生产栽培中,常见的病害为病毒病、块茎腐烂病和炭疽病。

病毒病由病毒引起,发生于夏季,发病时造成大面积死亡甚至绝收。应选择抗病品种栽种,如在田间选择无病单株留种,忌连作;增施磷、钾肥,增强植株抗病力。

块茎腐烂病也是危害天南星生产的主要病害,表现为地下块茎腐烂,地上苗枯死,进行防治时首先注意排除积水,中耕松土,其次用 1：15 石灰水搅拌后淋穴消毒,或阴雨天趁雨停间隙,用 50% 多菌灵 1 000 倍液喷洒 2 次。

炭疽病病原为半知菌,叶片、叶柄、茎、浆果上均有症状出现,发病时危害成株。防治方法:入冬时搞好清园,烧毁枯茎烂叶,发病前喷施波尔多液(1：1：160)或无毒高脂膜 200 倍液;发病期喷施 75% 百菌清 500 倍液,7～10 d 喷 1 次。

红蜘蛛和红天蛾是天南星生产中的主要虫害,主要危害天南星叶片,是造成天南星减产的又一大因素,刁诗冬等[6]通过研究该虫的生长习性提出有效防治措施:前者用 20% 双甲脒乳油 1 000 倍液或 73% 克螨特 3 000 倍液喷雾防治;后者用 90% 晶体敌百虫 800～1 000 倍喷杀,或人工捕杀。

三、 化学成分

天南星属植物药用历史悠久、化学成分种类丰富。但尚未见双耳南星的化学成分和药理活性的研究报道。

(一) 生物碱类

目前在天南星中报道的生物碱共 10 个。1996 年,Ducki S 等[7]从天南星 *A. erubescens* 的块茎中发现了第一个生物碱 aurantiamide acetate (**1**)。2001 年,李绪文等[8]在东北天南星 *A. amurense* 块茎中通过重结晶得到生物碱 2-methyl-3-(*Z*)-methylpropenoateyl-6-methyl-neureido-3-ene-hydropyran(**2**)。2011 年，戴莉香[9]在云南普洱产地的天南星的块茎 75％乙醇提取物中发现了多个生物碱化合物，包括 2 个吡啶类 nocotinamide(**3**)和 5-羟基-2-羟甲基吡啶(**4**)，2 个呋喃类 uridine(**5**)和 thymidine(**6**)以及 1 个核糖核苷(**7**)和 1 个吗啉环 acortarin(**8**)。2012 年，Wang LW 等[10]在天南星 A. *erubescens* 块茎培养的内生菌中分离得到了 1 个生物碱 cercosporamide(**9**)。2020 年，郑绣梅等[11]在东北天南星 A. *amurense* 的 80％乙醇提取物的乙酸乙酯萃取部位得到了 1 个吲哚生物碱色氨酸(**10**)。

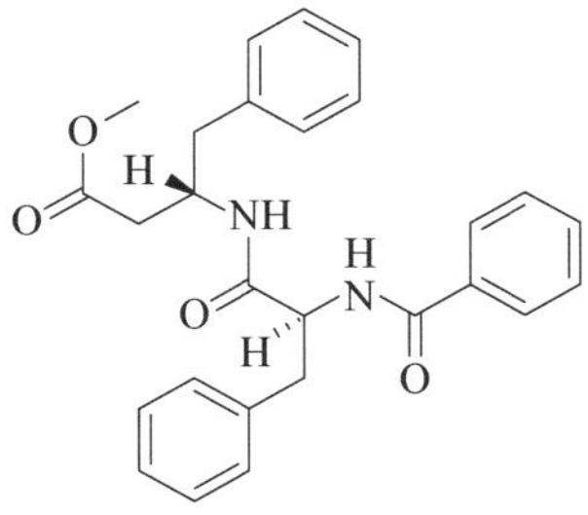

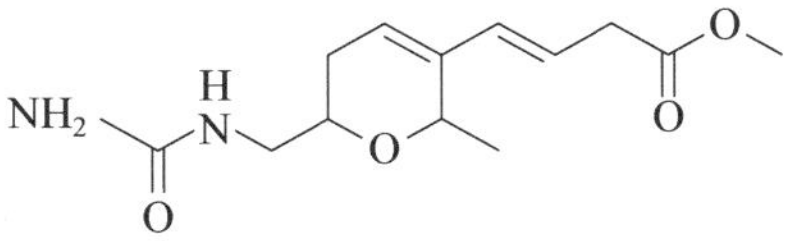

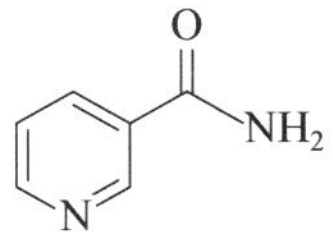

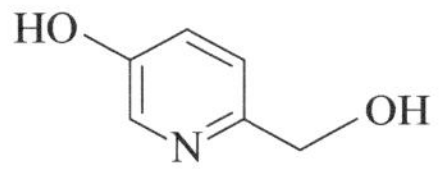

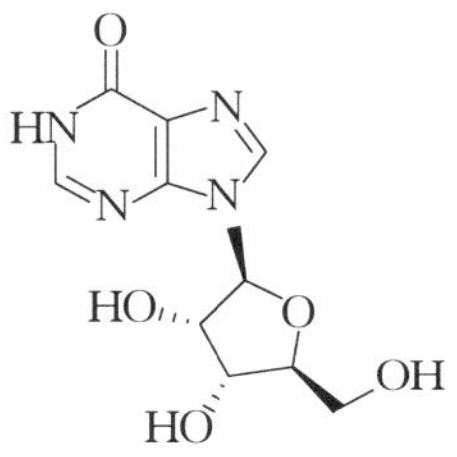

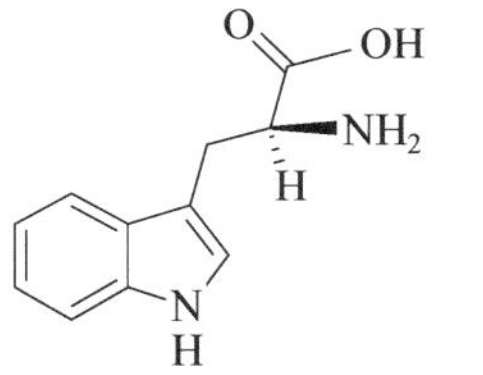

（二）黄酮类

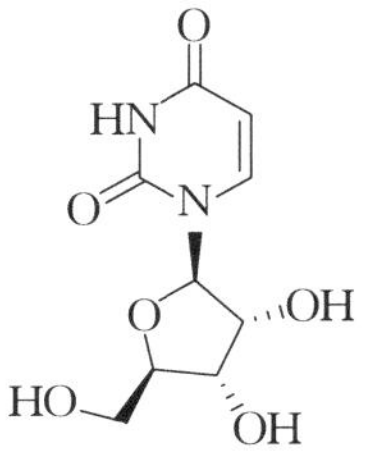

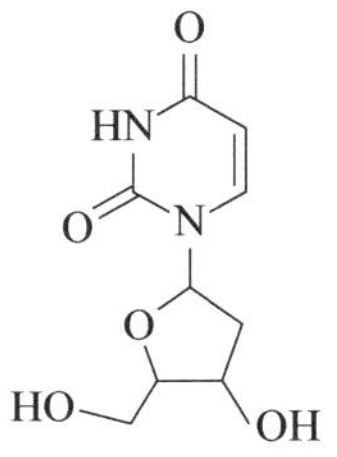

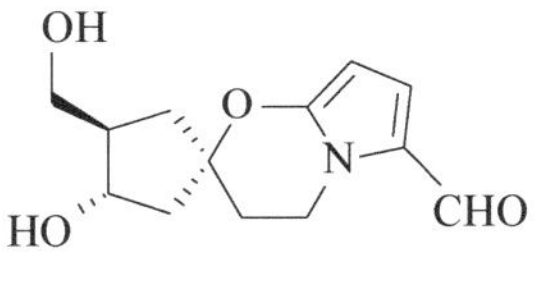

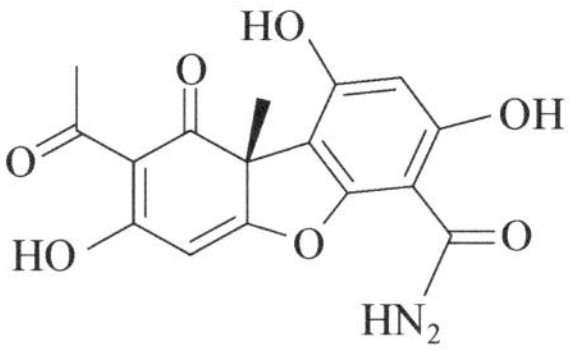

在中药材天南星中共发现了 9 个黄酮类化合物，其中有 7 个为黄酮苷。2005 年，杜树山等[12]在天南星 A. *erubescens* 的块茎中首次发现了 6 个黄酮苷类化合物分别为夏佛托苷(**11**)、异夏佛托苷(**12**)、芹菜素-6-C-阿拉伯糖-8-C-半乳糖苷(**13**)、芹菜素-6-C-半乳糖-8-C-阿拉伯糖苷(**14**)芹菜素-6,8-二-C-吡喃葡萄糖苷(**15**)、芹菜素-6,8-二-C-半乳糖(**16**)。2009年，王广树等[13]在东北天南星 A. *amurense* 块茎 50％乙醇提取物中也发现了夏佛托苷、异夏佛托苷。

2012 年，Wang L W 等[10]在天南星 A. *erubescens* 块茎培养的内生菌代谢物的乙酸乙酯提取物中得到(3S)-3,6,7-trihydroxy-α-tetralone (**17**)，2018 年，LU X J 等[14]从异叶天南星 A. *heterophyllum* 中分离出内生真菌 TNXY-P-1，之后在该内生菌大米固体培养基中得到了 7-hydroxy-5-hydroxymethyl-2-methylchromone (**18**)、（S)-7-hydroxy-2-(2′-hydroxypropyl)-5-methyl-4H-chromen-4-one(**19**)。

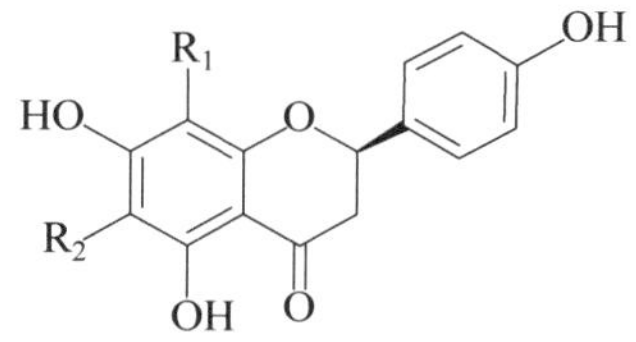

11 R_1=A R_2=B
12 R_1=B R_2=A
13 R_1=A R_2=C
14 R_1=C R_2=A
15 R_1=B R_2=B
16 R_1=C R_2=C

arabinosyl (A)

glucosyl (B)

galactosyl (C)

17

18

19

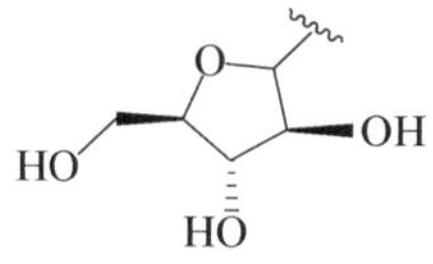

（三）苯丙素、木脂素及苯环衍生物

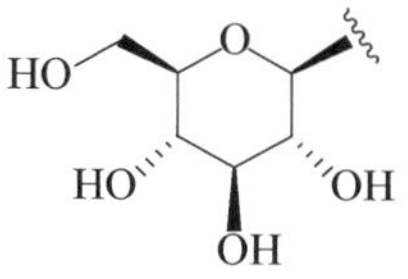

1995 年，Ducki S 等[15]从天南星 *A. erubescens* 的块茎中发现了第 1 个苯环衍生物 paeonol(**20**)。2011 年，戴莉香[9]在天南星中报道了 2 个苯环衍生物 3,4 -二羟基苯甲酸(**21**)和对羟基苯甲酸(**22**)。同时，戴莉香还报道了 4 个苯丙素糖苷化合物 sachaliside(**23**)、glucose ester of (*E*)-ferulicacid(**24**)、everg-renglycosides(**25**)和 3-(4-hydroxy-3-methoxyphenyl) propyl-3-*D*-glucopyranoside(**26**)。2019 年，付鸣等[16]在东北天南星 *A. amurense* 块茎的 80%乙醇提取物中得到了 3 个苯丙素类化合物分别为阿魏酸(**27**)、对羟基桂皮酸(**28**)和咖啡酸(**29**)以及 1 个木脂素愈创木基丙三醇(**30**)。2018 年，LU X J 等[14]从异叶天南星 *A. heterophyllum* 内生菌代谢产物中得到了环戊异色酮衍生物(+)-(*S*)-6-hydroxy-1,8-dimethoxy-3α-methyl-3, 3α-dihydrocyclopenta [c] isochromene-2, 5-dione (**31**) 和 (−)-(*R*)-6-hydroxy-1, 8-dimethoxy-3α-methyl-3, 3α-dihydrocyclopenta [c] isochromene-2, 5-dione (**32**)，通过 ECD 计算确定了绝对构型，并且还有 5 个类似物分别为 6-hydroxy-8-methoxy-3α-methyl-3α, 9β-di-hydro-2*H*-furo[3, 2-c]isochromene-2, 5(3*H*)-dione(**33**)，phia-lophoriol(**34**)、1-deoxyrubralactone(**35**)，alternariol(**36**)、alter-nariol methyl ether(**37**)。2020 年，郑锈梅等[11]用 80%乙醇对东北天南星进行提取，分离得到了 8 个木脂素类化合物，分别为橄榄树脂素(**38**)、异落叶松脂素(**39**)、松脂素(**40**)、3, 3′-bisde-methyl-pinoresinol(**41**)、isoamericanol A(**42**)、americanol A(**43**)、去氢双松柏醇(**44**)、开环异落叶松脂素(**45**)。

20

21 R=H
22 R=OH

23

24

25

26

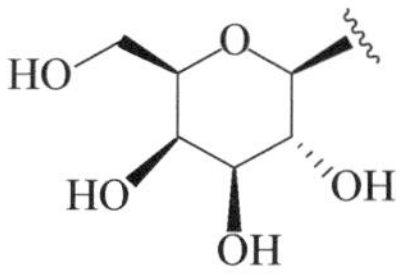

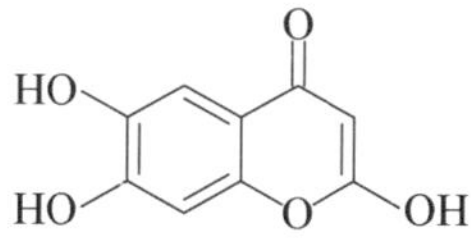

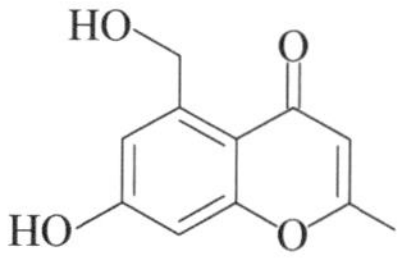

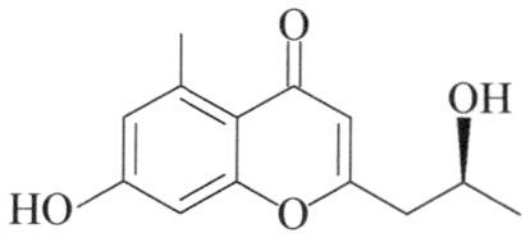

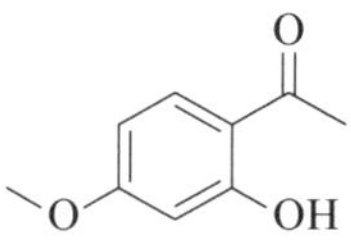

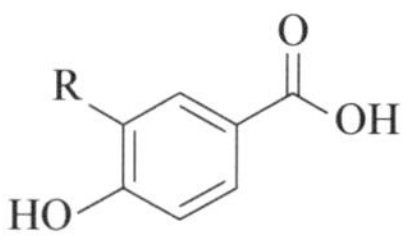

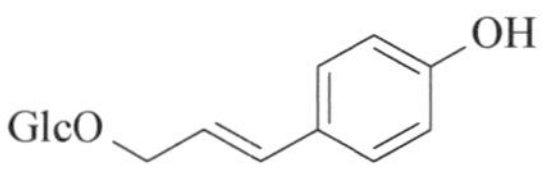

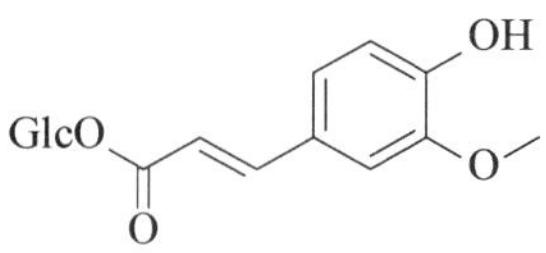

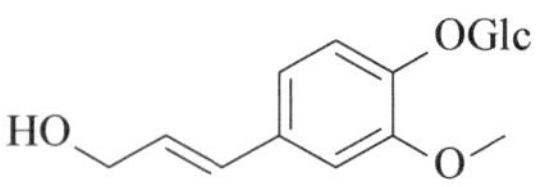

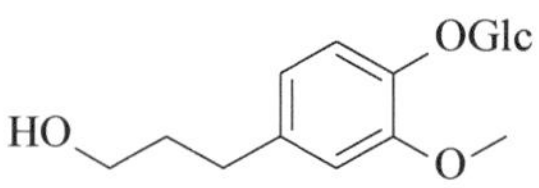

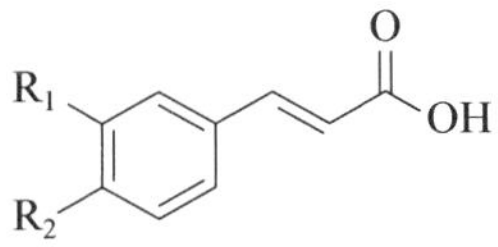

27 R₁＝OCH₃　　R₂＝OH
28 R₁＝H　　R₂＝OH
29 R₁＝OH　　R₂＝OH

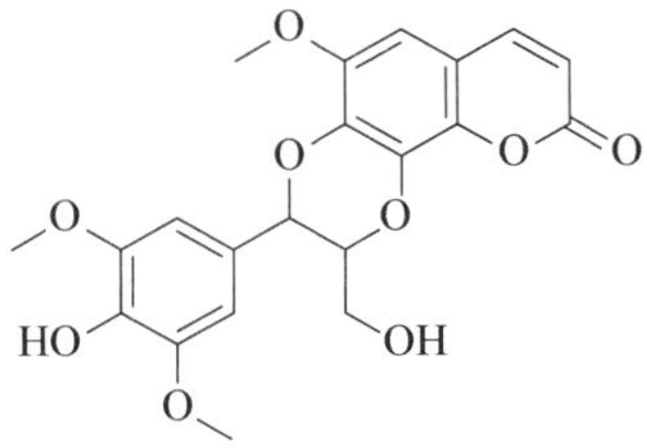

30

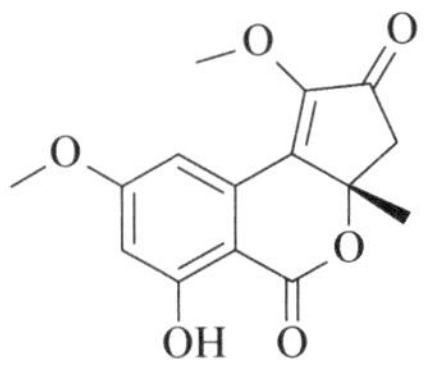

31

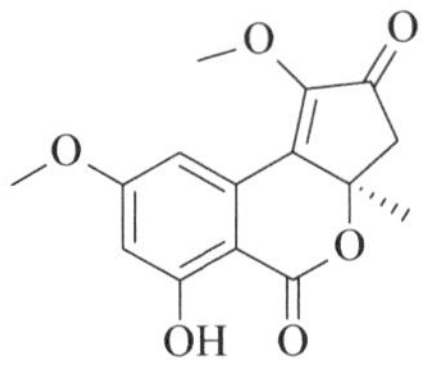

32

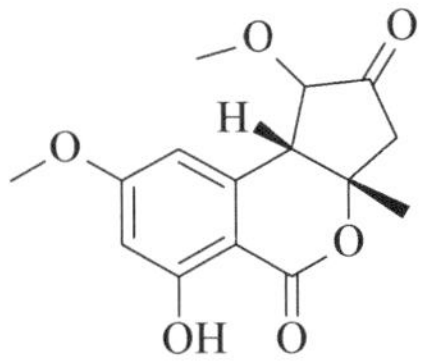

33

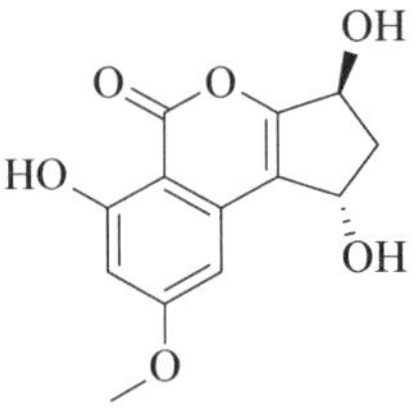

34

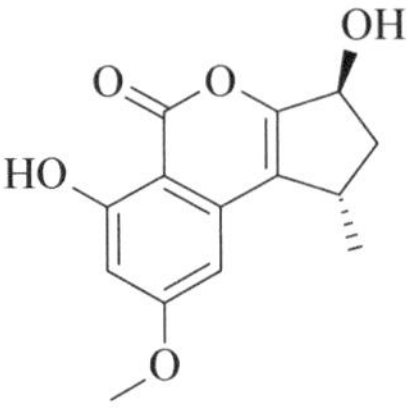

35

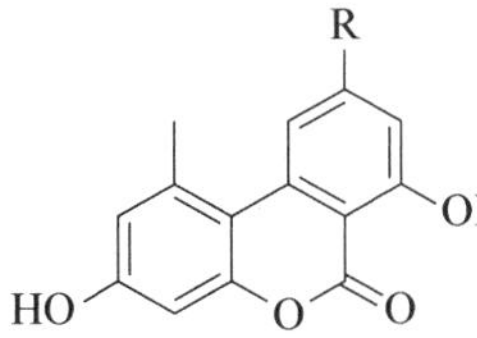

36 R＝OH
37 R＝OCH₃

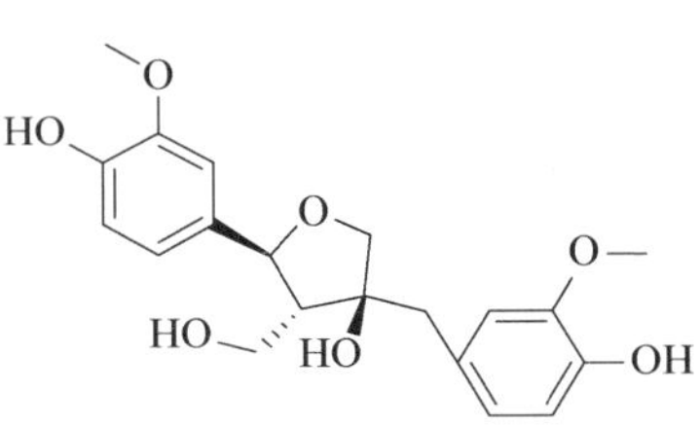

38

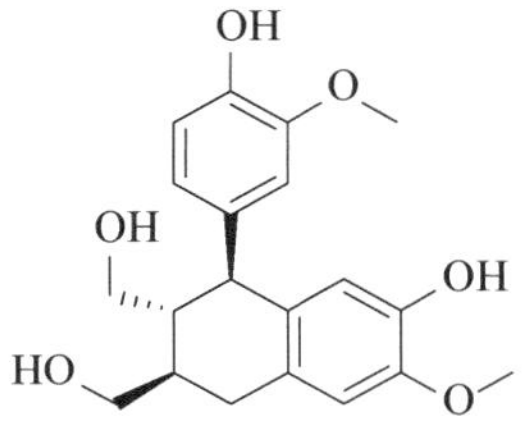

39

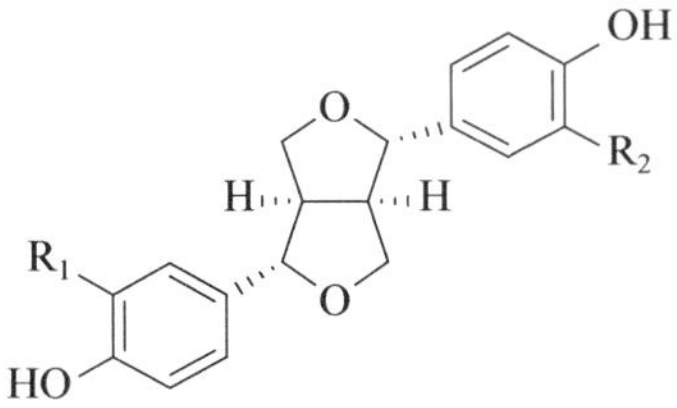

40 R₁＝OCH₃　　R₂＝OCH₃
41 R₁＝OH　　R₂＝OH

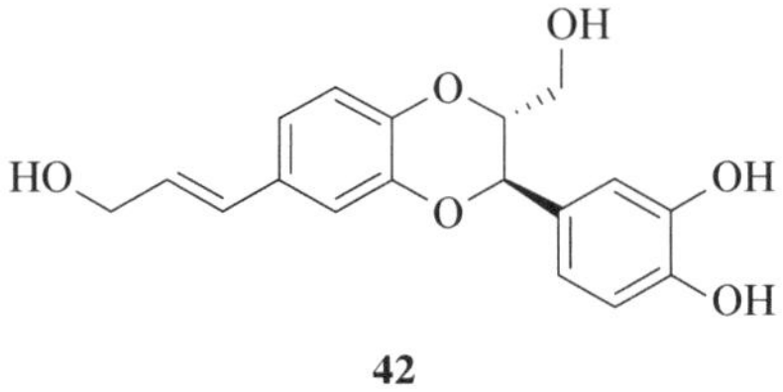

42

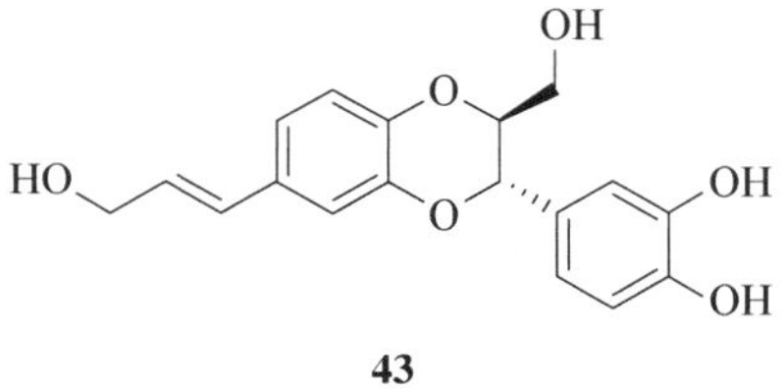

43

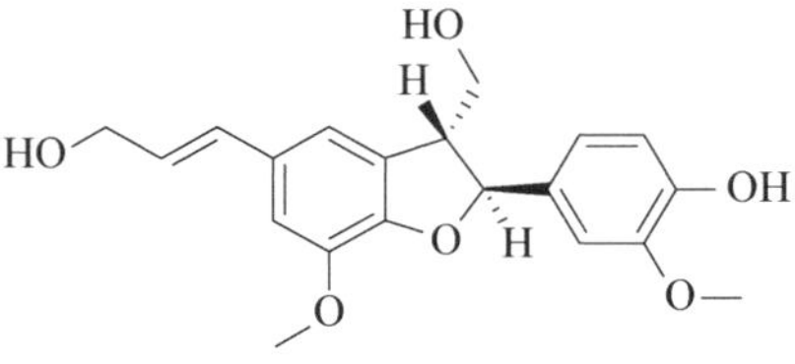

44

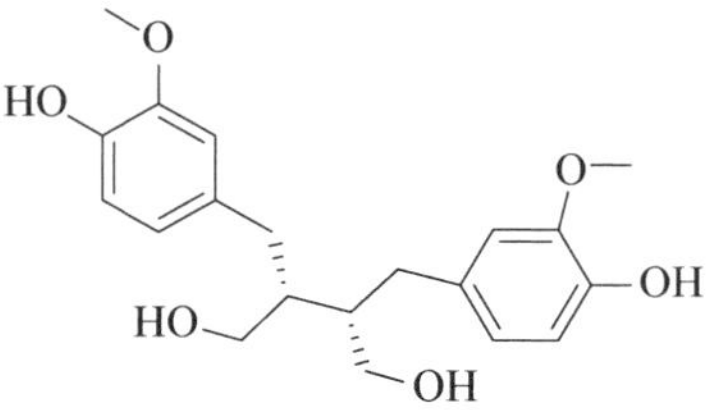

45

(四) 甾体和萜类

到目前为止,在中药天南星中报道的甾体和萜类成分并不多。2001年,李绪文等[17]在东北天南星 A. amurense 的块茎中报道了植物甾醇 β-谷甾醇(46)及其糖苷化合物胡萝卜苷(47)。2003年,杨中林[18]在异叶天南星中报道了化合物 46 和 47,2011年,戴莉香[9]在天南星发现了1

个单萜 ranoside(48),3 个倍半萜(一)-phasei-cacid(49),(6R,9R)-3-oxo-α-ionol-3-D-glucopyrano-side(50)和 roseosidell(51)。2012年,Wang L W 等[10]在天南星 A. erubescens 块茎培养的内生菌中分离得到了倍半萜化合物 trichodermin(52)。2019年,付鸣等[7]在东北天南星 A. amurense 块茎中也得到了 roseosidell(51)。

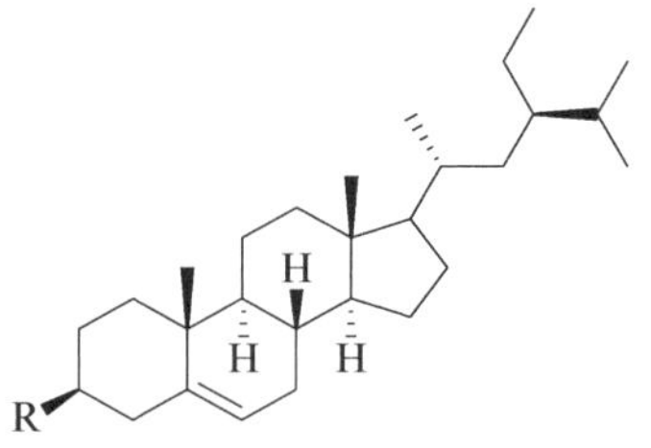

46 R=OH
47 R=OGlc

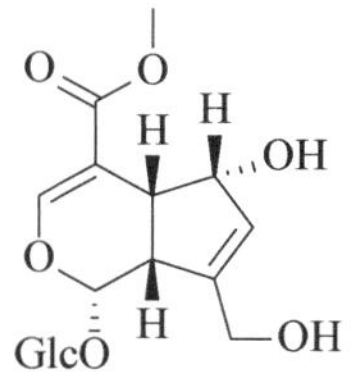

48

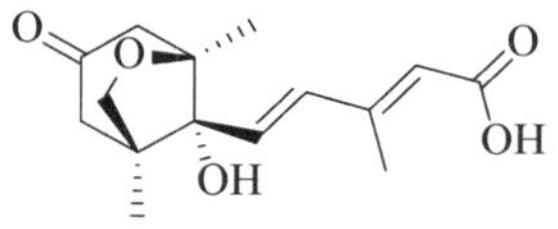

49

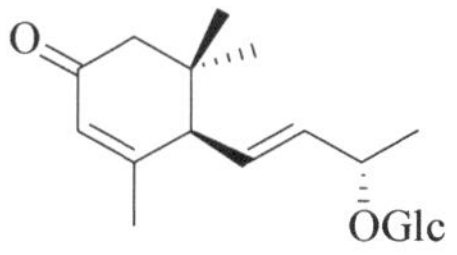

50

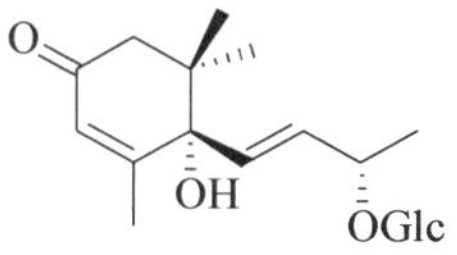

51

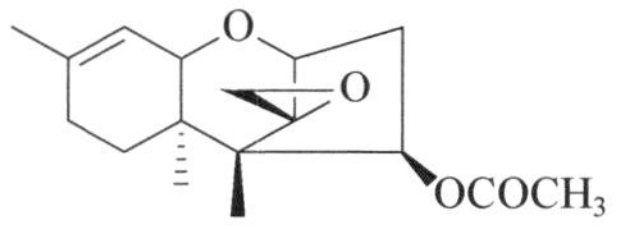

52

(五) 苷类和脂类

中药天南星块茎中发现的苷类和酯类化合物非常多见,其中报道的苷类成分主要为氧苷。1996年,Jung J H 等[19,20]在东北天南星 A. amurense 中得到了5个脑苷脂类化合物(53~57)。

同年,Jung J H 等[20,21]在东北天南星 A. amurense 的丙酮提取物中得到了9个二酰基甘油基半乳糖苷类化合物分别为(2S)-1-氧-十六酰基-2-氧-(9Z,12Z-十八二烯酰基)-3-氧-β-D-吡喃半乳糖基甘油(58)、1-氧-(9Z-十八烯酰基)-2-氧-(9Z,12Z-十八二烯酰基)-3-氧-β-D-吡喃半乳糖基甘油(59)、1-氧-十六酰基-2-氧-(9Z-十八二烯酰基)-3-氧-C-D-吡喃半乳糖基甘油(60)、1-氧-十八酰基-2-氧-

(9Z,12Z,15Z-十八三烯酰基)-3-氧-β-D-吡喃半乳糖基甘油(61)、(2S)-1-氧-十八酰基-2-氧-(9Z,12Z-十八二烯酰基)-3-氧-[α-D-吡喃半乳糖基-(1″→6′)-氧-3-D-吡喃半乳糖基]甘油(62)、1-氧-十六酰基-2-氧-(9Z,12Z-十八二烯酰基)-3-氧-[α-D-吡喃半乳糖基-(1″→6′)-氧-β-D-吡喃半乳糖基]甘油(63)、1-氧-十六酰基-2-氧-(9Z-十八烯酰基)-3-氧-[α-D-吡喃半乳糖基-(1″→6′)-氧-β-D-吡喃半乳糖基]甘油(64)、1-氧-十六酰基-2-氧-(9Z,12Z,15Z-十八三烯酰基)-3-氧-[α-D-吡喃半乳糖基-(1″→6′)-氧-β-D-吡喃半乳糖基]甘油(65)、1-氧-(9Z,12-十八二烯酰基)-2-氧-(9Z,12Z-十八二烯酰基)-3-氧-β-D-吡喃半乳糖基甘油(66)。并且将化合物 58 和 63 与10%甲醇钠反应得到了2个甘油基甘油内酯衍生物,分别为(2R)-1-氧-β-D-吡喃半乳糖基甘油(**67**)和(2R)-1-氧-[α-D-吡喃半乳糖基-(1″→6′)-氧-β-D-吡喃半乳糖基]甘油(**68**)。

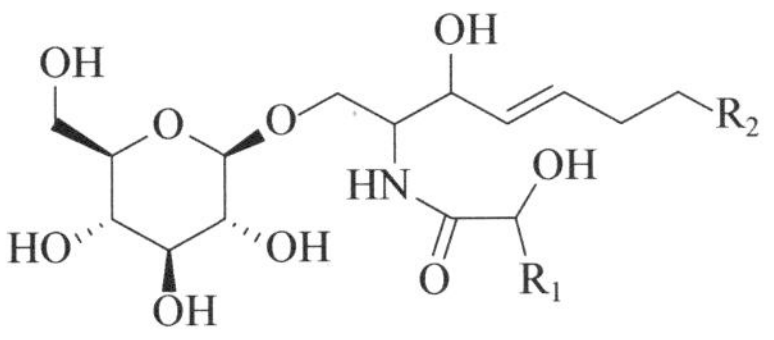

53	R₁=A	R₂=D
54	R₁=B	R₂=D
55	R₁=C	R₂=D
56	R₁=A	R₂=E
57	R₁=B	R₂=E

A　H₃C(H₂C)₁₇ —　　　　B　H₃C(H₂C)₁₅ —

C　H₃C(H₂C)₁₃ —

D

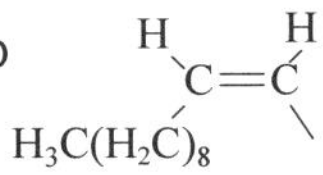

E

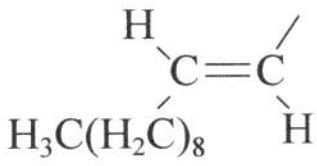

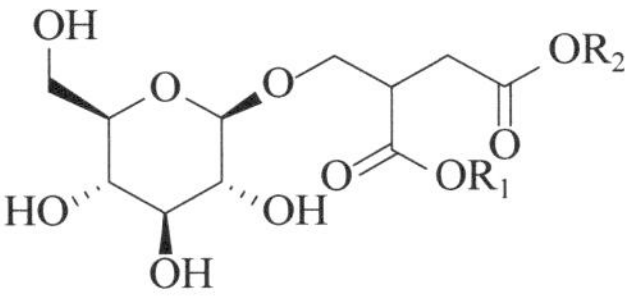

58	R₁=A′	R₂=B′
59	R₁=A′	R₂=C′
60	R₁=D′	R₂=B′
61	R₁=E′	R₂=C′
62	R₁=A′	R₂=A′
67	R₁=H	R₂=H

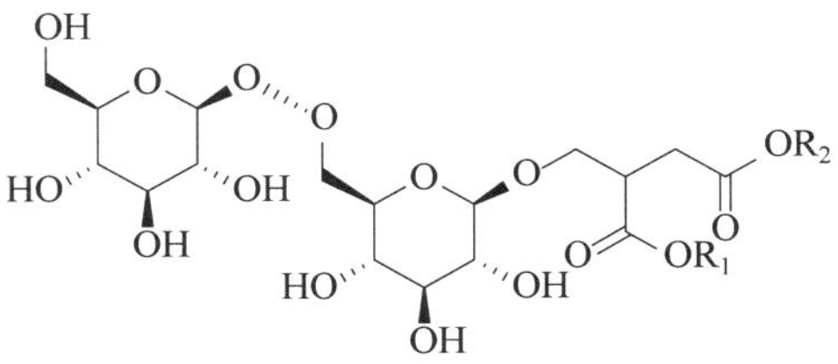

63	R₁=A′	R₂=C′
64	R₁=A′	R₂=B′
65	R₁=D′	R₂=B′
66	R₁=E′	R₂=B′
68	R₁=H	R₂=H

A′　—(CH₂)₇⌒C₅H₁₁　　　B′　H₃C(H₂C)₁₄—　　　C′　H₃C(H₂C)₁₆—

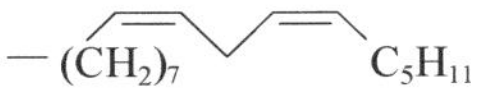

D′　—(CH₂)₇⌒C₈H₁₇　　　E′　—(CH₂)₇⌒⌒C₂H₅

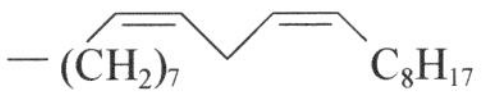

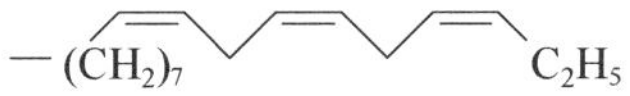

（六）其他

除了以上报道的化学成分外,中药天南星中还富含许多其他成分,如脂肪酸类、挥发油类、糖等[22-25]。2001年,李绪文等[17]利用乙醚回流提取,并通过GC-MS在东北天南星根中检测并鉴定出16种脂肪酸成分,他们[8]还在东北天南星块茎乙醇提取物中得到甘露醇。2003年,杜树山等[26]从天南星 A. erubescens 块茎80%乙醇提取物中分离得到了没食子酸、没食子酸乙酯、三十烷酸、二十六烷酸和四十烷烃。2003年,杨中

林等[18]在异叶天南星中分离得到了十八酸单苷酯和琥珀酸。2007年,杨嘉等利用水蒸气蒸馏法在天南星中提取分离出74个挥发性成分,并通过GC-MS鉴定出52个化合物结构[27]。苏振丽[28]和王广树等[13]从 A. amurense 块茎中分离得到蔗糖和松二糖。2011年,戴莉香[9]在 A. amurense 中报道了2个小分子化合物(3S)-(—)-3-hydroxybutanolide 和 5-羟甲基糠醛,以及3个脂肪酸化合物(9S,12S,13S)-trihydroxy-(10E)-octadece-noicacid、(9S,12S,13S)-trihydroxyoctadeca-(10E,15Z)-dienoicacid 和(9S,

12S，13S）-2，3-dihydroxyproxy-propyl-9，12，13-trihydroxyoctadec-10E-anoate。2012 年，Rozema E 等报道了从东北天南星中分离得到了脂肪链糖苷 arisaenosides A～C[29]。

四、药理作用

（一）细胞毒性

1996 年，SYLVIE D 等[30]利用 MTT 分析法，测定了化合物 aurantiamide acetate 的细胞毒活性，结果表明该化合物对人白血病细胞 K562 是无毒的。1996 年，Jung J H 等[21]测试分离得到的 9 个二酰基甘油基半乳糖苷类化合物 44～52 对小鼠白血病细胞 P388 和人乳腺癌细胞 DLD-1 的细胞毒活性。化合物 58、61、63、65 和 66 都表现了对 2 种细胞的细胞毒活性，并且化合物 62 和 66 对 DLD-1 毒性最强 ED_{50} 分别达到 15 mg/L、10 mg/L。通过分析构效关系，十八碳三烯基团可能是高毒性基团。

2018 年，Lu X J 等[14]报道了从异叶天南星内生菌中得到的一对环戊异色酮衍生物 31 和 32 以及化合物 18、19、33～37 对人类白血病细胞 HL-60 的细胞毒活性。与阳性药 5-氟尿嘧啶（IC_{50} 6.4 μmol/L）相比，化合物 34、36 和 37 表现了较强的细胞毒性，IC_{50} 分别为 5.83 μmol/L、2.07 μmol/L、5.05 μmol/L。化合物 31 和 32 表现了对 HL-60 不同的细胞毒活性，化合物 31 几乎不具有细胞毒活性（IC_{50}＞200 μmol/L），而化合物 32 表现了中等的细胞毒活性（IC_{50} 75.3 μmol/L）。这个结果也说明了天然产物的绝对构型对其生物学活性具有重要影响。

（二）抗肿瘤

2012 年，Wang L W 等[10]测试了从天南星中得到的化合物 9、17、46、52 对肿瘤细胞 HT-29、SMMC-772、MCF-7、HL-60、MGC80-3 和 P388 的抑制活性，化合物 17 没有显示出对肿瘤细胞的毒性，而化合物 9 显示了对测试的 6 种肿瘤细胞系的细胞毒性活性，IC_{50} 分别为（9.3±2.8）μmol/L、（27.87±1.78）μmol/L、（48.79±2.56）μmol/L、（37.57±1.65）μmol/L、（27.83±0.48）μmol/L、（30.37±0.28）μmol/L。2016 年，Feng L X 等[31]从异叶天南星中分离得到凝集素 AHA，并且，通过细胞实验探索了 AHA 对人类非小细胞肺癌 A549 的可能机制。研究表明了 AHA 对癌细胞的细胞毒性可能与其对 PI3K/Akt 通路的抑制和 ER 应激的诱导对细胞凋亡和自噬的影响有关。

（三）抗菌

2012 年，Wang L W 等[10]对从天南星中得到的化合物 9、17、46 和 52 进行抗菌活性测定，包括对 4 种植物病原真菌（氧化假单胞菌、茄形假丝酵母菌、炭疽菌和稻瘟病菌）的抗微生物活性，以及对 2 种植物病原菌（黄单胞菌和米黄单胞菌）的抗微生物活性，化合物 17 显示出对氧化假单胞菌和茄形假丝酵母菌的生长抑制，EC_{50} 为 413.22 mg/L、48.5 mg/L。

（四）杀线虫

2011 年，杜树山等[32]报道了天南星中发现的 2 个黄酮碳苷化合物夏佛托苷（11）和异夏佛托苷（12）的杀线虫活性，他们的 LC_{50} 分别为 114.66 mg/L、323.09 mg/L，其中化合物 11 的活性是该药材乙醇提取物活性的 2 倍。

（五）其他

2011 年，Liu X Q 等[33]对天南星中的凝集素 AEL 进行纯化，发现 AEL 具有诱导炎症作用，结果表明该成分可以作为促炎研究中一个新的有用的工具。

参 考 文 献

［1］ 中国科学院中国植物志编辑委员会.中国植物志[M].北京:科学出版社,1979,13(2):153-155.
［2］ 吕定豪,何顺志,徐文芬,等.中国天南星属有毒药用植物种质资源的研究[J].种子,2016,35(1):60-63.
［3］ 王伟,赵南先,胡晓颖.天南星属植物的花粉形态[J].云南植物研究,2002,(4):497-507.
［4］ 黄玉源,张施君.天南星科观赏植物重要品种及其繁育技术[J].仲恺农业技术学院学报,2002,(4):54-59.
［5］ 张庚,靳小莎,葛淑俊.天南星生产技术研究进展[J].中药材,2017,40(7):1747-1751.
［6］ 刁诗冬,徐杰,徐同印.天南星的栽培技术[J].时珍国医国药,2004,(3):189-190.
［7］ Ducki S, Hadfield J A, Zhang X, et al. Isolation of aurantiamide acetate from *Arisaema erubescens* [J]. Planta Medica, 1996,62(3):277-278.
［8］ 李绪文,尹建元,范波,等.东北天南星化学成分的研究[J].中国药学杂志,2001,(2):17-19.
［9］ 戴莉香.天南星的化学成分研究[D].长沙:湖南中医药大学,2011.
［10］ Wang L W, Xu B G, Wang J Y, et al. Bioactive metabolites from Phoma species, an endophytic fungus from the Chinese medicinal plant *Arisaema erubescens* [J]. Applied Microbiology and Biotechnology, 2012,93:1231-1239.
［11］ 郑琇梅,潘多,曹杰,等.东北天南星化学成分的研究[J].中成药,2020,42(1):112-115.
［12］ 杜树山,雷宁,徐艳春,等.天南星黄酮成分的研究[J].中国药学杂志,2005,(19):21-23.
［13］ 王广树,刘银燕,陈滴,等.东北天南星块茎化学成分的研究[J].特产研究,2009,31(2):21-22,28.
［14］ Lu X J, Chen S F, Xu X W, et al. One pair of new cyclopentaisochromenone enantiomer from Alternaria sp. TNXY-P-1 and their cytotoxic activity [J]. Journal of Asian Natural Products Research, 2018,20(4):328-336.
［15］ Ducki S, Hadfield J A, Lawrence N J, et al. Isolation of paeonol from *Arisaema erubescens* [J]. Planta Medica, 1995,61(6):586-587.
［16］ 付鸣,潘多,许枞,等.东北天南星的化学成分研究[J].中药材,2019,42(8):1793-1795.
［17］ 李绪文,刘松艳,闫江红,等.东北天南星根脂肪酸成分的研究[J].白求恩医科大学学报,2001,(2):143-144.
［18］ 杨中林,韦英杰,叶文才.异叶南星的化学成分研究[J].中成药,2003,(3):56-57.
［19］ 汪晓莉,唐力英,龚千锋,等.天南星化学成分和药理作用研究进展[C].中华中医药学会中药炮制分会2009年学术研讨会论文集,2009:9.
［20］ Jung J H, Lee C O, Kim Y C, et al. New bioactive cerebrosides from *Arisaema amurense* [J]. Journal of Natural Products, 1996,59(3):319-322.
［21］ Jung J H, Lee H, Kang S S. Diacylglycerylgalactosides from *Arisaema amurense* [J]. Phytochemistry, 1996,42(2):447,452.
［22］ 居羚,池玉梅,吴皓,等.超高效液相-高分辨串联质谱分析天南星化学成分[J].亚太传统医药,2016,12(5):45-49.
［23］ 孔德新,杨晓虹,董雷,等.东北天南星茎挥发油成分GC-MS分析[J].特产研究,2013,35(1):66-68,76.
［24］ 刘英波,潘年松,莫应明.中药天南星研究进展综述[J].中国西部科技,2015,14(6):106-107,150.
［25］ 杨紫莹,王芳静,金传山,等.天南星及炮制品制天南星和胆南星水提物HPLC特征图谱比较研究[J].中草药,2020,51(3):639-646.
［26］ 杜树山,徐艳春,魏璐雪.天南星化学成分研究(Ⅰ)[J].中草药,2003,(4):25,57.
［27］ 杨嘉,刘文炜,霍昕,等.天南星挥发性成分研究[J].生物技术,2007,(5):52-54.
［28］ 苏振丽.东北天南星中化学成分的提取分离及结构鉴定[D].长春:吉林大学,2007.
［29］ Rozema E, Popescu R, Sonderegger H, et al. Characterization of glucocerebrosides and the active metabolite 4,8-sphingadienine from *Arisaema amurense* and *Pinellia ternata* by NMR and CD spectroscopy and ESI-MS/CID-MS [J]. Journal of Agricultural and Food Chemistry, 2012,60(29):7204-7210.
［30］ 刘芳,王跃虎,胡光万,等.天南星科植物生物碱成分研究进展[J].中国农学通报,2012,28(19):90-96.
［31］ Li Xing F, Peng S, Tian M, et al. Agglutinin isolated from *Arisema heterophyllum* Blume induces apoptosis and autophagy in A549 cells through inhibiting PI3K/Akt pathway and inducing ER stress [J]. Chinese Journal of Natural Medicines, 2016,14(11):856-864.
［32］ Du S S, Zhang H M, Bai C Q, et al. Nematocidal flavone-C-glycosides against the root-knot nematode (Meloidogyne incognita) from *Arisaema erubescens* tubers [J]. Molecules, 2011,16(6):5079-5086.
［33］ Liu X Q, Wu H, Yu H L, et al. Purification of a lectin from *Arisaema erubescens* (Wall.) Schott and its pro-inflammatory effects [J]. Molecules, 2011,16(11):9480-9494.

古山龙

古山龙为防己科古山龙属植物古山龙(Arcangelisia gusanlung H. S. Lo)的藤茎及根,是傣族、黎族等少数民族流传至今的常用民间药[1]。

古山龙为木质大藤本,长可达10 m多,茎和老枝灰色或暗灰色,有不规则的纵皱纹,木材鲜黄色;小枝圆柱状,有整齐的直线纹,无毛。叶片革质至近厚革质,阔卵形至阔卵状近圆形,长8～13 cm,宽6～9.5 cm,先端常骤尖,基部近截平或微圆,很少近心形,干时上面灰褐色,下面茶褐色,两面无毛,稍有光泽;掌状脉5条,网状小脉在下面较清楚;叶柄着生在叶片的近基部,稍纤细,有直线纹,两端均肿胀,比叶片短。雄花序通常生于老枝叶痕之上,为圆锥花序,长5～8 cm,分枝较短,长1～2 cm或稍过之,近无毛;雄花:花被3轮,每轮3片,外轮近卵形,长0.6～0.8 mm,边缘啮蚀状,中轮长圆状椭圆形,长2.2～2.3 mm,内轮舟状,长约2.2 mm;聚药雄蕊有9个花药。雌花序和雌花均未见。果序生于老茎上,粗壮,果梗粗壮,长0.7～1.5 cm,径0.5～0.7 cm,果近球形,稍扁,宽2.5～3 cm,成熟时黄色,最后变黑色,中果皮肉质,果核近骨质,扁球形,被锈色长毛,无任何凸起。花期夏初[1]。

一、 生药鉴别

(一)性状鉴别

古山龙的根为圆柱形,极少数有弯曲,分枝较少,直径为0.5～3 cm。表皮呈黄棕色,不规则的纵痕覆于表面,皮孔为横向排列,栓皮易掉落。质地坚硬,断面颜色鲜黄,有似菊花状的纹理和裂隙。味苦,气微。古山龙的茎为圆柱形,直径约为3 cm或更粗。茎的表皮呈暗灰黄色,有节徽,断面颜色为鲜黄色,茎中心有髓,气微,味苦。叶片呈卵形或椭圆形,叶长11～23 cm,宽5.5～14 cm。叶片无毛,颜色为暗灰绿色至暗黄棕色,先端渐尖,基部圆钝,无锯齿,叶脉两面突出,下面明显,叶柄长为5～14 cm,两端肿胀。革质,味微苦,气微。根茎以粗壮,断面黄色为优质。

(二)显微鉴别

粉末特征

根部的横切面:木栓层大多已经掉落,剩余部分为10余列的木柱细胞。木质部较发达,草酸钙方晶遍布于周围的薄壁细胞中。中柱鞘为石细胞环带。韧皮部中含有石细胞,漏斗状的韧皮射线宽阔。

茎的横切面:众多宽细相间的木栓细胞带构成木栓层,皮层狭窄。中柱鞘纤维中分布石细胞,石细胞与射线部位的石细胞群相连,似波浪形环。维管束双韧型皮层、髓及射线中分布着单个大型石细胞,石细胞壁厚,层纹、孔沟明显。根、茎的石细胞含草酸钙方晶,薄壁细胞含淀粉粒。叶表面观:上表皮细胞垂周壁波状弯曲。下表皮细胞不规则多边形，垂周壁较平直；气孔不定式。上下表皮细胞均含细小的草酸钙棱晶。

二、 化学成分

（一）生物碱

Yu L L[2]采用 HPLC-DAD 定向对古山龙的茎甲醇提取物进行分离和纯化，实验结果得到15 种生物碱，包括一种新的 gusanlung E（**1**），以及 14 种已知的衍生物。2 – 15 分别为 berberine（**2**）、thalifendine（**3**）、palmatine（**4**）、stephabine（**5**）、8-oxyberbeine（**6**）、tetrahydropalmatine（**7**）、8-oxotetrahydroplamatine（**8**）、gusanlung C（**9**）、gusanlung B（**10**）、jatrorrhizine（**11**）、8，13-dioxo-14-hydroxycanadine （**12**）、8，13-dioxo-14-methoxycanadine （**13**）、 corydaline（**14**）和 tetra-hydrothalifendine（**15**），结构式如下。

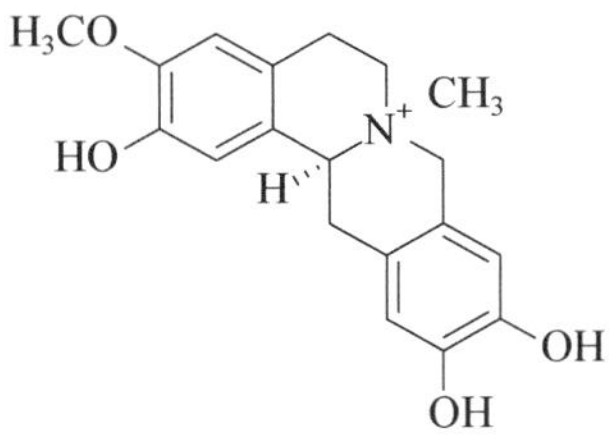

1

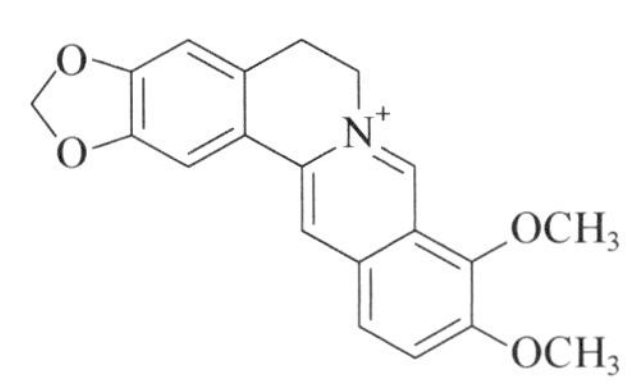

2

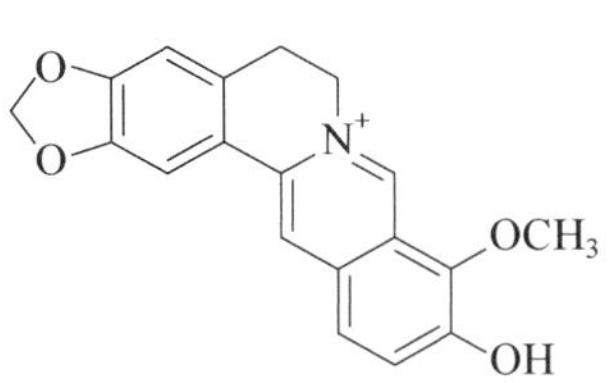

3

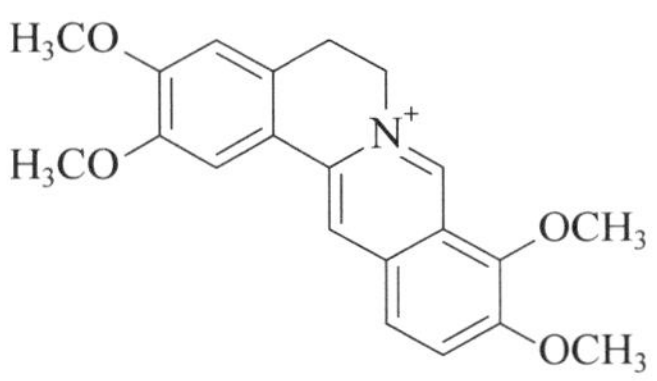

4

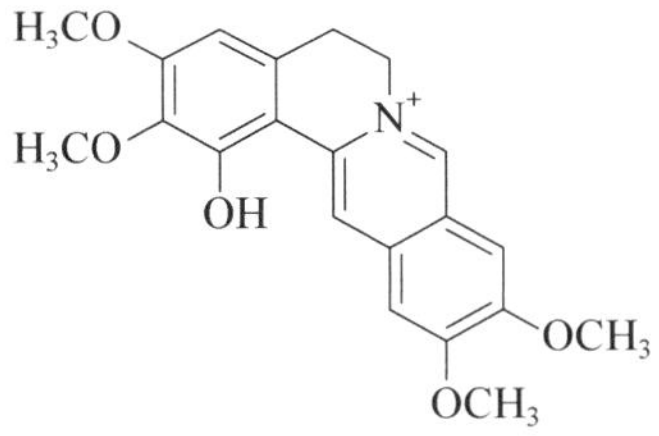

5

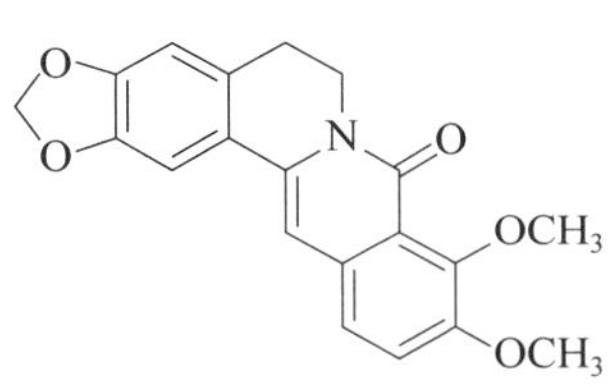

6

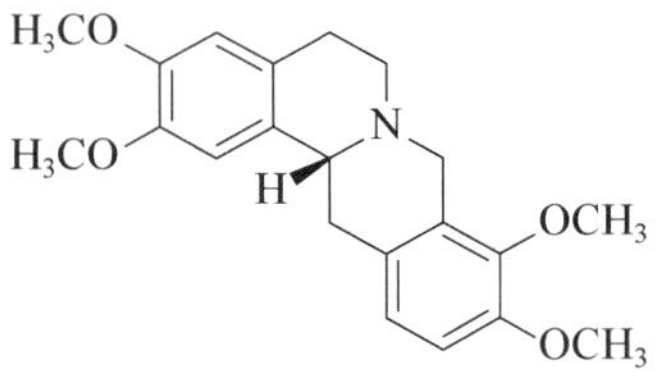

7

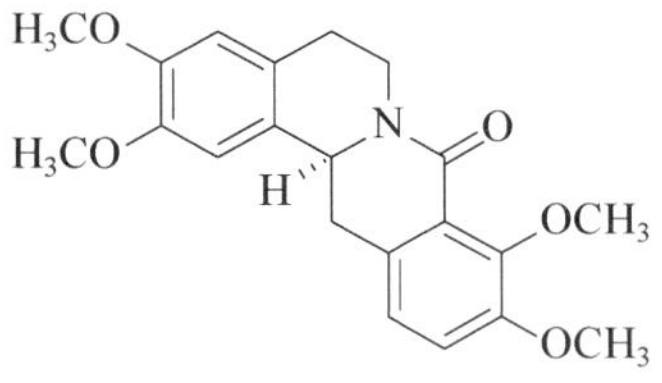

8

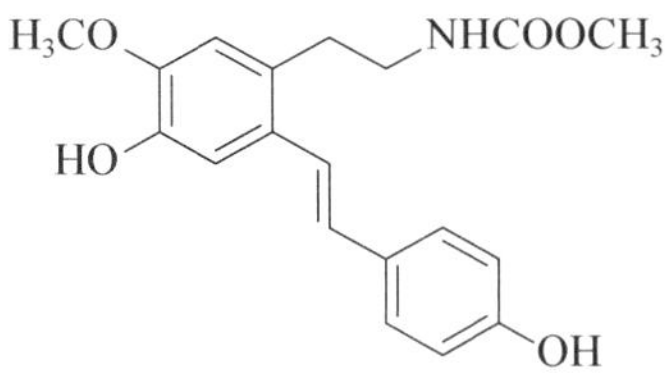

9

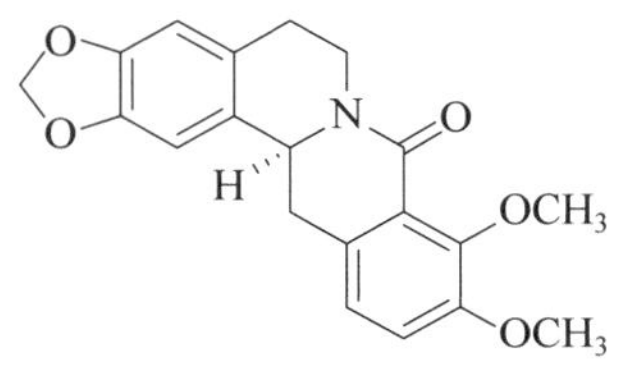

10

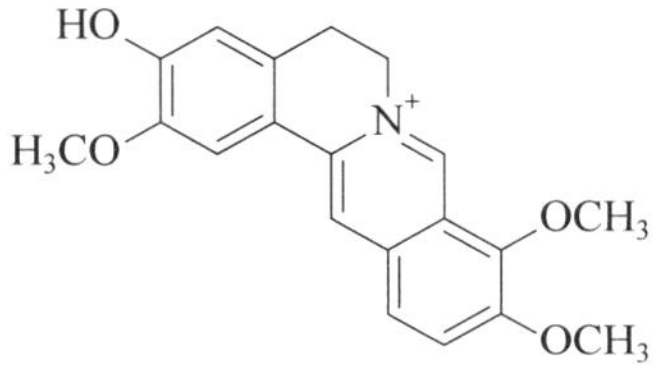

11

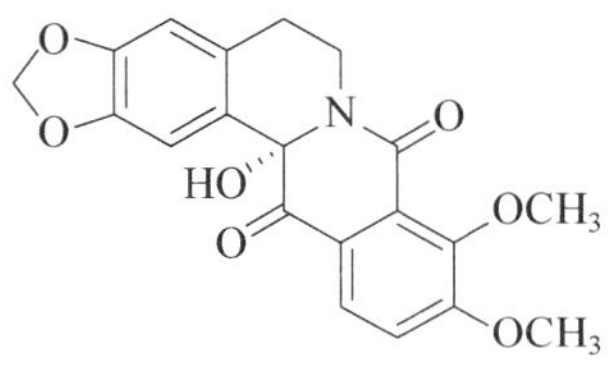

12

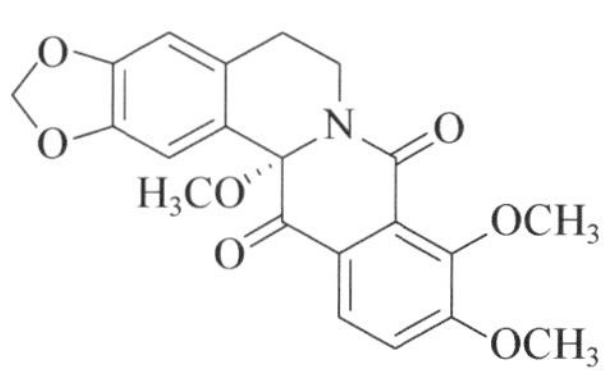

13 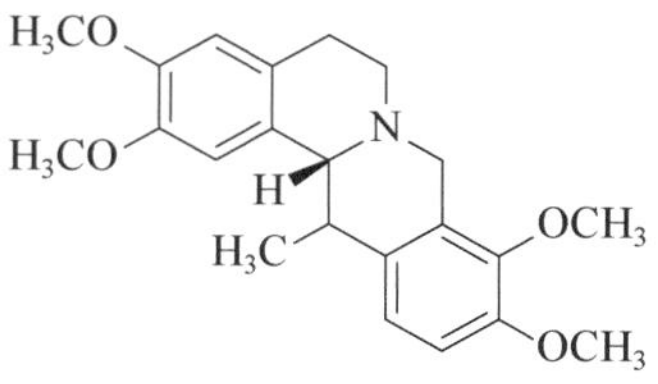　　　　　　**14** 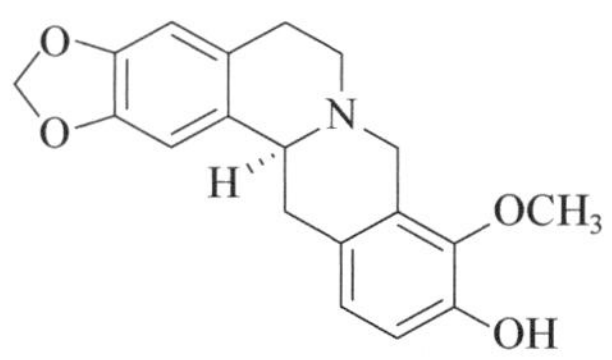　　　　　　**15**

（二）四甲基环己烯型单萜苷

古山龙中分离纯化得到 4 个新的四甲基环己烯型单萜苷,命名为 gusanlungionosides A-D,对 4 个化合物进行鉴定[3],结构式如下。

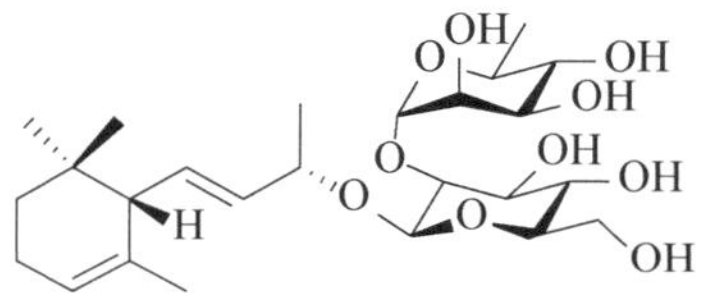

gusanlungionosides A

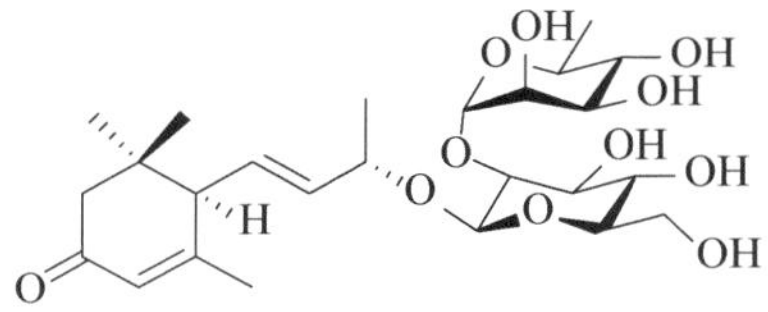

gusanlungionosides B

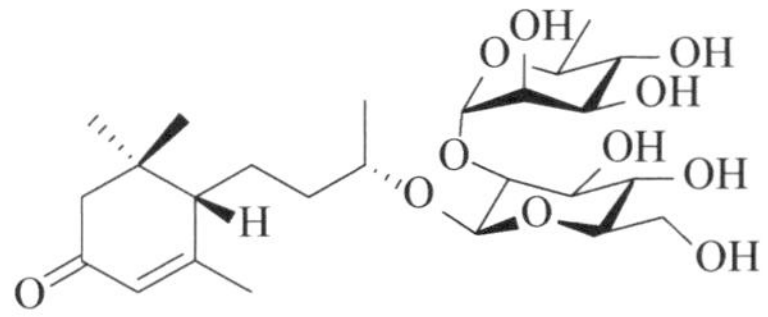

gusanlungionosides C

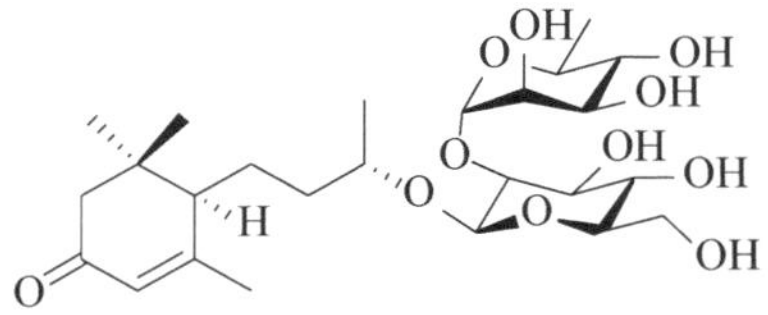

gusanlungionosides D

（三）其他

喻玲玲[4]从古山龙藤茎中分离得到 13 个化合物,包括古山龙酮苷 A、古山龙酮苷 B、*N-trans*-feruloyltyramine、*N-cis*-feruloyltyramine、*N-trans*-feruloyl3-methoxytyramine、*N-trans*-coumaroyltyramine、grossamide、thalifoine、*N-*methylcorydaldine、 aduncin、 syringaresinol、（＋）-lyoniresinol 3α-O-β-D-glucopyranoside、（－）-lyoniresinol 3α-O-β-D-glucopyranoside。

三、药理作用

（一）抑制中枢神经系统

古山龙化学成分中的掌叶防己碱和药根碱对蛙、哺乳动物的中枢神经系统有麻痹作用,还能使呼吸中枢麻痹;将其静脉注射,两者均有降压作用,其中掌叶防己碱的降压作用更胜一筹。

（二）抗菌

对于大肠埃希菌、乙型链球菌、福氏及宋内痢疾志贺菌、亚洲甲型流感病毒、金黄色葡萄球菌,大黄藤素均有抑制作用。药根碱在离体豚鼠左心房发挥正性肌力作用,此作用主要是由细胞外钙内流导致。药根碱能够阻断肾上腺素 α_1 受体,对 α_2 受体有激动作用（部分激动）,该药理作用可通过鼠离体输精管和兔离体主动脉的实验证明。剂量为 10 mg/kg 的药根碱通过对大鼠静脉注射可对心肌缺血和复灌性损伤发挥保护作用。

（三）抗炎

采用经典炎症模型检测其抗炎作用。结果表明,古山龙对急性和慢性炎症均有一定的抗炎作用。

（四）解热镇痛

采用热板法和扭体法观察小鼠的镇痛作用，发现古山龙对中枢神经系统有镇痛作用，但外周镇痛作用更大。另其解热作用明显，剂量越大，作用时间越长。

四、临床应用

（一）脚气

方药：香薷 12～15 份，古山龙 23～27 份，清风藤 23～27 份，麦饭石 12～14 份，陆英 12～15 份，倒扣草 15～17 份，虎尾兰 17～19 份，瓦松 19～21 份，透骨草 15～17 份[5]。

（二）小儿湿疹

方药：古山龙 40～60 份，南蛇藤叶 25～35 份，披叶苔 25～35 份，滑石 100～140 份，松树皮 20～35 份，拓树茎叶 20～30 份，抓地龙 15～30 份，左黑果 15～25 份，三色堇 10～20 份[6]。

（三）神经性皮炎

方药：桎柳，重楼，大青根，山芝麻，蜈蚣草，白杨树皮，白云花根，狗屎花，丁公藤，大飞扬，五眼果树皮，节节花，金橘根，南天竹子，骆驼蓬，水蔓青，榕须，酸模，天名精，天浆壳，牛含水，胡桐泪，苻菜，小连翘，瓦草，古山龙，荭草，龙眼叶[7]。

（四）肌张力障碍

方药：美丽胡枝子花，兰石草，竹叶蕉，残槁薹，降龙草，山杨柳，尖耳贯众，琉璃草根，乌奴龙胆，牛抄藤，古山龙，丁癸草根，车桑仔叶，螺厣草，香榧，草泡桐木皮，乌蔹连[8]。

（五）阴道炎

方药：芙蓉根，白术，茱苓草，古山龙，素馨花，毛冬瓜，秦皮，椿根皮，杜松果，亮菌，豇豆，红棉，大蒜，角蒿，刺参，博落回[9]。

（六）胰腺癌

方药：枸杞子，鸡血藤，古山龙，猪鬃草，郁李仁，冬凌草，火焰草，肉豆蔻，川楝子，木蝴蝶，紫竹根，娑罗子，岩豇豆，玉米须，金老梅花，榆荚仁[10]。

（七）其他

可治热郁便秘、饮食中毒、疮痈、赤眼、痢疾、咽喉肿痛、传染性肝炎等。

参 考 文 献

［1］中国科学院中国植物志编辑委员会.中国植物志[M].北京:科学出版社,1996,30(1):12-14.
［2］Yu L L, Li R T, Ai Y B, et al. Protoberberine isoquinoline alkaloids from *Arcangelisia gusanlung* [J]. Molecules, 2014,19 (9):13332-13341.
［3］Yu L L, Hu W C, Ding G, et al. Gusanlungionosides A-D, potential tyrosinase inhibitors from *Arcangelisia gusanlung* [J]. Journal of Natural Products, 2011,74(5):1009-1014.
［4］喻玲玲,邹忠梅.南药古山龙中新紫罗兰酮类立体异构体的分离和鉴定[C].2010,第八届博士生学术年会论文摘要集.
［5］石倩文.一种治疗脚气的外用洗剂及其制备方法[P].浙江:CN104840632A,2015-08-19.
［6］王祖月.一种治疗小儿湿疹的中药膏[P].山东:CN104689168A,2015-06-10.
［7］杨莉.一种治疗神经性皮炎的药物及其制备方法[P].安徽:CN107551116A,2018-01-09.
［8］刘亮.一种治疗肌张力障碍的中药[P].江苏:CN106474371A,2017-03-08.
［9］李洪颜,邱华,李仁珍,等.一种治疗阴道炎的中药制剂及制备方法[P].山东:CN103816352A,2014-05-28.
［10］胰腺癌患者化疗期间服用的制剂及制法[P].山东:CN105596847A,2016-05-25.

石　　斛

石斛为兰科石斛属植物金钗石斛（*Dendrobium nobile* Lindl.）、流苏石斛（*Dendrobium fimbriatum* Hook.）、鼓槌石斛（*Dendrobium chrysotoxum* Lindl.）及铁皮石斛（*Dendrobium officinale* Kimura et Migo）的新鲜或干燥茎[1-3]。

金钗石斛茎直立，肉质状肥厚，稍扁的圆柱形，长 10～60 cm，粗达 1.3 cm，上部多少回折状弯曲，基部明显收狭，不分枝，具多节，节有时稍肿大；节间多少呈倒圆锥形，长 2～4 cm，干后金黄色。叶革质，长圆形，长 6～11 cm，宽 1～3 cm，先端钝并且不等侧 2 裂，基部具抱茎的鞘。总状花序从具叶或落了叶的老茎中部以上部分发出，长 2～4 cm，具 1～4 朵花；花序柄长 5～15 mm，基部被数枚筒状鞘；花苞片膜质，卵状披针形，长 6～13 mm，先端渐尖；花梗和子房淡紫色，长 3～6 mm；花大，白色带淡紫色先端，有时全体淡紫红色或除唇盘上具 1 个紫红色斑块外，其余均为白色；中萼片长圆形，长 2.5～3.5 cm，宽 1～1.4 cm，先端钝，具 5 条脉；侧萼片相似于中萼片，先端锐尖，基部歪斜，具 5 条脉；萼囊圆锥形，长 6 mm；花瓣多少斜宽卵形，长 2.5～3.5 cm，宽 1.8～2.5 cm，先端钝，基部具短爪，全缘，具 3 条主脉和许多支脉；唇瓣宽卵形，长 2.5～3.5 cm，宽 2.2～3.2 cm，先端钝，基部两侧具紫红色条纹并且收狭为短爪，中部以下两侧围抱蕊柱，边缘具短的睫毛，两面密布短绒毛，唇盘中央具 1 个紫红色大斑块；

蕊柱绿色，长 5 mm，基部稍扩大，具绿色的蕊柱足；药帽紫红色，圆锥形，密布细乳突，前端边缘具不整齐的尖齿。花期 4～5 月（图 5）。

流苏石斛，本变种与正种外部形态极相似，区别点是：本变种茎粗壮，斜立或下垂，质地硬，圆柱形或有时基部上方稍呈纺锤形，长 50～100 cm，粗 8～12（～20）mm，干后淡黄色或淡黄褐色，节间长 3.5～4.8 cm，具多数纵槽。花唇瓣比萼片和花瓣的颜色深，近圆形，长 15～20 mm，基部两侧具紫红色条纹并且收狭为长约 3 mm 的爪，边缘具复流苏。花期 4～6 月。

鼓槌石斛，与金钗石斛不同之处为：本种茎直立，肉质，纺锤形，长 6～30 cm，中部粗 1.5～5 cm，具 2～5 节间，具多数圆钝的条棱，干后金黄色，近顶端具 2～5 枚叶。萼囊近球形，宽约 4 mm；唇瓣的颜色比萼片和花瓣深，近肾状圆形，长约 2 cm，宽 2.3 cm，先端浅 2 裂，基部两侧多少具红色条纹，边缘波状，上面密被短绒毛；唇盘通常呈"∧"形隆起，有时具"U"形的栗色斑块；蕊柱长约 5 mm；药帽淡黄色，尖塔状。花期 3～5 月。

铁皮石斛，与金钗石斛不同之处为：本种茎直立，圆柱形，长 9～35 cm，粗 2～4 mm，纸质，长圆状披针形，长 3～4（～7）cm，宽 9～11（～15）mm，先端钝并且多少钩转，基部下延为抱茎的鞘，边缘和中肋常带淡紫色；叶鞘常具紫斑，老时其上缘

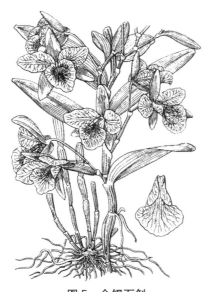

图 5　金钗石斛
（引自《中药大辞典》）

与茎松离而张开，并且与节留下 1 个环状铁青的间隙。萼囊圆锥形，长约 5 mm，末端圆形；唇瓣白色，基部具 1 个绿色或黄色的胼胝体，卵状披针形，比萼片稍短，中部反折，先端急尖，不裂或不明显 3 裂，中部以下两侧具紫红色条纹，边缘多少波状；唇盘密布细乳突状的毛，并且在中部以上具 1 个紫红色斑块；蕊柱黄绿色，长约 3 mm，先端两侧各具 1 个紫点；蕊柱足黄绿色带紫红色条纹，疏生毛；药帽白色，长卵状三角形，长约 2.3 mm，顶端近锐尖并且 2 裂，花期 3～6 月。

　　产于台湾、湖北南部（宜昌）、香港、海南（白沙）、广西西部至东北部（百色、平南、兴安、金秀、靖西）、四川南部（长宁、峨眉山、乐山）、贵州西南部至北部（赤水、习水、罗甸、兴义、三都）、云南东南部至西北部（富民、石屏、沧源、勐腊、勐海、思茅、怒江河谷、贡山）、西藏东南部（墨脱）。生于海拔 480～1 700 m 的山地林中树干上或山谷岩石上。分布于印度、尼泊尔、不丹、缅甸、泰国、老挝、越南[3]。

一、生药鉴别

（一）性状鉴别

1. 金钗石斛

呈扁圆柱形，长 20～40 cm，直径 0.4～0.6 cm，节间长 2.5～3 cm。表面金黄色或黄中带绿色，有深纵沟。质硬而脆，断面较平坦而疏松。气微，味苦。嚼之"化渣"[4]。

2. 流苏石斛

药材呈长圆柱形，长 5～10 cm，直径 0.5～1.0 cm，表金黄色，有纵棱，节明显，节间可见灰白色叶鞘。断面白色，较平坦，质疏松，气微，味淡或微苦，嚼之有黏性，纤维性较强。

3. 鼓槌石斛

茎呈粗纺锤形，长至 10～30 cm，中部膨大，直径 1.5～5 cm。表面光滑，金黄色，具 3～7 条多数深波状的棱。质坚实，断面呈纤维状。气微，味微苦，嚼之有黏性。

4. 铁皮石斛

铁皮石斛呈螺旋形或弹簧状，通常为 4～5 个旋纹，茎拉直后长 3～9 cm，直径 0.2～0.6 cm。表面黄绿色或略带金黄色，有细纵皱纹，节明显，节上有时可见残留的灰白色叶鞘；一端可见茎基部留下的短须根。断面平坦，灰白色至灰绿色，略角质状，质坚实，易折断。气微，味淡，嚼之有黏性。

（二）显微鉴别

1. 金钗石斛

茎中部横切面呈扁圆形。表皮由一列大小不均匀的细小扁平或多边形细胞组成，侧壁微木化，外被厚的鲜黄色角质层。基本薄壁组织细胞大小不一。为有限外韧型维管束，排成 7～8 圈。维管束外侧纤维束新月形或半圆形，壁厚，其外侧薄壁细胞有的含有类圆形的硅质块。木质部导管 1～3 个直径较大，壁较薄，有时木质部内侧也有纤维束,含草酸钙针晶细胞多见于维管束旁。

粉末为淡黄色。草酸钙针晶多见,成束或分散。导管有孔纹导管和梯纹导管。纤维多成束,长条形,纤维束周围的细胞中常含有类圆形硅质块[5]。

2. 流苏石斛

茎中部横切面扁圆形,边缘有 8～9 个深波。表皮细胞 1 列,壁增厚,其外有鲜黄色角质层。皮下层有 3～5 列细胞,木化。基本薄壁细胞大小相近,有纹孔,维管束外韧型,排成 6～7 圈。维管束外部有新月形纤维束,外部类圆形硅质块多见,为 10～12 μm。草酸钙针晶束存在于薄壁细胞中。

粉末白黄色。表皮细胞呈不规则形,外壁及侧壁增厚,含有石细胞,束鞘纤维成束或离散,长梭形,壁较厚,薄壁细胞具排成纵行的硅质块。木纤维细长,末端尖,常与木薄壁细胞相连,木薄壁细胞末端钝圆,具类圆形纹孔;具有网纹导管、梯纹导管,草酸钙针晶多散在。

3. 鼓槌石斛

茎中部横切面类圆形,边缘微弯曲。表皮细胞 1 列,扁平,外壁及侧壁增厚,内侧不增厚,胞腔狭长形,角质层绿黄色。基本薄壁组织细胞大小差异较显著,散列多数外韧型维管束,略排成 5～7 圈。维管束外侧的纤维束由 1～7 列纤维组成,呈马蹄形。维管束外侧嵌有细小的薄壁细胞,有的含圆簇状硅质块,木质部有 1～5 个导管,较大,内侧无纤维。草酸钙针晶束稀少,一般见于邻近维管束的薄壁细胞中。薄壁细胞中含淀粉粒,多单粒,单粒淀粉粒圆形、椭圆形,脐点不明显。

粉末灰绿色或灰黄色。角质层碎片黄色,表皮细胞表面观呈长多角形或类多角形,垂周壁连珠状增厚,直径 15.5～47.24 μm。束鞘纤维成束或离散,长梭形或细长,壁较厚,纹孔稀少,周围具硅质块,直径 5～10 μm。木纤维细长,末端尖或钝圆,壁稍厚,纹孔点状、斜裂缝状、"十"字状、"人"字状,或具缘纹孔。导管为螺纹、环纹,直径 3.8～15.6 μm。草酸钙针晶成束或散在,长达 57 μm。

4. 铁皮石斛

茎横切面类圆形,边缘有 10～11 个浅波。表皮细胞 1 列呈波状排列,外被厚的黄色角质层,类方形,外壁及侧壁增厚,微木化。表皮内侧的薄壁细胞较小,部分黏液细胞中含草酸钙针晶束;基本组织中的薄壁细胞大小不一,呈类圆形、多角形或不规则形,部分细胞壁网状增厚;基本组织中散生多数有限外韧型维管束,略排成 4～5 圈,韧皮部狭小,导管 6～8 个,直径大小不等,木化,周围排列有纤维束,外侧有硅质;薄壁细胞中含大量淀粉粒。多见于近表皮处。

粉末淡黄色。表皮细胞表面观呈类长方形、椭圆形或不规则形,外被黄色角质层,多数壁呈连珠状增厚,垂周壁平直或弯曲。纤维多成束或散在,长梭形,端尖或截钝,直径 16～22 μm。纤维束周围的细胞中含有类圆形硅质块,纵行排列。淀粉由单粒和复粒两种,单粒淀粉类圆形、椭圆形、半圆形或星形,脐点点状、一字形或不明显;复粒淀粉由 2～4 分粒组成。草酸钙针晶成束或散在,长 37～92 μm。导管主要为梯纹、网纹导管,直径 20～45 μm。木薄壁细胞常附着于纤维束旁,垂周壁呈连珠状,具多数较大纹孔。

二、栽培

(一)产地环境

石斛属药用植物为多年生草本,喜温暖、阴暗、湿润的环境,多附生于高山岩石或树干上。其中,金钗石斛主要分布于云南、四川、贵州、重庆、广西、广东、海南、台湾、湖南、湖北、西藏等地[6]。

(二)生产管理

1. 选地、整地[6]

仿野生种植一般选择的地块为丘陵或低山

的阴坡，坡度原则上大于等于 $60°$，但也可栽植峭壁上，植被以高大乔木为主，郁闭度为 $0.6\sim0.8$。若栽种点为石壁或乔木，则依势栽种即可；若在林下搭建苗床，所用材料可为石子、碎木或吸水性良好的红砖、青砖等，上铺直径 $0.5\sim1.0$ cm 的碎石子，亦可加入部分树皮、椰壳等。

标准化种植则一般在相对平坦的地块上，地块整理平坦后，留出生产道，并铺设电路和供水管道，因地制宜搭建相应规格的棚体，可用钢构、竹木搭建，外覆遮阴度为 $70\%\sim80\%$ 的遮阴网。苗床搭建以方便管理为原则，就地用石子铺设或搭建高 40 cm 左右的架子，离地悬空。喷灌使用插地式或吊挂式。

基质主要起到支撑固定作用，并提供部分养料。因此，现有栽培技术中所用基地基本以石子、碎砖块、沙粒等，混合树皮、木屑、椰壳、蔗渣、腐熟的落叶或苔藓等作为石斛属药用植物的栽培基质。所用的树皮、木屑等来自野外，可能带有病菌，使用前需消毒处理。

2. 繁殖方法[6]

种源应选择基原纯正、质量均一、成活率高、抗病高产的优质种苗。目前，石斛属药用植物的组培育苗技术已经相当成熟，广泛应用于标准化种植，生长 $1\sim2$ 年或采收后，再以驯化苗或分栽苗的形式用于仿野生种植。种植时间以 $4\sim6$ 月最佳，仿野生种植若栽植于石壁或树木上，密度根据实际情况疏密不一，用石子或草绳固定即可；若栽植于基质中，一般为穴播，丛距则与标准化种植一致，金钗石斛、齿瓣石斛间距较大，一般在 15 cm×15 cm 左右，铁皮石斛、霍山石斛则较小，在 10 cm×10 cm 左右。栽种时将根埋入基质中，保持植株挺立、根系舒展，茎、叶、芽不可埋入基质中。

3. 田间管理

灌溉以喷灌为主，应定时喷水以保持基质湿润；仿野生种植原则上不需要灌溉，如遇极端干燥天气可适量补充。灌溉时间一般夏、秋高温期选在早晚气温较低时；春季则选在中午前后温度较高时。

3 月份返青后，逐步去除覆盖基质表面的青苔，并根据实际情况适当补充基质。苗床种植在 $5\sim9$ 月应及时去除杂草。4 月上旬施用腐熟的饼肥、蚕沙或羊粪等农家肥，用量为每亩 $200\sim400$ kg（1 亩 ≈666.67 m^2），并于定植后当年的新芽发出时施用磷酸二氢钾等叶面肥。

冬季低温时，高纬度种植的铁皮石斛和霍山石斛在仿野生种植模式下需覆盖树叶或稻草，标准化种植模式下应在大棚外加覆薄膜，苗床上盖毛毡；待春季回暖后取下。

（三）病虫害防治

在石斛属药用植物的病害中，白绢病、黑斑病、软腐病等真菌类传染性病害最为严重，多出现在春夏秋季节高温高湿的环境下。防治时多以菌灵等各种杀菌类农药为主，部分农药毒性较大，已渐渐禁用，可采用生石灰（或石灰水）、石硫合剂、波尔多液等，通过改变种植微环境、提高管理水平及使用微生物菌剂等方式进行病虫害防治。

在虫害方面，蜗牛、蛞蝓为主要的害虫，在出苗期为害严重；红蜘蛛、斜纹夜蛾等在生长旺盛期为害严重。前两者目前以四聚乙醛为主要成分的药物进行诱杀，防治效果极佳；后两者则以菊酯类、黏虫板、杀虫灯为主要的灭杀手段。

三、化学成分

（一）生物碱类

生物碱类是最早从石斛属植物中分离得到的化合物类型。自 1932 年首次从金钗石斛中分离到生物碱，并命名为石斛碱（dendrobine），之后的研究表明石斛碱为金钗石斛的特征成分[7]。石斛碱的生物活性与木防己毒素（picrotoxin）相似，且有类似木防己毒烷（picrotoxane）的骨架，是首个被检测到的 picrotoxane 类生物碱[8]。《中国药典》(2015 年版)将石斛碱含量作为金钗石斛质量检测指标,规定其含量不得低于 0.4%,而其他药用石斛以甘露糖、多糖或毛兰素等的含量为测定指标[9]。

从金钗石斛中报道的生物碱有 25 个,按其结构不同可分为 picrotoxane 骨架的倍半萜生物碱(1～19)、酰胺类生物碱(21～25)以及腺苷类(20),其中倍半萜生物碱又可分为石斛碱型(dendrobine-type,1～15)和石斛次碱型(nobilonine-type,16～19)2 个亚型,结构式如表 14 所示。

表 14　石斛中的生物碱类化合物

序号	化　合　物	文献
1	红星碱 B(mubironine B)	[10]
2	石斛碱(dendrobine)	[10]
3	石斛胺碱(dendramine)	[10]
4	(-)-(1R,2S,3R,4S,5R,6S,9S,11R)-11-carboxymethyldendrobine	[11]
5	石斛酯碱(dendrine)	[11]
6	金钗酯碱(dendronobiline A)	[12]
7	9-羟基-10-氧化石斛碱(9-hydroxy-10-oxodendrobine)	[13]
8	石斛星碱(dendroxine)	[14]
9	4-羟基-石斛星碱(4-hydroxy-dendroxine)	[15]
10	6-羟基-石斛星碱(6-hydroxy-dendroxine)	[15]
11	N-isopentenyl-6-hydroxydendroxinium	[10]
12	N-isopentenyldendroxinium	[10]
13	N-methyldendrobinium	[10]
14	N-isopentenyldendrobinium	[10]
15	石斛碱氮氧化物(dendrobine-N-oxide)	[16]
16	石斛酮碱(nobilonine)	[10]
17	6-羟基石斛酮碱(6-hydroxynobiline)	[10]
18	松毛萜 A(dendroterpene A)	[17]
19	松毛萜 B(dendroterpene B)	[18]
20	腺苷(adenosine)	[18]
21	N-反式桂皮酸酰对羟基苯乙胺(N-trans-cinnamoyl tyramine)	[14]
22	N-反式阿魏酸酰对羟基苯乙胺(N-trans-feruloyl tyramine)	[14]
23	N-反式香豆酰酪胺(N-trans-p-coumaroyl tyramine)	[14]
24	N-顺式香豆酰酪胺(N-cis-p-coumaroyl tyramine)	[14]
25	N-顺式阿魏酸酰对羟基苯乙胺(N-cis-feruloyl tyramine)	[14]

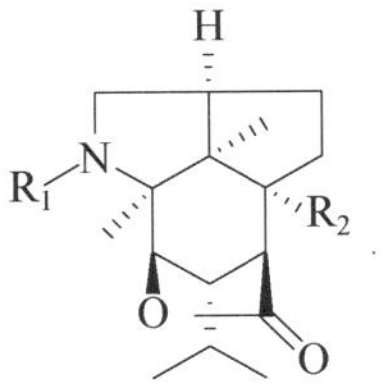

1 R₁＝H R₂＝H
2 R₁＝CH₃ R₂＝H
3 R₁＝CH₃ R₂＝OH

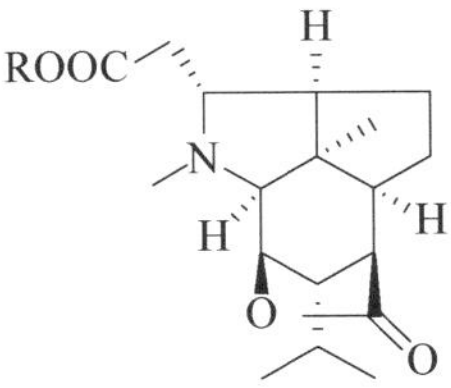

4 R＝H
5 R＝CH₃

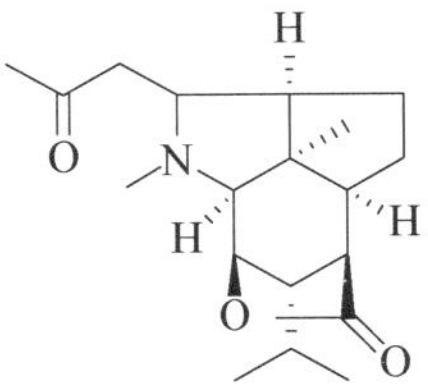

6

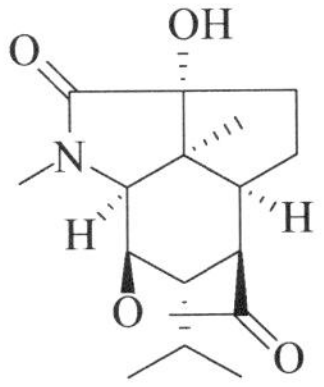

7

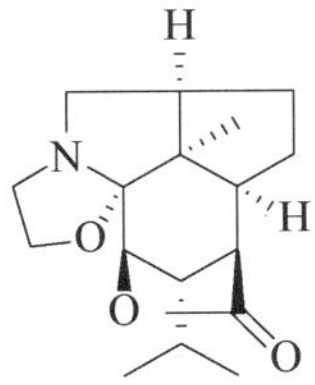

8

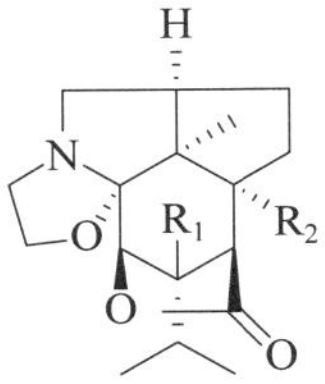

9 R₁＝OH R₂＝H
10 R₁＝H R₂＝OH

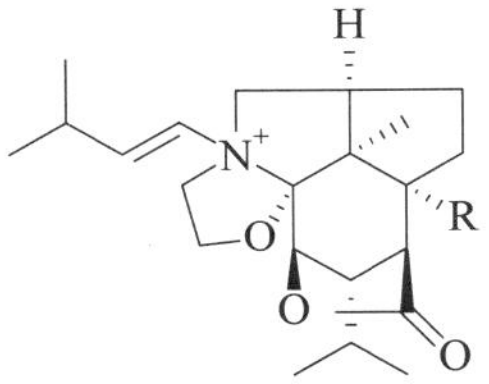

11 R＝OH
12 R＝H

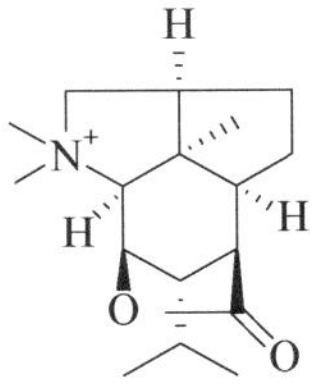

13 R₁＝R₂＝CH₃
14 R₁＝CH₃ R₂＝CH＝CHCH(CH₃)

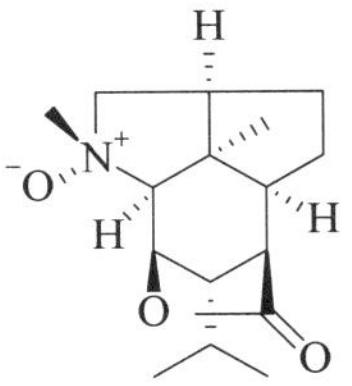

15

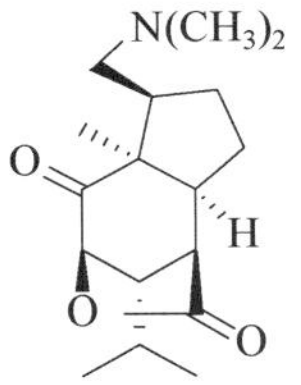

16

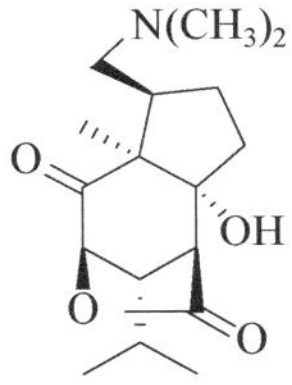

17

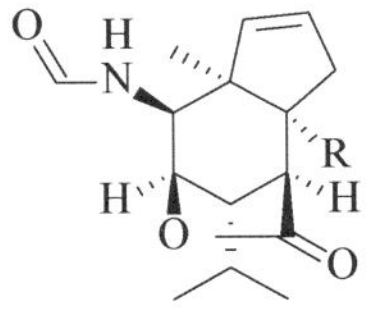

18 R＝H
19 R＝OH

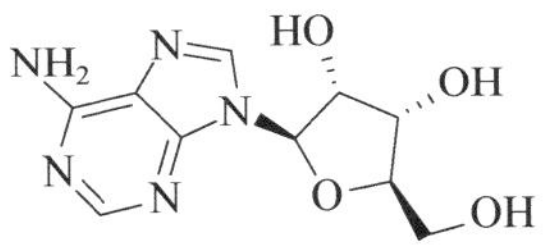

20

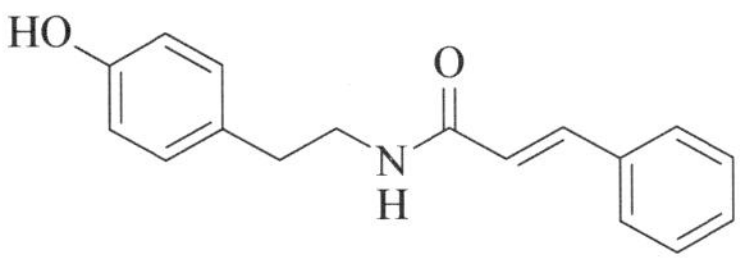

21

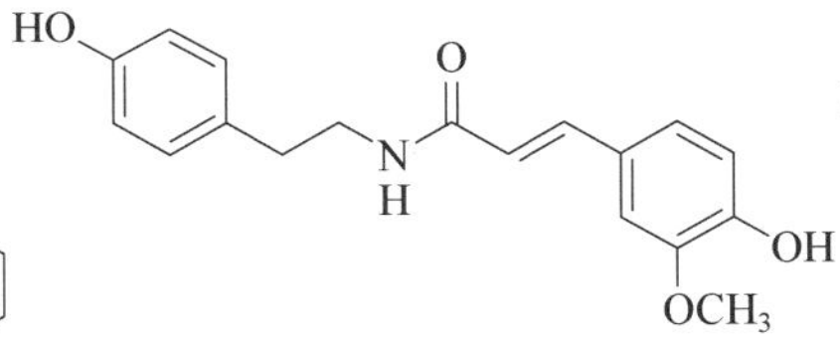

22

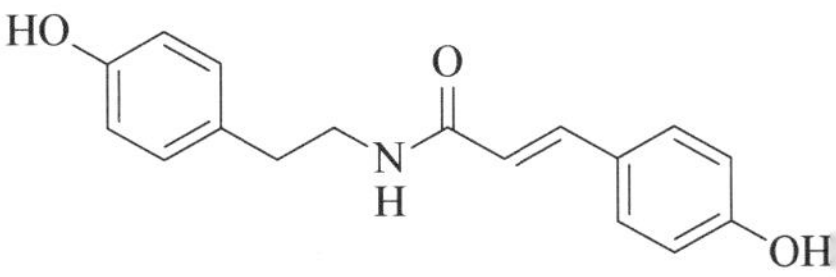

23

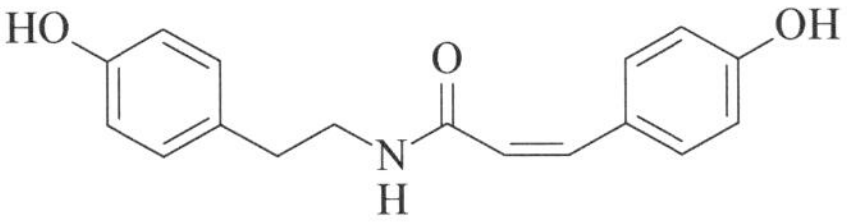

24

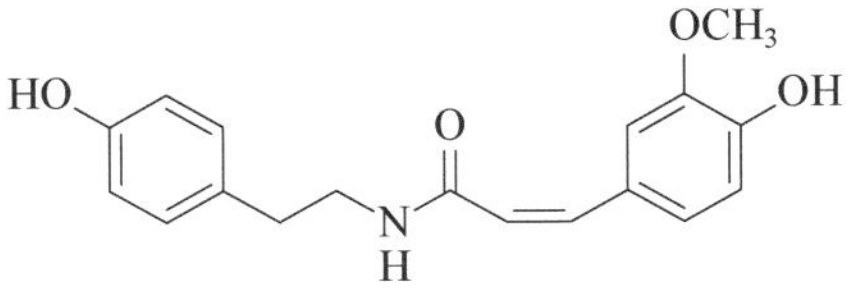

25

（二）菲类

　　菲类化合物具有广泛的生物活性，其中抗细胞毒性尤为引人注目。但该类化合物仅在植物界的极少几个科中有报道，兰科植物是天然菲类的最主要来源[10]。金钗石斛属兰科植物，菲类是该植物的主要成分和热点研究物质之一，已从该植物中报道了 38 个菲类化合物，主要包括单菲类(**26~56**)和双菲类(**57~63**)。单菲类是金钗石斛中的主要菲类成分,根据 C_9—C_{10} 间键的饱和程度分为二氢菲类(dihyhrophenanthrenes,9,10-dihydrotype)(**26~36**)和去氢菲类(dehyhro-phenanthrenes,9,10-dehydrotype)(**37~46**),该类即为人们常称的菲类(phenanthrenes)。化合物如表 15 所示。

表 15　石斛中的菲类化合物

序号	化　合　物	文献
26	赫尔西酚(hircinol)	[11]
27	2,5-dihydroxy-7-methoxy-9,10-dihydrophenanthrene(lusianthridin)	[11,12]
28	coelonin	[13]
29	ephemeranthol C	[13]
30	2-methoxy-9,10-dihydrophenanthrene-4,5,7-triol	[13]
31	flavanthridin	[11]
32	erianthridin	[11]
33	ephemeranthol A	[11]
34	4,5-二羟基-2-甲氧基-9,10-二氢菲(4,5-dihydroxy-2-methoxy-9,10-dihydrophenanthrene)	[11]
35	9,10-二氢-2,7-二甲氧基菲-4,5-二醇(9,10-dihydro-2,7-dimethoxyphenanthrene-4,5-diol)	[14]
36	5-甲氧基-4,7,10R-三羟基-9,10-二氢菲-7-O-β-D-吡喃葡萄糖苷(5-methoxy-4,7,10R-trihydroxy-9,10-dihydrophenanthrene-7-O-β-D-glucopyranoside)	[15]
37	1,5,7-三甲氧基菲-2,6-二醇(1,5,7-trimethoxy phenanthrene-2,6-diol)	[16]
38	moscatin	[11]
39	lusianthrin	[11]
40	flavanthrinin	[17]
41	4,5-羟基-2,10-甲氧基菲(4,5-dihydroxy-2,10-dimethoxyphenanthrene)	[17]
42	2,4-二甲氧基-3,7-菲二醇(2,4-dimethoxyphenanthrene-3,7-diol)	[17]
43	nudol	[11]
44	毛兰菲(confusarin)	[11]
45	fimbriol B	[13]
46	1,5,6-三甲氧基-4,7-菲二醇(1,5,6-trimethoxyphenanthrene-4,7-diol)	[13]
47	densiflorol B	[16]
48	cypripedin	[16]
49	石斛菲醌(denbinobin)	[12]
50	2,3-二羟基-7-甲氧基-5,8-菲二酮(2,3-dihydroxy-7-methoxy-5,8-phenanthrenedione)	[11]
51	2-羟基-9,10-二氢-5,8-菲二酮(2-hydroxy-9,10-dihydro-5,8-phenanthrenedione)	[11]
52	denobilone B	[11]
53	denobilone C	[11]

（续表）

序号	化　合　物	文献
54	流苏菲（fimbriatone）	[17]
55	dendronbibisline A	[18]
56	dendronbibisline B	[18]
57	denthyrsinol A	[11]
58	denthyrsinol B	[11]
59	denthyrsinol C	[11]
60	denthysinol	[11]
61	4,4′,7,7′-四羟基-2,2′-二甲氧基-9,9′,10,10′-四氢-1,1′-二菲（4,4′,7,7′-tetrahydroxy-2,2′-dimethoxy-9,9′,10,10′-tetrahydro-1,1′-biphenanthrene）	[11]
62	phochinenin G	[11]
63	phochinenin D	[11]

A

	R_1	R_2	R_3	R_4	R_5	R_6	R_7	R_8	R_9
26	H	OH	H	OCH_3	OH	H	H	H	H
27	H	OH	H	H	OH	H	OCH_3	H	H
28	H	OH	H	OCH_3	OH	H	OH	H	H
29	H	H	H	OH	OCH_3	OH	OH	H	H
30	H	OCH_3	H	OH	OH	H	OH	H	H
31	H	OH	H	OCH_3	OH	OCH_3	H	H	H
32	H	OH	H	OCH_3	OH	H	OH	H	H
33	H	OH	H	OH	OCH_3	OCH_3	H	H	H
34	H	OCH_3	H	OH	OH	H	H	H	H
35	H	OCH_3	H	OH	OCH_3	H	H	H	H
36	H	H	H	OH	OCH_3	H	OGlc	H	OH

B

	R_1	R_2	R_3	R_4	R_5	R_6	R_7	R_8	R_9
37	OCH_3	OH	H	H	OCH_3	OH	OCH_3	H	H
38	H	H	H	OH	OCH_3	H	OH	H	H
39	H	OCH_3	H	OH	H	H	OH	H	H
40	H	OH	H	OCH_3	H	H	OH	H	H
41	H	OCH_3	H	OH	OH	H	H	H	H
42	H	OCH_3	OH	OCH_3	H	H	OH	H	H
43	H	OH	H	H	OCH_3	OCH_3	H	H	H
44	H	OH	OCH_3	OCH_3	H	H	OH	OCH_3	H
45	H	OH	OH	OCH_3	OH	H	H	H	H
46	H	H	H	OH	OCH_3	OCH_3	OH	H	H

C

	R_1	R_2	R_3	R_4	R_5	R_6
47	H	OH	H	H	H	OCH_3
48	OCH_3	OH	H	H	H	OCH_3
49	H	OCH_3	H	OH	OCH_3	H
50	H	OH	OH	H	H	OCH_3

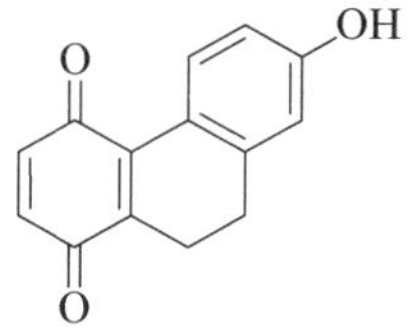

51

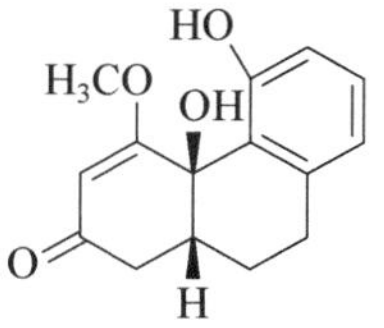

52

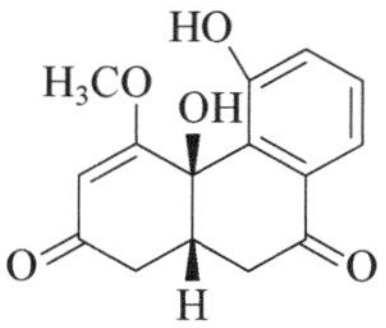

53

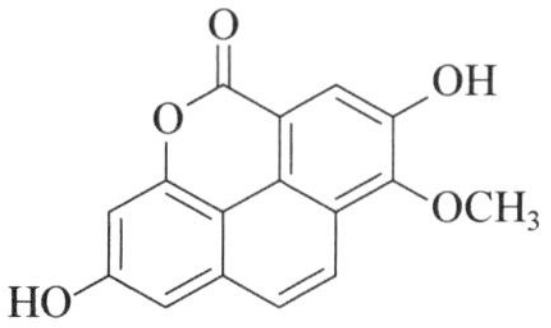

54

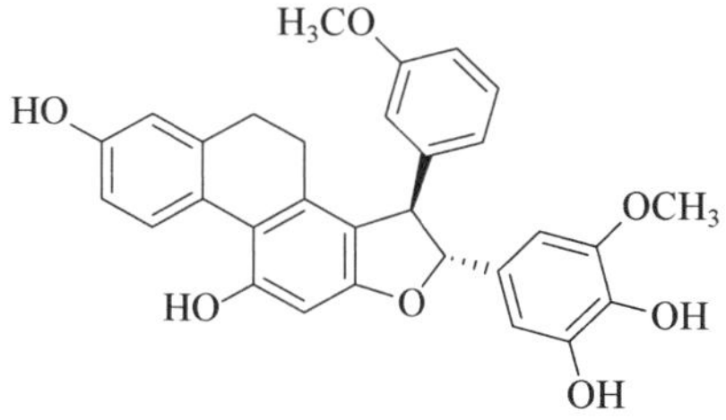

55

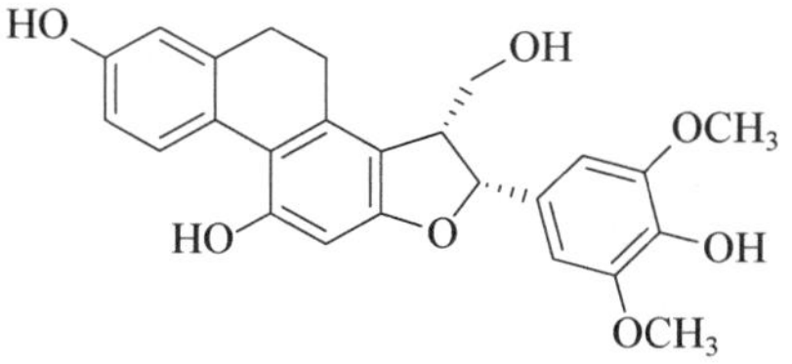

56

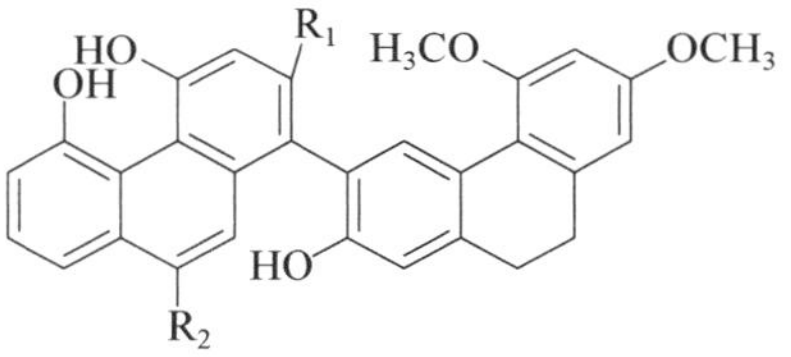

57　R₁＝OCH₃　R₂＝OH
58　R₁＝OH　R₂＝H

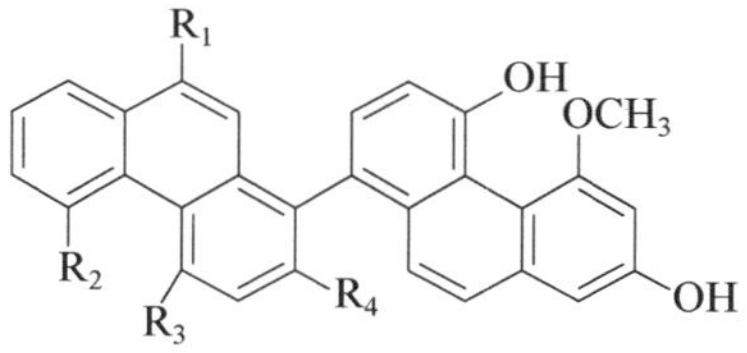

59　R₁＝R₂＝OH　R₃＝R₄＝OCH₃
60　R₁＝H　R₂＝R₄＝OH　R₃＝OCH₃

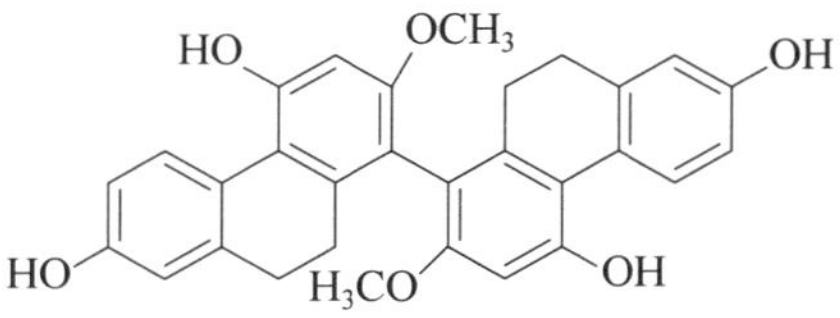

61

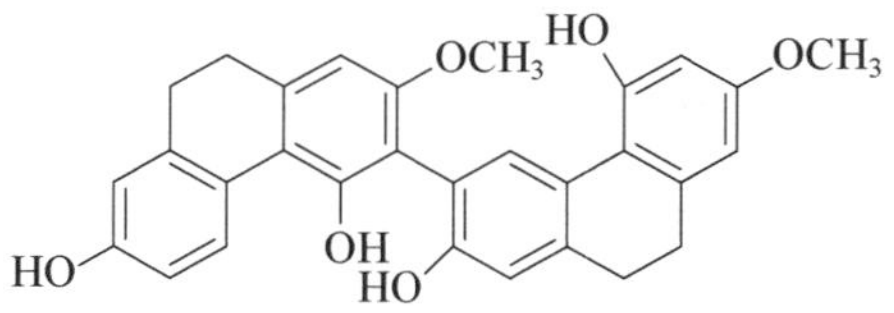

62

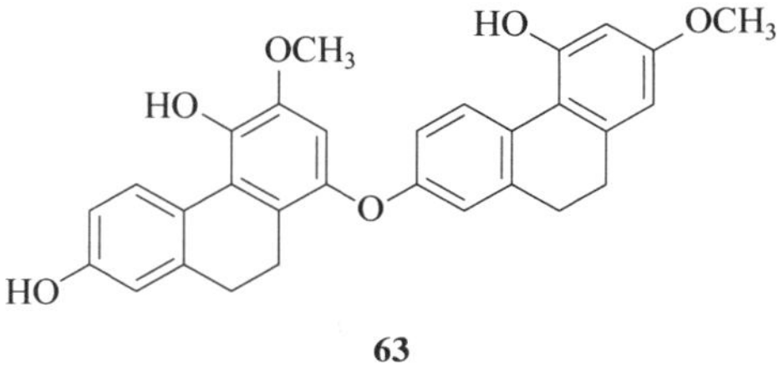

63

（三）联苄类

金钗石斛中已报道 26 个联苄类化合物。根

据这些化合物的结构特征，主要分为简单取代联
苄（64～68）、桥碳取代联苄（69～80）和双联苄类
（81～84）。化合物如表 16 所示。

表 16　石斛中的联苄类化合物

序号	化　合　物	文献
64	3-羟基-5-甲氧基联苄（3-hydroxy-5-methoxybibenzyl）	[11]
65	3,3′,5-三羟基联苄（3,3′,5-trihydroxybibenzyl）	[11]
66	山药素Ⅲ（batatasin Ⅲ）	[11]
67	tristin	[11]
68	3-O-甲基石斛酚（3-O-methylgigantol）	[12]
69	杓唇石斛酚（moscatilin）	[12]
70	chrysotobibenzyl	[13]
71	玫瑰石斛素（crepidatin）	[13]
72	鼓槌石斛素（chrysotoxin）	[13]
73	石斛酚（gigantol）	[14]
74	4-羟基-3,5′,5-三甲氧基联苄（4-hydroxy-3,5′,5,-trimethoxybibenzyl）	[15]
75	4,5-二羟基-3,5′-二甲氧基联苄（4,5-dihydroxy-3,5′-dimethoxybibenzyl）	[16]
76	4,α-二羟基-3,5,5′-三甲氧基联苄（4,α-dlihydroxy-3,5,5′-trimethoxybibenzyl）	[16]
77	果香菊素 A（nobilin A）	[17]
78	果香菊素 B（nobilin B）	[17]
79	果香菊素 C（nobilin C）	[17]
80	果香菊素 D（nobilin D）	[13]
81	果香菊素 E（nobilin E）	[13]
82	dendronbibisline C	[18]
83	dendronbibisline D	[18]
84	二聚石斛素 A（didendronbiline A）	[19]
85	金钗石斛素 B（dendronbiline B）	[19]
86	金钗石斛素 C（dendronbiline C）	[19]
87	dendronophenol A	[14]
88	dendronophenol B	[14]
89	铁皮石斛素 V（dendrocandin V）	[20]

（四）倍半萜类

从金钗石斛中报道的倍半萜化合物（倍半萜生物碱除外）有 43 个，主要可分为 picrotoxane 型，如金钗石斛素 B-M[11-13]；allo aromadendrane 型，如石斛苷 A-D[14,15]；cyclocopacamphane 型，如金钗石斛素 K[13]；copacamphane 型，如木香苷 E[14]。金钗石斛中分离得到的 picrotoxane 类倍半萜的含氧取代基较多，为多羟基结构的倍半萜。

（五）其他类

石斛中报道的其他类化合物包括酚类、芴酮类、木脂素、香豆素、内酯类、甾体等[16]。

四、药理作用

综合金钗石斛的药理活性研究报道发现，金钗石斛的提取物或从中分离的化合物主要具有抗肿瘤、延缓衰老、抗白内障、降糖、调血脂和保护神经系统等药理作用。

（一）抗肿瘤

金钗石斛多糖（*Dendrobium nobile* Lindl. polysaccharides，DNLP）和金钗石斛生物碱（*Dendrobium nobile* Lindl. alkaloids，DNLA）能抑制肿瘤细胞增殖和促进肿瘤细胞凋亡。研究发现 DNLP 和 DNLA 不仅对 Sarcoma180 肿瘤细胞、白血病 HL-60 细胞、人宫颈癌 HeLa 细胞、乳腺癌 MCF-7 细胞、肺癌 A549 细胞、肝癌 HepG2 细胞和胃癌 MNK45 细胞的生长具有抑制作用，而且能够促进 MCF-7、A549、HepG2 和 MNK45 细胞的凋亡，这种凋亡促进作用呈剂量-时间依赖关系[17-20]。此外，Zheng 等[21]通过构建 HPLC 指纹图谱对金钗石斛的成分进行相对定量比较，分析 HPLC 指纹图谱和癌细胞抑制活性，结果发现金钗石斛中一些低极性成分对 A549 细胞具有强抑制作用。

菲类化合物也具有较好的抗肿瘤活性，在体外抗肿瘤活性研究中，化合物 coelonin（**28**）、densiflorol B（**47**）和 cypripedin（**48**）具有显著的抑制 MCF-7 细胞增殖作用[22]。lusianthridin（**27**）和 denbinobin（**49**）对 A549、HL-60 和卵巢癌 SK-OV-3 细胞具有细胞毒性且 **27** 还显示了抑制 Sarcoma180 肿瘤细胞的活性[23]，**49** 还可通过抑制肿瘤趋化因子诱导前列腺癌 PC-3 细胞的迁移，表现出抑制癌细胞扩散的作用[24]。联苄类化合物 moscatilin（**69**）、crepidatin（**71**）和 chrysotoxin（**72**）对人肝癌高侵袭细胞系的增殖具有一定的抑制作用[25]。

（二）抗氧化

金钗石斛可以清除氧自由基、延缓 DNA 损伤、抑制细胞凋亡和改变 DNA 甲基化，从而表现出延缓衰老的重要活性。Denham H[26]认为自由基是衰老的关键因素，通过研究金钗石斛胶囊灌胃老龄小鼠，发现试验组血清中丙二醛水平下降，清除自由基的超氧化物歧化酶与谷胱甘肽过氧化物酶活力水平升高。金钗石斛中的许多化合物有清除自由基和抗氧化的活性，且有比维生素 C 更有效的 1,1-二苯基-2-三硝基苯肼自由基清除活性，如 confusarin（**44**）和 nobilin D（**80**）等[13,27]。从石斛中分离得到的 dendroflorin 有利于降解活性氧，有望用于延缓衰老[28]。此外，金钗石斛可以保护胃黏膜，调节肠胃蠕动，促进消化液和消化酶的分泌，调节肠的微生态，提高肠的免疫力等，这些可能是延缓与年龄有关的疾病的重要机制[29]。Nie 等[30]认为补阴益气、壮肠胃和健体延寿是金钗石斛治疗阿尔茨海默病、高脂血症和糖尿病等老年病的主要作用。金钗石斛延缓衰老、治疗老年病的具体机制仍有待进一步探索。

（三）调节神经系统

金钗石斛生物碱（DNLA）可在体内和体外保护神经元免受损伤。DNLA 对脑内 Tau 蛋白的过度磷酸化具有抑制作用，且能够改善脂多糖诱导的大鼠脑细胞凋亡，用金钗石斛处理 7 d 可以显著减少海马体周围的凋亡细胞数量[31]。在体外实验中，DNLA 可通过改善神经元的自噬通量来减轻 $A\beta_{25-35}$ 引起的轴突损伤[32]。DNLA 可有效改善多种阿尔茨海默病（AD）模型中实验动物的认知缺陷。有报道 DNLA 通过抑制内质网应激相关的内质网激酶信号通路，连续抑制 Calpain 1、GSK-3β 和 Cdk5 的活性，从而降低 Tau 蛋白的过度磷酸化，达到改善老龄小鼠的认知障碍，DNLA 的这种改善认知障碍效果甚至和二甲双胍的效果相当[33]。此外，DNLA 还可调节 AD 大鼠海马神经元中的 α-和 β-分泌酶来降低 β 淀粉样蛋白的形成和折叠，以改善老年小鼠的学习和记忆功能[34]，研究发现金钗石斛黄酮类成分也存在较好的抗 AD 活性[35]。

DNLA 对慢性应激诱导的大鼠焦虑行为具有改善作用，其作用机制与调节血清中 5 - 羟色胺系统、抑制下丘脑 - 垂体 - 肾上腺轴亢进，以及调节 γ - 氨基丁酸 A 受体和 N - 甲基 - D - 天冬氨酸受体蛋白的表达有关[36]。DNLA 具有预防由氧化应激引起的各种人类神经系统疾病的潜在作用[37]。

（四）抗白内障

金钗石斛是石斛明目丸、石斛夜光丸等制剂的重要成分。通过将 DNLA 和 DNLP 分别给药于白内障 Wistar 大鼠模型，结果显示均可以升高模型大鼠晶状体中的水溶性蛋白、谷胱甘肽含量及总超氧化物歧化酶的活性，同时降低丙二醛活性，表明金钗石斛总生物碱和粗多糖在体外有一定的抗白内障的作用，且总生物碱的效果优于粗多糖[38]。也有研究发现 DNLA 可以通过抑制一氧化氮合酶的表达，对糖尿病性白内障具有作用[39]。

金钗石斛可以调节非蛋白质巯基的含量和白内障晶状体中还原型辅酶 II 的含量，使其恢复至正常晶状体的水平，达到改善白内障的作用效果；此外还能改善由半乳糖性白内障引起总脂类含量降低、总胆固醇含量及脂类过氧化水平升高、总脂类与胆固醇之比明显下降等病理变化[40]。据相关研究，低剂量的金钗石斛脂溶性生物碱可以通过抗氧化损伤的作用促进人晶状体上皮细胞的增殖，抑制晶状体上皮细胞凋亡，从而改善白内障[41]。

（五）降糖、调血脂

研究发现金钗石斛对多种诱因所致的糖尿病都具有一定的保护作用，例如对肾上腺素性高血糖小鼠[42]和四氧嘧啶诱导的糖尿病大鼠均有降血糖作用[30]。临床研究结果表明，金钗石斛的不同部位提取物可调节氧化应激反应，降低糖尿病小鼠肝、肾组织的氧化酶活性。除了直接的降血糖作用外，金钗石斛还可以改善糖尿病并发症，如糖尿病肾病和糖尿病视网膜病变[30]。

金钗石斛可以调节血脂并治疗脂肪肝。金钗石斛能降低高脂血症模型小鼠总胆固醇和低密度脂蛋白胆固醇，升高高密度脂蛋白胆固醇，并减轻动脉粥样硬化和调节脂质代谢异常，此外 DNLA 和 DNLP 可以改善高脂血症大鼠肝脏组织的脂肪变性[43,44]。

（六）其他

金钗石斛还有提高免疫力、抗炎、抗疲劳、保肝护肾等活性[16]。

五、 临床应用

（一）代谢综合征

临床研究表明石斛能够降低血脂、血糖，且无明显副作用。如文献[45]报道在单臂、非随机、开放、探索性临床试验中，将 30 例代谢综合征患者分配到治疗组，受试者每天服用 12 g 金钗石斛粉（每天 2 次，每次 6 g），疗程持续 8 周，随访 4 周。测定受试者的体重、体重指数（BMI）、空腹血糖、血脂总胆固醇（TC）、甘油三酯（TG）、高密度脂蛋白胆固醇（HDL - c）、低密度脂蛋白胆固醇（LDL - c）、游离脂肪酸，记录研究过程不良事件，评估金钗石斛粉的有效性和安全性。

（二）慢性萎缩性胃炎

慢性萎缩性胃炎是一种消化道疾病，以胃黏膜萎缩性病变为临床特征。动物实验表明金钗石斛促进胃酸分泌，改善胃肠道运动。文献[46]报道在临床试验中，将 100 例慢性萎缩性胃炎患者随机分配到对照组（50 例，予胶体果胶铋和阿莫西林）及治疗组（50 例，予石斛养胃汤联合胶体果胶铋和阿莫西林）。对照组每天服用胶体果胶铋 600 mg 和阿莫西林 1.5 g，疗程为 1 个月；治疗组在对照组基础上每天加服石斛养胃汤（含石斛

30 g),疗程持续 1 个月。与对照组相比治疗组的临床疗效总有效率更高,慢性萎缩性胃炎症状明显改善,消瘦、食欲不振、腹痛、贫血症状消失或减轻,血清 C - 反应蛋白、IL - 6、TNF - α、胃泌素- 17、胃蛋白酶原 PG Ⅰ 及 PG Ⅱ 降低,不良反应发生率较低。

参 考 文 献

[1] 李旻,刘友平,张玲,等.石斛属药用植物研究进展[J].现代中药研究与实践,2009,23(5):73 - 76.

[2] 国家药典委员会.中华人民共和国药典.一部[M].北京:中国医药科技出版社,2020,94.

[3] 中国科学院中国植物志编辑委员会.中国植物志[M].北京:科学出版社,1999,19:111 - 113.

[4] 祝之友.石斛鉴别要点[J].中国中医药现代远程教育,2018,16(19):22.

[5] 黄芯琦,钟可,韩楷,等.不同产地金钗石斛的性状及显微特征统计研究[J].中草药,2020,51(8):2226 - 2231.

[6] 焦连魁,曾燕,张继聪,等.石斛属优质道地药材生产技术概述[J].中国现代中药,2021,23(4):734 - 740.

[7] 李堑,王春兰,郭顺星.高效液相色谱法测定金钗石斛中石斛碱含量[J].中国药学杂志,2009,44(4):252 - 254.

[8] 王亚芸,任建武.石斛碱的研究进展[J].山东农业大学学报:自然科学版,2015,46(1):152 - 158.

[9] 宋小蒙,王洪新,马朝阳,等.HPLC - ESI - MS/MS 分析金钗石斛花花色苷组成及其抗氧化活性测定[J].江苏农业科学,2018,46(15):151 - 154.

[10] Tóth B, Hohmann J, Vasas A. Phenanthrenes: A promising group of plant secondary metabolites [J]. Journal of Natural Products, 2017,81(3):661 - 678.

[11] Zhang X, Liu H W, Gao H, et al. Nine new sesquiterpenes from *Dendrobium nobile* [J]. Helvetica Chimica Acta, 2007,90 (12):2386 - 2394.

[12] 张雪,高昊,韩慧英,等.金钗石斛中的倍半萜类化合物[J].中草药,2007,38(12):1771 - 1774.

[13] Zhang X, Tu F J, Yu H Y, et al. Copacamphane, picrotoxane and cyclocopacamphane sesquiterpenes from *Dendrobium nobile* [J]. Chemical and Pharmaceutical Bulletin, 2008,56(6):854 - 857.

[14] Ye Q, Zhao W. New alloaromadendrane, cadinene and cyclocopacamphane type sesquiterpene derivatives and bibenzyls from *Dendrobium nobile* [J]. Planta Medica, 2002,68(8):723 - 729.

[15] Ye Q, Qin G, Zhao W. Immunomodulatory sesquiterpene glycosides from *Dendrobium nobile* [J]. Phytochemistry, 2002, 61(8):885 - 890.

[16] 令狐楚,谷荣辉,秦礼康.金钗石斛的化学成分及药理作用研究进展[J].中草药,2021,52(24):7693 - 7708.

[17] 安凤娟,何宇新.金钗石斛多糖的研究进展[J].安徽农业科学,2014,42(13):3857 - 3862.

[18] 安欣,任建武,李虹阳,等.金钗石斛生物碱对 mcf - 7 细胞线粒体凋亡通路研究[J].江西农业大学学报,2015,37(5):920 - 926.

[19] 何沁嶷.金钗石斛中生物碱积累规律及抗肿瘤活性研究[D].成都:四川农业大学,2016.

[20] 严慕贤,魏刚,刘康阳,等.金钗石斛水溶性多糖与碱溶性多糖对 Hela 细胞增殖的影响[J].中药新药与临床药理,2015,26(2):195 - 198.

[21] Zheng S, Hu Y, Zhao R, et al. Quantitative assessment of secondary metabolites and cancer cell inhibiting activity by high performance liquid chromatography fingerprinting in *Dendrobium nobile* [J]. Journal of Chromatography B, 2020, 1140:122017.

[22] 周威,曾庆芳,夏杰,等.金钗石斛的菲类抗肿瘤活性成分研究[J].中国药学杂志,2018,53(20):1722 - 1725.

[23] Lee Y H, Park J D, Beak N I, et al. In vitro and in vivo antitumoral phenanthrenes from the aerial parts of *Dendrobium nobile* [J]. Planta Medica, 1995,61(2):178 - 180.

[24] Lu T L, Han C K, Chang Y S, et al. Denbinobin, a phenanthrene from *Dendrobium nobile*, impairs prostate cancer migration by inhibiting Rac1 activity [J]. The American Journal of Chinese Medicine, 2014,42(6):1539 - 1554.

[25] 罗文娟,王光辉,张雪,等.金钗石斛茎提取物联苄类化合物对人肝癌高侵袭转移细胞株 FHCC - 98 增殖的抑制[J].中国临床康复,2006,(43):150 - 152.

[26] Harman D. Aging: a theory based on free radical and radiation chemistry [J]. Science of Aging Knowledge Environment, 2002,(37):14.

[27] Zhang X, Xu J K, Wang N L, et al. Antioxidant phenanthrenes and lignans from *Dendrobium nobile* [J]. Journal of Chinese Pharmaceutical Sciences, 2008,17(4):314 - 318.

[28] Jin J, Liang Y, Xie H, et al. Dendroflorin retards the senescence of MRC - 5 cells [J]. Die Pharmazie-An International Journal of Pharmaceutical Sciences, 2008,63(4):321 - 323.

[29] Liao L, Schneider K M, Galvez E J, et al. Intestinal dysbiosis augments liver disease progression via NLRP3 in a murine model of primary sclerosing cholangitis [J]. Gut, 2019,68(8):1477 - 1492.

[30] Nie X, Chen Y, Li W, et al. Anti-aging properties of *Dendrobium nobile* Lindl.: From molecular mechanisms to potential treatments [J]. Journal of Ethnopharmacology, 2020,257:112839.

[31] Yang S, Gong Q, Wu Q, et al. Alkaloids enriched extract from *Dendrobium nobile* Lindl. attenuates tau protein

hyperphosphorylation and apoptosis induced by lipopolysaccharide in rat brain [J]. Phytomedicine, 2014,21(5):712 - 716.

[32] Li L S, Lu Y L, Nie J, et al. *Dendrobium nobile* Lindl alkaloid, a novel autophagy inducer, protects against axonal degeneration induced by Aβ25 - 35 in hippocampus neurons in vitro [J]. CNS Neuroscience & Therapeutics, 2017,23(4):329 - 340.

[33] Liu B, Huang B, Liu J, et al. *Dendrobium nobile* Lindl alkaloid and metformin ameliorate cognitive dysfunction in senescence-accelerated mice via suppression of endoplasmic reticulum stress [J]. Brain Research, 2020,1741:146871.

[34] Huang J, Huang N, Zhang M, et al. Dendrobium alkaloids decrease Aβ by regulating α- and β-secretases in hippocampal neurons of SD rats [J]. PeerJ, 2019,7:7627.

[35] 李艳萍,李海燕,纪晓婉,等.金钗石斛叶中总黄酮的提取分离及体外抗阿尔茨海默病活性研究[J].中国药房,2018,29(3): 330 - 333.

[36] 熊庭旺,吴芹,刘波,等.金钗石斛总生物碱抗慢性应激诱导的大鼠焦虑作用及机制[J].中国药理学与毒理学杂志,2019,33 (6):453.

[37] Liu J, Zhu T, Niu Q, et al. *Dendrobium nobile* alkaloids protects against H₂O₂-induced neuronal injury by suppressing JAK - STATs pathway activation in N2A cells [J]. Biological and Pharmaceutical Bulletin, 2020,43(4):716 - 724.

[38] 龙艳,魏小勇,詹宇坚,等.金钗石斛提取物抗白内障的体外实验研究[J].广州中医药大学学报,2008,(4):345 - 349.

[39] 魏小勇,龙艳.金钗石斛生物碱对糖性白内障大鼠诱导型一氧化氮合酶基因的调控[J].解剖学研究,2008,(3):177 - 180, 205.

[40] 周威,夏杰,孙文博,等.金钗石斛的化学成分和药理作用研究现状[J].中国新药杂志,2017,26(22):2693 - 2700.

[41] 马伟凤,徐勤.金钗石斛提取物对晶状体上皮细胞氧化损伤防护作用[J].国际眼科杂志,2010,10(4):650 - 652.

[42] 李菲,黄琦,李向阳,等.金钗石斛提取物对肾上腺素所致血糖升高的影响[J].遵义医学院学报,2008,(1):11 - 12.

[43] 黄琦,廖鑫,吴芹,等.金钗石斛生物总碱对糖尿病大鼠血糖及肝脏组织 IRS - 2 mRNA, IGF - 1 mRNA 表达的影响[J].中国 实验方剂学杂志,2014,20(19):155 - 158.

[44] Xu Y Y, Xu Y S, Wang Y, et al. *Dendrobium nobile* Lindl. alkaloids regulate metabolism gene expression in livers of mice [J]. Journal of Pharmacy and Pharmacology, 2017,69(10):1409 - 1417.

[45] Zhang X, Wang M, Zhang C, et al. Clinical study of *Dendrobium Nobile* Lindl intervention on patients with metabolic syndrome [J]. Medicine, 2021,100(12):e24574.

[46] 吴玉,蔡敏,张丽,等.石斛养胃汤联合胶体果胶铋干混悬剂及阿莫西林对慢性萎缩性胃炎胃功能及血清炎性因子影响研究 [J].中华中医药学刊,2019,37(8):1986 - 1990.

龙眼肉

龙眼肉为无患子科龙眼属植物龙眼（*Dimocarpus longan* Lour）的干燥果肉[1]，别名龙目、比目、荔枝奴、益智、亚荔枝、圆眼、川弹子、骊珠、燕卵、蜜脾、鲛泪、木弹、绣木团等[2]。

龙眼为常绿乔木，高通常达 10 m 多，间有高达 40 m、胸径达 1 m、具板根的大乔木；小枝粗壮，被微柔毛，散生苍白色皮孔。叶连柄长 15～30 cm 或更长；小叶 4～5 对，很少 3 或 6 对，薄革质，长圆状椭圆形至长圆状披针形，两侧常不对称，长 6～15 cm，宽 2.5～5 cm，顶端短尖，有时稍钝头，基部极不对称，上侧阔楔形至截平，几与叶轴平行，下侧窄楔尖，腹面深绿色，有光泽，背面粉绿色，两面无毛；侧脉 12～15 对，仅在背面凸起；小叶柄长通常不超过 5 mm。花序大型，多分枝，顶生和近枝顶腋生，密被星状毛；花梗短；萼片近革质，三角状卵形，长约 2.5 mm，两面均被褐黄色绒毛和成束的星状毛；花瓣乳白色，披针形，与萼片近等长，仅外面被微柔毛；花丝被短硬毛。果近球形，直径 1.2～2.5 cm，通常黄褐色或有时灰黄色，外面稍粗糙，或少有微凸的小瘤体；种子茶褐色，光亮，全部被肉质的假种皮包裹。花期春夏间，果期夏季。

我国西南部至东南部栽培很广，以福建最盛，广东次之；云南及广东、广西南部亦见野生或半野生于疏林中。亚洲南部和东南部也常有栽培[1]。

一、生药鉴别

（一）性状鉴别

龙眼肉假种皮呈纵向破裂不规则薄片，常相互粘结成团块，片长为 1.1～1.8 cm，宽 1.8～3 cm，厚约 0.1 cm，浅棕色至棕褐色，半透明，靠近果皮一面皱缩不平，呈纵向皱纹，靠近种皮一面光滑、光亮。其质柔软而富有韧性，具黏性，气香，具有独特的甜味[3]。

（二）显微鉴别

龙眼肉外表皮细胞 1 列，呈类方形。内表皮细胞 1 列，壁稍厚；外被较厚的角质层。内、外表皮间为多列大型条状薄壁细胞，直径约 148 μm，有的细胞中含淡黄色团块及脂肪油滴[4]。伪品之细胞呈类圆形，直径 50～110 μm，并排列紧密，细胞旁伴有导管，主为螺纹导管，稀有缘纹导管[5]。

（三）理化鉴别

水试鉴别

取正品龙眼肉与伪品各 5 g，分别加水 20 mL，浸泡 20 min 后，观察水浸液与药材颜色变化；过滤，残渣加水 10 mL，再过滤，合并两液于蒸发皿中蒸干，观察两者现象，龙眼肉水浸液为浅棕色，样品棕褐色，纵皱纹明显变厚，水浸液过滤蒸干后，有极少量残留物[4]。

二、 栽培

（一）产地环境

龙眼原产于我国南方，在广东、广西、海南、福建以及云、贵、川等地，均有分布。龙眼对阳光的需求量较大，喜温暖湿润。因此在选地的时候，应首选无霜冻、背风向阳的丘陵山地或是平地，但是要保证选地的土质情况良好，要为砂质红壤或是砂壤土，土层一定要深厚[6]。

（二）生产管理

1. 选地、整地

根据地势条件，需要对土地进行深翻整地或是修筑梯地，带宽应为 4～8 m，按照 5 m×7 m 的株行距规格，深挖大穴，深度要达到 80～90 cm，直径不能低于 100 cm，每亩栽植 20～25 株即可。每穴应施腐熟厩肥、过磷酸钙、火烧土混合肥 100～150 kg[6]。

2. 繁殖方法

由于自然的种子培育，会导致龙眼出现较大的实生苗变异，品质不易控制，而且在定植之后，需要长达 15～20 年的时间才能结果，因此一般都不采用这种方法进行繁殖。如今常用的龙眼繁殖方法主要有 2 种：一种是嫁接繁殖育苗，另一种是高压繁殖育苗。前者可以更好地保持名优品种特性，而且结果时间快，产量较高，抗风能力较强，在沿海地区适合推广。后者的操作方法更简单，但繁殖系数较低，根系一般较浅，不具有较强的抗风能力，适合山下、四旁栽培。

定植的时间一般选在春季或是秋季，最佳的时间是春季的 2～3 月，如果选在秋季定植，则应当在 9～10 月内完成定植工作。定植过程当中需要尤为注意对苗木根系的保护，因为其根系的再生能力较弱，最好是带土球或打泥浆栽植，这样可以提高其成活率。定植时要注意将根部用细表土盖埋压实，然后浇足定根水。再用草将穴面覆盖，以保持土壤的水分。根据天气情况，如果较为干旱，需要每 3～5 d 浇水 1 次，直到新芽长出[6]。

3. 田间管理

做到定期除草，可以适量的使用低毒无害的除草剂，提高除草的效率，如果杂草量不大的话，以人工除草为最佳，不过要注意清除杂草根部。龙眼施肥要着重注意花前肥、促梢保果肥、采果肥、基肥、追肥。春季 3 月底，施花前肥，肥料主要为钾肥和磷肥，同时配以适量的氮肥，以增加花量，提高坐果率。促梢保果肥在 6 月施入，促进果实生长和夏梢充实。采果之前 10～15 d 施采果肥，可进一步提高果实质量。冬季施用基肥有机肥，配合磷肥。根外追肥可在每次新梢叶片转绿时进行喷洒，可促进枝梢老熟，在开花之前喷洒还会提高花的质量，一般一个花期喷洒 1 次，在开花之前 2～3 d 喷洒即可。整枝修剪对于提高龙眼产量和品质来说也相当重要，关键要培育自然圆头形树冠。刚定植的树苗，及时灌水、保湿；果实发育期，也需适当加大灌水量，保持土壤水分[7]。

（三）病虫害防治

龙眼的主要虫害有荔枝蝽、蒂蛀虫、龙眼角颊木虱等[7]。对于荔枝蝽可选用 2.5％木虱净 2 000 倍液、10％吡虫啉 8 000 倍液或 25％扑虱灵 3 000 倍液等进行防治。蒂蛀虫主要危害龙眼及荔枝，表现为自叶尖蛀入叶脉，导致叶片枯死。可选用安绿宝 2 500 倍液、敌杀死 3 500 倍液或灭扫利 1 500 倍液防治。龙眼角颊木虱主要危害龙眼及荔枝，导致鬼帚病的发生。可用 90％敌百虫 800 倍液等低毒高效农药喷洒防治。

龙眼的病害主要有鬼帚病、煤烟病等[7]。鬼帚病的媒介是龙眼角颊木虱与荔枝蝽，防治措施是杀死这两种害虫的若虫。仔细检查果树叶片，如果龙眼角颊木虱与荔枝蝽若虫的密度低,除去这些枝叶即可。如果若虫密度很高,可以喷 20% 杀灭菊酯 3 000 倍液,也可采用生物措施放养平腹小蜂。防治煤烟病可喷洒 0.3 波美度石硫合剂或甲基托布津 800 倍液。

三、 化学成分

(一)三萜类

从龙眼中分离得到的三萜类化合物主要为木栓烷型三萜,目前从龙眼(干)中分离的三萜类化合物主要为龙眼三萜 A(friedelanol,**1**)和龙眼三萜 B(friedelin,**2**)[8],另外从龙眼中分离得到了表无羁萜醇(epifriedelanol,**3**)[9]和齐墩果酸(oleanolic acid,**4**)[10]。

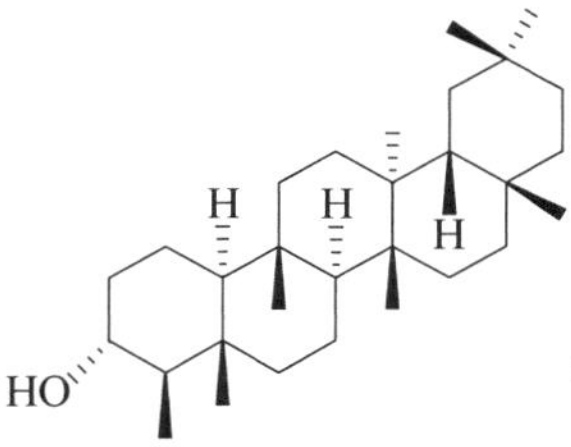

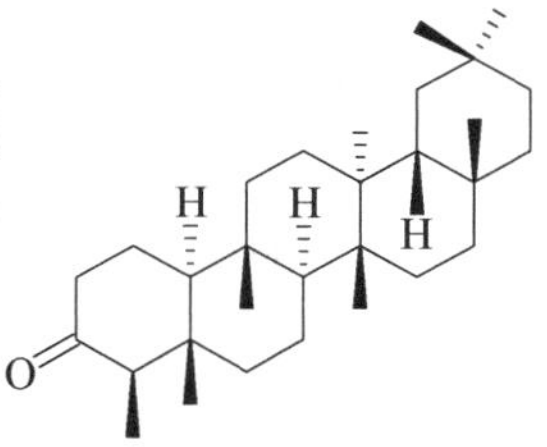

(二)酚类

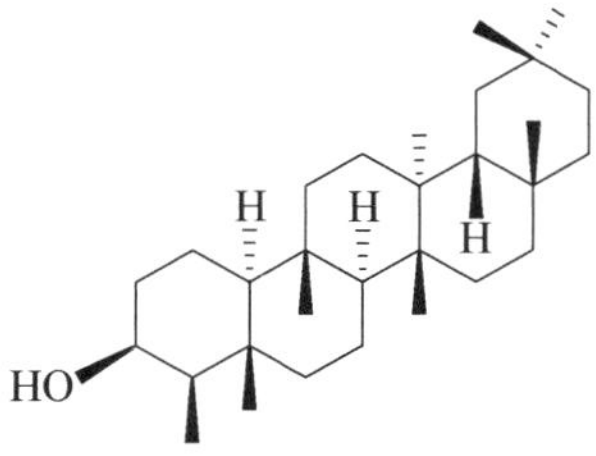

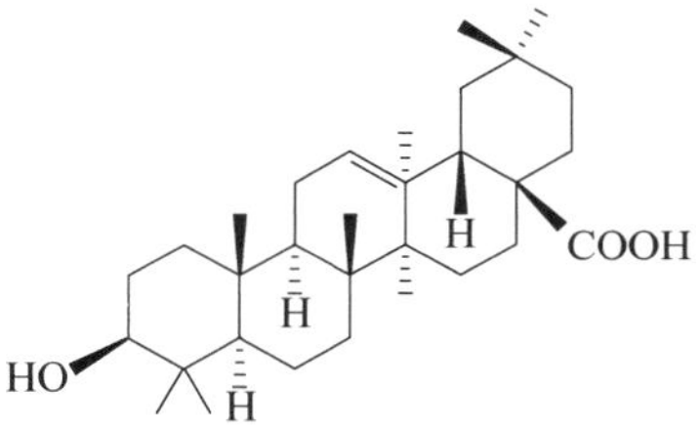

龙眼含有丰富的酚类化合物,目前从龙眼中分离得到酚类化合物共 24 个,主要是没食子酸及其衍生物,如没食子酸(gallic acid)(**5**)、没食子酰葡萄糖苷(monogalloyl-glucose)(**6**)、鞣花酸(ellagic acid)(**9**)、云实素(brevifolin)(**24**)等。化合物如表 17 所示。

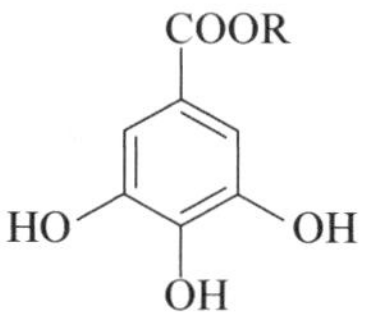

5　R＝H
6　R＝Gal

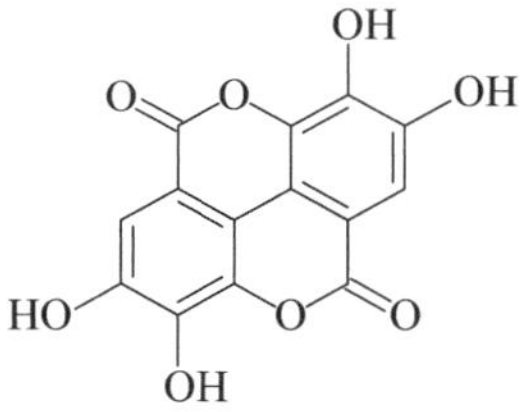

9

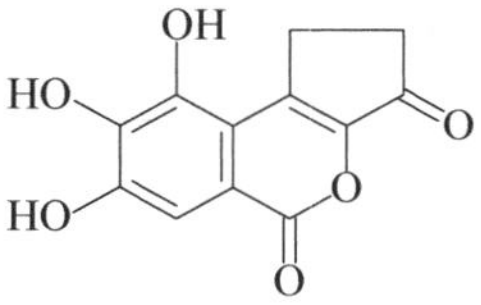

24

表 17　龙眼中的酚类化合物

序号	化合物	文献
5	gallic acid	[11]
6	monogalloyl-glucose	[11]
7	monogalloyl-diglucose	[11]
8	pentagalloyl-glucose	[11]
9	ellagic acid	[11]
10	ellagic acid-pentose conjugate	[11]
11	galloyl-HHDP(Hexahydroxydiphenoyl)-glueopyranose	[11]
12	pentagalloy-HHDP-glueopyranose	[11]
13	procyanidin A-type dimer	[11]
14	procyanidin B2	[11]
15	quercetin-3-O-rhamnoside	[11]
16	hexagalloyl-glucose	[11]
17	corliagin	[12]

（续表）

序号	化合物	文献
18	methyl gallate	[10]
19	4-O-α-L-rhamnopyranosyl ellagia acid	[10]
20	ethyl gallate	[10]
21	4-O-methylgallic acid	[13]
22	(—)-epicatechin	[13]
23	methyl-brevifolin carboxylate	[14]
24	brevifolin	[14]

（三）脂类

国外学者在龙眼肉中发现 6 种脑苷脂类成分[11]，soyacerebroside Ⅰ（**25**）、soyacerebroside Ⅱ（**26**）、longan cerebroside Ⅰ（**27**）、longan cerebroside Ⅱ（**28**）、momor-cerebroside（**29**）、phytolacca cerebroside（**30**）。现代研究表明它们均为具有 2-羟基脂肪酸的鞘氨醇或植物鞘氨醇葡萄糖脑苷脂（8E 和 8Z）的立体异构体。

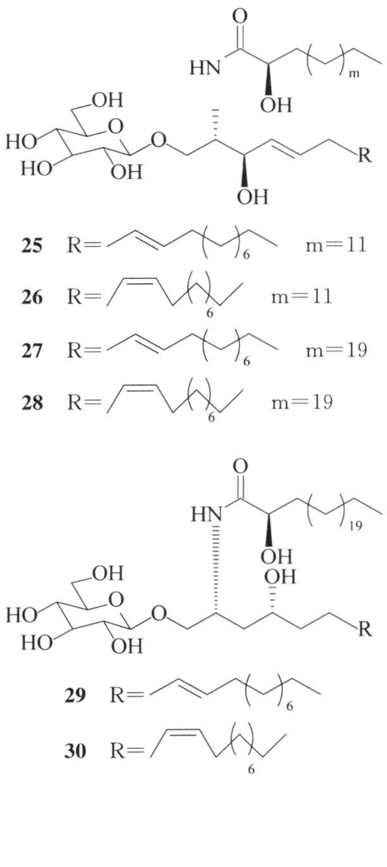

李立等[12]对龙眼肉（干）中磷脂成分进行分析，确定了龙眼肉（干）中所含成分及其含量：溶血磷脂酰胆碱（LPC）13.8%、磷脂酰胆碱（PC，亦卵磷脂）49.5%、磷脂酰肌醇（PI，亦肌醇磷脂）2.4%、磷脂酰丝氨酸（PS）3.8%、磷脂酰乙醇胺（PE，亦脑磷脂）8.0%、磷脂酸（PA）2.8%、磷脂酰甘油（PG）19.7%，总磷脂约占龙眼肉（干）的 0.4%。

（四）甾体

研究发现，龙眼中含有的甾体类化合物主要为 β-谷甾醇（β-sitosterol）、3-胡萝卜苷（3-daucosterin）、豆甾醇（stigmasterol）、（24R)-豆甾-4-烯-3-酮、豆甾醇-D-葡萄糖苷（stigmasteryl-D-glucoside）等[9]。

（五）有机酸

龙眼含有的有机酸包括烟酸（**31**）[10]、对羟基苯甲酸（**32**）、呋喃丙烯酸（**33**）[13]、二十四碳酸（**34**）、丁二酸（**35**）[14]等。除此之外，龙眼中还含有丰富脂肪酸[11]。

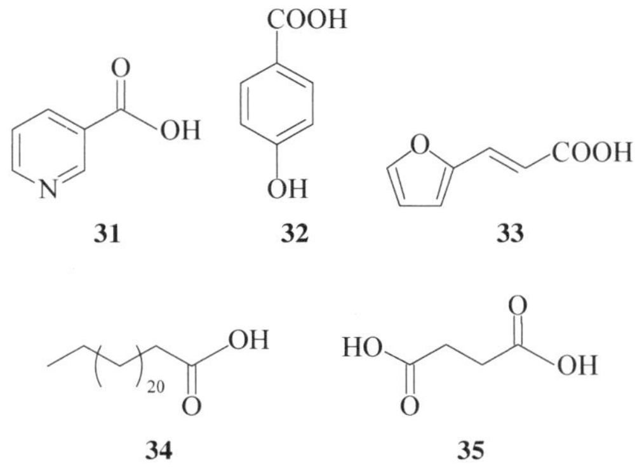

（六）挥发油

杨晓红等[15]利用 GC-MS 对鲜龙眼肉的挥发油类成分进行研究，得到 38 种化合物，主要为苯并噻唑、苯并异噻唑、新戊酸-6-烯酯等。鉴于龙眼核的降血糖作用，黄儒强等[16]也通过 GC-

MS 对龙眼核 50％甲醇-水提取物的乙酸乙酯萃取物进行研究,从中分离鉴定出 40 个化合物。

（七）核苷类

核苷是人体重要的功能成分,参与人体 DNA 的合成和代谢。黄炳雄等[17]已成功地采用 HPLC 法分离出龙眼肉中 9 种核苷,包括尿嘧啶 (uracil)、腺苷（adeno-sine)、尿苷（uridine)、胞苷 (cytidine)、胸腺嘧啶（thymine)、次黄嘌呤核苷 (inosine)、鸟苷（guanosine)、胸苷（thymidine)、腺嘌呤（adenine)等。

（八）其他类

龙眼中还分离得到槲皮苷、肥皂草素等[18]。还有学者分离得到苯乙醇、2-甲基-1,10-十一烷二醇、松脂醇、1-O-甲基-D-肌醇[10]、对羟基苯甲酸庚酯[13]、7,8-二甲基咯嗪、(2S,3S,4R,10E)-2-(2′R)-2′-羟基二十四碳酰胺-10-十八碳烯-1,3,4-三醇、甘露醇[14]。此外,龙眼中还含有丰富的氨基酸[19,20]。

四、 药理作用

（一）抗氧化

龙眼的抗氧化活性得到国内外学者的关注,近年来有关该植物抗氧化作用的报道日益增多,但主要集中在龙眼总提取物和龙眼多糖的研究,其抗氧化活性成分及作用机制仍有待深入研究。王惠琴等[21]通过小鼠肝匀浆体外及体内实验,证明龙眼肉提取液具有清除自由基和提高细胞免疫力的作用。黄晓东等[22]研究发现龙眼核提取物对清除 1,1-二苯基苦基苯肼（DPPH)自由基、羟自由基、抗脂质体过氧化均表现出较强的效果。Pan Y 等[23]实验表明龙眼壳对 DPPH 自由基有较强的清除能力,可以作为 2,6-二叔丁基-4-甲基苯酚（BHT)的替代品。此外,龙眼多糖对超氧阴离子自由基和羟自由基有清除作用,

对脂质过氧化物也具有抑制作用[24]。龙眼多糖对肝微粒体脂质过氧化物的抑制作用呈双向作用[25]。

（二）抗肿瘤

日本大阪中药研究所研究发现龙眼肉水浸液对宫颈癌 JTC26 肿瘤细胞具有显著抑制作用,抑制率明显高于博莱霉素,几乎与长春新碱相当[26]。研究表明,龙眼果皮 50％乙醇提取物可抑制 SGC-7901、A-549 肿瘤细胞的生长,但对 HepG2 细胞不仅没有抑制作用,反而促进其生长[27]。

（三）降糖

黄儒强等[28]研究发现龙眼核提取物可抑制 α-葡萄糖苷酶的活性,并在一定范围内呈现出量效关系[29],这为龙眼核降血糖活性的研究提供了初步的理论基础。此外,龙眼核提取液可有效缓解经四氧嘧啶诱发的糖尿病小鼠体内的高血糖症状,降血糖率达 77.4％,具有良好的降血糖作用[28]。

（四）抗菌

据文献报道,龙眼肉水浸剂（2∶1)在试管内对奥杜益小芽胞癣菌具有显著抑制作用,煎剂纸片实验对痢疾志贺菌具有抑制作用[30]。此外,研究表明龙眼核水提取物、95％乙醇提取物、丙酮提取物、乙酸乙酯提取物均有抗菌活性,其中 95％乙醇提取物抗菌活性最强[22]。

（五）增强免疫

陈冠敏等[31]发现龙眼多糖可增强小鼠迟发型变态反应,增强 ND 细胞活性,提高细胞吞噬率及吞噬指数。龙眼肉提取液,可增加小鼠碳粒廓清速率,增加小鼠脾重,增强网状内皮系统活性[32]。另有研究发现龙眼壳提取物可显著增强细胞的吞噬能力,但对于小鼠淋巴细胞增殖没有明显作用[33]。

（六）调节内分泌系统

龙眼肉乙醇提取物可降低雌性大鼠血清中催乳素、雌二醇、睾丸酮的含量，增加其卵泡刺激素、孕酮的含量，但对促黄体生成素的含量无影响[34]，说明其能影响大鼠-性腺轴的内分泌功能。

（七）其他类

此外，龙眼核中三种不饱和氨基酸具有抗沙门菌 TA100 突变活性[35]。龙眼肉提取物可增强睡眠频率和睡眠时间[36]。龙眼肉还具有抗焦虑作用[37]和增强记忆力作用[38]。

五、 临床应用

（一）盗汗

方药：黄芪、牡蛎各 30 g，酸枣仁 20 g，浮小麦 15 g，白术、人参、当归、茯神、地骨皮、竹叶、石斛、龙眼肉、大枣各 10 g，炙甘草、远志各 5 g，生姜 3 片。5 剂后复诊，患者诉盗汗潮热基本已愈。续服前方 10 剂，以固疗效[39]。

（二）失眠

方药：黄芪 30 g，酸枣仁、炒薏苡仁各 20 g，白术、党参、当归、茯神、柴胡、桑寄生、炒杜仲、天麻、神曲、龙眼肉、大枣各 10 g，木香、砂仁各 6 g，炙甘草、远志各 5 g。5 剂后复诊，患者诉睡眠时间增加，大便仍稀，余症兼改善。前方加山药 10 g，续服 1 个月愈[39]。

魏相玲[40]用归脾汤加减治疗顽固性失眠 47 例，其中 25 例服药后，夜间睡眠连续 6 小时以上，18 例夜间睡眠改善，4 例夜间睡眠无明显改善，有效率为 91.5%。

（三）脏躁

方药：炙甘草 10 g，浮小麦 20 g，大枣 10 g，白术 10 g，茯神 10 g，黄芪 12 g，龙眼肉 10 g，酸枣仁 15 g，太子参 10 g，木香 10 g，当归 10 g，远志 10 g。7 剂，水煎服，1 天 1 剂，分 2 次温服。1 周后复诊，心悸、怔忡症状明显减轻，睡眠质量提高，饮食如常，潮热、心烦等症状好转。舌淡，脉和缓有力。再进 15 剂，临床症状完全消失，心电图正常。随访 3 年未见复发[41]。

（四）黄褐斑

方药：党参 15 g，黄芪 30 g，甘草 10 g，茯神 10 g，酸枣仁 5 g，龙眼肉 10 g，大枣 10 g，远志 10 g，当归 10 g，熟地 10 g，白术 10 g，木香 10 g，益母草 15 g，桃仁 10 g，红花 10 g。服药 7 剂，减调理 2 月余，患者无不适。间断服中药 4 月，随访半年，患者偶有心悸胸闷，水肿未复发[41]。

参 考 文 献

[1] 中国科学院中国植物志编辑委员会.中国植物志[M].北京:科学出版社,1985,47(1):28-30.
[2] 肖更生,黄儒强,曾庆孝,等.龙眼核的营养成分[J].食品科技,2004,(1):93-94.
[3] 万斯斯,黄琳琅.龙眼肉和荔枝肉的真伪鉴别[J].中国现代药物应用,2010,4(21):179-180.
[4] 毛洪宾,张启明,何颖,等.一种龙眼肉新伪品的鉴别[J].时珍国医国药,2002,(8):475.
[5] 梁洁,柳贤福,孙正伊,等.龙眼叶的生药鉴别[J].中药材,2012,35(12):1942-1944.
[6] 林少钦.龙眼栽培管理及病虫害防治技术[J].河北果树,2023,(1):51-53.
[7] 陈尚职.龙眼的栽培技术和病虫害防治分析[J].农民致富之友,2019,(9):58.
[8] 徐坚.龙眼三萜 B 的晶体结构[J].中草药,1999,(4):254-255.
[9] Mahato S, Sahu N, Chakravarti R. Chemical investigation on the leaves of *Euphoria longana* [J]. Phytochemistry, 1971: 2847-2848.
[10] 郑公铭,魏孝义,徐良雄,等.龙眼果核化学成分的研究[J].中草药,2011,42(6):1053-1056.
[11] Kleiman R, Earle F, Wolff I A. Dihydrosterculic acid, a major fatty acid component of *Euphoria longana* seed oil [J].

Lipids, 1969,4(5):317-320.

[12] 李立,马萍,李芳生.龙眼肉磷脂组分的分析[J].中国中药杂志,1995,(7):426.

[13] 郑公铭,魏孝义,徐良雄,等.龙眼果皮化学成分的研究[J].中草药,2011,42(8):1485-1489.

[14] 郑公铭,徐良雄,谢海辉,等.龙眼果肉化学成分的研究[J].热带亚热带植物学报,2010,18(1):82-86.

[15] 杨晓红,侯瑞瑞,赵海霞,等.鲜龙眼肉挥发性化学成分的 GC/MS 分析[J].食品科学,2002,(7):123-125.

[16] 黄儒强,刘学铭.龙眼核乙酸乙酯萃取物的 GC-MS 分析[J].食品工业科技,2005,(3):178-179.

[17] 黄炳雄,李建光,王晓容,等.18 个龙眼品种果肉中核苷物质的 HPLC 定量测定[J].广东农业科学,2008,(3):67-69.

[18] 陈贵延.本草纲目通释[M].北京:学苑出版社,1992.

[19] 左映平,梁志.龙眼核的研究现状[J].广西轻工业,2010,26(5):7-8.

[20] Sung M L, Fowden L, Millington D, et al. Acetylenic amino acids from *Euphoria longan* [J]. Phytochemistry, 1969,8(7): 1227-1233.

[21] 王惠琴,白洁尘,蒋保季,等.龙眼肉提取液抗自由基及免疫增强作用的实验研究[J].中国老年学杂志,1994,(4):227-229.

[22] 黄晓冬.4 种龙眼核提取物的总黄酮含量、体外抗菌活性与抗氧化活性[J].食品科学,2011,32(11):43-47.

[23] Pan Y, Wang K, Huang S, et al. Antioxidant activity of microwave-assisted extract of longan (*Dimocarpus Longan* Lour.) peel [J]. Food Chemistry, 2008,106(3):1264-1270.

[24] 王玲,籍保平.龙眼多糖结构和性质的研究[J].食品研究与开发,2006,(10):21-25.

[25] 李雪华,龙盛京,谢云峰,等.龙眼多糖、荔枝多糖的分离提取及其抗氧化作用的探讨[J].广西医科大学学报,2004,(3):342-344.

[26] 蔡长河,唐小浪,张爱玉,等.龙眼肉的食疗价值及其开发利用前景[J].食品科学,2002,(8):328-330.

[27] Prasad K N, Hao J, Shi J, et al. Antioxidant and anticancer activities of high pressure-assisted extract of longan (*Dimocarpus longan* Lour.) fruit pericarp [J]. Innovative Food Science & Emerging Technologies, 2009,10(4):413-419.

[28] 黄儒强,刘学铭,曾庆孝.龙眼核提取物对 α-葡萄糖苷酶抑制作用的研究[J].现代食品科技,2005,(2):62-63.

[29] 贤景春,梁政超.龙眼核提取物的 α-葡萄糖苷酶抑制活性体外实验的研究[J].食品科技,2010,35(7):225-227.

[30] 许青媛.常用老年保健中药[M].北京:人民卫生出版社,1986.

[31] 陈冠敏,陈润,张荣标.龙眼多糖口服液增强免疫功能的研究[J].毒理学杂志,2005,19(S3):283.

[32] 农兴旭,李茂.桂圆肉和蛤蚧提取液的药理作用[J].中国中药杂志,1989,14(6):45-47.

[33] Zhong K, Wang Q, He Y, et al. Evaluation of radicals scavenging, immunity-modulatory and antitumor activities of longan polysaccharides with ultrasonic extraction on in S180 tumor mice models [J]. International Journal of Biological Macromolecules, 2010,47(3):356-360.

[34] 许兰芝,王洪岗,耿秀芳,等.龙眼肉乙醇提取物对雌性大鼠垂体-性腺轴的作用[J].中医药信息,2002,(5):50,57-58.

[35] Minakata H, Komura H, Tamura S, et al. Antimutagenic unusual amino acids from plants [J]. Experientia, 1985,41(12): 1622-1623.

[36] Ma Y, Ma H, Eun J S, et al. Methanol extract of Longanae Arillus augments pentobarbital-induced sleep behaviors through the modification of GABAergic systems [J]. Journal of Ethnopharmacology, 2009,122(2):245-250.

[37] Yang B, Jiang Y, Zhao M, et al. Effects of ultrasonic extraction on the physical and chemical properties of polysaccharides from longan fruit pericarp [J]. Polymer Degradation and Stability, 2008,93(1):268-272.

[38] Park S J, Park D H, Kim D H, et al. The memory-enhancing effects of *Euphoria longan* fruit extract in mice [J]. Journal of Ethnopharmacology, 2010,128(1):160-165.

[39] 钱雄,怀叶琴,张银敏.归脾汤的临床应用举隅[J].中国乡村医药,2020,27(13):16-17.

[40] 魏相玲,孙海俊.归脾汤加减治疗顽固性失眠 47 例[J].中国中医基础医学杂志,2007,(9):714.

[41] 李继端.归脾汤在妇科疾病中的应用[J].中医药导报,2011,17(9):112-113.

仙　茅

仙茅为石蒜科植物仙茅（*Curculigo orchioides* Gaertn.）的干燥根茎[1]，又名地棕、独茅、山党参、仙茅参、海南参、茅爪子、婆罗门参。

仙茅根状茎近圆柱状，粗厚，直生，直径约1 cm，长可达10 cm。叶线形、线状披针形或披针形，大小变化甚大，长10～45（～90）cm，宽5～25 mm，顶端长渐尖，基部渐狭成短柄或近无柄，两面散生疏柔毛或无毛。花茎甚短，长6～7 cm，大部分藏于鞘状叶柄基部之内，亦被毛；苞片披针形，长2.5～5 cm，具缘毛；总状花序多呈伞房状，通常具4～6朵花；花黄色；花梗长约2 mm；花被裂片长圆状披针形，长8～12 mm，宽2.5～3 mm，外轮的背面有时散生长柔毛；雄蕊长，约为花被裂片的1/2，花丝长1.5～2.5 mm，花药长2～4 mm；柱头3裂，分裂部分较花柱为长；子房狭长，顶端具长喙，连喙长达7.5 mm（喙约占1/3），被疏毛。浆果近纺锤状，长1.2～1.5 cm，宽约6 mm，顶端有长喙。种子表面具纵凸纹。花果期4～9月。

产于浙江、江西、福建、台湾、湖南、广东、广西、四川南部、云南和贵州。生于海拔1 600 m以下的林中、草地或荒坡上。也分布于东南亚各国至日本[1]。

一、生药鉴别[2]

（一）性状鉴别

干燥根茎呈圆柱形，略弯曲，长3～10 cm，直径0.4～1.2 cm。表面棕褐色或黑褐色，粗糙，有圆孔状的须根痕及纵、横皱纹。易折断，断面不平坦，微带颗粒性（经蒸过者略呈透明角质状），皮部浅灰棕色或因糊化而呈红棕色，靠近中心处色较深。气微香，味微苦、辛。

（二）显微鉴别

1. 横切面

木栓细胞3～10列。皮层宽广，偶见根迹维管束，皮层外缘有的细胞含草酸钙方晶。内皮层明显。中柱维管束周木型及外韧型，散列。薄壁组织中散有多数黏液细胞，类圆形，直径60～200 μm，内含草酸钙针晶束，长50～180 μm。薄壁细胞充满淀粉粒。

2. 粉末特征

粉末黄白色，薄壁细胞类圆形，草酸钙针晶束存在于椭圆形的黏液细胞中，或散列，内含淀粉粒，导管螺纹或梯纹。

（三）理化鉴别

薄层鉴别

取本品粉末 2 g，加乙醇 20 mL，加热回流 30 min，滤过，滤液蒸干，残渣加乙醇 1 mL 使溶解，作为供试品溶液。另取仙茅对照药材 2 g，同法制成对照药材溶液。再取仙茅苷对照品，加乙醇制成每 1 mL 含 0.2 mg 的溶液，作为对照品溶液。照薄层色谱法（通则 0502）试验，吸取供试品溶液和对照药材溶液各 4 μL，对照品溶液 6 μL，分别点于同一硅胶 G 薄层板上，以二氯甲烷-丙酮-甲酸（5∶2∶1）为展开剂，展开，取出，晾干，喷以 2% 香草醛的 10% 硫酸乙醇溶液，在 105 ℃加热至斑点显色清晰，置日光下检视。供试品色谱中，在与对照药材色谱和对照品色谱相应的位置上，显相同颜色的斑点。

二、栽培

（一）生长环境

仙茅喜温暖，耐荫蔽和干旱，野生于山坡或疏林矮草丛中，在排水良好、土质疏松、富含腐殖质的沙壤土中生长良好。宜选低山坡或平地，土层深厚、疏松肥沃的砂质壤土栽培。不宜在低洼地栽种。

（二）生产管理

1. 选地、整地

整地施肥，生荒地应头年冬翻地，第 2 年春翻耙 2 次，把地整平整碎，并拣净木根、杂草和石块。熟地则在种前 1 个月翻犁整地。在种前数天，每亩施堆肥、草皮灰 1 500～2 000 kg 作基肥。再浅耙 1 次，起 120 cm 宽高畦。

2. 繁殖方法

由于仙茅的药用根茎生长缓慢，并且多年来对资源的掠夺，野生仙茅资源逐渐萎缩，供不应求。因此，仙茅的人工培育和开发具有广阔的前景。采用种子和根茎繁殖[3]。

种子繁殖常采用育苗移栽法，9～10 月选当年已开花的母株，刨开四周泥土，从叶鞘内采下果实，搓出种子，洗净后，混在稍湿润的细沙里贮藏备用。3～4 月育苗，在苗床上按行距 30 cm 开沟条播，用细土覆盖，厚约 1 cm。每 hm² 用种量 30 kg。幼苗出土后，及时除草、排水，定期追肥。培育 2 年后，在春季未出苗前按行株距 25 cm×20 cm 开穴栽种，每穴栽苗 3～4 株。

根茎繁殖时把根茎切成 2 cm 长的小段，在苗床栽插时不宜倒植。培育 1～2 年即可移栽。

3. 田间管理

种植第 1 年，幼苗返青后进行第 1 次中耕除草，以后每个季度进行一次浅中耕，株间杂草宜用手拔除。追肥每年进行 3～4 次，第 1、2 次结合中耕除草，每亩每次施人畜粪尿 1 000～1 500 kg，第 3 次中耕除草在 7～9 月份，同时每亩施厩肥、草皮灰 2 000 kg，施后培土。肥料充足的可在 11～12 月份再施 1 次冬肥，每亩施草皮灰、堆肥 2 000 kg。仙茅是喜阴植物，在种植地内可以间种黄豆、绿豆、豆角和蔬菜，既可遮荫仙茅，有利生长，又可增加经济收益。

三、采收加工

仙茅种植 2 年后，到 10～11 月植株枯萎后，至次年早春仙茅未萌芽前均可采收。采收时把全株挖起，抖去泥土，除尽残叶和须根，摊在阳光下晒干或烘干即成商品[3]。

四、化学成分

仙茅属植物药用部位根茎中所含的主要次生代谢产物有酚类及酚苷类、木质素类及其苷类、三萜类及其苷类、黄酮类、生物碱类等。

（一）酚类及酚苷类

从仙茅中分离得到的酚类及酚苷类化合物如表 18 所示。

表 18　仙茅中的酚类及酚苷类化合物

序号	化合物	文献	序号	化合物	文献
1	仙茅苷 A	[4]	20	4,6-二氯-2,5-二甲氧基-3-甲基苯酚-1-O-β-D-吡喃葡萄糖苷	[9]
2	仙茅苷 B	[4]	21	仙茅苷 C	[10]
3	仙茅素 A	[4]	22	orchioside A	[10]
4	2,6-二甲氧基苯甲酸	[4]	23	orchioside B	[11]
5	仙茅苷乙	[4]	24	3-hydroxyl-5-methyphenol-1-O-β-D-gluco-pyranosyl-(1→3)-β-D-glucopyranoside	[11]
6	仙茅素 D	[4]	25	1′,3′-dimethoxyl-4-hydroxyalangifolioside	[12]
7	5-hydroxy-2-O-β-D-glucopyranosylbenzyl-2,6-dimetoxybenzoate	[5]	26	地衣酚葡萄糖苷	[12]
8	仙茅素 I	[6]	27	丁香酸	[13]
9	24s,3β,11α,16β,24-四羟基环蒿醇-3-O-β-D-吡喃葡萄糖苷	[6]	28	仙茅苷 E	[13]
10	胡萝卜素	[6]	29	orchioside D	[14]
11	orcinol-β-D-glucoside 地衣酚-β-D-葡萄糖苷	[7]	30	仙茅苷 F	[14]
12	orchioside I	[7]	31	仙茅苷 G	[15]
13	orcinoside J	[8]	32	仙茅苷 H	[15]
14	curculigine J	[8]	33	orcinol-1-O-β-D-xylopyranoside	[15]
15	curculigine K	[8]	34	orcinol-1-O-β-D-apiofuranosyl-(1-2)-β-D-glucopyranoside	[16]
16	curculigine L	[8]	35	orcinol-3-O-β-D-apiofuranosyl-1-O-β-D-gluco-pyranoside	[16]
17	curculigine M	[8]	36	1-O-β-D-glucopyr-anosyl-4-ethoxyl-3-hydroxy-methylphenol	[16]
18	curculigine N	[8]	37	仙茅素 J	[16]
19	2,6-二氯-3-甲氧基-5-甲基苯酚-1-氧-β-D-吡喃葡萄糖苷	[8]			

（二）木脂素类及其苷类

从大叶仙茅根茎中分离得到了 4 种木脂素类成分，分别为降木脂素（+）-(1R,2S)-1-σ-丁基尼亚考苷、（+）-(1S,2S)-1-σ-丁基尼亚考苷、3′-去羟基尼亚考苷和 1-σ-甲基尼亚考苷，以及 4,4′-二甲氧基-3′-羟基-7,9′,7′,9-二环氧木聚糖-3-σ-β-D-吡喃葡糖苷[4]。3,3′,5,5′-四甲氧基-7,9′,7′,9-二环氧木脂素-4,4′-二-O-β-D-葡萄糖苷[5]。

（三）三萜类及其苷类

从仙茅根茎中分离出的三萜类及其苷类化合物有：25-hydroxyl-curculigosa-poninL（仙茅皂苷 N）、25-hydroxyl-curculigosaponinK（仙茅皂苷 O）[6]、cycloartane-type triterpenoidketone[7]、24-methylcycloart-7-en-3β-20-diol[8]、curculigosaponin G 仙茅皂苷 G、curculigosaponin I 仙茅皂苷 I[9]、β-谷甾醇。

五、药理作用

（一）免疫调节

蔡坤等[10]采用随机对照实验探讨仙茅多糖

对环磷酰胺诱导的免疫低下小鼠免疫功能的影响,实验结果表明仙茅多糖能有效提高环磷酰胺诱导的免疫低下小鼠的免疫力。

Lakshmi V 等[11]研究了仙茅提取物对巨噬细胞移动指数(MMI)、血凝(HA)滴度、斑块形成细胞(PFC)、PHA 诱导的淋巴细胞成纤维细胞转化(BTL)和迟发型超敏反应(DTH)的影响。从乙酸乙酯提取物中分离纯化的富含糖苷的部分中发现了显著的免疫刺激剂活性。

(二)调节性功能

Chauhan 等[12]用仙茅根茎的乙醇提取物对大鼠性行为的影响进行了评估。服用 100 mg/kg 提取物后,通过测定阴茎勃起、交配行为、坐骑频率和坐骑潜伏期等参数,结果显示可显著改变性行为。此外,生殖器官重量的增加证明了明显的合成代谢和生精作用。这种治疗也显著影响了动物的性行为,表现在坐骑潜伏期减少、坐骑频率增加和对雌性吸引力的增强。

(三)抗氧化、抗肿瘤

Hejazi 等[13]通过体外抗氧化活性、氧化应激组织抗氧化酶活性,并对人癌细胞株 HepG2、HeLa 和 MCF - 7 进行研究,探讨了植物仙茅的抗氧化活性和抗癌活性。实验结果表明仙茅提取物可通过增加抗氧化酶的含量来抑制氧化应激,并对 HepG2、HeLa 和 MCF - 7 等癌细胞株具有一定的抗肿瘤作用。

(四)抗炎作用

Ku S K 等[14]探讨仙茅对大鼠幽门前胃结扎术后急性反流性食管炎(RE)的影响。实验结果显示仙茅提取物的抗炎和保护作用可以减轻反流性食管炎的严重程度,并防止食管黏膜损伤。

Murali V P 等[15]分析仙茅甲醇提取物对环磷酰胺引起的泌尿毒性和肾毒性的改善作用,通过采用雄性瑞士白化病小鼠经口服仙茅提取物

(20 mg/kg 体重)预防治疗 5 d 后,以 1.5 mmol/kg 体重的单剂量给予仙茅提取物。2 -疏基乙磺酸盐用作对照药物。与血清细胞因子水平一起检查血清、组织和尿液中肾功能标记物和抗氧化剂水平。结果发现该植物提取物能有效改善环磷酰胺的尿毒性和肾毒性副作用。在仙茅提取物治疗中观察到血清干扰素-γ和白细胞介素-2 水平的上调,血清干扰素-DNA 和白细胞介素-2 水平下降。除此之外,血清肿瘤坏死因子-α 水平也被仙茅提取物下调。表明仙茅通过抗氧化和调节促炎细胞因子,可有效对抗环磷酰胺所致的膀胱和肾脏毒性。

(五)抗骨质疏松

Liu L 等[16]探讨仙茅苯甲酸苄酯苷对去卵巢(OVX)大鼠的抗骨质疏松作用。6 mg/kg、18 mg/kg 和 54 mg/kg 的仙茅苯甲酸苄酯苷显著增加去卵巢大鼠的骨密度,改善骨组织的微构造,防止抗氧化酶如超氧化物歧化酶和谷胱甘肽过氧化物酶的耗竭,抑制血清丙二醛的增加,减少尿钙的排泄($p < 0.05$, $p < 0.01$)。表明仙茅苯甲酸苄酯苷通过改善抗氧化状态来预防骨质流失。

Zhang N D 等[17]通过多种实验发现仙茅可促进成骨细胞骨形成,抑制破骨细胞骨吸收,具有显著的抗骨质疏松活性。

(六)平喘

Pandit P 等[18]通过使用各种体外和体内动物模型评价仙茅乙醇提取物的平喘活性。

(七)抗抑郁

在老鼠身上评价仙茅提取物的抗抑郁活性。用尾部悬吊(TST)和强迫游泳试验(FST)模型记录对照组和治疗组小鼠的不动时间。对照组(蒸馏水 10 mg/kg),治疗组 1 给予氟西汀(20 mg/kg),治疗组 2 给予仙茅提取物(200 mg/kg 和 300 mg/kg)每天给药一次,持续 10 d。结果表明,与对照组相

比,仙茅提取物在 200 mg/kg 和 300 mg/kg 剂量下均有明显的抗抑郁作用[19]。

（八）收缩心脏

蒲忠慧等[20]研究了仙茅粗多糖对离体蛙心功能的影响。结果表明,5 mg/L 仙茅粗多糖溶液对蛙心无明显影响,但当浓度增加到 10 mg/L 时,心肌收缩幅度开始缓慢增加,并存在明显的量效关系,当浓度继续增加到 500 mg/L 时,心率开始增加,当浓度增加到 1 000 mg/L 时,心率增加到正常值的 1.58 倍。振幅稳定后,用任氏液冲洗可见明显的心力衰竭,推测仙茅粗多糖的作用与肾上腺素相似。表明适宜浓度的仙茅粗多糖可增强蛙的心脏收缩功能。

六、 临床应用

（一）强迫症[21]

方药:百合,山茱萸,仙茅,地黄,化石骨,牡蛎,远志,麦冬,五味子,茯苓,陈皮,萆薢,续断等。上药按一定重量制成制剂。

（二）延缓衰老[22]

方药:仙茅,山茱萸,何首乌,金银花,地黄,黄精,枸杞,芦笋,牛膝,侧柏,当归,巴戟天,远志,锁阳,薯蓣,肉苁蓉,花椒,决明,续断。将上述原料按一定比例磨成细粉,混合蜂蜜制成药丸,每次 1 粒,每天 2 次。

（三）白细胞减少症[23]

方药:党参 18～22 g,胎盘粉 8～12 g,山茱萸 20～24 g,虎杖 23～27 g,土茯苓 13～17 g,白术 4～8 g,穿山甲 8～12 g,巴戟天 10～14 g,仙茅 16～20 g,大枣 18～22 g,何首乌 6～10 g。

（四）男性不育症[24]

方药:鹿茸,黄芪,大枣,五味子,菟丝子,驴鞭,海马,人参,黄精,淫羊藿,枸杞,仙茅,芍药,锁阳,山药,肉桂,牛膝,麦冬,补骨脂,韭菜,天冬,覆盆子,麦芽,萝卜,续断等。以上中药组合在一起,能补肝肾、壮阳固精,用于男性不育症的治疗,具有改善性功能、增强免疫力、提高精液质量等作用。

（五）性功能障碍[25]

方药:蒺藜,催眠草,仙茅,郁李树,芦笋,紫菀,荜茇,除虫菊等。

（六）弱精子症[26]

方药:仙茅,灯盏花,淫羊藿,地黄,当归,党参,白术,柴胡,姜黄,黄柏,知母,玄参,龙须鱼,麦冬,补骨脂,乌头等。上药组方,具有补益作用,可用于弱精子症的治疗。

（七）再生障碍性贫血[27]

方药:赤小豆,巴戟天,黄芪,淫羊藿,仙茅,当归,人参,桔梗,甘草。上药组方能温脾补肾、益气补血,有研究报道治疗再生障碍性贫血,临床有效率达 91%。

（八）抗利尿激素分泌不当综合征[28]

方药:西洋参,黄芪（或黄芪根）,白术,茯苓,补骨脂,泽泻（或泽泻根茎）,山苍子果实,淫羊藿,仙茅根茎,龙葵,巴戟天根,猪苓（或沉香）,干姜根茎,乌头根,山茱萸,肉桂枝,白茅根等。上药按一定比例配制,具有健脾益气、利水通淋、补益肝肾、温中散寒的功效,可用于抗利尿激素分泌不当综合征的治疗。

（九）慢性难治性肺部疾病[29]

方药:白芥子,延胡索,阿莎丽,杏仁,炙麻黄,仙茅,五味子,姜汁,蜂蜜。将白芥子、延胡索、阿莎丽、杏仁、炙麻黄、仙茅、五味子混合均匀,在 50～60 ℃下干燥,粉碎成细粉,加入姜汁和蜂蜜,调和,制成糊状。该药物具有温肺化痰、润肺止咳、补肾平喘的功效。该药物可用于穴位敷贴,治疗冬季疾病,包括慢性支气管炎、支气管哮喘、过敏性鼻炎等。

(十) 骨折[30]

方药:海马、天冬、巴戟天、马鞭、仙茅、大枣、狗鞭、山药、韭菜、人参、阳起石、补骨脂、墨旱莲、山茱萸等按一定重量配比用于骨折不移位的患者,用药5周即可基本恢复。骨折严重症状包括严重充血,移位骨折20周后基本恢复。

(十一) 气虚体质[31]

方药:紫金牛,白术,茯苓,枳壳,黄檗,淡竹叶,松子,老鼠簕,蕨麻,冬凌草,仙人掌,无花果,仙茅,响尾蛇,车前草,熟地,芜菁等。上药组方足浴不仅适合气虚体质的调理,而且具有健肝健胃、行气活血功效。

七、毒理研究

仙茅是一味传统常用的有毒补益类中药,历代对仙茅毒性的认识虽有"有毒""小毒""微毒"等差异,但可以确定的是,仙茅都是在有毒的概念下使用的,普遍认为仙茅的毒性主要由于其辛热之性而引起,即为"偏性"[32]。

鲍荟竹[33]研究发现,仙茅水提取物在临床每天推荐最高剂量(原生药)的1 384倍剂量下无动物死亡,而乙醇提取物LD_{50}为215.9 g/kg,为临床每天推荐最高剂量(原生药)的1 439倍。而长期毒性试验表明,给予120 g/kg乙醇提取物90 d,会对肝脏、肾脏和生殖器官造成伤害,而30 g/kg和60 g/kg的长期给药没有任何毒理作用。陈洪雷[34]研究表明,仙茅水提取物的毒性较小,在大鼠最大耐受量90 g/kg时,急性毒性测定的各项指标差异性不显著。在长期毒性试验中,会对肝脏的生理生化功能造成一定的不良反应。仙茅4.0 g/kg、8.0 g/kg能诱发小鼠嗜多染红细胞(PCE)的微核率明显升高,其诱发直接或间接影响DNA,使DNA的复制和修复过程受阻,引起DNA分子损伤,造成基因突变和染色体畸变[35]。现代毒理学表明,在《中国药典》推荐每天剂量情况下,仙茅应属无明显毒性药物,其临床应用是相对安全的。但也提示临床不恰当的长期、大剂量给予仙茅,应当注意可能对肝、肾、生殖器官的毒性作用。

参 考 文 献

[1] 中国科学院中国植物志编辑委员会.中国植物志[M].北京:科学出版社,1985,16(1):37 - 38.
[2] 汤明启.仙茅与民族药铁棒锤的形态组织学鉴别[J].中国实用医药,2014,9(5):253 - 254.
[3] 中医中药.仙茅的栽培技术[J].农家之友,2017,(10):61.
[4] 曹大鹏,郑毅男,韩婷,等.仙茅属植物化学成分及生物活性研究进展[J].药学服务与研究,2008,(1):59 - 62.
[5] Cao D P, Han T, Zheng Y N, et al. Phenolic glycosides and lignans components in *Curculigo orchioides* Gaertn [J]. Academic Journal of Second Military University, 2009,30(2):194 - 197.
[6] Zuo A X, Shen Y, Jiang Z Y, et al. Two new triterpenoid glycosides from *Curculigo orchioides* [J]. Journal of Asian Natural Products Research, 2012,14(5):407 - 412.
[7] Jiao W, Chen X, Wang H, et al. A new hepatotoxic triterpenoid ketone from *Curculigo orchioides* [J]. Fitoterapia, 2013, 84:1 - 5.
[8] Misra T N, Singh R S, Tripathi D M, et al. Curculigol, a cycloartane triterpene alcohol from *Curculigo orchioides* [J]. Phytochemistry, 1990,29(3):929 - 931.
[9] Lee S Y, Kim M R, Choi H S, et al. The effect of curculigoside on the expression of matrix metalloproteinase-1 in cultured human skin fibroblasts [J]. Archives of Pharmacal Research, 2009,32(10):1433 - 1439.
[10] 蔡琨,王晓敏,张波,等.仙茅多糖对环磷酰胺所致免疫低下小鼠免疫功能的影响[J].中华中医药杂志,2016,31(12):5030 - 5034.
[11] Lakshmi V, Pandey K, Puri A, et al. Immunostimulant principles from *Curculigo orchioides* [J]. Journal of

Ethnopharmacology, 2003,89(2 - 3):181 - 184.

[12] Chauhan N S, Rao C V, Dixit V K. Effect of *Curculigo orchioides* rhizomes on sexual behaviour of male rats [J]. Fitoterapia, 2007,78(7 - 8):530 - 534.

[13] Hejazi I I, Khanam R, Mehdi S H, et al. Antioxidative and anti-proliferative potential of *Curculigo orchioides* Gaertn in oxidative stress induced cytotoxicity: In vitro, ex vivo and in silico studies [J]. Food and Chemical Toxicology, 2018,115: 244 - 259.

[14] Ku S K, Kim J S, Seo Y B, et al. Effect of *Curculigo orchioides* on reflux esophagitis by suppressing proinflammatory cytokines [J]. American Journal of Chinese Medicine, 2012,40(6):1241 - 1255.

[15] Murali V P, Kuttan G. *Curculigo orchioides* Gaertn Effectively Ameliorates the Uro- and Nephrotoxicities Induced by Cyclophosphamide Administration in Experimental Animals [J]. Integrative Cancer Therapies, 2016,15(2):205 - 215.

[16] Liu L, Guo Y H, Xin H L, et al. Antiosteoporotic effects of benzylbenzoate glucosides from *Curculigo orchioides* in ovariectomized rats [J]. Journal of Chinese Integrative Medicine, 2012,10(12):1419 - 1426.

[17] Zhang N D, Jiang Y P, Xue L M, et al. Phenolic glycosides in *Curculigo orchioides* promotes osteoblastic bone formation and inhibits osteoclastic bone resorption [J]. Academic Journal of Second Military University, 2016,37(5):562 - 568.

[18] Pandit P, Singh A, Bafna A R, et al. Evaluation of Antiasthmatic Activity of *Curculigo orchioides* Gaertn. Rhizomes [J]. Indian Journal of Pharmaceutical Sciences, 2008,70(4):440 - 444.

[19] Saha S, Biswas P, Bishnoi A. Evaluation of anti-depression effect of *krishna mushali* (*curculigo orchioides*) in mice [J]. World Journal of Pharmaceutical Research, 2019,8(7):1829 - 1837.

[20] 蒲忠慧,杜永华,魏琴,等.仙茅多糖对离体蛙心生理功能的影响[J].绵阳师范学院学报,2015,34(2):61 - 65.

[21] 艾津华.治疗强迫症的中药制剂[P].黑龙江:CN104857381A,2015 - 08 - 26.

[22] 艾津华.一种让人延年益寿的中药制剂[P].黑龙江:CN104857284A,2015 - 08 - 26.

[23] 毕玉轩.一种治疗白细胞减少症的中药组合物[P].山东:CN104667067A,2015 - 06 - 03.

[24] 边兆和.一种治疗男性不育的中药组合物[P].山东:CN105902894A,2016 - 08 - 31.

[25] Chaudhary L, Patel R, Kulkarni M, et al. A novel herbal composition [P]. IN2009MU01380A,2010.

[26] 陈旦平,崔玥璐.一种治疗弱精子症的中药组合物[P].上海:CN104288369A,2015 - 01 - 21.

[27] 范雨欣.一种治疗再生障碍性贫血的组合物中药[P].湖北:CN104367720A,2015 - 02 - 25.

[28] 关卫,付娜娜,王新丽.治疗抗利尿激素内分泌失调综合征的中药制剂及制备方法[P].山东:CN105664122A,2016 - 06 - 15.

[29] 郝重耀,冀来喜,关芳等.一种治疗慢性、顽固性肺系疾病的药物及其制备方法[P].山西:CN101703756A,2010 - 05 - 12.

[30] 侯添有.一种治疗骨折的药膏[P].福建:CN106620194A,2017 - 05 - 10.

[31] 乔蕾,张春玲,刘志杰等.一种治疗气虚体质的足浴中药及其制备方法[P].山东:CN103830575A,2014 - 06 - 04.

[32] 郑君,张昆,张成博.有毒中药仙茅的本草学考证[J].山东中医杂志,2012,31(6):441 - 442.

[33] 鲍荟竹.补益中药仙茅的毒效学和靶器官毒作用规律研究[D].成都:成都中医药大学,2011.

[34] 陈洪雷.仙茅提取物的毒性实验研究[D].曲阜:曲阜师范大学,2011.

[35] 魏巍.中药沙苑子和仙茅的遗传毒性比较[J].中国社区医师:综合版,2004,(9):72.

朱砂根

朱砂根为紫金牛科植物朱砂根（*Ardisia crenata* Sims）的干燥根及根茎,是贵州省特色民族药材[2],被苗族称为喉科良药[3]。植物朱砂根又名红铜盘、大罗伞、平地木、八角金龙、黄金万两、金玉满堂、百两金、红凉伞等[1],同为苗族常用药材八爪金龙的来源。

朱砂根为灌木,高达 1～2 m,稀达 3 m;茎粗壮,无毛,除侧生特殊花枝外,无分枝。叶片革质或坚纸质,椭圆形、椭圆状披针形至倒披针形,顶端急尖或渐尖,基部楔形,长 7～15 cm,宽 2～4 cm,边缘具皱波状或波状齿,具明显的边缘腺点,两面无毛,有时背面具极小的鳞片,侧脉 12～18 对,构成不规则的边缘脉;叶柄长约 1 cm。伞形花序或聚伞花序,着生于侧生特殊花枝顶端;花枝近顶端常具 2～3 片叶或更多,或无叶,长 4～16 cm;花梗长 7～10 mm,几无毛;花长 4～6 mm,花萼仅基部连合,萼片长圆状卵形,顶端圆形或钝,长 1.5 mm 或略短,稀达 2.5 mm,全缘,两面无毛,具腺点;花瓣白色,稀略带粉红色,盛开时反卷,卵形,顶端急尖,具腺点,外面无毛,里面有时近基部具乳头状突起;雄蕊较花瓣短,花药三角状披针形,背面常具腺点;雌蕊与花瓣近等长或略长,子房卵珠形,无毛,具腺点;胚珠 5枚,1轮。果球形,直径 6～8 mm,鲜红色,具腺点。花期 5～6 月,果期 10～12 月,有时 2～4 月。

产于我国西藏东南部至台湾,湖北至海南岛等地区,生于海拔 90～2400 m 的疏、密林下荫湿的灌木丛中。印度,以及缅甸经马来半岛、印度尼西亚至日本均有[1]。

一、生药鉴别

（一）性状鉴别

肉质根簇生于略膨大的根茎上,呈圆柱形,略弯曲,长 5～25 cm,直径 2～10 mm。表面棕褐色或灰棕色,具有多数纵皱纹及横向断裂环纹,皮部与木部易分离,露出小木心,呈连珠状。质硬而脆,易折断,折断面不平坦。皮部厚,约占断面的一半,类白色或浅棕色,散布朱砂点,近木部有红棕色环。木部淡黄色,放射状纹理明显。气微,味微苦、辛,有刺舌感[4]。

（二）显微鉴别

1. 朱砂根的根横切面

木栓层细胞 4～7 列,红棕色,细胞呈扁长方形,排列紧密,靠近皮层的 1 至数列细胞内壁和侧壁增厚成木栓石细胞,可见纹孔。皮层宽,薄壁细胞为 20～22 余列细胞,分泌细胞较多,排列成数条不规则断续环带;石细胞散在,长 60～120 μm,宽 50～80 μm。中柱鞘石细胞长 20～50 μm,宽 7～25 μm,单个或数个成群,断续排列成环。韧皮部窄，分泌细胞在韧皮部内、外侧成不连续带状环带。木质部导管多单个径向排列，分泌细胞散在；木射线宽 4～10 余列细胞。皮层和射线薄壁细胞内含大量淀粉粒[4]。

2. 粉末特征

浅棕褐色。具缘纹孔导管直径 20～40 μm，纹孔排列紧密。木纤维众多，直径 12～30 μm，壁薄，纹孔略呈人字形。石细胞类方形、不规则长方形、类三角形，直径 40～150 μm，壁厚 10 μm 以上，纹孔和孔沟明显，老根中多见。分泌细胞多散在，淡黄色，直径 50～100 μm。偶见类脂物团块红棕色，不规则形。木栓细胞直径 40～80 μm，表面观类多角形，内含红棕色或黄棕色分泌物，纹孔明显。淀粉粒多单粒，类圆形、椭圆形或盔帽状，直径 5～30 μm，脐点点状、裂缝状；复粒 2～5 分粒[4]。

（三）理化鉴别

取粉末 1 g，加乙醇 20 mL，于水浴上回流 20 min，过滤，取滤液点于滤纸上，干后置 365 nm 紫外灯下观察，朱砂根显碧蓝色荧光，加碱试液显灰绿色荧光。

取粉末进行微量升华，升华物镜检：朱砂根呈细小针状及星点状结晶。

取粉末 1 g，加水 10 mL，温浸 30 min，滤过，取滤液置试管中，塞紧，用力振摇 1 min，泡沫至 12 min 不消失[5]。

二、栽培

（一）产地环境

选择地势平缓、水源光照充足、排灌方便之处建棚（竹木拱棚、装配式镀锌钢管大棚），或在生产大棚中设播种床，土质选择保湿性能良好的土壤。朱砂根幼苗多发生根腐病、枯萎病和青枯病等土传病害，因此禁止在土豆地、油菜地、蔬菜地、草莓地和西瓜地等设苗棚，禁止在地下水位较低的地方建圃[6]。

（二）生产管理

1. 选地、整地

前茬种植朱砂根或其他作物的苗地，要彻底清除杂草、杂物，入冬前深翻土壤，每亩用 12～16.8 kg 生石灰消毒杀菌，碎细土块。播种床浅耕 0.20～0.25 m，床宽 1～1.2 m，高 0.15～0.20 m，床长 10～20 m，两侧用砖或木板打围。步道宽 0.25～0.30 m，四周开好排水的主沟和围沟，沟宽 0.50 m，深 0.40～0.50 m。苗床消毒：每年播种前 20～30 d 要对苗床土壤或基质进行消毒[6]。

2. 繁殖方法

播种前，把种子从层积沙中筛出，先完成种子精选、消毒、催芽等种子播种前处理。朱砂根栽培种子的直径 4～5 mm，比野生种子大。种子采用撒播，将种子均匀撒播于床面，以种子不重叠为原则。播种量每亩 14.9～15.5 kg。播种后用过筛的细黄心土（或细砂，或细壤土）覆盖，覆土厚度 2～3 cm，以不见种子为宜。之后淋透水，苗床上层覆盖弓形栅架农膜。

3. 田间管理

大棚内小盖膜主要用于夜间保温，种子出土脱壳后要逐渐除去小盖膜。依播种期和地温高低，播种后幼苗 35～60 d 开始出土。当幼苗出土量达到 60%～70% 时，即可揭膜。第 1 次揭膜只将弓形架基部的裙膜上翻。第 2 次揭膜在苗出齐、开始长出第 2 片真叶时进行，揭去全部盖膜。揭膜应选阴天或在晴天的傍晚进行，以保持土壤湿润和保护幼苗。揭膜后如遇连续晴天，要辅以喷水保苗，每天 10:00 时左右用喷雾器喷水，至苗床不发白为止。如遇干旱，除灌水外另需遮荫，大棚保持 80%～90% 的遮光率。

在幼苗长出 2 片真叶时进行间苗，每平方米保留幼苗 75～80 株（折合每亩 5.0 万～5.4 万株）。间出的幼苗可移栽。结合间苗及时清除杂草。

苗未出土时，温度维持在 13～20 ℃ 即可，苗出土后气温已高于 25 ℃，要注意通风控温，棚内温度保持在 25～28 ℃。温度低于 12 ℃ 时，要采用增温防寒措施;温度高于 30 ℃,则应及时通风降温,甚至采取遮荫、喷水等方法降温,重点防晴天高温伤苗。

出苗期要加强水分管理,保证幼苗不能因缺水而出现萎蔫僵苗,出苗前要保温保湿,促进早出苗,出全苗,原则是"湿而不饱,干湿相间",实际操作中要看天看苗浇水。

幼苗所需养分主要靠追肥补充。在真叶展开 1~2 枚后开始追肥,共施 1~2 次。可将硝铵(0.1%)加磷酸二氢钾(0.2%)或将三元复合肥充分溶于水(0.2%)后喷施,浓度不可过高,以免造成肥害。每次追肥后要喷洒 1 次清水浇叶洗苗。

(三)病虫害防治

主要为枯萎病和立枯病。一般发生在播种后 2 个月。在出苗后至 4 叶期可喷施 1∶1∶(150~200)倍波尔多液,每 7~10 d 喷 1 次,一般喷 3 次可预防病害。发现病苗将其销毁,并在周围 1 m 范围内用 500~600 倍高锰酸钾药液进行

土壤消毒。苗期定期轮换喷雾或泼浇 50%退菌特 500~800 倍,80%超微多菌灵 800~1 000 倍,70%甲基硫菌灵可湿性粉剂 1 000 倍,40%五氯硝基苯粉剂 800 倍液[6]。

三、化学成分

(一)三萜皂苷类

到目前为止发现的朱砂根中皂苷结构类型主要为五环三萜类齐墩果烷型衍生物,其苷元有 2 种类型:环氧醚和 12-烯。皂苷中一般含有葡萄糖、鼠李糖、阿拉伯糖和木糖(化合物 1~10):ardisicrenoside 1(1)、ardisicrenoside 2(2)、ardisicrenoside 3(3)、ardisicrenoside 4(4)、ardisicrenoside 6(5)、ardisicrenoside 7(6)、ardisicrenoside 8(7)、ardisicrenoside 9(8)、ardisicrenoside G(9)、ardisicrenoside H(10)[7],结构式如下。

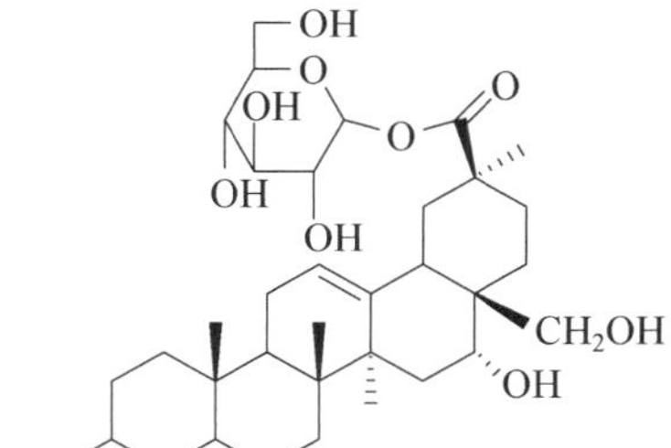

R=-ara-(1→4)-glu-(1→2)rham-(1→2)-glu
1

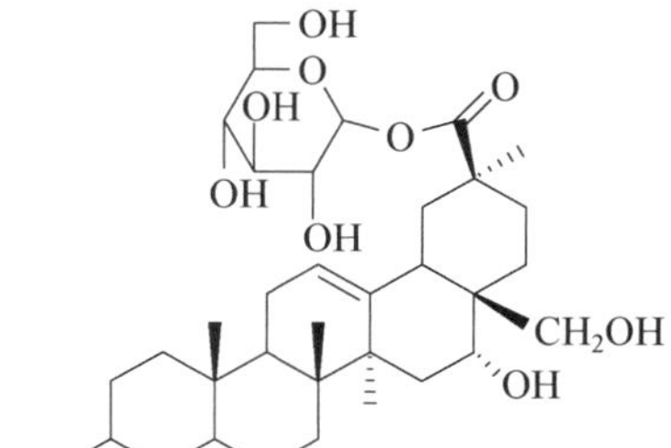

R=-ara-(1→4)-glu-(1→2)-xyl-(1→2)-glu
2

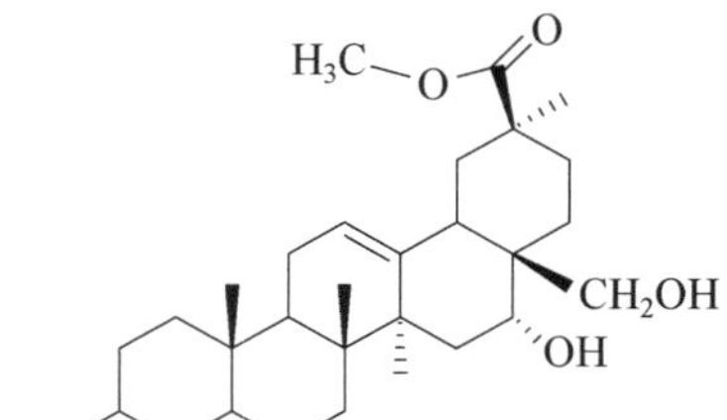

R=-ara-(1→4)-glu-(1→2)rham-(1→2)-glu
3

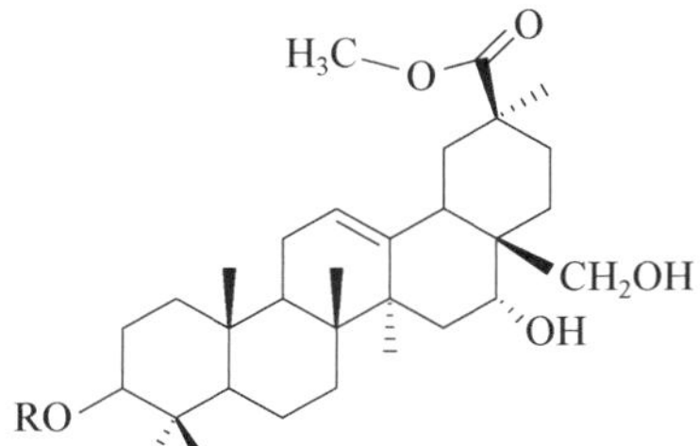

R=-ara-(1→4)-glu-(1→2)-xyl-(1→2)-glu
4

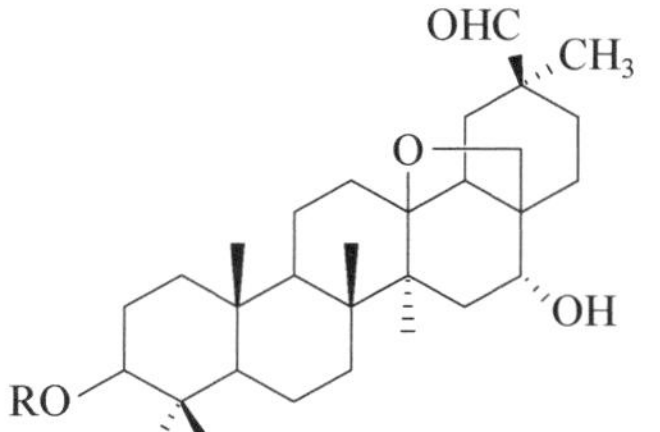

R=-ara-(1→4)-glu-(1→2)-rham-(1→2)-glu
5

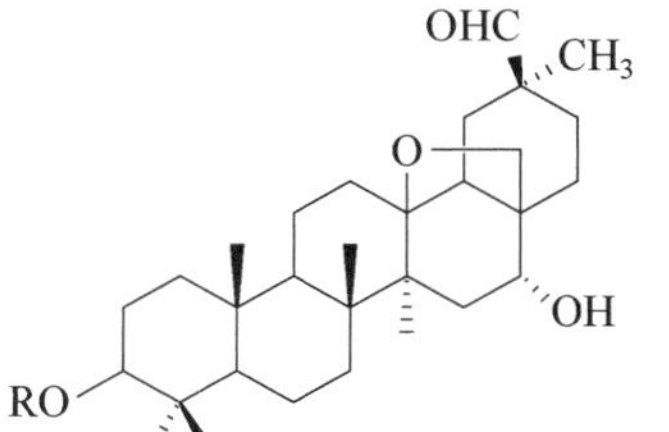

R=-ara-(1→4)-glu-(1→2)-xyl-(1→2)-glu
6

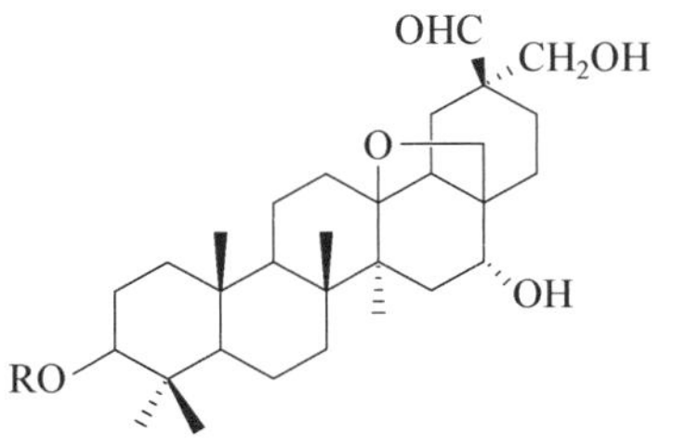

R＝-ara-(1→4)-glu-(1→2)-rham-
(1→2)-glu

7

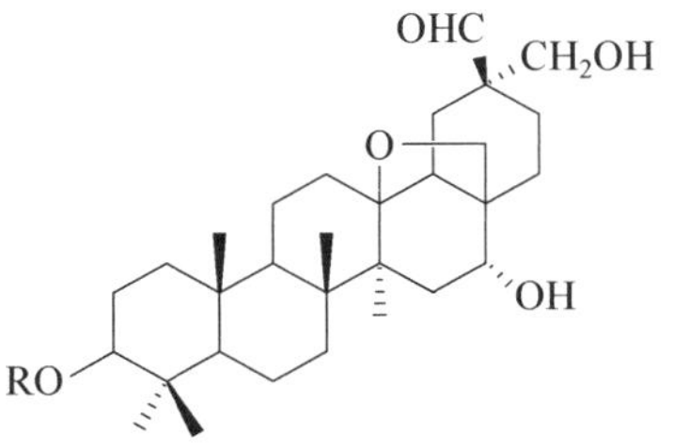

R＝-ara-(1→4)-glu-(1→2)-xyl-
(1→2)-glu

8

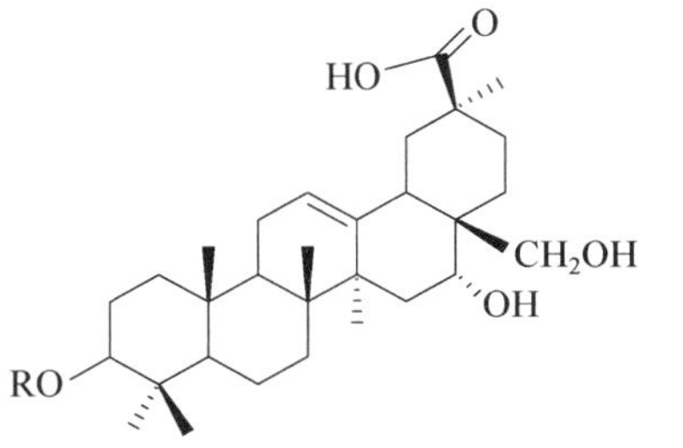

R＝-rham-(1→2)-glu-
(1→4)-glu-(1→2)-ara

9

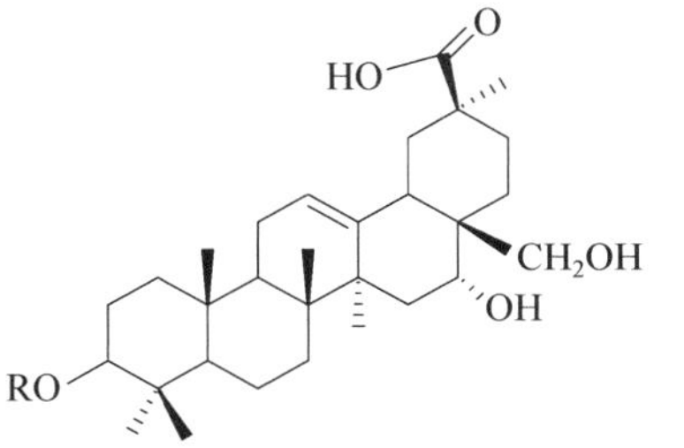

R＝-xyl-(1→2)-glu-(1→4)-glu-(1→2)-ara

10

（二）香豆素类

岩白菜素（bergenin，**11**）为朱砂根的主要有效成分[8]。麻秀萍等[9]用高效液相色谱法测定贵州不同产地朱砂根药材中岩白菜素含量最高为1.654%。倪慕云等[10]从朱砂根中还分离得到去甲岩白菜素（**12**）和 11-*O*-丁香酰岩白菜素（**13**）。Jia 等[11]又从朱砂根中分得 4 个岩白菜素衍生物11-*O*-香草酰岩白菜素（**14**）、11-*O*-[(3′,4′-二甲基没食子酰基)]-岩白菜素（**15**）、11-*O*-没食子酰岩白菜素（11-*O*-gallovlbergenin，**16**）和 11-*O*-3,5-二甲氧基苯甲酰酰基岩白菜素（**17**）。

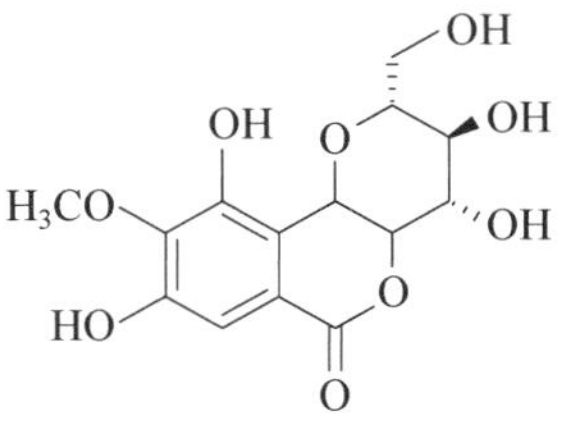

11

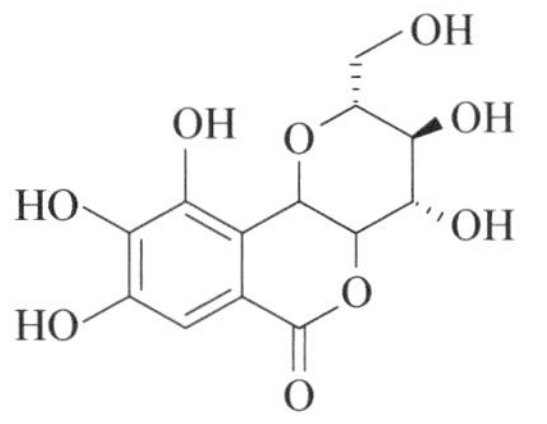

12

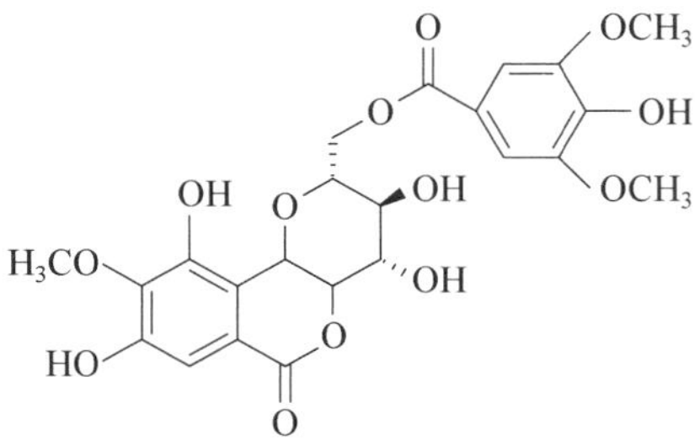

13

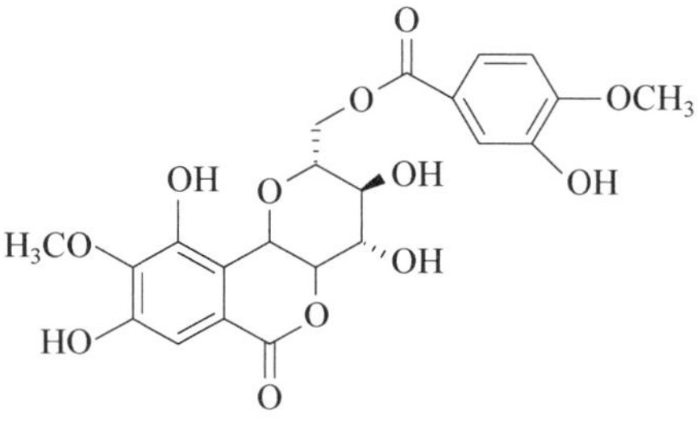

14

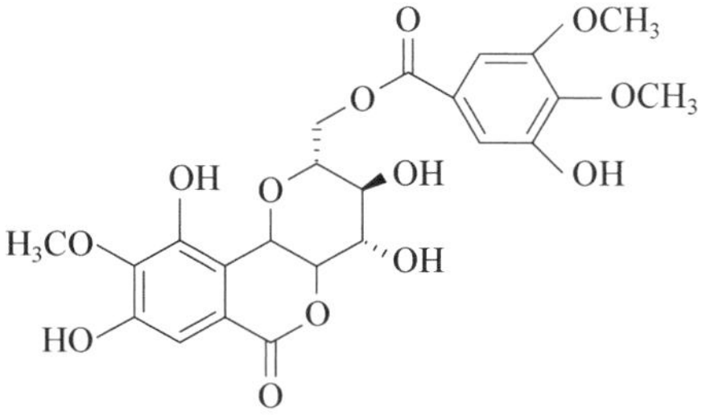

15

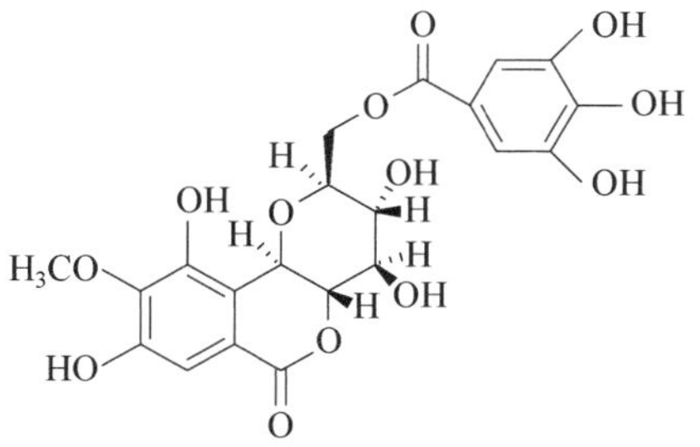

16

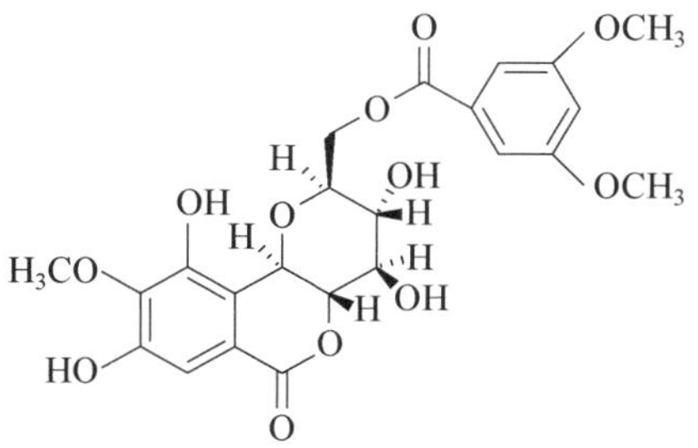

17

20

（三）黄酮类

朱砂根中含有黄酮醇类、黄烷-3-醇类、二氢黄酮类等黄酮类化合物，包括杨梅素、槲皮素、山奈酚、槲皮苷、美恩西汀、儿茶素、没食子儿茶素、表没食子儿茶素没食子酸酯、黄颜木素及墨沙酮、oriciacridone F[12]等。

（四）其他类

对朱砂根的化学成分研究中，还得到紫金牛醌(rapanone，**18**)、无羁萜(friedelin，**19**)、β-谷甾醇(β-sitosterol，**20**)、胡萝卜苷(daucusin)[13]。1979年有人从朱砂根中分离到1种杀虫剂，分子式 $C_{49}H_{75}N_7O_{15}$，相对分子质量 1 001.5，mp 206～208℃[14]。1989年日本学者又得到1种新颖的环状缩酚酸肽（cyclic depsipelide）命名为 FR900359，它由 10 个单元组成：alamine、N-methyl-alanine、β-hydroxyleucine、3-phenyllalic acid、acetic acid、propionic acid 和 2 种新氨基酸 N-methyl-de-hydroalanine 和 N，O-dimethyl-threonine，分子比为 1：1：3：1：1：1：1：1：1[15]。

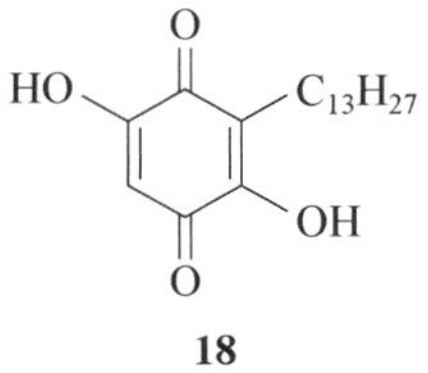

18

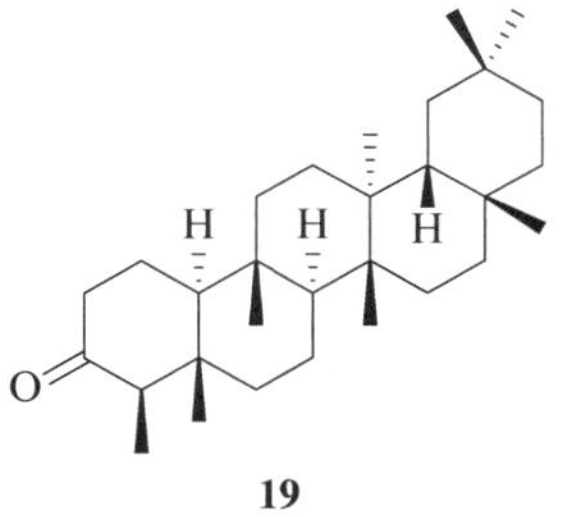

19

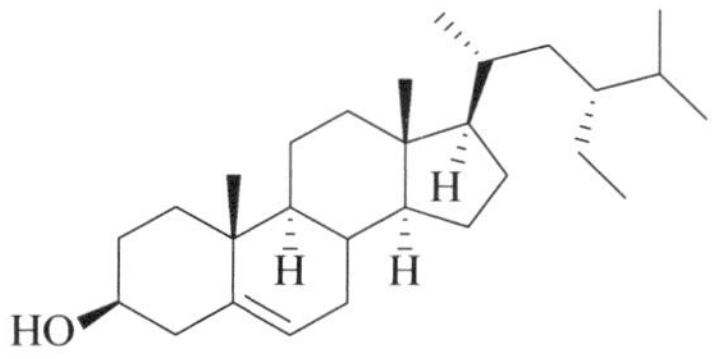

四、药理作用

朱砂根性味苦、辛、凉，可用于治疗咽喉肿痛、扁桃体炎、跌打损伤以及关节疼痛等，亦可用于外伤肿痛、骨折、毒蛇咬伤等，其饮片《中国药典》收为解毒消肿、活血止痛、祛风除湿作用。据研究，朱砂根中有效成分具有多方面活性。

（一）止咳祛痰

岩白菜素有止咳作用，其特点是对咳嗽中枢有选择性抑制作用，不良反应小，且连续使用不产生耐药性，但药效不高，仅为磷酸可待因的 1/7～1/4，连续给药 23 d 也无耐受性，且体内代谢快，生物利用度不高[16]。

（二）抗炎

岩白菜素对蛋清所致的小鼠皮肤毛细血管通透性增高有显著的拮抗作用，对小鼠耳郭由巴豆油混合致炎液诱发的炎症有抑制作用，并可以抑制肉芽肿增生[17]。田振华等证明朱砂根的醇提取液能显著降低小鼠毛细血管通透性，明显抑制大鼠蛋清性足肿胀[18]。

权伟[19]建立大鼠急性咽炎模型并结合网络药理学，基于核因子-κB(nuclear factor-κB, NF-κB)/信号传导及转录激活因子(signal transducer and activator of transcription, STAT)信号通路探讨朱砂根 Ardisia crenata 干预大鼠急性咽炎的作用机制，网络药理学研究显示，朱砂根主要活性成分与急性咽炎有 168 个交集靶点，主要作用于 NF-κB/STAT 信号通路。与模型组比较，朱砂根组大鼠血清中 IL-6 和 PEG₂ 水平明显降低($p < 0.01$)，IL-10 水平显著升高($p < 0.05$、0.01)；咽部组织 caspase-3、caspase-7、caspase-8、PTPN11、AKT1 和 JAK2 mRNA 表达水平均显著降低($p < 0.05$、0.01)，caspase-8、AKT1 和 JAK2 蛋白表达水平均显著降低($p < 0.05$、0.01)。说明朱砂根中的活性成分可能通过调控 NF-κB/STAT 信号通路，干预炎症反应并加速巨噬细胞分化、凋亡，从而治疗急性咽炎。

（三）抗菌

朱砂根的煎剂在试管内对金黄色葡萄球菌、大肠埃希菌、铜绿假单胞菌有轻度抑制作用[20]。田振华[18]报道朱砂根醇提取物对金黄色葡萄球菌有显著抑制作用。

（四）抗病毒

Piacente S 等[21]发现岩白菜素和异岩白菜素有良好的抗 HIV 病毒作用，其中异岩白菜素的效果更为显著，在三羟基苯甲酰的 C_1、C_3、C_5 有取代基时能增强抗 HIV 病毒效果。三萜皂苷成分对 HIV 的复制没有抑制作用[7]。

（五）抗生育

据报道朱砂根的 60% 乙醇提取物有较好的抗生育作用，药理实验表明朱砂根的三萜皂苷有较好的抗早孕作用。王怀真等[22]研究了朱砂根总皂苷对多种动物子宫的作用，实验结果表明小剂量使成年小鼠、豚鼠和家兔离体子宫的收缩频率加快，振幅加大，张力明显升高；大剂量使子宫强直性收缩。离体试验表明，这种兴奋作用可被受体阻断剂苯海拉明以及前列腺素合成酶抑制剂吲哚美辛所抑制，说明三萜苷对子宫的兴奋作用与兴奋受体及影响前列腺素合成酶系统有关。Chaweewan 等[23]发现 ardisiacrispin A 和 B 是收缩子宫的活性成分。

（六）抗肿瘤

国内外学者已发现三萜皂苷类化合物是朱砂根的活性成分，也是朱砂根抗肿瘤作用的物质基础[24]。近年来，中国中医研究院中药研究所边宝林研究员等[25]对朱砂根总皂苷的药效学研究显示，朱砂根总皂苷能明显抑制癌细胞增殖，直接杀伤癌细胞，降低癌细胞活力及克隆形成能力，干扰肿瘤细胞周期，诱导癌细胞凋亡。药理学研究证明朱砂根总皂苷对小鼠自发活动及戊巴比妥钠阈下剂量的睡眠百分率、巴比妥钠睡眠时间无明显影响，对麻醉动物的血压、心率、心律、心电图、呼吸频率和深度等也未发现有明显影响[26]。沈欣[27]发现朱砂根总皂苷对移植性肺癌和结肠癌以及对体外培养的人肺巨细胞癌 PG、人肝癌 Bel-7402、人鼻咽癌 KB、人结肠癌 HCT、人宫颈癌 Hela、人白血病 HL-60 6 种瘤株细胞均有抑制作用。朱砂根总皂苷（剂量在 1~16 mg/L）能明显抑制 PG 细胞、Bel-7402 细胞和 HI-60 细胞的增殖，使 PG 和 Bel-7402 克隆形成能力明显降低、分裂指数降低，HL-60 活细胞数明显减少、细胞增殖活力降低，并与用药时间和剂量成较好的相关性。刘岱琳[24]发现朱砂根皂苷 A、B、I 和 J 均有一定的体外抗人乳腺癌细胞 MCF-7、人非小细胞肺癌 NCI-H460 和人神经胶质瘤细胞 SF-268 的作用。

（七）抗氧化

朱砂根中香豆素类和黄酮类化合物还具有清除自由基、减少活性氧形成的作用[28]。香豆素类成分中岩白菜素及其衍生物均具有很好的抗氧化活性[29,30]，黄酮类成分的抗氧化活性主要由于其官能团结构并呈浓度相关性,从而具有清除自由基、减少活性氧形成等作用[31]。采用1,1-二苯基-2-苦肼基(DPPH)自由基和2,2-联氮二(3-乙基-苯并噻唑-6-磺酸)二铵盐(ABTS)自由基、总抗氧化能力评估法对朱砂根的石油醚、醋酸乙酯、正丁醇部位进行抗氧化活性筛选,结果表明朱砂根的3个提取部位均有抗氧化活性,其中醋酸乙酯部位抗氧化活性最强[32]。对链脲佐菌素诱导的痛性糖尿病小鼠灌胃岩白菜素25 mg/kg, 2次/d,连续给药14 d,结果发现岩白菜素可以通过调节神经系统中诱导型一氧化氮合酶(inducible nitric oxide synthase, iNOS)、谷胱甘肽过氧化物酶(glutathioneperoxidase, GSH-Px)和Nrf2的基因表达起到抗氧化的作用[33]。同时有研究表明0.1～3 mmol/L岩白菜素还可以显著降低ABTS、DPPH、亚硝酸根、氢氧根的生成,减少2,2'-偶氮二(2-脒基丙烷)二盐酸盐[2,2'-azobis(2-methylpropanimidamidine)dihycrodloride, AAPH]诱导的红细胞氧化溶血,提高谷胱甘肽水平,抑制AAPH诱导的脂质过氧化[34]。还有研究将环磷酰胺(cyclophosphamide, Cy)诱导的免疫抑制小鼠的脾脏及胸腺的损伤程度与对照组进行比较,结果发现岩白菜素可以逆转Cy引发的超氧化物歧化酶(superoxide dismutase, SOD)、过氧化氢酶(catalase, CAT)、GSH-Px活性降低,进而有效地保护环磷酰胺所致的氧化应激损伤[35]。

(八) 降糖

将朱砂根粉碎后用石油醚、正丁醇、醋酸乙酯对朱砂根进行提取,采用96微孔板法测定其对α-葡萄糖苷酶的抑制活性,结果显示活性顺序为醋酸乙酯部位＞正丁醇部位＞石油醚部位[36],且有研究显示岩白菜素的衍生物也可作为α-葡萄糖苷酶的抑制剂[37]。采用80 mg/kg链唑霉素灌胃高脂饮食诱导的糖尿病肾病小鼠,并灌胃20 mg/kg、50 mg/kg、100 mg/kg岩白菜素,连续8周,采血、取尿,肾生化指标检测及肾组织染色结果表明,岩白菜素可显著降低β-转导重复相容蛋白的产生,以及转化生长因子-β1的表达,此外还能够通过下调p-Smad2/3以及促进smad 7来改善糖尿病肾病病状[38,39]。采用颅骨缺损大鼠模型,腹腔注射岩白菜素50 mg/kg,术后8周处死大鼠,通过颅骨成像比较和组织学分析,发现岩白菜素通过上调沉默信息调节因子1的表达,促进了骨髓间充质干细胞的成骨分化[40],岩白菜素还能抑制甲基乙二醛诱导的线粒体SOD的形成,降低细胞外调节蛋白激酶1(extracellular regulated protein kinase 1, ERK1)、Akt2、基质金属蛋白酶-9(matrixmetalloproteinase-9, MMP-9)和骨硬化症相关蛋白1(osteopetrosis-associated transmembrane protein 1, OSTM1)基因的表达[41]。

(九) 保肝

岩白菜素对D-氨基半乳糖诱导的大鼠肝细胞损伤具有良好的保护作用[42]。采用定量逆转录聚合酶链式反应、western blotting和免疫组织化学等分子生物学方法研究,结果表明岩白菜素通过抑制肝细胞坏死和肝脏弥漫性细胞外基质的沉积,激活PPARγ通路,清除活性氧,下调炎症因子如TNF-α、IL-6和IL-1β的释放,抑制细胞凋亡和自噬,从而起到保护肝脏作用,减轻肝纤维化[43,44]。

(十) 神经保护

通过检测1-甲基-4-苯基-1,2,3,6-四氢吡啶诱导的帕金森病小鼠的酪氨酸羟化酶、多巴胺和离子钙接头分子1的表达水平发现,岩白菜素可以通过激活磷脂酰肌3-激酶/Akt信号通路来减轻帕金森病的症状[45],而且岩白菜素的抗氧化、抗炎及抑制胆碱酯酶活性的作用均有助于减轻认知障碍,从而在预防阿尔茨海默病及相关神经退行性疾病方面起到神经保护作用[46],此外岩白菜素还具有一定的抗焦虑活性[47]。黄酮类化合物(如槲皮素、染料木素、橙皮素、表没食子儿茶素－3－没食子酸酯）或其浓缩提取物可以减少炎症细胞因子如 IL－6、TNF－α、IL－1β 和环氧合酶－2 的表达，防止神经损伤[48]。

（十一）其他

研究发现岩白菜素通过激活 PPAR－γ，诱导人肾上皮 HK－2 细胞和结肠腺癌 Caco－2 细胞中三磷酸腺苷结合盒转运体 G2（adenosine triphosphate binding box transporter G2，ABCG2）以及 Caco－2 细胞中可溶性载体 2 家族成员 9（soluble carrier 2 family member 9，SLC2A9）的表达，抑制 p53 的核转位来减少 HK－2 细胞中 SLC2A9 的表达，促进肾脏和肠道中 ABCG2 的表达，抑制 SLC2A9 在肾脏中的表达，增加其在肠道中的表达，最终降低高尿酸血症小鼠的血尿酸水平[49]，并且在朱砂根中也发现了一种具有抑制血小板凝集和降低血压作用的新颖环肽[20]。此外，岩白菜素能够抑制吗啡诱导的额叶皮质和纹状体 Nrf2 核转位的增加，从而调节谷胱甘肽含量产生抗麻醉作用[50]，还能有效地抑制恶性疟

原虫的体外生长，并且对红细胞和哺乳动物的 HeLa 细胞、肝癌 HepG2 细胞无明显的细胞毒性[51]。

五、 临床应用

朱砂根不仅可作为叶果并观的植物用于室内点缀、林下观赏，在中医中也多用来治疗咽喉肿痛、流火、风湿热痹、跌打损伤、黄疸、痢疾等症，是开喉剑喷雾剂、咽喉清喉片、肤痔清软膏、湛江蛇药、朱虎化瘀酊、正骨水等多种中成药的原料药之一，现代临床还用于治疗上呼吸道感染、咽喉肿痛、急慢性咽炎、胃痛、牙痛、扁桃体炎、线虫性淋巴管炎等疾病。

朱砂根中富含的岩白菜素在临床早已广泛应用，《中国药典》收载岩白菜素为镇咳祛痰药，用于慢性支气管炎。临床单用，或制成复方制剂，有复方岩白菜素片、清金糖浆、复方虎耳草片、清肺镇咳糖浆、肝毒净颗粒、咳喘平口服液、矽肺宁口服液，主要用于慢性支气管炎。

参 考 文 献

[1] 中国科学院中国植物志编辑委员会.中国植物志[M].北京:科学出版社,1979:58,68－70.
[2] 贵州省药品监督管理局.贵州省中药材、民族药材质量标准(2003 年版)[M].贵阳:贵州科技出版社,2003.
[3] 国家药典委员会.中华人民共和国药典.一部[M].北京:中国医药科技出版社,2020,143.
[4] 陈文婷,童家赟,钟慧怡,等.朱砂根等四种易混淆中药的性状和显微比较鉴别[J].中药材,2020,43(1):52－55.
[5] 金芝,倪菊香.血党与朱砂根的生药鉴别[J].中草药,2003,(3):80－81.
[6] 陶萌春,廖柏林,罗盛金.朱砂根播种育苗技术规程[J].种子,2014,33(10):126－128.
[7] 宿树兰,李永辉,欧阳臻,等.紫金牛属药用植物中三萜皂苷成分的研究进展[J].中药材,2003,26(2):144－148.
[8] 刘斌,谭成玉,池晓会,等.岩白菜素的研究进展[J].西北药学杂志,2015,30(5):660－662.
[9] 麻秀萍,蒋朝晖,丁宁,等.高效液相色谱法测定朱砂根中岩白菜含量[J].中国民族民间医药杂志,2004,(6):347－348,369.
[10] 倪慕云,韩力.中药朱砂根化学成分的研究[J].中药通报,1988,(12):33－34,59.
[11] Zhonghua J. New bergenin derivatives from *Ardisia crenata* [J]. Natural medicines, 1995,49(2):187－189.
[12] 李晓,石慧,丁晶鑫,等.不同基原八爪金龙药材中黄酮、香豆素类化学成分分析[J].中国药房,2021,32(4):443－452.
[13] 韩力,倪慕云.中药朱砂根化学成分的研究[J].中国中药杂志,1989,(12):33－35,58－59.
[14] 靳志娟.紫金牛属植物化学成分和药理作用的研究进展[J].实用医技杂志,2008,(25):3432－3436.
[15] Miyamae A, Fujioka M, Koda S, et al. Structural studies of FR900359, a novel cyclic depsipeptide from *Ardisia crenata* sims (Myrsinaceae) [J]. Journal of the Chemical Society, Perkin Transactions 1,1989,(5):873－878.
[16] 江苏新医学院.中药大辞典[M].上海:上海人民出版社,1999.
[17] 王刚,麻兵继.岩白菜素的研究概况[J].安徽中医学院学报,2002,(6):59－62.
[18] 田振华,何燕,骆红梅,等.朱砂根抗炎抗菌作用研究[J].西北药学杂志,1998,(3):109－110.
[19] 权伟,刘畅,周英,等.基于 NF-κB/STAT 信号通路探究朱砂根治疗大鼠急性咽炎的作用机制[J].中草药,2022,53(19):6083－6092.

[20] 张清华.紫金牛属植物化学成分研究概况[J].华西药学杂志,1994,(2):99 – 103.

[21] Piacente S, Pizza C, De Tommasi N, et al. Constituents of *Ardisia japonica* and their in vitro anti-HIV activity [J]. Journal of Natural Products, 1996,59(6):565 – 569.

[22] 王怀真,何功倍,孙江桥,等.朱砂根三萜总皂苷对子宫的兴奋作用[J].中草药,1988,19(11):19 – 20.

[23] Jansakul C, Baumann H, Kenne L, et al. Ardisiacrispin A and B, two utero-contracting saponins from *Ardisia crispa* [J]. Planta Medica, 1987,53(5):405 – 409.

[24] 刘岱琳.朱砂根和密花石豆兰活性成分的研究[D].沈阳:沈阳药科大学,2004.

[25] 张家玮.朱砂根能抑制癌细胞[N].健康报,2002 – 11 – 26.

[26] 邓素英,黄烯,赖钟雄.朱砂根的药用价值与观赏价值[J].亚热带农业研究,2006,(3):176 – 178.

[27] 沈欣.朱砂根总皂苷抗癌作用及作用机理研究[D].北京:北京中医药大学,2003.

[28] Borges Bubols G, Da Rocha Vianna D, Medina-Remon A, et al. The antioxidant activity of coumarins and flavonoids [J]. Mini Reviews in Medicinal Chemistry, 2013,13(3):318 – 334.

[29] Ali I, Hussain H, Ahmad V U, et al. Two new antioxidant bergenin derivatives from the stem of *Rivea hypocrateriformis* [J]. Fitoterapia, 2011,82(4):722 – 725.

[30] Siddiq F, Fatima I, Malik A, et al. Biologically active bergenin derivatives from *Bergenia stracheyi* [J]. Chemistry & Biodiversity, 2012,9(1):91 – 98.

[31] Agati G, Azzarello E, Pollastri S, et al. Flavonoids as antioxidants in plants: location and functional significance [J]. Plant Science, 2012,196:67 – 76.

[32] 祁献芳.朱砂根和细叶石仙桃化学成分与生物活性研究[D].郑州:河南大学,2012.

[33] Villarreal C F, Santos D S, Lauria P S, et al. Bergenin reduces experimental painful diabetic neuropathy by restoring redox and immune homeostasis in the nervous system [J]. International Journal of Molecular Sciences, 2020,21(14):4850.

[34] Al De Oliveira G, L Da Silva Oliveira G, Ad Nicolau L, et al. Bergenin from *Peltophorum dubium*: isolation, characterization, and antioxidant activities in non-biological systems and erythrocytes [J]. Medicinal Chemistry, 2017, 13(6):592 – 603.

[35] Qi Q, Dong Z, Sun Y, et al. Protective effect of bergenin against cyclophosphamide-induced immunosuppression by immunomodulatory effect and antioxidation in Balb/c mice [J]. Molecules, 2018,23(10):2668.

[36] 李园园,李锟,王俊霞,等.朱砂根抑制 α-葡萄糖苷酶与抗氧化活性研究[J].天然产物研究与开发,2012,24(9):1257 – 1260.

[37] Kashima Y, Yamaki H, Suzuki T, et al. Structure-activity relationships of bergenin derivatives effect on α-glucosidase inhibition [J]. Journal of Enzyme Inhibition and Medicinal Chemistry, 2013,28(6):1162 – 1170.

[38] Qiao S, Liu R, Lv C, et al. Bergenin impedes the generation of extracellular matrix in glomerular mesangial cells and ameliorates diabetic nephropathy in mice by inhibiting oxidative stress via the mTOR/β-TrcP/Nrf2 pathway [J]. Free Radical Biology and Medicine, 2019,145:118 – 135.

[39] Yang J, Kan M, Wu G Y. Bergenin ameliorates diabetic nephropathy in rats via suppressing renal inflammation and TGF-β1-Smads pathway [J]. Immunopharmacology and Immunotoxicology, 2016,38(2):145 – 152.

[40] Hou W, Ye C, Chen M, et al. Bergenin activates SIRT1 as a novel therapeutic agent for osteogenesis of bone mesenchymal stem cells [J]. Frontiers in Pharmacology, 2019,10:618.

[41] Suh K S, Chon S, Jung W-W, et al. Effect of bergenin on RANKL-induced osteoclast differentiation in the presence of methylglyoxal [J]. Toxicology in Vitro, 2019,61:104613.

[42] Lim H K, Kim H S, Chung M W, et al. Protective effects of bergenin, the major constituent of Mallotus japonicus, on D-galactosamine-intoxicated rat hepatocytes [J]. Journal of Ethnopharmacology, 2000,70(1):69 – 72.

[43] Xia Y, Li J, Chen K, et al. Bergenin attenuates hepatic fibrosis by regulating autophagy mediated by the PPAR-γ/TGF-β pathway [J]. PPAR research, 2020,2:202.

[44] Xiang S, Chen K, Xu L, et al. Bergenin exerts hepatoprotective effects by inhibiting the release of inflammatory factors, apoptosis and autophagy via the PPAR-γ pathway [J]. Drug Design, Development and Therapy, 2020:129 – 143.

[45] Ji Y, Wang D, Zhang B, et al. Bergenin ameliorates MPTP-induced Parkinson's disease by activating PI3K/Akt signaling pathway [J]. Journal of Alzheimer's Disease, 2019,72(3):823 – 833.

[46] Barai P, Raval N, Acharya S, et al. Neuroprotective effects of bergenin in Alzheimer's disease: Investigation through molecular docking, in vitro and in vivo studies [J]. Behavioural Brain Research, 2019,356:18 – 40.

[47] Singh J, Kumar A, Sharma A. Antianxiety activity guided isolation and characterization of bergenin from *Caesalpinia digyna* Rottler roots [J]. Journal of Ethnopharmacology, 2017,195:182 – 187.

[48] Spagnuolo C, Moccia S, Russo G L. Anti-inflammatory effects of flavonoids in neurodegenerative disorders [J]. European Journal of Medicinal Chemistry, 2018,153:105 – 115.

[49] Chen M, Ye C, Zhu J, et al. Bergenin as a novel urate-lowering therapeutic strategy for hyperuricemia [J]. Frontiers in Cell and Developmental Biology, 2020,8:703.

[50] Yun J, Lee Y, Yun K, et al. Bergenin decreases the morphine-induced physical dependence via antioxidative activity in mice [J]. Archives of Pharmacal Research, 2015,38:1248 – 1254.

[51] Liang J, Li Y, Liu X, et al. In vivo and in vitro antimalarial activity of bergenin [J]. Biomedical Reports, 2014,2(2):260 – 264.

竹叶兰

竹叶兰为兰科竹叶兰属植物竹叶兰[*Arundina graminifolia* （D. Don）Hochr.]的干燥全草[1]，又名草姜、山荸荠、百样解等，是傣药雅解片的主要原料[2]。

竹叶兰植株高达 40～80 cm，有时可达 1 m 以上；地下根状茎常在连接茎基部处呈卵球形膨大，貌似假鳞茎，直径 1～2 cm，具较多的纤维根。茎直立，常数个丛生或成片生长，圆柱形，细竹秆状，通常为叶鞘所包，具多枚叶。叶线状披针形，薄革质或坚纸质，通常长 8～20 cm，宽 3～15（～20）mm，先端渐尖，基部具圆筒状的鞘；鞘抱茎，长 2～4 cm。花序通常长 2～8 cm，总状或基部有 1～2 个分枝而成圆锥状，具 2～10 朵花，但每次仅开 1 朵花；花苞片宽卵状三角形，基部围抱花序轴，长 3～5 mm；花梗和子房长 1.5～3 cm；花粉红色或略带紫色或白色；萼片狭椭圆形或狭椭圆状披针形，长 2.5～4 cm，宽 7～9 mm；花瓣椭圆形或卵状椭圆形，与萼片近等长，宽 1.3～1.5 cm；唇瓣轮廓近长圆状卵形，长 2.5～4 cm，3 裂；侧裂片钝，内弯，围抱蕊柱；中裂片近方形，长 1～1.4 cm，先端 2 浅裂或微凹；唇盘上有 3（～5）条褶片；蕊柱稍向前弯，长 2～2.5 cm。蒴果近长圆形，长约 3 cm，宽 8～10 mm。花果期主要为 9～11 月，但 1～4 月也有。

产于浙江、江西、福建、台湾、湖南南部、广东、海南、广西、四川南部、贵州（榕江、兴义）、云南（邓川、凤庆、景洪、西畴、屏边等）和西藏东南部（墨脱）。生于海拔 400～2 800 m 草坡、溪谷旁、灌丛下或林中。尼泊尔、不丹、印度、斯里兰卡、缅甸、越南、老挝、柬埔寨、泰国、马来西亚、印度尼西亚、琉球群岛和塔希提岛也有分布[1]。

一、生药鉴别[3]

（一）性状鉴别

本品球茎大多已切成片状，表面呈灰黄色，有须根，断面纤维性强，粉性足，直径 2～3.5 cm。茎多切成 1 寸左右，节段状。断面呈纤维性，直径 0.3～1 cm，灰黄色。叶片少见卷曲，呈 1 寸左右，节段状。偶可见开裂萌果。

（二）显微鉴别

1. 球茎横切面

表皮外有 3～5 层鳞叶细胞组成，其细胞壁呈链珠状增厚。表皮细胞为一列，排列紧密，由呈径向排列的细胞组成，其维管束散在，维管束周围可见纤维散在，非木化，石细胞众多，大型，薄壁细胞中可见众多草酸钙簇晶和糊化淀粉粒。

2. 粉末特征

球茎和全草粉末呈灰黄色，无味。石细胞较多，大型，180 mm（宽 72～100 mm，长 120～180 mm），有的石细胞呈链球状增厚,有的石细胞可见壁孔。球茎鳞叶细胞众多,直径 $60\sim92\ \mu m$,壁呈链球状增厚,可见大小不一的具缘纹孔。纤维胞腔较窄,直径 $30\sim43.2\ \mu m$。薄壁细胞中可见众多草酸钙簇晶,直径 $1.8\sim7.2\ \mu m$。可见众多散在草酸钙针晶束。有具缘纹孔导管和梯纹导管等。淀粉粒众多,单粒,脐点呈一字状,偶有星状,飞鸟状。

(三)理化鉴别

化学鉴别

取本品粗粉 $2\ g$,加 95% 乙醇 $20\ mL$,于水浴上回流 $1\ h$,滤取乙醇液,加水使成含醇量为 70% 的乙醇液,再用等量石油醚萃取,分出醇液,于水浴上浓缩至约 $2\ mL$,加 95% 乙醇 $10\ mL$ 溶解,过滤,滤液供下述检查。

(1)取上述乙醇液滴于滤纸片上,待溶剂挥干后,于紫外光灯($254\ nm$)下观察,斑点呈淡蓝色荧光。

(2)取上述乙醇提取液 $1\ mL$,加 7% 盐酸羟胺甲醇溶液 $2\sim3$ 滴及 10% 氢氧化钾甲醇液 $2\sim3$ 滴,于水浴上微热,冷却后,加稀盐酸调到 pH $3\sim4$,再加 1% 三氯化铁乙醇液 $1\sim2$ 滴,溶液呈紫红色。

(3)取上述乙醇液 $1\ mL$,置瓷蒸发皿中,于水浴上蒸干,残渣加 $1\ mL$ 冰醋酸溶解,再加醋酐~浓硫酸($19:1$)试剂 $1\ mL$,反应液迅速变成污绿色。

二、栽培

(一)产地环境

竹叶兰主要分布在我国华南和西南地区,生境海拔高度为 $150\sim1\ 000\ m$,生长于草坡、溪谷边、灌木下或疏林中的荫湿处等环境湿润凉爽地方,土壤为黑褐色的森林沙质土。竹叶兰适宜的生长温度为 $18\sim33\ ℃$,低于 $8\ ℃$ 停止生长,$5\ ℃$ 以下受寒害。夏季温度 $38\ ℃$ 以上,在通风、湿润的环境,适当遮阳,植株可以健康生长,冬季可在全光照环境生长[4]。

(二)生产管理

竹叶兰是傣药雅解片的主要原料,野生资源日趋减少,已列为国家 II 级保护植物,为了保护这一珍稀药用植物,研究人员开展了竹叶兰的各种繁殖栽培技术研究。

繁殖方法

竹叶兰的繁殖方法主要为分株繁殖、高位芽繁殖、扦插繁殖和组织培养。

唐德英等[2]通过开展野生竹叶兰的引种栽培研究,发现竹叶兰分株繁殖和高位芽繁殖简单且成活率高,而扦插繁殖成活率较低。分株繁殖时应选择健康、茎枝多的株丛作为种株,剪去不良茎枝,以 $2\sim3$ 茎为一丛分栽。高位芽繁殖时在高位芽已长出根或未长出根时皆可进行。若高位芽摘下时已长出根则直接种植即可,若高位芽摘下时未长出根,可先将其插入陶粒中养根,待根长出后再移栽。扦插繁殖时宜选健壮、饱满圆润的茎枝,剪成 $3\sim4$ 节长的插穗,扦插于椰糠+陶粒混合的基质,保持环境湿润、阴凉,待其长出腋芽和根即可移栽。由于竹叶兰扦插时出芽生根慢,扦插周期长,有时还未出芽生根枝条就已干枯,因此该方法成活率不高。

陈之林等[5]用 10 个配方的培养基对竹叶兰进行了无菌播种和试管成苗培养,试验结果表明添加了椰子乳的培养基的种子萌发快,即椰子乳有利于种子的萌发,其中盐浓度较低的 1/2 MS+椰子乳 $100\ mL/L$ 的效果最好,萌发率可达 80% 以上,MS+椰子乳 $100\ mL/L$ 的原球茎增殖效果最佳;生根和壮苗效果最佳的培养基配方为:花宝 1 号 $1\ g/L$+花宝 2 号 $1\ g/L$+蛋白胨 $2\ g/L$+药用炭 $2\ g/L$+NAA $0.5\ mg/L$+6-BA $0.2\ mg/L$。

张文珠等[6]也以竹叶兰种子为外植体进行无菌播种,成功诱导原球茎并再生植株,其试验结果表明：1/2 MS＋香蕉泥 30.0 g/L 为最佳种子萌发与原球茎诱导培养基；1/2 MS＋6 - BA 1.0 mg/L＋NAA 0.1 mg/L＋香蕉泥 30.0 g/L 为最佳芽增殖培养基，且芽生长健壮；1/2 MS＋IBA 0.5 mg/L 为最适生根培养基。

黄素荣等[7]以竹叶兰无菌播种试管苗为材料，探讨了 7 种常用栽培基质以及 2 类栽培环境对其生长的影响。结果表明，竹叶兰试管苗最优栽培基质为水苔，最优栽培环境为遮阳棚，其株高、茎粗、叶片数均得到显著提升。使用水苔种植于温室大棚环境，竹叶兰试管苗分蘖数最多。

（三）病虫害防治

竹叶兰病虫害预防的主要措施是注意保持环境通风和避免基质积水。环境不通风主要易发生炭疽病、叶斑病和蓟马。在试管苗驯化期，易发生蓟马危害，一旦发生，发展迅速，可使叶片整片白化枯萎；花期易发生蚜虫危害；基质积水易发生根腐病。病虫害发生时要及时喷药防治。蓟马、蚜虫主要喷施 10％吡虫啉可湿性粉剂 2 000 倍液、或 3％啶虫脒乳油 2 000 倍液、或 25％噻虫嗪 5 000 倍液。炭疽病防治在发病初期喷施 40％炭疽福美可湿性粉剂 800～1 000 倍液或施保功可湿性粉剂 1 500 倍液。叶斑病防治主要在发病初期喷施 75％百菌清可湿性粉剂 800～1 000 倍液。药剂喷施 5～7 d 一次，连续 2～3 次，防治时药剂要轮换施用，每种药剂不可连续使用超过 3 次[4]。

三、 化学成分

（一）芪类

芪类（stilbenoids）是指具有 1,2 - 二苯乙烯（stilbene）母核或其聚合物的化合物总称。随着人们对竹叶兰研究的深入，发现芪类化合物在百样解中含量较高，具有一定的代表性。

竹叶兰中的菲类和联苄类丰富，一共总结了 36 个芪类化合物的结构信息，主要分为以下 4 类：9,10 - 二氢菲类、菲醌类、联苄类和二苯乙烯类。化合物如表 19 所示。

表 19　竹叶兰中的芪类化合物

序号	化合物	文献
	9,10 - 二氢菲类	
1	arundinaol	[8,9]
2	orchinol	[8,10,11]
3	lusianthridin	[8,10]
4	coelonin	[8,10]
5	shancidin	[8,12]
6	isoshancidin	[8,12]
	菲醌类	
7	densiflorol B	[8,10,11]
8	ephemeranth-quinone	[8,10]
	联苄类	
9	arundinan	[8,13]
10	arundinanin	[8]
11	batatasin Ⅲ	[8,12,14]
12	graminibiben-zyls A	[15]
13	graminibiben-zyls B	[15]
14	5,12-dihydroxy-3-methoxybibenzyl-6-carboxylic acid	[15]
15	5-acetyloxy-12-hydroxy-3-methoxy-bibenzyl-6-carboxylic acid	[15]
16	3-hydroxy-5-methoxybibenzyl	[15]
17	3,3'-dihydroxy-5-methoxybibenzyl	[15]
18	2,5,2',5'-tetrahydroxy-3-methoxy-bibenzyl	[15]
	二苯乙烯类	
19	grami-stilbenoid A	[16]
20	grami-stilbenoid B	[16]
21	grami-stilbenoid C	[16]
22	dihydropinosylvin	[16]
23	4'-methyl-pinosylvin	[16]
24	3-(γ,γ-dimethylallyl)resveratrol	[16]

序号	化合物	文献
25	5-(γ,γ-dimethylallyl)17 - oxyresveratrol	[16]
26	3-hydroxy-4,3',5'-trimethoxytrans-stil-bene	[16,17]
27	pinosylvin	[17]
28	3,5-dihydroxy-stilbene-3-O-β-D-glu-coside	[17]
29	rhapontigen	[17]
30	2,3-dihydroxy-3,5-dimethoxystilbene	[17]
31	gramistilbenoid L	[18]
32	gramniphenols H	[17]
33	gramniphenols I	[17]
34	bauhiniastatin D	[17]
35	gramniphenol K	[19]
36	gramniphenol J	[20]

(续表)

（二）酮类

Gao X M 团队等共分离出 8 个二苯乙酮类[16]和 7 个酮类化合物[21,22]，其中 8 个二苯乙酮类化合物 gramideoxybenzoin A～H 是在 C - 4 位上烷基化的二苯乙酮类化合物[16]。朱慧等[11]在竹叶兰干燥全株的正丁醇部分分离得到一个酮类化合物 4-(4-羟基)-3,4,5-三甲氧基环己-2,5-二烯酮。

Li Y、Shu L 等[23,24]分离出一系列的黄酮类化合物,按结构类型可分为黄酮类、二氢黄酮类、查尔酮类、橙酮类等,其中化合物 3(S),4(S)-3',4'-dihydroxyl-7,8-methylenedioxylpterocarpan 结构类似于紫檀素,属异黄酮的衍生物。胡秋芬等[16]分离得到一种呋喃黄酮类化合物 5-hydroxy-8-(2-hydroxyethyl)-3-methoxy-2-(4-methoxy-phenyl)-4H-furo[2,3-h]chromen-4-one。化合物如表 20 所示。

表 20　竹叶兰中的酮类化合物

序号	化合物
37	gramideoxybenzoin A
38	gramideoxybenzoin B
39	gramideoxybenzoin C
40	gramideoxybenzoin D
41	gramideoxybenzoin E
42	gramideoxybenzoin F
43	gramideoxybenzoin G
44	gramideoxybenzoin H
45	2,4,7-trihydroxy-5-methoxy-9H-fluoren-9-one
46	1,4,7-trihydroxy-5-methoxy-9H-fluoren-9-one
47	dendroflorin
48	1,4,5-trihydroxy-7-methoxy-9H-fluoren-9-one
49	dengibsin
50	denchrysan A
51	gramniphenol H
52	4-(4-hydroxybenzyl)-3,4,5-trimethoxycyclo-hexa-2,5-dienone
53	1-(4-hydroxy-3,5-dimethoxyphenyl) propan-1-one
54	vicenin-2
55	gramflavonoid A
56	derriobtusone A
57	derriobtusone B
58	obovatin
59	lonchocarpin
60	3(S),4(S)-3',4'-dihydroxyl-7,8,-methylenedioxy-lpterocarpan
61	medicarpin
62	sulfuretin
63	butein
64	quercetin
65	quercetin-β-3-O-glycoside
66	kaempferol
67	kaempferol-β-3-O-glycoside
68	(+)-catechin
69	steppogenin-4'-O-β-D-glucosiade
70	5-hydroxy-8-(2-hydroxyethyl)-3-methoxy-2-(4-methoxyphenyl)-4H-furo [2,3-h] chromen-4-one

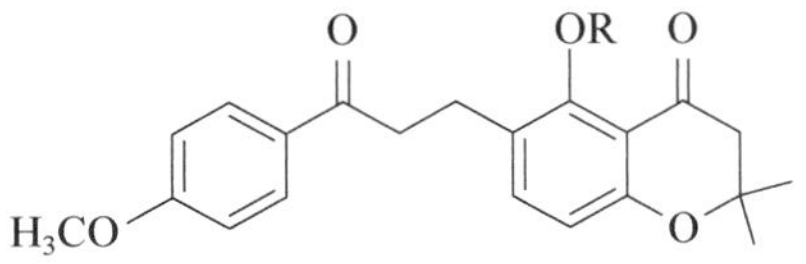

37 R＝H
38 R＝CH₃

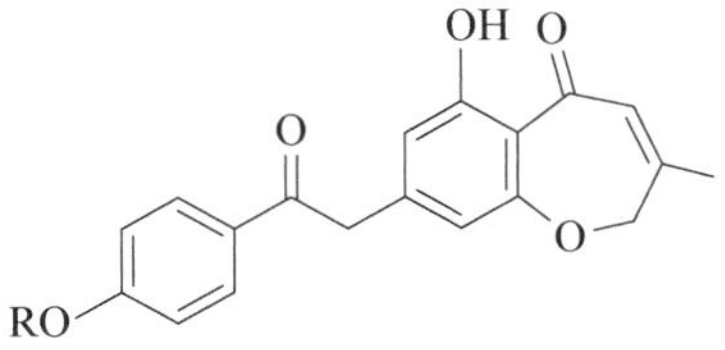

39 R＝CH₃
40 R＝H

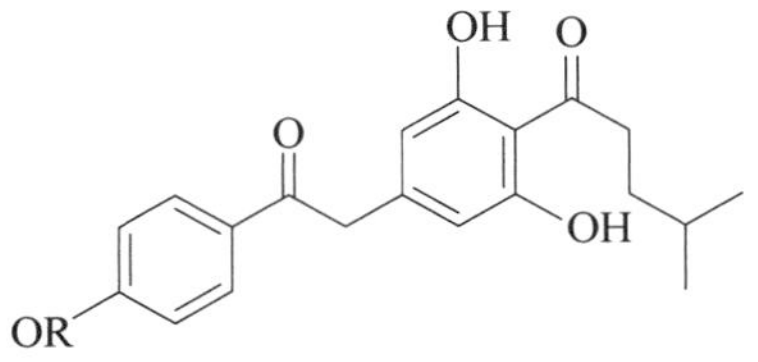

41 R＝H
42 R＝OCH₃

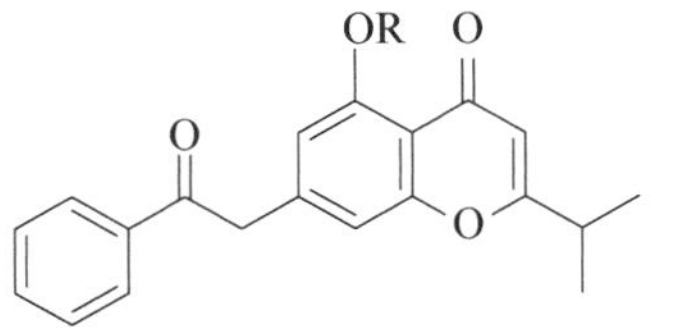

43 R＝H
44 R＝Ac

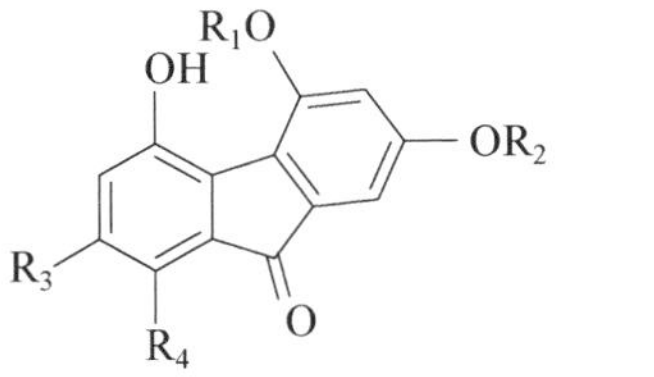

45 R₁＝CH₃ R₂＝H R₃＝OH R₄＝H
46 R₁＝CH₃ R₂＝H R₃＝H R₄＝OH
47 R₁＝CH₃ R₂＝H R₃＝H R₄＝OH
48 R₁＝H R₂＝CH₃ R₃＝H R₄＝OH

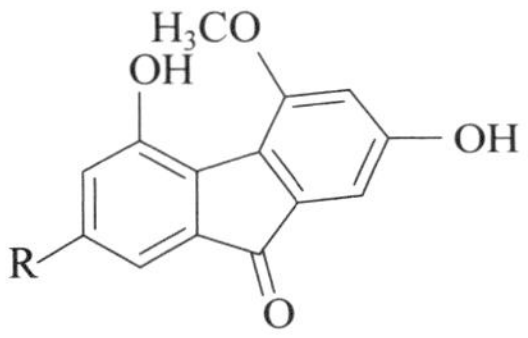

49 R＝H
50 R＝OH

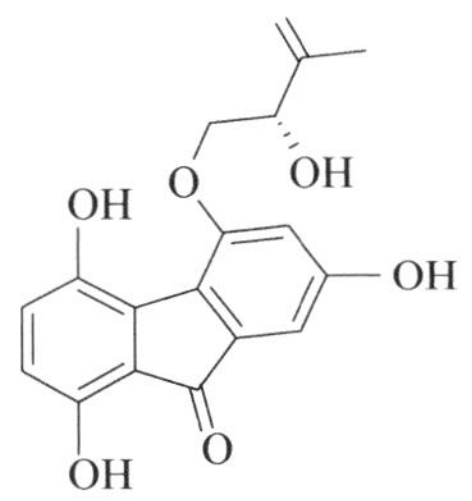

51

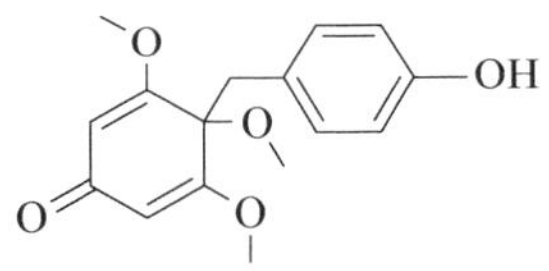

52

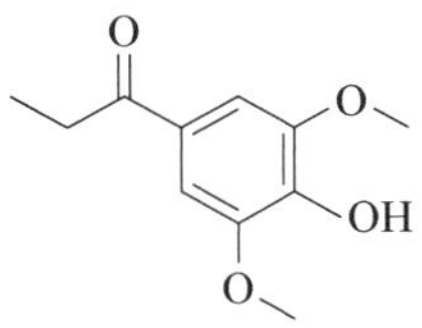

53

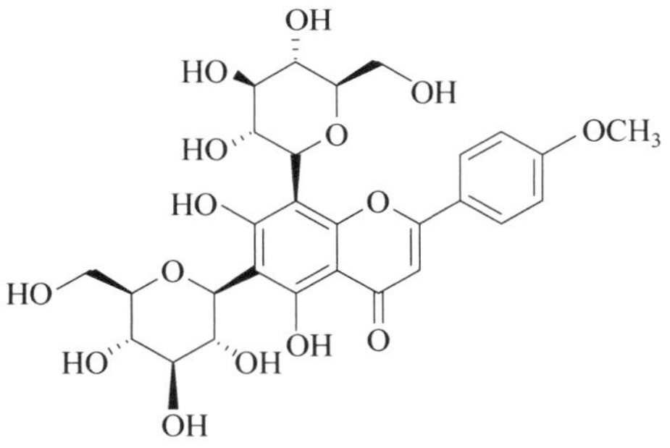

54

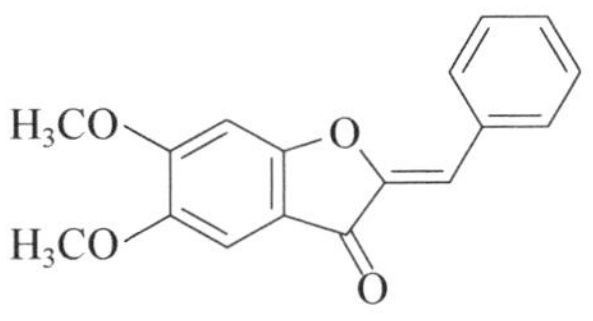

55

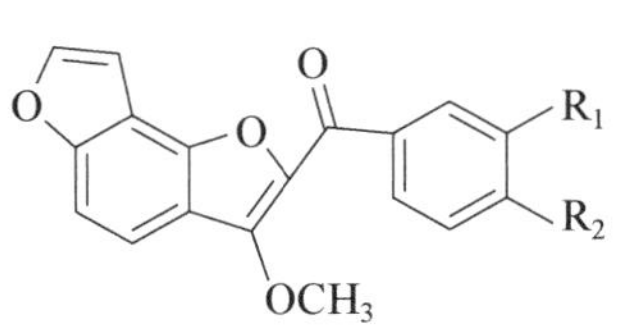

56 R₁＝R₂＝H
57 R₁＝R₂＝OCH₂O

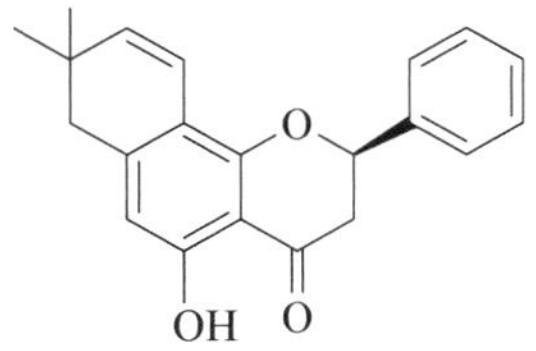

58

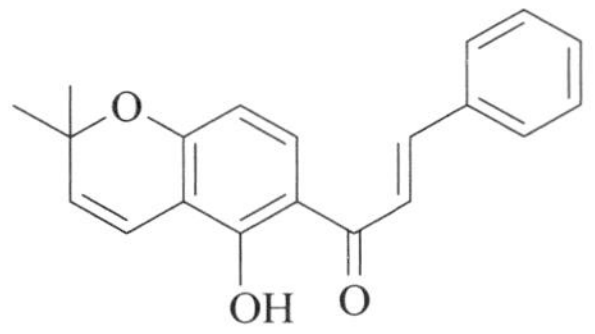

59

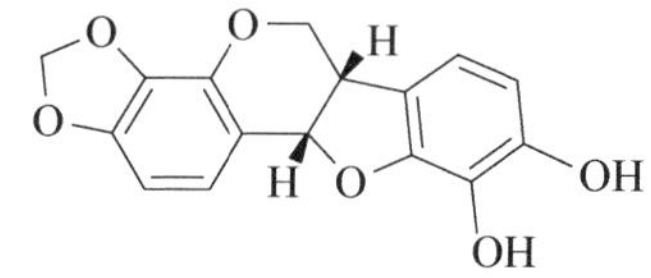

60

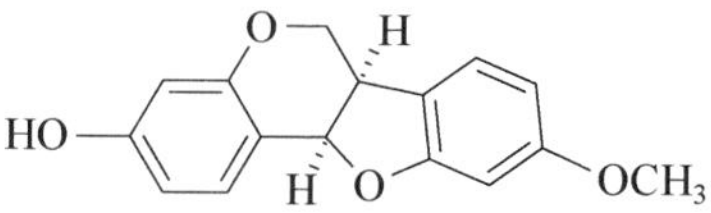

61

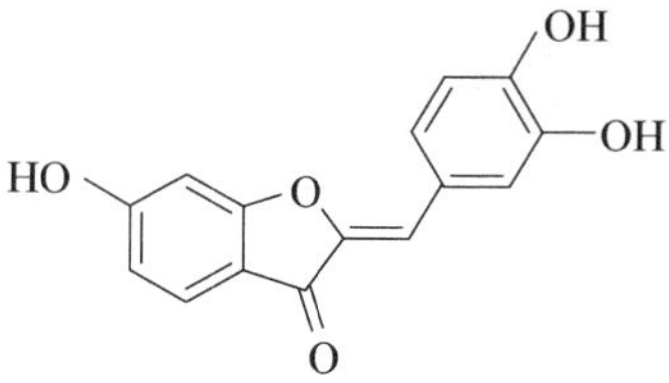

62

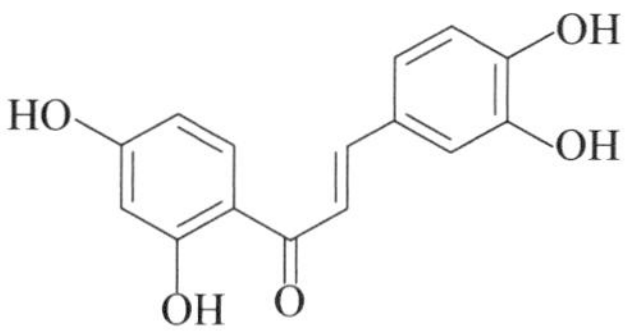

63

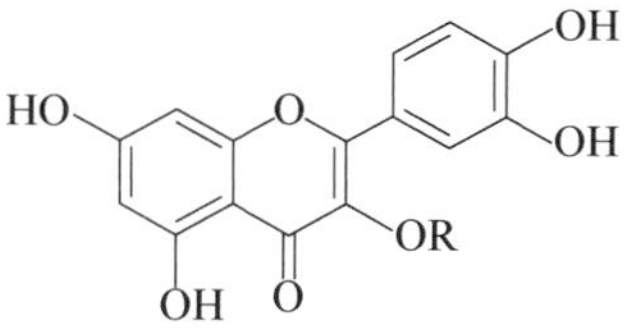

64 R=H
65 R=Glc

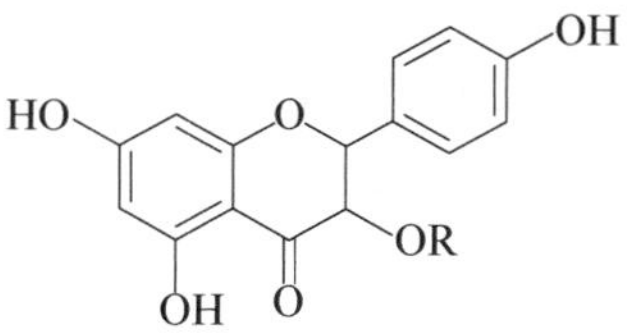

66 R=H
67 R=Glc

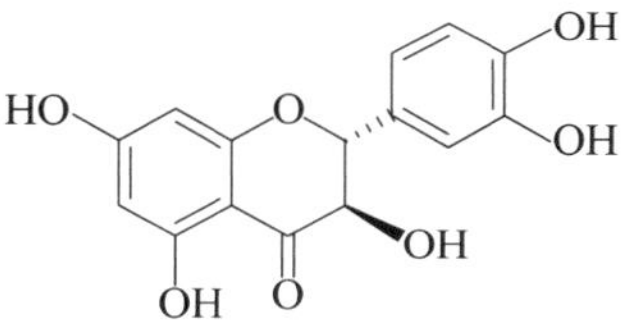

68

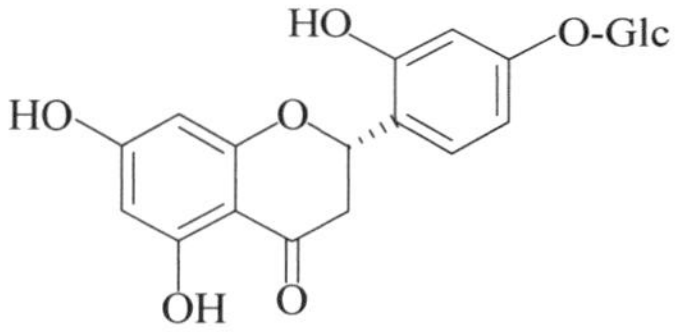

69

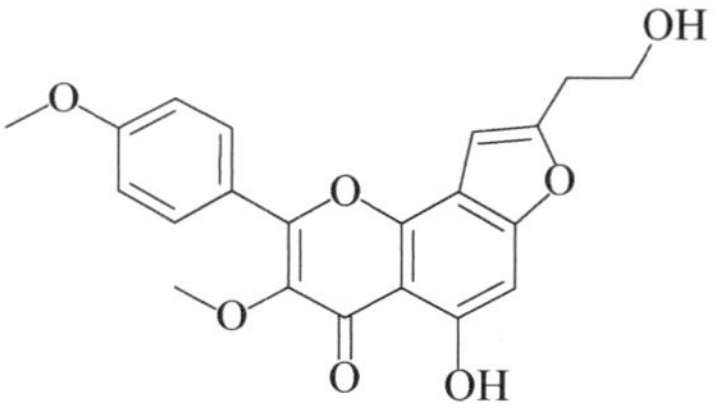

70

（三）苯丙素类

董伟等[33]在竹叶兰中分离得到4种苯丙素类化合物，竹叶兰苯丙素［6-(3-hydroxypropanoyl)-5-hydroxymethyl-isobenzofuran-1(3H)-one)］（71）、

香豆酸（coumaric acid）（72）、ω-羟基化愈创木丙酮（ω-hydroxypropioguaiacone）（73）、3-甲氧基-4-羟基-苯丙醇（3-methoxy-4-hydroxy-phenyl-propanol）（74）。

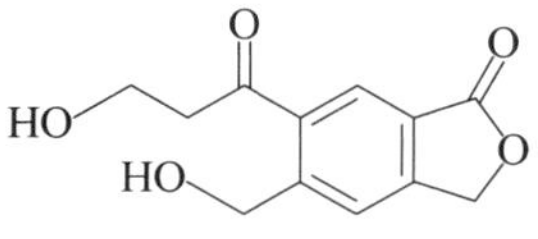

71

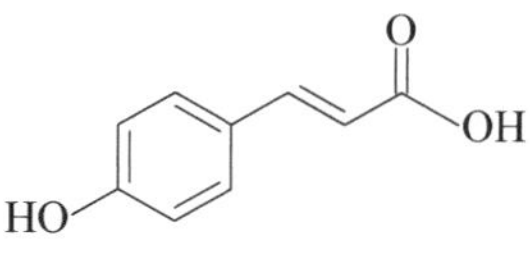

72

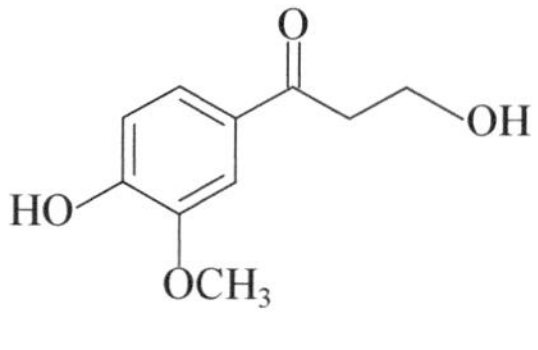

73

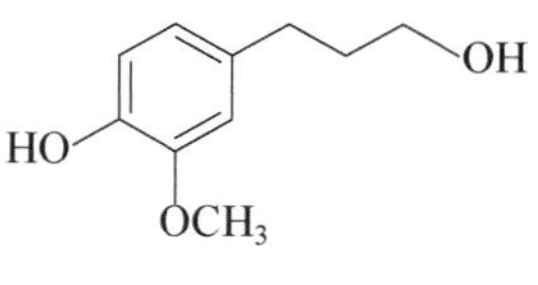

74

（四）酚类

竹叶兰中也含有大量的酚类化合物，Gao Y

等[20]从竹叶兰分离提取 gramniphenol A-B；Hu Q F 等[21]分离得到 gramniphenol C-G，Li Y 等[23]得到 gramniphenol I，具体如表 21 所示。

表 21　竹叶兰中的酚类化合物

序号	化合物	序号	化合物
75	p-hydroxytolueneethyl ether	86	gramniphenols D
76	p-hydroxybenzyl ethyl ether	87	gramniphenols E
77	p-hydroxybenzyl alcohol	88	gramniphenols F
78	(2E)-2-propenoic acid-3-(4-hydroxy-3-methoxy)-phenyl	89	gramniphenols G
		90	Moracin M
79	9′-dehydroxy-vladinol F	91	candenatenin A
80	vladinol F	92	catechin
81	9-O-β-D-xyl-pyranoside-vladinol F	93	gramniphenol I
82	4，9-dihydroxy-4′，7-epoxy-8′，9′-dinor-8，5′-neolignan-7′-oic acid	94	gramphenol A
		95	cucapitoside
83	gramniphenol A	96	curcapital
84	gramniphenol B	97	（＋）-licarin A
85	gramniphenols C		

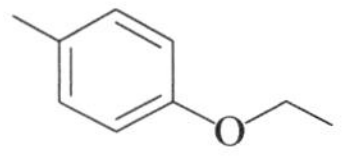

75

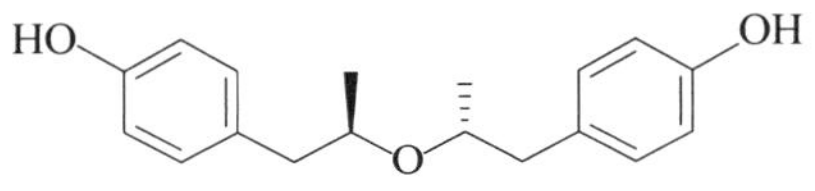

76

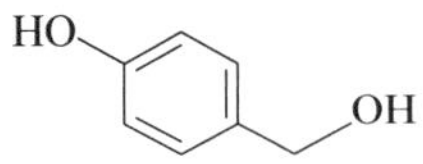

77

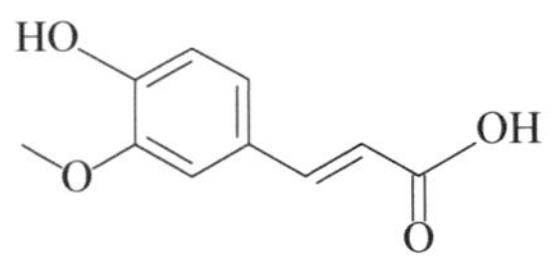

78

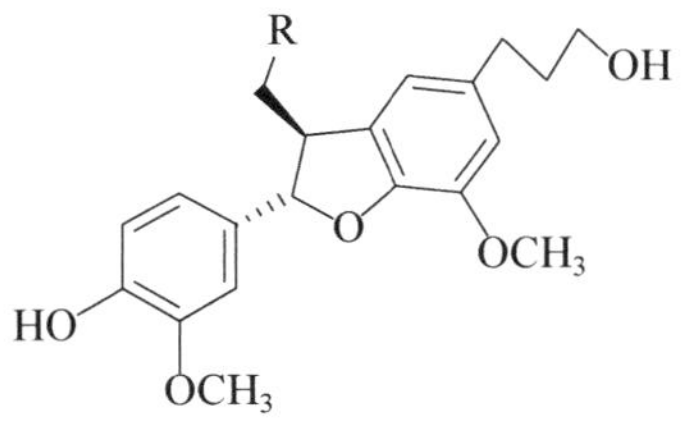

79 R＝H
80 R＝OH
81 R＝Oxyl

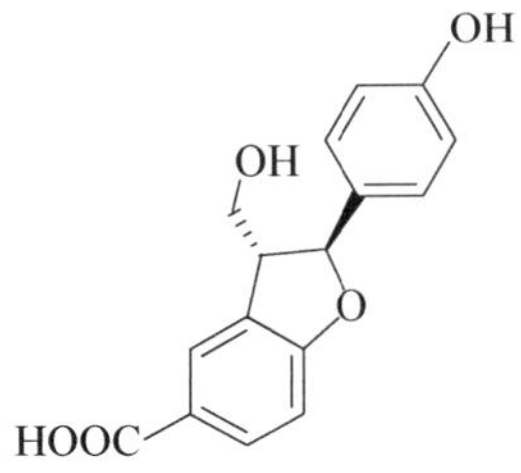

82

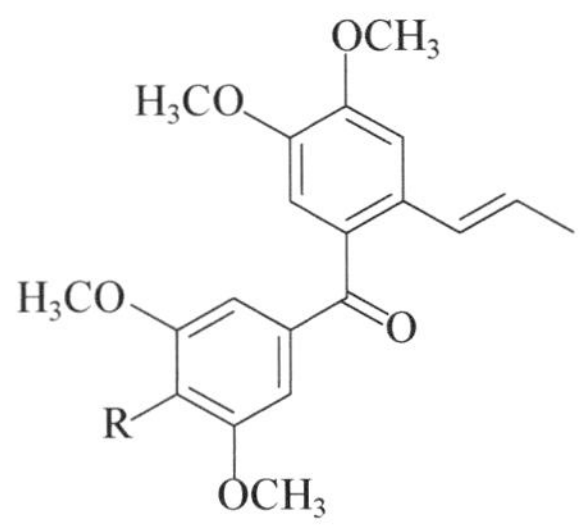

83 R＝OH
84 R＝OCH₃

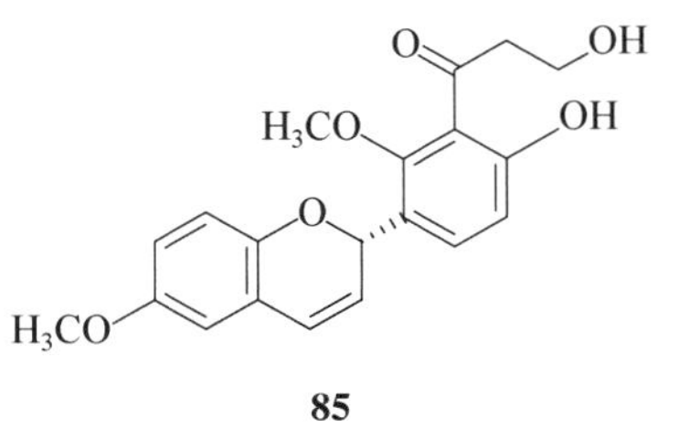

85

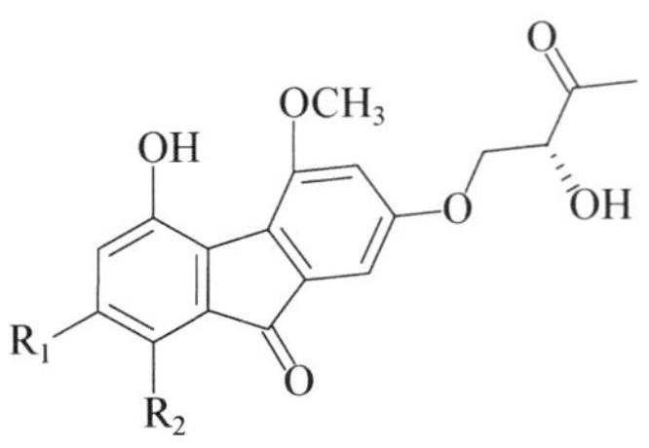

86 R₁＝H　R₂＝OH
87 R₁＝OH　R₂＝H

88 R=H
89 R=CH_3

90

91

92

93

94

95

96

97

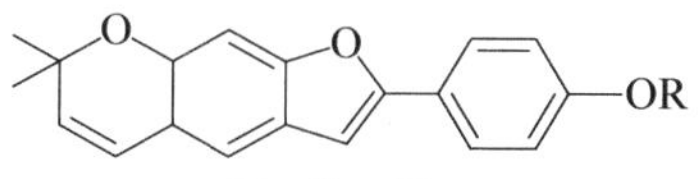

（五）其他类

竹叶兰中除了含有以上几类化学成分外，还包含酯类、脂肪酸类和脂肪醇类化合物[8,11,14,25]，如表 22 所示。

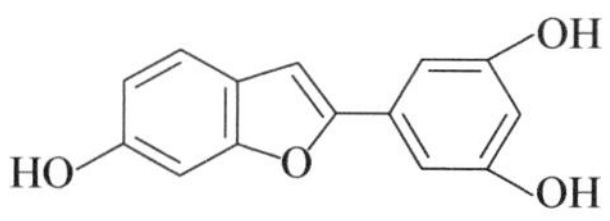

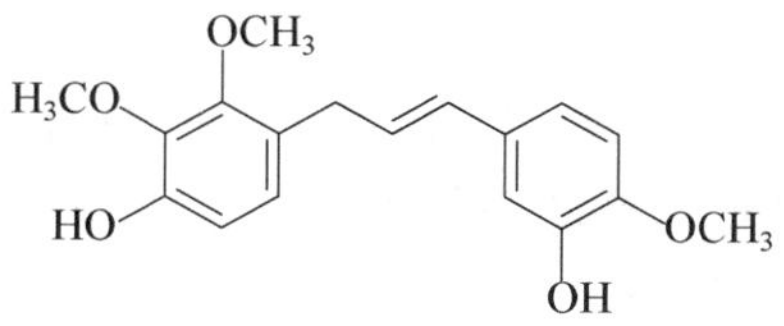

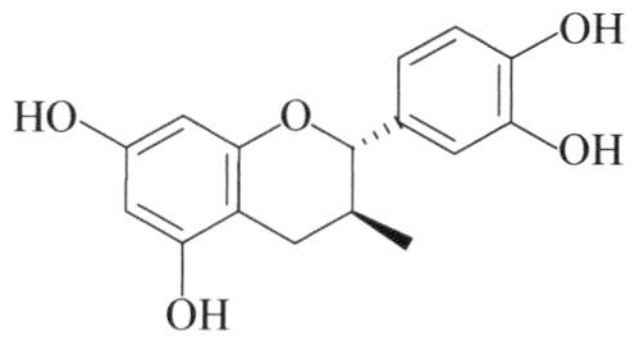

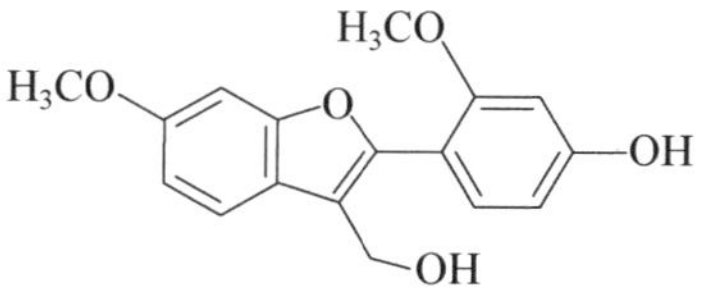

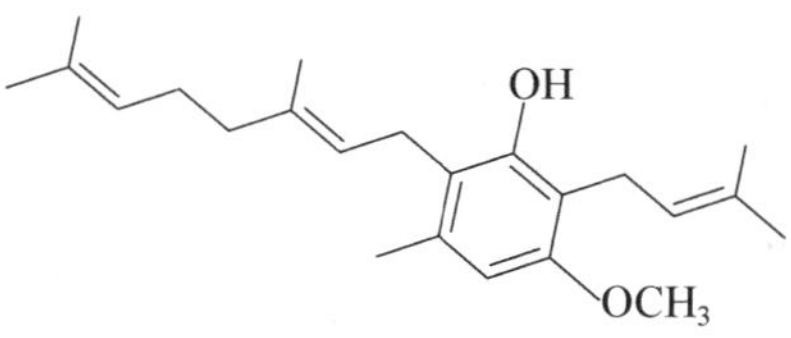

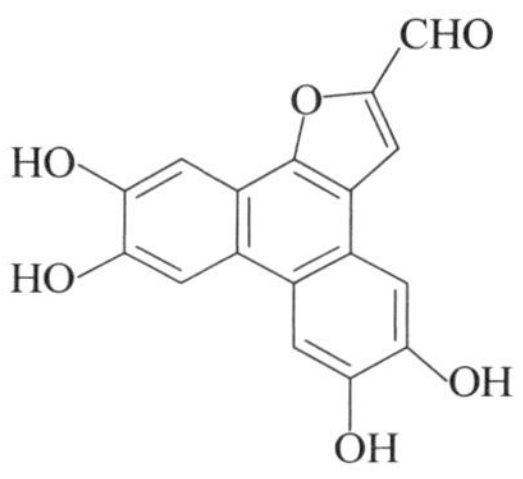

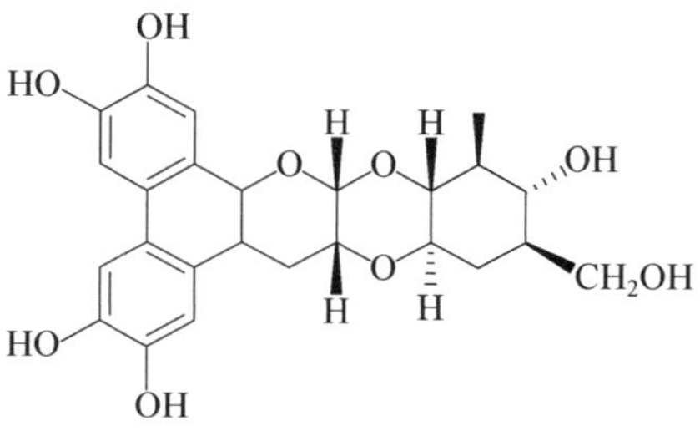

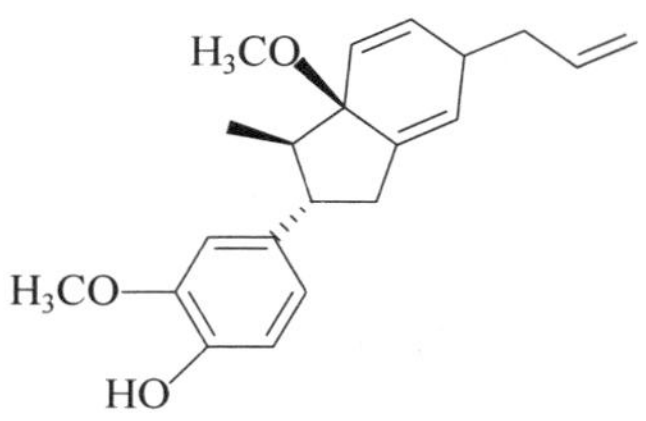

表 22　竹叶兰中的其他化合物

序号	化合物
1	1, 2-benzendicarboxylic acid bis (2-methylheptyl ester)
2	tetracosanoic acid glyceride-1
3	反式阿魏酸十九，二十，二十一，二，三，四，五，六烷酯
4	十五烷酸
5	十六烷酸
6	三十烷醇
7	葡萄糖
8	蔗糖
9	β-谷甾醇
10	豆甾醇
11	胡萝卜苷

四、药理作用

（一）抗肿瘤

刘美凤等[26]采用 MTT 法对竹叶兰干燥根茎中提取出来的 3 个联苄类化合物进行体外抗肿瘤活性研究，分别为 2，7-二羟基-1-(对羟基苄基)-4-甲氧基-9，10-二氢菲、4，7-二羟基-1-(对-羟基苄基)-2-甲氧基-9，10-二氢菲、3，3′-二羟基-5-甲氧基-联苄，结果显示不同浓度的联苄类化合物均有一定的体外抗肿瘤活性，其中 3，3′-二羟基-5-甲氧基-联苄的抗肿瘤活性最强，在 10 mg/L 浓度对 BGC-823 细胞及 Bel-7402 细胞均有抑制作用，抑制率分别为 47.45%±4.36%、68.66%±4.8%。

（二）抗氧化

陈毅坚等[27]采用乙醇为溶剂，通过超声波提取法分别对竹叶兰根、茎、叶和全株进行提取,研究提取物对羟自由基(·OH)的抑制活性和抗脂质过氧化能力,结果显示各部位的抗脂质过氧化能力及对·OH 的清除能力强弱均为:根提取物＞叶提取物＞全株提取物＞茎提取物。闫雪孟等[28]通过体外 DPPH 自由基及羟自由基清除实验,对竹叶兰乙酸乙酯、甲醇、石油醚及丙酮萃取部位清除 DPPH 自由基的能力进行探究,发现乙酸乙酯部位对 DPPH 自由基的清除率最高,IC_{50} 为 7.84 mg/L。刘琼等[29]对竹叶兰氯仿、乙酸乙酯、正丁醇和水极性部位的·OH 清除活性进行考察,发现抗氧化活性为:正丁醇相＞乙酸乙酯相＞氯仿相＞水相,其中正丁醇相的 IC_{50} 为 0.494 8 g/L。此外,王雪梅等[30]研究发现竹叶兰提取物对超氧自由基也有较强清除能力,能有效抑制 DNA 氧化损伤。

（三）抗菌

闫雪孟等[28]探究了竹叶兰不同极性部位对金黄色葡萄球菌、枯草芽孢杆菌、大肠埃希菌、沙门菌的抗菌活性,发现 10 g/L 石油醚部位对金黄色葡萄球菌、枯草芽孢杆菌、大肠埃希菌、沙门菌抑菌圈分别为 13 mm、14 mm、8 mm、6 mm,证实石油醚部位对金黄色葡萄球菌、枯草芽孢杆菌的抑菌效果明显优于大肠埃希菌、沙门菌。此外乙酸乙酯部位表现出广谱抑菌活性,丙酮部位与甲醇部位对沙门菌具有显著抑菌效果,最小抑菌浓度为 2.5 g/L。

Yan X 等[31]研究发现化合物 blestriarene A 和 shancidin 可通过破坏细胞壁和细胞膜完整性抑制金黄色葡萄球菌、枯草杆菌和大肠埃希菌生长,同时化合物 blestriarene A、shancidin 和 densiflorol B 对细菌引起的红细胞溶血有抗溶血活性。

（四）抗脂质过氧化

脂质过氧化是各种化学毒物中毒反应的主要机制,研究表明各种毒物可通过与 Fe^{2+} 作用诱导机体超氧阴离子、羟自由基等含量显著增加,由此引起细胞膜脂质过氧化反应,导致细胞氧化损害。刘琼等[29]在抑制脂质过氧化试验中,发现竹叶兰不同极性提取物的抗脂质过氧化能力为:乙酸乙酯相＞正丁醇相＞水相＞氯仿相,其中乙酸乙酯相的 IC_{50} 为 0.293 8 g/L。高云涛等[32]研究发现竹叶兰乙酸乙酯萃取物能有效抑制卵磷脂脂质过氧化、鼠肝细胞脂质过氧化以及人血红细胞脂质过氧化。

（五）抗病毒

董伟等[33]从竹叶兰氯仿∶甲醇(1∶1)提取物中分离得到苯丙素类化合物 6-(3-羟基丙酰)-5-甲氧基-异苯并呋喃-1(3H)-酮,将此种化合物命名为竹叶兰苯丙素。运用半叶法对化合物进行抗烟草花叶病毒活性检测发现竹叶兰苯丙素对烟草花叶病毒具有抑制活性。

（六）抗肝纤维化

Liu Q[34]采用 MTT 法对从竹叶兰中分离得到的 10 个二苯乙烯类化合物进行体外抗 HSC-T6 肝纤维化活性评价,并选择水飞蓟素胶囊为阳性对照药,结果显示所分析的二苯乙烯类化合物大多具有轻微的生长抑制作用,其中化合物 3,3′-dihydroxy-5-methoxy-bibenzyl 和 7-hydroxy-2,8-dimethoxy-phenanthrene-1,4-dione 表现出中等生长抑制作用,IC_{50} 分别为 61.9 mg/L 和 52.7 mg/L,抗肝纤维化活性强于水飞蓟素胶囊(IC_{50} 为 254.1 mg/L)。

五、 临床应用

竹叶兰作为傣医常用药,在云南西双版纳地区运用广泛,是多个傣药制剂的主要组方药材,其中包括雅解沙把(百解胶囊)、雅西里勐腊嘎罕(解毒养颜丸)、解比黑(解菌毒)等。临床主要用于解毒、治疗肝病、呼吸道疾病等。

（一）热毒炽盛，食物毒等

竹叶兰可调补四塔，可清火解毒、定心安神、活血驱风等。临床主要用于解除有害物质，如解除食物毒、动物毒等[35]；具有保护肝肾的功能，可用于治疗肝病；还可用于治疗热毒炽盛引起的咽喉肿痛，口舌生疮，面部疖肿，斑疹及便秘等[36]。

（二）呼吸道疾病

竹叶兰有散寒解表，补中益气、清热化痰、疏风散寒利咽的功效，可用于治疗上呼吸道感染[37]、咽炎、扁桃体发炎；治疗支气管炎[38]及由此引起的发热、疼痛等症状。有研究表明竹叶兰还可用于病毒性感冒[39]及支气管哮喘[40]。

（三）其他

竹叶兰具有温肾健脾、生津养血等功效，可用于治疗肾病综合征[41]及尿路感染[42]。此外，有研究表明竹叶兰对爆震性耳聋产生的耳鸣耳聋、头目眩晕、心悸失眠、头痛、目珠疼痛等症状具有显著疗效。还具有活血消肿、行气健脾的功效，可用于治疗脑梗死。还有研究显示其具有滋阴养血、补心安神的功效，可用于治疗失眠症。

参 考 文 献

[1] 中国科学院中国植物志编辑委员会.中国植物志[M].北京:科学出版社,1999,18:334 - 336.
[2] 唐德英,王云娇,李荣英,等.野生竹叶兰引种栽培初报[J].中药材,2005,(4):263 - 264.
[3] 李文军,朱成兰,唐自明.傣药竹叶兰的生药学研究[J].云南中医中药杂志,2000,(6):32 - 33.
[4] 黄素荣,谌振,杨光穗.竹叶兰试管苗育苗及园林种植养护技术[J].园艺与种苗,2017,(7):36 - 38.
[5] 陈之林,曾宋君,温铁龙,等.竹叶兰的无菌播种和试管成苗[J].植物生理学通讯,2006,(1):66.
[6] 张文珠,林炳英,林德钦.竹叶兰的无菌播种快繁技术研究[J].热带农业科学,2011,31(12):16 - 19.
[7] 黄素荣,谌振,杨光穗.竹叶兰试管苗驯化栽培技术初报[J].热带农业科学,2015,35(7):19 - 21.
[8] Liu M, Han Y, Xing D, et al. Chemical constituents from the rhizoma of *Arundina graminifolia* [J]. China Journal of Chinese Materia Medica, 2004,29(2):147 - 149.
[9] Liu M F, Han Y, Xing D M, et al. One new benzyldihydrophenanthrene from *Arundina graminifolia*: Note [J]. Journal of Asian Natural Products Research, 2005,7(5):767 - 770.
[10] Liu M-F, Ding Y, Zhang D-M. Phenanthrene constituents from rhizome of *Arundina graminifolia* [J]. China Journal of Chinese Materia Medica, 2005,30(5):353 - 356.
[11] Hui Z, Qi Shi S. Chemical components of *Arundina graminifolia* [J]. Natural Product Research & Development, 2008,20(1):5 - 7.
[12] Liu M, Lv H, Ding Y. Antitumoral bibenzyl derivatives from tuber of *Arundina graminifolia* [J]. China Journal of Chinese Materia Medica, 2012,37(1):66 - 70.
[13] Liu M F, Han Y, Xing D M, et al. A new stilbenoid from *Arundina graminifolia* [J]. Journal of Asian Natural Products Research, 2004,6(3):229 - 232.
[14] He Hp M. Studies on chemical constituents of *Arundina graminifolia* (D. Don) Hochr [J]. Journal of Yunnan College of Traditional Chinese Medicine, 2008,31(3):32 - 33.
[15] Du G, Shen Y, Yang L, et al. Bibenzyl derivatives of *Arundina graminifolia* and their cytotoxicity [J]. Chemistry of Natural Compounds, 2014,49:1019 - 1022.
[16] Hu Q F, Zhou B, Ye Y Q, et al. Cytotoxic deoxybenzoins and diphenylethylenes from *Arundina graminifolia* [J]. Journal of Natural Products, 2013,76(10):1854 - 1859.
[17] Li Y K, Zhou B, Ye Y Q, et al. Two new diphenylethylenes from *Arundina graminifolia* and their cytotoxicity [J]. Bulletin of the Korean Chemical Society, 2013,34(11):3257 - 3260.
[18] Yang J, Wang H, Lou J, et al. A new cytotoxic diphenylethylene from *Arundina graminifolia* [J]. Asian Journal of Chemistry, 2014,26(14):4517 - 4518.
[19] Meng C Y, Niu D Y, Li Y K, et al. A new cytotoxic stilbenoid from *Arundina graminifolia* [J]. Asian Journal of Chemistry, 2014,26(8):2411 - 2413.
[20] Gao Y, Jin Y, Yang S, et al. A new diphenylethylene from *Arundina graminifolia* and its cytotoxicity [J]. Asian Journal of Chemistry, 2014,26(13):3903 - 3905.
[21] Hu Q F, Zhou B, Huang J M, et al. Antiviral phenolic compounds from *Arundina gramnifolia* [J]. Journal of Natural

Products，2013，76(2):292 - 296.

[22] Niu D Y，Han J M，Kong W S，et al. Antiviral fluorenone derivatives from *Arundina gramnifolia* [J]. Asian Journal of Chemistry，2013，25(17):9514 - 9516.

[23] Li Y，Yang L，Shu L，et al. Flavonoid compounds from *Arundina graminifolia* [J]. Asian Journal of Chemistry，2013，25 (9):4922 - 4924.

[24] Shu L，Shen Y，Yang L，et al. Flavonoids derivatives from *Arundina graminifolia* and their cytotoxicity [J]. Asian Journal of Chemistry，2013，25(15):8358 - 8360.

[25] 刘美凤，丁怡，杜力军.傣药竹叶兰的化学成分研究[J].中草药,2007,(5):676 - 677.

[26] 刘美凤,吕浩然,丁怡.竹叶兰中联苄类化学成分和抗肿瘤活性研究[J].中国中药杂志,2012,37(1):66 - 70.

[27] 陈毅坚,石雪,屈睿,等.竹叶兰不同部位抗氧化活性比较研究[J].中药材,2013,36(11):1845 - 1849.

[28] 闫雪孟,汤冰雪,刘美凤.竹叶兰提取物抗氧化与抗菌活性研究[J].时珍国医国药,2017,28(12):2862 - 2864.

[29] 刘琼,李乔丽,放茂良,等.傣族药竹叶兰不同极性部位提取物的抗氧化性研究[J].中国农学通报,2011,27(14):77 - 81.

[30] 王雪梅,张建胜,高云涛.傣药纹尚海抗氧化作用研究[J].云南民族大学学报:自然科学版,2009,18(2):148 - 150.

[31] Yan X，Tang B，Liu M. Phenanthrenes from *Arundina graminifolia* and in vitro evaluation of their antibacterial and anti-haemolytic properties [J]. Natural Product Research，2018，32(6):707 - 710.

[32] 高云涛,刘萍,何弥尔,等.竹叶兰萃取物对四氯化碳诱导脂质过氧化抑制作用[J].云南民族大学学报:自然科学版,2013,22 (3):182 - 185.

[33] 董伟,周堃,王月德,等.傣药竹叶兰中1个新苯丙素及其抗烟草花叶病毒活性[J].中草药,2015,46(20):2996 - 2998.

[34] Liu Q，Wang H，Lin F，et al. Study on the structures and anti-hepatic fibrosis activity of stilbenoids from *Arundina graminifolia* (D. Don) Hochr [C]. 2017，IOP Conference Series: Materials Science and Engineering.

[35] 刀红英,林艳芳.论特色傣药"雅解"(解药)[J].中国民族医药杂志,2008,(2):45 - 46.

[36] 玉腊波,林艳芳.傣药"雅解"(解药)临床应用举隅[J].中国民族医药杂志,2008,(7):25 - 29.

[37] 杨德俊.一种治疗上呼吸道感染的中药[P].安徽:CN103446348A,2013 - 12 - 18.

[38] 陈松.一种治疗支气管炎的中药[P].安徽:CN103330817A,2013 - 10 - 02.

[39] 陈松.一种治疗病毒性感冒的中药[P].安徽:CN103349750A,2013 - 10 - 16.

[40] 吕明良.一种治疗支气管哮喘的中药制剂[P].山东:CN105288046A,2016 - 02 - 03.

[41] 治疗肾病综合征的方剂及制备方法[P].山东:CN105288273A,2016 - 02 - 03.

[42] 张庆峰.一种治疗尿路感染的中药制剂[P].山东:CN105055757A,2015 - 11 - 18.

血 竭

血竭为棕榈科植物麒麟竭（*Daemonorops draco* Bl.）的果实渗出的树脂经加工制成,又名麒麟竭,系传统名贵中药。

麒麟竭为多年生常绿藤本,长达 10～20 m。茎被叶鞘并遍生尖刺。羽状复叶在枝梢互生,在下部有时近对生;小叶互生,线状披针形,长 20～30 cm,宽约 3 cm,先端锐尖,基部狭,脉 3 出平行;叶柄及叶轴具锐刺。肉穗花序,开淡黄色的冠状花,单性,雌雄异株;花被 6,排成 2 轮;雄花雄蕊 6,花药长锥形;雌花有不育雄蕊 6,雌蕊 1,瓶状,子房略呈卵状,密被鳞片,花柱短,柱头 3 深裂。果实核果状,卵状球形,径 2～3 cm,赤褐色,具黄色鳞片,果实内含深赤色的液状树脂,常由鳞片下渗出,干后如血块样。

分布于印度尼西亚爪哇、苏门答腊、加里曼丹等地。目前,国产血竭主要来源于我国的龙血树属植物,包括产于广西、云南的龙血竭(先后收载于《云南省药品标准》、"中药部颁标准")以及产于海南的海南血竭(《海南省药品标准》)[1]。

一、 生药鉴别

（一）性状鉴别

血竭略呈类圆四方形或方砖形,表面暗红,有光泽,附有因摩擦而成的红粉。质硬而脆,破碎面红色,研粉为砖红色。气微,味淡。在水中不溶,在热水中软化。

（二）理化鉴别

1. 薄层鉴别

（1）取本品粉末 0.1 g,加乙醚 10 mL,密塞,振摇 10 min,滤过,取滤液作为供试品溶液。另取血竭对照药材 0.1 g,同法制成对照药材溶液。照薄层色谱法（通则 0502）试验,吸取供试品溶液、对照药材溶液及〔含量测定〕项下血竭素高氯酸盐对照品溶液各 10～20 μL,分别点于同一硅胶 G 薄层板上,以三氯甲烷-甲醇（19：1）为展开剂,展开,取出,晾干,置日光下检视。供试品色谱中,在与对照药材色谱和对照品色谱相应的位置上,显相同的橙色斑点。

（2）取本品粉末 0.5 g,加乙醇 10 mL,密塞,振摇 10 min,滤过,滤液加稀盐酸 5 mL,混匀,析出棕黄色沉淀,放置后逐渐凝成棕黑色树脂状物。取树脂状物,用稀盐酸 10 mL 分次充分洗涤,弃去洗液,加 20% 氢氧化钾溶液 10 mL,研磨,加三氯甲烷 5 mL 振摇提取,三氯甲烷层显红色,取三氯甲烷液作为供试品溶液。另取血竭对照药材 0.5 g,同法制成对照药材溶液。照薄层色谱法（通则 0502）试验,吸取上述两种溶液各 10～20 μL,分别点于同一硅胶 G 薄层板上,以三氯甲烷-甲醇（19：1）为展开剂,展开,取出，晾干，置日光下检视。供试品色谱中，在与对照药材色谱相应的位置上，显相同的橙色斑点。

2. 化学鉴别

取本品粉末，置白纸上，用火隔纸烘烤即熔化，但无扩散的油迹，对光照视呈鲜艳的红色。以火燃烧则产生呛鼻的烟气。

二、化学成分

血竭主要含有黄烷类、三萜类等成分。血竭含红色树脂约57.5%，从中分离出血竭素、血竭红素，两者均为结晶性的血红素，为黄酮类的衍生物。尚有黄色血竭树脂烃、去甲基血竭红素、去甲基血竭素、树胶、安息香酸、肉桂酸、内脂香豆酸等成分。含无定形的血竭白素约2.5%，黄色血竭树脂烃约14%[2]，不溶性树脂0.3%，植物性渣滓18.4%，赭朴吩0.03%，灰分8.3%。其中部分化合物如：7-羟基-6,8二甲基-2,5-二甲氧基黄烷（**1**）、7-羟基-8-甲基-2,5-二甲氧基黄烷（**2**）、7-羟基-6-甲基-2,5-二甲氧基黄烷（**3**）、2,4-二羟基-5-甲基-6-甲氧基查尔酮（**4**）、7,4'-二羟基-8-甲基黄烷（**5**）、5,4'-二羟基-7-甲氧基-6-甲基黄烷（**6**）、7,4'-二羟基-8-甲氧基高异黄酮（**7**）、6,4'-二羟基-7-甲氧基高异黄酮（**8**）、4,4'-二羟基-2,6二甲氧基二氢查尔酮（**9**）、7-羟基-5-甲氧基-6-甲基黄烷（**10**）、7-羟基-5-甲氧基黄烷（**11**）[3]。1-羟基-6,8二甲氧基-3-甲基蒽醌（**12**）、薯蓣皂苷元（**13**）、偏诺皂苷元（**14**）、芥子醛（**15**）、3,4,2',4'-四羟基-3'-甲氧基查耳酮（**16**）、2',4',4-三羟基-3-甲氧基查耳酮（**17**）、表松脂醇（**18**）、(3*E*)-2,3-dihydro-7-hydroxy-3-[(3-hydroxy-4-methoxy-phenyl)-methylene]-4H-1-benzopyran-4-one（**19**）[4]。

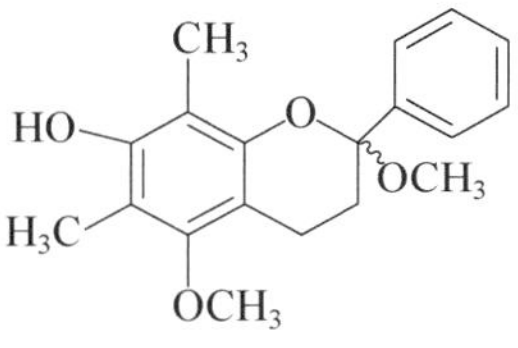

1 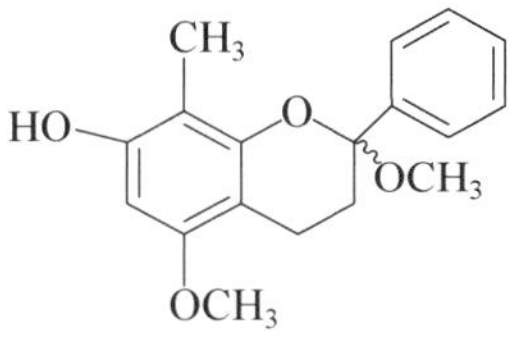 2 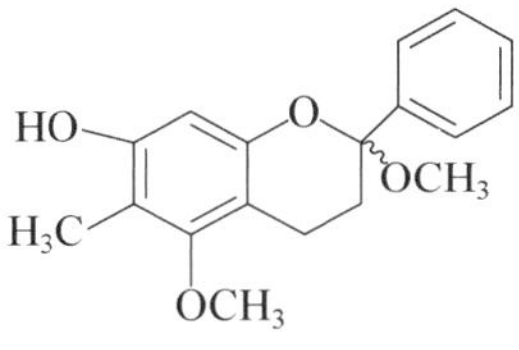 3 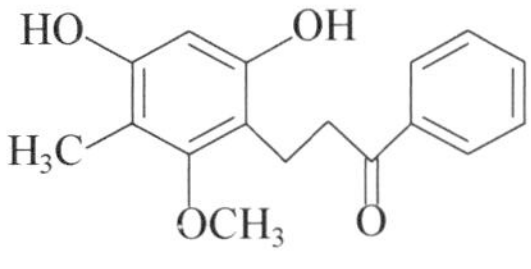 4

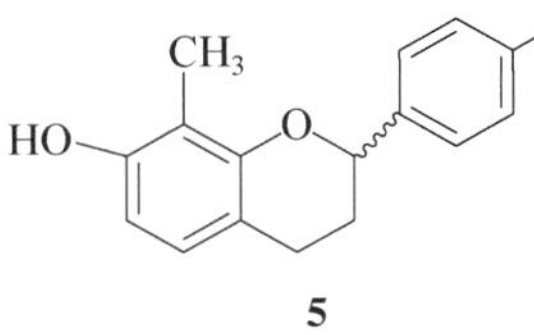

5 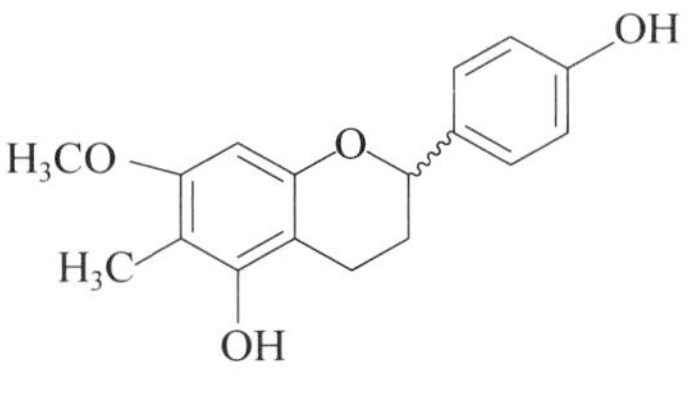 6 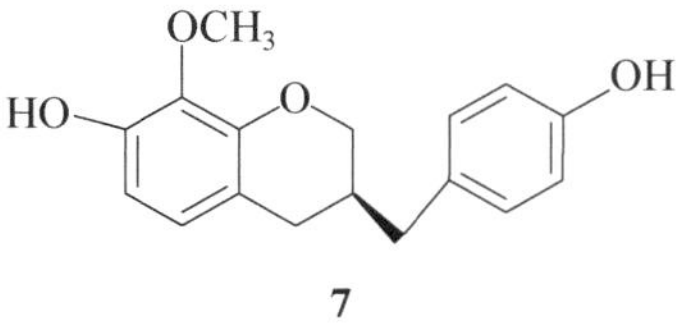 7

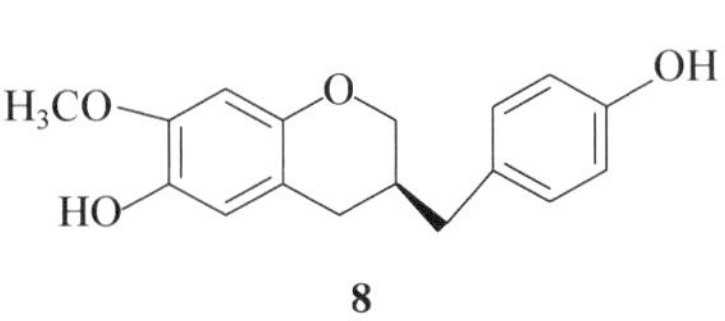

8 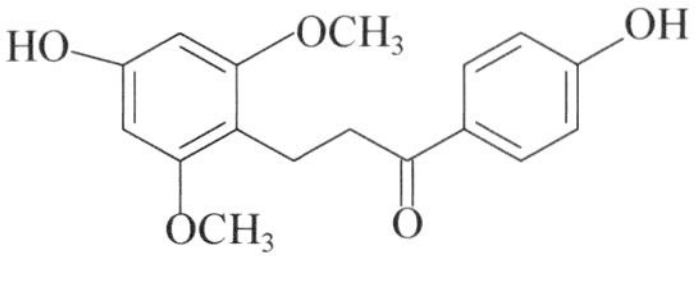 9 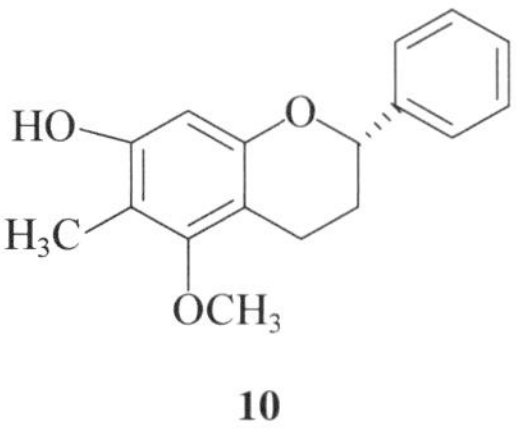 10

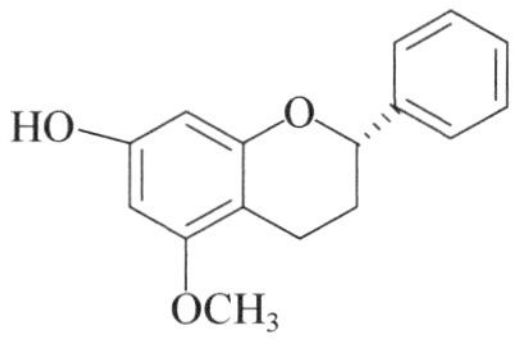

11 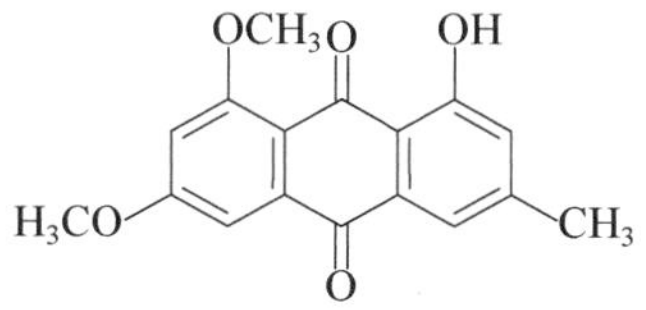　　　　　　**12** 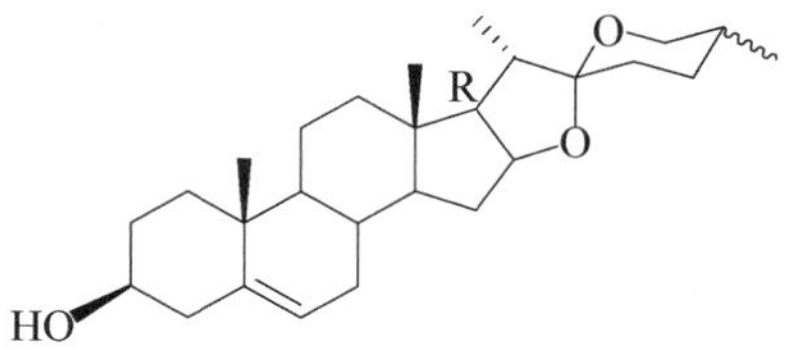　　　　　　**13**　R＝H
　　　　　　　　　　　　　　　　　　　14　R＝OH

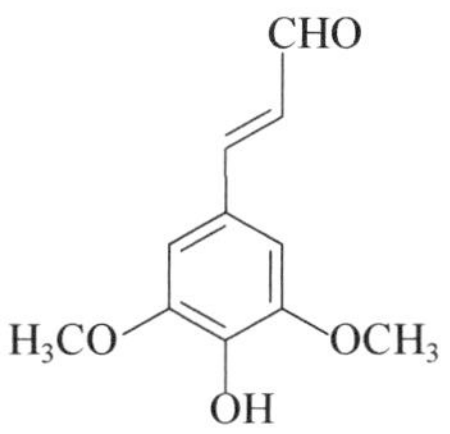

15 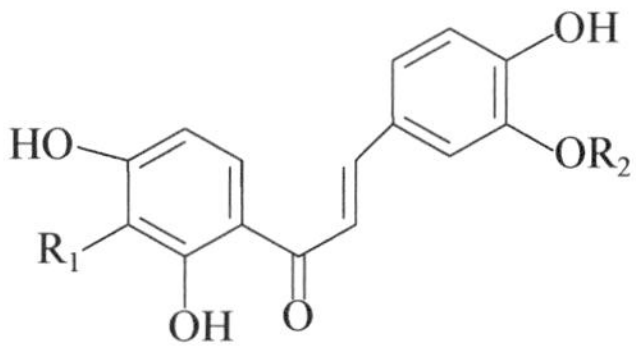　　　　**16**　R₁＝OCH₃　R₂＝H　　　　**18**
　　　　　　　17　R₁＝H　R₂＝CH₃

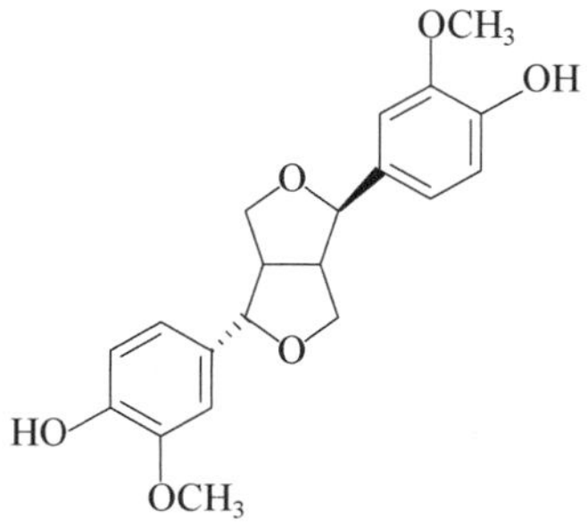

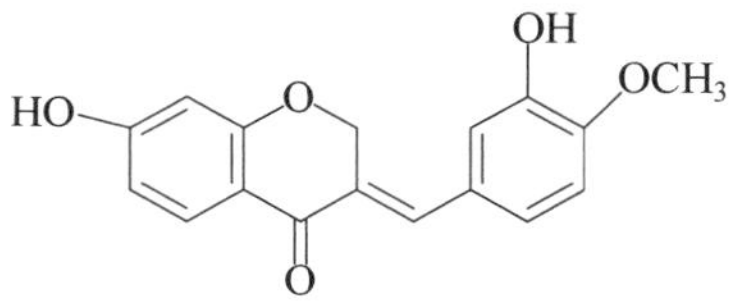

19

三、 药理研究

（一）降糖、降血脂

通过探讨血竭中总黄酮对 2 型糖尿病（T2DM）大鼠的抗糖尿病作用，证实了血竭中总黄酮对 T2DM 大鼠的降糖和降血脂作用，提示黄酮类化合物是血竭抗糖尿病的主要活性成分[5]。

（二）活血化瘀

血竭既能活血又能止血，具有双向的调节作用。在血液流变学和实验性动脉血栓方面均可显示活血化瘀作用。高应斗等[6]通过体外测定家兔血液全血和血浆浓度，血球压积及红细胞、血小板电泳时间，表明血竭能降低全血黏度和血浆黏度但并不显著，而对红细胞压积的降低作用却很显著。体现在血竭能使血流加快，与影响红细胞的压积有关；血竭能显著地增快红细胞在直流电场中的电泳速度；此外，血竭还能抑制 ADP 诱导的血小板聚集功能。

（三）抗菌

申海燕等[4]采用滤纸片琼脂扩散法测定化合物的抗菌活性。抗菌活性筛选结果表明：化合物 2～7 对金黄色葡萄球菌有弱活性，抑菌圈直径分别为 8.0 mm、9.0 mm、18.5 mm、17.2 mm、13.8 mm 和 10.4 mm；其阳性对照的抑菌圈直径是 33.0 mm；其余化合物对这种人体病原菌未显示生长抑制活性。实验结果表明，血竭提取物表现出抑制金黄色葡萄球菌生长的活性。

（四）凝血

国产血竭有促进凝血作用，能缩短小鼠凝血时间，其促凝作用与影响内源性凝血系统的凝血因子有关，能降低毛细血管通透性[7]。

（五）镇痛

血竭 1.72 g/kg 连续给药 5 日，能显著抑制冰醋酸所致的小鼠扭体反应（$p < 0.01$）。对大鼠背根神经节细胞电压门控性钠通道电导，给予 0.05% 血竭后的通道电导与给药前的通道电导有显著性差异，表明云南血竭可显著抑制背根神经节细胞的电压门控性钠通道电流，据此推断血竭对初级神经元细胞膜钠通道的阻断作用是其镇痛机制之一[8]。

（六）促进成纤维细胞增殖及胶原分泌

将来自正常人皮肤的成纤维细胞分别在血竭氯仿提取物（氯仿提取物组）、血竭乙酸乙酯提取物（乙酸乙酯提取物组）、血竭乙醇提取物（乙醇提取物组）、含有 1% 二甲基亚砜 DMEM（1% 二甲基亚砜 DMEM 组）和正常培养物（对照组）中培养。通过 MTT 法检测不同血竭提取物在不同质量浓度（0.002 g/L、0.02 g/L、0.2 g/L、2 g/L、20 g/L）下的训练条件，确定最适合成纤维细胞生长的血竭提取物，并在此条件下检测成纤维细胞形态、生长曲线、细胞周期、前Ⅲ型胶原蛋白水平的变化。结果表明，血竭提取物的乙酸乙酯提取物在 0.2～2 g/L 范围内能促进正常成纤维细胞的增殖，2 g/L 浓度时促进作用最显著，因此 2 g/L 的乙酸乙酯提取物是最适合成纤维细胞生长的血竭提取物组。与对照组相比，2 g/L 乙酸乙酯提取物增加了纤维细胞的细胞融合现象，细胞浓度增加，S 期细胞比例增加，Ⅲ型胶原表达减少。显示血竭乙酸乙酯提取物可促进伤口愈合，防止增生形成病理性瘢痕[9]。

刘琳等[10]通过体内、外研究，探究血竭素高氯酸盐在促进创伤修复过程中，对调控成纤维细胞增殖和相关蛋白表达的作用机制，最终体内外实验证明了血竭素高氯酸盐优先激活成纤维细胞表面 EGFR，进而激活下游通路 ERK 和 PI3K 磷酸化引起一系列与细胞增殖相关通路的活化，最终实现对细胞增殖的调控促进创伤愈合。

四、 临床应用

（一）瘀血肿痛[11]

方药：马钱子，三七，血竭，麝香，花椒，冰片等。上药组合制成外用制剂，可用于治疗瘀血肿痛，有效率和治愈率高。

（二）出血[12]

方药：三七，人参须根，白草霜，紫珠，花生衣，卷柏，血竭，白及，动物骨煅化石，蒲黄炭，冰片等。上药配伍使用，可作止血剂，止血效果明显。

（三）不孕症[13]

方药：桃仁，红花，当归，白芍，地黄，川芎，牛膝，血竭粉。该药物配方可用于治疗不孕症。将药材磨成粉末，用水冲服，每天 1 次，连续服用 4～6 d。患者应在月经后 12 d 开始服用药物配方。

（四）骨折[14]

方药：川芎，血竭，丹参，三七，熟地黄，杜仲，牛膝，续断，补骨脂，乳香，石花蛇，土鳖虫，苏木，豆腐柴，草珊瑚等。上药组合制成中药复方口服制剂，可用于治疗骨折，具有接骨续筋、强筋壮骨、活血化瘀、温经通络、益气活血的功效。

（五）硬皮病[15]

方药：透骨草，络石藤茎，血竭，菝葜根茎，玉凤花，防风，白蔹根。透骨草具有祛风除湿、舒筋活血、化瘀消肿、解毒的功效；络石藤具有通络止痛、凉血清热、解毒消肿的功效；血竭树脂具有祛瘀止痛、止血生肌、促进伤口愈合的作用；菝葜根茎具有祛风除湿、解毒消痈的功效；玉凤草具有壮腰、补肾、清热、利尿、解毒的功效；金钱草具有清热燥湿、活血解毒的功效；白蔹根具有清热解毒、消积止痛、生肌敛疮的功效。该药物组合具有温阳散寒、通络化瘀、益气补血、活血通络的功效。临床试验表明，该药方对硬皮病疗效较好。

（六）痔疮[16]

方药：血竭，朱砂，乳香，没药，黄柏，炉甘石，煅地榆，冰片和凡士林等。上药按一定比例组成，将除凡士林外的所有材料粉碎成细粉，将凡士林加热至 50～80 ℃，加入细粉，混合。

（七）痛风性关节炎[17]

方药：姜黄，茜草，制马钱子，防己，马齿苋，地锦草，常绿，鸡血藤，土茯苓，红花，血竭，山慈菇等。上药组合具有清热解毒、利湿解毒、化瘀解毒的功效，能有效缓解急性痛风性关节炎症状，降低人体血尿酸含量，对抵抗急性痛风性关节炎有显著效果。

（八）子宫肌瘤

血竭在妇科疾病中得到广泛的应用。刘冬岩等[18]内外结合治子宫肌瘤 42 例，运用自拟汤内服，穿山甲、五灵脂和血竭等组成的祛瘀止痛膏外敷，总有效率达 95.2%，提示本法有活血化瘀、消肿止痛之功效。常暖等[19]应用鳖甲、穿山甲、丹参和血竭组成的妇痛宁治疗子宫内膜异位症 54 例，临床观察治疗后痛经、月经不调、卵巢囊肿、骨盆包块等症状和体征均得到显著改善，痊愈显效率为 53.7%，总有效率为 90.7%。研究表明，能抑制异位内膜细胞的代谢活动而使异位内膜萎缩，但作用具有一定的选择性。

（九）消化道出血及溃疡

血竭能缩短出血、凝血、血浆复钙时间，从而达到止血的目的。利用血竭的止血作用来治疗消化道大出血。通过临床实践，效果非常令人满意。血竭加蒙脱石粉治疗溃疡性结肠炎，能在短时间内迅速恢复肠黏膜，愈合溃疡面，从而改善腹痛、腹泻、便血等临床症状[20]。

参 考 文 献

[1] 郑志全.血竭、龙血竭真伪掺假鉴别方法及化学成分分析研究[D].北京：北京中医药大学,2018.
[2] 曹郡双,秦荣和.中药血竭的现代研究概述[J].现代中西医结合杂志,2001,(10):908-909.
[3] Hao Q, Saito Y, Matsuo Y, et al. Three new flavans in dragon's blood from Daemonorops draco [J]. Natural Product Research, 2015,29(15):1419-1425.
[4] 申海艳,戴好富,赵友兴,等.海南血竭的抗菌活性成分研究[J].时珍国医国药,2012,23(12):2954-2956.
[5] Chen F, Xiong H, Wang J, et al. Antidiabetic effect of total flavonoids from Sanguis draxonis in type 2 diabetic rats [J]. Journal of Ethnopharmacology, 2013,149(3):729-736.
[6] 高志斗,赵忠保,杨桂芬,等.血竭对血液流变性及血小板聚集功能的影响[J].山西医药杂志,1983,(4):193-196.
[7] 农兴旭.广西血竭的止血作用[J].中国中药杂志,1997,(4):48-50,64.
[8] 崔建蓉.血竭的药理作用、临床作用研究[J].四川生理科学杂志,2004,(3):136-137.
[9] 李丹,惠瑞,胡永武,等.血竭提取物促进成纤维细胞增殖及胶原分泌[J].中国组织工程研究,2014,18(46):7437-7441.
[10] 刘琳.血竭素高氯酸盐对成纤维细胞增殖的调控及其机制研究[D].哈尔滨：东北农业大学,2018.
[11] 布焕景.一种治疗瘀血肿痛的外用药物[P].山东：CN101607016,2009-12-23.
[12] 布焕景.一种止血的药剂[P].山东：CN101601815,2009-12-16.
[13] 蔡金君.一种治疗女性不育的内服药物组方[P].山东：CN101991731A,2011-03-30.
[14] 蔡明,于永春,蔡郑东等.治疗骨折的内服药[P].上海：CN102462791A,2012-05-23.
[15] 蔡宇平.一种用于治疗硬皮病的药物[P].浙江：CN105663751A,2016-06-15.

[16] 蔡友平,蔡伟滨.痔疮膏[P].福建:CN102068576A,2011-05-25.
[17] 陈修仕.一种治疗痛风性关节炎的药物及其制作方法[P].贵州:CN106606743A,2017-05-03.
[18] 刘冬岩,董联玲,张桓虎,等.内外合治子宫肌瘤42例[J].陕西中医,1996,(12):540.
[19] 常暖,韩冰,李同玺,等.妇痛宁治疗子宫内膜异位症临床和实验研究[J].中医杂志,1997,(8):488-490.
[20] 刘安,李爱新,李虹.中药血竭的临床应用概述[J].中国实用医药,2014,9(1):262-263.

合欢皮

合欢皮为豆科合欢属植物合欢（*Albizia julibrissin* Durazz）的干燥树皮。合欢又称马缨花、绒花树、夜合合、合昏、鸟绒树、拂绒、拂缨。

合欢为落叶乔木，树冠开展，呈伞状，枝粗大，稀疏；头状花序皱缩成团。花细长而弯曲，长0.7～1 cm淡黄棕色至淡黄褐色，具短梗；花萼筒状，先端有5小齿；花冠筒长约为萼筒的2倍，先端5裂，裂片披针形；雄蕊多数，花丝细长，黄棕色至黄褐色，下部合生，上部分离，伸出花冠筒外。气微香，味淡。树高4～15 m。羽片4～12对，小叶10～30对，长圆形至线形，两侧极偏斜，长6～12 mm，宽1～4 mm。花序头状，多数，伞房状排列，腋生或顶生；花淡红色。荚果线形，扁平，长9～15 cm，宽1.2～2.5 cm，幼时有毛。花期6月，果期9～11月（图6）。

产于我国东北至华南及西南部各省区。生于山坡或栽培。非洲、中亚至东亚均有分布；北美亦有栽培[1]。

一、生药鉴别

（一）性状鉴别

本品呈卷曲状的丝状，外表面灰棕色至灰褐色，有的可见椭圆形横向皮孔，棕色或棕红色。内表面浅黄棕色或黄白色，有细密纵纹。切面纤维性，浅黄棕色。气微香，味淡、微涩、稍刺舌，而后喉头有不适感。

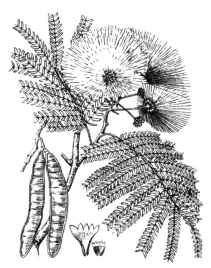

图6　合欢
（引自《中药大辞典》）

（二）显微鉴别

本品粉末灰黄色，淀粉粒稀少，单粒类球形或长圆形，复粒偶见，由2～5粒组成。石细胞成群或单个散在，类长圆形、类方形、长方形、长条形或不规则形，直径16～58 μm，壁较厚，孔沟明显，有的分枝，胞腔大多较小，偶有不明显的。纤维常成束，也有单个散离的，淡黄棕色，细长，平直或稍弯曲，末端较尖，直径7～22 μm，壁极厚，木化,孔沟较稀或不明显,有的初生壁与次生壁分离。周围细胞含草酸钙方晶,形成晶纤维,含晶细胞壁不均匀增厚,木化或微木化。草酸钙方晶直径 5～26 μm。韧皮薄壁细胞较小,壁稍厚,径向面观纹孔圆形,有的集成纹孔团,切向面观细胞壁略呈连珠状增厚。木栓细胞表面呈多角形,壁稍厚,微木化,有的含棕色物质。筛管分子端壁倾斜,具复筛板,有十几个筛域,作梯状排列。

合欢皮横切面,中柱鞘部位有石细胞环带,韧皮部有纤维束,石细胞环带与纤维束旁均有含晶厚壁细胞、皮层及栓内层部位亦有含晶细胞散在[2]。

（三）理化鉴别

张俊红[3]将少量秦皮和合欢皮放到热水内进行浸泡,秦皮水在日光下为碧蓝色荧光,外灯下为蓝紫色荧光。合欢皮水在紫外灯和日光下均无颜色荧光。

二、栽培

（一）产地环境

秋播育苗种子要在圃地里越冬,秋播对圃地的要求较严格,既要防止合欢种子被鸟兽啄食,又要防止种子霉变腐烂,因而秋播育苗地一般选择在房屋前后。要求育苗地地势要高,以防止积水烂苗。要求土壤通透性好、阳光充足、浇灌水方便、育苗地内病虫害较少[4]。

（二）生产管理

1. 选地、整地

于 10 月上旬对圃地进行深翻,翻耕深度为 40 cm,施腐熟农家肥 30 t/hm²、复合肥 1 500 kg/hm² 作为底肥,并均匀施入呋喃丹颗粒 45 kg/hm²,以杀灭地下害虫,同时施入敌克松 30 kg/hm² 对土壤进行消毒处理。将圃地内的土壤进行"二犁二耙",7 d 后开始做床,床宽 80 cm,苗床高 35 cm,步道宽 40 cm,要求床面平整。圃地四周开 50 cm 深的排水沟[4]。

2. 繁殖方法

合欢的种子最好是条播。首先,在铺床上挖 3 cm 深的播种沟,然后把种子撒入播槽,播种量 52.5 kg/hm²,间距 3～5 cm,然后用干锯末覆盖,大约 3 cm 厚,播种沟行距 25 cm。在播种完毕后,立即用 1‰高锰酸钾溶液对床面进行消毒,并用干草或草席覆盖,厚度为 7 cm 左右,起到保温和保湿作用。种子在秋季播种后要经常巡视,如有鸟类和野兽的威胁,要及时驱赶和预防,晚上可以用毒饵毒死小鼠等。

3. 田间管理

幼苗出苗后要注意保持苗床的湿润,可以使用 1‰多菌灵的水溶液进行防治,秋播合欢的萌发率在 82％左右。苗木生长至 25 d 左右时要进行第 1 次间苗和补苗。首先,在插秧处浇水,把生长不良、生长密集、染病或受虫害的幼苗全部清除。

当幼苗长出 4 片真叶后,应立即追肥,每次追施 2％尿素 60～90 kg/hm²,15 d 追肥一次,8 月底停止施用尿素肥,以促进苗木木质化,使苗木顺利越冬。11 个月末,平均苗高 1.5 m,地径 2.2 cm。

4. 苗木移栽

为确保苗木的存活率,幼苗应随起随栽,在栽前用利剪剪断根部和多余的侧根,并尽可能地把土壤连根。株行距为 3 m×5 m,播种时,要在挖穴 40 cm×40 cm×40 cm 的基础上,在基坑底部施 50 g 的复合肥,再用少量的表土和复合肥拌匀,然后把幼苗栽入穴中,浇足定根水,然后用脚把土壤压实。若栽植地管理较好,3～4 年即可郁闭成林[4]。

三、化学成分

合欢皮主要含有三萜类、木脂素、黄酮、甾醇等多种类型化学成分。

（一）三萜类

郑璐[5]报道,从合欢皮中分离 19 个三萜皂苷,皂苷元为金合欢酸,鉴定 18 个皂苷的结构,9 个为八糖皂苷,8 个为九糖皂苷,1 个为十糖皂苷。邹坤[6]等从合欢皮中分离得到三萜乙酸-Δ^{12}-乌苏烯-3-β-醇酯。李海涛[7]利用传统植化分离手段和现代分离技术,又从中药合欢皮中分离得到了 4 个化合物,分别是 3-O-[β-D-吡喃木糖基(1→2)-β-D-吡喃夫糖基(1→6)-β-D-2-去氧-2-乙酰氨基吡喃葡萄糖基]-21-O-[(6S)-2-反式-2,6-二甲基-6-O-β-D-吡喃鸡纳糖基-2,7-辛二烯酸基]-金合欢酸-28-

O-α-L-呋喃阿拉伯糖基(1→4)[β-D-吡喃葡萄糖基(1→3)]-α-L-吡喃鼠李糖基(1→2)-β-D-吡喃葡萄糖苷、金合欢酸 3-O-β-D-吡喃葡萄糖基(1→3)-β-D-吡喃夫糖基(1→6)[β-D-吡喃木糖基(1→2)]-β-D-吡喃葡萄糖苷、金和欢酸内酯 3-O-β-D-吡喃木糖基(1→2)-α-L-吡喃阿拉伯糖基(1→6)-β-D-2-去氧-2-乙酰氨基吡喃葡萄糖苷和金和欢酸内酯 3-O-β-D-吡喃木糖基(1→2)-α-L-吡喃阿拉伯糖基(1→6)-β-D-2-去氧-2-乙酰氨基吡喃葡萄糖苷。

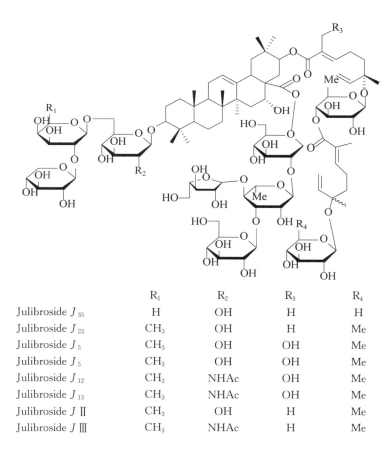

	R_1	R_2	R_3	R_4
Julibroside J_{35}	H	OH	H	H
Julibroside J_{23}	CH₃	OH	H	Me
Julibroside J_5	CH₃	OH	OH	Me
Julibroside J_5	CH₃	OH	OH	Me
Julibroside J_{12}	CH₃	NHAc	OH	Me
Julibroside J_{13}	CH₃	NHAc	OH	Me
Julibroside J II	CH₃	OH	H	Me
Julibroside J III	CH₃	NHAc	H	Me

(二)木脂素类

据报道[8],合欢皮中含有(—)-丁香树脂酚-4-O-β-D-呋喃芹糖基-(1→2)-β-D-吡喃葡萄糖苷(**1**)、5,5′-dimethoxy-7-oxolariciressinol (**2**)、(—)-丁香树脂酚(**3**)。范小龙等[9]分离得到

(—)-丁香树脂酚-4-O-β-D-葡萄糖苷、(—)-丁香树脂-4,4-双-β-D-葡萄糖苷。乔善义[10]等分离鉴定了合欢皮中 3,4,5-trimethoxy-phenol-1-O-β-Dapiofuranosyl-(1→2)-β-D-gluco-pyranoside、2,6-dimenthoxy-4-hydroxyphenol-1-O-D-glucopyranoside、5,5′-dimethoxy-7-oxolar-

iciresinol-4′-β-D-apiofuranosyl-（1 → 2）-β-D-glu-
copyranoside、syringic acid methylester-4-O-β-D-
apiofuranosyl-（1→2）-β-D-glucopyranoside 和 ica-
riside E5。

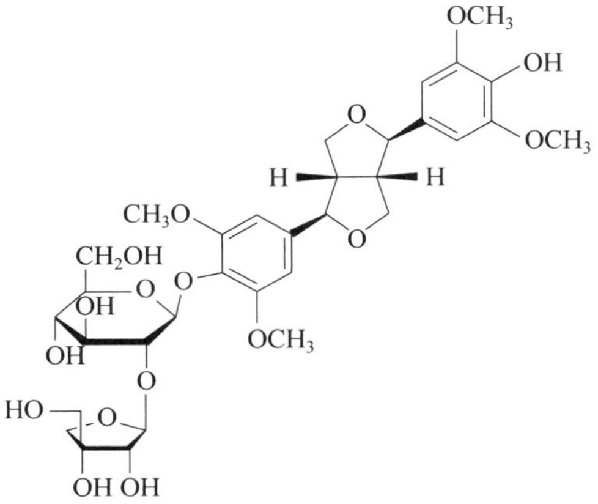

1

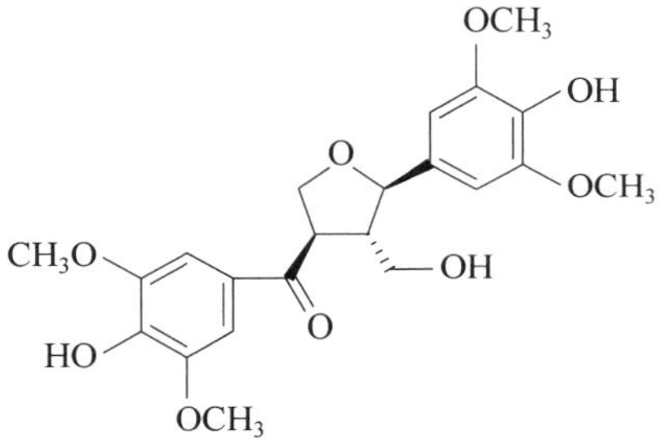

2

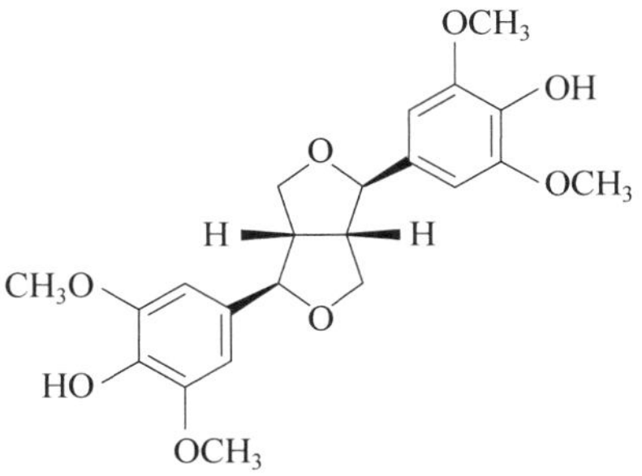

3

（三）挥发油类

王丽梅等[11]采用顶空固相微萃取方法结合气相色谱-质谱联用仪（HS‐SPME‐GC‐MS）对合欢皮中的挥发性成分进行分析,鉴定出了30种化合物,占挥发性总量的73.2%,分别为烷烃类、烯烃类、醛类、呋喃类、醇类、酸类等,其中含量最高的为桉树脑,含量为15.02%,如表23所示。

表23 合欢皮中的挥发性化学成分

序号	化合物中文名	化合物英文名	化学式	百分含量(%)
1	正己醛	hexaldehyde	$C_6H_{12}O$	0.90
2	2-正戊基呋喃	2-pentylfuran	$C_9H_{14}O$	2.16
3	α-水芹烯	p-mentha-1,5-diene	$C_{10}H_{16}$	1.40
4	α-萜品烯	α-terpinene	$C_{10}H_{16}$	2.44
5	邻异丙基甲苯	1-isopropyl-2-methylbenzene	$C_{10}H_{14}$	1.18
6	β-月桂烯	β-myrcene	$C_{10}H_{16}$	3.56
7	β-水芹烯	β-phenllandrene	$C_{10}H_{16}$	1.03
8	1,5,5-三甲基-4-乙烯基环戊烯	cyclopentene,4-ethenyl-1,5,5-trimethyl	$C_{10}H_{16}$	—
9	间异丙基甲苯	3-isopropyltoluene	$C_{10}H_{14}$	—
10	桉树脑	cineole	$C_{10}H_{18}O$	15.02
11	己酸	hexanoic acid	$C_6H_{12}O_2$	3.51
12	顺式芳樟醇氧化物	cis-linaloloxide	$C_{10}H_{18}O_2$	1.12

（续表）

序号	化合物中文名	化合物英文名	化学式	百分含量(%)
13	异丙烯基甲苯	1-methyl-2-iso-propenylbenzene	$C_{10}H_{12}$	1.54
14	壬醛	nonyl aldehyde	$C_9H_{18}O$	5.62
15	樟脑	alcanfor	$C_{10}H_{16}O$	1.72
16	(E)-壬烯醛	(E)-2-nonenal	$C_9H_{16}O$	—
17	右旋龙脑	L(−)-borneol	$C_{10}H_{18}O$	5.21
18	萘	naphthalene	$C_{10}H_8$	0.91
19	1,2-环氧十二烷	1,2-epoxydodecane	$C_{12}H_{24}O$	1.08
20	茴香脑	cis-anethol	$C_{10}H_{12}O$	0.99
21	2-丁基-2,7-辛二烯-1-醇	2-butyl-2,7-octadien-l-ol	$C_{12}H_{22}O$	—
22	金合欢烷	farnesane	$C_{15}H_{32}$	0.74
23	金合欢烯	farnesene	$C_{15}H_{24}$	—
24	异戊二烯	isoledene	C_5H_8	1.07
25	右旋杜松烯	d-cadinene	$C_{15}H_{24}$	—
26	对烯丙基苯酚	p-allyphenol	$C_9H_{10}O$	1.17
27	三烯-蛔蒿素	santolina triene	$C_{10}H_{16}$	—
28	橙花叔醇	nerolidol	$C_{15}H_{26}O$	—
29	四氢萘酚	1-naphthalenol-5,6,7,8-tetrahydro	$C_{10}H_{12}O$	—
30	石竹烯	caryophyllene	$C_{15}H_{24}$	3.12
31	α-毕橙茄醇	α-cadinol	$C_{15}H_{26}O$	1.09
32	4-乙基苯甲醛	4-ethylbenzaldehyde	$C_9H_{19}O$	—
33	十四烷	tetradecane	$C_{14}H_{30}$	—
34	(Z)-3,7-二甲基-1,3,6-十八烷三烯	1,3,6-octatriene-3,7-dimethyl-(Z)	$C_{10}H_{16}$	—
35	α-毕橙茄苦素	α-cubebene	$C_{15}H_{24}$	—
36	α-法尼烯	α-farnesene	$C_{15}H_{24}$	1.78
37	香叶基丙酮	geranylacetone	$C_{13}H_{22}O$	1.26
38	2,6,10,14-四甲基十七烷	2,6,10,14-tetramethylheptadecane	$C_{21}H_{44}$	—
39	四十三烷	tritetracontane	$C_{43}H_{88}$	0.87
40	十五烷	pentadecane	$C_{15}H_{32}$	—
41	10-甲基十九烷	10-methylnonadecane	$C_{20}H_{42}$	4.48
42	三十六烷	hexatriacontane	$C_{36}H_{74}$	1.29
43	十六烷	hexadecane	$C_{16}H_{34}$	—
44	2,6,10-三甲基十五烷	2,6,10-trimethylpentadecane	$C_{18}H_{38}$	1.88
45	十七烷	heptadecane	$C_{17}H_{36}$	—
46	2,6,10,14-四甲基十五烷	2,6,10,14-tetramethylpentadecane	$C_{19}H_{40}$	3.91
47	2,6,10,14-四甲基十六烷	2,6,10,14-tetramethylhexadecane	$C_{20}H_{42}$	1.15

（四）微量元素

邓斌等[12]对合欢皮样品用硝酸及过氧化氢消解后，用火焰原子吸收光谱法测定，结果显示合欢皮中含有铁、锌、铜及锰等微量元素。

（五）其他成分

除了上述分类，合欢皮还含有 1-（29-羟基-二十九碳酸）-甘油酯、1-（24-羟基-二十四碳酸）-甘油酯、二十二碳酸乙酯、β-谷甾醇、α-菠甾醇-3-O-β-D-葡萄糖苷、槲皮素、12-羟基-十二脂肪酸甘油酯-1、胡萝卜苷[13,14]。

四、药理作用

（一）抗肿瘤

Qian Yi 等[15]发现，合欢皮总皂苷能通过诱导 HepG2 细胞停止期，并通过半胱天冬酶的凋亡信号途径活化，提高其前凋亡蛋白 Bax 的表达，降低了抗凋亡蛋白 Bcl-2 的表达，从而抑制肿瘤细胞的增殖。钱薏等[16]利用合欢皮总皂苷修饰的固相亲和微球，特异性地从人肝癌细胞裂解液中富集并鉴定了 exportin-2、β-actin-like protein 2、myosin-9、protein transport protein Sec61 subunit beta、cytochrome coxidase copper chaperone 共 5 个靶点蛋白，从靶点源头解释了合欢皮总皂苷抗肿瘤作用机制。李曰等[17]应用 HP-20 大孔树脂分离的合欢皮 70% 醇洗脱组分对表皮生长因子（EGF）诱导人和小鼠血管新生作用的影响，发现能显著抑制 EGF 诱导的 HMEC-1 增殖、迁移和成管，下调 HMEC-1 的 p-Akt 和 p-Erk1/2 蛋白水平，并抑制小鼠 Matrigel 小室内皮细胞的侵入和血管形成起到抗肿瘤作用。

蔡维维等[18]以抑制人脐静脉内皮细胞（EA.hy926）细胞增殖活性为指导，并结合 UPLC-TOF-MS 技术，成功从合欢皮中分离鉴定得到了具有抗血管新生作用的皂苷类物质（julibroside J5、julibroside J8、isomer of J5 和 isomer of J8），且对 EA. hy926 细胞的增殖抑制 IC_{50} 值为（7.82±1.59）μg/mL。还研究了 Innovation™ HLB Cartridge 固相萃取柱结合 HPLC 纯化合欢皮正丁醇后不同部位对 HMEC-1 细胞活性评价，结果显示 II-4 部位 IC_{50} 值为（1.45±0.11）μg/mL，显示较高的抑制新生血管作用。王元国等[19]发现合欢皮中分离得到的布木柴胺 K、（+）-9-去甲布木柴胺 K、邻苯二甲酸二丁酯、邻苯二甲酸二（2-乙基-己基）酯均具有显著诱导 K562 细胞凋亡作用，在低浓度时还将细胞周期抑制在 G_0/G_1 期。

邹坤等[6]发现合欢皮中合欢皂苷 J25 和合欢皂苷 J22 在体外对 4 种人癌细胞（人乳腺癌 MDA-MB-435、人肝癌 Bel-7402、人前列腺癌 PC-3MIE8 和人宫颈癌 Hela）增殖有明显的抑制作用。

（二）抗菌

白羡钦等[20]研究了合欢皮醇提液对金黄色葡萄球菌、黑曲霉的抑制作用，且证实正丁醇萃取物是抑制黑曲霉的有效成分。另文献报道[21]，与感染旋毛虫小鼠对照组比较，合欢皮总皂苷治疗组成虫数和肌幼虫数均减少，成虫减虫率 71.60%，肌幼虫减虫率 65.70%，炎症细胞 IL-1β、IL-6、TNF-α、COX-2 表达降低。

（三）抗焦虑、抗抑郁

熊永豪等[22]采用高架"十"字迷宫、明暗箱实验对合欢皮水提液、醇提液及各萃取部位进行抗焦虑研究，发现正丁醇萃取部位通过提高小鼠脑内 GABA 含量，降低小鼠脑内 Glu 和 5-HT 含量发挥抗焦虑作用。廖颖等[23]发现，合欢皮提取液能有效降低利血平引起的小鼠体温降低和眼睑下垂，从而证明合欢皮的抗抑郁效果。

艾敏等[24]通过建立 Lewis 肺癌小鼠模型和行为学实验评价来研究合欢皮对荷瘤小鼠疲乏、睡眠障碍和抑郁的影响及机制，结果表明合欢皮可显著改善荷瘤小鼠自主轮跑、轮棒停留及强迫游泳不动时间,睡眠破碎及睡眠时相比例失调状况得到显著改善,降低脑组织中谷氨酸的水平。

梁雨璐等[25]通过整合网络药理学和网络毒理学,探究合欢皮抗焦虑的治疗机制和导致肾损伤的致毒机制,发现合欢皮抗焦虑成分主要为木脂素及黄酮成分,可能通过影响神经递质 5-HT 以及下丘脑-垂体-肾上腺(HPA)轴、下丘脑-垂体-性腺(HPG)轴、下丘脑-垂体-甲状腺(HPT)轴发挥作用。

(四)增强免疫

田维毅等[26]实验结果显示,合欢皮多糖和皂苷组红细胞 C3bRR、红细胞吞噬促进率、红细胞 SOD 活性、红细胞免疫促进因子均显著高于对照组,而多糖组的效果优于皂苷组,且总皂苷对小鼠 NK 细胞的体外抗肿瘤作用明显。俞琦等[27]通过观察合欢皮总皂苷对 H22 小鼠免疫功能的影响,结果表明,在一定剂量下,可以提高 CD^{4+}、CD^{8+} T 细胞亚群数目,而不影响 CD^{4+}/CD^{8+} T,这表明,总皂苷是通过提高 T 淋巴细胞的数目来调控 T 细胞的免疫能力,而非影响 CD^{4+}/CD^{8+} T。同时其可使 IL-2 水平明显升高,提示合欢皮可促进细胞分泌 IL-2,从而间接增强 NK 细胞、单核/巨噬细胞的免疫作用,而 TNF-α 水平无明显变化。

(五)抗炎

乔善义等[10]以巴豆油引起小鼠耳肿胀模型作为抗炎筛选模型,在 LC-MS-MS 导向下,寻找合欢皮抗炎活性部位。证明合欢皮乙醇提取物的正丁醇萃取部位是主要活性部位。该部位进一步分离后的木脂素类部位显示出明显的抗炎活性,并在 5~20 mg/kg 时表现出一定的剂量依赖关系。其中有效部位成分主要为(一)-丁香树脂酚的糖苷类和木脂素成分 3,4,5-trimethoxyphenol-1-O-β-D-apiofuranosyl-(1→2)-β-D-

glucopyranoside、5,5'-dimethoxy-7-oxolaricires-inol-4'-β-D-apiofuranosyl-(1→2)-β-D-glucopyr-anoside、syringic acid methylester-4-O-β-D-apio-furanosyl-(1→2)-β-D-glucopyranoside 和 icari-side E5。

(六)抗氧化

夏洁等[28]研究表明,高纯度 86.71% 的合欢皮多糖能有效地清除过氧根离子和 ABTS 自由基,并且对其有一定的浓度依赖性。

(七)抗生育

舒杨等[29,30]研究发现,雌性昆明小鼠口服合欢皮总皂苷后,受孕率明显下降,睾丸器官系数及附睾精子活力明显下降,精子畸形发生率明显增高。病理学显示,睾丸生精细胞排列松散,间质变薄,多核巨噬细胞在曲细精管中渗出,并从各个层面上脱落。附睾的管腔形态基本正常,但在管腔中的精子却基本没有了。结果表明,1.2% 合欢皂苷的颗粒制剂对高原鼠兔的抗生育率可达到 70%,且对其进行解剖观察,发现其输精管肿大、充血等。

(八)保护肝脏

杜斌等[31]采用 25% 四氯化碳单次腹腔注射诱导小鼠急性肝损伤模型,筛选合欢皮乙醇提取物抗急性肝损伤的活性部位,结果显示合欢皮乙醇提取物正丁醇相低剂量(AB-L,每天 4 mg/kg)组和高剂量(AB-H,每天 8 mg/kg)组血清中 AST 水平和 ALT 水平显著降低,且小鼠血清中的 TNF-α 和 IL-6 水平明显下降,小鼠肝细胞核中 NF-κB p65 蛋白表达升高,Bcl-2/Bax 比值升高($p<0.05$),说明合欢皮乙醇提取物正丁醇相可能是通过减少 NF-κB p65 的活化而抑制 IL-6 和 TNF-α 炎性细胞因子的过度释放,以及调控 Bcl-2 和 Bax 蛋白的表达减轻肝细胞凋亡,从而发挥对肝脏保护作用。

五、 临床应用

中医学认为，合欢皮味甘平，归心肝经。可用于心神不宁、抑郁失眠、疮疡、跌扑伤痛等病症。此外，合欢皮还能治肺痈，《千金方》记载合欢皮单味药治咳有微热，烦满；《景岳全书》记载合欢皮和白蔹煎服治肺痈久不敛口。还可采用单味大剂量合欢皮煎液熏洗治疗屈指肌腱鞘炎，可有效缓解疼痛症状，从而改善手指关节功能[32]。

六、 毒理研究

（一）一般毒性研究

赵建国等[33]对合欢皮总皂苷的毒理作用进行了常规的急性毒理学研究，显示最小致毒量为 $7.5 \, mg/kg$，近似致死量为 $1 \, 500 \, mg/kg$，半数致死量（LD_{50}）为 $2 \, 164 \, mg/kg$。心、肝、脾、肺、肾器官形态学明显改变，并且凝血时间缩短和 SOD 与 GSH-PX 活性下降。田微等[34]对合欢皮水提取物 D101 大孔树脂分离纯化后各部位进行小鼠急性毒性评价，按含生药量计算，最大耐受量为水部位 $1 \, 343.20 \, g/kg$、40％乙醇部位 $1 \, 178.58 \, g/kg$、95％乙醇部位 $99.94 \, g/kg$。陈小青等[35]报道，合欢皮提取物 LD_{50} 为 $17.1 \, g/kg$。

（二）血液毒性研究

刘冬等[36]以 $26.25 \, mg/kg$ 的合欢皮总皂苷灌胃大鼠后，进行了血液循环和血液常规检测，结果表明，本品能引起大鼠血压、脉搏、白细胞计数、血小板计数、血红蛋白水平的降低，显示出一定毒性。

（三）生殖毒性研究

Yang Shu 等[37]研究发现，昆明小鼠灌胃合欢皮总皂苷每天 $540 \, mg/kg$，进行妊娠毒性试验。结果表明，该药物对卵巢、子宫有明显的毒性作用，但对胎儿无毒性或致畸作用。未同时受孕的胎儿植入率均有降低，并有死胎及母体死亡。

（四）呼吸系统毒性研究

康晓星等[38]报道了合欢皮总皂苷对小鼠呼吸系统的毒性主要表现在促使支气管黏膜上皮细胞凋亡、肺组织的氧化损伤及炎症反应。

（五）肾毒性研究

邱丽颖等[39]观察合欢皮总皂苷的小鼠肾毒性实验，结果表明，总皂苷具有诱导小鼠肾细胞凋亡的作用，其作用机制可能与其抑制小鼠肾组织的抗氧化作用、调节凋亡基因表达以及促进 COX-1 表达等有关。

梁雨璐等[25]报道，合欢皮可通过影响 FOXO-3 和 Jak-STAT 的表达导致肾毒性。FOXO-3 是抑制自噬的 PI3K 途径的下游靶点，一些预防氧化性肾损伤的药物能够上调 FOXO-3 基因的表达。Janus 激酶/信号转导与转录激活子（Jak-STAT）在中枢性睡眠呼吸暂停（CSA）诱发的肾毒性中起关键作用。除此之外，超氧化物歧化酶（SOD1、SOD2）是评估肾毒性的肾功能生物标志物之一；与细胞凋亡关系密切的基因 BCL2 和 BCL2L1 在肾小球肾炎中 mRNA 的表达下降。

（六）神经系统毒性

杜斌等[31]研究了合欢皮总皂苷对小鼠神经系统的作用，发现合欢皮总皂苷致毒剂量对神经系统有毒性作用，可能与总皂苷降低 SOD、GSH-Px 活性，同时升高 COX-2 表达、降低钙调神经磷酸酶 CaN 表达有关，同时影响给药后小鼠 $30 \, min$ 站立和活动次数。杜芳芳等[40]研究 3 种不同方法提取的合欢皮皂苷对荷瘤小鼠的毒性影响，结果显示与模型组相比，体重和饮食量呈现一定的下降趋势；不同组的存活率在 50％～75％之间；3 种不同方法均增加小鼠脑器官指数，表明对小鼠的神经系统产生一定毒性。

参 考 文 献

[1] 中国科学院中国植物志编辑委员会.中国植物志[M].北京:科学出版社,1988,(39):65.
[2] 崔国静,张文昊.合欢皮的性状与鉴别[J].首都医药,2010,17(21):35.
[3] 张俊红.中药合欢皮、秦皮和海桐皮的鉴别分析[J].世界最新医学信息文摘,2016,16(25):161.
[4] 张凤池.合欢种子秋播育苗及栽培技术[J].现代农业科技,2018,(10):156-157.
[5] 郑璐.合欢皮化学成分及其构效关系和抗肿瘤活性机制研究[D].沈阳:沈阳药科大学,2004.
[6] 邹坤,崔景荣,冉福香,等.合欢中两个新八糖苷的分离鉴定和活性研究[J].有机化学,2005,(6):654-659,608.
[7] 李海涛.合欢皮中三萜皂苷化学成分的研究[D].长春:长春中医药大学,2007.
[8] 佟文勇,米靓,梁鸿,等.合欢皮化学成分的分离鉴定[J].北京大学学报:医学版,2003,(2):180-183.
[9] 范小龙.合欢皮抗焦虑部位血清药物化学初步研究及其化学成分分离[D].武汉:湖北中医药大学,2016.
[10] 乔善义,蔚冬红,郭继芬,等.组合LC-MS-MS鉴定技术的生物活性导向研究合欢皮抗炎活性部位[J].中国中药杂志,2007,(19):2021-2025.
[11] 王丽梅,邱红汉,周涛.合欢的不同部位挥发性成分比较研究[J].中国药师,2016,19(6):1081-1084.
[12] 邓斌,蒋刚彪,陈六平.微波消解样品-火焰原子吸收光谱法测定合欢皮中微量元素铁、锌、锰、铜[J].理化检验:化学分册,2009,45(2):163-165.
[13] 陈四平,康少文,张沿军,等.合欢皮化学成份的结构测定[J].承德医学院学报,1996,(4):266-267.
[14] 邹坤,赵玉英,李德宇,等.合欢皮的脂溶性成分[J].北京医科大学学报,1999,(1):36-38.
[15] Qian Y, Han Q H, Wang L C, et al. Total saponins of *Albiziae Cortex* show anti-hepatoma carcinoma effects by inducing S phase arrest and mitochondrial apoptosis pathway activation [J]. Journal of Ethnopharmacology, 2018,221:20-29.
[16] 钱慧,韩清华,刘丹,等.合欢皮抗肿瘤作用靶点鉴定与分子机制解析[J].中国中药杂志,2017,42(19):3661-3665.
[17] 李曰,李倩,蔡维维,等.合欢皮有效部位对EGF诱导血管新生的影响[J].中药材,2014,37(11):2054-2057.
[18] 蔡维维,施建军,冯磊.SPE-HPLC法分离合欢皮中抗血管新生的活性组分[J].天然产物研究与开发,2014,26(5):709-712.
[19] 王元国,崔承彬,韩冰,等.光叶合欢中生物碱类和邻苯二甲酸二酯类抗癌活性成分[J].中国药物化学杂志,2005,(2):61,65-69.
[20] 白羡钦,代光辉,陈佳,等.合欢皮提取物对黑曲霉抑菌活性的研究[J].食品工业科技,2014,35(12):133-136.
[21] 朱雪雪,蔡维维,龚蕾蕾.合欢皮总皂苷治疗旋毛虫感染小鼠的疗效观察[J].中国人兽共患病学报,2018,34(1):39-43.
[22] 熊永豪,冯波,牛源菲,等.合欢皮对小鼠焦虑行为影响及抗焦虑活性部位筛选[J].世界中医药,2018,13(4):790-793,798.
[23] 廖颖,王琼,黎霞,等.合欢皮抗抑郁作用研究[J].安徽农业科学,2014,42(1):57-58.
[24] 艾敏,李双双,侯豹,等.合欢皮改善荷瘤小鼠异常行为及谷氨酸所诱导神经损伤的研究[J].华西药学杂志,2022,37(2):163-168.
[25] 梁雨璐,张洁,李忆红,等.整合网络毒理学和网络药理学的合欢皮抗焦虑毒效机制探究[J].药物评价研究,2021,44(7):1411-1424.
[26] 田维毅,冯济凤,武孔云,等.合欢皮总皂甙对小鼠NK细胞杀伤活性的影响[J].贵阳中医学院学报,2003,(3):47-48.
[27] 俞琦,蔡琨,田维毅.合欢皮总皂苷对H22荷瘤小鼠细胞免疫功能的影响[J].中国实验方剂学杂志,2016,22(15):143-148.
[28] 夏洁,舒畅,王庆,等.合欢皮多糖提取工艺的优化及抗氧化研究[J].武汉轻工大学学报,2018,37(5):89-94.
[29] 舒杨,孙潇雅,李平,等.合欢皮总皂苷对雄性小鼠的抗生育作用研究[J].四川动物,2013,32(5):636,746-750.
[30] 舒杨,殷中琼,赵建,等.合欢皂苷颗粒剂对高原鼠兔的抗生育作用[J].西北农林科技大学学报:自然科学版,2015,43(3):20-26,31.
[31] 杜斌,蔡维维,冯磊,等.合欢皮总皂苷对小鼠神经系统的SOD、GSH-Px活性及COX-2、CaN表达的影响[J].中成药,2015,37(11):2514-2517.
[32] 霍乐乐,李晓峰,张晓东,等.单味合欢皮煎液熏洗治疗屈指肌腱鞘炎42例临床研究[J].亚太传统医药,2017,13(11):142-143.
[33] 赵建国,刘玲艳,朱颖越,等.合欢皮总皂苷急性毒理学研究[J].天然产物研究与开发,2010,22(4):582-586.
[34] 田微,叶小敏,杨德森,等.合欢皮水提物不同部位的急性毒性比较研究[J].湖北中医药大学学报,2015,17(2):42-45.
[35] 陈小青,马中春,孙运,等.白前和合欢皮提取物小鼠急性经口毒性研究[J].毒理学杂志,2012,26(2):150-152.
[36] 刘冬,高越颖,邱丽颖.合欢皮总皂苷对大鼠循环系统的影响[J].海峡药学,2010,22(2):28-30.
[37] Yang S, Mei C, Zhong Qiong Y, et al. The reproductive toxicity of saponins isolated from *Cortex Albiziae* in female mice [J]. Chinese Journal of Natural Medicines, 2015,13(2):119-126.
[38] 康晓星,高越颖,余行云,等.合欢皮总皂苷对小鼠呼吸系统的毒性及机制研究[J].中药材,2011,34(3):428-431.
[39] 邱颖颖,李倩,许天蟾,等.合欢皮总皂苷所致小鼠肾毒性及其机制的研究[J].毒理学杂志,2011,25(6):431-434.
[40] 杜芳芳,陈丽敏,刘玲艳,等.不同提取路线合欢皂苷对荷瘤小鼠的毒性研究[J].中国现代应用药学,2011,28(S1):1308-1311.

红大戟

红大戟为茜草科红芽大戟属红大戟植物[*Knoxia roxburghii*（Sprengel）M. A. Rau]的块茎及根，为彝族传统药材，别名广大戟、南大戟[1]。

红大戟为直立草本，高达30～70 cm，全部被毛，有肥大、肉质、纺锤形、紫色的根。叶近无柄，披针形或长圆状披针形，长7～10 cm，宽3～5 cm，顶端渐尖，基部渐狭；侧脉每边5～7条，纤细，不明显；托叶短鞘形，长8～10 mm，基部阔，顶端有细小、披针形的裂片。聚伞花序密集成半球形，单个或3～5个组成聚伞花序式，有长3～12 cm的总花梗；萼管近无毛，长仅1 mm，萼檐裂片4，三角形，长0.5 mm；花冠紫红色，淡紫红色至白色，高脚碟形，管长3 mm，内有浓密的柔毛，裂片长5 mm；花丝缺，花药长圆形，长约5 mm；花柱纤细，长2 mm，柱头2裂，叉开。蒴果细小，近球形。花期春夏之间。

产于福建、广东、海南、广西、云南等省区。生于山坡草地上。分布于柬埔寨等地[2]。

一、 生药鉴别

（一）性状鉴别

红大戟略呈纺锤形或长圆锥形，多不分枝，稍弯曲，长3～12 cm，直径0.6～1.2 cm。表面棕红色或灰棕色，有扭曲的纵皱纹；顶端可见茎痕。质坚实，易折断，断面皮部红棕色，木质部棕黄色，以水湿润显黏性。气微，味微辛[3]。

（二）显微鉴别

1. 根横切面

①木栓层为4～8列细胞。②皮层：较宽。③韧皮部：宽广。④形成层：成环。⑤木质部：导管束断续径向排列，近形成层处的导管束由数列导管组成，渐向内呈单列或单个存在，中心可见初生木质部。射线较宽。⑥薄壁组织中有稍大的圆形黏液细胞，内含草酸钙针晶束；另有分泌细胞，内含棕色树脂状物[3]。

2. 粉末特征

红大戟粉末红棕色。含草酸钙针晶，木栓细胞表面观呈类长方形或类多角形，有的胞腔内充满红棕色或棕色物。色素块散在，呈淡黄色，棕黄色或红棕色[4]。

二、 栽培

（一）产地环境

红大戟主产于广西、广东、云南、福建、贵州及海南等省区亦有少量分布。喜温暖气候，耐旱、耐寒，喜潮湿，忌积水。红大戟主要生长在海拔 50～560 m 的低山荒坡、丘陵的草丛及低矮灌木丛中,在林下及较大的灌木丛下无分布。零星成片生长,每片 3～40 株。伴生植物多为一年生草本及多年生落叶草本和小灌木,其高度通常不超过 120 cm,分布地土壤微酸性,pH 5.8～7.0,含水量 14.5%～20.6%,土质以红壤、黄红壤土为主,其次为砂质壤土。

(二)生产管理

1. 繁殖方法

红芽大戟属植物的繁殖方法主要有大田繁殖、种子繁殖、块根繁殖和扦插繁殖。

红芽大戟属为喜光植物,适宜于低荫蔽度下生长;既忌积水又不耐旱;适宜于酸性的红壤和砖红壤,其分布地的土壤一般是有机质较高,而磷钾含量较低。故在大田繁殖和栽培过程中,要尽量模拟其在自然条件下的生长环境,并注重施用磷钾肥。

种子繁殖的发芽率与种子的成熟度、贮藏时间均有关。卫锡锦[5] 报道,老熟种子发芽率达 40% 以上,种子干燥贮藏 1～6 个月对其发芽率和出苗率影响不大,贮藏 1 年以后有所降低。采用常规方法贮藏 1 年以上的种子基本丧失生命力。育苗方法为:在秋季 9～10 月份收取成熟饱满的种子阴干,贮藏至翌年春季播种,播时先用 45℃温水浸种 5～6 h,捞出晾干水分后,均匀撒播,覆土 0.2～0.3 cm,盖草、浇水保湿,约 20 d 发芽出土,此时揭去盖草。播种量为 5 g/m²。

块根繁殖常在初春萌发前挖取带多个休眠芽的贮藏根,纵切为 3～4 块,每块带休眠芽 2～3 个作为分根繁殖的材料,如小根直接作种,以 5 cm×2 cm 的行株距开浅沟种植,芽头向上。汤丽云等[6] 发现,用一定浓度植物激素吲哚丁酸处理后效果更好,贮藏根在第 7 天就长出绿色的枝芽,比对照提前 5 d,发后继续长出叶片。

扦插繁殖可在初夏及秋季均可进行,扦插适宜温度 20～25℃。将处理后的材料埋入沙盆,入土 1～2 节,每片叶剪去 1/3,遮荫度 30%,每天洒水 1 次。用一定浓度的吲哚乙酸 IAA 或吲哚丁酸处理 0.5 h 后效果较好,并且带顶芽的上段作插条比下段效果更好。

2. 田间管理

当种子播种后小苗高约 6 cm,块根种后苗高 10～12 cm 时,选阴天起苗,以 8 cm×14 cm 的行株距开行定植,浇足定根水。在苗期必须注意浇水,以保证成活,遇干旱天气要及时灌溉或浇水,15 d 左右进行 1 次苗期除草。

苗高 15 cm 时施第 1 次肥,以后每隔 40 d 施 1 次,整个生长期共施 3～4 次,肥料用腐熟农家肥 30 t/hm² 或用腐熟花生麸或桐麸稀水肥 22.5 t/hm²。结合施肥适当培土,以防植株倒伏。冬季植株枯萎后将地上枯株剪除,清理田园,用火烧土培土。

(三)病虫害防治

主要病害有根腐病,此病致使植株根部逐渐腐烂,地上部分变黄枯死,可用 0.5% 的石灰水灌根防治。害虫有粘虫,为害嫩叶嫩茎,可用 40% 乐果 1000 倍液喷杀[7]。

三、化学成分

(一)黄酮醇苷类

Wang 等[8-10] 从采自云南省红河州的红芽大戟(K. corymbosa)中分离得到了 8 个黄酮醇苷,分别为 kampferol-3-O-β-3,6-diacetylglucopyanoside(**1**)、quercetin-3-O-β-3,6-diacetylglucopyranoside(**2**)、quercetin-7-O-α-L-arabinosyl-3-O-β-D-6-acetylglucopyranoside(**3**)、kampferol-7-O-α-L-arabinosyl-3-O-β-D-glucopyanoside(**4**)、quercetin-3-O-β-D-glucopyranoside(**5**)、quercetin-3-O-β-D-6-acetylglucopyranoside(**6**)、山奈酚-3-O-β-D-吡喃葡萄糖苷(**7**)、山奈酚-3-O-β-D-6-乙酰吡喃葡萄糖苷(**8**)。

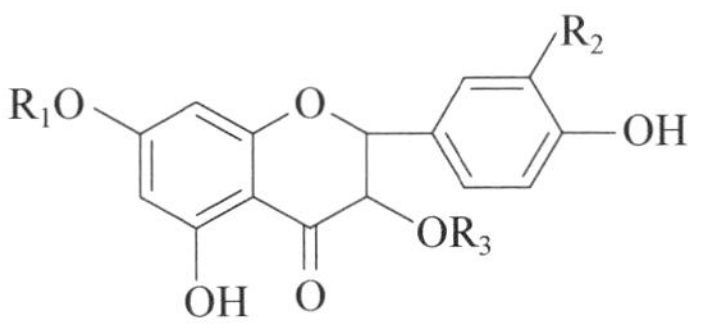

1　R₁＝H　R₂＝H　R₃＝3,6-diacetylglucose
2　R₁＝H　R₂＝OH　R₃＝3,6-diacetylglucose
3　R₁＝α-L-arabinose　R₂＝OH　R₃＝β-D-6-acetylglucose
4　R₁＝α-L-arabinose　R₂＝H　R₃＝β-D-glucose
5　R₁＝α-L-H　R₂＝OH　R₃＝β-D-glucose
6　R₁＝α-L-H　R₂＝OH　R₃＝β-D-6-acetylglucose
7　R₁＝H　R₂＝H　R₃＝β-D-glucose
8　R₁＝H　R₂＝H　R₃＝β-D-6-acetylglucose

（二）色原酮苷类

Wang 等[11]从采自云南省红河州的红芽大戟（*Knoxia corymbosa*）中分离得到 6 个色原酮苷，分别为去甲丁香色原酮（**9**）、undulatoside（**10**）、7-*O*-β-D-allopyranosyl-5-hydroxy-2-methylchromone（**11**）、7-O-β-D-6-acetylglucopyranosyl-5-hydroxy-2-methylchromone（**12**）、7-O-[6-O-(4-O-*trans*-caffeoyl-β-D-allopyranosyl)]-β-D-glucopyranosyl-5-hydroxy-2-methylchromone（**13**）和 7-*O*-[6-O-(4-O-*trans*-feruloyl-β-D-allopyranosyl)]-β-D-glucopyranosyl-5-hydroxy-2-methylchromone（**14**）。

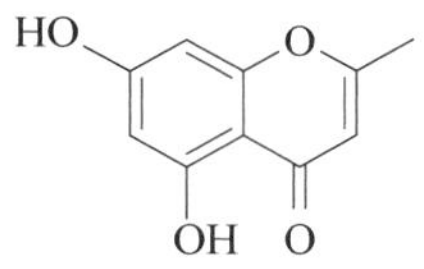

9

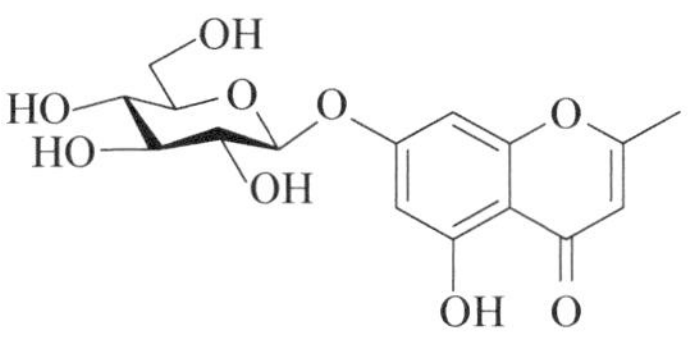

10

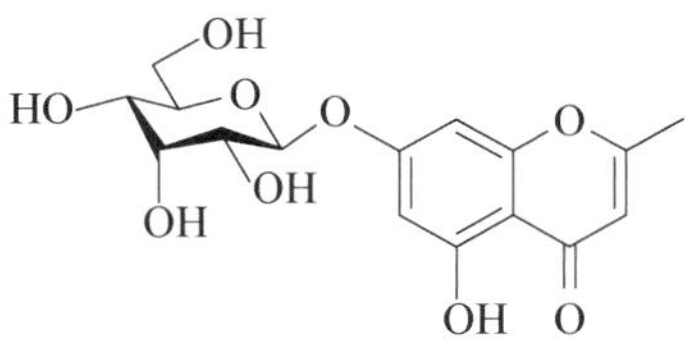

11

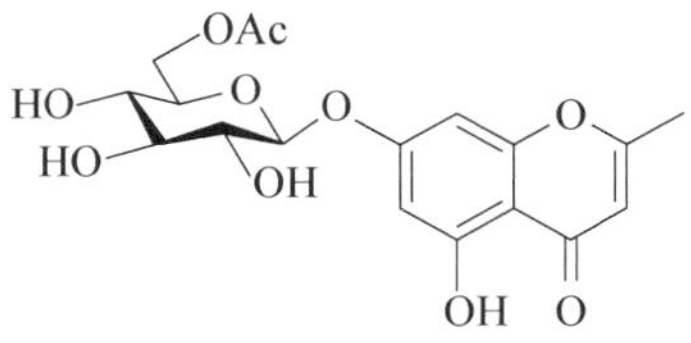

12

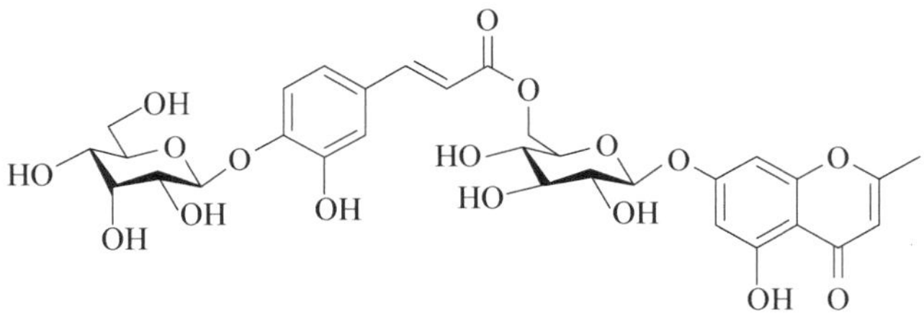

13

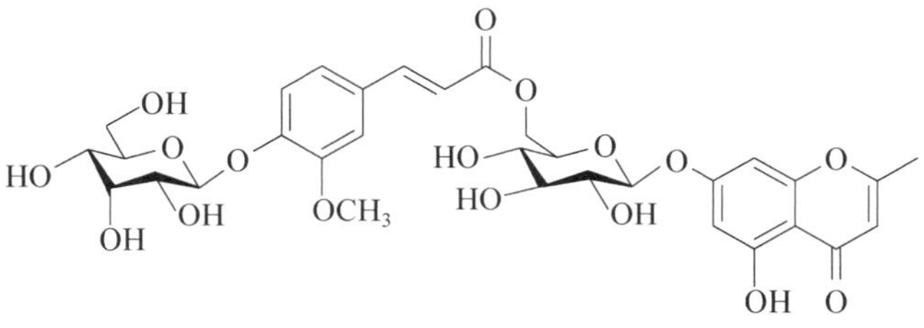

14

（三）蒽醌类

Nam 等[12]从红大戟（*K. valerianoides*）分离得到了 7 个蒽醌类化合物，分别是 lucidin（**15**）、lucidin-ω-methyl ether（**16**）、甲基异茜草素（**17**）、虎刺醇（**18**）、1,3,6-三羟基-2-甲氧甲基-9,10-蒽酮（**19**）、3,6-二羟基-2-羟甲基-9,10-蒽酮（**20**）和 1,3,6-trihydroxy-2-hydroxymethyl-9,10-anthraquinone-3-*O*-β-primeveroside（**21**）。

15 R＝OH
16 R＝OCH₃
17 R＝H

18 R₁＝OCH₃　R₂＝R₃＝R₄＝H
19 R₁＝R₄＝OH　R₂＝CH₃　R₃＝H
20 R₁＝R₂＝R₃＝H　R₄＝OH
21 R₁＝R₄＝OH　R₂＝H　R₃＝β-prim

红大戟中除了普通蒽醌类化合物以外,还存在蒽醌的丙酮酸衍生物。Zhao 等[13]从红大戟分离得到了 14 个化合物,其中包括 11 个蒽醌化合物和 3 个 3-羟基-2-羟甲基-9,10-蒽醌的丙酮酸衍生物,分别是 1,3-二羟基-6-甲氧基-9,10-蒽醌(**22**)、3,6-二羟基-1-甲氧基-9,10-蒽醌(**23**)、3,5,6-三羟基-2-羟甲基-9,10-蒽醌(**24**)、1,3,5,6-四羟基-2-乙氧甲基-9,10-蒽醌(**25**)、3,5,6-三羟基-6-甲氧基-2-甲氧甲基-9,10-蒽醌(**26**)、1,3-二羟基-2-乙氧甲基-9,10-蒽醌(**27**)、1,3-二羟-2-乙氧甲基-6-甲氧基-9,10-蒽醌(**28**)、1,3-二羟基-2-甲氧甲基-6-甲氧基-9,10-蒽醌(**29**)、1,3,5-三羟基-2-乙氧甲基-6-甲氧基-9,10-蒽醌(**30**)、1,3-二羟基-2-羟甲基-6-甲氧基-9,10-蒽醌(**31**)、1,3-二羟基-2-甲氧基-9,10-蒽醌(**32**)、1,3,6-trihydroxy-2-hydroxymethyl-9,10-anthraquinone-3-

hydroxy-2-hydroxymethyl-acetonide(**33**)、1,3,5-trihydroxy-2-hydroxymethyl-6-methoxy-9,10-anthraquinone-3-hydroxy-2-hydroxymethyl-acetonide(**34**)和 1,3-dihydroxy-2-hydroxymethyl-9,10-anthraquinone-3-hydroxy-2-hydroxymethyl-acetonide(**35**)。

22　R₁＝OH　R₂＝R₃＝H　R₄＝OCH₃
23　R₁＝OCH₃　R₂＝R₃＝H　R₄＝OH
24　R₁＝H　R₂＝CH₂OH　R₃＝R₄＝OH
25　R₁＝R₃＝R₄＝OH　R₂＝CH₂OCH₂CH₃
26　R₁＝R₃＝OH　R₂＝CH₂OCH₃　R₄＝OCH₃
27　R₁＝OH　R₂＝CH₂OCH₂CH₃　R₃＝R₄＝H
28　R₁＝OH　R₂＝CH₂OCH₂CH₃　R₃＝H　R₄＝OCH₃
29　R₁＝OH　R₂＝CH₂OCH₃　R₃＝H　R₄＝OCH₃
30　R₁＝R₃＝OH　R₂＝CH₂OCH₂CH₃　R₄＝OCH₃
31　R₁＝OH　R₂＝CH₂OH　R₃＝H　R₄＝OCH₃
32　R₁＝OH　R₂＝OCH₃　R₃＝R₄＝H

33　R₁＝R₃＝OH　R₂＝H　X＝H₂
34　R₁＝R₂＝OH　R₃＝OCH₃　X＝H₂
35　R₁＝OH　R₂＝R₃＝H　X＝H₂

Zhou 等[14]从红大戟分离得到了 5 个蒽醌类化合物,分别是 2-formylknoxiavaledin(**36**)、2-hydroxymethylknoxiavaledin(**37**)、knoxiavaledin(**38**)、虎刺醛(**39**)和 1,2-dihydroxy-3-methylanthracene-9,10-dione(**40**)。

36

37

38

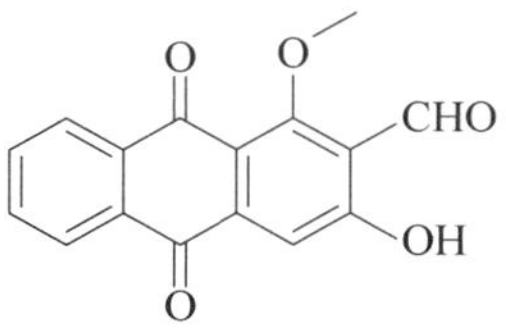

39

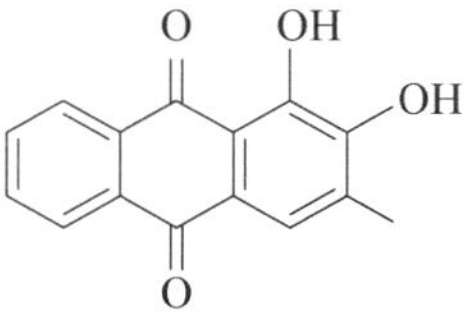

40

Yuan 等[15,16]从红大戟分离得到了 1 个蒽醌类化合物，是 1,3,6-三羟基-5-乙氧甲基-9,10-蒽醌（**41**）。

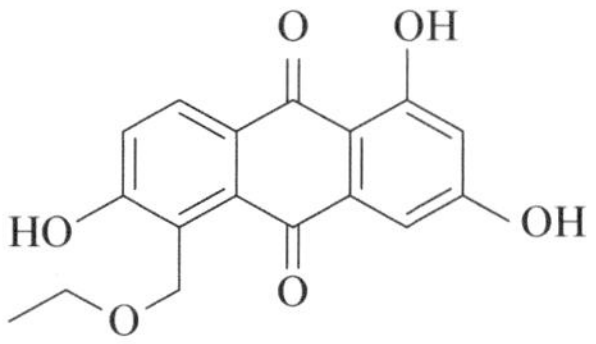

赵峰等[17]从红大戟分离得到了 8 个蒽醌类化合物，分别是去甲虎刺醛 nordamnacanthal（**42**）、3-hydroxymorindone（**43**）、xanthopurpurin（**44**）、digiferruginol（**45**）、3-hydroxy-2-methyl-9,10-anthraquinone（**46**）、rubiadin-1-methylether（**47**）、1,3,6-trihydroxy-2-methyl-9,10-anthraquinone（**48**）和 1,6-dihydroxy-2-methyl-9,10-anthraquinone（**49**）。

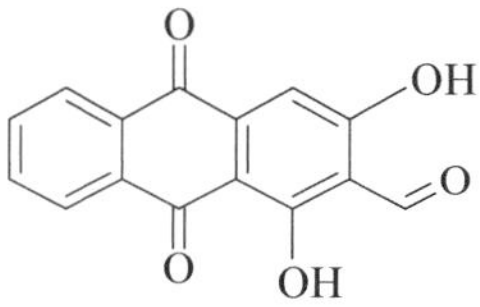

41

42

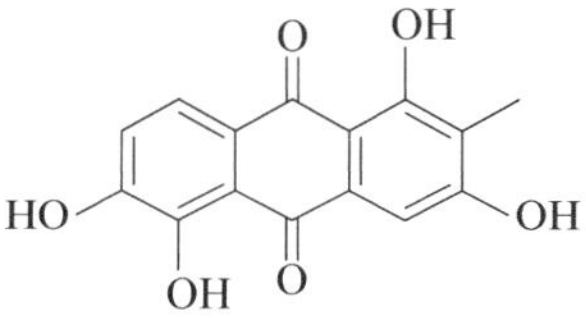

43

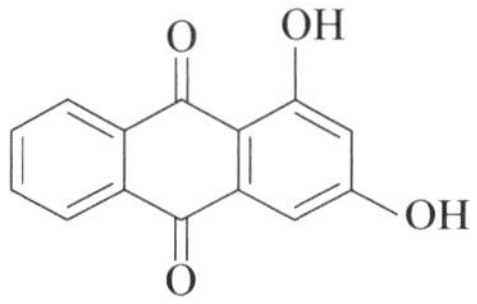

44

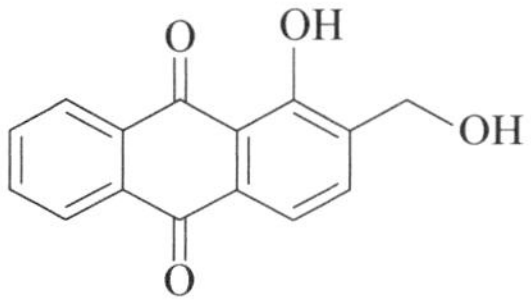

45

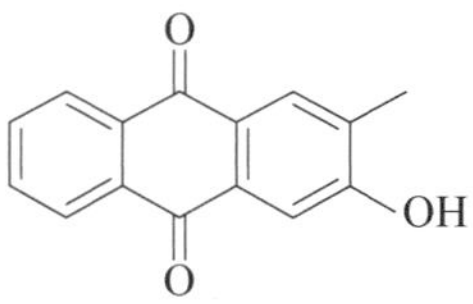

46

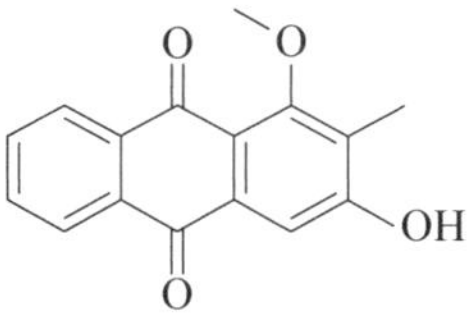

47

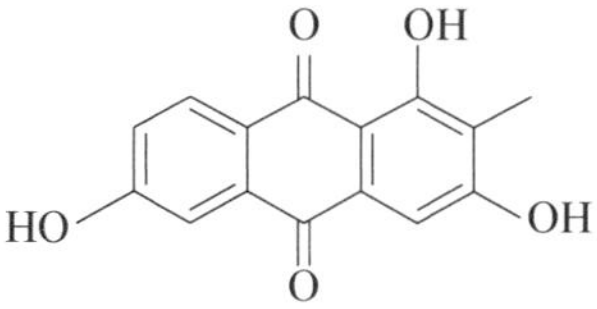

48

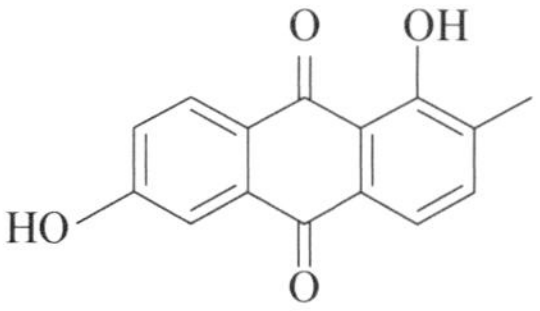

49

洪一郎等[18]从红大戟分离得到了 3 个蒽醌类化合物，分别是 1,3-二羟基-2-羧基-9,10-蒽醌（**50**）、1-甲氧基-3,6-二羟基-2-羟甲基-9,10-蒽醌（**51**）和 1,2,3-三羟基-9,10-蒽醌（**52**）。

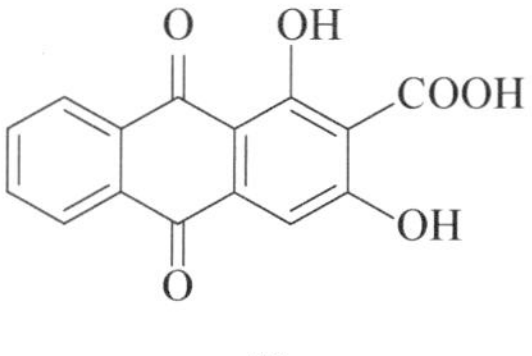

50

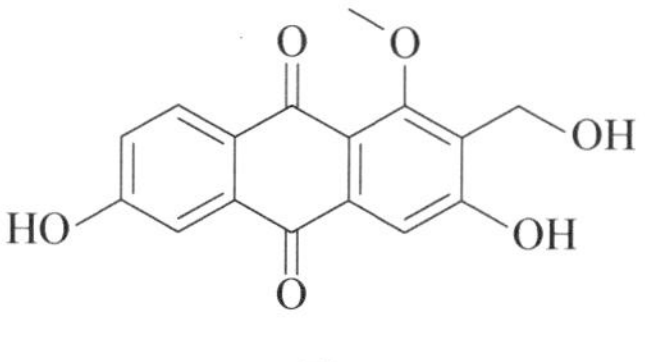

51

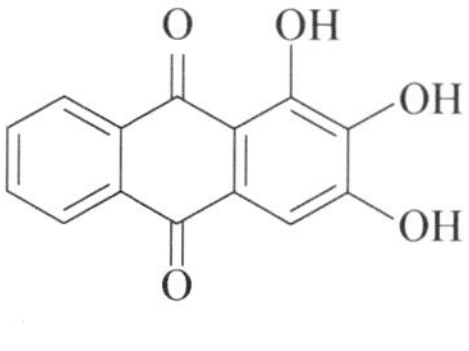

52

（四）三萜类

Mrutyunjaya 等[19] 首次从红芽大戟（K. corymbosa）中分离得到 1 个三萜类化合物，为 urosilic acid(**53**)。赵峰等[20] 从红大戟根部的乙醇提取物中分离得到 11 个三萜，分别是齐墩果酸(**54**)、3β,19α -二羟基- 2 -氧代-乌苏- 12 -烯- 28 -酸(**55**)、坡模酸(**56**)、马斯里酸(**57**)、3β,19α,24 -三羟基-乌苏- 12 -烯- 28 -酸(**58**)、委陵菜酸(**59**)、救必应酸- 3,23 -缩丙酮(**60**)、2α,3β,19α,

23 -四羟基-齐墩果- 12 -烯- 28 -酸(**61**)、2α,3β,19α,23 -四羟基-乌苏- 12 -烯- 28 -酸(**62**)以及一个降碳三萜 3 -氧代- 2,19 -二羟基- 24 -降乌苏-1,4,12 -三烯- 28 -酸(**63**)。

Hong 等[21] 首次从红大戟分离得到了 6 个三萜类化合物，分别是阿江榄仁酸(**64**)、2α,3β,24 -三羟基齐墩果- 12 -烯- 28 -酸(**65**)、2α,3β,19α,24 -四羟基乌苏- 12 -烯- 28 -酸(**66**)、2α,3β,24 -三羟基乌苏酸(**67**)、2α,3β,23 -三羟基乌苏- 12 -烯- 28 -酸(**68**)和胡萝卜苷(**69**)。

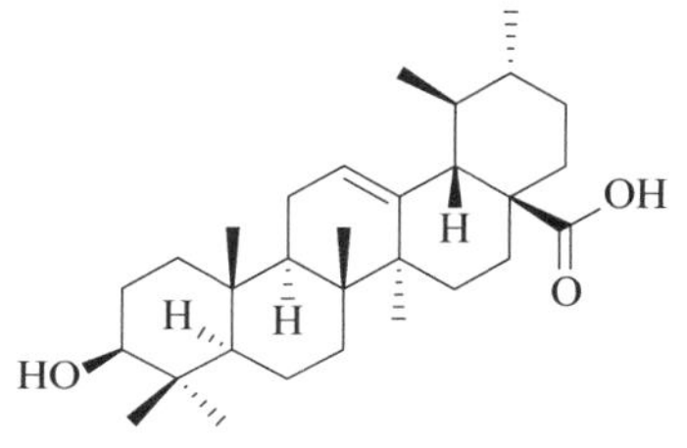

53

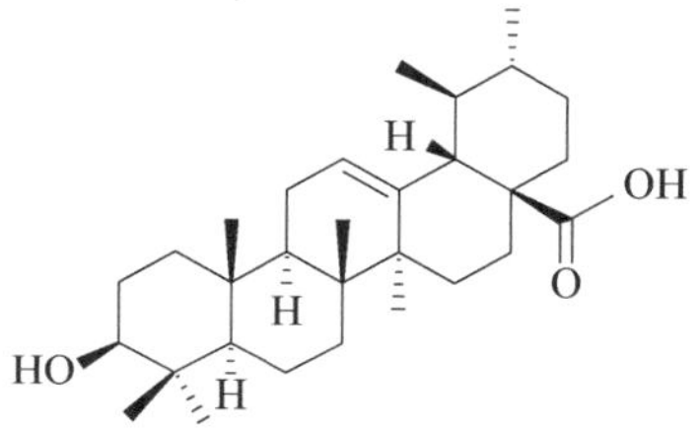

54

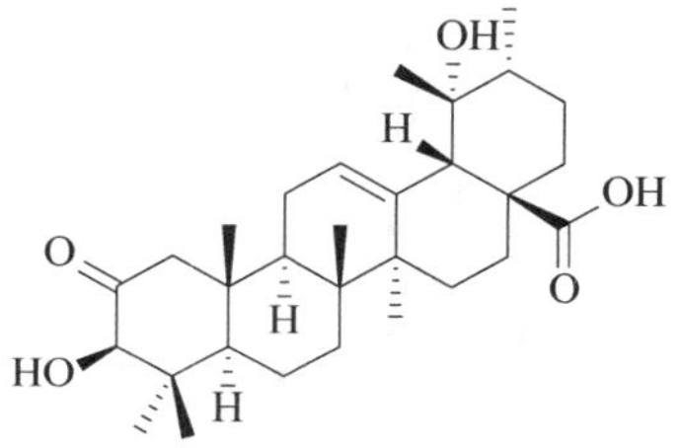

55

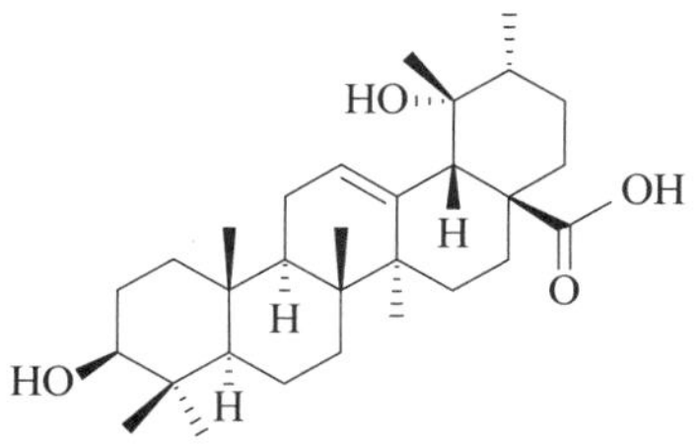

56

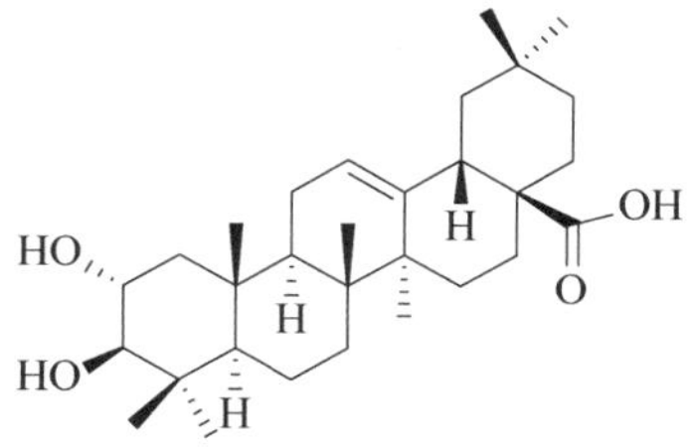

57

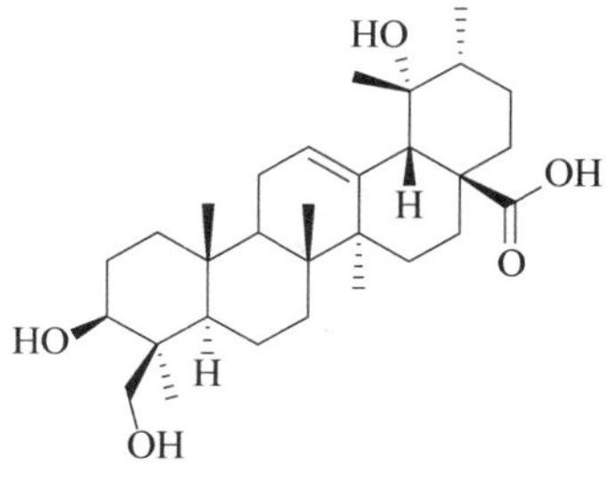

58

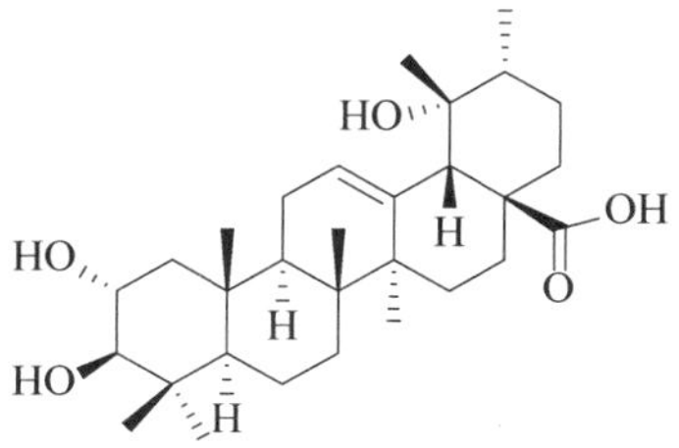

59

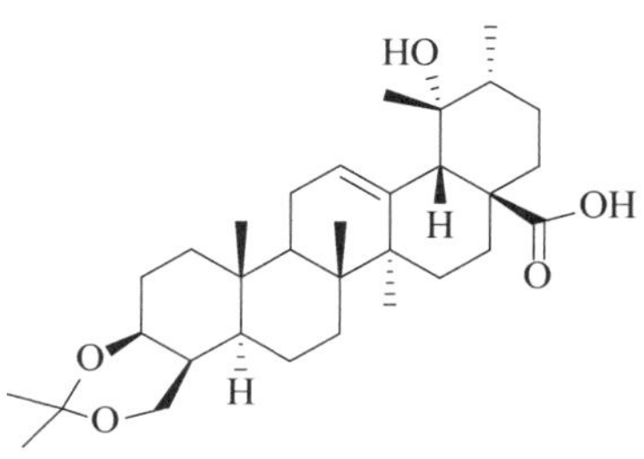

60

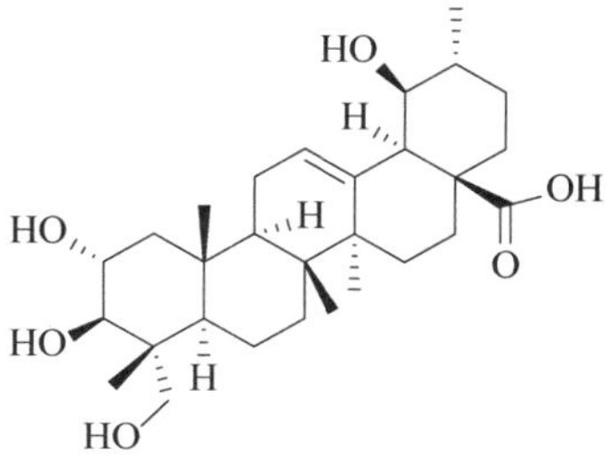

61

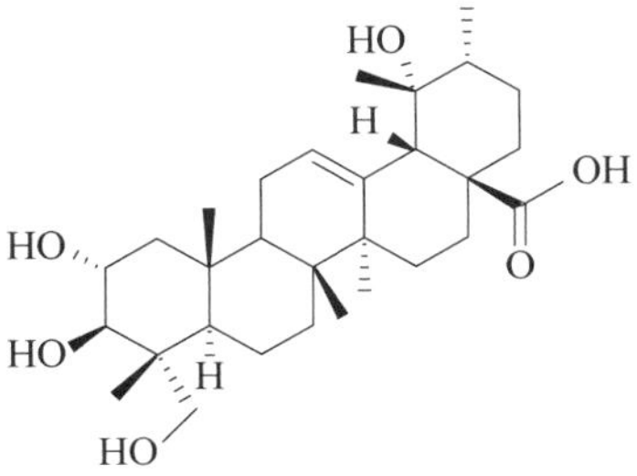

62

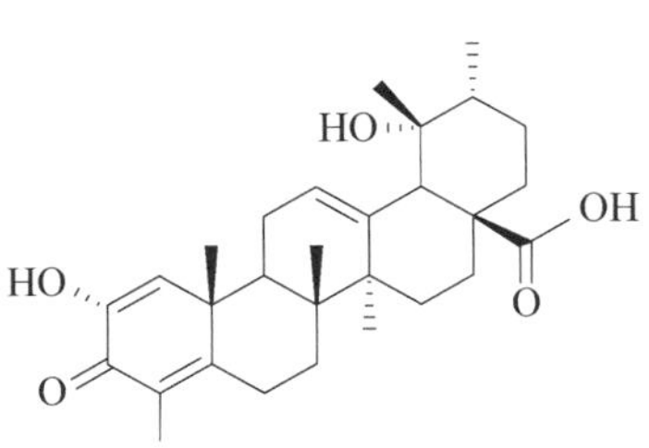

63

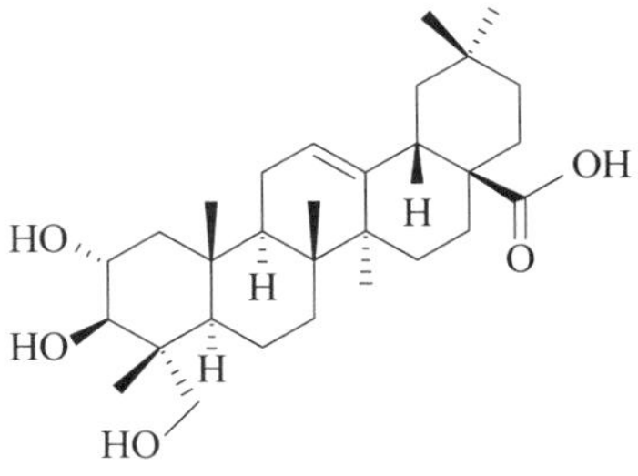

64

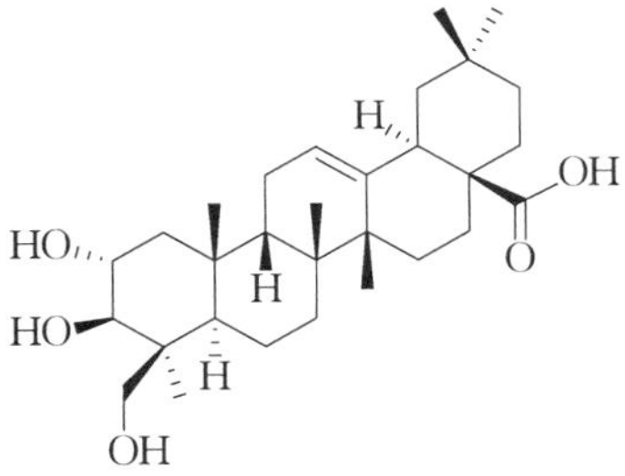

65

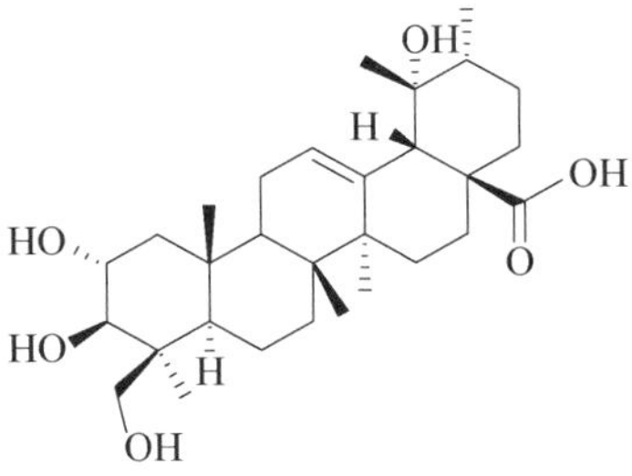

66

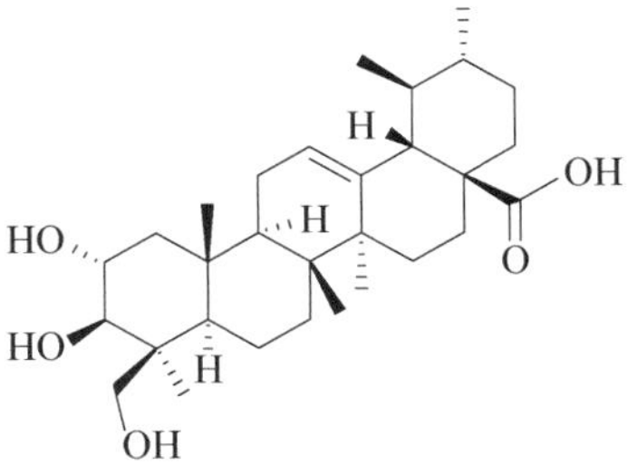

67

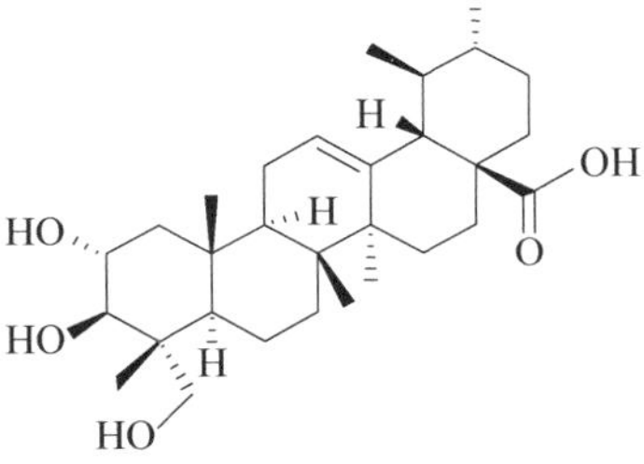

68

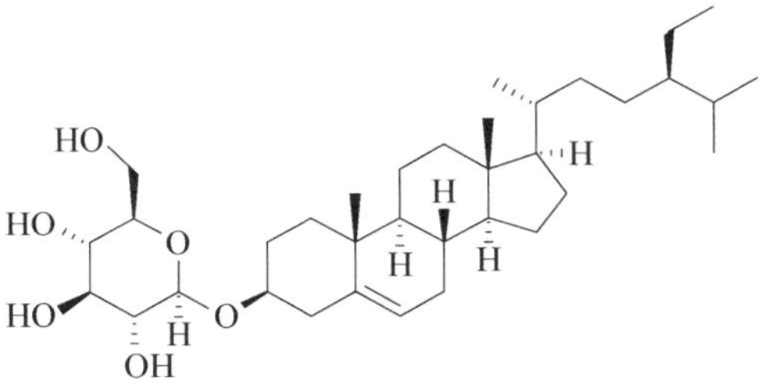

69

（五）豆甾醇类

赵峰等[20]从红大戟根部的乙醇提取物中分离得到 4 个豆甾酮,分别是(24R)-24-豆甾-4,

22-二烯-3-酮(**70**)、(24R)-24-豆甾-4-烯-3-酮(**71**)、(24R)-24-豆甾-3β-羟基-5,22-二烯-7-酮(**72**)、(24R)-24-豆甾-3β-羟基-5-烯-7-酮(**73**)。

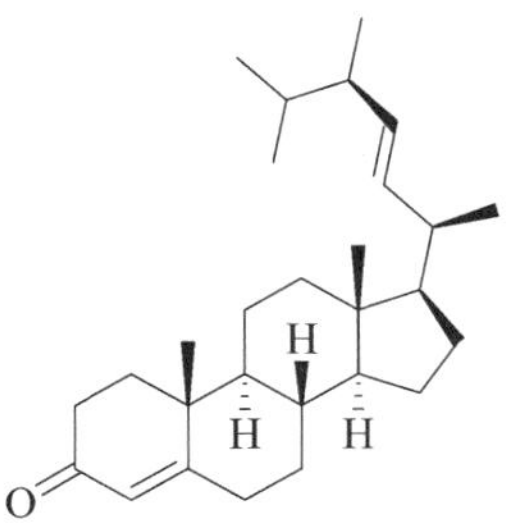

70

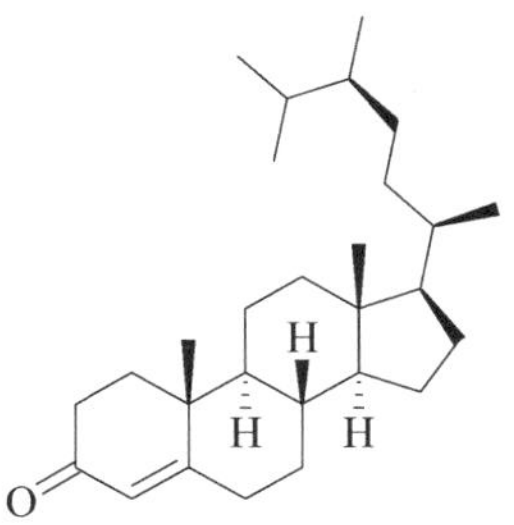

71

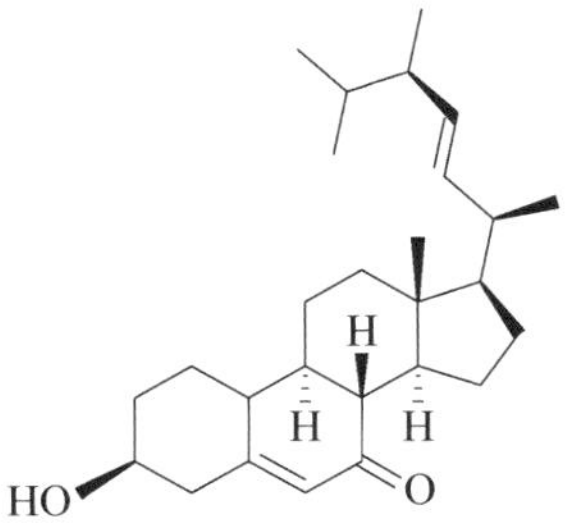

72

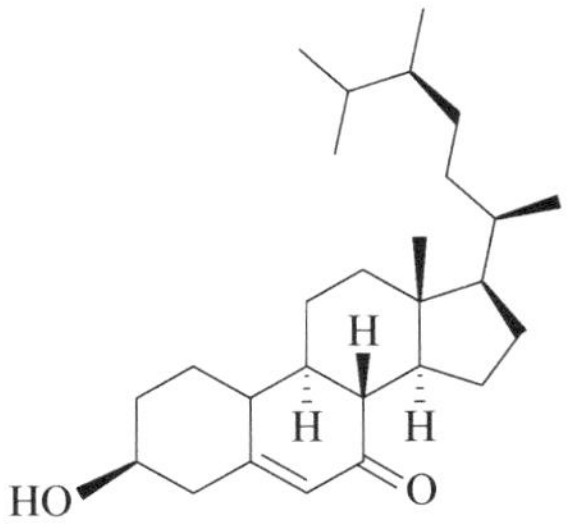

73

（六）其他类

除上述分类外，从红大戟中分离得到的化合物还有木脂素类和香豆素等化合物[20]。

四、药理作用

（一）抗氧化

黄酮醇类化合物 **5** 可以通过抑制活性氧，保护 PC12 细胞（大鼠嗜铬细胞瘤细胞）免受 H_2O_2 诱导的细胞毒性，细胞毒性呈剂量依赖性，在添加无毒的化合物 **5** 浓度分别为 3 mg/L、6 mg/L、12 mg/L、25 mg/L 时，细胞活力剂量比 H_2O_2 暴露 24 h 时的 45.94% 分别提高至 50.12±3.52%、60.38±14.08%、70.12±3.58%、75.21±3.64%[22]。对化合物 **6** 采用体外模型，其对 H_2O_2/Fe^{2+} 系统的羟自由基具有清除作用，作用明显强于阳性对照抗坏血酸，IC_{50} 值为 23.9 μM，抗坏血酸 IC_{50} 值为 1455.5 μM[23]。化合物 **64** 具有较好的清除自由基活性，其抗氧化抑制率为 99.87%[24]。

（二）抗病毒

化合物 **8** 则具有一定的抗病毒活性，段瑞刚[25]测定了其对 H1N1 甲型流感病毒神经氨酸酶催化活性的影响，IC_{50} 值为 56.1 μM，阳性对照为扎那米韦（Zanamivir，IC_{50} 为 0.4 μM）。

（三）抗肿瘤

化合物 **39** 对人肝癌细胞（HepG2）和人早幼粒白血病细胞（HL-60）均具有抑制其细胞生长和细胞凋亡诱导功能，对细胞具有破坏作用[26,27]。还有研究证明，化合物 **53** 具有治疗肿瘤和杀死癌细胞的能力[19]。化合物 **67** 具有体外抗肿瘤作用，分别对宫颈癌细胞株（IC_{50} 为 15.56 mg/L）、黑色素瘤细胞株（IC_{50} 为 44.87 mg/L）、人胃癌细胞株（IC_{50} 为 31.33 mg/L）和人肝癌细胞株（IC_{50}

为 121.05 mg/L）均有一定的抑制作用[28]。

（四）降糖

对化合物 **9** 进行 α-葡萄糖苷酶抑制活性实验，结果发现其具有酶抑制活性，IC_{50} 值为 1417.82 μM，阳性对照为阿卡波糖（acarbose），IC_{50} 值为 0.88 μM[29]。

（五）抑制脂肪积累

化合物 **10** 在以 3T3-L1（小鼠前脂肪）细胞作为分析系统的化合物的脂肪生成效应中，通过测量脂肪细胞中的脂肪积累，发现其可以微弱的抑制分化脂肪细胞中的脂肪积累，其相对脂肪堆积与空白对照相比为 88.5±11.5%，阳性对照为白藜芦醇，其相对脂肪堆积为 19.4±4.7%[30]。

（六）抗菌

秦海宏等[31]根据红大戟化合物的极性，采用系统分离法分别提取其在水、甲醇、醋酸乙酯、氯仿、石油醚 5 种溶剂中的成分并制成提取液。采用体外抑菌实验筛选红大戟抗结核活性部位，抑菌实验连续观察 4 周，动态观察各提取液对结核分枝杆菌的抑制作用。结果 5 种提取物对结核分枝杆菌均有不同程度的抑制作用，石油醚、氯仿提取物中的成分抑菌作用较强。

五、临床应用

《中国药典》（2010 版）一部规定[32]红大戟饮片用于水肿胀满，胸腹积水，痰饮积聚，气逆咳喘，二便不利，痈肿疮毒，瘰疬痰核，1.5~3 g，入丸散服，每次 1 g，内服醋制用，外用适量，生用。

红大戟也可用于治疗精神分裂症。邹长东[33]把 80 例患者随机分为两组，中药组以红大戟为主药辨证组方治疗；西药组以利培酮为主，单用或联合用药。观察两组疗效。结果：两组痊愈率、总有效率、PANSS 评分变化均无显著差异

（$p > 0.05$）；西药组起效时间明显快于中药组（$p < 0.05$）；中药组不良反应发生率明显少于西药组（$p < 0.05$）。中医治疗精神分裂症疗效可靠，虽起效较缓慢，但不良反应发生率低，有利于长期用药控制病情。

参 考 文 献

[1] 郭乔仪,赵坚能,普怀亭.濒危彝药红大戟主要病害诊断及防治技术[J].农村实用技术,2018,(11):29-30.
[2] 中国科学院中国植物志编辑委员会.中国植物志[M].北京:科学出版社,1999,71(2):4-5.
[3] 杨晖.红大戟与京大戟的鉴别[J].海峡药学,2012,24(10):53-54.
[4] 周格平,稽永林.京大戟与红大戟的比较鉴别[J].中国现代应用药学,2002,19(1):21.
[5] 卫锡锦.红大戟的栽培技术[J].中药材,1997,(12):598-599.
[6] 汤云云,何国振,徐颂军,等.药用植物红芽大戟的营养繁殖研究[J].中国野生植物资源,1999,(2):24-26.
[7] 黄浩,韦鹏霄,岑秀芬,等.药用植物红芽大戟研究概况[J].热带农业科技,2005,(2):30-33.
[8] Wang Y B, Pu J X, Ren H Y, et al. New acetylated flavonol glycosides from *Knoxia corymbosa* [J]. Chinese Chemical Letters, 2003(12):1268-1270.
[9] 王玉波,赵静峰,李干鹏,等.红芽大戟化学成分研究[J].药学学报,2004(6):439-441.
[10] Yubo W, Rong H, Feng L, et al. Studies on chemical constituents fo *Knoxia corymbosa* [J]. Journal of Yunnan University: Natural Sciences, 2004,26(3):254-255.
[11] Wang Y B, Huang R, Zhang H B, et al. Chromone glycosides from *Knoxia corymbosa* [J]. Journal of Asian Natural Products Research, 2006,8(7):663-670.
[12] Yoo N H, Jang D S, Lee Y M, et al. Anthraquinones from the roots of *Knoxia valerianoides* inhibit the formation of advanced glycation end products and rat lens aldose reductase in vitro [J]. Archives of Pharmacal Research, 2010,33:209-214.
[13] Zhao F, Wang S, Lin S, et al. Natural and unnatural anthraquinones isolated from the ethanol extract of the roots of *Knoxia valerianoides* [J]. Acta Pharmaceutica Sinica B, 2012,2(3):260-266.
[14] Zhou Z, Jiang S H, Zhu D Y, et al. Anthraquinones from *Knoxia valerianoides* [J]. Phytochemistry, 1994,36(3):765-768.
[15] Yuan S, Zhao Y. Chemical constituents of *Knoxia valerianoides* [J]. Acta Pharmaceutica Sinica, 2006,41(8):735-737.
[16] 袁珊琴,赵毅民.红芽大戟的化学成分[J].药学学报,2006,(8):735-737.
[17] 赵峰,王素娟,吴秀丽,等.红大戟中的蒽醌类化学成分[J].中国中药杂志,2011,36(21):2980-2986.
[18] 洪一郎,马丽,王垣芳,等.红大戟中的蒽醌和三萜类化学成分[J].中国中药杂志,2014,39(21):4230-4233.
[19] Mrutyunjaya Rao R, Ramakrishna K, Suresh Babu K, et al. Isolation of urosilic acid from *Knoxia corymbosa* [J]. Natural Product Chemistry Research, 2017,5:1-3.
[20] 赵峰,王素娟,吴秀丽,等.红大戟中的非蒽醌类化学成分[J].中国中药杂志,2012,37(14):2092-2099.
[21] Hong Y L, Ma L, Wang Y F, et al. Anthraquinones and triterpenoids from roots of *Knoxia roxburghii* [J]. China Journal of Chinese Materia Medica, 2014:4230-4233.
[22] Shokoohinia Y, Rashidi M, Hosseinzadeh L, et al. Quercetin-3-O-β-D-glucopyranoside, a dietary flavonoid, protects PC12 cells from H_2O_2-induced cytotoxicity through inhibition of reactive oxygen species [J]. Food Chemistry, 2015,167:162-167.
[23] 李丽红.罗布麻叶黄酮类成分及其抗氧化活性的研究[D].沈阳:沈阳药科大学,2006.
[24] 孙娟,金英今,徐博,等.尾叶香茶菜的化学成分及其活性的研究[J].延边大学学报:自然科学版,2014,40(2):186-188.
[25] 段瑞刚.八角莲愈伤组织的系统化学成分分析及其生物活性研究[D].哈尔滨:黑龙江中医药大学,2014.
[26] 丁兰,董刚,周启银,等.虎刺醛对人早幼粒白血病细胞 HL-60 的生长抑制、周期阻滞、凋亡诱导及 DNA 损伤作用[J].西北师范大学学报:自然科学版,2012,48(1):84-90.
[27] 丁兰,柳志军,令利军,等.虎刺醛对人肝癌细胞 HepG2 生长抑制、细胞迁移抑制及其机制的研究[J].中国细胞生物学学报,2013,35(4):442-449.
[28] 王琼.泽兰和丹参中凝血因子 Xa 抑制成分的研究[D].南京:南京中医药大学,2013.
[29] 朱海雯.藏药绿萝花的化学成分和 α-葡萄糖苷酶抑制活性研究[D].重庆:重庆大学,2015.
[30] Kim S B, Ahn J H, Han S B, et al. Anti-adipogenic chromone glycosides from *Cnidium monnieri* fruits in 3T3-L1 cells [J]. Bioorganic & Medicinal Chemistry Letters, 2012,22(19):6267-6271.
[31] 秦海宏,贾琳钰,高阳.红大戟提取物对结核杆菌的抑制作用观察[J].山东医药,2013,53(10):77-78.
[32] 红大戟饮片[J].光明中医,2016,31(18):2638.
[33] 邹长东.红大戟为主辨证组方治疗精神分裂症 40 例[J].河南中医,2011,31(12):1429-1431.

红豆蔻

红豆蔻为姜科山姜属植物红豆蔻[*Alpinia galanga* (L.) Willd.]的干燥成熟果实,又名山姜子[1,2]。

红豆蔻株高可达 2 m;根茎块状,稍有香气。叶片长圆形或披针形,长 25～35 cm,宽 6～10 cm,顶端短尖或渐尖,基部渐狭,两面均无毛或于叶背被长柔毛,干时边缘褐色;叶柄短,长约 6 mm;叶舌近圆形,长约 5 mm。圆锥花序密生多花,长 20～30 cm,花序轴被毛,分枝多而短,长 2～4 cm,每一分枝上有花 3～6 朵;苞片与小苞片均迟落,小苞片披针形,长 5～8 mm;花绿白色,有异味;萼筒状,长 6～10 mm,果时宿存;花冠管长 6～10 mm,裂片长圆形,长 1.6～1.8 cm;侧生退化雄蕊细齿状至线形,紫色,长 2～10 mm;唇瓣倒卵状匙形,长达 2 cm,白色而有红线条,深 2裂;花丝长约 1 cm,花药长约 7 mm。果长圆形,长 1～1.5 cm,宽约 7 mm,中部稍收缩,熟时棕色或枣红色,平滑或略有皱缩,质薄,不开裂,手捻易破碎,内有种子 3～6 颗。花期 5～8 月,果期 9～11 月(图 7)。

主要生于海拔 100～1 300 m 的山野沟谷荫湿林下或灌木丛中和草丛中。

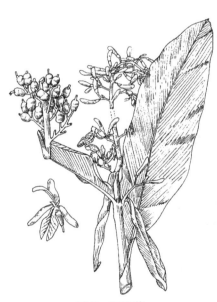

图 7　红豆蔻
(引自《中药大辞典》)

一、生药鉴别

(一) 性状鉴别

果实椭圆形,中间稍收缩,长 0.8～1.5 cm,直径 0.7～1.0 cm;表面红棕色或淡红棕色,光滑或稍有皱纹，顶端有残留的淡黄色花被，长 2～5 mm，基部有果柄痕。果皮薄而脆，易破碎；内面淡黄色。果实 3 室，中轴胎座，每室种子 2 粒，种子块往往与果皮脱离[3]。

（二）显微鉴别

果皮横切面

外果皮细胞 1 列扁方形，内侧为 1 列切向延长的薄壁细胞；中果皮外侧为 1～2 列石细胞，排列呈环，石细胞类圆形、椭圆形，直径 20～40 μm，纹孔明显，其内为薄壁组织，有油细胞散在，内侧有维管束稀疏排列；内果皮外侧为 1 列圆形油细胞，直径 80～100 μm，排列整齐；内果皮为 1 列扁平薄壁细胞[3]。

（三）理化鉴别

1. 薄层色谱鉴别

取本品粉末 1 g，加乙醚 20 mL，超声处理 10 min，滤过，残渣再加乙醚 10 mL，洗涤一次，滤过，合并乙醚液，蒸干，残渣再加乙酸乙酯 1 mL 使溶解，作为供试品溶液。另取红豆蔻对照药材 1 g，同法制成对照药材溶液。照薄层色谱法实验，吸取上述两种溶液各 5～10 μL，分别点于同一硅胶薄层板上，以环己烷-乙酸乙酯（17∶3）为展开剂，展开，取出，晾干，置紫外灯（254 nm）下检视。供试品色谱中，在与对照药材色谱相应的位置上，显三个相同颜色的斑点；喷以 5％香草醛硫酸溶液，在 105 ℃加热至斑点显色清晰。供试品色谱中，在与对照药材色谱相应的位置上，显三个相同颜色的斑点[4]。

2. HPLC 指纹图谱鉴别

丘海冰等[5]对不同产地红豆蔻的 85％乙醇提取物乙酸乙酯部分采用 HPLC 方法建立指纹图谱，结果显示 10 批不同产地红豆蔻相似度均大于 0.882，平均相似度 0.944 6，表明不同产地红豆蔻成分极其相似。此外，聚类分析结果将 10 批不同产地红豆蔻分为两大类，表明不同产地红豆蔻质量无明显差异，主成分分析提取出 2 个主成分。

二、栽培

（一）产地环境

红豆蔻适应性强，喜温暖湿润的气候环境，能耐短暂 0 ℃左右的低温，稍耐旱，怕涝。土壤以疏松、肥沃、深厚、排水良好的壤土或黏土种植为好。夏天怕太阳直晒，冬天怕霜冻，幼苗期应搭棚适当荫蔽，于向阳的小气候环境条件下种植能正常生长，开花结果[6]。

（二）生产管理

1. 选地、整地

选温暖、阳光充足、土地湿润、便于排灌的地方或房屋四周、田边地角、沟渠旁边、荒山坡地均可种植，将选好的土地深翻耙细、整平，待打窝定植。

2. 繁殖方法

红豆蔻一般采用种子繁殖或分株繁殖。种子繁殖于 4～5 月在选好的土地上施腐熟的堆肥作底肥，翻耕，耙细，整平，开 1.33 m 宽的高畦，在畦上按行距 33 cm 开横沟条播，均匀地将种子播于沟中，播种后施人畜粪水，再盖细土约 3 cm 厚，最后上面盖草保湿，旱时灌水以利出苗。分株繁殖，定植后 4～5 年株丛增大，抽笋较多，雨季可分挖部分小株丛定植，每株丛 2～3 株苗以上，若苗是往年抽的老茎，可离地面 30 cm 左右处截掉茎秆，让其重新抽笋，当年就可开花结果[6]。

3. 田间管理

定植后头两年要加强管理，每年耕除杂草且施肥 2～3 次，可适量加化肥提苗。红豆蔻孕蕾期和花期叶面喷施浓度为 0.1％的硼肥各一次，能提高坐果率，增加产量[6]。

三、 化学成分

（一）挥发油类

挥发油类是红豆蔻中主要的化学成分。Janssen 等[7]从大高良姜（*Alpinia galanga*）挥发油中提取得到 3 个化合物分别是 1′-乙酰氧基胡椒酚乙酸酯（1′-acetoxychavicol acetate）（**1**）、1′-乙酰氧基丁香酚乙酸酯（1′-acetoxyeugenol acetate）（**2**）和 1′-hydroxychavicol acetate（**3**）。其结构式如下。

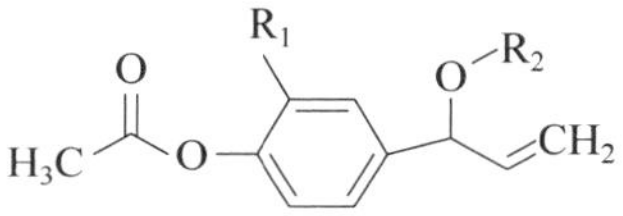

1 R₁＝H R₂＝COCH₃
2 R₁＝OCH₃ R₂＝COCH₃
3 R₁＝H R₂＝H

刘艳等[8]采用二阶导数和吸光度比值法得出红豆蔻中挥发油的主要药效成分是肉桂酸甲酯。郭全兴等[9]报道，红豆蔻挥发油中的主要成分是樟脑、芳樟醇、18-桉油素等。曾志等[10]报道，采用 GC－MS 联用技术对红豆蔻挥发油成分进行研究，鉴定出 54 种化学成分。其中十五烷、8-十七烯、1,8-桉叶油素、3,7,11-三甲基-2E，6E,10-十二碳三烯-1-醇乙酸酯、石竹烯、乙酸癸酯、1,5Z,7E-十二碳三烯和斯巴醇这 8 种成分在红豆蔻挥发油中相对含量较高，占红豆蔻挥发油成分总量的 63.39％。

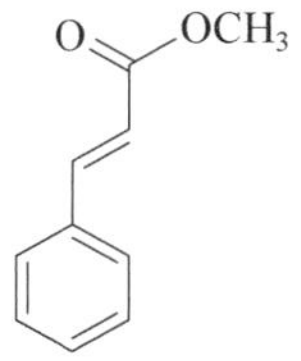

肉桂酸甲酯 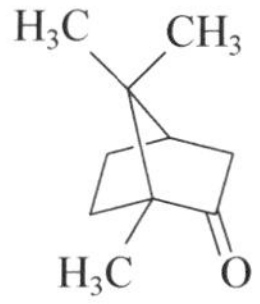 　　　 樟脑

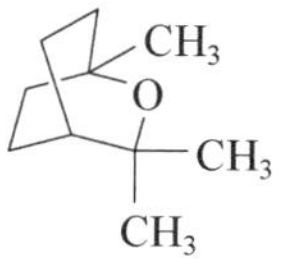

1,8-桉叶油素 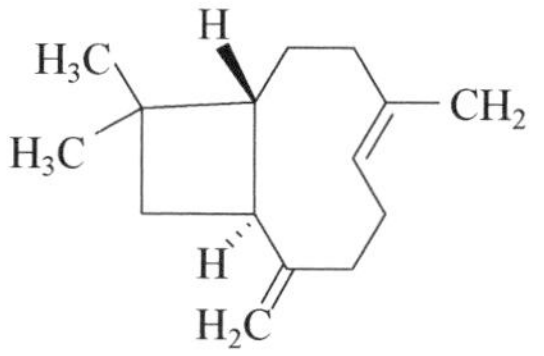 　　　 石竹烯

薛敦渊等[11]报道，采用毛细管气相色谱法及液相色谱-质谱法鉴定得出红豆蔻挥发油中有 33 个组分。崔兆杰等[12]报道，用水蒸气蒸馏法从红豆蔻中提取挥发油，然后再用 GC－MS 法鉴定其化学成分，得到 6-甲基-5-庚烯-2-酮（6-methyl-5-hepten-2-one）、桉树脑（cineole）、α,α,5-三甲基-5-四氢化乙烯基-2-呋喃甲醇（α,α,5-trimethyl-5-ethyl tetrahydro-2-furanmethanol）等 48 种成分，在挥发油总成分中占 48％；其中主要成分为布藜烯（9.75％），顺-γ-杜松烯（9.44％），愈创醇（5.64％），顺-澳白檀醇（4.59％），菖蒲酮（3.14％）等。

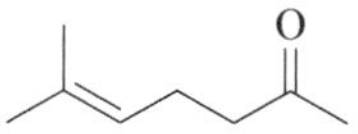

6-甲基-庚烯-2-酮 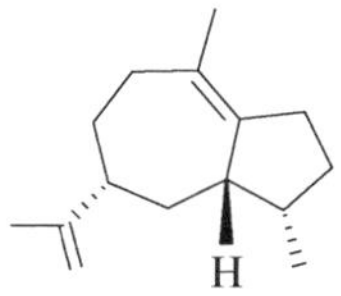 　　　 布藜烯

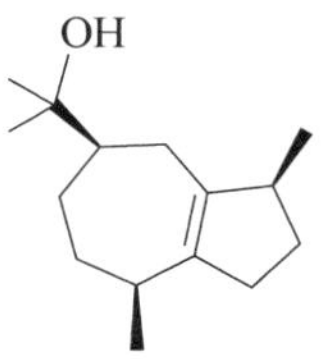

愈创醇 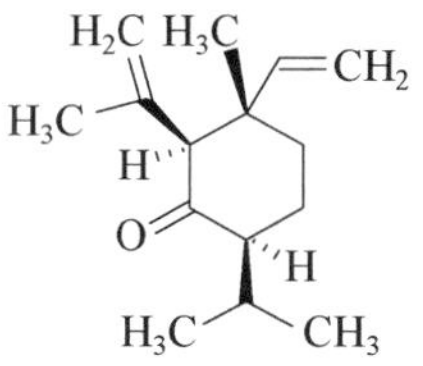 　　　 菖蒲酮

Bian 等[13]报道，从红豆蔻挥发油中提取得到 3 个降倍半萜（norsesqui-terpenoids）分别是高良姜萜醛 A（galanol A）；高良姜萜醛 B（galanol B）和高良姜萜醛 C（galanol C）。

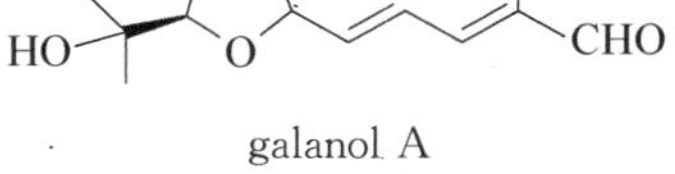

galanol A

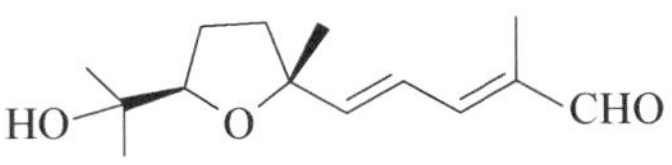

galanol B

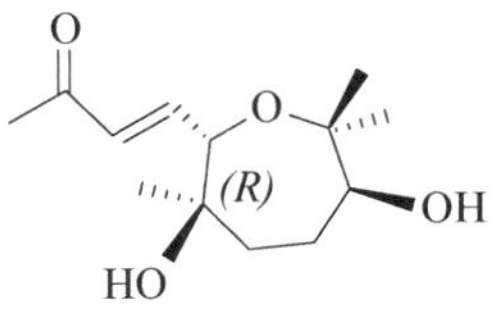

galanol C

康延国主编的《中药鉴定学》记载,红豆蔻挥发油中主成分为 1′-乙酰氧基胡椒酚乙酸酯(1′-acetoxychavicol acetate)、十五烷、金合欢醇(farnesol)、β-甜没药烯(β-bisabolene)、乙酸金合欢酯(farnesol acetate)及丁香醇(caryo-phyllenol)Ⅰ、Ⅱ等。在红豆蔻挥发油其他组分当中,倍半萜烯类、萜醇类及萜酮类组分相对含量较高。除

此之外,红豆蔻挥发油中还含有少量的醛、醚、酚、酯、有机酸及烷烃等化合物。

（二）黄酮类和黄酮苷类

黄酮类和黄酮苷类是红豆蔻的主要活性成分之一。卞梦芹等[14]报道,采用硅胶、Sephadex LH-20 等柱色谱和制备液相等多种色谱方法,从红豆蔻 95％乙醇提取物中分离得到 10 个黄酮类化合物,分别为（2R,3S)-pinobaksin-3-cinnamate、(2R,3R)-pinobaksin-3-cinnamate、乔松素(pinocembrin)、短叶松素(pinobaksin)、3-O-乙酰基短叶松素(3-O-acety-lpinobaksin)、高良姜素(galangin)、高良姜素-3-甲醚(galangin-3-methylether)、华良姜素(kumatakenin)、山奈酚-3-甲醚(3-methylkae-mpferol)和(2R,3R)-3,5-dihydroxy-7-methoxy-flavanone。

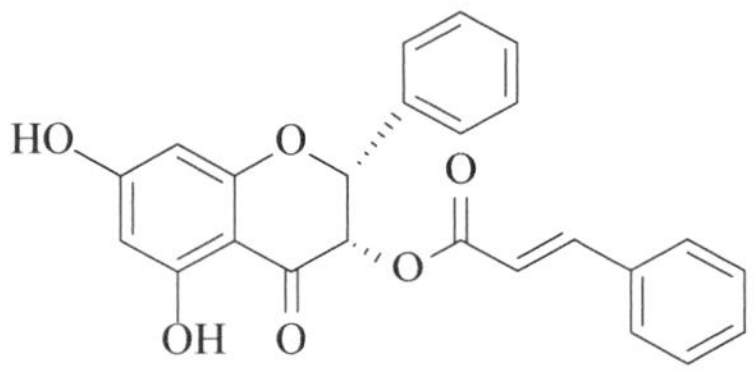

(2R,3S)-pinobaksin-3-cinnamate

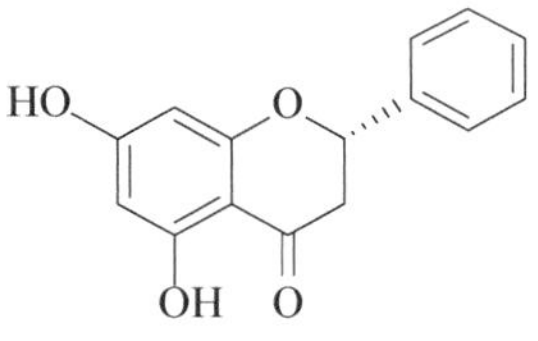

乔松素

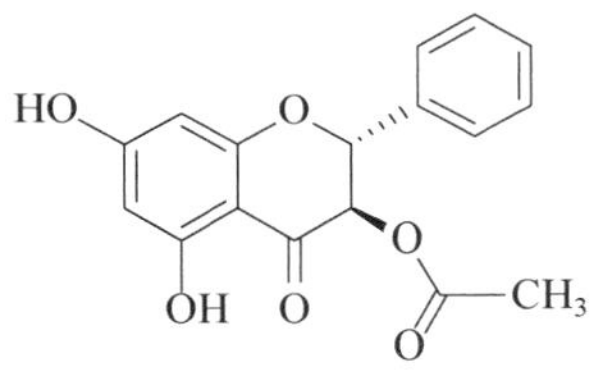

3-O-乙酰基短叶松素

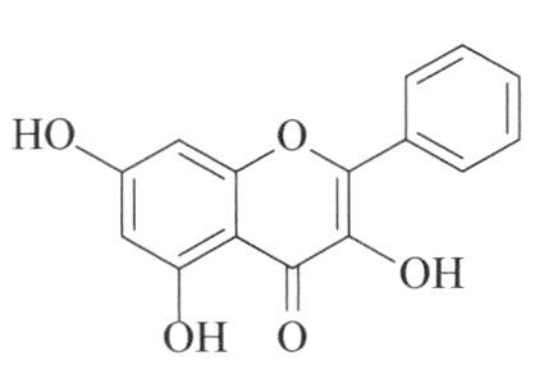

高良姜素

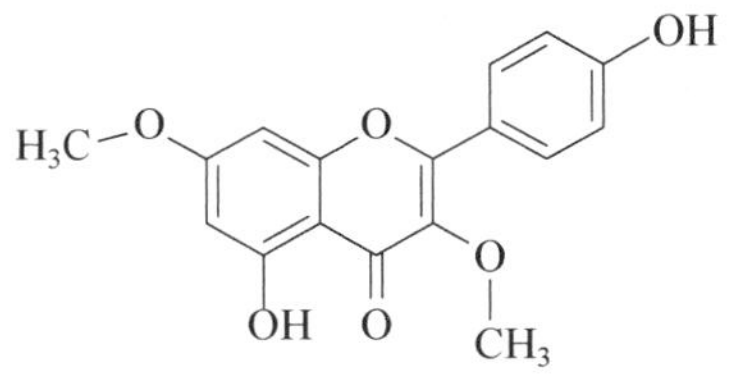

华良姜素

（三）二苯庚烷类

通过傅里叶变换红外光谱技术对红豆蔻进行光谱检测,再根据其波数所对应的化学键和官能团来定性分析药材所含化学成分,结果显示红豆蔻中含有二苯庚烷类化合物[8]。

（四）其他

刘艳等[8]报道,红豆蔻中含有 β-型多糖、氨基酸,以及含有 α,β-不饱和酯类和少量鞣质等化合物。余竞光等[15]报道,采用气相色谱,与标准样品对照法得出红豆蔻含有苯乙醇、丁香酚、乙酰丁香酚等。《中药鉴定学》记载,红豆蔻还含

有槲皮素、槲皮素-3-甲醚等。

四、药理作用

（一）抗溃疡

20世纪70年代，日本学者研究得出红豆蔻具有抗溃疡作用。即对大鼠进行胃溃疡造模，成功后给予红豆蔻乙醇提取物2～10 mL/kg的1'-乙酰氧基胡椒酚乙酸酯（1'-acetoxychavicol acetate）和1'-乙酰氧基丁香酚乙酸酯（1'-acetoxyeugenol acetate）。数小时后将大鼠处死剖腹进行观察，发现这两种成分对大鼠有抗Shay溃疡模型作用，其主要的作用机制是降低胃酸分泌量[16]。

秦华珍等[17]采用15％冰乙酸和4℃知母水煎液复制胃溃疡寒证模型，以期探讨红豆蔻对胃溃疡寒症大鼠温胃散寒作用。受试药物组分别灌胃红豆蔻提取物乙酸乙酯高、低剂量药物，测定大鼠胃组织胃泌素（GAS）、胃动素（MOT）、表皮生长因子（EGF）、血管内皮生长因子（VEGF）、6-酮-前列腺素（6-keto-PGF1α）的含量。结果显示，与模型组比较，各给药组GAS、MOT含量显著降低（$p < 0.01$）；EGF、VEGF、6-keto-PGF1α含量显著升高（$p < 0.01$，$p < 0.05$）；红豆蔻乙酸乙酯部分高剂量组可显著降低GAS、MOT含量（$p < 0.01$），显著升高VEGF含量（$p < 0.05$）。证明红豆蔻乙酸乙酯部位可通过降低GAS、MOT含量，升高EGF、VEGF、6-keto-PGF1α含量而发挥其温胃散寒的功效及胃溃疡保护作用。

（二）抗菌

Janssen等[7]报道，从红豆蔻同属植物大高良姜（Alpinia galanga）挥发油中提取、鉴定得到1'-acetoxychavicol acetate、1'-acetoxyeugenol acetate和1'-hydroxychavicol acetate。结果显示，这3种化合物具有抗革兰氏阳性菌、酵母菌和皮癣菌等活性。

王芳[18]报道，采用滤纸片法和试管连续稀释法对大高良姜提取物1'-乙酰氧基胡椒酚乙酸酯（1'-acetoxychavicol acetate）进行抗菌活性试验，结果显示1'-乙酰氧基胡椒酚乙酸酯具有广谱的抗菌活性，其对抗金黄色葡萄球菌、枯草芽孢杆菌、产气杆菌、普通变形杆菌、大肠埃希菌、啤酒酵母、假丝酵母、黑曲霉、青霉等的最低抑菌浓度（MIC）分别为：0.25 g/L、0.25 g/L、0.25 g/L、0.5 g/L、2.0 g/L、2.0 g/L、2.0 g/L、2.0 g/L、2.0 g/L。且抗细菌活性大于抗真菌活性，抗革兰氏阳性菌强于抗革兰氏阴性菌。

Hiroshi等[19]报道，通过萃取法及超高效液相等方法进行实验发现红豆蔻二萜类化合物具有抗真菌活性。其化合物名称为高良姜萜醛A（galanal A）、高良姜萜醛B（galanal B）、高良姜萜内酯（galanolactone）、（E）-8(17)，12-半日花烯-15，16-dial[（E）-8(17)，12-labddiene-15，16-dial]和（E）-8β(17)-环氧半日花-12-烯-15，16-dial[（E）-8β(17)-epo-xylabd-12-ene-15，16-dial]。它们对白念珠菌AJ4409、白念珠菌NHL4019、季也蒙假丝酵母PW44、热带假丝酵母PW30、产朊假丝酵母IAM4220都有一定的抗真菌活性，但（E）-8(17)，12-labd-diene-15，16-dial和（E）-8β(17)-epoxylabd-12-ene-15，16-dial抗菌活性比Galanal A、Galanal B、Galanolactone更强。

（三）抗肿瘤

Itokawa等[20]报道，从大高良姜（Alpinia galanga）中分离出1'-乙酰氧基胡椒酚乙酸酯（1'-acetoxychavicol acetate）和1'-乙酰氧基丁香酚乙酸酯（1'-acetoxyeugenol acetate），注射到180只恶性肿瘤腹水大鼠中，一段时间后处死大鼠，采用总包装细胞体积法测定，结果显示，1'-乙酰氧基胡椒酚乙酸酯和1'-乙酰氧基丁香酚乙酸酯具有抗肿瘤作用。

Morita等[19]报道高良姜萜醛A（galanal A）、高良姜萜醛B（galanal B）具有抗肿瘤活性。

（四）保护胃黏膜

柳俊辉等[21]研究表明红豆蔻挥发油对胃实寒证大鼠胃黏膜有保护作用，其主要活性成分是挥发油，水煎液、去挥发油水提液中也含有有效成分。

（五）降糖

红豆蔻根茎对糖尿病兔无降血糖作用，而对正常大鼠有降血糖作用。红豆蔻根茎中可能含有刺激胰岛分泌胰岛素的成分。

（六）抗炎

余竞光等[15]通过实验证实 1′-乙酰氧基胡椒酚乙酸酯（1′-acetoxychavicol acetate）和 1′-乙酰氧基丁香酚乙酸酯（1′-ace-toxyeugenol acetate）

这两种成分有一定抗炎作用。

五、临床应用

红豆蔻辛温，主入脾肺经，有燥湿散寒作用，可用于脾胃湿寒证所见脘腹冷痛、呕吐、不欲饮食等。《本草纲目》记载红豆蔻是李东垣治脾胃常用药。《本草易读》载验方"忽然恶心，含咽之"，还记载了红豆蔻和甘草煎服可以治心腹冷痛。

亦可用于牙痛。《卫生家宝方》中记载了用红豆蔻末或红豆蔻加麝香治风寒牙痛；《玉楸药解》也记载了鼻齇牙痛是因中下湿寒，胆火不降引起，可用红豆蔻治疗。还可以用于头痛。《本草易读》载："头痛，生研吹鼻。"[22]

历代传统认为红豆蔻不宜多服，阴虚有热者禁用。

参 考 文 献

[1] 中国科学院中国植物志编辑委员会.中国植物志[M].北京:科学出版社,1981,16(2):71.
[2] 红豆蔻饮片[J].光明中医,2016,31(18):2747.
[3] 陈毓亨.我国姜科药用植物研究—Ⅲ.红豆蔻的原植物和生药鉴别[J].中药材,1984,(2):24-31.
[4] 何雪莲.豆蔻类中药材的鉴别[J].家庭医药就医选药,2018,(2):174.
[5] 丘海冰,秦华珍,谢鹏,等.不同产地大高良姜、红豆蔻HPLC指纹图谱[J].中成药,2019,41(9):2154-2159.
[6] 肖杰易,周正,余明安.红豆蔻栽培技术[J].中国中药杂志,1995,(4):208-209.
[7] Janssen A, Scheffer J. Acetoxychavicol acetate, an antifungal component of *Alpinia galanga*[J]. Planta Medica, 1985,51(6):507-511.
[8] 刘艳.草豆蔻、红豆蔻、宽丝豆蔻的傅里叶变换红外光谱研究[J].激光生物学报,2015,24(5):416-422.
[9] 郭全兴,井芝春.豆蔻,肉豆蔻,红豆蔻和草豆蔻的区别[J].青海医药杂志,2000,30(3):63-64.
[10] 曾志,符林,叶雪宁,等.白豆蔻,红豆蔻,草豆蔻和肉豆蔻挥发油成分的比较[J].应用化学,2012,29(11):1316.
[11] 薛敦渊,陈耀祖,李兆琳等.红豆蔻精油化学成分的研究[J].高等学校化学学报,1987,(8):714-719.
[12] 崔兆杰,邱琴,董冰,等.红豆蔻挥发油化学成分的GC/MS法分析[J].山东大学学报:理学版,2003,38(3):104-107.
[13] Bian M Q, Kang J, Wang H Q, et al. Three new norsesquiterpenoids from the seeds of *Alpinia galanga*[J]. Journal of Asian Natural Products Research, 2014,16(5):459-464.
[14] 卞梦芹,王洪庆,康洁,等.红豆蔻黄酮类化学成分研究[J].药学学报,2014,49(3):359-362.
[15] 余竞光.两种红豆蔻化学成分鉴定[J].中国中药杂志,1988,(6):34-36,63.
[16] Mitsui. Constituents from seeds of *Alpinia galanga* wild and their anti-ulcer activities[J]. Chemical and Pharmaceutical Bulletin, 1976,24(10):2377-2382.
[17] 秦华珍,李明芳,丘海冰,等.红豆蔻、大高良姜乙酸乙酯部位对胃溃疡寒证大鼠胃组织GAS、MOT、EGF、VEGF、6-keto-PGF1α的影响[J].中华中医药杂志,2018,33(9):3886-3889.
[18] 王芳.大高良姜中1′-乙酰氧基胡椒酚乙酸酯的分离、纯化、结构鉴定和抗菌活性的研究[D].南昌:南昌大学,2008.
[19] Morita H, Itokawa H. Cytotoxic and antifungal diterpenes from the seeds of *Alpinia galanga*[J]. Planta Medica, 1988,54(2):117-120.
[20] Itokawa H, Morita H, Sumitomo T, et al. Antitumour principles from *Alpinia galanga*[J]. Planta Medica, 1987,53(1):32-33.
[21] 柳俊辉.3味山姜属中药不同提取物对胃实寒证大鼠胃黏膜的保护作用[J].中国实验方剂学杂志,2013,19(5):225-229.
[22] 莫单丹.4味山姜属中药的历史沿革和现代应用[D].南宁:广西中医药大学,2017.

红根南星

红根南星为天南星科天南星属植物红根南星(*Arisaema calcareum* H. Li)的根状茎。云南文山地区常用草药"红根",因为根茎鲜时剖开呈淡红色而得名,其他别名还有金江南星、小独脚莲、长虫包谷、见血飞、山半夏、山磨芋、野磨芋、小独角莲[1]。

红根南星为多年生草本,雌雄异株。根茎圆柱形或圆锥形,直立,斜伸或横走,长2～5 cm,直径1～2 cm,黑褐色。鳞叶3,膜质,披针形,最外的长1～2 cm,最内的长18～19 cm。叶柄长30～80 cm,紫绿色,具淡绿色斑块,下部25～60 cm宽鞘状,对折宽1.1 cm,鞘顶端钝圆,抱持花序柄;叶片3全裂。雌株:叶中裂片具长2～3 cm的柄,椭圆形或卵状披针形,长12～26 cm,宽9～12 cm,基部宽楔形;侧裂片具长1～2 cm的柄,斜卵形,长15～20 cm,宽8～11 cm,基部偏斜,外侧圆形下延,均渐尖,常具2～3 cm的尾尖。花序柄长30～50 cm。佛焰苞淡绿色具白色细条纹,管部圆柱形,长约3 cm,直径1.5～1.8 cm,喉部无耳;檐部长8 cm,长圆状披针形,直立,下部展平宽4～5 cm,上部长渐尖,并具长约2 cm的尾尖。肉穗花序:雌花序长2.2 cm,粗1.5 cm(具幼果),短圆锥形;子房倒圆锥形,胚珠2～4,常1枚能育;种子黄绿色,长5 mm,直径4 mm。附属器长圆锥形,长3～5.5 cm,粗2～3 mm,向上渐细狭,淡绿色,下半部布以长3～8(～10)mm的钻形及线形中性花,下弯或直伸。花期5～6月,果9～10月成熟。雄株:叶中裂片具长0.5～2 cm的柄,长圆形,长12 cm,宽5～6 cm,锐尖,具长2 cm的尾尖;侧裂片具长5 mm的柄,长圆披针形,长10 cm,宽3.5～4 cm,骤狭渐尖。花序柄长于叶柄。佛焰苞淡绿色,管部圆柱形,长约5 cm,直径1.5 cm,喉部具宽耳;檐部长约9 cm,长圆披针形,宽4.5 cm。肉穗花序,雄花序长3.5 cm,粗5 mm,花较疏散,雄花有雄蕊5,无柄,药室卵圆形,外向纵裂不达基部,裂缝长圆形;附属器线形,纤细无柄,伸出喉外弯曲上升,长7 cm,最下部粗约1 mm,下部具长约5 mm的钩状中性花,中上部具长2～3 cm,最上部具长达5 cm的线形中性花。花期5～6月,果9～10月成熟[1]。

为云南东南部特有,生于海拔1000～1600 m石灰岩山常绿阔叶林或灌丛。剧毒,不可内服。

一、生药鉴别

(一)性状鉴别

红根南星呈纺锤形或不规则块状,稍弯曲,表面棕黄色至棕褐色,有致密环节,可见表面残留须根和点状凹陷的须根痕,顶端有片状叶鞘残基,质韧,断面深紫红色,气微,特异[2]。

（段测定到 10 余列切向延长的长方形细胞，维管束分散

（二）显微鉴别

红根南星的根茎横切面中的木栓层为数列到 10 余列切向延长的长方形细胞，维管束分散存在。黏液细胞很多，细胞内有大量草酸钙针晶[2]。

（三）理化鉴别

1. 色素

红根南星含有水溶性的紫红色色素，取红根 2 g，捣碎后加水研磨，使色素溶解在水中，水液呈现紫红色。

2. 化学鉴别

红根南星中含具有酸碱指示剂性质的化学成分，随着溶液 pH 的变化，溶液的颜色也随之变化。取红根 2 g，捣碎，加乙醇 24 mL 振摇冷浸 30 min，过滤，取滤液加入适量乙醇使溶液变为无色，后滴加稀盐酸酸化，溶液呈现淡红色，滴加氨水使淡红色褪去，继续滴加，溶液变为黄绿色，再次滴加盐酸，溶液颜色发生可逆性的变化，变色范围在 pH 3～8 之间[3]。

二、栽培

（一）产地环境

红根南星主要分布在云南东南部，生长于海拔 1 000～1 600 m 的地区，多生于灌木丛和石灰岩山的常绿阔叶林中，目前没有人工引种栽培。

（二）采收

以根茎入药，全年可采，秋季采挖最佳，洗净，鲜用或切成片状晒干。

三、化学成分

目前国内外尚未见对红根南星化学成分和药理活性的研究报道，而大量文献研究表明，天南星属植物药用历史悠久、化学成分种类丰富，主要发现的化学成分有生物碱、黄酮、木脂素、萜类、酯类等成分[4]。

四、临床应用

外用敷治痈疽、疔疮、无名肿毒、腮腺炎、乳腺炎（破溃忌用）。可消炎、抗脓肿，煎剂止咳、祛痰。

五、毒理研究

红根南星有剧毒，主要存在在根茎及汁液上[5]，尝味有很强烈的"麻、辣、苦感"，切勿直接食用，误食后会对体内黏膜有很大的刺激性，会麻痹人体神经，产生呼吸困难，呕吐等症状；如果身体外表接触，会产生蚂蚁啃噬般的痒上加痛，严重的会引起皮肤溃烂。

参 考 文 献

[1] 中国科学院中国植物志编辑委员会.中国植物志[M].北京:科学出版社,1979,13(2):126-127.
[2] 何广新,胡旭佳,王永发.红根的生药鉴定[J].中国民族民间医药杂志,1997,(1):36-37,46.
[3] 王永发,茶旭,胡祥富,等.卢彩珍.苗族药红根药材的质量标准研究[J].云南中医中药杂志,1998,(1):31-32.
[4] 孙娜,刘佳艺,于婉莹,等.天南星化学成分及生物活性研究进展[J].中国中药杂志,2021,46(20):5194-5200.
[5] 曹玺,杨波,郭世民.苗族药红根提取物的急性毒性研究[J].云南中医中药杂志,2012,33(5):54-55.

玛　卡

玛卡为十字花科独行菜属植物玛卡（*Lepidium meyenii* Walp.）的根茎[1]，别名玛咖，西班牙名为 Maca。

玛卡为一年生或两年生植物[2]，地下根肉质，直径 2～5 cm，长 10～14 cm，表面颜色多种，以黄色、紫色和黑色为主，具有刺激性气味，是主要的食用部位。通常根据块根部分呈现出不同的颜色，将玛卡分为不同的生态型[3]，各生态型在块茎平均重量、营养成分和有效成分含量等方面有所差异，栽培品以黄色者较多，约占整个数量的近半数[4]。茎叶贴地生长，叶子羽状深裂，有平坦的肉质轴，叶片呈莲座状排列，新的叶子不断从莲座中心长出来进行更新。总状花序顶生，花小，白色，4 瓣。玛咖一般为自花授粉，花期 1～2 个月，大多数花可以形成果实，短角果，长 4～5 mm，成熟后开裂，分裂的 2 个腔中各有 1 粒种子。种子呈椭圆形，长 2～2.5 mm，千粒重约为 0.5 g[4]，微红灰色[5,6]，或亮棕褐色或棕色。

我国 2002 年开始引种玛咖，已在云南[7-11]、新疆[11-15]、西藏、四川[6]、吉林等地引种成功。2011 年，玛咖被批准为国家新资源食品[5]，推动了玛咖在我国的培育研发，广大的消费需求为玛咖的进一步发展打下基础，食品、保健食品、日用品等玛咖相关制品陆续问世。

一、栽培

（一）产地环境

玛卡原产于海拔 3 500～4 500 m 的南美安第斯山区，主要分布在秘鲁中部。通过引种试验表明，玛卡对生长环境、土壤肥力、水分和光照的要求十分严格，种植地块要求微酸性壤土，土质疏松，土壤通透性和保水性较好。适宜生长在冷凉、昼夜温差大的气候环境，若温度过高，植株呼吸强度大、养分消耗多，积累不足，块根不能膨大。对水分的要求是土壤含水量在 20%～30%，土壤含水量低于 20% 时，影响生长发育，水分过多也容易引起根腐病等病害的发生。玛卡是喜强光照植物，要尽量栽培在光照充足的地方，保证干物质的形成。

（二）生产管理

1. 选地、整地

选择前茬未种过十字花科植物的地块，最好与豆类、玉米及麦类作物轮作。要求土质疏松肥沃，土壤通透性和保水性较好的微酸性砂质土壤，在种植前耕翻土壤，细碎整平，施农家肥 30～45 t/hm²，翻埋入 20～30 cm 土层中，整平做成高畦，一般做成畦宽 1.0～1.2 m、沟宽 30 cm、高

20 cm 的畦待栽，以便在田间管理时容易进行操作。

2. 繁殖方法

玛卡对气候要求比较严格，适宜于冷凉、昼夜温差大的气候环境。在海拔 2 100～2 700 m 的区域进行秋冬季种植；2 700 m 以上海拔的区域进行春季种植。秋冬季种植 8 月进行播种育苗；春季种植 3 月进行播种育苗。播种量 12～15 kg/hm²，播种时把种子均匀地撒在苗床上，用耙子抓松土壤，使种子与土壤紧密接触，覆盖 0.5 cm 厚培养土，再铺上 1 层松毛、稻草之类覆盖物，然后浇足水，浇水时注意检查种子是否被冲出地面，最后用竹子支起拱架，覆盖黑色遮阳网。

春季种植一般在 6 月移栽，秋冬季种植一般在 10 月移栽，叶片数 6～8 片时适宜移栽。定植按行距 20～25 cm，株距 15～20 cm 进行挖塘移栽，每塘栽 1 株，移栽时注意根要平直不能弯曲，秧苗一定要露出土层，不能将生长点埋入土中，栽植 18.0 万～22.5 万株/hm²，浇透定根水。

3. 田间管理

定植 7 d 后及时检查小苗的成活情况，若发现死苗、病苗、弱苗及时拔除，并在阴天或傍晚进行补栽，补栽后及时浇定根水，利于成活，要求 10 d 内完成补苗工作，以免造成长势参差不齐，难于管理。

玛卡的生长速度慢，生长周期长，田间的杂草很容易滋生蔓延，在玛卡的整个生育期都要及时除草，保证大田清洁，防止杂草与玛卡争夺养分和光照不充分，造成玛卡生长不良，影响产量和品种。玛卡根系入土较浅，中耕宜浅不宜深，除草时采用人工拔出，应注意不要伤及玛卡根系，整个生育期一般除草 4～5 次，禁止使用任何化学除草剂。

追肥要结合除草进行，追肥应掌握少量多次的原则，根据苗情追施 2～3 次稀薄畜粪水浇施在苗周围，以促进幼苗植株健壮，同时每 15 d 用动物鱼蛋白（有机肥）200 倍液进行叶面喷施，连续喷施 3～4 次。

（三）病虫害防治

玛卡主要病虫害有立枯病、根腐病、蚜虫、地老虎。在立枯病的防治上，一是选用饱满、有光泽、无病的种子育苗；二是播种时用种子量 0.2%～0.3% 的 50% 多菌灵可湿性粉剂拌种；三是发现中心病株立即拔除，并用 50% 多菌灵可湿性粉剂 400～600 倍液灌根，根腐病在发病初期用 65% 代森锰锌 500 倍液或 50% 甲基托布津可湿性粉剂 500 倍液灌根。每 7 d 进行 1 次，连续灌 1～2 次。蚜虫用 10% 吡虫啉可湿性粉剂 150～225 g/hm² 对水制成 6 000 倍液喷雾防治。地老虎用敌百虫原粉 1 份对水 5 份，拌上炒香的玉米面 60 份制成毒饵，于傍晚撒入植株旁进行防治[16]。

二、化学成分

随着对玛卡的研究不断深入，从玛卡中分离得到的化合物主要有生物碱类、芥子油苷类、甾醇类、黄酮类等化合物。

（一）生物碱类

玛咖中分离得到的生物碱主要有玛咖酰胺类、羟基吡啶类、β-咔啉类、咪唑类、有机胺类等[17-29]，其中玛咖酰胺类的含量最高，结构相似度高，仅在玛咖中被发现。玛咖酰胺类的母核结构式如下。化合物如表 24、表 25 所示。

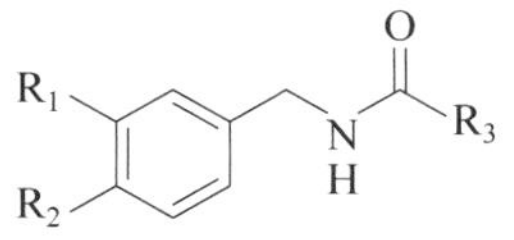

表 24　玛卡中的玛咖酰胺类化合物

玛咖酰胺名称	R_1	R_2	R_3
N-benzyl-octanamide	H	H	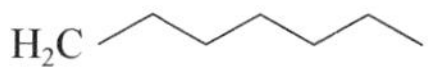
N-(m-methoxybenzyl)-octanamide	OCH$_3$	H	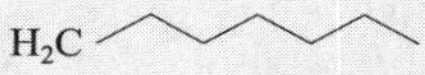
N-benzyl-5-oxo-6E,8E-octadecadienamide	H	H	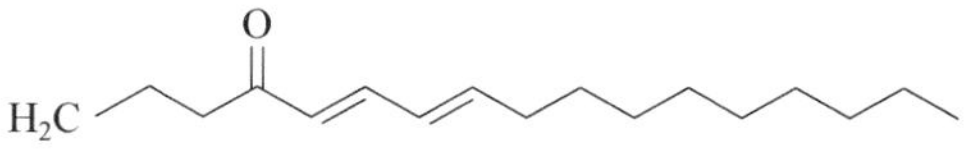
N-benzyl-hexadecanamide	H	H	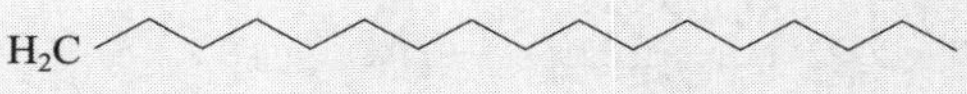
N-benzyl-9-oxo-12Z-octadecenamide	OCH$_3$	H	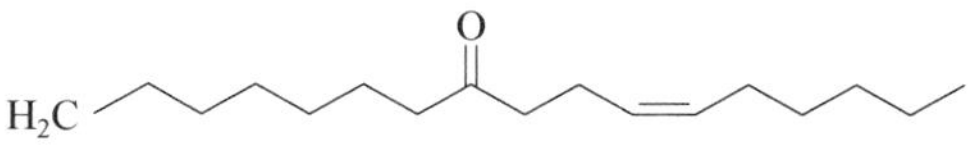
N-benzyl-9-oxo-12Z,15Z-octadecadienamide	H	H	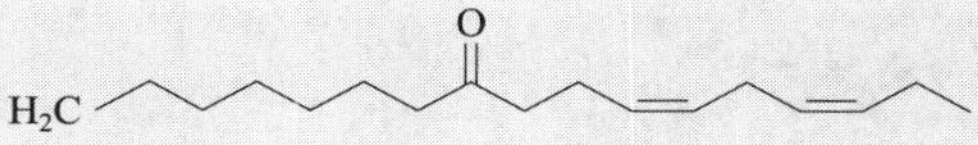
N-benzyl-13-oxo-9E,11E-octadecadienamide	H	H	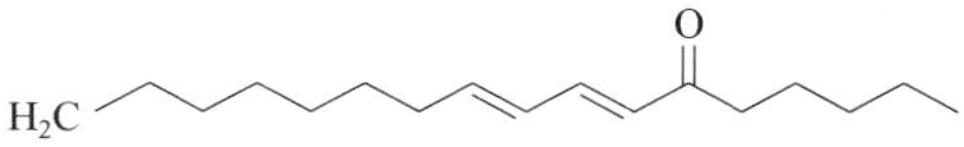
N-benzyl-15Z-tetracosenamide	H	H	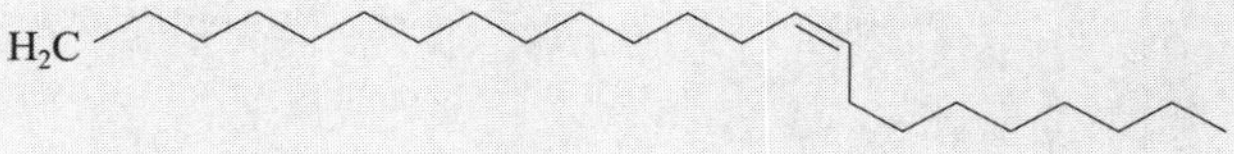
N-(m-methoxybenzyl)-hexadecanamide	OCH$_3$	H	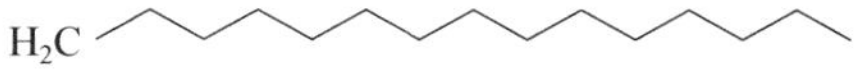
N-benzyl-9Z-octadecenamide	H	H	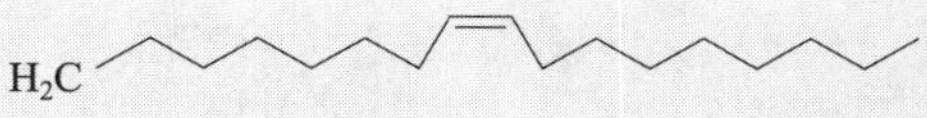
N-(m-methoxybenzyl)-9Z-octadecenamide	OCH$_3$	H	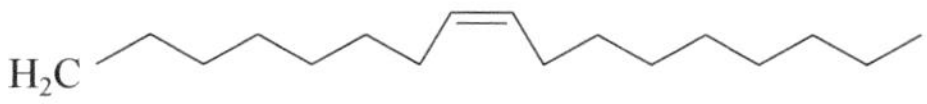
N-benzyl-9Z,12Z-octadecadienamide	H	H	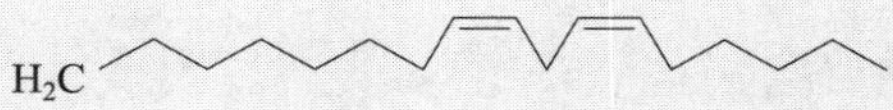
N-(m-methoxybenzyl)-9Z,12Z-octadecadienamide	OCH$_3$	H	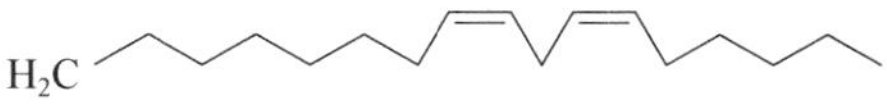
N-benzyl-9Z,12Z,15Z-octadecatrienamide	H	H	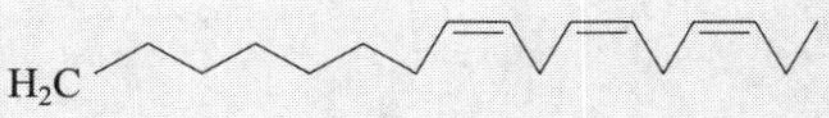
N-(m-methoxybenzyl)-9Z,12Z,15Z-octadecatrienamide	OCH$_3$	H	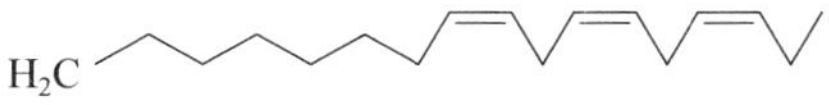
N-benzyl-octadecanamide	H	H	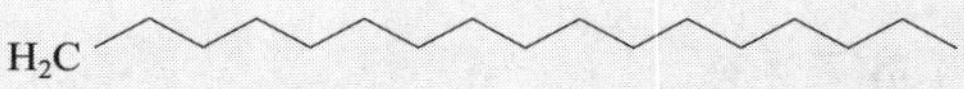
N-benzyl-pentadecanamide	H	H	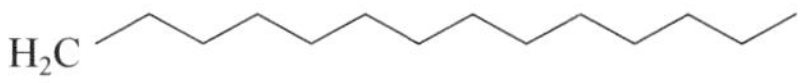
N-benzyl-heptadecanamide	H	H	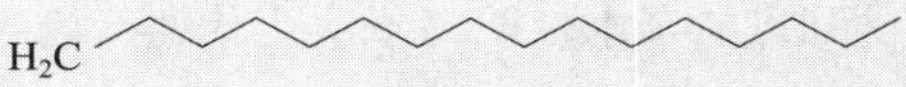
N-(3,4-dimethoxybenzyl)-hexadecanamide	OCH$_3$	OCH$_3$	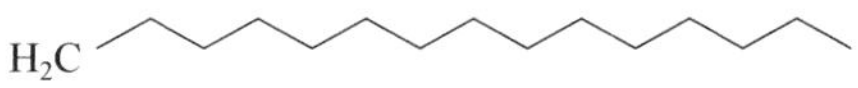

（续表）

玛咖酰胺名称	R₁	R₂	R₃
N-benzyl-tetracosanamide	H	H	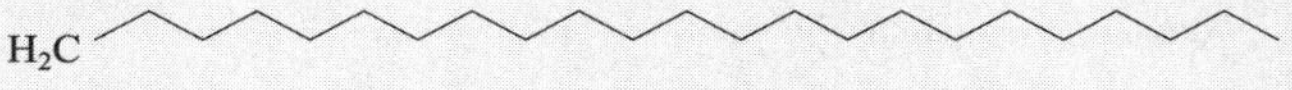
N-benzyl-9，16-dioxo-10E，12E,14E-octadecatrienamide	H	H	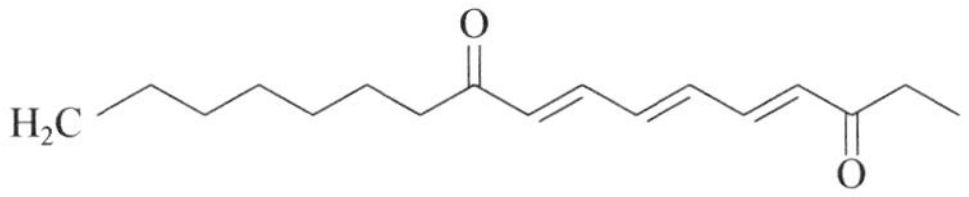
N-benzyl-16（S）-hydroxy-9-oxo-10E，12E，14E-octadeca-trienamide	H	H	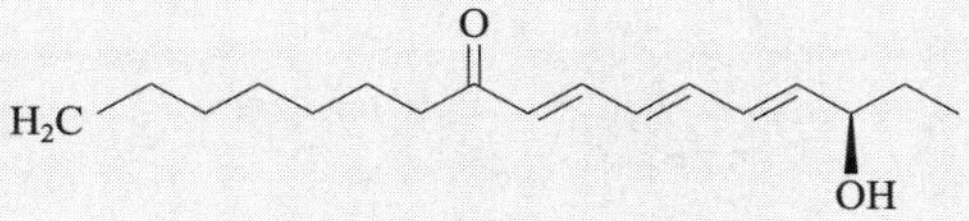

表 25　玛卡中的其他类别生物碱化合物

类别	化合物	文献
酰胺类	macaolidine	[17]
羟基吡啶类	1,2-二氢-4-甲醛-3-苯甲基-N-羟基吡啶	[19]
β-咔啉类	(1R,3S)-1-甲基四氢-β-咔啉-3-羧酸	[24]
	(3S)-1,2,3,4-四氢-β-咔啉-3-羧酸	[17]
咪唑类	Lepidiline A	[25]
	Lepidiline B	[25]
有机胺类	N-甲基-3-羟基苯乙酰胺	[26]
	苯乙酰胺	[26]
	苯甲胺	[26]
	(3-hydroxybenzyl) carbamic acid	[27]
	N-苄基甲醛	[27]
嘧啶类	尿嘧啶	[27]
吡咯类	macapyrrolins A	[28]
	macapyrrolins B	[28]
	macapyrrolins C	[28]
吲哚类	色氨酸	[17]
嘌呤类	鸟嘌呤核苷	[29]

（二）芥子油苷

芥子油苷（又称硫代葡萄糖苷）是植物体内的一种含硫和氮的亲水性阴离子次生代谢产物，其分子中有一个多变的侧链 R 和一个硫代 β-D-吡喃葡萄糖基，母核结构见下图。可能是玛卡改善性功能的物质基础之一[23]。目前已从玛卡中发现 9 种芥子油苷，多数为芳香族芥子油苷[30,31]。化合物如表 26 所示。

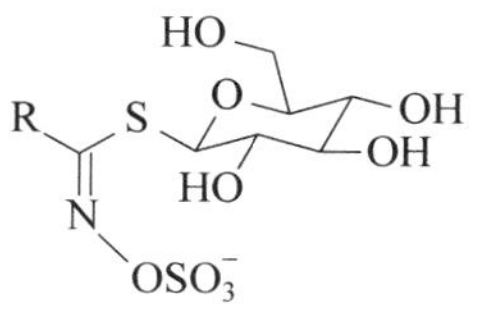

表 26　玛卡的芥子油苷及其结构

类别	化合物
苄基芥子油苷	苄基芥子油苷
	间甲氧基苄基芥子油苷
	对甲氧基苄基芥子油苷
	对羟基苄基芥子油苷
	间羟基苄基芥子油苷
吲哚芥子油苷	3-甲基-吲哚芥子油苷
	3-甲基-4-甲氧基吲哚芥子油苷
普通芥子油苷	戊烷-4-烯基芥子油苷
	5-甲基亚硫酰基戊烷基芥子油苷

（三）甾醇类

Dini 等[31]从玛卡根中分离得到 β-谷甾醇（β-sitosterol）、菜油甾醇（campesterol）、麦角固醇（ergosterol）、菜籽甾醇（brassicosterol）和 $\triangle^{7,22}$-麦角二烷醇（$\triangle^{7,22}$-ergostadienol）。Zheng 等[23]分离出豆甾醇（stigmasterol）。

（四）黄酮类

Bai 等[29]从玛卡中分离得到 2 个黄酮类化合物：苜蓿素-$4'$-O-苏式-β-愈创木基-($7''$-O-甲基)-甘油醚和苜蓿素-$4'$-O-赤式-愈创木基甘油醚，刘艳梅等[17]分离得到木犀草素。

（五）其他类

玛卡作为一种有悠久历史的药食两用植物，营养成分丰富且合理，含有蛋白质、氨基酸、碳水化合物、脂肪酸、多种维生素和矿物质[32]，有研究对秘鲁、云南两地的玛卡营养物质进行了分析，两种玛卡均含较高的粗蛋白含量，秘鲁玛卡达 8.83%，云南玛卡则高达 22.38%[33]。

三、药理作用

（一）改善性功能和提高生育力

南美当地人把玛卡作为滋补佳品，传统上，用来提高性功能和解决牲畜的不育问题。对患有轻度勃起功能障碍的 50 名白种人男子进行临床双盲试验，服用玛卡 12 周后国际勃起功能指数显著增加[34]。动物实验研究表明，玛卡能有效调节雌性小鼠的发情周期[35]。由此可见玛卡不仅可以用于正常人提高性功能还可用于改善性功能障碍疾病。玛卡也可用于提高生育力，Uchiyama F 等[2]研究发现喂 50% 玛卡粉的雌性大鼠，在发情期促黄体生成激素水平可提高 4.5 倍，卵泡刺激素水平提高 19 倍。

（二）调节内分泌

内分泌失调可导致更年期综合征。玛咖醇提物能有效改善去卵巢大鼠的内分泌失调[36]。韩蓓等[37]研究玛咖醇提取物对机体更年期内分泌激素水平的影响发现，玛咖醇提取物可减轻更年期大鼠的体重，各干预组的肝脏、脾脏和肾脏系数与阴性对照组相比显著增高，同时玛咖醇提取物可显著提高更年期大鼠血清睾酮浓度，降低黄体生成素、孕酮浓度，血清雌二醇、卵泡刺激素、垂体泌乳素浓度变化不显著，推测玛咖是通过作用于高级中枢来调节机体分泌代谢，从而缓解更年期综合征症状。

（三）抗疲劳

张洁宏等[38]研究发现玛咖粉能使小鼠的负重游泳时间延长，小鼠的肝糖原储备量增加，小鼠运动后的血乳酸量减少，对疲劳小鼠的血清尿素氮无明显影响，具有抗疲劳的作用。Mayumi I. 等[39]研究发现玛咖不仅能使血液中乳酸含量显著降低还能升高血浆非酯化脂肪酸的含量，由此推测玛咖提高肌肉耐力的作用机制可能与玛咖能提高脂肪酸作为能量来源的利用率有关。沈维治等[40]研究玛咖喂养小鼠的负重游泳实验和生化指标检测结果表明，玛咖对健康小鼠具有显著的抗疲劳功能，玛咖高、中、低剂量组均能显著延长健康小鼠负重游泳时间，低剂量组能使血乳酸含量显著降低；中剂量组能使血清尿素氮的含量显著降低,血红蛋白和肝糖原的含量显著增加;高剂量组能使血红蛋白和肝糖原的含量显著增加。Tang W 等[41]研究发现玛咖多糖能有效延长小鼠游泳时间,加快小鼠平均游泳速度,改善小鼠的血液生化指标;高剂量(100 mg/kg bw/d)玛咖多糖能显著提高谷胱甘肽过氧化物酶和肌酸激酶活性,降低乳酸脱氢酶活性,显著降低血尿素氮、乳酸、丙二醛水平,因此玛咖多糖可能是玛咖发挥抗疲劳作用的物质基础之一。

（四）抗氧化

周意等[42]研究发现玛咖多糖可以抑制脂质过氧化,提高果蝇的抗氧化能力,使果蝇寿命延长。郑朋朋等[43]研究证实玛咖多酚对·OH、DPPH·和 $ABTS^+$·均有很强的清除能力,且随多酚浓度的增加而逐渐加强。近几年的研究结果显示,玛咖的次生代谢产物生物碱也是其抗氧化活性的物质基础。甘瑾[44]研究发现玛咖发挥还原抗氧化能力、羟自由基清除能力及脂质氧化抑制率都与玛咖中的生物碱含量具有显著的线性相关。

（五）增强免疫力

张洁宏等[38]研究表明玛咖对小鼠的脾淋巴细胞增殖、转化有促进作用,不仅可以提高小鼠抗体生成细胞数和血清溶血素水平,还可以促进小鼠迟发型变态反应和小鼠单核-巨噬细胞碳廓清作用和吞噬能力,对小鼠 NK 细胞活性无明显影响。Wang W 等[45]研究发现玛咖多糖(mp21)可以提高巨噬细胞吞噬能力及诱导 NO、ROS、TNF - α 升高,并且呈剂量依赖性的诱导 IL - 1β 分泌,促进 iNOS 蛋白、mRNA 和 NF - κB p65 蛋白的表达,另外玛咖多糖应用于巨噬细胞能显著抑制人肝癌 HepG 2 细胞增殖。Zhang M 等[46]研究玛咖多糖免疫刺激试验表明玛咖多糖(MC - 1)能显著提高 RAW264.7 细胞的胞饮和吞噬能力,促进 RAW264.7 细胞 NO、TNF - α 和 IL - 6 的分泌。

（六）提高记忆力

杨秦等[47]研究发现剥夺小鼠睡眠能显著延长睡眠剥夺组小鼠水迷宫潜伏期,显著增加盲端错误次数,使小鼠的学习记忆能力下降,给睡眠剥夺小鼠补充高剂量玛咖脂溶性提取物可使小鼠在通道式水迷宫中的潜伏期显著缩短,盲端错误次数降低,脑组织 MDA 含量降低,SOD 和 GSH - Px 活力可以恢复到正常水平;降低海马组织的损伤。因此给睡眠剥夺小鼠补充玛咖脂溶性提取物可以有效缓解学习记忆力的降低和海马组织的损伤,其机制可能与抑制脂质过氧化有关。郑慧婷[48]研究发现给因氢溴酸东莨菪碱所致记忆障碍的小鼠补充玛咖提取物可使小鼠跳台错误次数减少,电迷宫小鼠空间辨别正确次数提高,并能增加小鼠脑组织 Ach 含量和 ChAT 活性,同时降低脑组织 AchE 活性,有助于氢溴酸东莨菪碱所致小鼠空间学习记忆能力的改善。

（七）其他

玛卡还具有抗前列腺增生、抑制骨质疏松症、抗肿瘤和降糖等作用[1]。

四、临床应用

（一）男性性功能减退

Gonzales G F 等[49]进行为期 12 周的双盲随机安慰剂对照试验,研究玛卡对健康成年男性的性欲作用以及该作用与血清睾酮水平无关,逻辑回归分析表明玛卡在第 8 周和第 12 周对性欲有影响,这种作用与抑郁程度和焦虑程度的变化以及血清睾酮和雌二醇水平的变化无关。玛卡能够提高人体性欲。

Dording C M 等[50]进行了玛卡根对选择性五羟色胺再摄取抑制剂(SSRI)诱导的性功能障碍治疗的双盲随机试验剂量探索研究,得出结论认为,玛卡可能减轻 SSRI 诱导的性功能障碍,且可能与剂量相关。

Zenico T 等[34]进行双盲临床试验研究,研究玛卡提取物对轻度勃起功能障碍(ED)患者的性快感和性行为的主观影响;50 个 ED 白种患者被随机分配到玛卡组或安慰剂组。在用药之前和用药 12 周后,分别用国际勃起功能指标(IIEF - 5)和满意概况(SAT - P)对 ED 的影响及主观性快感的治疗效果进行了测试。经过 12 周的治疗,两组患者 IIEF - 5 的分数均显著增加($p <$ 0.05)。然而,服用玛卡的患者比那些服用安慰剂的患者有更显著的升高($p < 0.001$)。玛卡和安慰剂治疗的两组在心理与性功能相关的 SAT - P 分数都有明显改善,但玛卡组更高于安慰剂组($p < 0.05$)。然而,与基础线相比,只有玛卡治疗的患者在身体与性功能相关的 SAT - P 分数中有很大的改善($p < 0.05$)。总之,数据表明玛卡对轻度 ED 患者的一般主观感觉和性快感有小但显著的影响。

Gonzales G F 等[51]进行为期 12 周的随机、双盲、安慰剂对照的临床试验,探讨年龄在 21 岁到 56 岁之间的男性通常食用 1 500 mg 或 3 000 mg 玛卡用于壮阳和/或增强生育能力。结果表明,成年健康男性食用玛卡并没有影响其血清生殖激素水平。

(二)女性性功能减退

Brooks N A 等[52]选择 14 名绝经后妇女完成了 1 项随机双盲,安慰剂对照的交叉实验,探讨玛卡的激素(雌、雄)样活性及其对绝经后妇女激素水平及症状的影响,初步调查结果表明,服用玛卡(3.5 g/d)可减少心理症状,包括焦虑、抑郁,并降低绝经后妇女的性功能障碍,其作用与雌激素或雄激素活性无相关性。

(三)更年期综合征

Meissner H O 等[53]采用双盲安慰剂对照的临床试验,评价玛卡(安第斯山脉十字花科植物)下胚轴对缓解更年期女性在绝经早期存在一些不适症状的作用。结果显示:与安慰剂组比较,给予阳性药 2 个月和 8 个月后,女性志愿者的卵泡刺激素(follicle-stimulatinghormone, FSH)水平均显著下降($p < 0.05$),同时黄体生成素(luteinizinghormone, LH)水平显著增加($p < 0.05$),雌二醇(estradiol, E_2)和前列腺素(prostaglandin, PG)水平也显著增加($p < 0.05$)。给予安慰剂胶囊 1 个月后,有明显的安慰剂效应出现,PG 水平显著升高($p < 0.05$)。

(四)更年期抑郁症

Stojanovska L 等[54]对中国香港 29 例绝经期女性进行随机双盲对照试验,评估了玛卡基于围绝经期女性激素、血脂、血糖、血清细胞分子、血压的影响;结果表明:玛卡对促甲状腺激素、血脂、血糖及血清细胞因子水平无显著差异。在该项小型研究中,玛卡对围绝经期女性患者的激素水平,免疫功能没有影响,但玛卡能减轻患者的抑郁症状,升高患者舒张压。

五、毒理研究

玛卡作为药食兼用的植物,在安第斯山脉地区有悠久的食用历史,并延续至今,未发现有毒性的报道。田辉等[55]实验证实,喂养玛卡细粉大鼠的临床学、血液学、生化学、脏器重量以及病理组织学等指标均无明显变化,未发现明显的毒性作用。

参 考 文 献

[1] 赵雪飞.玛咖的化学成分和活性研究[D].济南:济南大学,2018.

［2］ Uchiyama F, Jikyo T, Takeda R, et al. *Lepidium meyenii*（Maca）enhances the serum levels of luteinising hormone in female rats［J］. Journal of Ethnopharmacology, 2014,151(2):897 - 902.

［3］ 高大方,张泽生.不同生态型云南引种玛咖的多糖含量及多糖纯化工艺研究[J].安徽农业科学,2012,40(36):17756 - 17757.

［4］ Council N R. Lost crops of the Incas: little-known plants of the Andes with promise for worldwide cultivation［M］. National Academies Press, 1989.

［5］ 关于批准玛咖粉作为新资源食品的公告[J].中国食品卫生杂志,2011,23(5):288.

［6］ 丰先红,李健,唐明先,等.玛卡引种试验研究[J].现代农业科技,2014,(2):100 - 101.

［7］ 陈永华,宁加朝.永胜县玛咖产业发展的思考[J].现代农村科技,2012,(24):73.

［8］ 孟倩倩,曾晓鹰,杨叶坤,等.云南丽江栽培玛咖的挥发性成分分析[J].精细化工,2013,30(4):442 - 446.

［9］ 徐中志.丽江玛咖标准化种植存在的问题及对策[J].致富天地,2013,(12):11.

［10］ 杨洋,陈永菊.禄劝县玛卡引种试验示范[J].农业开发与装备,2014,(5):66 - 67.

［11］ Stone M, Ibarra A, Roller M, et al. A pilot investigation into the effect of maca supplementation on physical activity and sexual desire in sportsmen［J］. Journal of Ethnopharmacology, 2009,126(3):574 - 576.

［12］ 丁晓丽,楚刚辉,任俊坤.帕米尔玛咖中微量元素及重金属含量分析[J].微量元素与健康研究,2011,28(5):26 - 27.

［13］ 丁晓丽,赵丽凤,买买提·吐尔逊,等.帕米尔高原玛咖中绿原酸及其他营养成分分析[J].山东大学学报:理学版,2014,49(5):16 - 19.

［14］ 宋倍源,蒲玉华.新疆塔什库尔干县帕米尔高原玛咖栽培技术[J].新疆畜牧业,2013,(12):52 - 54.

［15］ 武德全,董玉玺.塔什库尔干玛卡试种成功[N].喀什日报(汉),2009 - 11 - 05.

［16］ 毕明芸.会泽县玛卡优质生态栽培技术[J].现代农业科技,2013,(7):103,106.

［17］ 刘祖梅,赵德,肖蒙蒙,等.鹤庆产黄玛咖抗骨质疏松活性部位的化学成分研究[J].药学学报,2017,52(6):943 - 947.

［18］ Esparza E, Kofer W, Bendezú Y, et al. Fast analysis of maca bioactive compounds for ecotype characterization and export quality control［C］. 2009, proceedings of the Lima: 15th Triennial International Society for Tropical Root Crops（ISTRC）Symposium.

［19］ Muhammad I, Zhao J, Dunbar D C, et al. Constituents of *Lepidium meyenii* 'maca'［J］. Phytochemistry, 2002,59(1):105 - 110.

［20］ Zhao J, Muhammad I, Dunbar D C, et al. New alkamides from maca（*Lepidium meyenii*）［J］. Journal of Agricultural and Food Chemistry, 2005,53(3):690 - 693.

［21］ Mccollom M M, Villinski J R, Mcphail K L, et al. Analysis of macamides in samples of Maca（*Lepidium meyenii*）by HPLC - UV - MS/MS［J］. Phytochemical Analysis, 2005,16(6):463 - 469.

［22］ Chain F E, Grau A, Martins J C, et al. Macamides from wild 'maca', *Lepidium meyenii* Walpers（Brassicaceae）［J］. Phytochemistry Letters, 2014,8:145 - 148.

［23］ Zheng B L, He K, Kim C H, et al. Effect of a lipidic extract from *Lepidium meyenii* on sexual behavior in mice and rats［J］. Urology, 2000,55(4):598 - 602.

［24］ Piacente S, Carbone V, Plaza A, et al. Investigation of the tuber constituents of maca（*Lepidium meyenii* Walp.）［J］. Journal of Agricultural and Food Chemistry, 2002,50(20):5621 - 5625.

［25］ Cui B, Zheng B L, He K, et al. Imidazole alkaloids from *lepidium meyenii*［J］. Journal of Natural Products, 2003,66(8):1101 - 1103.

［26］ 郑茜.吉林产玛咖的化学成分及生物活性研究[D].长春:吉林大学,2014.

［27］ 梁文娟,许洪波,杨彩艳,等.玛咖化学成分的研究[J].中国中药杂志,2015,40(23):4531 - 4535.

［28］ Zhou M, Zhang R Q, Chen Y J, et al. Three new pyrrole alkaloids from the roots of *Lepidium meyenii*［J］. Phytochemistry Letters, 2018,23:137 - 140.

［29］ Bai N, He K, Roller M, et al. Flavonolignans and other constituents from *Lepidium meyenii* with activities in anti-inflammation and human cancer cell lines［J］. Journal of Agricultural and Food Chemistry, 2015,63(9):2458 - 2463.

［30］ Li G, Ammermann U, Quirós C F. Glucosinolate contents in maca（*Lepidium peruvianum* Chacón）seeds, sprouts, mature plants and several derived commercial products［J］. Economic Botany, 2001:255 - 262.

［31］ Dini A, Migliuolo G, Rastrelli L, et al. Chemical composition of *Lepidium meyenii*［J］. Food Chemistry, 1994,49(4):347 - 349.

［32］ 张恺骅.不同产地玛咖化学成分及抗氧化活性研究[D].天津:天津科技大学,2016.

［33］ 金文闻.药食两用植物玛咖（*Lepidium meyenii*）的功效物质研究[D].武汉:华中科技大学,2007.

［34］ Zenico T, Cicero A, Valmorri L, et al. Subjective effects of *Lepidium meyenii*（Maca）extract on well-being and sexual performances in patients with mild erectile dysfunction: A randomised, double-blind clinical trial［J］. Andrologia, 2009,41(2):95 - 99.

［35］ Lembè D M, Gasco M, Gonzales G F. Fertility and estrogenic activity of Turraeanthus africanus in combination with *Lepidium meyenii*（Black maca）in female mice［J］. European Journal of Integrative Medicine, 2012,4(3):e345 - e351.

［36］ 张永忠,余龙江,敖明章.玛咖醇提取物对去卵巢大鼠内分泌激素及血脂水平的影响[J].中国新药杂志,2008,17(24):2112 - 2114,2121.

［37］ 韩蓓,付桂明,蔡鲲,等.玛咖醇提取物对更年期大鼠内分泌激素水平的影响[J].天然产物研究与开发,2016,28(8):1207 - 1211,1218.

［38］ 张洁宏,李彬,高玉秋,等.玛卡粉增强免疫力和抗疲劳功能动物实验研究[J].现代预防医学,2014,41(6):1096 - 1098.

［39］ Ikeuchi M, Koyama T, Takei S, et al. Effects of benzylglucosinolate on endurance capacity in mice［J］. Journal of Health Science, 2009,55(2):178－182.

［40］ 沈维治,邹宇晓,林光月,等.玛咖抗疲劳作用及活性组分研究[J].食品与生物技术学报,2014,33(7):721－726.

［41］ Tang W, Jin L, Xie L, et al. Structural characterization and antifatigue effect in vivo of maca (*Lepidium meyenii* Walp) polysaccharide［J］. Journal of Food Science, 2017,82(3):757－764.

［42］ 周意,栾洁,刘玉香,等.玛咖多糖对果蝇的抗衰老作用[J].中国实验方剂学杂志,2014,20(18):151－154.

［43］ 郑朋朋,李珊,杨正涛,等.响应面优化玛咖多酚提取工艺及其抗氧化性分析[J].南方农业学报,2015,46(8):1480－1487.

［44］ 甘瑾.玛咖(*Lepidium meyenii* Walp.)抗氧化活性及活性物质基础的研究[D].北京:中国林业科学研究院,2013.

［45］ Wang W, Zou Y, Li Q, et al. Immunomodulatory effects of a polysaccharide purified from *Lepidium meyenii* Walp. on macrophages［J］. Process Biochemistry, 2016,51(4):542－553.

［46］ Zhang M, Wang G, Lai F, et al. Structural characterization and immunomodulatory activity of a novel polysaccharide from *Lepidium meyenii*［J］. Journal of Agricultural and Food Chemistry, 2016,64(9):1921－1931.

［47］ 杨秦,吕学远,放艳肖,等.玛咖脂溶性提取物对睡眠剥夺小鼠学习记忆的影响[J].中国实验方剂学杂志,2016,22(2):97－102.

［48］ 郑慧婷.玛咖提取物对氢溴酸东莨菪碱所致小鼠记忆获得障碍模型学习能力的影响[J].中医学报,2015,30(8):1170－1172.

［49］ Gonzales G F, Cordova A, Vega K, et al. Effect of *Lepidium meyenii* (MACA) on sexual desire and its absent relationship with serum testosterone levels in adult healthy men［J］. Andrologia, 2002,34(6):367－372.

［50］ Dording C M, Fisher L, Papakostas G, et al. A double-blind, randomized, pilot dose-finding study of maca root (*L. meyenii*) for the management of SSRI-induced sexual dysfunction［J］. CNS Neuroscience & Therapeutics, 2008,14(3):182－191.

［51］ Gonzales G F, Cordova A, Vega K, et al. Effect of *Lepidium meyenii* (Maca), a root with aphrodisiac and fertility-enhancing properties, on serum reproductive hormone levels in adult healthy men［J］. Journal of Endocrinology, 2003,176(1):163－168.

［52］ Brooks N A, Wilcox G, Walker K Z, et al. Beneficial effects of *Lepidium meyenii* (Maca) on psychological symptoms and measures of sexual dysfunction in postmenopausal women are not related to estrogen or androgen content［J］. Menopause, 2008,15(6):1157－1162.

［53］ Meissner H, Kapczynski W, Mscisz A, et al. Use of gelatinized maca (*lepidium peruvianum*) in early postmenopausal women［J］. International Journal of Biomedical Science, 2005,1(1):33－45.

［54］ Stojanovska L, Law C, Lai B, et al. Maca reduces blood pressure and depression, in a pilot study in postmenopausal women［J］. Climacteric, 2015,18(1):69－78.

［55］ 田辉,樊柏林,孙凡中,等.玛咖细粉毒理安全性实验研究[J].实验动物科学,2007,(3):6－11,29.

芦　荟

芦荟为百合科芦荟属植物库拉索芦荟（*Aloe barbadensis* Miller）、好望角芦荟（*Aloe ferox* Miller）或其他同属近缘植物叶的液汁浓缩干燥物[1]，别称卢会、讷会、象胆、奴会、劳伟。

芦荟茎较短。叶近簇生或稍二列（幼小植株），肥厚多汁，条状披针形，粉绿色，长 15～35 cm，基部宽 4～5 cm，顶端有几个小齿，边缘疏生刺状小齿。花葶高 60～90 cm，不分枝或有时稍分枝；总状花序具几十朵花；苞片近披针形，先端锐尖；花点垂，稀疏排列，淡黄色而有红斑；花被长约 2.5 cm，裂片先端稍外弯；雄蕊与花被近等长或略长，花柱明显伸出花被外（图 8）。

南方各省区和温室常见栽培，也有由栽培变为野生的，但我国有否真正有野生尚难以肯定。过去中药所用芦荟，系进口药材，主要是非洲产的 *A. vera* L. 和 *A. ferox* Mill. 等几种芦荟叶液汁制成的干燥品，用来杀虫、通便和清热凉肝。国产这种芦荟在民间也作草药用，有通便、催经和凉血止痛作用。

我国栽培的芦荟还有数种，其中最常见的是大芦荟（*A. arborescens* Mill. var. *natalensis* Berg.）。它具茎，高可达 1～2 m，苞片卵状条形，先端钝，易于辨认[2]。

一、　生药鉴别

（一）性状鉴别

芦荟在采制时由于蒸发速度不同，而有光亮性及肝色之分。但前者在贮藏期间可逐渐变为不透明（由于析出芦荟混合苷结晶之故）。品质较佳的肝色芦荟，为呈黄色或棕色至巧克力棕色的团块，品质较差者则呈黑色，偶或呈赭色，本品极苦，具强烈窜透性臭气，略似碘仿样[1]。

（二）显微鉴别

粉末特征

芦荟粉末呈深褐色至黑色。用乳酸酚装片，

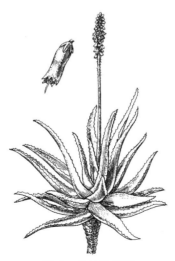

图 8　库拉索芦荟
（引自《中药大辞典》）

库拉索芦荟团块表面有细小针状结晶聚集成团，放置24 h稍有溶解，团块上结晶依然清晰。好望角芦荟团块棕色多角形，表面无结晶附着，放置24 h，全部溶解[3]。

（三）理化鉴别

取本品粉末0.5 g，加水50 mL，取滤液5 mL，加硼砂0.2 g，加热使溶解，溶液数滴，加水30 mL，摇匀，显绿色荧光，置紫外光灯（365 nm）下观察，显亮黄色荧光；再取滤液2 mL，加硝酸2 mL，摇匀，库拉索芦荟显棕红色，好望角芦荟显黄绿色；再取滤液2 mL，加等量饱和溴水，生成黄色沉淀。

取本品粉末0.1 g，加三氯化铁试液5 mL与稀盐酸5 mL，振摇，置水浴中加热5 min，放冷，加四氯化碳10 mL，缓缓振摇1 min，分取四氯化碳层6 mL，加氨试液3 mL，振摇，氨液层显玫瑰红色至樱红色[3]。

二、栽培

（一）产地环境

芦荟须根系发达，多数为须根，少数为球根，属于浅根系植物，叶肉较厚实，水分含量高达90%以上。芦荟性喜温暖和湿润的气候条件，光周期为短日照类型植物，喜光，耐半阴，忌阳光直射和过度荫蔽。芦荟通常情况下不能自花授粉结实，因此在生产实践中很少用种子繁殖后代，由于芦荟地下茎能产生分蘖而形成许多新株，在日常生产技术中分株繁殖后代方式更为普遍，其分蘖、幼芽的产生形成主要在春秋季[4]。

（二）生产管理

1. 选地、整地

种植芦荟培养土的标准是排水、保水、透气性和蓄肥性良好，可采用温室繁殖池、塑料大棚平畦、露地平畦、阳畦或花盆均可。先进行选地整地，土壤以肥沃疏松、排水及通气良好的砂质壤土最为理想。将土壤适当施以有机肥作基肥，再将土壤耕细耙平，然后整理成为宽0.8～1 m、长视地形而定的畦作为种植床。一般每公顷施腐熟有机肥1 500～2 000 kg效果好，同时注意土壤不能过湿过黏，土壤过湿基部容易腐烂且不易生根。培养土常见的配方有：园土、腐殖土、河沙的比例为2∶2∶1，或者是山泥、腐叶土、木屑的比例为2∶2∶1[4]。

2. 繁殖方法

芦荟的种植方法主要是分株法和扦插法。分株法分株种植是将由芦荟茎基带有幼根的幼株直接从母株剥离下来，然后移栽到苗床或生产田中。这种种植方法在芦荟整个生长期中都可进行，相对而言春秋两季温度条件最为适宜。春秋季节分株种植的芦荟新苗返青较快，而且容易成活，只要种植床通气透水状态良好，则芦荟分株后小苗很快可以恢复生长。

扦插法与分株种植相比能更有效节省原植株材料提高种植面积和产量。芦荟的扦插方法主要有叶插法，其操作技术简单，既可以露地扦插芦荟，也可以在大棚或温室内进行。在芦荟母株上选择生长健康且厚实的叶子或主茎基部和叶腋间的小侧枝，主干也可截下扦插，然后用经过消毒的锋利小刀斜切下来，切下来后不宜直接扦插而是先置于阴凉的地方一天左右，待切口略干无汁液流出，每节插条10～20 cm。插前将伤口消毒且最好在扦插口涂一些生根粉促进成活。将插条插在自先准备好的插床或盆钵中，插距约20 cm，插条入土约1/3，适当浇水后放置于阴凉处。其间需加强温、水、光的管理，芦荟适宜温度为25 ℃，需适量光照，水分不干不浇[4]。

3. 田间管理

夏季要保持土壤湿润，但不宜过于潮湿，芦荟和所有植物一样需要水分，但又最怕积水因此注意排除积水，以免烂根。冬天要做好保温措施，冬季低温时要少浇水或不浇水。芦荟需足够的阳光才能快速生长，但要避免阳光直射，以免晒伤容易滋生病，尤其是初植的芦荟还不宜晒太阳。芦荟管理期间要勤除草和松土，这样有利于保持土壤的通气透水性。首先用有机肥作基肥以保证肥效，为避免产生其他不利因素或毒害芦荟，使用有机肥时尽量使用发酵肥[4]。

（三）病虫害防治

芦荟常见病害主要有炭疽病、褐斑病、叶枯病等。在发病前或已发病植株用 0.5%～0.8% 的波尔多液施于芦荟叶面可有效预防抑制病菌入侵和蔓延；若已发病害可用托布津、抗生素等药物直接喷施以杀死芦荟体内病菌。芦荟在初温且下雨天气容易发生锈病，对这种病可用百菌清混合水将其喷洒在芦荟土壤中进行治疗，同时有利于防止扩散；高温高湿时易得黑斑病，黑斑病一般用 600 倍代森锌进行防治[4]。

三、化学成分

（一）蒽醌类

芦荟大黄素是众多芦荟品种中代表性的蒽醌类化合物，其结晶是橙色针状，除此之外，从芦荟各品种中还发现许多其他蒽酮类化合物，如大黄酚（chrysophanol）、nataloe-emodin、aloesaponarin Ⅰ 等（表 27）。其结构式如下。

表 27　芦荟中的蒽醌类化合物

化合物	R_1	R_2	R_3	R_4	R_5	R_6	R_7	文献
aloe-emodin	OH	H	CH_2OH	H	H	H	OH	[5-7]
chrysophanol	OH	H	CH_3	H	H	H	OH	[8]
nataloe-emodin	OH	OH	H	H	CH_3	H	OH	[9]
aloesaponarin Ⅰ	OH	H	H	H	OH	$COO-CH_3$	CH_3	[10,11]
aloesaponarin Ⅱ	OH	H	H	H	OH	H	CH_3	[10,11]
laccaic acid *D*-methylester	OH	$COO-CH_3$	OH	H	OH	H	OH	[10]
helminthosporin	OH	H	CH_3	OH	H	H	OH	[10-13]
isoxanthorin	OH	H	CH_3	OH	H	OCH_3	OH	[13]
chrysophanol-8-methy-ether	OH	H	CH_3	H	H	H	OCH_3	[12]
deoxyerythrolaccin	CH_3	H	OH	H	OH	H	OH	[14]
2-O-*β-D*-glucopyranosyl-nataloe-emodin	OH	O-glu	H	H	CH_3	H	OH	[9]

（二）蒽酚类

蒽酚类化合物主要存在皂角芦荟中（*A. saponaria*），如 aloesaponol Ⅰ、aloesaponol Ⅱ、aloesaponol Ⅲ 等（表 28），其结构式如下。

表 28　芦荟中的蒽酚类化合物

化合物	R_1/R_7	R_2	R_3/R_8	R_4	R_5	R_6	文献
aloesaponol Ⅰ	CH_3/H	COO-CH_3	OH/OH	H	OH	H	[11]
aloesaponol Ⅱ	CH_3/H	H	OH/OH	H	OH	H	[11]
aloesaponol Ⅲ	OH/H	H	CH_3/OH	OH	H	H	[12,13]
aloesaponol Ⅳ	OH/H	H	CH_3/OH	OH	H	OCH_3	[13]
(R)-Aloechrysone	OCH_3/H	H	H/OH	H	OH, CH_3	H	[12]
aloesaponol Ⅰ 6-O-β-D-glucoside	CH_3/H	COO-CH_3	O-glc/OH	H	OH	H	[15]
aloesaponol Ⅱ 6-O-β-D-glucoside	CH_3/H	H	O-glc/OH	H	OH	H	[16]
aloesaponol Ⅲ 8-O-β-D-glucoside	O-glu/H	H	CH_3/OH	OH	H	H	[15]
aloesaponol Ⅲ 4-O-β-D-glucoside	OH/H	H	CH_3/OH	O-glc	H	OH	[16]
aloesaponol Ⅳ 4-O-β-D-glucoside	OH/H	H	CH_3/OH	O-glc	H	OCH_3	[16]
(R)-prechrysophanol	OH/H	H	H/OH	H	OH, CH_3	H	[11]
aloe barbendol	H/OH	OH	H/CH_3	H	OH	H	[17]

（三）蒽酮类

蒽酮类化合物在芦荟有机活性成分中占主要位置,芦荟苷（aloin）是最常见的蒽酮苷,《中国药典》指定芦荟苷作为芦荟质量控制的主要指标,除了最常见的芦荟苷,蒽酮类化合物种类很多（表 29）。其结构式如下。

表 29　芦荟中的蒽酮类化合物

化合物	R_1	R_2	R_3	R_4	R_5	R_6	文献
aloin A	CH_2OH	H	H	OH	H	C-glc	[18,19]
aloin B	CH_2OH	H	H	OH	C-glc	H	[18,19]
5-hydroxyaloin A	CH_2OH	OH	H	OH	C-glc	H	[20]
7-hydroxyaloin A	CH_2OH	H	OH	OH	H	C-glc	[21]
7-hydroxyaloin B	CH_2OH	H	OH	OH	C-glc	H	[21]
aloinoside A	CH_2O-α-L-rha	H	H	OH	H	C-glc	[22]
aloinoside B	CH_2O-α-L-rha	H	H	OH	C-glc	H	[22,23]
(＋)-homonataloin	CH_3	H	OH	OCH_3	H	C-glc	[24]

（续表）

化合物	R₁	R₂	R₃	R₄	R₅	R₆	文献
(−)-homonataloin	CH$_2$OH... CH$_3$	H	OH	OCH$_3$	C-glc	H	[24]
microdontin A	CH$_2$OH	H	H	OH	H	C-glc-2′-counmaroyl	[25]
microdontin B	CH$_2$OH	H	H	OH	C-glc-2′-counmaroyl	H	[25]
10-hydroxyaloin A	CH$_2$OH	H	H	OH	OH	C-glc	[26]
10-hydroxyaloin B	CH$_2$OH	H	H	OH	C-glc	OH	[26]
8-O-methyl-7-hydroxyaloin A	CH$_2$OH	H	OH	OCH$_3$	H	C-glc	[27]
8-O-methyl-7-hydroxyaloin B	CH$_2$OH	H	OH	OCH$_3$	C-glc	H	[27]
5-hydroxyaloin A 6′-O-acetate	CH$_2$OH	OH	H	OH	C-glc-6′-acetyl	H	[28]
10-hydroxyaloin B 6′-O-acetate	CH$_2$OH	OH	H	OH	H	glu	[29]
littoraloside	(结构式)	H	H	OH	glu	OH	[30]
littoraloin	(结构式)	H	H	OH	6′-O-acetate-glu	OH	[31]
nataloin	CH$_3$	H	OH	OH	H	glu	[9]
deacetyl littoraloin	(结构式)	H	H	OH	H	OH	[32]
microstigmin A	CH$_2$OH	OH	OH	OH	H	6″-O-caffeoyl-glu	[20]
6′-malonylnataloin	CH$_3$	H	H	OH	H	6′-O-malonate-glu	[33]

（四）吡喃酮类

芦荟品种中的吡喃酮类化合物含量不高，主要有芦荟宁（aloenin）、芦荟宁 B（aloenin B）等，其中芦荟宁是木剑芦荟中的主要成分，现已分离的芦荟吡喃酮类化合物其结构式如下。

aloenin R$_1$＝H R$_2$＝β-D-glucosyl

aloenin B R$_1$＝β-D-glucosyl R$_2$＝β-D-glucosyl-2″-p-counmaroy

aloenin-2″-p-coumaroyl R$_1$＝H R$_2$＝β-D-glucosyl-2″-p-counma

aloenin X R$_1$＝H R$_2$＝4′,6′-O-ethylidene-β-D-glucosyl

10-O-β-D-glucopyranosyl aloenin R$_1$＝R$_2$＝β-D-glucosyl

（五）色酮类

芦荟色酮在芦荟外皮中的含量分布为：叶片近轴内表面高于叶片离轴外表面；叶片尖端高于叶片基底；叶片边缘明显高于叶片的其他部位。它们的基本骨架主要是 5 -甲基色酮衍生物及其糖苷类，目前已分离的芦荟色酮有以下 4 种类型骨架。

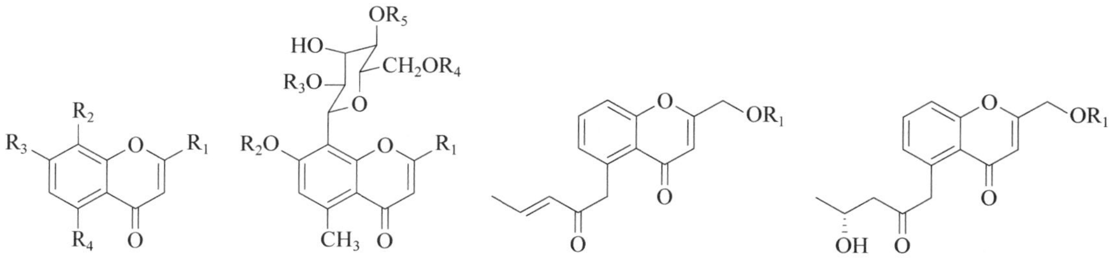

（六）萘类衍生物

据报道从芦荟中曾分离出一些萘及四氢化萘的衍生物，有 plicataloside、feroxin A、feroxin B、aloveroside A、aloveroside B、kenyaloside 等。

（七）其他酚类

从芦荟中曾分离出一些蒽酚酮类化合物（表30），其结构式如下。

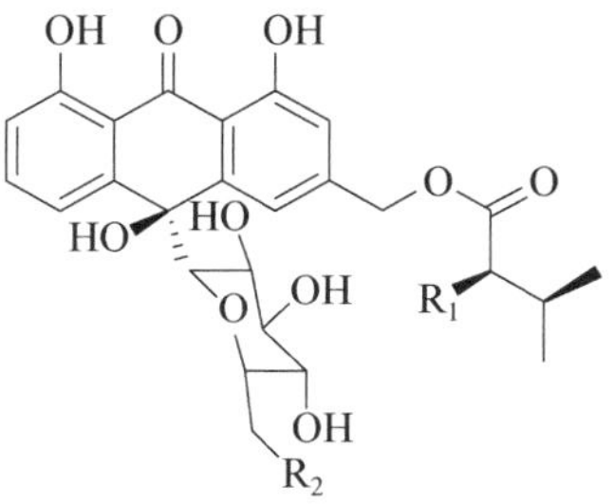

表30　芦荟中的蒽酚酮类化合物

化合物	R_1	R_2	文献
littoraloside	O-glu	OH	[30]
littoraloin	OH	OAc	[30]
deacetyllittoraloin	OH	OH	[30]

（八）糖类

芦荟凝胶干燥后所得固形物中有大约一半以上是糖类，包括多种单糖、由多种己糖以不同的比例和不同的顺序连接而成的多糖以及由多糖和蛋白质结合而成的糖蛋白[34]。单糖主要成分是甘露聚糖、阿拉伯糖、鼠李糖、木糖和半乳糖等；多糖是芦荟凝胶所含糖类中具有重要生物活性的成分，新鲜凝胶中含多糖量为 0.27% ～ 0.5%，其成分和含量随芦荟品种和生长地区、采收季节不同而异。芦荟多糖（acemannan，ACM）经色谱和波谱分析确定其主要成分由线性 β - (1,4)- D -乙酰甘露糖基单元连接而成的聚合物[35]。

（九）氨基酸、有机酸及酶类

芦荟叶中还含有游离氨基酸，据文献报道夏季芦荟叶游离氨基酸最高，包括 8 种人体必需氨基酸以及酒石酸、苹果酸、柠檬酸、乙酸、乳酸、丁二酸等有机酸；芦荟中已知的酶类有纤维素酶、淀粉酶、过氧化氢酶、超氧化物歧化酶（SOD）[36]等。

芦荟还含有维生素（包括 Vit A、Vit B$_1$、Vit B$_2$、Vit B$_6$、Vit B$_{12}$、Vit C、Vit E 等）[37]；甾族类化合物包括 β -谷甾醇、胆甾醇、菜油甾醇、β -麦芽固醇[37]等；含钾、钙、钠、铝、镁、铁等元素及锌、锗、铜等微量元素，这类物质主要分布在芦荟外皮上[36]。

四、药理作用

（一）调节免疫

芦荟凝胶中的乙酰化甘露聚糖（acemannan）是芦荟多糖的一种，它只有到达靶细胞才能被代谢。它能够增强艾滋病患者的机体免疫力，阻断人类免疫缺陷病毒的发展。芦荟凝胶也可作为一种新型的渗透增强剂，使抗艾滋药更易通过细胞膜进入细胞，提高抗艾滋病药的治疗效果[38]。

芦荟具有调节免疫力的药理作用，Sumita Halder 等[39] 按照每天 400 mg/kg 的剂量对小鼠实施灌胃后，其体液免疫明显增强，细胞介导免疫反应降低。Sumita Halder 的研究未具体指明芦荟物质成分，根据研究显示芦荟中不同的化学成分对机体免疫力的药理作用及机制不同。邓阳勇等[40] 研究发现芦荟多糖能通过抑制免疫器官衰老来增强机体免疫力，而郭向华等[41] 以不同浓度芦荟大黄素或联合 1 g/mL 的脂多糖（LPS）处理小鼠腹腔巨噬细胞证实大黄素能够抑制脂多糖介导的小鼠腹腔巨噬细胞增殖、吞噬，达到降低机体免疫力的作用。芦荟大黄素的免疫抑制作用可能与其抑制炎症介质 HMGB1 转位释放有关。

（二）促进伤口愈合

邓守恒等[42] 将芦荟多糖软膏应用于浅Ⅱ度烫伤大鼠模型上。烫伤的大鼠分为三组分别为芦荟多糖软膏组，软膏基质组和京万红组，结果发现芦荟多糖软膏组的平均愈合时间与软膏基质组有差异，且烫伤早期组织一氧化氮含量降低，创面组织含水量也降低，烫伤愈合过程中创面的羟脯氨酸含量增加，说明芦荟多糖可减少烫伤创面渗出和水肿，增强创面胶原合成来促进创面愈合。何洁等[43] 通过研究芦荟多糖对 SD 大鼠深Ⅱ度烫伤创面修复过程中皮肤愈合率及皮肤组织中纤维连接蛋白（FN）含量的影响。得出芦

荟多糖使烫伤创面皮肤组织中 FN 含量增加，促进创面皮肤愈合的结论，为芦荟多糖制剂在烧烫伤方面的临床应用提供了实验依据。

Metowogo K 等[44] 将芦荟多糖应用于大鼠皮肤创面来研究其对细胞外基质合成的影响。结果显示胶原蛋白含量增加，表明芦荟多糖通过加强基质金属蛋白酶基因表达，促成 N -乙酰葡萄糖胺和 N -乙酰半乳糖胺的合成，使创面愈合。

梁渝捷等[45] 研究局部应用芦荟凝胶（AVG）治疗巴马小型猪糖尿病慢性皮肤溃疡的有效性、安全性及其作用机制。结果显示，芦荟凝胶局部治疗可以缩短巴马小型猪糖尿病慢性创面完全愈合时间，且隔日治疗组完全愈合时间快于每日治疗组，治疗过程中未发现不良反应发生，机制可能与其上调创面肉芽组织 miR21、miR126 及 miR210 表达，降低 miR29a 和 miR155 表达有关。

（三）抑制纤维蛋白溶解

Siritapetawee 等[46] 证实芦荟能够抑制纤维蛋白溶解，防止纤维蛋白溶酶完全降解人体纤维蛋白凝块。作用机制是通过芦荟中的 AVPI - 12 蛋白酶抑制剂抑制半胱氨酸蛋白酶、木瓜蛋白酶、人体纤维蛋白溶酶、胰蛋白酶的活性，从而达到抑制 γ -亚基人纤维蛋白原的消化溶解，与天然的血浆丝氨酸蛋白酶抑制剂 α2 巨球蛋白相似。

（四）抗溃疡

Bhalang 等[47] 研究显示芦荟中的乙酰化甘露聚糖能有效减少复发性阿弗他口腔溃疡（RAU）的溃疡面，缓解患者疼痛，无明显的毒副作用与过敏性反应。乙酰化甘露聚糖使 RAU 伤口愈合的作用机制尚不清楚，推断其可能是通过抗炎作用介导，调节免疫作用，促进溃疡面愈合。该治疗方式对药物过敏者极为适用，也为不愿意接受固醇类药物治疗的患者提供了一种新的治疗方式。另外，芦荟具有增加胶原和黏多糖合成，进而促进溃疡面愈合的功效。付丽新等[48] 发现芦

荟还能够通过调节神经系统及腺体的分泌机制抗溃疡。

（五）镇痛

芦荟中含有镇痛性活性物质，具有镇痛的药理作用，在许多文献中已得到证实，但其确切的镇痛机制尚未明确。Rathor 等[49]在鼠甩尾实验测试中发现鼠尾在辐射束的刺激下，芦荟对甩尾响应无显著作用。这说明芦荟的镇痛效果不是通过脊柱机制来实现的。在福尔马林诱导的疼痛反应中，第一阶段鼠的舔与咬持续时间无明显缩短，但第二阶段显著缩短，从而表明芦荟的镇痛作用仅具有周边作用机制[49]，这与乙酸诱导扭体疼痛模型证实的芦荟镇痛作用相一致。

（六）抗肿瘤

Huang 等[50]研究表明芦荟大黄素较大黄素能够更有效地抑制乳腺癌细胞增殖生长。其作用机制主要是大黄素能使雌激素 α 蛋白受体水平下降，抑制雌激素 α 的转录活性，从而抑制人体乳腺癌细胞的增殖，而 Priya Suboj 等[51]发现大黄素也能激活人结肠癌细胞中的半胱天冬酶-6 活性来抑制细胞周期蛋白 B1 的活性及在 G_2/M 期阻滞癌细胞分裂增殖。

肿瘤细胞能够通过黏附、局部蛋白酶水解、运动向深部组织侵袭、转移，而芦荟能够抑制人源性肿瘤细胞侵袭、转移。何振辉 等[52]发现 $80\,\mu mol/L$ 的芦荟大黄素能明显抑制乳腺癌 MDA－MB－231 细胞体外侵袭重组基底膜能力，降低其黏附纤连蛋白（FN）、层连蛋白（LN）的能力，明显抑制 MDA－MB－231 细胞侵袭、迁移。

肿瘤代谢所需物质需依靠新生血管提供，且血管可作为肿瘤转移的途径，而内皮细胞可以增殖、迁徙，是构成血管的主要成分。卢碧玉 等[53]证实芦荟多糖能够抑制人微血管内皮细胞（HMEC－1）增殖生长，且利用鸡胚绒毛尿囊膜法证实了多糖的抗血管生成作用。因此，可通过抑制血管内皮细胞的增殖来达到抗肿瘤目的。

朱坤杰 等[54]研究发现库拉索芦荟多糖和木立芦荟多糖都能有效地抑制肿瘤生长，延长荷瘤小鼠的生存期，并且可以调节荷瘤机体的免疫功能，特别是增加脾脏的免疫功能，这可能是两种芦荟多糖发挥抗肿瘤免疫机制的重要方面。李亚辉 等[55]研究发现芦荟多糖具有良好的抗肿瘤活性，且随浓度增加，其对 HepG2 细胞的生长抑制率也逐渐增强。当与化疗药物合用时，可有不同程度的减毒增效作用。

（七）调节神经系统

芦荟对神经系统的调节主要体现在保护及修复神经细胞与脑线粒体损伤，调节部分神经分布与分泌活动，抑制海马、大脑皮质等神经中枢部位氧化，改善认知力及记忆力[48,56]。王月华 等[57]证实芦荟大黄素不仅能显著改善叠氮钠造成的 PC12 细胞线粒体损伤，而且其浓度在 $10\,mg/L$ 时可显著改善叠氮钠诱导的线粒体氧化还原功能损伤，保护大鼠脑线粒体结构和功能稳定。付丽新 等[48]通过 HE 染色和乙酰胆碱酯酶染色证实芦荟治疗组胃壁红棕色乙酰胆碱酯酶阳性反应的胆碱能神经纤维较对照组显著较少（$p<0.05$），且分布规律。Halder 等[56]研究认为芦荟能够提高小鼠的认知力及记忆力，改善其抑郁症，这可能与芦荟具有抑制海马和大脑皮质的氧化有关。

（八）抗氧化

芦荟作为一种纯天然抗氧化物质，其含有的过氧化氢酶（CAT）、SOD、Vit A 及 Vit E 等物质，可调整机体的氧化状态，降低或消除生物体在新陈代谢过程中产生的有害物质，延缓机体衰老。最近研究发现芦荟黄酮与多糖也具有延缓衰老的药理作用。王文君 等[58]发现芦荟黄酮能显著提高肝脏和脂肪组织中的过氧化氢酶、谷胱甘肽过氧化物酶活性，抑制丙二醛水平。这一研究表明芦荟黄酮具有抗氧化，延缓衰老的功效，但其作用机制尚不清楚，可能与提高相关蛋白酶基因表达或酶的活性有关。邓阳勇等[40]发现芦荟多糖可阻止胸腺淋巴细胞的衰老，抑制胸腺组织的脂肪化，延缓胸腺的萎缩与退化。该研究也证实了芦荟能够抵抗免疫系统衰老。

（九）其他

芦荟除上述药理作用外，还具有防止华蟾素静脉滴注后静脉炎[59]，预防急性放射性皮炎，调节血糖，降低血脂，促进睡眠，止血活血[60]等作用。

五、 临床应用

随着芦荟的多种药理作用得到体外研究的证实，芦荟的临床应用也越来越广泛。目前常用于治疗伤口愈合、口腔溃疡、糖尿病、艾滋病及预防病菌感染等。

（一）伤口疮面

多项临床研究证实，芦荟用于伤口愈合的治疗均取得满意疗效。有研究人员用芦荟凝胶和1‰磺胺嘧啶银乳膏作为烧伤敷料来治疗不同程度的皮肤烧伤，结果发现芦荟组患者的伤口愈合速度明显加快，疼痛指数低于1‰磺胺嘧啶银乳膏组患者[61]。Rahmani N 等[62]进行了一项随机双盲的临床试验来考察芦荟对于慢性肛裂缝合术患者伤口愈合的疗效，结果表明，与不含芦荟的对照组比较，治疗1周后芦荟组慢性肛裂缝合术患者的疼痛感得到缓解，伤口愈合时间明显缩短。

（二）口腔溃疡

Mansour G 等[63]考察了芦荟凝胶对复发性口腔溃疡的疗效，以空白凝胶作为对照，发现芦荟凝胶可有效减少口腔溃疡患者的溃疡面、红斑和分泌物。芦荟治疗口腔溃疡的机制可能是通过介导炎症反应、调节机体免疫力来促进溃疡面愈合。

（三）糖尿病

在一项随机对照临床试验中发现，芦荟凝胶可以提高碳水化合物代谢，有助于改善肥胖型早期糖尿病患者的新陈代谢，减轻肥胖患者体质量，主要是通过降低空腹血糖和血清胰岛素水平来实现[64]。由于芦荟的降血脂作用，将其用于高血脂型Ⅱ型糖尿病患者的治疗也取得了满意效果，结果证实芦荟凝胶可以显著降低糖尿病患者总胆固醇和低密度脂蛋白水平，而对正常肝肾功能无明显影响[65]。

（四）艾滋病

芦荟抗病毒、调节免疫力的作用提示其可能对人类免疫缺陷病毒（HIV‐1）有一定的效果。Olatunya O S 等[66]让艾滋病患者服用抗病毒药物结合芦荟粥作为日常饮食来考察，结果发现1年后芦荟饮食组艾滋病患者 CD4 细胞计数增加、机体免疫力提高，这对于艾滋病患者是十分有益的。美国卡林顿实验室研制的 Acemannan 是一种存在于芦荟叶子内部的多糖，可作为艾滋病治疗的辅助用药，已获得了美国 FDA 批准[67]。

（五）病菌感染

有学者研究了芦荟凝胶对健康志愿者口腔致病菌和血浆总抗氧化能力（TAC）的影响，连续用药14 d 后考察天冬氨酸转氨酶（AST）、丙氨酸转氨酶（ALT）、碱性磷酸酶（ALP）等各项生化指标来评价 TAC 活性，并观察细菌敏感性。结果，芦荟凝胶可以显著增加 TAC 活性，减少乳酸菌数量，而对机体没有副作用[68]。

六、 毒理研究

林卫华等[69]进行了芦荟干粉颗粒的毒性试验研究，通过急性经口毒性试验，未见试验动物出现任何明显中毒症状，无死亡。通过30 d 喂养试验发现，对大鼠体重、食物利用率无明显影响，对基因、体细胞及生殖细胞无明显致突变作用，未显示明显毒副作用。

Matsuda 等[70]通过喂养小鼠对木立芦荟进行了为期 1 年的慢性毒理学研究，未发现明显毒副作用。

参 考 文 献

[1] 杨令家,谷宏伟,魏顺.芦荟药材情况分析[J].时珍国药研究,1997,(3):56 – 57.
[2] 中国科学院中国植物志编辑委员会.中国植物志[M].北京:科学出版社,1980,14:62 – 63.
[3] 何颖,张春.正品儿茶与芦荟的鉴别[J].中国卫生产业,2011,8(21):116.
[4] 龙冰雁,申明达,廖高文.芦荟栽培新技术[J].农业开发与装备,2019,(12):166,140.
[5] 肖志艳,陈迪华,斯建勇,等.库拉索芦荟化学成分的研究[J].药学学报,2000,35(2):120 – 123.
[6] Kambizi L, Sultana N, Afolayan A. Bioactive compounds isolated from *Aloe ferox*: a plant traditionally used for the treatment of sexually transmitted infections in the eastern cape, South Africa [J]. Pharmaceutical Biology, 2005,42(8):636 – 639.
[7] Müller S O, Eckert I, Lutz W K, et al. Genotoxicity of the laxative drug components emodin, *Aloe emodin* and danthron in mammalian cells: topoisomerase II mediated? [J]. Mutation Research /Genetic Toxicology, 1996,371(3 – 4):165 – 173.
[8] Dagne E, Casser I, Steglich W. Aloechrysone, a dihydroanthracenone from *Aloe berhana* [J]. Phytochemistry, 1992,31(5):1791 – 1793.
[9] Conner J M, Gray A I, Reynolds T, et al. Anthraquinone, anthrone and phenylpyrone components of *Aloe nyeriensis* var. kedongensis leaf exudate [J]. Phytochemistry, 1987,26(11):2995 – 2997.
[10] Van Wyk B E, Yenesew A, Dagne E. Chemotaxonomic survey of anthraquinones and pre-anthraquinones in roots of *Aloe* species [J]. Biochemical Systematics and Ecology, 1995,23(3):267 – 275.
[11] Yenesew A, Ogur J, Duddeckt H. (*R*)-Prechrysophanol from *Aloe graminicola* [J]. Phytochemistry, 1993,34(5):1442 – 1444.
[12] Dagne E, Yenesew A, Asmellash S, et al. Anthraquinones, pre-anthraquinones and isoeleutherol in the roots of *Aloe* species [J]. Phytochemistry, 1994,35(2):401 – 406.
[13] Yagi A, Makino K, Nishioka I. Studies on the constituents of *Aloe saponaria* Haw. II. The structures of tetrahydroanthracene derivatives, aloesaponol III and-IV [J]. Chemical and Pharmaceutical Bulletin, 1977,25(7):1764 – 1770.
[14] Reynolds T. The compounds in Aloe leaf exudates: a review [J]. Botanical Journal of The Linnean Society, 1985,90(3):157 – 177.
[15] Yagi A, Makino K, Nishioka I. Studies on the constituents of *Aloe saponaria* Haw. III. The structures of phenol glucosides [J]. Chemical and Pharmaceutical Bulletin, 1977,25(7):1771 – 1776.
[16] Yagi A, Hine N, Asai M, et al. Tetrahydroanthracene glucosides in callus tissue from *Aloe barbadensis* leaves [J]. Phytochemistry, 1998,47(7):1267 – 1270.
[17] Saleem R, Faizi S, Deeba F, et al. Anthrones from *Aloe barbadensis* [J]. Phytochemistry, 1997,45(6):1279 – 1282.
[18] Grün M, Franz G. Studies on the biosynthesis of aloin in *Aloë arborescens* [J]. Planta Medica, 1981,39(3):288 – 294.
[19] Hay J E, Haynes L. 605. The aloins. Part I. The structure of barbaloin [J]. Journal of the Chemical Society, 1956:3141 – 3147.
[20] Dagne E, Bisrat D, Van Wyk B E, et al. Anthrones from *Aloe microstigma* [J]. Phytochemistry, 1997,44(7):1271 – 1274.
[21] Sigler A, Rauwald H W. First proof of anthrone aglycones and diastereomeric anthrone-c-glycosyls in flowers and bracts of Aloe species [J]. Biochemical Systematics and Ecology, 1994,22(3):287 – 290.
[22] Viljoen A M, Van Wyk B E, Newton L E. The occurrence and taxonomic distribution of the anthrones aloin, aloinoside and microdontin in Aloe [J]. Biochemical Systematics and Ecology, 2001,29(1):53 – 67.
[23] Hörhammer L, Wagner H, Bittner G. Aloinosid B, ein neues Glykosid aus Aloë [J]. Zeitschrift für Naturforschung B, 1964,19(3):222 – 226.
[24] Haynes L, Henderson J, Tyler J M. 947. C-glycosyl compounds. Part IV. The structure of homonataloin and the synthesis of nataloe-emodin [J]. Journal of the Chemical Society, 1960:4879 – 4885.
[25] Farah M H, Andersson R, Samuelsson G. Microdontin A and B: two new aloin derivatives from *Aloe microdonta* [J]. Planta Medica, 1992,58(1):88 – 93.
[26] Rauwald H W, Lohse K. Strukturrevision des 4-Hydroxyaloin: 10-Hydroxyaloine A und B als Haupt-In vitro-Oxidationsprodukte der diastereomeren Aloine1 [J]. Planta Medica, 1992,58(3):259 – 262.
[27] Okamura N, Hine N, Harada S, et al. Diastereomeric C-glucosylanthrones of Aloe vera leaves [J]. Phytochemistry, 1997,45(7):1519 – 1522.
[28] Bisrat D, Dagne E, Van Wyk B E, et al. Chromones and anthrones from *Aloe marlothii* and *Aloe rupestris* [J]. Phytochemistry, 2000,55(8):949 – 952.

［29］ Dagne E, Bisrat D, Van Wyk B E, et al. 10-Hydroxyaloin B 6′-*O*-Acetate, an oxanthrone from *Aloe claviflora* ［J］. Journal of Natural Products, 1998,61(2):256 – 257.

［30］ Dagne E, Bisrat D, Codina C, et al. AC, *O*-diglucosylated oxanthrone from *Aloe littoralis* ［J］. Phytochemistry, 1998,48 (5):903 – 905.

［31］ Dagne E, Van Wyk B E, Stephenson D, et al. Three oxanthrones from *Aloe littoralis* ［J］. Phytochemistry, 1996,42(6): 1683 – 1687.

［32］ Karagianis G, Waterman P G. LC-NMR in dereplication and structure elucidation of herbal drugs ［J］. Modern Magnetic Resonance, 2006:1229 – 1235.

［33］ Grace O M, Kokubun T, Veitch N, et al. Characterisation of a nataloin derivative from *Aloe ellenbeckii*, a maculate species from east Africa ［J］. South African Journal of Botany, 2008,74(4):761 – 763.

［34］ 万金志,乔悦昕.芦荟的化学成分及其研究［J］.中草药,1999,30(2):151 – 153.

［35］ Reynolds T, Dweck A. *Aloe vera* leaf gel: a review update ［J］. Journal of Ethnopharmacology, 1999,68(1 – 3):3 – 37.

［36］ 王力川.芦荟叶主要化学成分及其功效的研究进展［J］.畜牧与饲料科学,2009,30(1):25.

［37］ 陈国和.库拉索芦荟有效成分及的分离分析［D］.成都:四川大学,2002.

［38］ Ojewole E, Mackraj I, Akhundov K, et al. Investigating the effect of *Aloe vera* gel on the buccal permeability of didanosine ［J］. Planta Medica, 2012,78(4):354 – 361.

［39］ Halder S, Mehta A K, Mediratta P K. Augmented humoral immune response and decreased cell-mediated immunity by *Aloe vera* in rats ［J］. Inflammopharmacology, 2012,20:343 – 346.

［40］ 邓阳勇,伍参荣,杨旭丽,等.芦荟多糖对衰老小鼠胸腺组织结构的影响［J］.中南医学科学杂志,2011,39(6):626 – 628.

［41］ 郭向华,周联,王青.芦荟大黄素对 LPS 诱导的小鼠腹腔巨噬细胞及其 HMGB1 转位的抑制作用［J］.中药药理与临床,2013,29 (2):35 – 38.

［42］ 邓守恒,蔡晓军,曹风军,等.芦荟多糖软膏促浅Ⅱ度烫伤小鼠创面愈合作用研究［J］.中国药房,2011,22(15):1359 – 1361.

［43］ 何洁,唐建红,刘川玉,等.醇沉 4 组分芦荟多糖通过不同给药途径对 SD 大鼠深Ⅱ度烫伤创面愈合过程中纤维连接蛋白含量的影响［J］.中国医药导报,2017,14(11):22 – 25.

［44］ Metowogo K, Eklu-Gadegbeku K, Agbonon A, et al. Gastroprotective effect of hydroalcoholic extract of *Aloe buettneri* ［J］. Iranian Journal of Pharmaceutical Research, 2011,10(1):69 – 74.

［45］ 梁渝捷,李艳,高芸艺,等.芦荟凝胶治疗巴马小型猪糖尿病慢性皮肤溃疡的实验研究［J］.四川大学学报:医学版,2022,53(6): 953 – 960.

［46］ Siritapetawee J, Sojikul P, Soontaranon S, et al. A protein from *Aloe vera* that inhibits the cleavage of human fibrin (ogen) by plasmin ［J］. Applied Biochemistry and Biotechnology, 2013,170:2034 – 2045.

［47］ Bhalang K, Thunyakitpisal P, Rungsirisatean N. Acemannan, a polysaccharide extracted from *Aloe vera*, is effective in the treatment of oral aphthous ulceration ［J］. The Journal of Alternative and Complementary Medicine, 2013,19(5):429 – 434.

［48］ 付丽新,唐冬梅,严亨秀.芦荟抗应激性胃溃疡的迷走神经机制［J］.西南民族大学学报:自然科学版,2013,39(2):171 – 175.

［49］ Rathor N, Mehta A K, Sharma A K, et al. Acute effect of *Aloe vera* gel extract on experimental models of pain ［J］. Inflammation, 2012,35:1900 – 1903.

［50］ Huang P H, Huang C Y, Chen M C, et al. Emodin and aloe-emodin suppress breast cancer cell proliferation through ERα inhibition ［J］. Evidence-Based Complementary and Alternative Medicine, 2013:376123.

［51］ Suboj P, Babykutty S, Srinivas P, et al. Aloe emodin induces G_2 /M cell cycle arrest and apoptosis via activation of caspase-6 in human colon cancer cells ［J］. Pharmacology, 2012,89(1 – 2):91 – 98.

［52］ 何振辉,黄越群,翁闪凡,等.芦荟大黄素对高转移乳腺癌细胞 MDA – MB – 231 侵袭与转移的影响［J］.中药材,2013,(9):1481 – 1485.

［53］ 卢碧玉,蔡小连.芦荟多糖抑制肿瘤新生血管作用的研究［J］.中医药导报,2013,19(1):83 – 84.

［54］ 朱坤杰,宋娟,沈云虹,等.库拉索芦荟多糖和木立芦荟多糖体内抗肿瘤作用［J］.中成药,2010,(11):1978 – 1980.

［55］ 李亚辉,马艳弘,黄开红,等.芦荟多糖的超声波辅助纤维素酶提取及抗肿瘤活性研究［J］.中国食品学报,2015,(11):91 – 97.

［56］ Halder S, Mehta A K, Mediratta P K. *Aloe vera* improves memory and reduces depression in mice ［J］. Nutritional Neuroscience, 2013,16(6):250 – 254.

［57］ 王月华,曹立莉,杜冠华.芦荟提取物有效成分对神经细胞和脑线粒体的保护作用［J］.中国中药杂志,2010,(3):364 – 368.

［58］ 王文君,蔡教英,蒋艳,等.芦荟黄酮体内抗氧化活性及对 CAT mRNA 表达的影响［J］.中国食品学报,2013,(10):13 – 18.

［59］ 王燕萍,束家和.木立芦荟外敷防治华蟾素静脉滴注后静脉炎临床观察［J］.上海中医药杂志,2014,48(2):45 – 47.

［60］ 李亚菲,赵慧敏,任恒节,等.芦荟苷通过调控 AMPK/NRF – 2/GSH 通路抑制异丙肾上腺素诱导的心肌肥厚［J］.四川医学, 2022,43(8):745 – 750.

［61］ Shahzad M N, Ahmed N. Effectiveness of *Aloe Vera* gel compared with 1% silver sulphadiazine cream as burn wound dressing in second degree burns ［J］. Journal of Pakistan Medical Association, 2013,63(2):225 – 230.

［62］ Rahmani N, Khademloo M, Vosoughi K, et al. Effects of *Aloe vera* cream on chronic anal fissure pain, wound healing and hemorrhaging upon defection: a prospective double blind clinical trial ［J］. European Review for Medical and Pharmacological Sciences, 2014,18(7):1078 – 1084.

［63］ Mansour G, Ouda S, Shaker A, et al. Clinical efficacy of new aloe vera- and myrrh-based oral mucoadhesive gels in the management of minor recurrent aphthous stomatitis: a randomized, double-blind, vehicle-controlled study ［J］. Journal of Oral Pathology & Medicine, 2014,43(6):405 – 409.

［64］ Choi H C, Kim S J, Son K Y, et al. Metabolic effects of *aloe vera* gel complex in obese prediabetes and early non-treated diabetic patients: Randomized controlled trial ［J］. Nutrition, 2013,29(9):1110 - 1114.

［65］ Huseini H F, Kianbakht S, Hajiaghaee R, et al. Anti-hyperglycemic and anti-hypercholesterolemic effects of *Aloe vera* leaf gel in hyperlipidemic type 2 diabetic patients: a randomized double-blind placebo-controlled clinical trial ［J］. Planta Medica, 2012,78(4):311 - 316.

［66］ Olatunya O S, Olatunya A M, Anyabolu H C, et al. Preliminary trial of *Aloe vera* gruel on HIV infection ［J］. The Journal of Alternative and Complementary Medicine, 2012,18(9):850 - 853.

［67］ 万金志,徐新军,钟佳胜,等.国外芦荟药品研究开发现状与趋势[J].今日药学,2013,(1):59 - 62.

［68］ Prueksrisakul T, Chantarangsu S, Thunyakitpisal P. Effect of daily drinking of *Aloe vera* gel extract on plasma total antioxidant capacity and oral pathogenic bacteria in healthy volunteer: A short-term study ［J］. Journal of Complementary and Integrative Medicine, 2015,12(2):159 - 164.

［69］ 林卫华,赵毓梅.芦荟干粉颗粒的毒性实验研究[J].中国卫生检验杂志,2000,10(4):402 - 404.

［70］ Matsuda Y, Yokohira M, Suzuki S, et al. One-year chronic toxicity study of *Aloe arborescens* Miller var. natalensis Berger in Wistar Hannover rats. A pilot study ［J］. Food and Chemical Toxicology, 2008,46(2):733 - 739.

苏合香

苏合香为金缕梅科植物苏合香（*Liquidambar orientalis* Mill）的树干所分泌的树脂，经过加工制成[1]，异名帝膏、苏合油、苏合香油、帝油流。

苏合香树属乔木。叶互生，具长柄；托叶小，早落；叶片掌状5裂，稀3裂或7裂，裂片卵形或长方卵形，先端急尖，基部心形，边缘有锯齿。花小，单性，雌雄同株，多数成圆头状花序，黄绿色，无花瓣；雌花的圆头状花序成总状排列，雄花仅有苞片；雄蕊多数，花药矩圆形，2室，纵裂，花丝短；雌花单生，花柄下垂，花被细小，具退化雄蕊；雌蕊多数，基部愈合，子房半下位，2室，胚珠数粒，花柱2，弯曲。果序圆球状，聚生多数蒴果，有宿存刺状花柱，蒴果先端喙状，成熟时顶端开裂。种子1粒或2粒，狭长圆形，扁平，顶有翅。

生于潮湿、肥沃土壤，为阳性树种。分布于小亚细亚南部，自土耳其至叙利亚北部。我国为进口。

一、 生药鉴别

（一）性状鉴别

苏合香为半流动性的浓稠液体。棕黄色或暗棕色，半透明。质黏稠，挑起来呈胶状，连绵不断。气芳香，味略苦辣而香，质重，入水则沉。在90%乙醇、二硫化碳、氯仿或冰醋酸中溶解，在乙醚中微溶。

（二）理化鉴别

1. 化学鉴别

取苏合香药材1g与细砂3g混合后置于试管中，加$KMnO_4$试液（0.02 mol/L）5 mL，于40℃恒温水浴锅内微热，即产生显著的苯甲醛香气[2]。

2. 薄层色谱鉴别

取苏合香药材1g，加乙醚10 mL溶解，上清液作为供试品溶液。另取桂皮醛对照品和肉桂酸对照品，加乙醚制成每1mL各含1mg的溶液，作为对照品溶液。照薄层色谱法（附录VIB）试验，吸取上述供试品溶液2 μL，对照品溶液各1 μL，分别点于同一以羧甲基纤维素钠为黏合剂的硅胶G薄层板上，以石油醚（30～60℃）-正己烷-甲酸乙酯-甲酸（10：30：15：1）展开，取出，晾干，置紫外光灯（254 nm）下检视。结果显示供试品与对照品在相应位置上显相同颜色斑点[2]。

二、 化学成分

苏合香主要由树脂（约36%）、水分（14%～21%）及部分油状液体构成。苏合香的树脂为一种白色无臭的无晶形物质，由树脂酯类和树脂酸类组成。树脂酯类多为树脂醇类与芳香酸（主要是桂皮酸、苯甲酸)结合而成的酯类;树脂酸类主要为齐墩果酮酸和3-表-齐墩果酮酸[3]。油状液体大多由芳香族化合物和萜类化合物组成,芳香族化合物主要为桂皮酸及其酯类、萜类主要为单萜及倍半萜类[4]。

王峰等[5]通过对苏合香的95%乙醇提取物进行分离提纯得到了海松酸、异海松酸、脱氢松香酸、松香三烯-3β-醇、齐墩果酸、齐墩果酮酸、对羟基桂皮酸、香草醛、香草酸、5-羟甲基糠醛等。苏德民等[6]采用超临界CO_2法提取苏合香挥发油,并通过气相色谱-质谱联用(GC-MS)技术,分离鉴定出73个成分,占挥发油色谱峰总面积87%,主要成分为苯甲酸苄酯(29.87%)、脱氢-4-松香醇(5.20%)、2-葵基十六烷基脱氢-[2,1-α]茚(3.06%)、肉桂酸异丁酯(3.05%)、17-氧白羽扇豆碱(2.80%)、苄基肉桂酸(2.53%)、石竹烯(2.42%)、乙酰苯丙酯(1.83%)、绿叶烯(1.81%)、乙酸苄酯(1.71%)、去氢白菖烯(1.04%)、香紫苏醇氧化物(1.71%)等。王世宇等[7]通过固相微萃取技术提取苏合香的挥发性成分,采用GC-MS分析鉴定出28种成分,占总色谱峰面积90.72%,以α-蒎烯(15.97%)、莰烯(13.28%)和β-蒎烯(12.82%)含量最高。

三、 药理作用

(一)调节循环系统

有文献报道,苏合香有明显的抗凝作用,能显著抑制血小板的凝聚[8],抗实验性血栓的形成,提高血小板内cAMP含量[9],能降低血液黏度和红细胞压积,降低血小板聚集率[10]。体内外实验还表明,苏合香还能明显延长血浆复钙时间、凝血酶原时间,降低纤维蛋白原含量和促进纤溶酶活性。李永强等[11]发现苏合香具有改善阿司匹林抵抗的性质,可在阿司匹林抵抗性心血管疾病中应用,可以提高阿司匹林抵抗性心血管病患者的生命质量。

莫志贤等[8]报道,在垂体后叶素所致的大鼠急性心肌缺血模型上,冠心苏和胶囊能显著改善缺血心电图,降低血清乳酸脱氢酶(LDH)活性,对抗垂体后叶素引起的心肌缺血损伤。苏合香能提高小鼠常压下心肌耐缺氧能力,可显著降低氯仿诱导的小鼠室颤发生率,提高冠脉流量[12]。许福会等[13]通过结扎大鼠冠状动脉左前降支致大鼠心肌缺血实验,证实了苏合香具有抗心肌缺血作用,苏合香可以抑制模型大鼠心电图ST段的升高,降低梗死面积和梗死区重量,其作用机制可能与改善能量代谢障碍、促进血清和心肌组织中一氧化氮(NO)生成和释放,扩张冠脉保护血管有关;并可通过抗自由基损伤、抑制炎症反应而起到保护心肌细胞的作用。

(二)调节中枢神经系统

苏合香既能对抗苦味酸的中枢兴奋作用,又能缩短戊巴比妥钠所致小鼠睡眠时间,表现为既兴奋又抑制的双向调节作用[14]。

实验研究[15,16]发现苏合香可以延长脑缺血缺氧小鼠的存活时间,降低脑缺血大鼠模型脑含水量和毛细血管通透性,并能显著改善脑组织形态结构的改变。倪彩霞等[17]通过进一步研究证实了苏合香对缺血再灌注损伤大鼠的保护作用,其机制可能与抑制炎症介质的释放,减轻炎症损伤及抗一氧化氮(NO)的神经毒性有关[18]。苏合香还能促进小鼠生理状态下血脑屏障(BBB)的开放,增强BBB的通透性,其脂溶性成分是发挥药效的物质基础[19]。体外实验研究[20]发现苏合香对二亚硫酸钠造成的缺血缺氧损伤的PC12神经细胞有明显的保护作用,王丹丹等[21]通过进一步研究证实发挥功效的主要成分是苏合香的挥发油部分,其机制可能与提高细胞上清NO含量,进而降低细胞钙离子(Ca^{2+})的过度内流,减轻细胞内钙超载有关。

(三)其他

苏合香还表现出良好的抗菌作用[22,23]。

四、 临床作用

苏合香味辛，性温，主心、脾二经，芳香走窜之性甚烈，有开窍、止痛、破秽之效，故传统中医临床常用于中风痰厥、胸腹冷痛、惊痫和猝然昏倒等。苏合香在传统中医应用中常与麝香、冰片等配伍，由《太平惠民和剂局方》载苏合香丸精简改良而成的麝香保心丸和冠心苏合丸，现今在临床上常用于治疗心血管疾病和脑血管意外。

（一）冠心病、心绞痛

冠心病心绞痛属于中医"胸痹"范畴，冠心苏合香胶囊有理气宽胸、止痛之功效，主治胸闷憋气，临床上常用于心绞痛的预防和治疗，疗效确切，可增加冠脉流量，改善微循环，还能降血脂，升高密度脂蛋白，并且没有肝肾等不良反应[24]。万伟等[25]比较冠心苏合丸与速效救心丸的疗效，发现冠心苏合丸疗效略好于速效救心丸，起效时间两者无显著差异，但冠心苏合丸持续时间明显长于速效救心丸。

（二）脑损伤、脑出血

张民等[26]用苏合香丸结合常规西医治疗措施治疗急性重型颅脑损伤辩证为气闭脑窍者，疗效显著优于常规西医治疗，能有效降低致残率，且并发症发生率低。脑出血属于中医"闭证神昏"范畴，2011版《中医诊疗指南》中对于脑出血属痰湿蒙蔽清窍证者，建议治疗当以温阳化痰、醒神开窍为主，明确推荐使用苏合香丸进行治疗[27]。

（三）止痛

苏合香具有良好的止痛作用。除了对心绞痛有显著疗效外，苏合香还可以明显缓解阴缩疼痛、胃痛、痛经等[28,29]。

五、 毒理研究

（一）过敏反应

朱荷莲[30]报道，口服苏合香丸致过敏性休克。用苏合香丸研末作皮肤黏贴试验时局部红肿，出现疹块。

（二）中毒症状

欧亚娟[31]报道，新生儿服用苏合香丸量过大出现呼吸抑制，谷丙转氨酶、门冬氨酸转移酶升高；严重时，伴呼吸节律不齐、轻度发绀、双眼睑浮肿，甚至弥漫性脑水肿。由于新生儿中枢神经系统、血脑屏障发育不完善，肝内葡萄糖醛酸转移酶不足，使其不能对多种药物进行代谢处理，因此，服药剂量稍大，服用时间长，就会导致中毒。对中毒引起呼吸抑制的患儿应早期应用纳洛酮。对于中毒引起的肝功损害，用联苯双酯、葡醛内酯、肌苷等一般保肝对症治疗一周转氨酶均降至正常。

苏合香丸中麝香、冰片等属药性猛烈药、经期忌用药，服用苏合香丸后再服酒，会加速过敏性休克[30]。

参 考 文 献

[1] 李丹.古典文献中的苏合香考证[J].广东开放大学学报,2019,28(4):56－58,107.
[2] 彭颖.苏合香 GC-MS 分析及药代动力学研究[D].成都:成都中医药大学,2012.
[3]《全国中草药汇编》编写组.全国中草药汇编(下册)[M].北京:人民卫生出版社,1978.
[4] 罗光明,龚千峰,刘贤旺.苏合香研究进展[J].江西中医学院学报,1997,(1):44－45.
[5] 王峰,崔红花,王淑美.苏合香化学成分研究[J].中国实验方剂学杂志,2011,17(8):89－91.
[6] 苏德民,姚发业,石竹.超临界 CO_2 萃取分析苏合香的化学成分[J].华西药学杂志,2005,(5):409－411.

［7］ 王世宇,彭颖,夏厚林,等.苏合香挥发性化学成分的 GC-MS 研究[J].中国药房,2012,23(15):1393-1394.

［8］ 莫志贤,张宏伟.广东产苏合香对大鼠血液流变学的影响[J].中药材,2003,(11):804-806.

［9］ 朱亮,冷红文,谭力伟,等.苏合香抗血栓作用[J].中成药,1990,(9):31-32.

［10］ 张宏伟,莫志贤,贺丰.广东产苏合香的质量与药理作用研究[J].中药药理与临床,2006,22(Z1):114-116.

［11］ 李永强,郑永锋,李旭.含苏合香的药物在制备治疗阿司匹林抵抗药物中的应用[P].天津:CN1723977,2006-01-25.

［12］ 李蓓,邵以德,郭济贤,等.枫香脂和苏合香的心血管药理学研究[J].天然产物研究与开发,1999,(5):72-79.

［13］ 许福会.四味芳香开窍药抗急性心肌缺血作用的实验研究[D].成都:成都中医药大学,2011.

［14］ 方永奇,邹衍衍,李羚,等.芳香开窍药和祛痰药对中枢神经系统兴奋性的影响[J].中医药研究,2002,(3):40-42.

［15］ 唐兴荣,张水冰,余尚贞.脑立苏冲剂对脑缺血模型大鼠的影响[J].广州中医药大学学报,2005,(5):45-47,84.

［16］ 唐永鑫,曾南,倪彩霞,等.芳香开窍药抗小鼠脑缺血缺氧作用的实验研究[J].中药与临床,2011,2(1):31-32,41.

［17］ 倪彩霞,曾南,苟玲,等.芳香开窍药对脑缺血再灌注损伤大鼠保护作用机制的研究[J].中药药理与临床,2011,27(5):65-68.

［18］ 倪彩霞,曾南,汤奇,等.芳香开窍药对脑缺血再灌注损伤大鼠的保护作用及其机制初探[J].中药药理与临床,2010,26(5):64-66.

［19］ 倪彩霞,曾南,汤奇,等.芳香开窍药对正常小鼠血脑屏障通透性的影响[J].江苏中医药,2011,43(2):88-89.

［20］ 刘岩,王建,姚洪武,等.开窍药对缺血缺氧损伤 PC12 细胞的影响及其作用机制[J].中药药理与临床,2010,26(4):35-38.

［21］ 王丹丹,王建,彭颖,等.四味芳香开窍药的挥发性成分对缺血缺氧 PC12 细胞及细胞内 Ca^{2+} 的影响[J].西安交通大学学报:医学版,2012,33(3):370-373.

［22］ Lee Y S, Kim J, Lee S G, et al. Effects of plant essential oils and components from Oriental sweetgum (*Liquidambar orientalis*) on growth and morphogenesis of three phytopathogenic fungi [J]. Pesticide Biochemistry and Physiology, 2009, 93(3):138-143.

［23］ Sağdıç O, Özkan G, Özcan M, et al. A Study on inhibitory effects of sığla tree (*Liquidambar orientalis* Mill. var. *orientalis*) storax against several bacteria [J]. Phytotherapy Research, 2005,19(6):549-551.

［24］ 郑金荣.冠心苏合香胶囊治疗冠心病心绞痛 40 例临床观察[J].现代中西医结合杂志,2003,(17):1859.

［25］ 万伟,杭星.冠心苏合丸与速效救心丸疗效比较[J].医药产业资讯,2005,(17):61.

［26］ 张民,赵建阳,薄红梅,等.中西医结合治疗重型颅脑损伤后急性期脑血管痉挛临床观察[J].中国药业,2021,30(24):87-89.

［27］ 邹忆怀,马斌.脑出血中医诊疗指南[J].中国中医药现代远程教育,2011,9(23):110-112.

［28］ 付立家,付建家.一种理气宽胸、止痛的中药组合物及其检测方法[P].北京市:CN102100807B,2012-10-31.

［29］ 梅全喜.(冠心)苏合香丸的新用途[J].家庭中医药,2001,(6):50-51.

［30］ 朱荷莲,马颖文.口服苏合香丸致过敏性休克 1 例[J].广东医学,2005,(9):1213.

［31］ 欧亚娟,刘雪琴,李霞.新生儿苏合香丸中毒 6 例[J].儿科药学杂志,2005,(5):60.

尾花细辛

尾花细辛为马兜铃科细辛属植物尾花细辛（*Asarum caudigerum* Hance）和花叶尾花细辛[*Asarum caudigerum* Hance var. *cardiophyllum* (Franch.) C. Y. Cheng et C. S. Yang]的全草。别名有花脸细辛、蜘蛛香、小麻药、金耳环、土细辛[1,2]。

尾花细辛为多年生草本，全株被散生柔毛；根状茎粗壮，节间短或较长，有多条纤维根。叶片阔卵形、三角状卵形或卵状心形，长 4～10 cm，宽 3.5～10 cm，先端急尖至长渐尖，基部耳状或心形，叶面深绿色，脉两旁偶有白色云斑，疏被长柔毛，叶背浅绿色，稍稍带红色，被较密的毛；叶柄长 5～20 cm，有毛；芽苞叶卵形或卵状披针形，长 8～13 cm，宽 4～6 mm，背面和边缘密生柔毛。花被绿色，被紫红色圆点状短毛丛；花梗长 1～2 cm，有柔毛；花被裂片直立，下部靠合如管，直径 8～10 mm，喉部稍缢缩，内壁有柔毛和纵纹，花被裂片上部卵状长圆形，先端骤窄成细长尾尖，尾长可达 1.2 cm，外面被柔毛；雄蕊比花柱长，花丝比花药长，药隔伸出，锥尖或舌状；子房下位，具 6 棱，花柱合生，顶端 6 裂，柱头顶生。果近球状，直径约 1.8 cm，具宿存花被。花期 4～5月，云南、广西可晚至 11 月（图 9）。

花叶尾花细辛，与尾花细辛相似，但其叶面有白色点状或块状花斑。花期在 3 月。

产于浙江、江西、福建、台湾、湖北、湖南、广

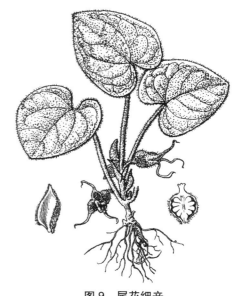

图 9　尾花细辛
（引自《中药大辞典》）

东、广西、四川、贵州、云南等省区。生长于海拔 350～1 660 m 的地方，尾花细辛生于林下阴湿处或溪边，花叶尾花细辛生于林下阴湿地[1]。

一、　生药鉴别

性状鉴别

尾花细辛，根茎不规则圆柱形，具短分枝，长

3～12 cm,直径 2～6 mm;表面灰棕色,粗糙,有环形的节;节间长 0.3～1.2 cm。根细长,密生节上,直径 1 mm;表面浅灰色,有纵皱纹。质脆,易折断,断面灰黄色。叶片阔卵形、三角状卵形、卵心形,上面深绿色,疏生长柔毛,下面毛较密。气芳香,味麻辣,略有麻舌感[2]。

花叶尾花细辛,叶上面有白色点状或块状花斑。其余与尾花细辛相似。

二、 化学成分

(一)挥发油类

很多研究者从细辛属植物中提取到了挥发油成分,尾花细辛未见相关研究,花叶尾花细辛的挥发油成分具体如表 31 所示[3]。

表 31 花叶尾花细辛中的挥发油成分

序号	化 合 物	序号	化 合 物
1	乙酸龙脑酯(bornyl acetate)	11	龙脑(borneol)
2	十一酮-2(undecanone-2)	12	3,5-二甲氧基甲苯(3,5-dimethoxytoluene)
3	黄樟醚(safrole)	13	三甲氧基甲苯(trimthoxytolune)
4	反式β-金合欢烯(trans-β-faranesene)	14	石竹烯(caryophyllenen)
5	甲基丁香酚(methyl eugenol)	15	α-细辛脑(α-asarone)
6	橙花叔醇(nerolidol)	16	甲基异丁香酚(methylisoeugenol)
7	细辛醚(asaricin)	17	肉豆蔻醚(myristicin)
8	榄香脂素(elemicin)	18	毕澄茄烯(cadinene)
9	三甲氧基苯丙烯(trimethoxyallylbenzene)	19	β-细辛脑(β-asarone)
10	异榄香脂素(isoelemicin)		

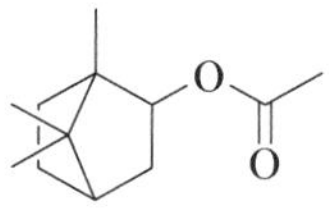

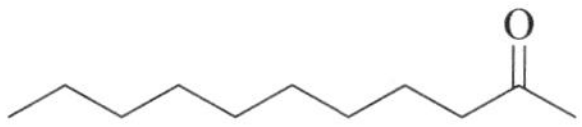

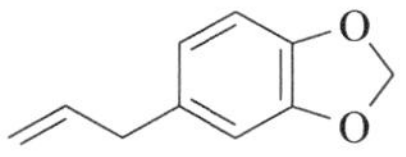

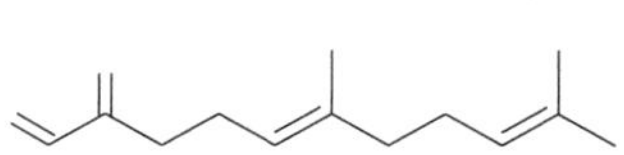

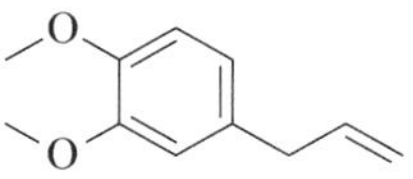

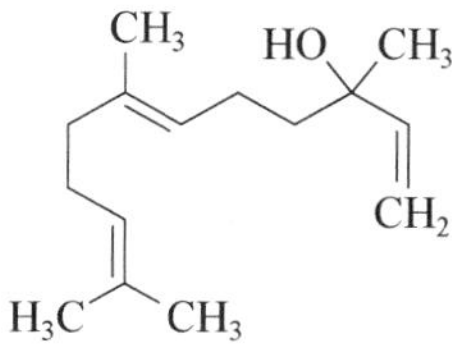

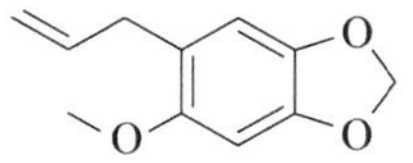

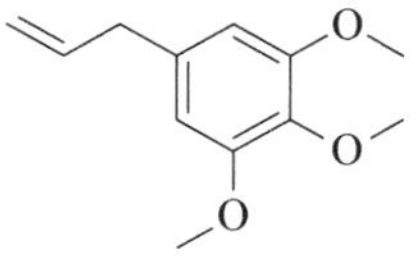

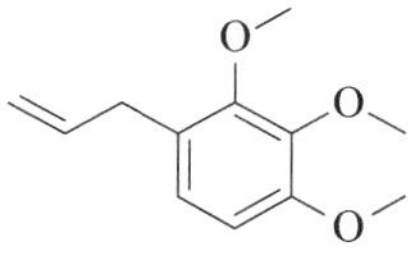

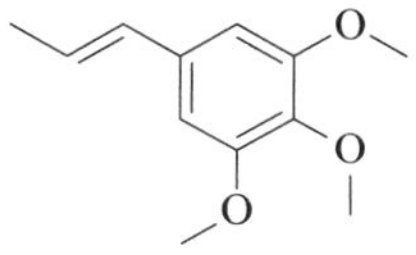

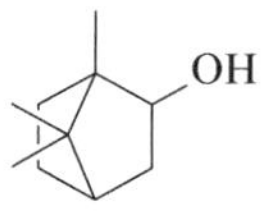

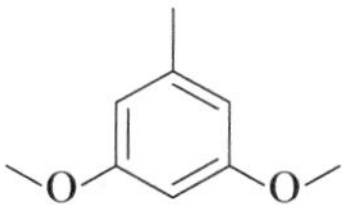

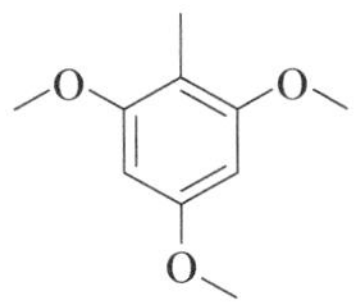

（二）其他类

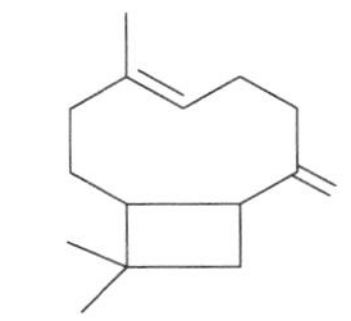

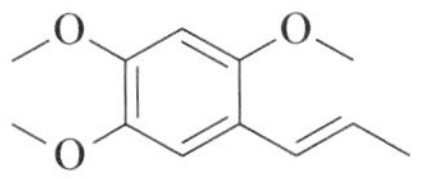

有研究者发现，在花脸细辛即花叶尾花细辛中还有芝麻脂素和马兜铃酸的成分[3,4]。

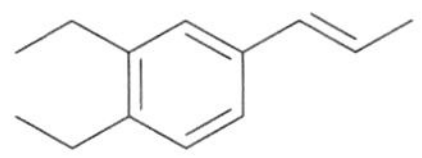

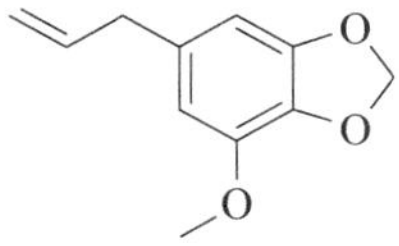

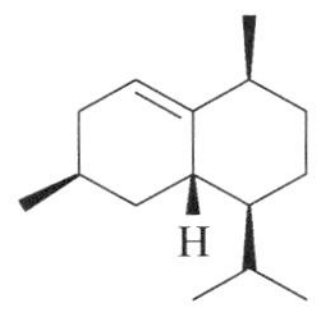

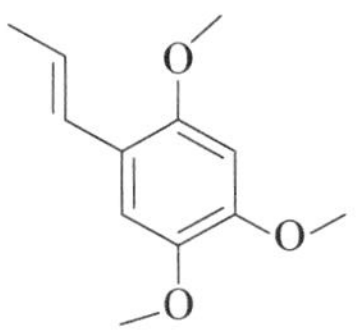

三、药理作用

（一）镇痛

在尾花细辛中提取出的挥发油，具有镇痛作用，其中所含的丁香酚类可抑制末梢神经活性，能产生镇痛效果[5]。其原理主要是丁香酚类可以显著抑制前列腺素（PG）E2 的产生，由于外源性的前列腺能使痛觉反应，而 PGE1 和 PGE2 的作用比其他的 PG 都强，丁香酚类正是通过抑制 PGE2 从而达到镇痛的效果。

Kurian 等[6]在研究丁香酚的镇痛活性时发现其对致痛模型的小鼠在炎症阶段的功效要优于神经阶段。Guénette 等[7]也发现 40 mg/kg 的丁香酚可以延长小鼠对疼痛刺激的反应时间。

（二）麻醉

尾花细辛中挥发油成分中的丁香酚类和榄香素具有麻醉作用。其中，丁香酚类在局部神经麻醉中应用极为广泛，是一种草本麻醉剂，也越来越受患者和科研工作者的欢迎，其原理主要是抑制 Na^+ 的流动，从而阻滞神经传导功能，低浓度的丁香酚类能复合动作电位，减少神经活动。

由于丁香酚类价格低廉，且被美国食品药品监督管理局认定为是对人体无害的物质，比常规的水产品麻醉剂残留量低，故会用在水产品的长途运输中。它对鱼类的麻醉原理为先抑制鱼类的脑皮质，让它失去触觉，之后再作用于基底神经节和小脑，最后作用于脊髓，从而达到麻醉的效果[8-12]。

（三）抗氧化

尾花细辛提取的挥发油中含有抗氧化活性成分，有很多研究者发现其所含成分可以保护由于氧化的低密度脂蛋白所引起的内皮细胞功能障碍，从而使抗氧化酶的活性增加，以达到抑制活性氧的生成[13]。

Fujisawa 等[14]认为丁香酚具有重要的抗氧化活性是由于其可以通过贡献酚羟基的氢原子来捕获烷基过氧化基团（ROO）的氧原子，其反应速率要远高于过氧化基团攻击器官的作用底物。

Masae 等[15]研究了丁香酚抑制铁介导的脂质过氧化作用和铜依赖的低密度脂蛋白的氧化作用，认为其发生作用的机制是减少了过渡金属离子，尤其是二价铜离子，从而延缓体内多不饱和脂肪酸反应生成过氧化氢和烷氧基的过程。

（四）抗菌

尾花细辛提取挥发油中的丁香酚类和黄樟

醚具有抗菌作用。Sara 等[16]总结认为丁香酚等芳香油类的抗菌机制为:先降解细胞壁以导致胞质膜和膜蛋白类受损伤,然后细胞内含物开始外露,接着细胞质聚沉,最后是质子动势的流逝。吕世明等[17]应用微量稀释法对丁香酚体外抑菌活性进行了研究,发现丁香酚对 12 种常见细菌具有较好的抑菌作用。其作用机制就是先破坏细胞壁导致胞质膜和膜蛋白类损伤,之后使细胞内的物质开始外泄,最终使真菌失去活性,从而达到抑菌效果。

(五) 抗肿瘤

经很多研究者研究发现,尾花细辛里面所含的丁香酚类具有抗癌活性。Hussain 等[18]通过研究丁香酚协同抗癌药物吉西他滨治疗宫颈癌效果,发现丁香酚和吉西他滨联合使用在低浓度即可引起癌细胞生长抑制和凋亡,同时降低吉西他滨对正常细胞的毒副作用,对相关基因的研究还发现丁香酚可以降低 Bcl-2、COX-2 和 IL-1β 的凋亡和发生炎症的可能性,提高了吉西他滨的治疗效果。

Rita 等[19]则研究了联合利用丁香酚和甲氧雌二醇(2-ME2)治疗非雄激素依赖型前列腺癌的疗效,发现其可以有效抑制前列腺癌细胞的增殖以及增强凋亡前体蛋白的表达,从而有效防治前列腺癌。

(六) 抗虫活性

尾花细辛提取的挥发油有抗虫作用,经研究发现,起作用的还是丁香酚类化合物。Pessoa 等[20]用虫卵孵化试验研究了丁香酚对小反刍动物胃肠道捻转胃虫(*Haemonchus contortus*)的抑制作用,发现当丁香酚含量为 0.5% 时,其具有最大的抑制作用。

四、 临床应用

尾花细辛与其他细辛属植物的功效大同小异,主要用于治疗风寒感冒、头痛、咳嗽哮喘以及风湿麻痹痛,另外还用于口腔溃疡、跌打损伤、蛇虫咬伤和痈疮等。

(一) 痰饮咳嗽,喉痒,吐清痰

方药:尾花细辛 3～6 g,煎水服,每天 3 次。或用尾花细辛 6 g,煎酒 120 g,分 3 次服完。

(二) 跌打损伤

方药:花脸细辛 6 g,土鳖虫 9 g,泡酒 90 g。每次服 15 g,每天 3 次。亦可涂在患处,或将药渣捣烂敷患处。

(三) 神经衰弱

方药:尾花细辛 9 g。煎服或炖肉服。

(四) 其他

治腿部骨髓炎,用尾花细辛叶捣烂敷。治蛀牙痛,土细辛(尾花细辛)鲜叶适量,搓烂塞蛀牙洞内;另用土细辛 6 g,石膏 60 g,水煎服。

五、 毒理研究

尾花细辛有小毒,故在临床使用中不宜用大剂量,其中主要的毒性成分是细辛醚(α、β)和黄樟醚,前者能引起急性毒性反应,后者可导致肝癌。细辛含有马兜铃酸,具肝毒性,《中国药典》对马兜铃酸进行限量检查,含量不得超过 0.001%。

参考文献

[1] 中国科学院中国植物志编辑委员会.中国植物志[M].北京:科学出版社,1988,24:165-166.

［2］ 周祯祥.细辛的基源与性状鉴别［C］//2009,南宁,第二届临床中药学学术研讨会.

［3］ Pan J. GC/MS analysis of volatile oils from Chinese Asarum species. Ⅱ. *Asarum sieboldii* form. seoulense, *A. forbesii*, *A. inflatum*, *A. magnificum* var. dinghugense and *A. caudigerum* var. cardiophyllum［J］. Zhong yao tong bao, 1984, 9 (4):175 - 177.

［4］ Hu J Y. Isolation and characterization of MADS-box genes from two basal Angiosperms, *Asarum caudigerum* Hance & *Saururus chinensis* Baill［D］. Kunming: Kunming Institute of Botany, 2003.

［5］ 刘阳,冯甲棣,文涛.丁香酚对致热家兔弓状核区脑组织中 PGE2 和 cAMP 含量的影响［J］.中国医科大学学报,2001,(5):22 - 24.

［6］ Kurian R, Arulmozhi D, Veeranjaneyulu A, et al. Effect of eugenol on animal models of nociception［J］. Indian Journal of Pharmacology, 2006, 38(5):341 - 345.

［7］ Guénette S A, Ross A, Marier J F, et al. Pharmacokinetics of eugenol and its effects on thermal hypersensitivity in rats ［J］. European Journal of Pharmacology, 2007, 562(1 - 2):60 - 67.

［8］ 黄洪贵,黄柳婷,胡振禧,等.丁香酚对倒刺鲃幼鱼麻醉效果的研究［J］.水产科技情报,2009,36(4):157 - 160.

［9］ 匡刚桥,李萍,郑曙明,等.丁香酚对斑点叉尾鮰幼鱼的麻醉效果［J］.四川动物,2010,29(5):584 - 587.

［10］ 刘长琳,李继强,陈四清,等.丁香酚麻醉半滑舌鳎成鱼的试验研究［J］.海洋水产研究,2007,(3):50 - 56.

［11］ 孟庆磊,董学飒,朱永安,等.丁香酚对澳洲长鳍鳗麻醉效果的研究［J］.农学学报,2011,1(9):46 - 50.

［12］ 赵艳丽,杨先乐,黄艳平,等.丁香酚对大黄鱼麻醉效果的研究［J］.水产科技情报,2002,(4):163 - 165.

［13］ Ou H C, Chou F P, Lin T M, et al. Protective effects of eugenol against oxidized LDL-induced cytotoxicity and adhesion molecule expression in endothelial cells［J］. Food and Chemical Toxicology, 2006, 44(9):1485 - 1495.

［14］ Fujisawa S, Atsumi T, Satoh K, et al. Radical scavenging activity of eugenol-related compounds［C］. Journal of Dental Research, 2001 Int Amer Assoc Dental Researchi Adr/Aadr 1619 Duke St, Alexandria, Va 22314.

［15］ Ito M, Murakami K, Yoshino M. Antioxidant action of eugenol compounds: role of metal ion in the inhibition of lipid peroxidation［J］. Food and Chemical Toxicology, 2005, 43(3):461 - 466.

［16］ Burt S. Essential oils: their antibacterial properties and potential applications in foods — a review［J］. International Journal of Food Microbiology, 2004, 94(3):223 - 253.

［17］ 吕世明,陈杖榴,陈建新,等.丁香酚体外抑菌作用研究［J］.食品科学,2008,(9):122 - 124.

［18］ Hussain A, Brahmbhatt K, Priyani A, et al. Eugenol enhances the chemotherapeutic potential of gemcitabine and induces anticarcinogenic and anti-inflammatory activity in human cervical cancer cells［J］. Cancer Biotherapy and Radiopharmaceuticals, 2011, 26(5):519 - 527.

［19］ Ghosh R, Ganapathy M, Alworth W L, et al. Combination of 2-methoxyestradiol (2 - ME2) and eugenol for apoptosis induction synergistically in androgen independent prostate cancer cells［J］. The Journal of Steroid Biochemistry and Molecular Biology, 2009, 113(1 - 2):25 - 35.

［20］ Pessoa L, Morais S, Bevilaqua C, et al. Anthelmintic activity of essential oil of *Ocimum gratissimum* Linn. and eugenol against Haemonchus contortus［J］. Veterinary Parasitology, 2002, 109(1 - 2):59 - 63.

枫香树

枫香树为金缕梅科枫香树属植物枫香树（*Liquidambar formosana* Hance）的树脂、根、叶及果实,果实又名"路路通"[1,2]。植物枫香树又称枫树、三角枫。

枫香树属落叶乔木,高达 30 m,胸径最大可达 1 m,树皮灰褐色,方块状剥落;小枝干后灰色,被柔毛,略有皮孔,芽体卵形,长约 1 cm,略被微毛,鳞状苞片敷有树脂,干后棕黑色,有光泽。叶薄革质,阔卵形,掌状 3 裂,中央裂片较长,先端尾状渐尖;两侧裂片平展;基部心形;上面绿色,干后灰绿色,不发亮;下面有短柔毛,或变秃净仅在脉腋间有毛;掌状脉 3～5 条,在上下两面均显著,网脉明显可见;边缘有锯齿,齿尖有腺状突著;叶柄长达 11 cm,常有短柔毛;托叶线形,游离,或略与叶柄连生,长 1～1.4 cm,红褐色,被毛,早落。雄性短穗状花序常多个排成总状,雄蕊多数,花丝不等长,花药比花丝略短。雌性头状花序有花 24～43 朵,花序柄长 3～6 cm,偶有皮孔,无腺体;萼齿 4～7 个,针形,长 4～8 mm,子房下半部藏在头状花序轴内,上半部游离,有柔毛,花柱长 6～10 mm,先端常卷曲。头状果序圆球形,木质,直径 3～4 cm;蒴果下半部藏于花序轴内,有宿存花柱及针刺状萼齿。种子多数,褐色,多角形或有窄翅。

产于我国秦岭及淮河以南各地,北起河南、山东,东至台湾,西至四川、云南及西藏,南至广东;亦见于越南北部,老挝及朝鲜半岛。性喜阳光,多生于平地,村落附近,及低山的次生林。在海南岛常组成次生林的优势种,性耐火烧,萌生力极强[1]。

一、生药鉴别 [3]

（一）性状鉴别

1. 树叶

叶多破碎,完整叶片阔卵形,掌状 3 裂,长 5～12 cm,宽 7～17 cm;中央裂片较长且先端尾状渐尖,基部心形,边缘有细锯齿;上面灰绿色,下面浅棕色,掌状脉 3～5 条,在叶下面明显突起;叶柄长 7～11 cm,基部鞘状。质脆,易破碎。揉之有清香气,味辛、微苦涩。

2. 果实路路通

果序圆球形,直径 2～3 cm。表面灰棕色至棕褐色,有多数尖刺状宿存萼齿及鸟嘴状花柱,常折断或弯曲,除去后则现多数蜂窝小孔;基部有圆柱形果柄痕。小蒴果顶部开裂形成空洞状,可见种子多数,发育不完全者细小,多角形,直径约 1 mm,黄棕色至棕褐色,发育完全者少数,扁平长圆形,具翅,褐色。体轻,质硬,不易破开。气微香,味淡。以个大、色黄、无泥、无果柄者为佳。

3．树根

根圆锥形，稍弯曲，直径 2～6 cm，长 20～30 cm。表面灰黑色或灰棕色，外皮剥落处显黄白色。质坚硬，不易折断，断面纤维性，皮部黑棕色，木部黄白色。气清香，味辛，微苦涩。

（二）显微鉴别

树根木栓层 3～6 列木栓细胞，皮层主要由薄壁细胞组成，含有少量的石细胞、分泌细胞等，韧皮纤维成环状排列，树脂道散生，形成层明显，木质部导管径向单向排列。

二、栽培

（一）产地环境

枫香树的原产地是我国中部和南部，生长在山谷和山麓地带，经常和榆科、樟树科以及壳斗科等树种混生。枫香树为强阳性树种，适宜生长在温暖潮湿的气候中，需要深厚湿润的土壤，不仅抗水湿，而且也抗干旱、抗火烧。枫香树的根系通常较深，主根较大，有较强的抗风性能，在酸性或中性的土壤中生存，生长速度很快，有很强的萌芽性，善于天然更新，是次生林的优势树种[4]。

（二）生产管理

1．选地、整地

选择播种地时，应该选择地势较为平坦，最好是有较好的灌排设施，土壤最好选择疏松肥沃的壤土，砂质壤土也可以，一定不要选择易积水的田块，而且要避开那些较为干燥贫瘠或者虫害严重的土壤。

在播种前，一个重要的步骤就是进行整地，整地需要在秋末冬初先耕翻一次，耕翻的深度在 15～25 cm，经过翻耕过的土地在天气冷时可以冻酥土壤，然后来年春季再浅耕一次，把地面耕平之后拉线做畦，畦的宽度在 120～130 cm，高度在

20 cm 左右，翻耕最好是两耕两耙，保证畦的土面是平整疏松，表面没有杂草、石块或者土块等。

2．繁殖方法

枫香树的繁殖通过播种繁殖，也可以通过分株繁殖或者是扦插的方式。

在枫香树播种时，通常选择春播，时间在 2 月下旬到 3 月上旬。播种时可以选择开浅沟条播的方法，保持 50 cm 行距，8～10 cm 的播幅。播种前可以将种子间歇的浸泡在温水中 2～3 h，可以使得枫香树的种子更早的发芽而且比较整齐。播种结束后要立刻覆土浇水，然后在条播行上盖草。

3．田间管理

种子出苗后，要及时揭去覆盖的草，注意不能一次完全除净，冬末春初时先把覆草放在条播行间，防止冻害，天气回暖以后再彻底清除。在育苗期间，一定要多次间苗，去除弱苗和病苗，留些大苗和壮苗，保证苗床的疏密比较均匀。苗出土后要进行培土护根，将疏松的土壤培于根部，厚度在 1 cm 左右。加强肥水管理，浇施稀释的有机肥最好[4]。

（三）病虫害防治

6～9 月用 90％晶体敌百虫 400～600 倍液防治刺蛾；用 80％敌敌畏 800～1 000 倍液防治金龟子；其他食叶害虫用氯马乳油 1 000 倍液防治。5～6 月用根腐灵 400 倍液防治苗木根腐烂病，每隔 10 d 喷 1 次，连喷 3 次[5]。

三、化学成分

近年来研究表明，从枫香树属植物中分离出的化学成分主要包括黄酮及其衍生物类、萜类、酚酸类、鞣质、挥发油等。

（一）黄酮及其衍生物类

现已分离得到的黄酮及其衍生物如表 32 所示。

表 32　枫香树属中的黄酮及其衍生物类化合物

序号	化合物	文献
1	异槲皮苷	[6]
2	kaempferol-4′-O-α-L-rhamn-opyr-anosyl(1→6)-β-D-glucopy-ranoside	[6]
3	紫云英苷	[6]
4	杨梅树皮素-3-O-β-D-葡萄糖苷	[6]
5	槲皮素-3-O-(6″-没食子酰基)-β-D-半乳糖苷	[6]
6	槲皮素-3-O-(6″-没食子酰基)-β-D-葡萄糖苷	[6]
7	杨梅苷	[6]
8	金丝桃苷	[6]
9	山柰酚-3-O-(6″-没食子酰基)-β-D-半乳糖苷	[7]
10	芦丁	[7]
11	儿茶素	[8]
12	没食子儿茶素	[8]
13	杨梅树皮素-3-O-(6″-没食子酰基)-β-D-葡萄糖苷	[8]
14	(2S)-5,7,4′-trihydroxyflavan-7-O-β-D-glucopyranoside	[6]
15	(2S)-5,7,4′-trihydroxyflavan-5-O-β-D-glucopyranoside	[6]

（二）萜类

枫香树属类中有丰富的萜类成分,相关研究共报道了 94 个从枫香树属植物分离得到的萜类化合物,其中有 5 个单萜(包括 1 个简单单萜和 4 个单萜苷),1 个倍半萜,13 个二萜以及 75 个三萜化合物。这些化合物广泛分布于枫香树属植物的各个部分,其中果实和树脂中发现的萜类最多,树叶中发现的萜类成分最少。

1. 单萜及倍半萜

1954 年,日本的冈部正义[6]研究北美枫香树(*Liquidambar styraciflua*)的化学成分,并从中分离得到龙脑(**16**),这是从枫香树属植物非挥发性部分发现的第一个单萜成分。

16

中国药科大学的姜志宏等[7]和日本长崎大学药学部的研究者研究了枫香树(*Liquidambar formosana*)皮中的环烯醚萜成分,并从中分离得到 4 个环烯醚萜苷(**17～20**),它们分别是水晶兰苷(**17**)、水晶兰苷甲酯(**18**)、6α-hydroxygenipo-side(**19**)和 6β-hydroxygeniposide(**20**)。2014 年袁惠[8]从枫香树(*Liquidambar formosana*)叶水提物的乙酸乙酯部分分离得到一个降碳的大柱烷型倍半萜,经鉴定为(3S,5R,6R,7E,9S)-me-gastigmane-7-ene-3,5,6,9-tetrol(**21**)。

17	R＝H	**19**	R＝α-OH
18	R＝CH₃	**20**	R＝β-OH

21

2. 二萜类

商洪杰等[9]从枫香(*Liquidambar formosana*)树脂的二氯甲烷提取物中利用各种色谱手段分离得到 13 个三环二萜类化合物,如化合物(**22～24**):7β-methoxy-8,11,13-triene-18,6α-abietanol-ide(**22**),命名为 liquidambolide A;12-hydroxy-7-

oxo-dehydroabietic acid（**23**），命名为 liquiditerpe-noic acid A；13-hydroxy-12-isopropyl-8，11，13-

podocaratrien-18-oic acid（**24**），命名为 liquiditer-penoic acid B。

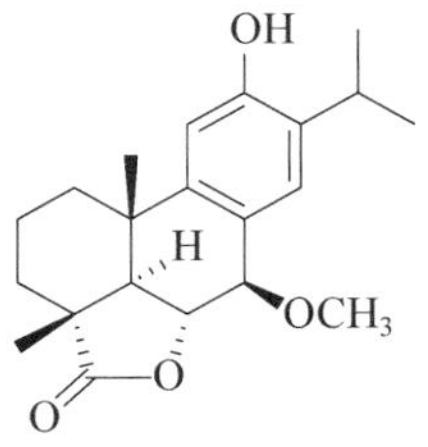

22 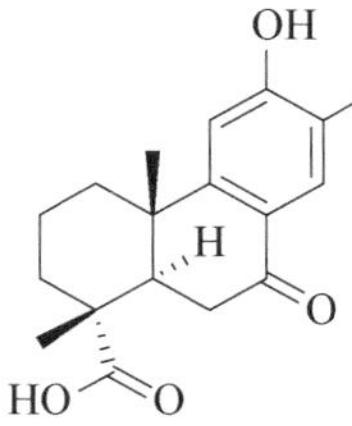　　　　　　　　**23** 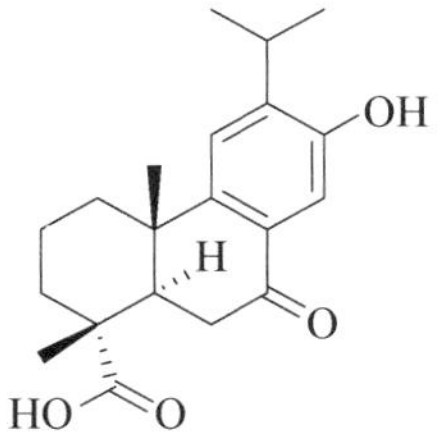　　　　　　　　**24**

其他 10 个二萜化合物分别是：15-hydroxy-dehydroabietic acid（**25**）、15-hydroxy-7-oxode-hydroabietic acid（**26**）、2α-hydroxydehydroabietic acid（**27**）、12-hydroxy-7-oxo-5，8，11，13-tetraene-

18，6-abietanolide（**28**）、picealactone A（**29**）、12α-hydroxyabietic acid（**30**）、12β-hydroxyabietic acid（**31**）、15-hydroxy-6-ene-dehydroabietic acid（**32**）、aquilarabietic acid K（**33**）、pimaric acid（**34**）。

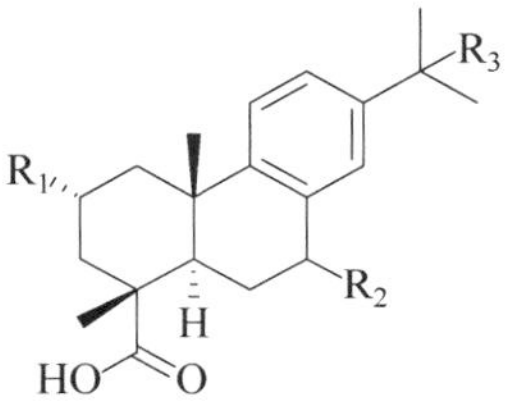

25　R₁=R₂=H　R₃=OH
26　R₁=H　R₂=O　R₃=OH
27　R₁=OH　R₂=R₃=H

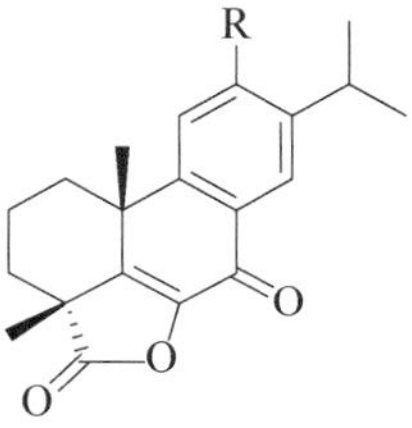

28　R=OH
29　R=H

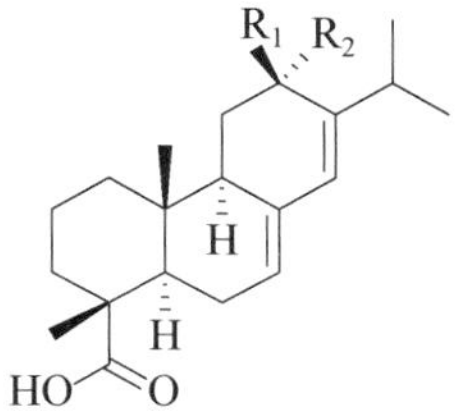

30　R₁=H　R₂=OH
31　R₁=OH　R₂=H

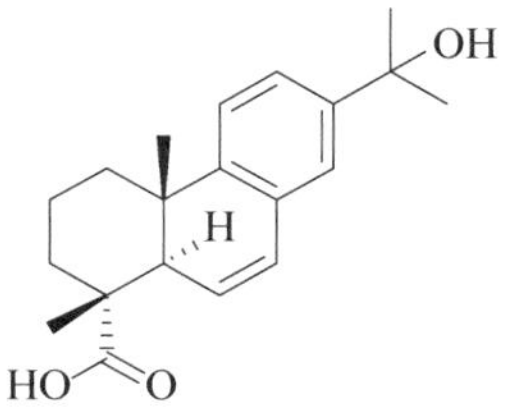

32 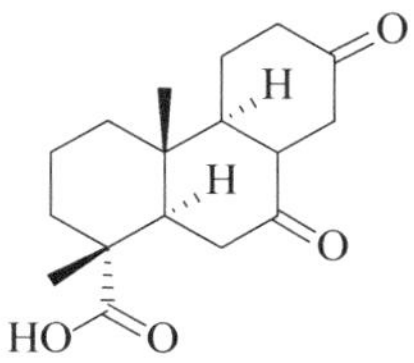　　　　　　　　**33** 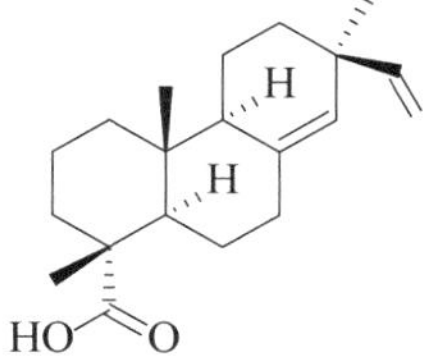　　　　　　　　**34**

3. 三萜类

从枫香树属植物中分离得到的三萜类化合物共 75 种，五环三萜化合物共有 71 种，包含了齐墩果烷型、羽扇豆烷型和乌苏烷型三种结构类型的五环三萜，这些成分在该属植物的果实、树脂和根中均有分布。

1988 年，Chohachi Kono 等[10]从路路通中分离 7 个化合物，并验证了中药路路通（*Fructus*

Liquidambaris）的护肝机制，在这 7 个化合物中有一个齐墩果烷型三萜化合物，28-去甲齐墩果酮酸（**35**）。赖作企和董勇[11,12]从路路通乙醇提取物中分离 7 个五环三萜，其中 3 个齐墩果烷型五环三萜（**36～38**），分别是 2α，3β-dihydroxy-23-norolean-4(24)，12(13)-dien-28-oic acid（**36**）、2α，3β，23-trihydroxy-olean-12(13)-en-28-oic acid（**37**）、3β-hydroxyolean-12(13)-en-28-oic acid（**38**）。

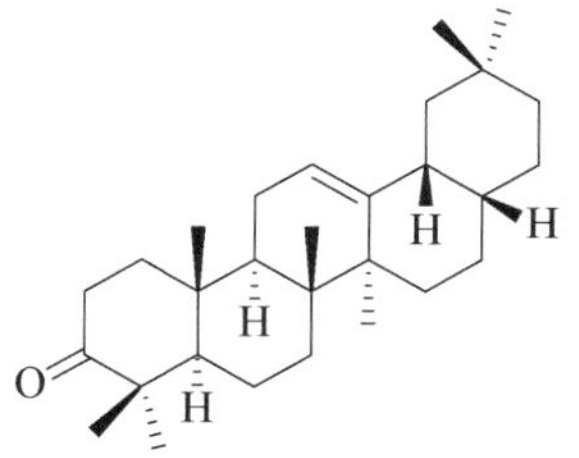

35

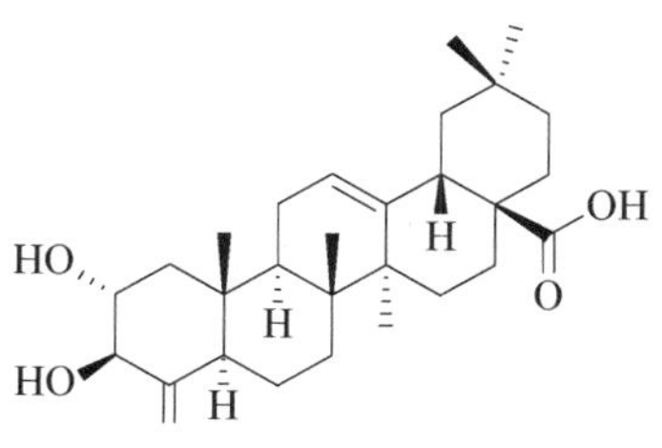

36

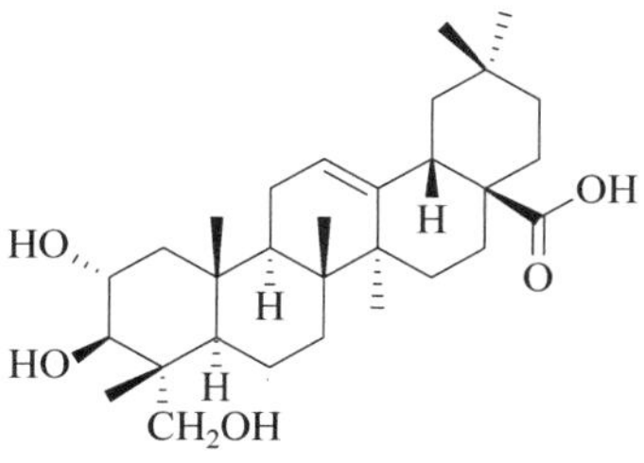

37

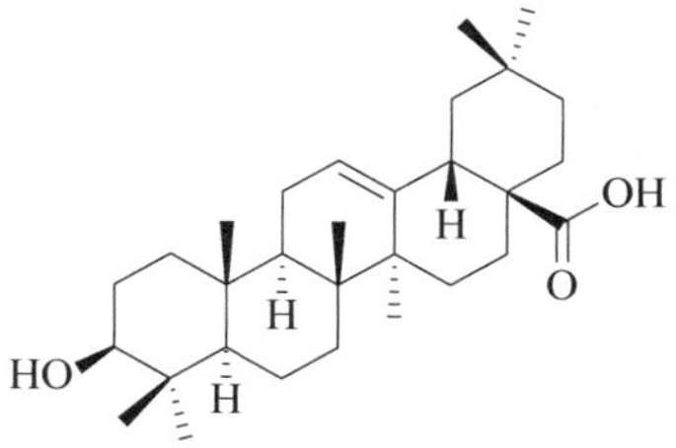

38

孙玉茹等[13]从路路通报道了一种新五环三萜内酯类化合物：11, 12-epoxy-3-oxo-28, 13-oleananolide(**39**)，并命名为路路通内酯，即 Liquidambaric lactone；后该课题组又从路路通 70％乙

醇提取物中分离得到 11 个化合物，其中包括 3-oxo-12α-hydroxy-oleanan-28, 13β-olide(**40**)，3α-acetoxyl-25-hydroxyolean-12-en-28-oic acid(**41**)和齐墩果酸(**42**)共三个齐墩果烷型五环三萜化合物[14]。

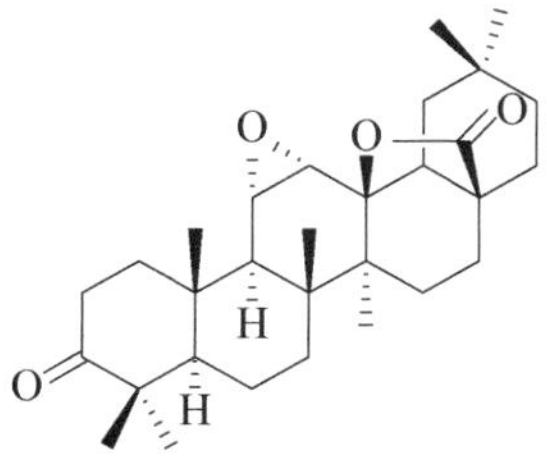

39

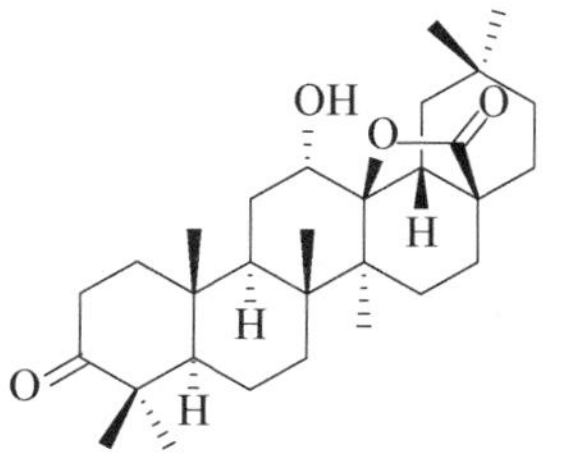

40

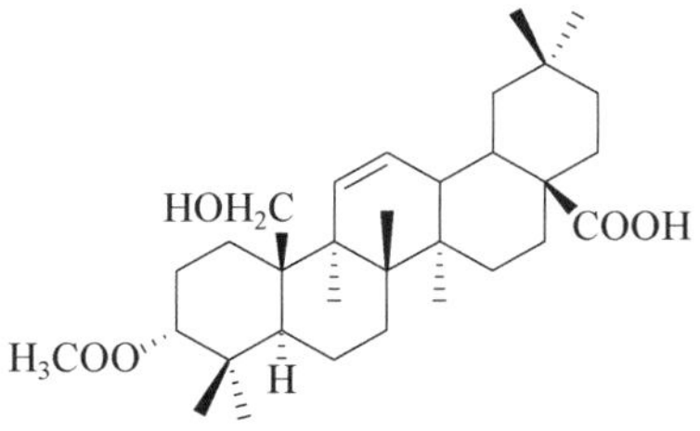

41

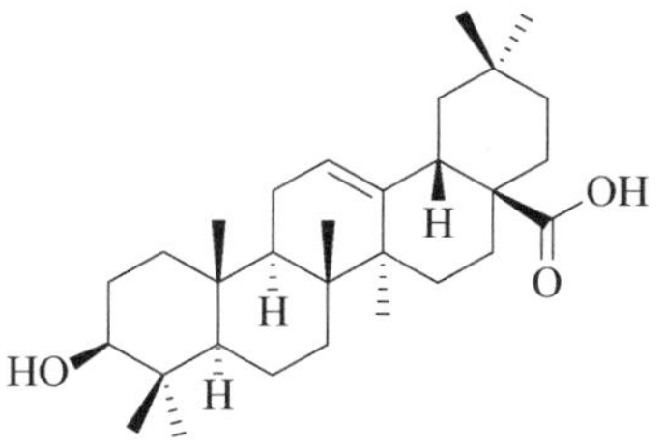

42

Sakai 等[15]为研究北美枫香树(*Liquidambar styraciflua*)中的具有抗癌活性的三萜成分，从其树皮中分离得到 4 个五环三萜，其中有 3 个齐墩果烷型五环三萜(**43～45**)：25-acetoxy-3α-

hydroxyolean-12-en-28-oic acid（**43**）、3α, 25-dihydroxyolean-12-en-28-oic acid（**44**）和 3, 11-dioxoolean-12-en-28-oic acid(**45**)；后该课题组又从北美枫香树(*Liquidambar styraciflua*)中分离

得到 3β,25-epoxy-3α-hydroxyolean-12-en-28-oic acid（**46**）、6β-hydroxy-3-oxolean-12-en-28-oic acid（**47**）、3α-hydroxy-11-oxolean-12-en-28-oic acid（**48**）[16]。

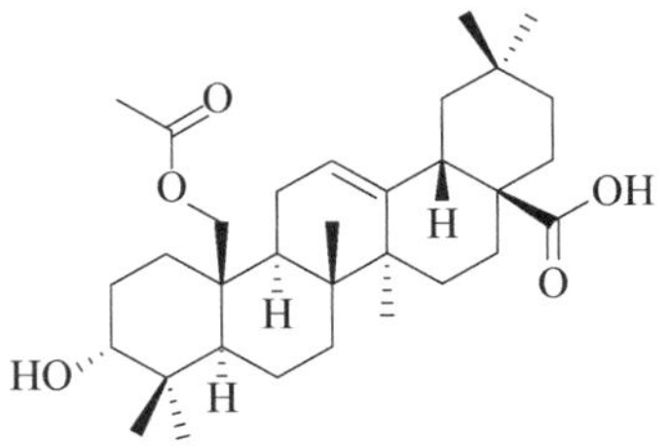

43

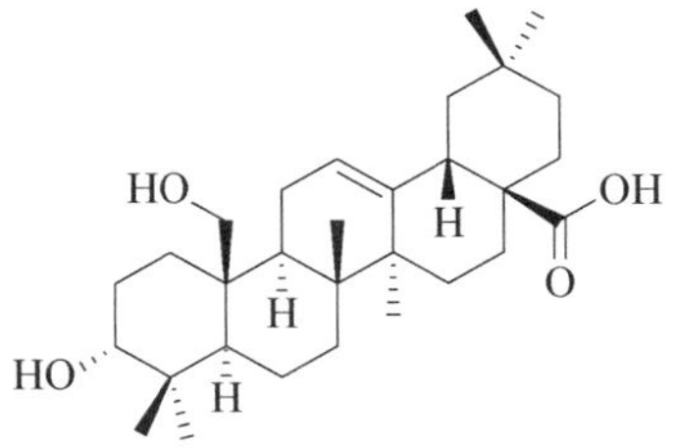

44

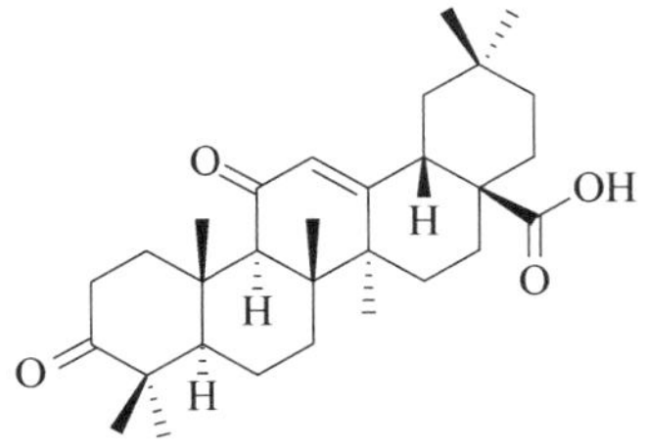

45

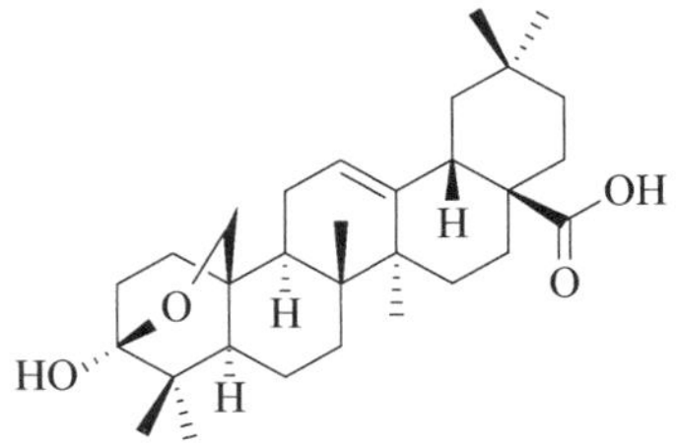

46

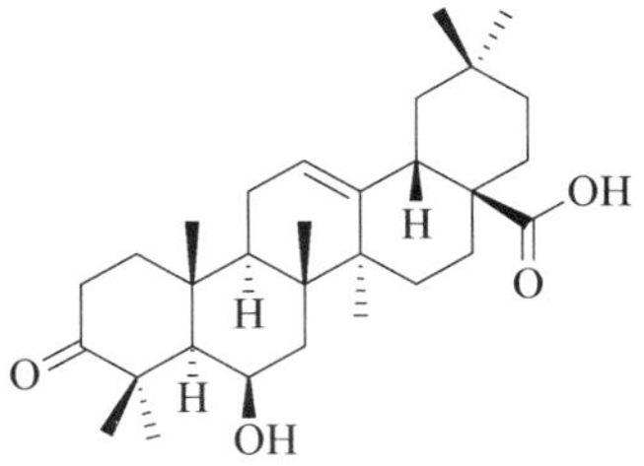

47

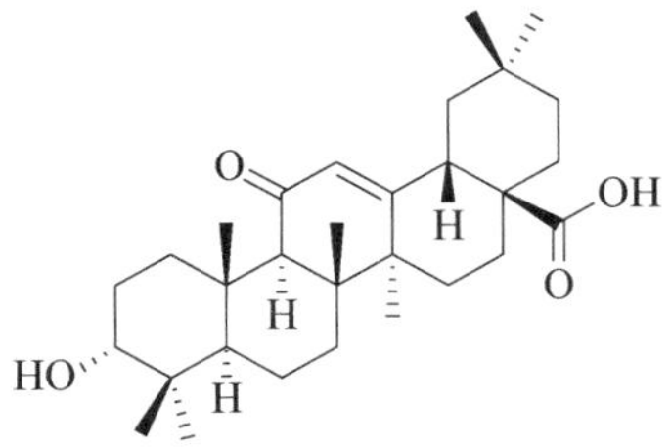

48

Zhang H X 等[17]为研究路路通的有效活性成分及药理活性，从中分离得到 13 个五环三萜化合物，其中含三个齐墩果烷型五环三萜（**49**～**51**），具体名称为（8R,10S,11S,12R,13S,14R,17S）3-oxo-11,12α-oxidotaraxerene-28,14β-olide（**49**）、 3-oxo-17β-formyloxy-28-nor-olean-12-ene（**50**）、3-oxo-11α-methoxy-olean-12-ene-28-oic acid（**51**）、 3,25-epoxy-3α-hydroxy-11-oxo-olean-12-en-28-oic acid（**52**）、3α-hydroxy-11α,12α-epoxy-oleanan-28,13β-olide（**53**）、 12-dien-28-oic acid（**54**）、 3-oxo-11,13（18）-oleanadien-28-oic acid（**55**）、2-hydroxy-3-oxo-1,4（5）-oleanadien-28-oic acid（**56**）、 melliferone（**57**）、3-oxo-oleana-12-en-28-oic acid（**58**）、阿江榄仁酸（**59**）、 eucalyptanoic acid （ **60** ）、 23-trans-p-coumaroyloxy-2α,3β-di-hydroxyolean-12-en-28-oic acid（**61**）。

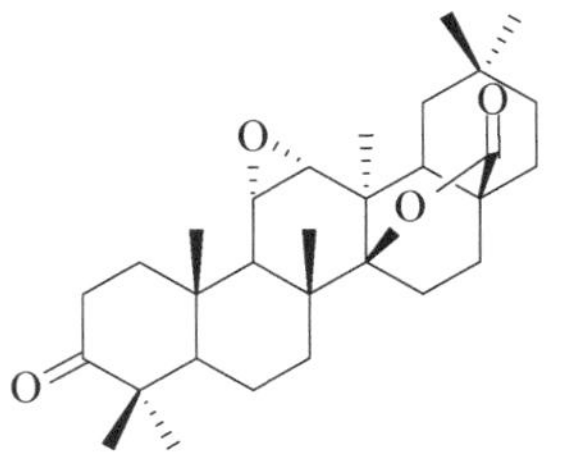

49

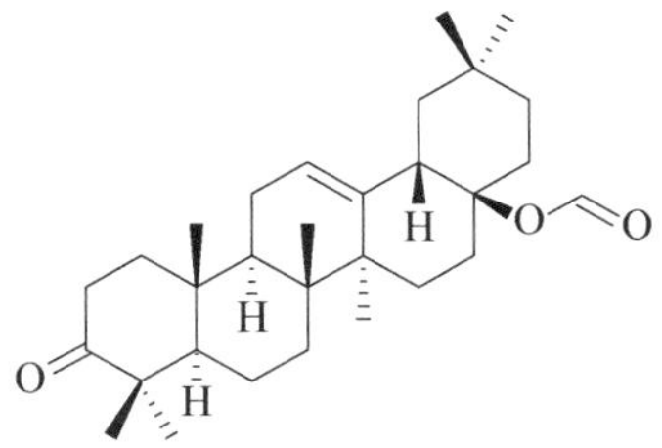

50

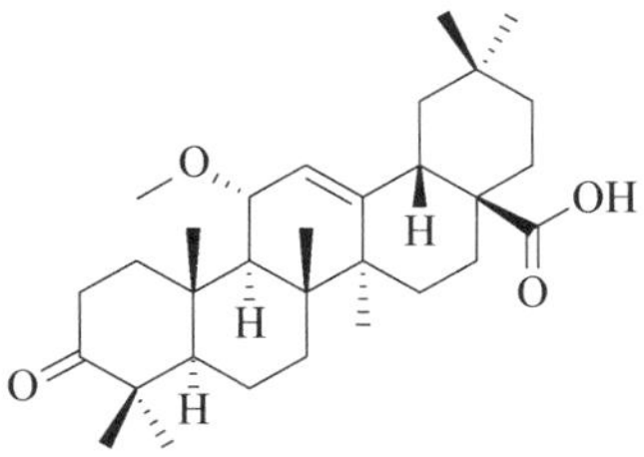

51

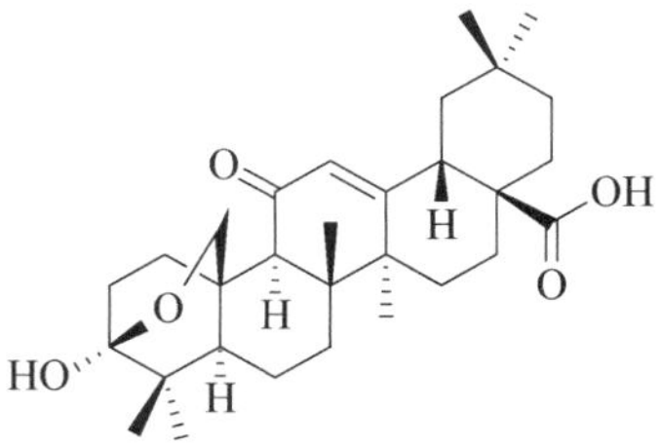

52

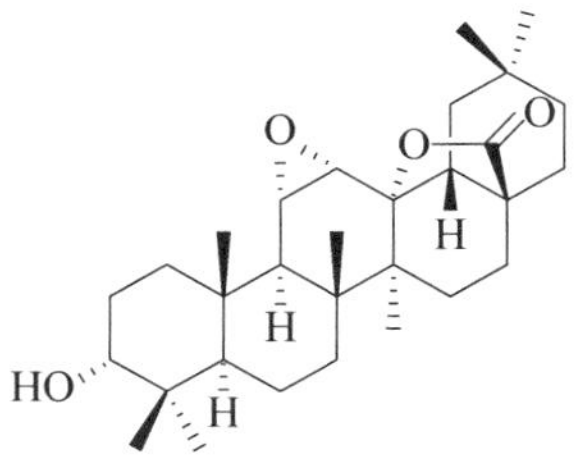

53

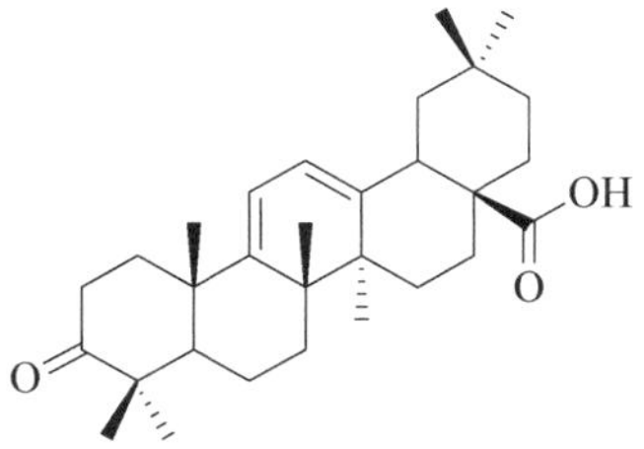

54

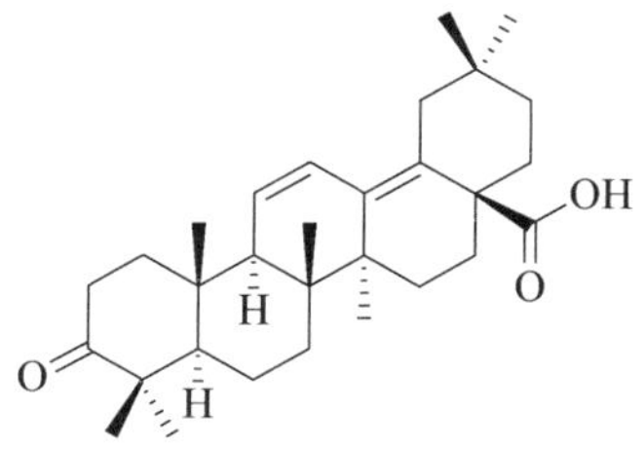

55

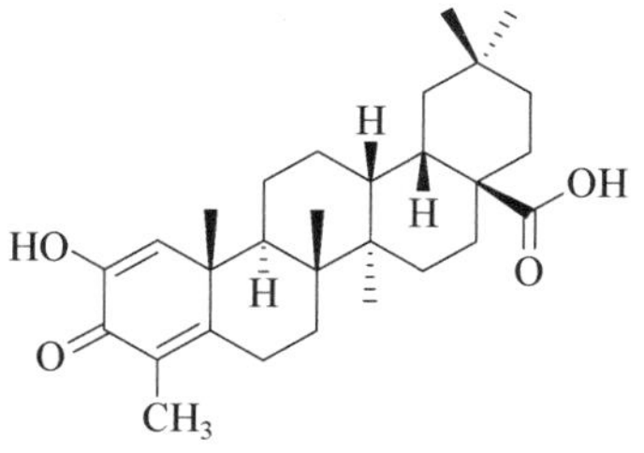

56

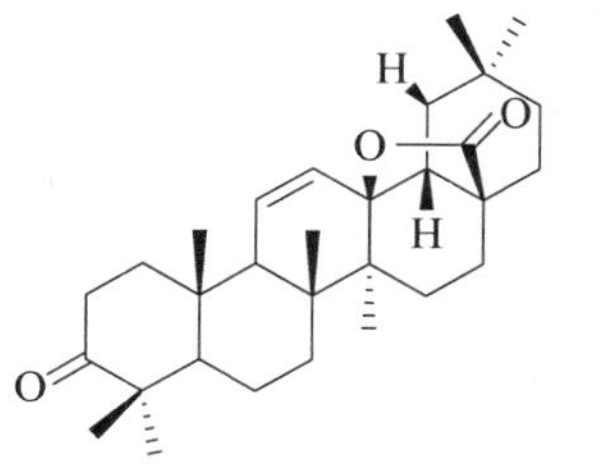

57

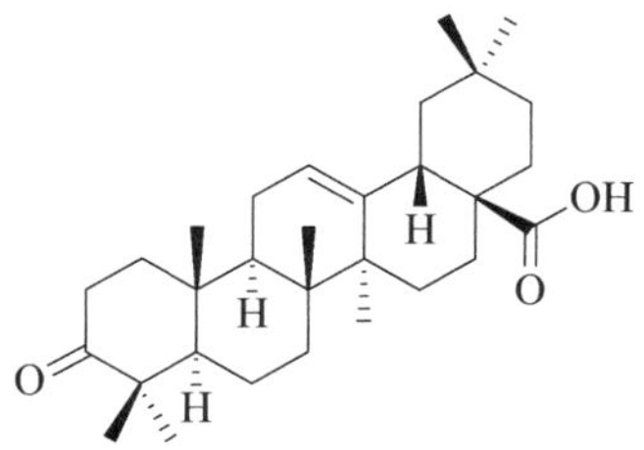

58

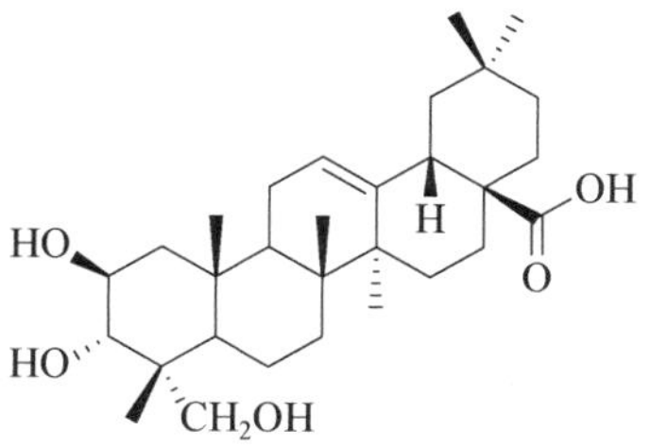

59

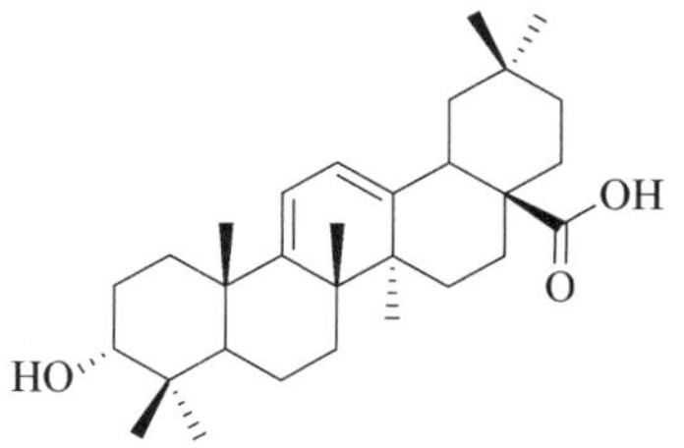

60

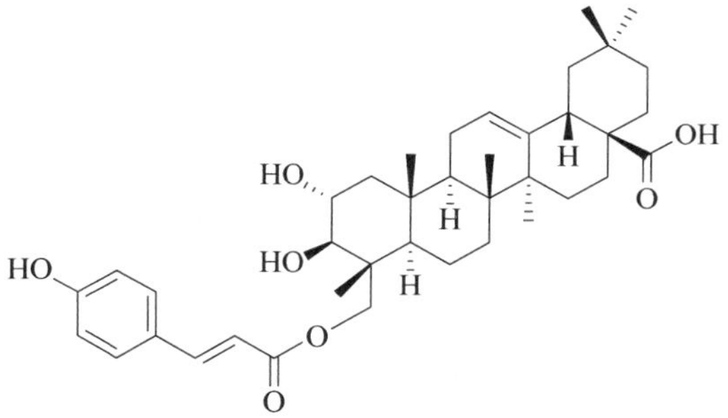

61

Yankov 等[18] 从枫香（*Liquidambar formosana*）树脂中分离得到五个具有三种不同类型的五环三萜类化合物，其中有 2 个齐墩果烷型五环三萜，分别是 ambrolic acid（**62**）和 ambradiolic acid（**63**）。刘驰等[19] 从枫香树脂中发现了两个五环三萜醛，并命名了具有齐墩果烷骨架的醛为 ambronal（**64**）。其后，刘虹等[15] 从枫香树脂中分离得到齐墩果酮醇（**65**）和齐墩果酮酸（**66**）。

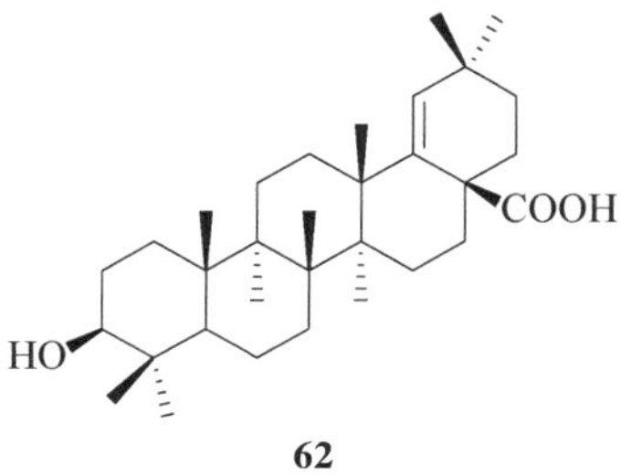

62

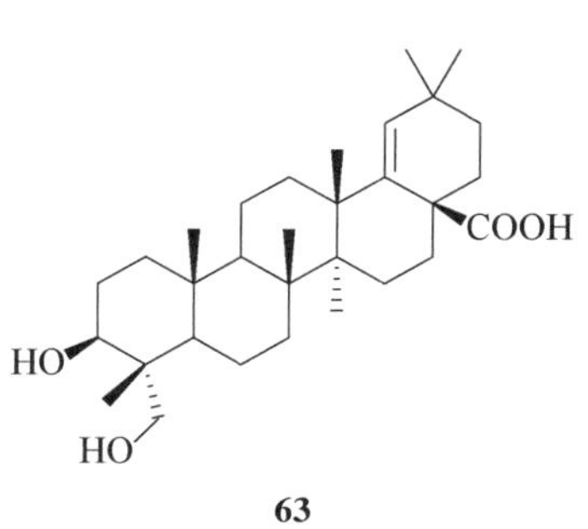

63

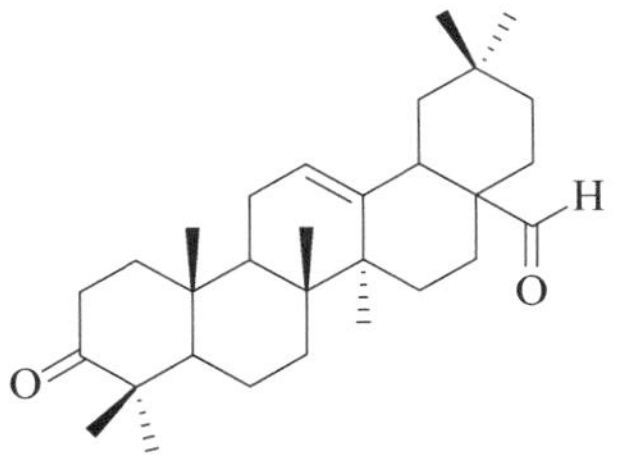

64

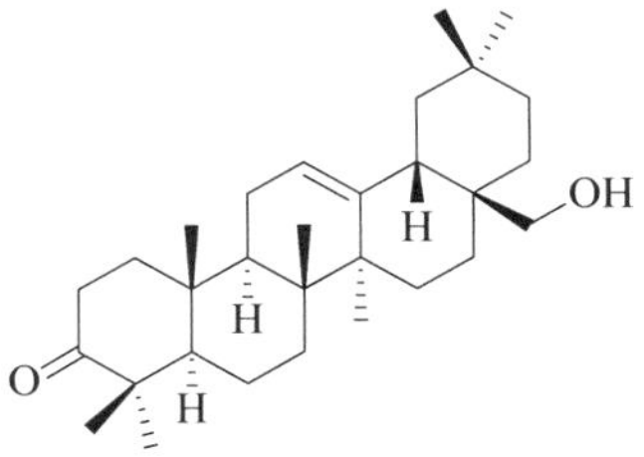

65

2021 年，Zhu Y 和 Guan Y Z 等[20] 从枫香树脂中分离得到 2 个羽扇豆烷型五环三萜，(5*R*，8*R*，9*R*，10*R*，13*S*，14*R*，17*R*，18*R*，19*S*)-17，18-epoxy-17，18-seco-28-norlupa-17-hydroxy-20(29)-ene-3-one(**66**)和(5*R*，8*R*，9*R*，10*R*，13*S*，14*R*，17*S*，18*S*，19*S*，20*S*)-17，20-peroxy-28-norlupa-29-hydroxy-3-one(**67**)。

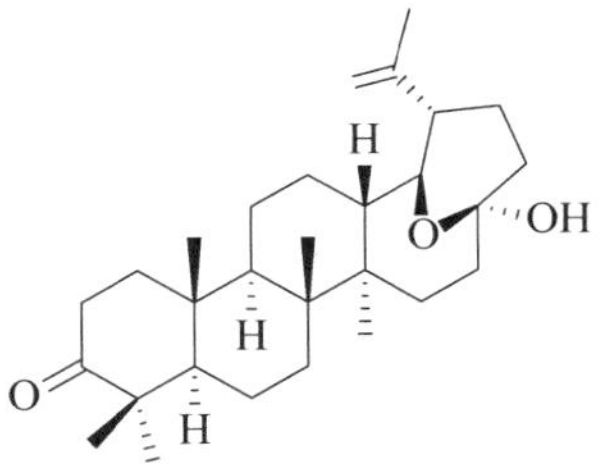

66

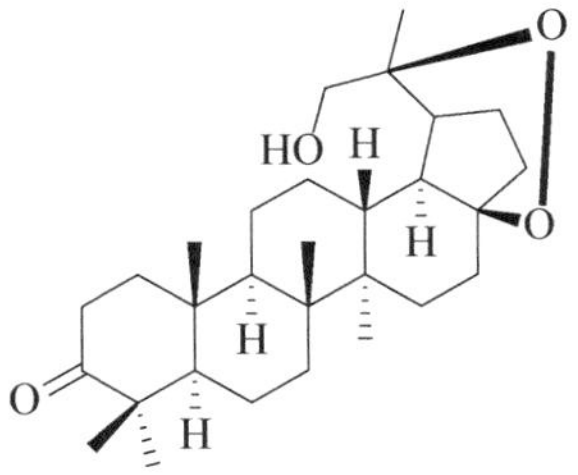

67

Zhang H X 等[17] 从路路通中分离 3,4-*seco*-olean-12-ene-3,28-dioic acid(**68**)、3,4-*seco*-ursan-4(23),12-dien-3,28-dioic acid(**69**)、3,4-*seco*-ursan-12-ene-3,28-dioic acid(**70**)、12-dien-3,28-dioic acid(**71**)4 个四环结构的三萜化合物。

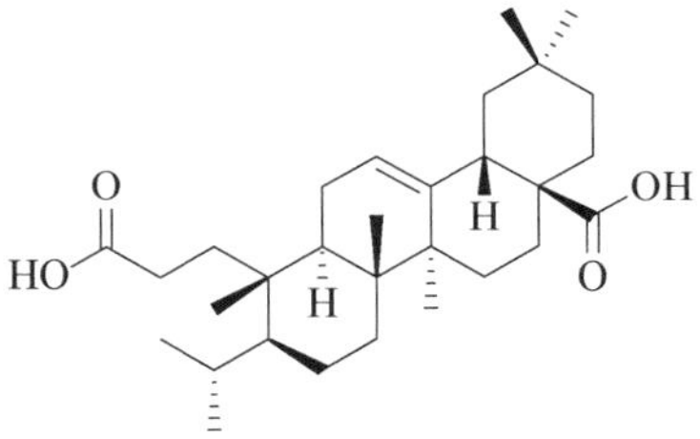

68

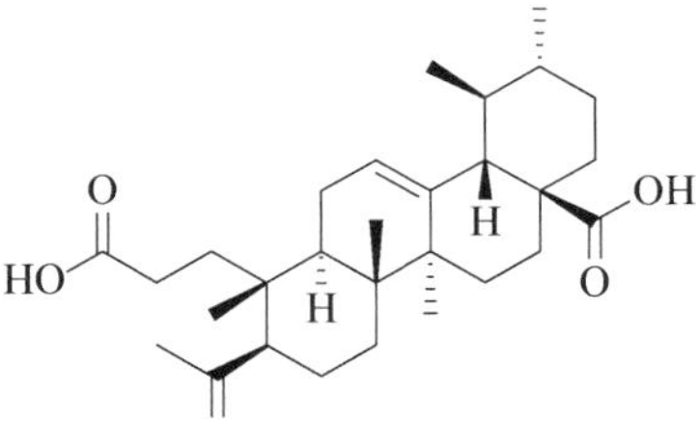

69

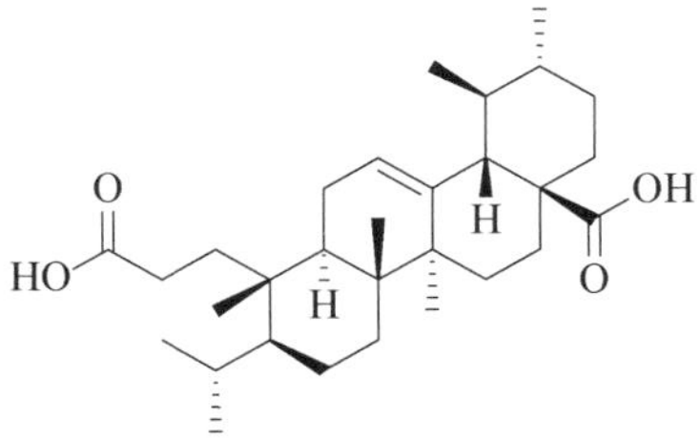

70

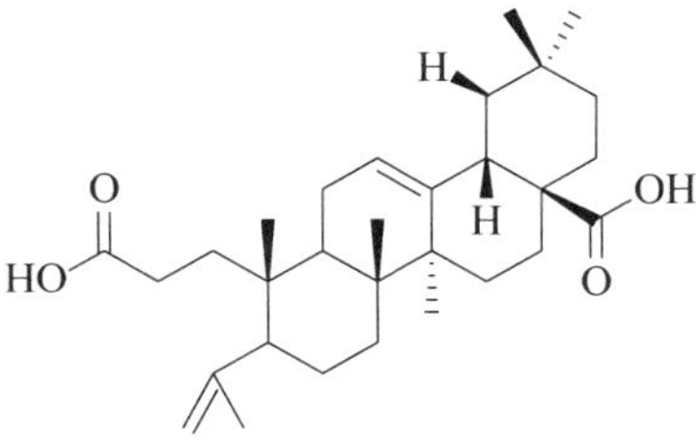

71

（三）酚酸及鞣质类

现已分离得到的化合物包括：木麻黄鞣质、木麻黄鞣宁、特里马素Ⅰ、特里马素Ⅱ、长梗马兜铃素、木麻黄鞣亭、1,2,4,6-tetra-O-galloyl-β-D-glucose、penta-O-galloyl-β-D-glucose、1,2,6-tri-O-galloyl-β-D-glucose[21]、liquidambin、5-O-galloyl-2,3,4,6-di-O-(S)-hexahydroxydiphenoyl-D-glucotil(11)2,3,4,6-di-O-(S)-hexahydroxydiphenoyl-D-glucotil[22]、莽草酸[23]、2,4,6-三甲氧基苯酚-1-O-β-D-吡喃葡萄糖苷、3,3-二甲基鞣花酸-4-O-β-D-葡萄糖苷、3,4,5-trimethoxyphenyl（6-O-galloyl)-O-β-D-glucopyranoside、3,4,5-trimethoxyphenyl-6-O-syringoyl-β-D-glucopyranoside、鞣花酸[24]等。

木麻黄鞣质

四、药理作用

（一）护肝

枫香树的干燥成熟果实路路通，台湾有用其当作护肝药物的传统。为研究机制，台北大学医学院和日本东北大学的研究者合作[15]，从中分离得到活性成分桦木酮酸，并通过体外实验证明桦木酮酸在护肝方面有明显效果。

（二）抗肿瘤

Sakai K 等[15,25]对北美枫香（Liquidambar styraciflua）中的三萜类成分进行了分离和抗癌方面的研究。他们从北美枫香茎皮中分离得到4种三萜化合物并研究了它们对39种癌细胞的细胞毒性。他们发现，化合物25-acetoxy-3α-hydroxyolean-12-en-28-oic acid 对结肠 HT-29（log GI_{50} -5.47）、HCT-116（-5.34）和肺 A549（-5.37）细胞株显示出显著的细胞毒性作用，所有受试细胞株的 GI_{50}（MG-MID）的平均对数为-5.00并具有选择性细胞毒活性；已知的三萜化合物白桦酯酸对乳腺 BSY-1（log GI_{50} -5.53）和 CNS-SF-539（-5.39）细胞具有较强的细胞毒性，MG-MID 为-4.84。他们对来自北美枫香果实的4种羽扇豆烷型和7种齐墩果烷型三萜化合物进行了抗肿瘤活性，筛选出两种具有抗小鼠皮肤癌活性的化合物（化合物 43 和 6β-hydroxylup-20（29）-en-3-on-28-oic acid）。这两种化合物对非洲淋巴瘤病毒抗原引起的肿瘤具有中等抑制活性，又发现北美枫香球果中的五环三萜化合物 43、46、47 和 6β-hydroxylup-20（29）-en-3-on-28-oic acid 对小鼠淋巴细胞白血病和人类肺癌细胞具有较弱的毒性。

Yang N Y 等[26]从枫香树（Liquidambar formosana）脂的石油醚部分分离得到10个五环三萜化合物，并发现从枫香树脂中分离得到的 28-carboxyl oleane 型三萜对 MDA-MB-435S 癌细胞具有强烈的细胞毒性。

张健[27]对从路路通中分离得到的三萜类化合物进行了抗肿瘤作用筛选，其结果表明，在 50 mg/L 浓度下，熊果酸、表熊果酸、路路通酸和白桦脂酸对乳腺癌细胞 MDA-MB-231 生长的抑制率分别为95.3%、93.5%、92.6%及94.9%，IC_{50} 分别为 33.28 mM/L、43.57 mM/L、64.20 mM/L 和 74.01 mM/L。

Su Y C 等[28]研究发现枫香果实挥发油对人的口腔癌细胞、肺癌细胞、肝癌细胞具有细胞毒性，其中的萜类成分，β-石竹烯、τ-杜松醇和 τ-muurolol 是其主要的活性成分。

Zhang H X 等[17]研究表明，从枫香（Liquid-

ambar formosana）果实中分离得到的熊果酸、3，6-dion-20（29）-lupen-28-oic acid 和 3-oxo-12α-hydroxy-oleanan-28,13β-olide 可以诱导 SMMC7721 癌细胞凋亡，8.0 μM 时凋亡率分别为 94.5%、57.3% 和 89.9%，与阳性药物紫杉醇（1.4 μM 时细胞凋亡率为 71.2%）具有相似的诱导凋亡能力。

（三）抗炎

刘婷等[29]研究发现路路通中的羽扇豆烷型三萜成分，路路通酸是路路通的活性成分之一，并实验证明路路通酸对小鼠足跖肿胀和醋酸致小鼠疼痛显示一定的抗炎镇痛作用，但对渗出性炎症及脾淋巴细胞增殖未显示出抗炎作用[30]。

El Readi M Z 等[31]研究了不同季节北美枫香树（*Liquidambar styraciflua*）叶与茎挥发油的组成，并发现北美枫香树挥发油能有效抑制炎症的发生，这可能与挥发油成分中 β-石竹烯的存在密切相关。

Hua K F 等[32]研究发现枫香（*Liquidambar formosana*）叶挥发油能改善脂多糖激活小鼠巨噬细胞的炎症反应，其中 4-松油醇在其中发挥了关键性作用。Mancarz G F F 等[33]研究北美枫香（*Liquidambar styraciflua*）叶挥发油，发现北美枫香叶挥发油的主要成分为 4 个单萜成分，且这些成分具有良好的消炎效果。

（四）抗菌

Fernandez X 等[34]研究苏合香树（*Liquidambar orientalis*）树脂挥发油，发现其主要成分是萜类物质，这些物质具有抗菌和抗氧化的功效。徐娜婷[35]研究发现枫香树（*Liquidambar formosana*）叶挥发油对枯草杆菌、金黄色葡萄球菌、大肠埃希菌、黄曲霉和青霉都具有一定的抑制作用，研究者认为这与其挥发油中的大量萜类化合物及其衍生物密切相关。Su Y C 等[28]研究发现枫香（*Liquidambar formosana*）果实挥发油具有优良的防霉和抗木材腐朽真菌活性，起到这一关键

作用的化合物是其中的倍半萜成分，τ-muurolol 和 τ-杜松醇。Graziele Francine Franco Mancarz 等[33]发现北美枫香（*Liquidambar styraciflua*）挥发油的主要萜类成分配合四环素和环丙沙星等抗生素使用能起协同抗菌作用。

（五）其他

枫香树（*Liquidambar formosana*）果实的甲醇提取物对活化 T 细胞核因子（NFAT）具有很强的抑制活性，因而，Dat N T 等[36]以生物活性为导向，从中分离得到 4 个齐墩果烷型五环三萜，并实验证明其中三个萜类化合物具有一定的 NFAT 抑制作用。

Yang N Y 等[26]发现从枫香树（*Liquidambar formosana*）脂中分离得到的具有 28-carboxyl oleane 骨架的三萜化合物对二磷酸腺苷（ADP）诱导的血小板聚集有明显的抑制作用。

Zhu Y 等[20]从枫香树（*Liquidambar formosana*）脂中分离得到 15 个五环三萜，并研究了它们对血管内皮生长因子诱导的内皮细胞增殖和迁移的体外抗血管生成作用，其中部分化合物具有明显的抗血管增生活性。

钟有添等[37]观察赣南野生枫香树叶的水提取溶液对小鼠免疫功能的影响，发现枫香树叶水提取物能增强小鼠的非特异性免疫，在一定程度上能促进细胞免疫功能。

五、临床应用

枫香树药用历史悠久，是民间常用药物。《闽南民间草药》记载"枫香树叶治痈疽发背"；《江西民间草药验方》记载"枫香树叶治痢疾、泄泻、枫香树根治乳痈"；《闽东本草》记载"枫香树叶治中暑、口鼻大小便同时出血"；《湖南药物志》记载"枫香树叶治小儿脐风；枫香树根治风湿关节痛、风疹；路路通治荨麻疹"；《本草汇言》记载"枫香树皮治水泻水痢、大风癞疮"。

参 考 文 献

[1] 中国科学院中国植物志编辑委员会.中国植物志[M].北京:科学出版社,1979,35(2):55.

[2] 国家药典委员会.中华人民共和国药典[M].北京:中国医药科技出版社,2020.

[3] 米长忠,李春艳,杨德胜.枫香树的生药特征研究[J].中国民族民间医药杂志,2005,(3):179-181.

[4] 缪建华,曾建雄,骆必刚,等.枫香树特征特性与主要播种繁殖技术探究[J].南方农业,2018,12(6):30-31.

[5] 陈莹,朱廷.枫香树播种育苗技术[J].上海农业科技,2016,(6):97,110.

[6] 沈家玉.北美枫香树引种及应用初报[J].中草药,1981,12(4):33-35,38.

[7] 姜志宏,周荣汉,河野功.枫香树皮中的环烯醚萜成分[J].中草药,1995,(08):443-444.

[8] 袁惠.枫香树叶化学成分及质量标准研究[D].南昌:南昌大学,2014.

[9] Shang H J, Li D Y, Wang W J, et al. Three new diterpenoids from the resin of *Liquidambar formosana* [J]. Natural Product Research, 2014,28(1):1-6.

[10] Konno C, Oshima Y, Hikino H, et al. Antihepatotoxic Principles of *Liquidambar formosana* Fruits 1 [J]. Planta Medica, 1988,54(5):417-419.

[11] 赖作企,董勇.中药路路通化学成分研究(Ⅱ)[J].中山大学学报:自然科学版,1996,(S2):44-48.

[12] 赖作企,董勇.中药路路通化学成分的研究(Ⅰ)——一种新的五环三萜的结构测定[J].中山大学学报:自然科学版,1996,(4):65-70.

[13] 孙玉茹,孙友富.路路通内酯的化学结构[J].药学学报,1996,(6):437-440.

[14] 李春,孙玉茹,孙有富.中药路路通化学成分的研究[J].药学学报,2002,(4):263-266.

[15] Sakai K, Fukuda Y, Matsunaga S, et al. New cytotoxic oleanane-type triterpenoids from the cones of *Liquidamber styraciflua* [J]. Journal of Natural Products, 2004,67(7):1088-1093.

[16] Fukuda Y, Sakai K, Matsunaga S, et al. Cancer chemopreventive activity of lupane-and oleanane-type triterpenoids from the cones of *liquidamber styraciflua* [J]. Chemistry & Biodiversity, 2005,2(3):421-428.

[17] Zhang H X, Kang Y, Li N, et al. Triterpenoids from *Liquidambar Fructus* induced cell apoptosis via a PI3K-AKT related signal pathway in SMMC7721 cancer cells [J]. Phytochemistry, 2020,171:112228.

[18] 廖圆月,曾璐,肖林林,等.枫香树属植物化学成分研究进展[J].亚太传统医药,2016,12(14):77-79.

[19] 刘驰,徐金富,何其敏,等.枫香树脂化学成份[J].有机化学,1991,(5):508-510.

[20] Zhu Y, Guan Y J, Chen Q Z, et al. Pentacyclic Triterpenes from the resin of *Liquidambar formosana* have anti-angiogenic properties [J]. Phytochemistry, 2021,184:112676.

[21] Hatano T, Kira R, Yoshizaki M, et al. Seasonal changes in the tannins of *Liquidambar formosana* reflecting their biogenesis [J]. Phytochemistry, 1986,25(12):2787-2789.

[22] Yoshizaki M, Shingu T, Okuda T, et al. Liquidambin, an ellagitannin from *Liquidambar formosana* [J]. Phytochemistry, 1987,26(7):2053-2055.

[23] Enrich L B, Scheuermann M L, Mohadjer A, et al. *Liquidambar styraciflua*: a renewable source of shikimic acid [J]. Tetrahedron Letters, 2008,49(16):2503-2505.

[24] Arisawa M, Hamabe M, Sawa M, et al. Constituents of *Liquidamber formosana* (Hamamelidaceae) [J].生药学杂志,1984, 38(3):216-220.

[25] Fukuda Y, Yamada T, Wada S I, et al. Lupane and oleanane triterpenoids from the cones of *Liquidamber s tyraciflua* [J]. Journal of Natural Products, 2006,69(1):142-144.

[26] Yang N Y, Chen J H, Zhou G S, et al. Pentacyclic triterpenes from the resin of *Liquidambar formosana* [J]. Fitoterapia, 2011,82(6):927-931.

[27] 张健.路路通酸及其纳米粒的制备及其抗肿瘤活性研究[D].上海:上海中医药大学,2015.

[28] Su Y C, Hsu K P, Ho C L. Composition, in vitro cytotoxicity, anti-mildew and anti-wood-decay fungal activities of the bark essential oil of *Cunninghamia lanceolata* var. *konishii* from Taiwan [J]. Natural Product Communications, 2018,13(6):775-778.

[29] 刘婷,孙玉茹,秦彩玲,等.路路通酸的抗炎镇痛作用[J].中国实验方剂学杂志,2006,(12):45-47.

[30] 秦彩玲,孙玉茹,武桂兰,等.路路通有效成分筛选实验研究[C]//中国中西医结合学会.全国中药标准研究学术研讨会论文集,2005.

[31] El Readi M Z, Eid H H, Ashour M L, et al. Variations of the chemical composition and bioactivity of essential oils from leaves and stems of *Liquidambar styraciflua* (Altingiaceae) [J]. Journal of Pharmacy and Pharmacology, 2013,65(11):1653-1663.

[32] Hua K F, Yang T J, Chiu H W, et al. Essential oil from leaves of *Liquidambar formosana* ameliorates inflammatory response in lipopolysaccharide-activated mouse macrophages [J]. Natural Product Communications, 2014,9(6):869-872.

[33] Mancarz G F F, Laba L C, Silva T A M, et al. Chemical composition and biological activity of *Liquidambar styraciflua* L. leaf essential oil [J]. Industrial Crops and Products, 2019,138:111446.

［34］Fernandez X，Lizzani-Cuvelier L，Loiseau A M，et al. Chemical composition of the essential oils from Turkish and Honduras Styrax［J］. Flavour and Fragrance Journal，2005，20(1)：70 - 73.

［35］徐娜婷.枫香叶挥发油化学成分、抑菌活性及其对枇杷的保鲜作用［D］.重庆：西南大学，2013.

［36］王立青.枫香树中对激活的 T-细胞核因子具抑制活性的齐墩果烷型三萜类化合物［J］.国外医药：植物药分册，2005，(3)：119.

［37］钟有添，王小丽，孙湘婷，等.赣南野生枫香树叶对小鼠免疫功能调节作用研究［J］.中药药理与临床，2012，28(1)：124 - 126.

刺果番荔枝

刺果番荔枝为番荔枝科番荔枝属植物刺果番荔枝(*Annona muricata* L.)的果实,又名红毛榴莲、刺番荔枝。

刺果番荔枝为常绿乔木,高达 8 m;树皮粗糙。叶纸质,倒卵状长圆形至椭圆形,长 5～18 cm,宽 2～7 cm,顶端急尖或钝,基部宽楔形或圆形,叶面翠绿色而有光泽,叶背浅绿色,两面无毛;侧脉每边 8～13 条,两面略为凸起,在叶缘前网结。花蕾卵圆形;花淡黄色,长 3.8 cm,直径与长相等或稍宽;萼片卵状椭圆形,长约 5 mm,宿存;外轮花瓣厚,阔三角形,长 2.5～5 cm,顶端急尖至钝,内面基部有红色小凸点,无柄,镊合状排列,内轮花瓣稍薄,卵状椭圆形,长 2～3.5 cm,顶端钝,内面下半部覆盖雌雄蕊处密生小凸点,有短柄,覆瓦状排列;雄蕊长 4 mm,花丝肉质,药隔膨大;心皮长 5 mm,被白色绢质柔毛。果卵圆状,长 10～35 cm,直径 7～15 cm,深绿色,幼时有下弯的刺,刺随后逐渐脱落而残存有小突体,果肉微酸多汁,白色;种子多颗,肾形,长 1.7 cm,宽约 1 cm,棕黄色。花期 4～7 月,果期 7 月至翌年 3 月。

台湾、广东、广西和云南等省区栽培。原产于热带美洲,现亚洲热带地区也有栽培[1]。

一、栽培

(一)产地环境

刺果番荔枝原产于热带美洲,其栽培遍布于热带地区,我国广东、广西、云南、福建、台湾均引种栽培。本属喜光,喜温暖,怕寒冷,耐干旱。适宜生长温度在 18～26 ℃,要求中等湿润的环境,以排水良好,土壤疏松,肥沃的砂壤土为好。花期如遇寒、旱、风会引起严重落花,影响结实率。

(二)生产管理

1. 选地、整地

应严格选好宜林地,尽量利用南面开阔的马蹄形避寒小环境,对于寒害严重的地区,通风坡面和冷空气不易排除的低洼地不宜于刺果番荔枝的生产。

番荔枝属对土壤的适应性较广,但要求排水通气良好的土壤条件,高水位的种植地生长不良。一般在肥沃、疏松、微酸(pH 5.5～6.5)的砂质壤土生长较好。且刺果番荔枝与其他品种比较根系较深,在土层深厚的土壤里生长茂盛[3]。

2. 繁殖方法

番荔枝属一般多采用种子繁殖,也可采用无

性繁殖。

当果实充分成熟后，洗净果肉。随采随播，不宜放置过久，否则发芽率会大大降低，倘如由于秋冬收果，种子不能及时播种，则要有干沙层积方法保存。也可晒干放在干燥器中保存至来春，播种时采用湿沙成芽法发芽率高，又便于管理，播种 15～30 d 后即可发芽，当种子露出芽点及根时，在整好地的苗床上育苗，并及时搭棚遮荫，注意适时浇水、拔草与施肥等，以利幼苗生长[3]。

由于实生树植株之间产量和性状变异极大，所以目前广泛应用无性繁殖，即能保存植物优良品种的性状，又能提早开花结果。无性繁殖以芽接为主，芽接要在植株生长季节（5～6 月）进行。此外，还可以用高压、切接和舌接进行无性繁殖。

3. 田间管理

移植时带土避免伤根，定植前按株行距 3 m×4 m 的距离挖穴位，规格为 70 cm×80 cm×90 cm，然后施入杂肥或农家肥作基肥。定植后及时用杂草覆盖，浇定根水至成活。一般每年除草施肥两次。第 1 次是开春后，结合除草松土时，每担人粪尿（加上 250 g 硫酸铵）施 8 株树。第 2 次是 11～12 月时结合除草松土全面施堆肥、农家肥及钾肥。对受害枯枝、弱枝进行适当修剪。

（三）病虫害防治

产果期会有金龟子、果蝇等蛀蚀果实，导致落果[3]。当虫害发生时，用人工捕捉、悬挂诱杀器、含毒甲基丁香油诱杀成虫。

二、 化学成分

（一）生物碱类

Leboeuf M 等[4]从刺果番荔枝中分离出以下 7 种异喹啉生物碱：网状番荔枝碱、衡州乌药碱（coclaurine）、考雷明（coreximine）、芒籽宁（atherospermine）、斯潜法灵（stepharine）、anomurine 和 anomuricine。Philipov Stefan 等[5]还从该植物中分离出鹅掌楸酮碱。Wu F E 等[6]从该植物叶片中发现 1 种具有生物活性的酰胺，即 N-p-香豆酰胺（N-p-coumaroyltvramine）。

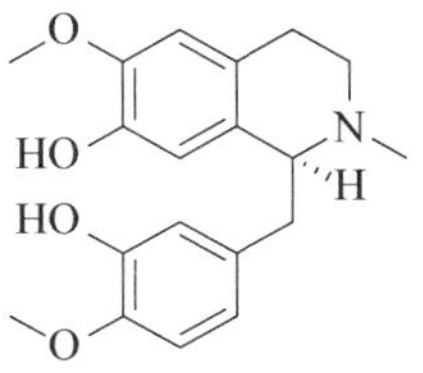

网状番荔枝碱 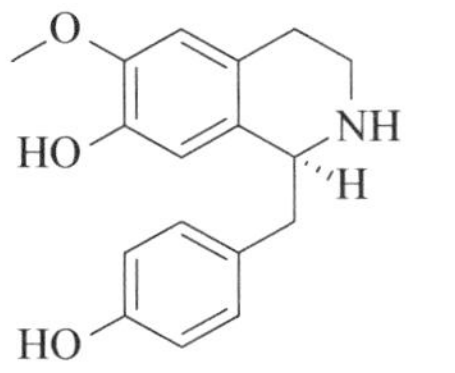　　　衡州乌药碱

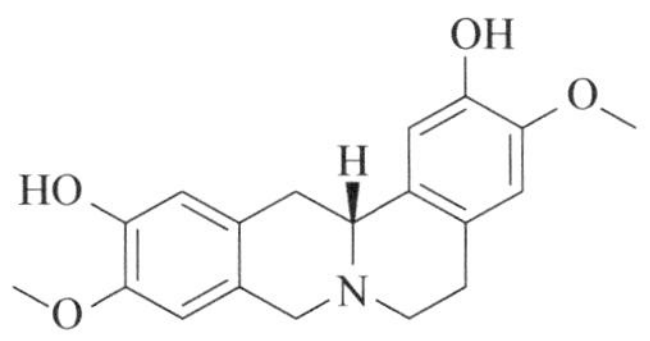

考雷明

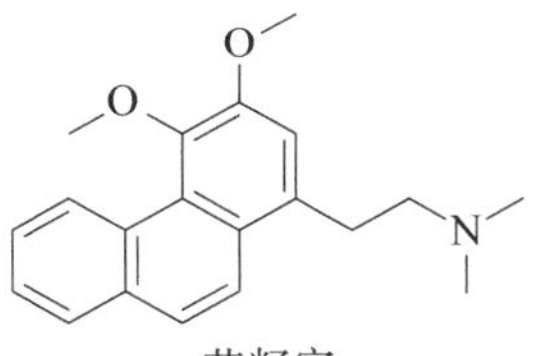

芒籽宁

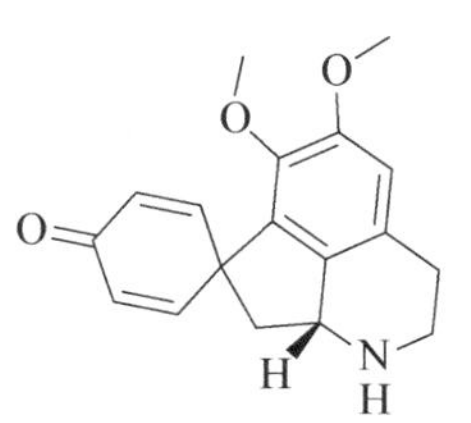

斯潜法灵 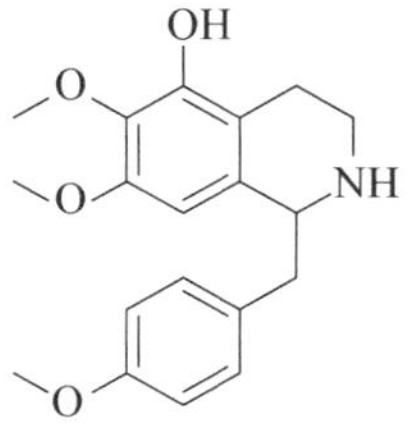　　　anomuricine

（二）内酯类

20 世纪 80 年代以来，国内外学者对刺果番荔枝的内酯类化合物进行了大量的研究，现已从该植物中分离和鉴定出 50 多种内酯类化合物及其衍生物，如表 33 所示。

表33　刺果番荔枝中的内酯类化合物及其衍生物

序号	化合物	文献	序号	化合物	文献
1	annohexocin	[7]	25,26	epoxy murins A，B	[8]
2	annomuricatin A	[9]	27,28	epoxy rolin A，B	[10]
3,4	annomuricins A，B	[6]	29,30	gigantet rocin A，B	[6,11,12]
5	annomuricin C	[13]	31	gigantet ronenin	[13]
6	annomut acin	[14]	32	goniot halamicin	[6]
7	annonacin A	[6,15,16]	33	cis-goniothalamicin	[17]
8	annonacinone	[16]	34	javoricin	[17]
9	annonacin-10-one	[6]	35,36	howiicin A，B	[18]
10	cisannonacin	[17]	37	4-desoxyhowiicin B	[18]
11	cis-annonnacin-10-one	[17]	38	howiicins F 和 G 的混晶	[19]
12	(2,4-*cis*)-10*R*-annonacin-A-one	[14]	39	muricat acin	[12]
13	(2,4-*trans*)-10*R*-annonacin-A-one	[14]	40	muricatalicin	[20]
14	(2,4-*cis*)-isoannonacin	[15]	41	muricatalin	[20]
15	(2,4-*trans*)-isoannonacin	[15]	42,43	muricatetrocins A，B	[6,12]
16	iso-neoannonacin-10-one	[21]	44~47	muricatin A，B，C，D	[10,11]
17	neo-annonacin-10-one	[21]	48,49	muricatocins A，B	[15]
18	neo-isoannonacin-10-one	[21]	50	muricatocin C	[13]
19	arianacin	[17]	51,52	murihexocins A，B	[15]
20	corossolin	[16,22]	53	murisolin	[10,16,23]
21	corossolone	[16,22]	54,55	rolliniastatin A，B	[24]
22	desacetyluvaricin	[19]	56	sabadelin	[25]
23,24	epom uricenins A，B	[26]	57	solamin	[23]

（三）挥发性成分

Wong K C 等[27]采用毛细管气相色谱（GC）和气相色谱-质谱分析法（GC－MS），分析鉴定出刺果番荔枝中 51 种挥发性成分，其中主要的香味成分是酯类（质量分数 57.2%）；Macleod A J 等[28]利用 2-甲基丁烷作溶剂，经 GC－MS 鉴定出 44 种香精成分，其中酸类成分质量分数 80%，而甲基己酸（质量分数 31%）、甲基-2-烯酸（质量分数 27%）等 2 种成分含量最多，在鲜果中的含量为 0.7 mg/kg。Escarraman Mata Sara 等利用气相色谱法，从刺果番荔枝中鉴定出反式-2-己烯醇，甲基辛酸盐，甲基己酸盐，乙醛、甲醇和乙醇等 7 种香味成分。Gajalakshmi S 等[29]报道，天然刺果番荔枝的香味，是由甲基丁酸、丁酸、甲基己酸、甲基 2-己烯酸、己酸和沉香醇等组合而成。

（四）香精油成分

Pelsser Y 等[30]通过 GC－MS 法分析发现，从刺果番荔枝中提取的香精油主要成分是 β-丁子香烯（质量分数 31.4%），果肉中的主要是甲基

(E)-2-己酸（质量分数 39.8%），果皮中的主要是 α-水芹烯（质量分数 8.5%）和 3-pyridinocarbonylhydrazid（质量分数 10.1%）。

Leopold Jirovetz 等[31]用气相色谱/火焰离子化检测法（GC/FID）和 GC - MS 法，分析鉴定出刺果番荔枝鲜果的 50 多种香精油成分。其中，脂族酸的酯类占优势（占总量的 51%），包括 2-己烯酸甲酯、2-辛烯酸甲酯和丁烯酸甲酯等；另外，还有萜烯的化合物，如 β-丁子香烯、1,8-桉油精、沉香醇、α-萜品醇、丙酸里那酯和 calarene 等，如表 34 所示。

表 34　刺果番荔枝中的香精油成分

序号	成分	含量(%)	序号	成分	含量(%)
1	β-倍半萜烯油	0.4	28	顺式-沉香醇氧化物	0.1
2	丁酸	0.2	29	反式-沉香醇氧化物	0.2
3	丁酸甲酯	1.1	30	醋酸里那酯	1.3
4	2-丁烯酸甲酯	2.4	31	丙酸里那酯	2.2
5	calarene	2.2	32	橙花醇	0.3
6	β-丁子香烯	12.7	33	苦橙花醇	0.9
7	1,8-桉油精	9.9	34	正壬酸乙酯	0.2
8	ρ-对伞花经	0.3	35	正壬酸甲酯	0.1
9	α-榄香烯	0.1	36	2-壬烯酸乙酯	0.3
10	β-榄香烯	0.3	37	2-壬烯酸甲酯	0.5
11	庚酸甲酯	0.2	38	9,12,15-十八碳三烯酸乙酯	0.2
12	己酸	0.1	39	9,12,15-十八碳三烯酸甲酯	0.3
13	软脂酸乙酯	0.9	40	9-十八碳烯酸乙酯	0.7
14	软脂酸甲酯	0.2	41	辛酸乙酯	0.8
15	己酸乙酯	0.7	42	辛酸甲酯	0.3
16	己酸甲酯	1.7	43	2-辛烯酸乙酯	0.4
17	2-己烯酸乙酯	8.6	44	2-辛烯酸甲酯	5.4
18	2-己烯酸甲酯	23.9	45	α-蒎烯	1.4
19	3-己烯酯甲酯	0.2	46	β-蒎烯	1.1
20	(Z)-3-己烯醇	1.1	47	α-萜品烯	0.2
21	(E)-2-己烯醇	0.1	48	γ-萜品烯	0.5
22	3-羟基丁酸甲酯	0.2	49	萜品 4-醇	0.4
23	3-羟基庚酸甲酯	0.1	50	α-萜品醇	2.8
24	2-羟基己酸甲酯	0.8	51	α-萜品油烯	0.6
25	3-羟基己酸甲酯	0.2	52	肉豆蔻酸乙酯	0.7
26	1,8-萜二烯	1.2	53	肉豆蔻酸甲酯	0.1
27	沉香醇	7.8	54	未知	0.4

（五）其他类

刺果番荔枝的果实硕大（可达 4 kg），味酸甜，含各组分质量分数为：蛋白质 0.7%，脂肪 0.4%，糖类 17.10%；且鲜果含单宁 225 mg/g 和磷 78.4 mg/g。因此，刺果番荔枝适合制作果汁、清凉饮料等。

三、 药理活性

（一）抗肿瘤

番荔枝属植物中所含的番荔枝内酯（annonaceous acetogenins）具有很强的抗肿瘤活性。由于其结构独特，并具有作用于线粒体干扰能量代谢的功能，各国学者对其进行了大量研究。其体内抗肿瘤活性是紫杉醇的 40～300 倍[32]，是多柔比星的 10～10 000 倍，可有选择地对肺、乳腺、结肠、前列腺、胰腺、KB 等肿瘤产生细胞毒性。

（二）杀虫、抗寄生虫

Ohsaw a Kanji 等[33]研究了番荔枝科 6 个种和鸡爪树 4 个种提取物的杀虫活性，发现番荔枝、圆滑番荔枝、刺果番荔枝和牛心番荔枝的提取物对绿豆象（Callosobruchus chinensis）成虫有接触性毒杀作用。Rieser M J 等[34]从刺果番荔枝中提取 AML - 1 杀虫剂，其分子式为 $C_{35}H_{62}O_4$，是一种白色粉末。杨仁洲等[18]报道，刺果番荔枝中海南哥纳香素己和庚的混晶，对青菜虫（Pierris rapae L.）和小菜蛾（Plutella xcylostella L.）有拒食和胃毒杀灭作用。

Christian Bories 等[16]报道了刺果番荔枝的甲醇提取物用于抗痢疾变形虫（Entamoeba histolytica）、阴道毛滴虫（Trichomonas vaginalis）、日本原线虫属（Nippostrongylus）中的 N. brasiliensis、丝虫（Molinema dessetae）和盐水虾（Artemiasallina）均有良好抑制活性，对丝虫的抑制作用最强，IC_{50} 为 6 g/L。粗提取物的

质量浓度 $\rho \leqslant 100$ mg/L 时，对痢疾变形虫没有显示出任何活性，而对其他寄生虫具有抑制作用。

（三）抗疟

Gbeassor M 等[35]研究了刺果番荔枝等 6 种药用植物提取物抑制恶性疟原虫（Plasmodium falciparum）的活性。试验结果表明，所有提取物都能抑制疟原虫生长，其 LD_{50} 从非洲紫葳的 12.6 mg/L 到苦瓜的 68.4 mg/L。

（四）降糖

龚晶雯等[36]研究了刺果番荔枝提物对 2 型糖尿病（T2DM）的 ICR 小鼠作用效果，200 mg/kg 提取物明显降低了 T2DM 小鼠空腹血糖、糖化血红蛋白（HbAlc）、总胆固醇（TG）和低密度脂蛋白（LDL - C）水平；明显降低了均衡评估（HOMA）指数 HOMA - IR 和 HOMA -⅘β；降低了糖耐量试验（OGTT）曲线下面积；抑制了乙酰辅酶 A 羧化酶（ACC）和葡萄糖 - 6 - 磷酸酶（G6Pase）蛋白表达水平，并激活了单磷酸腺苷活化蛋白激酶（AMPK）蛋白表达。说明刺果番荔枝根提取物对 2 型糖尿病小鼠有良好的治疗活性，其机制可能与激活 AMPK 蛋白，抑制 ACC 和 G6Pase 蛋白表达有关。

（五）其他

有报道说，刺果番荔枝具有很强的降血压功效[37]。另外，刺果番荔枝的未成熟果实具有止泻作用，叶子有止痛抗炎和抗焦虑等作用[16]。

四、 临床应用

在过去的 30 年，刺果番荔枝因其抗癌效果明显，一直是国内外研究热点，但目前为止从刺果番荔枝内提取开发的制剂都没有经过 FDA 或 EMA 的许可和批准。作为主要活性化合物的 acetogenins 热稳定性差而难以获得，这给原料的合成生产带来了极大的困难。此外，高剂量的

acetogenins 可能具有神经毒性，并可能导致神经退行性疾病。刺果番荔枝中存在的一些生物碱也被认为会影响神经细胞。刺果番荔枝制剂作为抗癌药物用于临床还需更多研究阐明作用机制，需进一步的临床试验确保用药的安全性。

五、毒理研究

已有多项研究结果显示刺果番荔枝具有毒性，其毒性水平取决于植物的部位和溶剂。一项研究表明，刺果番荔枝醇提取物的 $LD_{50} > 5$ g/kg[38]。另一项研究报告，刺果番荔枝叶醇提取物的 $LD_{50} > 211$ mg/kg，高于人类推荐每天食用限制。剂量高于 1 g/kg 的刺果番荔枝醇提取物可引起低血糖状况和高脂血症，剂量高于 5 g/kg 可对肾脏造成损害[39]。

一项研究报告称，刺果番荔枝中的 acetogenins 是一种神经毒素，有可能引起神经退行性疾病[40]。此外，刺果番荔枝中一些生物碱被认为对神经细胞有影响[41]。番荔枝素（annonacin）是 A. muricata 中最丰富化合物之一，与某些类型的生物碱，如网状番荔枝碱、solamin 和考雷明，会破坏多巴胺能细胞中的能量形成过程[42]。在小鼠模型试验中，番荔枝素被证明可以穿透脑屏障，降低脑细胞中的 ATP 水平，并损害基底神经节[43]。在小鼠中，番荔枝素导致纹状体中 ATP 水平降低并破坏线粒体的能量产生，导致细胞破坏，从而导致神经退行性疾病的症状[40]。因此，刺果番荔枝不建议连续过量食用。

参 考 文 献

[1] 中国科学院中国植物志编辑委员会.中国植物志[M].北京:科学出版社,1979,30(2):170-171.
[2] 孙同兴,赵晟,庄雪影,等.番荔枝科10种植物叶表皮结构的研究[J].热带亚热带植物学报,2001,(3):194-200,277-278.
[3] 吴昭平,张雪珠,陈五钗.刺果番荔枝及番荔枝属果树的引种栽培[J].福建热作科技,1992,(Z2):50-53.
[4] Leboeuf M, Cavé A, Bhaumik P, et al. The phytochemistry of the *Annonaceae* [J]. Phytochemistry, 1980,21(12):2783-2813.
[5] Philipov S, Machev K, Tsankova E, et al. Liriodenine from *Annona muricata* Seeds [J]. Fitoterapia, 1994,65(6):555.
[6] Wu F E, Gu Z M, Zeng L, et al. Two new cytotoxic monotetrahydrofuran Annonaceous acetogenins, annomuricins A and B, from the leaves of *Annona muricata* [J]. Journal of Natural Products, 1995,58(6):830-836.
[7] Zeng L, Wu F E, Mclaughlin J L. Annohexocin, a novel mono-THF acetogenin with six hydroxyls, from *Annona muricata* (Annonaceae) [J]. Bioorganic & Medicinal Chemistry Letters, 1995,5(16):1865-1868.
[8] Hisham A, Sreekala U, Pieters L, et al. Epoxymurins A and B, two biogenetic precursors of annonaceous acetogenins from *Annona muricata* [J]. Tetrahedron, 1993,49(31):6913-6920.
[9] 李朝明,穆青,孙汉董,等.滇产刺果番荔枝种子中的 acetogenin 类化合物[J].云南植物研究,1997,(4):112-114.
[10] 李朝明,谭宁华,吕瑜平,等.刺果番荔枝种子中的新环肽——刺果番荔枝环肽 A [J].云南植物研究,1995,(4):459-462.
[11] Chao Ming L, Ning Hua T, Hui Lan Z, et al. Cyclopeptide from the seeds of *Annona muricata* [J]. Phytochemistry, 1998, 48(3):555-556.
[12] Rieser M J, Kozlowski J F, Wood K V, et al. Muricatacin: a simple biologically active acetogenin derivative from the seeds of *Annona muricata* (Annonaceae) [J]. Tetrahedron Letters, 1991,32(9):1137-1140.
[13] Wu F E, Zeng L, Gu Z M, et al. New bioactive monotetrahydrofuran Annonaceous acetogenins, annomuricin C and muricatocin C, from the leaves of *Annona muricata* [J]. Journal of Natural Products, 1995,58(6):909-915.
[14] Wu F E, Zhao G X, Zeng L, et al. Additional bioactive acetogenins, annomutacin and (2,4-trans and cis)-10R-annonacin-A-ones, from the leaves of *Annona muricata* [J]. Journal of Natural Products, 1995,58(9):1430-1437.
[15] Zeng L, Wu F E, Gu Z M, et al. Murihexocins A and B, two novel mono-THF acetogenins with six hydroxyls, from *Annona muricata* (Annonaceae) [J]. Tetrahedron Letters, 1995,36(30):5291-5294.
[16] Bories C, Loiseau P, Cortes D, et al. Antiparasitic activity of *Annona muricata* and Annona cherimolia seeds [J]. Planta Medica, 1991,57(5):434-436.
[17] Rieser M J, Gu Z M, Fang X P, et al. Five novel mono-tetrahydrofuran ring acetogenins from the seeds of *Annona muricata* [J]. Journal of Natural Products, 1996,59(2):100-108.
[18] 杨仁洲,吴淑君,徐任生,等.刺果番荔枝中的番荔枝内酯[J].植物学报,1994,(10):805-808.
[19] 杨仁洲,吴淑君.刺果番荔枝中的番荔枝内酯(3)[J].云南植物研究,1994,(3):309-310.

[20] Gui H Q, Yu J G. Muricatalicin, a new pewta-hydroxy derivative of acetogenin from *Annona muricata* (annonaceae) [J]. Chinese Chemical Letters, 1996:561－564.

[21] 杨仁洲,吴淑君,徐任生,等.刺果番荔枝中的番荔枝内酯(2)[J].云南植物研究,1994,(2):187－190.

[22] Cortes D, Myint S H, Laurens A, et al. Corossolone et corossoline, deux nouvelles γ-lactones mono-tétrahydrofuraniques cytotoxiques [J]. Canadian Journal of Chemistry, 1991,69(1):8－11.

[23] Myint S H, Laurens A, Hocquemiller R, et al. Murisolin: a new cytotoxic mono-tetrahydrofuran-γ-lactone from *Annona muricata* [J]. Heterocycles, 1990,31(5):861－867.

[24] Gromek D, Hocquemiller R, Cavé A. Qualitative and quantitative evaluation of annonaceous acetogenins by high performance liquid chromatography [J]. Phytochemical Analysis, 1994,5(3):133－140.

[25] Gleye C, Laurens A, Laprévote O, et al. Isolation and structure elucidation of sabadelin, an acetogenin from roots of *Annona muricata* [J]. Phytochemistry, 1999,52(8):1403－1408.

[26] Roblot F, Laugel T, Leboeuf M, et al. Two acetogenins from *Annona muricata* seeds [J]. Phytochemistry, 1993,34(1):281－285.

[27] Wong K, Khoo K. Volatile components of Malaysian Annona fruits [J]. Flavour and Fragrance Journal, 1993,8(1):5－10.

[28] Macleod A J, Pieris N M. Volatile flavor components of soursop (*Annona muricata*) [J]. Journal of Agricultural and Food Chemistry, 1981,29(3):488－490.

[29] Gajalakshmi S, Vijayalakshmi S, Devi R V. Phytochemical and pharmacological properties of Annona muricata: a review [J]. International Journal of Pharmacy and Pharmaceutical Sciences, 2012,4(2):3－6.

[30] Pélissier Y, Marion C, Kone D, et al. Volatile components of *Annona muricata* L [J]. Journal of Essential Oil Research, 1994,6(4):411－414.

[31] Jirovetz L, Buchbauer G, Ngassoum M B. Essential oil compounds of the *Annona muricata* fresh fruit pulp from Cameroon [J]. Journal of Agricultural and Food Chemistry, 1998,46(9):3719－3720.

[32] 赵沛基,彭丽萍,甘烦远,等.刺果番荔枝的组织培养[J].植物生理学通讯,2000,2:137.

[33] Ohsawa K, Kato S, Honda H, et al. Pesticidal active substances in tropical plants-insecticidal substance from the seeds of Annonaceae [J]. Journal of Agricultural Science, Tokyo Nogyo Daigaku, 1990,34(4):253－258.

[34] Rieser M J. Annonaceous Acetogenins from the Seeds of *Annona muricata* [D]. West Lafayette: Purdue University, 1993.

[35] Gbeassor M, Kedjagni A, Koumaglo K, et al. In vitro antimalarial activity of six medicinal plants [J]. Phytotherapy Research, 1990,4(3):115－117.

[36] 龚晶雯,陈永康,李海龙,等.刺果番荔枝根提取物改善 2 型糖尿病药效和作用机制研究[J].海南医学院学报,2023,29(1):8－14.

[37] Carbajal D, Casaco A, Arruzazabala L, et al. Pharmacological screening of plant decoctions commonly used in Cuban folk medicine [J]. Journal of Ethnopharmacology, 1991,33(1－2):21－24.

[38] De Sousa O V, Vieira G D-V, De Jesus Rg De Pinho J, et al. Antinociceptive and anti-inflammatory activities of the ethanol extract of *Annona muricata* L. leaves in animal models [J]. International Journal of Molecular Sciences, 2010,11(5):2067－2078.

[39] Arthur F, Woode E, Terlabi E, et al. Evaluation of acute and subchronic toxicity of *Annona muricata* (Linn.) aqueous extract in animals [J]. 2011,1(4):115－124.

[40] Escobar Khondiker M, Höllerhage M, Muriel M P, et al. Annonacin, a natural mitochondrial complex I inhibitor, causes tau pathology in cultured neurons [J]. Journal of Neuroscience, 2007,27(29):7827－7837.

[41] Höllerhage M, Rösler T W, Berjas M, et al. Neurotoxicity of dietary supplements from Annonaceae species [J]. International Journal of Toxicology, 2015,34(6):543－550.

[42] Coria-Téllez A V, Montalvo-Gónzalez E, Yahia E M, et al. *Annona muricata*: A comprehensive review on its traditional medicinal uses, phytochemicals, pharmacological activities, mechanisms of action and toxicity [J]. Arabian Journal of Chemistry, 2018,11(5):662－691.

[43] Lannuzel A, Höglinger G, Champy P, et al. Is atypical parkinsonism in the Caribbean caused by the consumption of Annonaceae? [C] //2006, Springer, Parkinson's disease and related disorders.

波罗蜜

波罗蜜为桑科波罗蜜属植物波罗蜜(*Artocarpus heterophyllus* Lam.)的果实。因果实挂在树上好像波罗,故植物菠萝蜜有别名叫"树波罗";又因它的形状似牛的蜂窝胃,所以又叫"牛肚子果",傣家将其称之为"麻朗",其余的别名还有菠萝蜜、苞萝、大树波罗、蜜冬瓜、木波罗、将军木[1]。

波罗蜜为常绿乔木。树高达 10～20 m,其干茎可达 30～70 cm;其树龄大的植株有板状根,树皮厚,颜色为黑褐色;波罗蜜的叶子为单叶,呈螺旋状排列,叶柄长 1～3 cm,托叶似卵形,早落,叶片厚,呈椭圆形或为倒卵形,长度为 7～25 cm,甚至可能更长,宽为 3～12 cm,先端逐渐尖或稍钝,叶的基部为楔形,叶片的上面为深绿色,有光泽,下面浅绿色,略为粗糙;花为单性,雌雄异株,雄花花序顶生或腋生,为圆柱形或棒状,长 5～8 cm,直径 2.5 cm 左右,幼时被托叶包住,雄花花被为 2 裂,裂片钝,雄蕊为 1 枚,花丝直立,花药椭圆形;雌花花序生于树干或粗枝上,为圆柱形或长圆形,雌花花被管状,顶部齿裂,花柱侧生,子房 1 室;波罗蜜的果实是聚花果,即很多花聚在一起结成的果实,果呈椭圆形、球形,或为不规则形状,未成熟的果实为浅黄色,可作蔬菜食用,成熟的果实为黄褐色,可鲜食它的果肉,成熟时长在 25～60 cm 之间,宽在 25～50 cm 之间,一般重 5、6 kg,大者可重达 20 kg,果实表面有坚硬的六角形瘤状凸起和粗毛,内有许多黄色的花被,果柄粗壮,可达 10 cm;核果长圆形,长约 3 cm,宽 1.5～2 cm;其种子呈长椭圆形,长在 3 cm 左右,煮后可食用。花期春、夏季,果实成熟期夏、秋季。

原产地位于印度的西高止山;现在中国的云南(南部)、广西、海南、福建、广东等地均有栽培;印度其他地方及不丹、尼泊尔、马来西亚也有引种栽培[1]。

一、栽培

(一)产地环境

波罗蜜是热带果树,它喜欢湿热、无霜的气候,喜欢雨量充沛、阳光充足的地方,一般要求年降雨量在 1 200 mm 以上,有充足的水分,开花结果才会良好。

垂直分布一般在海拔 300 m 以下,波罗蜜根系很深,很耐旱,不耐盐,树体不耐持续的高湿或积水。温度是影响波罗蜜生长另一重要环境因素,一般要求全年平均气温不低于 22℃,月平均气温不低于 13℃,绝对气温必须在 0℃以上。波罗蜜虽然喜欢阳光,却也极其耐阴,幼苗切忌暴晒[3,4]。

(二)生产管理

1. 选地、整地

种植地选地除了那些必要的气候条件,选地

应在平地或者缓坡上，开垦、挖坑施基肥，坑长、宽、深一般 0.8～1.0 m；挖坑时表土和底土分开放置，在种植前的 2 个月内回土，先把表土放在坑底，之后从下往上依次放入杂草枯叶、农家肥和磷肥，每放一层肥放一层土，之后再回盖一层表土，充填要高出地面 20 cm。波罗蜜株距一般为 5～6 m，行距一般为 6～7 m 的株行距定标，225～330 株/hm²[4]。

2. 繁殖方法

为保全品种的优良性状，采用嫁接方法繁殖四季菠萝蜜。以本地菠萝蜜实生苗为砧木苗，待砧木苗培育到离地 15 cm 的径粗 1～2 cm，选取一次梢老熟、芽眼饱满的母株枝条为接穗，采用补片芽接法嫁接。嫁接时间在春季或秋季，春季在 2～4 月进行，秋季在 10～11 月进行，成活率达 90% 以上。嫁接成活待一次梢成熟后应及时解绑，并在接口以上 10 cm 处将砧顶剪掉，抹除砧木萌芽；每隔 7～10 d 施粪水 1 次，待苗木抽出二次梢老熟后即可移栽。

3. 田间管理

幼龄树根系分布浅且窄，宜勤施薄施，以水肥的方式淋施为佳。一般以一梢二肥较合理，即促梢肥和壮梢肥。在枝梢萌芽前至植株有少量枝梢萌芽期间，第 1 年每株施尿素 30 g 促梢；在大部分嫩梢长 5 cm 至梢基部的新叶由淡绿变深绿时，施用复合肥和钾肥壮梢，株施复合肥 30 g＋硫酸钾 20 g，以后逐年增加。

结果树年施肥 3 次，一是促花肥，在抽花穗前施用促花肥，以复合肥为主，每株施复合肥 1.5 kg、硫酸钾 0.5 kg、腐熟粪水 10 kg；二是壮果肥，于幼果期施用，以氮、钾为主，目的是促进果实迅速膨大，每株施腐熟猪粪水 10 kg、尿素 0.5 kg、复合肥 1 kg、硫酸钾 0.5 kg；三是采后肥，10 月配合更新修剪进行，应重施有机肥，促进不定芽萌发，为更新树冠积蓄营养，可株施腐熟鸡粪 20 kg、尿素 0.5 kg、复合肥 1 kg、过磷酸钙 0.5 kg。每次施肥都应以农家肥为主，适量施氮磷钾复合肥，在树冠下开环沟施放并适量淋水。施肥数量应根据菠萝蜜树的生长情况、年龄和树势、土地的肥瘦而定[4]。

（三）病虫害及其防治[4,5]

1. 果腐病

病原及发病特点：波罗蜜的果腐病病因是因为囊孢壳菌，主要为害要成熟的果实，基本是因为机械损伤或者昆虫的侵入，果实在感病初期在果皮上生出黑色或茶褐色的小斑点，在六角瘤状凸起的表面生成许多深色小点，严重时呈大面积扩开连成一片，遇到潮湿，会生出很多白色至黑色的条形物质，囊孢壳菌会蔓延开来，使果实腐烂，延到果柄易脱落，幼果则会干枯挂于树上。病害大多发生在气温 25 ℃，相对湿度大于 80% 的环境下，若常常阴湿多雨，结果过多，树冠生长过于旺盛，或者长势过于弱的都更容易染病。

果腐病的防治：①加强种植管理，适当疏花疏果，冬季适当修剪枝条，定期施有机肥料。②适当喷药防治，收果时轻拿轻放，避免造成机械损伤；果熟期可适当喷洒 50% 的速克灵 500 倍液或 1% 的波尔多液，每 7～10 d 喷 1 次即可。

2. 炭疽病

炭疽病是波罗蜜常见的一种病害，主要为害叶片和果实，它是造成波罗蜜的果实在成熟期与贮运期坏掉的重要原因之一。为害果实时，初现褐色的小斑点，后变成圆形或不规则的褐斑，致使果实腐烂；为害叶片，有两种症状，叶脉坏死性和叶斑型，前者在叶中脉基部发病，后渐渐向中脉顶端蔓延，最后沿着中脉向侧脉发展使叶脉黄化变褐坏死，叶肉组织也变为褐色，后者先从叶尖、叶缘发病，病斑呈半圆或不规则状，直径 1 cm 甚至更大，褐色到更深时坏死。

炭疽病的防治：①应在加强管理的基础上在适当时间喷药进行防治；②收果后加强对植株的管理，适当松土，多施有机肥料，把树上的病枝病叶剪除；③花期及幼果期要进行喷药保护，常用的药剂有：50% 多菌灵可湿粉剂 500～600 倍液、

40%灭病威胶悬剂 500 倍液、50%灭菌丹可湿性粉剂 500 倍液和 75%百菌清可湿粉剂 600～800 倍液。

3. 裂果

波罗蜜裂果状及特点：是一种生理性的病害，一般是果实在快成熟时产生，是波罗蜜病害中一种常见的症状，裂果状为果实纵向开裂，也有横向开裂的，裂开的果肉开始是黄白色，之后果肉会变黑直至腐烂。在果熟期，遭遇温度和湿度骤然变化以及久旱遇雨或久雨骤晴都特别容易诱发裂果，主要原因是微量元素缺失造成的（特别是钙缺失）。

防治方法：①生长期要科学施肥，多采用有机农肥，同时注重氮、磷、钾肥的合理搭配，适当多施一点钙肥；②定期对果园进行深翻，避免土壤过干或过湿影响根系对钙的吸收，在果实庞大期尤为重要；③土壤缺钙时，每亩地可撒生石灰 50～70 kg，或者以叶面喷施 0.5%的氯化钙和腐植酸液并配液，效果很好；④少雨的季节要定期对果园进行浇水，多雨的季节要注意园间排水，避免突然降雨使果实迅速庞大裂果或者长期积水影响钙吸收而引起裂果。

4. 天牛

为害波罗蜜的主要有桑大牛和星天牛。幼虫蛀食茎干，轻则使植株长势差，重则使枝干折断或枯死。

防治方法：①人工捕杀成虫，铲除虫卵，杀蛀入枝干的幼虫；②往蛀孔注入高浓度农药（5～10 倍液 80%敌敌畏或 40%乐果液），或者泥封蛀孔熏杀、毒杀幼虫。

5. 埃及吹绵蚧

埃及吹绵蚧往往成群集中在叶部为害，大量吸取汁液，致使叶片变黄，植株长势衰退，并诱导煤烟病发生。埃及吹绵蚧的为害在广东和台湾种植的波罗蜜普遍而严重。

防治方法：①害虫少时可用人工捕杀；②喷洒松脂合剂 8～15 倍液，或速喷乳油 1 500～2 000 倍液等农药。

二、 化学成分

（一）挥发油类

郭飞燕等[6]研究以海南波罗蜜为原料，对其挥发油进行提取，分别采用了乙醚浸提法、水蒸气蒸馏法、吸附法三种方法，分别分离鉴定出 37、21、13 种化合物，37 种化合物中含脂肪酸类（42.33%）、酯类（19.50%）、醇类（13.99%）、胺类（19.33%）、烯烃类（3.53%）；21 种化合物中含脂肪酸类（52.45%）、酯类（41.59%）、醇类（4.81%）；13 种化合物中含酯类（67.42%）、脂肪酸（32.58%）；其中共同的成分为戊酸丙酯、乙酸丁酯、丁酸丁酯、3-甲基-丁酸丁酯、9-十八碳烯酸。其具体化学成分如表 35 所示。

表 35　波罗蜜中的挥发油成分

序号	化合物	序号	化合物	序号	化合物
1	丁酸乙酯	9	戊酸-2-甲基丁酯	17	（1-乙基甲氨基）乙基苯甲醇
2	乙酸丁酯	10	乙酸丙酯	18	N-(2-甲基苯基)-2-(丙氨基)-丙酰胺
3	1-丁醇	11	丁酸-3-甲基苯甲酯		
4	戊酸丙酯	12	乙酸-3-苯基-丙酯	19	3-甲基丁酸-2-甲基丙酯
5	乙酸-3-甲基-1-丁酯	13	三甘醇	20	2-甲基-1-丁醇
6	丁酸丁酯	14	2-(2-乙氧基)乙醇	21	己酸-2-甲基丁酯
7	3-甲基-丁酸丁酯	15	E-11-十六碳酸乙酯	22	己酸丁酯
8	丁酸戊酯	16	3-甲基丁酸乙酯	23	丁酸-2-甲基丁酯

（续表）

序号	化合物	序号	化合物	序号	化合物
24	苯甲醇	36	9,12-十八碳二烯酸	48	(Z)-9-十八碳酸-2-羟基乙酯
25	3-甲基丁酸	37	9-十八碳烯酸	49	油酸-3-羟基丙酯
26	2,3 环氧丙酸乙酯	38	邻苯二甲酸二异丙酯	50	1,5-二甲氧基-3-戊酮
27	4-羟基苯丙醇	39	苯丙酸甲酯	51	7,10,13-十六碳三烯酸甲酯
28	N-十六碳酸	40	β-乙基-α-甲基苯乙醇	52	9,12,15-十八碳三烯-1-醇
29	(Z)-11-十六碳烯酸	41	邻甲基苯乙烯	53	11,14,17-二十碳三烯酸甲酯
30	(E)-9-十六碳烯酸	42	乙酸-2-甲基丁酯	54	异戊酸正戊酯
31	1-亚麻酸甘油酯	43	十八碳醛	55	α-羟基丙酸甲酯
32	2-单油酸酯	44	(E)-9-十六碳烯酸甲酯	56	苹果酸
33	1-单油酸酯	45	乙酸-2-甲基丁酯	57	2-(甲氧基)丙酸
34	苯丙醇	46	β-羟基丁酸乙酯		
35	角鲨烯	47	(E)-9-十六碳烯酸甲酯		

（二）黄酮类

王佩媛等[7]从波罗蜜内分离出 2 个新查耳酮（artocarpusins **59** 和 artocarpusins **60**），1 个黄酮（arto-carpusin **61**），1 个 2-芳基苯并呋喃类衍生物（artocarstilene **62**）和 1 个黄酮（**63**）。Nhan波罗蜜的无水甲醇提取物中，得到 4 个新黄酮成分，分别为 artocarmins A-D（**64～67**）和 3 个新查耳酮 artocarmitins A-C（**68～70**）。依据 13 个已知成分，波罗蜜提取黄酮时用超声辅助的最佳条件为：乙醇浓度 69.4%，料液比为 1:22.6，在该条件下测得波罗蜜中的总黄酮的平均含量为45.97 mg/g。

（三）植物活性成分

如表 36 所示。

表 36 波罗蜜中的活性成分[8]

序号	化合物		存在部位
	英文名	中文名	
Carotenoids（类胡萝卜素）			
71	α-carotene	α-胡萝卜素	内核
72	β-turolenec	β-胡萝卜素	内核
73	α-zeacaroutene	α-玉米胡萝卜素	内核
74	β-carotene 5,6-epoxide	5,6-环氧-β-胡萝卜素	内核
75	crocetin	番红花酸	内核
Sterols（甾醇类）			
76	belulinic acid	桦木酸	果皮、种子
77	β-sitosterol	β-谷甾醇	果皮
78	cycloartenol	环阿屯醇	果皮
79	ursolic acid	乌索酸	果皮

（续表）

序号	化合物		存在部位
	英文名	中文名	
	Prenylflavones(异戊二烯基黄酮类)		
80	6-prenylapigenin	—	果心
81	albanin A	—	果心
82	cudraflavone B	柘木黄酮 B	果心
83	cudraflavone C	柘木黄酮 C	果心
84	arlocrpuin	桂木黄素	果心
85	norartocarpin	降桂木生黄亭	果心
86	kuwanon C	桑黄酮 C	果心
87	brosimone I	摩尼树酮 I	果心
88	artonins A	—	果皮
89	cycloheterophyllin	异叶波罗蜜环黄酮素	种皮
90	cycloheteroplyllin diacetate	—	种皮
91	artonins B	—	果皮
92	cycloheteroplyllin peracetate	—	种皮

上述化学成分的部分结构如下。

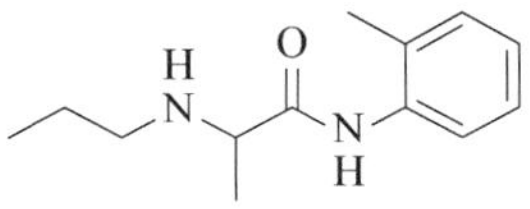

N-(2-methylphenyl)-2-
（propylamino)-propionamide

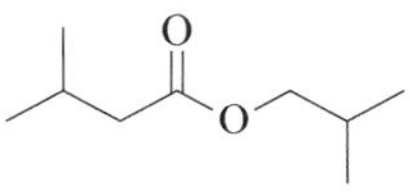

2-methylpropyl
3-methylbutyrate

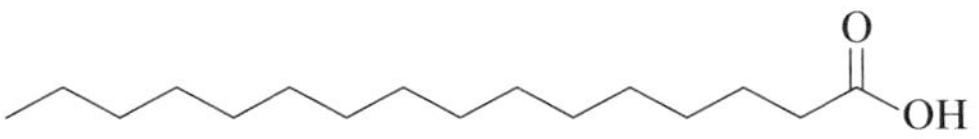

N-hexadecanoic acid

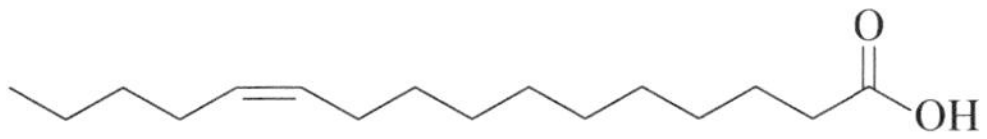

(*Z*)-11 hexadecenoic acid

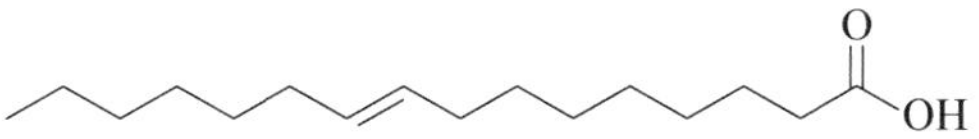

(*E*)-9-hexadecenoic acid

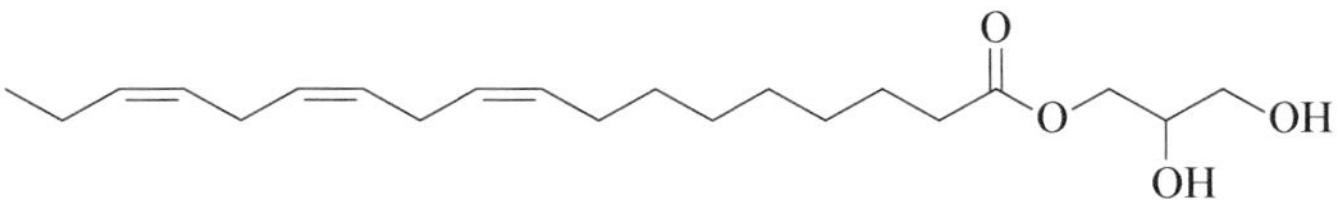

glyceryl 1-linolenate

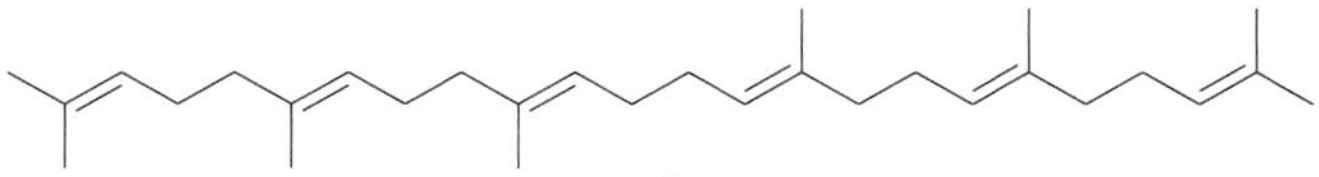

squalene

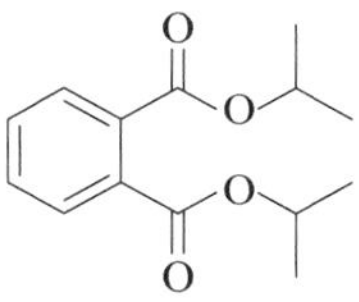

diisopropyl phthalate

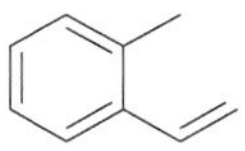

O-methylstyrene

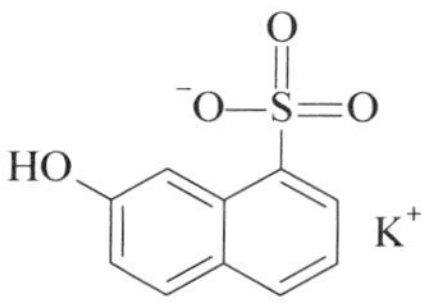

crocetin

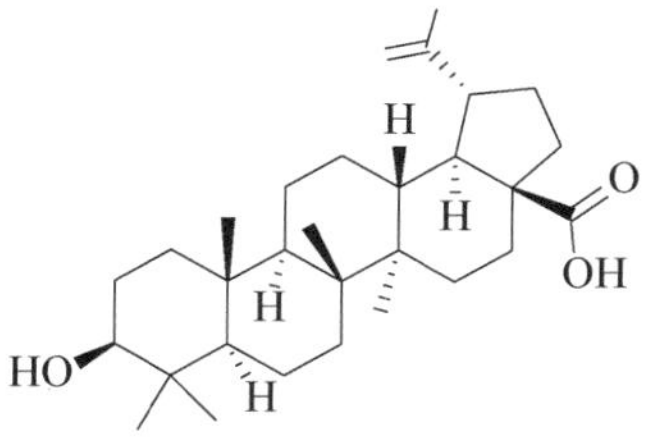

3β-hydroxy-lup-20(29)
-ene-28-oic acid

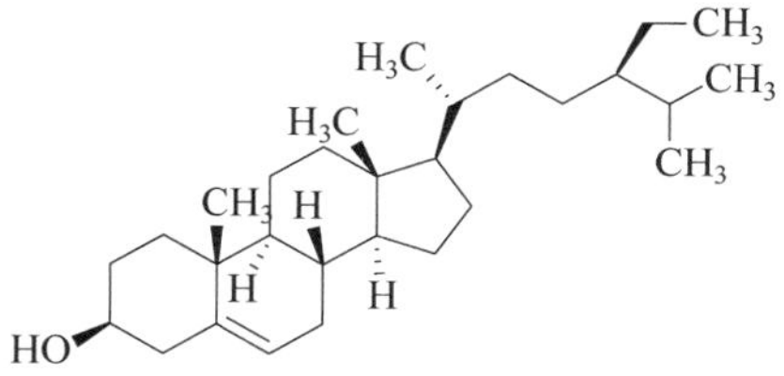

β-sitosterol

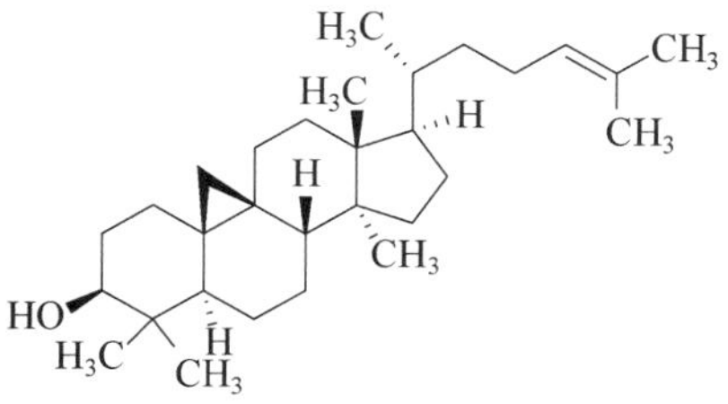

cycloartenol

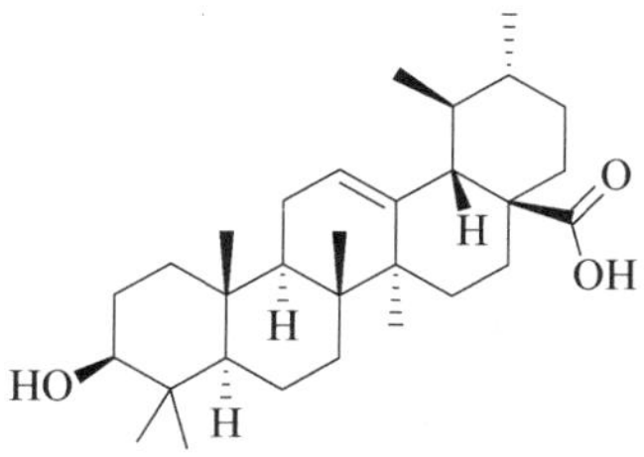

ursolic acid

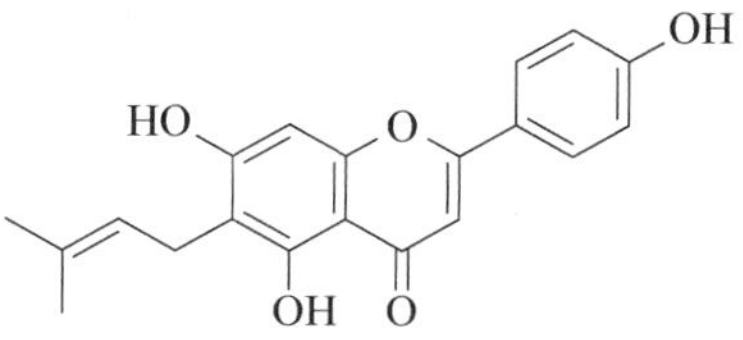

6-prenylapigenin

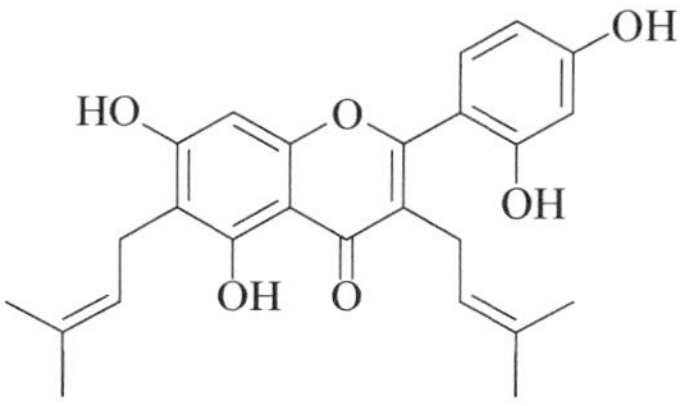

cudraflavone C

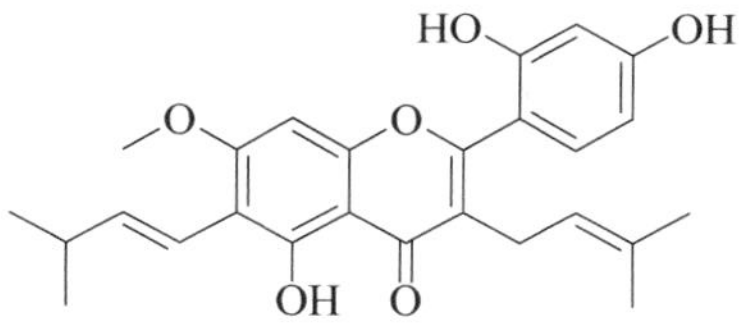

arlocrpuin

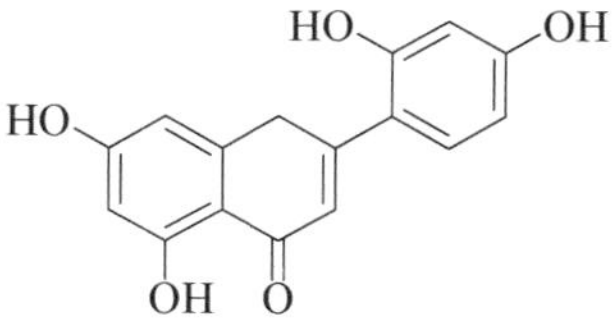

norartocarpin

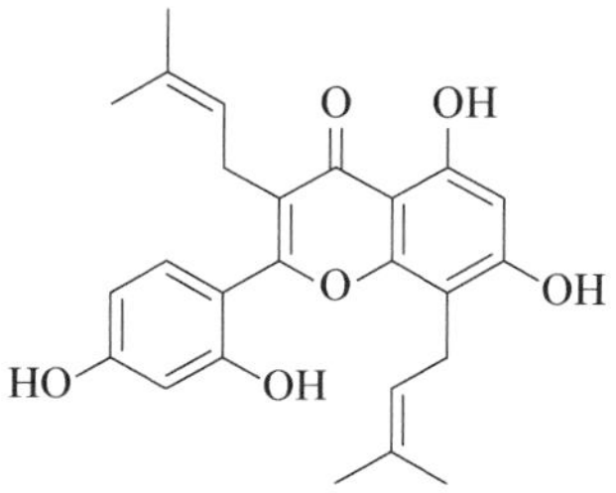

kuwanon C

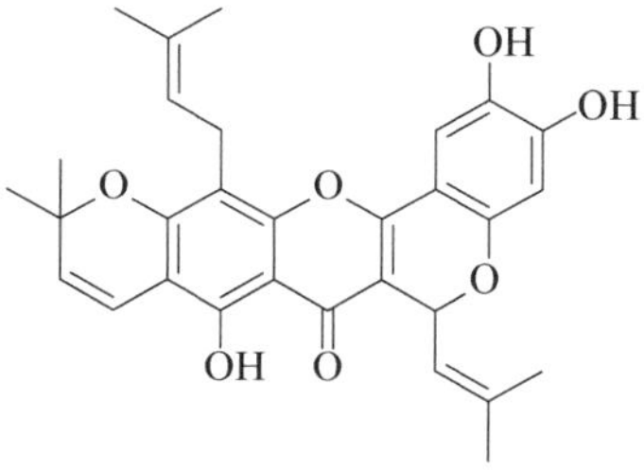

cycloheteroplyllin

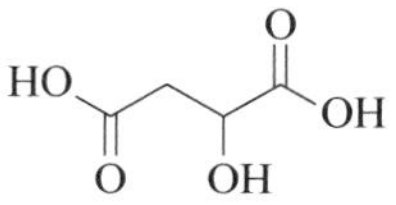

DL malic acid

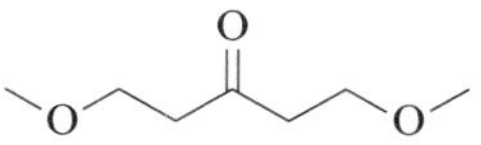

1,5-dimethoxy-3-pentanone

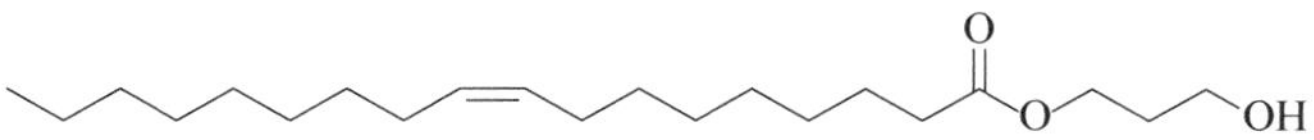

oleic acid-3-hydroxypropyl ester

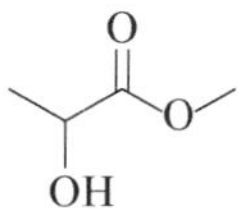

methyl-α-hydroxypropionate

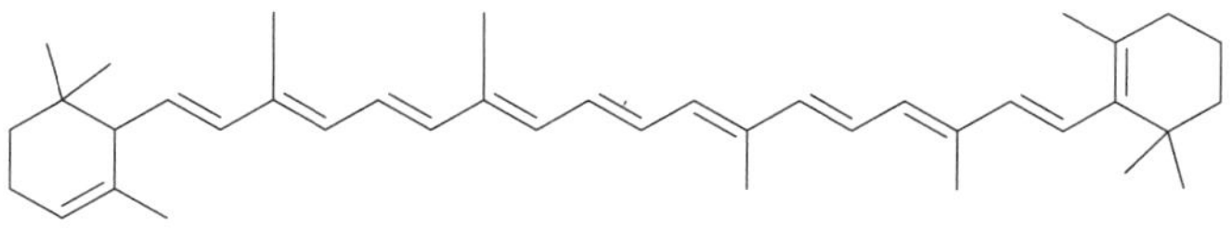

α-carotene

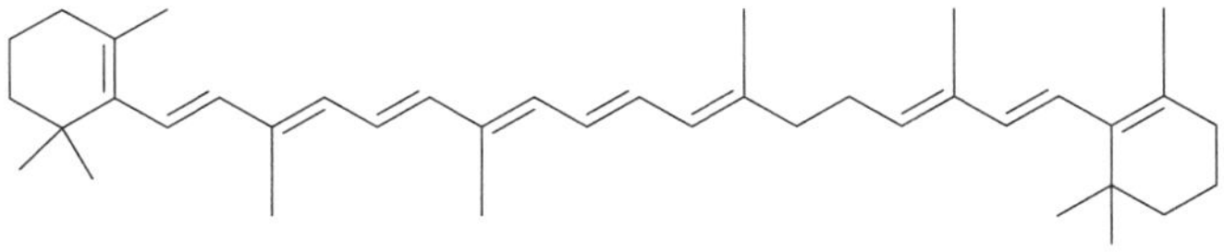

β-carotene

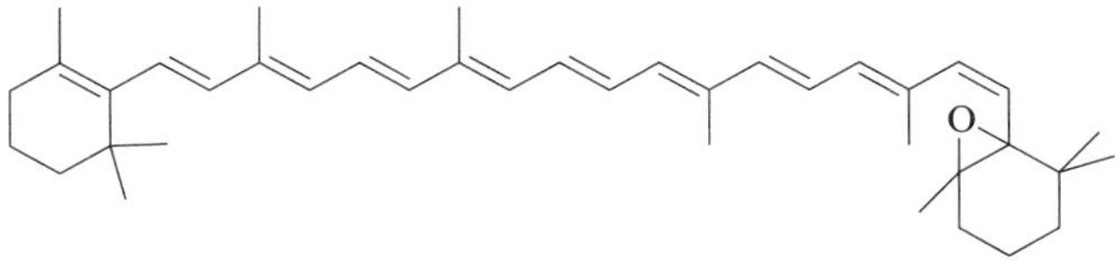

β-rarolene-5,6-epoxide

（四）其他成分

波罗蜜中其他化学成分如表 37 所示。

表 37　波罗蜜各部位中的其他成分

部位	化学成分	含量
种皮	多酚	2.010 mg/g
	1%以上的脂肪酸	亚油酸（55.20%）、棕榈酸（30.53%）、亚麻酸（5.96%）、硬脂酸（1.81%）和二十二酸（1.79%）
种子	淀粉	约为 22%
	蛋白质	14%
外果皮、心、丝	多酚	1.639 mg/gf，1.080 mg/gf，0.826 mg/gf
内果皮		0.549 mg/g
果皮	膳食纤维	提取率达 37.8%
果肉	果胶	1/3（水溶性果胶）
		2/3（不溶性果胶）
可食性部位每 100 g 中	Vit_A	540 IU
	Vit_{B1}	0.3 mg/g
	Vit_C	0.387 mg/L
整颗果实中	还原糖	12.12%
	可溶性固形物	19.20%
	柠檬酸	0.02%

波罗蜜果肉含许多微量元素[9]，分别为 Mg（1340.0）、Ca（864.0）、Na（133.2）、Fe（179.2）、Mn（62.8）、Zn（186.4）、Cu（8.6）、Ba（8.20）、Co（3.72）、Ni（1.66）、Si（98.0）、V（0.016）、Cr（0.16）、Cd（0.07）、Pd（0.34）、Al（58.8）、Se＜0.01、As＜0.01、Tl＜0.01 和 Mo＜0.01[相对含量（单位 10^{-6}）]。

三、药理作用

（一）抗炎、抗水肿

波罗蜜中提取的蛋白酶和 Artocarpain-H 对一些慢性炎症有很好抗炎作用，其中 Artocarpain-

H 对角叉菜诱导的大鼠水肿有良好抑制作用；波罗蜜的黄酮类提取物对中性白细胞、巨噬细胞以及抑制肥大细胞释放的介质有很强的作用；其植物活性成分具有抗感染作用[10]。

（二）抗氧化

波罗蜜不同部位的抗氧化提取物中成分不同，不同提取剂提取出来的抗氧化物质抗氧化功能也不同。水溶液萃取的黄酮类对 DPPH 的清除作用大于乙醇提取物中的酚类，但二者的清除作用都不及甲醇提取物的清除作用；波罗蜜叶子的水提物和乙酸乙酯-水双相萃取物质对 ATBS 的清除作用随着溶剂相极性的减小，清除作用依次减弱，如活性成分中的异叶波罗蜜环黄酮素对低密度脂蛋白的氧化有特强的抑制作用，对黄嘌呤氧化无抑制作用[11,12]。

（三）保护 DNA

Jagtap U B[13] 研究认为，波罗蜜酒对 DPPH 自由基清除效率高，能有效抑制 DPPH 对 DNA 的损伤，同时也能抑制过氧化氢、紫外线和 γ 辐射（100 戈瑞）诱导的 pBR322 质粒 DNA 的损伤。

（四）降糖、降血脂

从波罗蜜中提取的黄酮类，能降低大鼠血糖、血脂，可能是黄酮类里面的槲皮素类化合物通过抗氧化作用实现调节血糖、血脂[14]。

（五）抗凝血

陈忠[15] 报道，菠萝蜜凝集素（JL）可凝集小鼠、兔、猫和人（O 型血）的新鲜红血球；当 JL 浓度达到 20 mg/L 时，其渗入小鼠胸腺细胞的量随浓度增大而迅速提高。Siritapetawee[16] 报道，菠萝蜜树中提取的乳胶，能减少人体血液凝血因子 XI 和 αXII 的活性，可延长凝血时间。

（六）抗肿瘤

研究表明，波罗蜜中提取的异戊烯类取代的

2 个新查耳酮 artocarpusins A 和 B（**59** 和 **60**），1 个新黄酮 artocarpusin C（**61**）等表现出抑制人前列腺癌细胞株和大细胞肺癌细胞株增殖的活性[17]。

（七）驱虫

根据研究，波罗蜜提取物中的挥发成分（如乙酸乙酯类萃取物）能使小菜蛾产卵趋避和提高拒食率，这表明波罗蜜的部分提取物能干扰小菜蛾的种群繁衍[18]。

（八）蛋白酶抑制、抗菌

Shamim M D[19] 研究表示，波罗蜜成熟种子中提取的蛋白酶，对木瓜蛋白酶和三化螟幼虫中肠蛋白酶的活性抑制极其强烈，对于水稻生长的保护有一定应用价值。Siritap-etawee[20] 研究，从中提取的蛋白酶还具有抑菌作用，可抑制铜绿假单胞菌，其最低抑菌浓度为 2.2 g/L，最低杀菌浓度（MBC）为 8.8 g/L，也可抑制临床分离念珠菌的生长。

（九）抗病毒

Fu Y H、Guo J M 等[21] 研究发现波罗蜜中含的某些化学成分具有抗 HIV 活性。Ferreira de Sousa、Dhierllate 等[22] 研究，波罗蜜甲醇提取物对牛疱疹病毒 1 型（BoHV - 1，$PI = 99.20\%$）和伪狂犬病毒（SuHV - 1，$PI = 94.38\%$）具有抗病毒活性。

四、 临床应用

《本草纲目》中有记载："波罗蜜生交趾南番诸国。内肉层叠如桔，食之味至甜美如蜜，瓤韦，甘香微酸、平、无毒，止渴解烦，醒酒益气，令人悦泽。核中仁，补中益气，令人不饥轻健。"波罗蜜能活血消肿，解毒敛疮；主治跌打损伤，疮疡疖肿，湿疹。

（一）创面溃疡

波罗蜜树上流出的乳汁可治溃疡；叶磨粉加热，可撒或敷创面[10]。

（二）关节炎

波罗蜜果皮经过发酵，提取出来的蛋白质水解酶，可消炎和抗水肿，对支气管炎和关节炎等疗效明显[10]。

（三）急性扁桃体炎

根据研究，有数据显示波罗蜜树根治疗急性扁桃体炎的效果极好，治愈高达 300 多例，根据大量资料数据显示 114 例患者，显效 54 例，有效 55 例，总有效率 95.6%[20]。

（四）腺体肿大，脓肿，胸癌

研究发现，菠萝蜜种子中含有一种外源凝集素，可用于胸癌早期诊断；其叶子与椰子油混合后制成膏药，可治疗皮肤溃疡和机械伤；根也有独特药效，其提取物可防治哮喘及发烧腹泻[23]。其树皮则可制成镇静剂；树液与醋混合，可治疗腺体肿大和脓肿[24]。

（五）其他

Baliga[25]报道，菠萝蜜叶子的水煮液对健康个体和非胰岛素依赖型糖尿病患者具有降糖作用；也具有抗氧化、抗炎、抗真菌、抗肿瘤、防龋齿、降血糖、促进创面愈合以及引起短暂的性活动降低等。谭乐和报道，菠萝蜜种子可用于治疗妇女产后缺乳症[26]。

五、 毒理研究

波罗蜜本身没有毒性，没有对身体有害的成分，直接食用也不会导致中毒，但是未成熟的波罗蜜中含有大量的蛋白酶、鞣酸和淀粉，味道酸、涩、苦，直接食用可能会引起口腔不适、过敏、胃肠道不适的情况，果肉建议成熟后食用，种子煮后食用。

参 考 文 献

[1] 中国科学院中国植物志编辑委员会.中国植物志[M].北京:科学出版社,1998,23(1):44 - 45.
[2] 李映志,余庆,李洪波,等.菠萝蜜花粉萌发及胚发育的显微观察[J].湖南农业大学学报:自然科学版,2015,41(4):391 - 395.
[3] 白亨玉,苏兰茜,鱼欢,等.不同施氮水平下菠萝蜜幼苗根系生长及氮素吸收特征[J].热带作物学报,2019,40(6):1083 - 1088.
[4] 黄樟华,曾国新,覃群明.四季菠萝蜜优质丰产栽培技术[J].农村新技术,2020,(3):14 - 16.
[5] 赵子良.菠萝蜜的养护管理及主要病虫害防治[J].农业工程技术,2019,39(32):50.
[6] 郭飞燕,纪明慧,舒火明,等.海南菠萝蜜挥发油的提取及成分鉴定[J].食品科学,2010,31(2):168 - 170.
[7] 王佩媛,李瑞,李闪闪,等.菠萝蜜药学研究概况[J].安徽农业科学,2013,41(18):7768 - 7769,7831.
[8] 张涛,潘永贵.菠萝蜜营养成分及药理作用研究进展[J].广东农业科学,2013,40(4):88 - 90,103.
[9] 李移,李尚德,陈杰.菠萝蜜微量元素含量的分析[J].广东微量元素科学,2003,(1):57 - 59.
[10] 焦凌梅.菠萝蜜营养成分与开发利用价值[J].广西热带农业,2010,(1):17 - 19.
[11] Aziz N, Peng K S, Abdullah R, et al. The phytochemical and antioxidant characteristics of fermented jackfruit (*Artocarpus heterophyllus* l.) leaves using single and mixed starter culture [J]. Journal of Food Science and Engineering, 2018,8:55 - 60.
[12] Calderón Chiu C, Calderón Santoyo M, Herman Lara E, et al. Jackfruit (*Artocarpus heterophyllus* Lam) leaf as a new source to obtain protein hydrolysates: Physicochemical characterization, techno-functional properties and antioxidant capacity [J]. Food Hydrocolloids, 2021,112:106319.
[13] Jagtap U B, Waghmare S R, Lokhande V H, et al. Preparation and evaluation of antioxidant capacity of Jackfruit (*Artocarpus heterophyllus* Lam.) wine and its protective role against radiation induced DNA damage [J]. Industrial Crops and Products, 2011,34(3):1595 - 1601.
[14] Omar H S, El-Beshbishy H A, Moussa Z, et al. Antioxidant activity of *Artocarpus heterophyllus* Lam. (Jack Fruit) leaf extracts: remarkable attenuations of hyperglycemia and hyperlipidemia in streptozotocin-diabetic rats [J]. The Scientific World Journal, 2011,11:788 - 800.

［15］ 陈忠,杨爱珍,黄连宝,等.海南菠萝蜜凝集素的分离纯化及其生物学特性初探[J].湖北农业科学,2003,(3):95-96,80.

［16］ Siritapetawee J, Thammasirirak S. Purification and characterization of a heteromultimeric glycoprotein from *Artocarpus heterophyllus* latex with an inhibitory effect on human blood coagulation [J]. Acta Biochimica Polonica, 2011,58(4):521-528.

［17］ Di X, Wang S, Wang B, et al. New phenolic compounds from the twigs of *Artocarpus heterophyllus* [J]. Drug Discoveries & Therapeutics, 2013,7(1):24-28.

［18］ 覃伟权,彭正强,张茂新.菠萝蜜乙醇提取物对小菜蛾的控制效果及其活性成分初步分析[J].园艺学报,2007,(6):1387-1394.

［19］ Shamim M, Khan N, Singh K. Inhibition of midgut protease of yellow stem borer (Scirpophaga incertulas) by cysteine protease-like inhibitor from mature jackfruit (*Artocarpus heterophyllus*) seed [J]. Acta Physiologiae Plantarum, 2011,33:2249-2257.

［20］ Siritapetawee J, Thammasirirak S, Samosornsuk W. Antimicrobial activity of a 48-kDa protease (AMP48) from *Artocarpus heterophyllus* latex [J]. European Review for Medical and Pharmacological Sciences, 2012,16(1):132-137.

［21］ Fu Y H, Guo J M, Xie Y T, et al. Prenylated chromones from the fruits of *Artocarpus heterophyllus* and their potential anti-HIV-1 activities [J]. Journal of Agricultural and Food Chemistry, 2020,68(7):2024-2030.

［22］ De Sousa D F, Fernandes M J B, De Oliveira R A, et al. In vitro cytotoxic and anti-herpesvirus properties of jackfruit (*Artocarpus heterophyllus* Lam., Moraceae) leaf extracts [J]. Journal of Medicinal Plants Research, 2020,14(5):225-231.

［23］ 郭朝广.菠萝蜜树根治疗急性扁桃体炎[J].广西赤脚医生,1976,(5):20.

［24］ 高爱平,陈业渊,李建国.全身都是宝的"热带水果皇后"菠萝蜜[J].中国果菜,2003,(4):33.

［25］ Baliga M S, Shivashankara A R, Haniadka R, et al. Phytochemistry, nutritional and pharmacological properties of *Artocarpus heterophyllus* Lam (jackfruit): A review [J]. Food Research International, 2011,44(7):1800-1811.

［26］ 谭乐和,王令霞,朱红英.菠萝蜜的营养物质成份与利用价值[J].广西热作科技,1999,(2):19-20.

降　香

降香为豆科黄檀属植物降香（*Dalbergia odorifera* T. Chen）的树干和根的干燥心材，别名降香檀、降香黄檀、花梨母[1]。

降香为乔木，高达 10～15 m；除幼嫩部分、花序及子房略被短柔毛外，全株无毛；树皮褐色或淡褐色，粗糙，有纵裂槽纹。小枝有小而密集皮孔。羽状复叶，复叶长 12～25 cm；叶柄长 1.5～3 cm；托叶早落；小叶(3～)4～5(～6)对，近革质，卵形或椭圆形，长(2.5)4～7(～9) cm，宽 2～3.5 cm，复叶顶端的 1 枚小叶最大，往下渐小，基部 1 对长仅为顶小叶的 1/3，先端渐尖或急尖，钝头，基部圆或阔楔形；小叶柄长 3～5 mm。圆锥花序腋生，长 8～10 cm，径 6～7 cm，分枝呈伞房花序状；总花梗长 3～5 cm；基生小苞片近三角形，长 0.5 mm，副萼状小苞片阔卵形，长约 1 mm；花长约 5 mm，初时密集于花序分枝顶端，后渐疏离；花梗长约 1 mm；花萼长约 2 mm，下方 1 枚萼齿较长，披针形，其余的阔卵形，急尖；花冠乳白色或淡黄色，各瓣近等长，均具长约 1 mm 瓣柄，旗瓣倒心形，连柄长约 5 mm，上部宽约 3 mm，先端截平，微凹缺，翼瓣长圆形，龙骨瓣半月形，背弯拱；雄蕊 9，单体；子房狭椭圆形，具长柄，柄长约 2.5 mm，有胚珠 1～2 粒。荚果舌状长圆形，长 4.5～8 cm，宽 1.5～1.8 cm，基部略被毛，顶端钝或急尖，基部骤然收窄与纤细的果颈相接，果颈长 5～10 mm，果瓣革质，对种子的部分明显凸起，状如棋子，厚可达 5 mm，有种子 1(～2)粒。

产于海南（中部和南部）。生于中海拔有山坡疏林中、林缘或林旁旷地上[2]。

一、生药鉴别

（一）性状鉴别

降香呈类圆柱形、不规则块状或片状。表面黄棕色、紫红色、红棕色或红褐色，显光泽，木纹细腻，花纹清晰美观，常见深浅相间树脂纹形成的平行纹、波浪纹、山水纹、云彩纹，以及类圆、长圆形同心环状花纹，中央有黑色圆点，形如"黑眼珠"，又称"鬼眼纹"或"天眼纹"。木质极坚硬致密，体重，显油性，断面常见同心环状花纹，偶见不明显小孔（导管）。气微香，散发淡淡花香味，味微苦、辛。火烧有火鸣声，冒黑烟，渗油，窜火苗，灰烬雪白色[3]。

（二）显微鉴别

1. 横切面

降香横切面各组织排列规整，结构紧密而有规律；导管与纤维排列呈现季节性疏密变化，形成相间排列的导管群带和纤维群带，弦向薄壁组织连成环状，使切面呈明显的多轮同心环带；射线明显，顺直，间隔均匀；导管孔小。

2. 粉末鉴别

降香粉末红褐色,气微香。①木纤维众多,成束,淡棕色,纤维长条形,壁厚,周围薄壁细胞含草酸钙方晶形成晶鞘纤维。②具缘纹孔导管多破碎,管腔内或含黄棕或红棕色物,纹孔排列较紧密,纹孔口较清晰,短缝状或扁圆形。③木射线组织碎片状,射线细胞类圆形或长方形,壁稍厚,常附着木薄壁细胞。④木薄壁细胞多破碎状,类长方形,壁连珠状或不规则增厚,可见纹孔,偶见不完整的傍管木薄壁细胞。⑤色素块红棕色。⑥草酸钙方晶散在。

(三) 理化鉴别

薄层色谱鉴别

参照 2020 版《中国药典》降香项下的薄层色谱法(通则 0502)进行薄层鉴别。取本品粉末 1 g,加甲醇 10 mL,超声处理 30 min,放置,取上清液作为供试品溶液。另取降香对照药材 1 g,同法制成对照药材溶液。吸取上述两种溶液各 2 μL,分别点于同一硅胶 G 薄层板上,以甲苯-乙醚-三氯甲烷(7∶2∶1)为展开剂,展开,取出,晾干,喷以 1%香草醛硫酸溶液与无水乙醇(1∶9)的混合溶液,在 105 ℃加热至斑点显色清晰。供试品色谱中,在与对照药材色谱相应的位置上,显相同颜色的斑点[3]。

二、栽培

(一) 产地环境

我国海南省西部、西南部海拔 400 m 以下的平原地带或丘陵地带,是降香黄檀天然林的分布区域。降香黄檀在这些地区主要表现为团聚状散生,或者在半落叶季雨林中以及灌木丛散生,也时见单优群落。分布区域的气温常年较高,年平均温度 23～25 ℃,极端最低温 6.6 ℃,年降雨量在 1200～1600 mm,分配不均匀,旱季(11 月至翌年 4 月)降水量为 1 500 mm 左右,且多暴雨。

降香黄檀对土壤要求并不苛刻,自然生长的土壤多为赤红壤或褐色砖红壤。树种对立地条件要求并不太严,在岩石裸露、山脊、陡坡甚至干旱贫瘠的地块都能适生。降香黄檀为寿命可达百年以上的阳性喜光树种,自然结实能力比较强,且采伐后的萌生能力比较强。天然降香黄檀林生长较慢,年平均生长量为 0.5～0.8 cm 胸径、0.5～0.8 m 树高[4]。

(二) 生产管理

1. 选种

降香黄檀荚果不开裂。采摘后,豆荚在阴凉处自然干燥。播种前,除去果实边缘,选择饱满、无虫、带荚的种子进行播种。春季播种,播种前先将种子浸泡在水中 1 d,将种子拾起均匀铺在床上,用 2 cm 左右的土覆盖,表面覆盖草,晴天早晚浇水,保持床面湿润,发芽 10～15 d,发芽率一般为 70%[5]。

2. 繁殖方法

开始种植前,先回填表土,然后放入基肥。单株用量:复合肥 150 g,钙、镁、磷 200 g,过磷酸钙 200 g,与回填土混合,然后在上面栽苗。种植时,应注意适当深植;同时做到"根疏、苗正、紧",回填土略高于孔面,成土堆,以免雨后陷入凹地,避免根积水,土埋,以免烂根。施肥可提高降香黄檀的抗旱性、抗寒性和抗病性,增加苗高、地径、根长和生物量。结合松土、除草、扩穴,每次每株施复合肥 150～200 g,以促进林木生长,使其早日郁闭成林,减少杂草丛生[5]。

3. 田间管理

随着时间的推迟,幼林逐步长高,之后逐步向上修剪。这样,有利于增加幼林期植株叶片的光合作用,有助于幼林的生长和根系的发展。修剪下垂枝、弱枝和过密的侧枝,使林内通风透光,以利于降香主干健壮生长。造林后 1～3 年用木棍、竹竿扶直定干并修剪影响主干生长的部分侧枝,培育主干。施肥造林后要加强幼株抚育管理。前期为促进幼树生长发育,前 4 年每年定时结合锄草、松土、扩穴等管理工作 2～3 次，并每株施农家肥 2～3 kg 或复合肥 200 g 共 2 次，第 5～6 年每年抚育一次。冬季要加强防范冻害、动物损害。每年除草、松土、覆盖、施肥 2 次。

（三）病虫害防治

降香在幼苗时期主要的病害为黑痣病和炭疽病[5]。黑痣病主要出现在叶片、枝条和果荚中，在雨季传播速度很快，严重时整片叶片变黑，导致大量叶片脱落，严重影响幼树的生长。炭疽病在苗木及幼树均感染，常侵害叶片。严重者也危害嫩枝，海南各地均有发生。两种病害用 70% 代森锰锌可湿性粉剂，或 5% 甲基托布津 500 倍液喷洒，每隔 7 d 喷一次，共喷 2～3 次，都有较好的防治效果。秋冬季节或起苗前彻底剪除和收集枯枝病叶烧毁。

瘤胸天牛和伪尺蠖是其主要虫害。瘤胸天牛在海南尖峰岭、吊罗山等地的人工幼林被害率均达 20%～30%，严重者可达 70%～80%。被害后幼树往往造成风倒或枯死，较大的树生长受到影响，其成虫于 2 月初出现，3～4 月为盛期，取食嫩枝树皮。可于成虫活动盛期，摇动树木或用竹竿触之落地，加以捕杀。卵及幼虫初期都易发现，也可用人工捕杀；或者用 90% 敌百虫、50% 双硫磷、50% 马拉松、80% 敌敌畏 300～400 倍液，以兽用注射器从虫孔注入，然后用黏泥或棉花围封孔口。伪尺蠖成虫于 4 月上旬出现，产卵于叶片上。5 月中旬是幼虫危害盛期，主要危害嫩枝。可用敌百虫 1 000 倍液或 25% 亚胺硫磷 800～1 000 倍液进行防治。

三、化学成分

降香化学成分复杂，主要含有挥发油类、倍半萜类、黄酮类、桂皮酰酚类及其他类成分。

（一）黄酮及其衍生物类

黄酮类是降香的主要成分，目前从降香中分离到的黄酮类成分如表 38 所示[6-22]。

表 38　降香中的黄酮类化合物及其衍生物

类型	序号	化　合　物
黄酮类	1	stevein
	2	7-甲氧基-3,3′,4′,6-四羟基黄酮(7-methoxy-3,3′,4′,6-tetrahydroxyflavone)
	3	山姜素(alpinetin)
	4	黄颜木素/非瑟酮(fisetin)
	5	木犀草素(luteolin)
	6	金合欢素(acacetin)
	7	高北美圣草素(homoeriodictyol)
	8	4′,5,7-三羟基-3-甲氧基黄酮(4′,5,7-trihydroxy-3-methoxyflavone)
	9	6,7,4′-三羟基黄酮(6,7,4′-trihydroxyflavone)
	10	3,7,4′-三羟基黄酮(3,7,4′-trihydroxyflavone)
	11	块葛黄酮(tuberosin)
二氢黄酮类	12	柚皮素(naringenin)
	13	北美圣草素(eriodictyol)
	14	松属素(pinocembrin)
	15	甘草素(liquiritigenin)

（续表）

类型	序号	化　合　物	
二氢黄酮类	16	7,3′,5′-三羟基黄烷酮（7,3′,5′-trihydroxyflavanone）	
	17	紫铆素（butin）	
	18	3′,4′,7-三羟基二氢黄酮（3′,4′,7-trihydroxyflavanone）	
	19	6,4′-二羟基-7-甲氧基二氢黄酮（6,4′-dihydroxy-7-methoxyflavanone）	
	20	6,7,4′-三羟基二氢黄酮（6,7,4′-trihydroxyflavanone）	
	21	（2S）-球松素［(2S)-pinostrobin］	
	22	（2S）-3′,5,5′,7-四羟基黄烷酮［(2S)-3′,5,5′,7-tetrahydroxyflavanone］	
	23	（2S）-7-甲氧基-4′,6-二羟基黄烷酮［(2S)-7-methoxy-4′,6-dihydroxyflavanone］	
	24	（2S）-甘草素［(2S)-1iquiritigenin］	
	25	3′,4′,5,7-四羟基黄烷酮（eriodictoyl）	
异黄酮类	26	鲍迪木醌（bowdichione）	
	27	芒柄花素（formononetin）	
	28	3′-羟基大豆苷元（3′-hydroxydaidzein）	
	29	甜菜碱（sativanone）	
	30	染料木素（genistein）	
	31	大豆素（daidzein）	
	32	2′,3′,7-三羟基-4′-甲氧基异黄酮（koparin）	
	33	2′,7-二羟基-4′,5′-二甲氧基异黄酮（2′,7-dihydroxy-4′,5′-dimethoxyisoflavone）	
	34	2′-甲氧基芒柄花素（2′-methoxyformononetin）	
	35	3′-甲氧基大豆黄素（3′-methoxydaidzein）	
	36	olibergin A	
	37	樱黄素（prunetin）	
	38	鸢尾黄素（tectorigenin）	
	39	7,3′-二羟基-5′-甲氧基异黄酮（7,3′-dihydroxy-5′-methoxyisoflavone）	
	40	（3R）-4′-甲氧基-2′,3,7-三羟基二氢异黄酮［(3R)-4′-methoxy-2′,3,7-trihydroxyisoflavanone］	
	41	3′-甲氧基大豆苷（3′-methoxydaidzin）	
	42	2′,3′,7-三羟基-4-甲氧基异黄烷酮（2′,3′,7-trihydroxy-4-methoxyisoflavone）	
	43	2′,4′,5-三羟基-7-甲氧基异黄烷酮（2′,4′,5-trihydroxy-7-methoxyisoflavone）	
	44	2′-O-甲基刺芒柄花素（2′-O-methylformononetin）	
	45	3′,4′,5,7-四羟基异黄酮（orobol）	
	46	鹰嘴豆芽素（biochanin A）	
	47	（3R）-calussequinone	
	48	毛蕊异黄酮（calycosin）	

（续表）

类型	序号	化 合 物
二氢异黄酮类	49	紫苜蓿酮[(3R)-sativanone]
	50	2′,3′,7-三羟基-4′-甲氧基异黄烷酮(2′,3′,7-trihydroxy-4′-methoxyisoflavanone)
	51	(3R)-4′-甲氧基-2′,3′,7-三羟基二氢异黄酮[(3R)-4′-methoxy-2′,3′,7-trihydroxyisoflavanone]
	52	(3S)-2′,4′-二甲氧基-3,7-二羟基异黄烷酮[(3S)-2′,4′-dimethoxy-3,7-dihydroxyisoflavanone]
	53	(3R)-3′-O-甲基紫罗兰酮[(3R)-3′-O-methylviolanone]
	54	(3R)-紫罗兰酮[(3R)-violanone]
	55	7,2′,4′-三甲氧基二氢异黄酮(7,2′,4′-trimethoxydihydroisoflavone)
	56	(3S)-2′,4′,5′-三甲氧基-7-羟基异黄烷酮[(3S)-2′,4′,5′-trimethoxy-7-hydroxyisoflavanone]
	57	5,7-二羟基-4′-甲氧基异黄烷酮(5,7-dihydroxy-4′-methoxyisoflavanone)
	58	5,7-二羟基-2′,4′-二甲氧基异黄烷酮(5,7-dihydroxy-2′,4′-dimethoxyisoflavanone)
	59	5,7-二羟基-2′,3′,4′-三甲氧基异黄烷酮(5,7-dihydroxy-2′,3′,4′-trimethoxyisoflavanone)
	60	7-甲氧基-3′,4′-二甲氧基异黄烷酮(7-methoxy-3′,4′-dimethoxyisoflavanone)
	61	3,7-二羟基-2′,4′-二甲氧基异黄烷酮(3,7-dihydroxy-2′,4′-dimethoxyisoflavanone)
	62	3′-O-甲基紫罗兰酮(3′-O-methylviolanone)
	63	3,7-二甲氧基-2′,4′-二羟基异黄烷酮(3,7-dimethoxy-2′,4′-dihydroxyisoflavanone)
	64	(3R)-7,3′-二羟基-6,2′,4′-三甲氧基异黄烷酮[(3R)-7,3′-dihydroxy-6,2′,4′-trimethoxyisoflavanone]
	65	(3R)-2′,3′,7-三羟基-4′-甲氧基异黄烷酮[(3R)-2′,3′,7-trihydroxy-4′-methoxyisoflavanone]
新黄酮类	66	黄檀素(dalbergin)
	67	羟基黄檀内酯(stevenin)
	68	3′-羟基甜菜红素(3′-hydroxymelanettin)
	69	甜菜红素(melanettin)
	70	3′-羟基-2,4,5-三甲氧基达丙基喹啉(3′-hydroxy-2,4,5-trimethoxydalbergiquinol)
	71	阔叶黄檀酚(latifolin)
	72	R(+)-黄檀酚[R(+)-dalbergiphenol]
	73	5-O-甲基阔叶黄檀酚(5-O-methylatifolin)
	74	R(-)-5-O-甲基阔叶黄檀酚[R(-)-5-O-methylatifolin]
	75	4,5-二甲氧基-2-羟基达丙基喹啉(4,5-dimethoxy-2-hydroxydalbergiquinol)
	76	9-羟基-6,7-二甲氧基达丙基喹啉(9-hydroxy-6,7-dimethoxydalbergiquinol)
	77	R(-)-阔叶黄檀酚[R(-)-latifolin]

（二）酚类

另外，还从降香中得到 8 个其他类型的酚性化合物 sulfuretin（**78**）、2，4-dihydroxy-5-methoxy-benzo-phenone（**79**）、cearoin（**80**）、（2*R*，3*R*）-obtusafuran（**81**）、andisoparvifuran（**82**）、2-hydroxy-3，4-methoxy-benzoate（**83**）、2′，6-di-hydroxy-4′-meth-oxy-2-arylbenzofuran（**84**）和 2-methoxy-3-hydroxyxanthone（**85**）[6,23-25]。

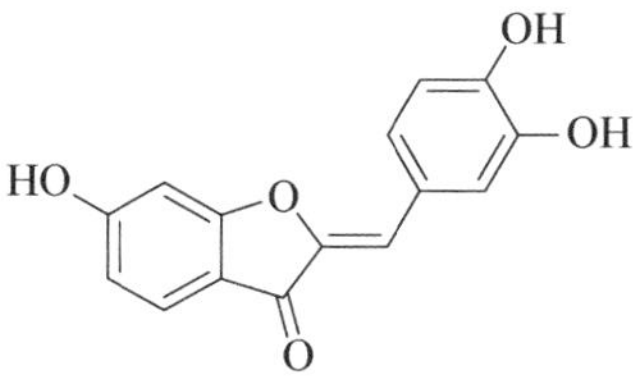

78

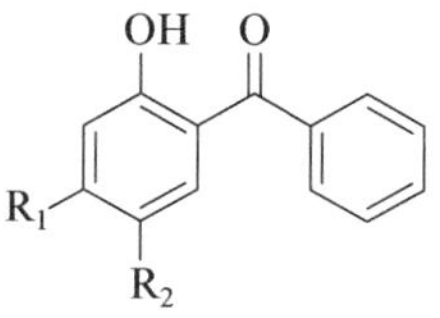

79　　R$_1$＝OH　　R$_2$＝OMe
80　　R$_1$＝OMe　　R$_2$＝OH

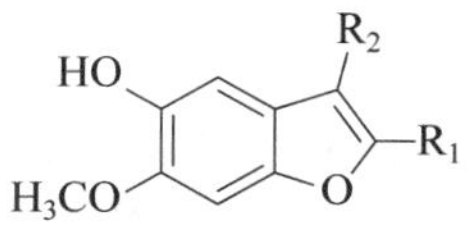

81　　R$_1$＝Ph　　R$_2$＝CH$_3$
82　　R$_1$＝CH$_3$　　R$_2$＝Ph

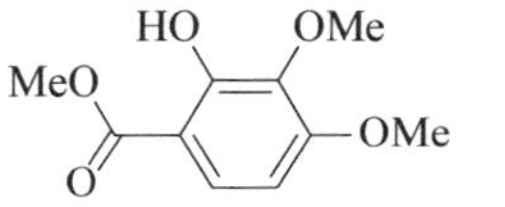

83

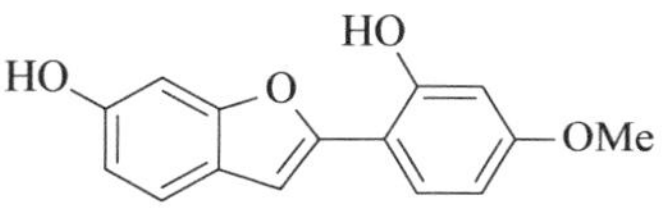

84

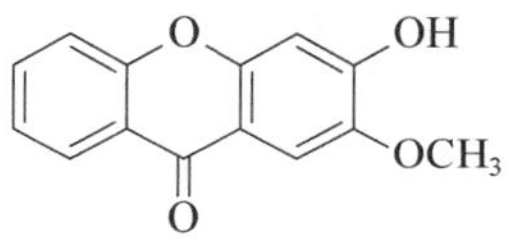

85

（三）萜类

采用 GC－MS 技术从降香精油中鉴定出 β-bisabolene（**86**）、trans-β-farnesene（**87**）和 α-santalol（**88**）[26]等化合物。陶毅等[27]从降香精油中分离出两个具有相同骨架但构型不同的倍半萜（3*S*，6*R*，7*R*)-3，7，11-trimethyl-3，6-epoxy-1，10-dodecadien-7-ol（**89**）和（3*S*，6*S*，7*R*)-3，7，11-trimethyl-3，6-epoxy-1，10-dodecadien-7-ol（**90**），但研究中作者对这两个化合物的结构提出质疑。刘荣霞[28]首次从降香中分离得到一个三萜化合物 3-acetvloleanolic acid（**91**）。

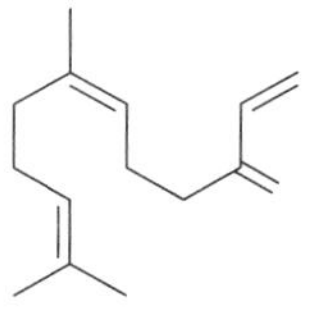

86

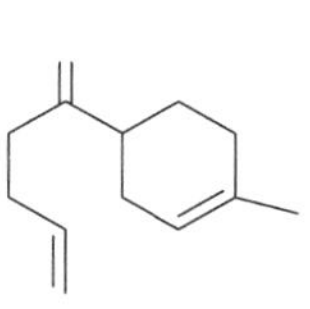

87

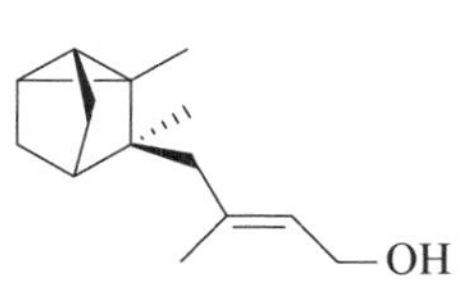

88

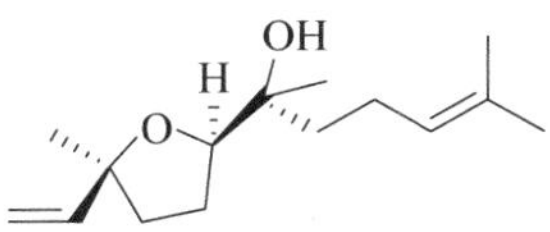

89

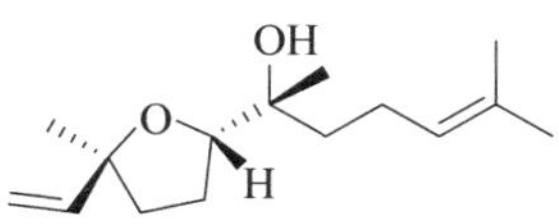

90

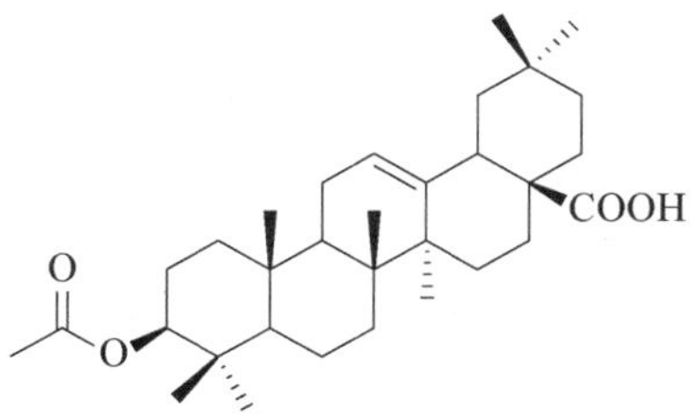

91

（四）其他类

除上述分类外，降香中还有生物碱类、紫檀烷类、黄烷类等化合物[29]。

四、药理作用

（一）抗氧化

Cheng ZJ 等[30]研究发现，降香心材中的紫铆花素能够清除多种自由基及螯合金属离子，具有显著的抗氧化作用，是抗脂质和低密度脂蛋白（LDL）过氧化作用的强抗氧化剂。Wang W 等[10]发现降香挥发油同样具有抗氧化活性，从降香的苯酚挥发油提取物中分离得到 6 个具有抗氧化活性的化合物，其中 $2',3',7$ -三羟基- $4'$ -甲氧基异黄酮和 $4',5,7$ -三羟基- 3 -甲氧基黄烷酮具有强抗氧化活性。An R B 等[31]研究降香中 18 个黄酮类化合物对谷氨酸诱导的小鼠海马神经元细胞 HT22 的保护作用，发现有 8 个化合物具有显著的抗氧化作用，其中（2S）- 6,4′-二羟基- 7 -甲氧基黄烷、6,4′-二羟基- 7 -甲氧基黄烷酮、isoparvifuran 的抗氧化作用较强。孙潇[32]研究发现，降香中黄酮类化合物木犀草苷抗氧化作用较显著，并且木犀草苷还可通过增加抗氧化能力，维持线粒体功能及调节氨基末端激酶（JNK）和 p53 信号转导通路而对过氧化氢（H_2O_2）引起的大鼠心肌细胞 H9C2 凋亡有保护作用。赵美娜等[33]发现降香可通过降低氧化应激抑制线粒体分裂，并改善后负荷增加型心衰小鼠的心脏功能。Hou J 等[16]通过油脂稳定性指数法（OSI）、还原能力和自由基清除实验发现从降香中分离得到的柚皮素和 $3',4',5,7$ -四羟基黄烷酮表现出比合成的抗氧化剂二丁基羟基甲苯（BHT）更强的抗氧化活性。张妮等[34]研究发现，降香中的新黄酮阔叶黄檀酚可明显提高 H9C2 细胞活力，通过激活核转录因子 E_2 相关因子 2（Nrf2）/血红素加氧酶- 1（HO-1）通路对抗缺氧复氧导致的 H9C2 细胞损伤。XL Yu 等[35]发现降香中分离得到的 $2'-O$ -甲基异甘草素、$5'$ -甲氧基驴食草酚、芒柄花素、降香黄烷可抑制紫外线照射引起的大鼠晶状体谷胱甘肽水平降低，从而具有抗氧化活性。

（二）保护心血管

Yu S M 等[36]从降香中分离出的紫铆花素能抑制心肌和血管平滑肌细胞内环磷酸腺苷（cAMP）特异性磷酸二酯酶的活性，增加细胞内 cAMP 水平，依赖内皮衍生舒张因子（EDRF）介导发挥扩张外周血管作用。李剑等[37]研究发现降香具有一定的促血管新生作用，能够促进鸡胚尿囊膜（CAM）血管生长，也可促进体外内皮细胞的增殖。此外，降香水煎液可明显增加心肌内梗死区域的血管密度，同时轻度降低血管抑素和内皮抑素的表达，从而使血管生长的各因子的平衡向促血管新生的方向发展。Wang S 等[38]发现降香的沸水提取物表现出较强的促血管生成活性。范竹鸣等[39]研究发现，降香提取物 B3 能通过调控血管内皮生长因子（VEGF）受体 mRNA 水平发挥其在转基因斑马鱼上的促血管新生作用，同时还发现降香提取物能通过激活磷脂酰肌醇 3 -激酶（PI3K）/丝裂原活化蛋白激酶（MAPK）途径促进体外人脐静脉内皮细胞（HUVEC）的增殖和迁移[40]。

王大英等[41]研究发现，降香可以降低心肌非梗死区Ⅰ/Ⅲ胶原比例，降低心肌的僵硬度，改善心室重构。王秀丽等[42]研究发现，降香挥发油-羟丙基- β -环糊精（HP- β -CD）可降低异丙肾上腺素（ISO）所致急性心肌缺血模型大鼠血清中肌酸激酶（CK）、乳酸脱氢酶（LDH）活性和丙二醛（MDA）含量，升高超氧化物歧化酶（SOD）活性，通过抗氧化作用发挥心肌缺血保护作用。杨超燕[43]等研究结果表明，降香挥发油能够显著对抗垂体后叶素所致的大鼠急性心肌缺血。牟菲等[44]通过代谢组学方法证明了降香水提物和挥发油对心肌缺血再灌注（MI/R）损伤大鼠的治疗作用,推测其可能是通过调节糖脂及氨基酸代谢通路而发挥作用。

李雪亮等[45]研究结果表明,降香中的新黄酮阔叶黄檀酚对大鼠急性心肌缺血具有保护作用,主要机制可能与激活 Nrf2 信号通路发挥抗氧化作用有关。寿斌耀等[46]研究发现,降香水提取物及挥发油通过调控能量代谢对大鼠急性心肌缺血起到保护作用,其中降香挥发油可通过抑制糖酵解调控心肌能量代谢,而降香水提取物则通过激活腺苷酸活化蛋白激酶(AMPK)信号通路调整心肌能量代谢。

(三)抗血栓、抗血小板凝集

朱亮等[47]研究显示,降香挥发油及其芳香水(降香挥发油饱和水溶液)均可明显抑制大鼠实验性血栓形成,明显提高兔血浆纤溶酶活性,大剂量时可提高孵育兔血小板中 cAMP 水平,提示降香有抗血栓形成作用。Tao 等[27]从降香挥发油中分离 2 个有较强抗血小板活性的倍半萜类成分(3S,6S,7R)-3,7,11-三甲基-3,6-环氧-1,10-十二碳-7-醇和(3S,6R,7R)-3,7,11-三甲基-3,6-环氧-1,10-十二碳-7-醇,研究发现其抗血小板活性随质量浓度增大而增加,但抗血栓活性较差。

(四)抗炎

Chan 等[6]利用中性粒细胞脱粒和超氧化物形成实验证明了降香中的 4-甲氧基黄檀醌(MTD)、2,5-二羟基-4-甲氧基二苯甲酮、紫铆花素、2′,3′,7-三羟基-4′-甲氧基异黄酮、鲍迪木醌、3′-O-甲基紫罗兰酮和豌豆查耳酮 B 有显著的抗炎作用。Lee 等[48]证实,降香中的异甘草素可通过细胞外信号调节激酶 1/2(ERK1/2)途径诱导小鼠单核巨噬细胞 RAW264.7 中抗炎因子 HO-1 的表达;还能浓度和时间依赖性地显著抑制脂多糖(LPS)诱导的一氧化氮(NO)、白细胞介素-1β(IL-1β)、肿瘤坏死因子-α(TNF-α)释放和诱导型一氧化氮合酶(iNOS)表达,发挥抗炎作

用。汪娟等[49]研究发现,降香中的甘草素、异甘草素、柚皮素和甜菜碱可剂量依赖性抑制 LPS 诱导的 RAW264.7 细胞 NO 的释放,具有较好的抗炎活性;甜菜碱还通过抑制 TNF-α 发挥抗炎作用。Lee 等[50]研究发现(2R,3R)-obtusafuran 和 isoparvifuran 在小鼠小胶质细胞 BV2 中通过上调 HO-1 发挥抗炎活性;(2R,3R)-obtusafuran 还可减少 TNF-α 和 IL-1β 的产生,可用于治疗神经炎症性疾病,进一步研究发现 4,2′,5′-三羟基-4′-甲氧基查耳酮可通过 Nrf2 途径诱导抗炎因子 HO-1 的表达从而达到抗炎作用[48]。

Li 等[51]发现 6,4′-二羟基-7-甲氧基二氢黄酮通过上调 HT22 细胞和 BV2 细胞中 HO-1 的表达,发挥抗氧化和抗炎作用,对氧化应激和神经炎症诱导的神经退行性疾病具有治疗潜力。Kim 等[52]研究发现,MTD 和 4′-羟基 4-甲氧基黄檀醌(HMTD)对 LPS 刺激的 BV2 细胞有抗炎作用,还可阻断原代大鼠 BV2 小胶质细胞的促炎细胞因子和核转录因子-κB(NF-κB)通路,其中 MTD 还对小鼠 HT22 细胞具有保护作用。孟慧等[9]发现降香中的 3′-羟基甜菜红素、甜菜碱、松属素、R(+)-4-甲氧基胍基、5,7-二羟基-2′,3′,4′-三甲氧基异黄烷酮和 7-甲氧基-3′,4′-二甲氧基异黄烷酮对 LPS 诱导的 RAW264.7 细胞的 NO 生成具有较强的抑制活性,且以甜菜碱、松属素活性最强,是降香中潜在的抗炎活性成分。

Miller 等[53]研究结果表明,降香的二氯甲烷提取物对 AB-CXBGMct-1 肥大细胞瘤细胞生成白三烯 C4(LTC4)的过程具有抑制作用,进一步分离出具有 LTC4 抑制活性的化合物美迪紫檀素和 6-羟基-2-(2-羟基-4-甲氧基苯基)苯并呋喃。Choi 等[54]发现降香乙醇提取物通过抑制 LPS 诱导的晚期促炎因子高迁移率族蛋白 B1(HMGB1)释放,降低 RAW264.7 细胞中 HMGB1 的胞质转运,从而发挥抗炎作用,其中异甘草素还能降低 LPS 诱导的 RAW264.7 细胞 NO 的形成和 HMGB1 的释放,可作为降香提取

物抗炎特性的指示因子。

（五）抗过敏

Chan 等[6]研究发现，降香中 4-甲氧基黄檀醌和 2,5-二羟基-4-甲氧基二苯甲酮可显著抑制大鼠乳突细胞中 β-葡萄糖醛酸苷酶和组胺释放发挥抗过敏作用。

（六）抑制中枢神经

张磊等[55]研究证明，降香乙醇提取物有减少小鼠自主活动、协同戊巴比妥钠延长睡眠时间、提高小鼠痛阈、对抗电惊厥和烟碱惊厥的作用，能发挥中枢神经系统抑制作用。王文等[56]从降香中分离得到的 2,4-二羟基-5-甲氧基二苯甲酮、2′,3′,7-三羟基-4′-甲氧基异黄烷酮、4′,5′,7-三羟基-3-甲氧基黄酮具有干预神经变性疾病的作用。陈军等[57]研究表明，吸入降香挥发油能够缓解抑郁症小鼠的抑郁行为，其机制可能是通过嗅觉通路来调节脑内神经递质发挥作用。

（七）抗肿瘤

Pandey 等[58]研究发现，降香中的紫铆花素可抑制多发性骨髓瘤细胞中 IL-6 诱导的转录激活因子 3（STAT3）活化，下调 STAT3 调节的基因产物水平，从而抑制细胞增殖和诱导细胞凋亡，实现抗肿瘤作用。Park 等[59]研究发现降香中的非瑟酮具有较好的抗肿瘤活性。Park 等[60]发现降香中的 4-甲氧基黄檀醌具有体内外抗骨肉瘤细胞增殖、诱导凋亡的作用。Bastola 等[61]研究发现，降香中的 2,5-二羟基-4-甲氧基二苯甲酮可以激活人神经母细胞瘤细胞中的 ERK，增加细胞中活性氧（ROS）的生成，诱导细胞自噬和凋亡，从而达到抗肿瘤作用。

（八）抗菌

王昊[20]对降香中分离鉴定的化合物进行抑菌活性测试，结果显示 rel-(3R,6R,7S)-3,7,11-

trimethyl-3,7-epoxy-1,10-dodecadien-6-ol 和 6α-hydrocyclonerolidol 对白念珠菌有抑制作用；6α-hydrocyclonerolidol 还对金黄色葡萄球菌有抑制作用；rel-(3S,6R,7S)-3,7-二甲基-3,6,7,10-二环氧-1-癸烯-10-酮、6-甲氧基-5,2′,4′-三羟基-3-苯甲酰苯并呋喃、2-[2-(2,4-二甲氧基苯基)-2-氧代乙氧基]-4-羟基苯甲酸和 2′,6-二羟基-4′-甲氧基-2-芳基苯并呋喃对烟草青枯菌有较好的抑制作用。赵夏博等[62]首次报道降香挥发油对金黄色葡萄球菌和耐甲氧西林金黄色葡萄球菌（MRSA）具有较强的抑制作用。

Zhao 等[63]采用滤纸片琼脂扩散法测定了从降香中分离得到的 9 个化合物对青枯雷尔氏菌的体外抑菌活性，结果显示（3R）-2′,7-二羟基-4′-甲氧基异黄烷酮抑菌活性最强，紫苜蓿酮抑菌活性最低；进一步研究发现，紫苜蓿酮活性降低的原因是缺少 2′-OH 基团，（3R）-2′,7-二羟基-4′-甲氧基异黄烷活性增强的原因可能是黄酮母核 C 环中缺少羰基 $C_4=O$。

王军等[64]对 7 种不同黄檀属植物心材的挥发油成分进行研究，发现降香挥发性成分对金黄色葡萄球菌具有较强的抑制作用，同时还发现其对棉花枯萎病菌有抑制活性。Islam[65]在对植物病原体 Aphanomyces cochlioides 游动孢子运动和活力筛选的基础上，不仅从降香的丙酮提取物中分离得到 3 个黄酮类化合物芒柄花素、claussequinone 和美迪紫檀素，还发现 3 个化合物在不同的质量浓度下对游动孢子表现出不同的驱避或刺激活性，美迪紫檀素在 150 g/mL 时具有驱避作用，而 claussequinone 在 100 g/mL 和芒柄花素在 50 g/mL 时表现出刺激和引诱活性。曲颖等[66]研究发现降香挥发油对铜绿假单胞菌、枯草芽孢杆菌、金黄色葡萄球菌、肠炎沙门菌和大肠埃希菌均有一定的抑菌活性。

（九）降糖

崔秀月[19]发现降香总提取物和乙酸乙酯提取物对 α-葡萄糖苷酶都有显著的体外抑制活

性,且乙酸乙酯部分活性更好。进一步研究发现乙酸乙酯部位中的(2S)-甘草素、异甘草素和(2S)-6,4'-二羟基-7-甲氧基二氢黄酮具有优于阿卡波糖的体外抑制α-葡萄糖苷酶活性,是天然存在的低毒α-葡萄糖苷酶抑制剂。Choi等[15]研究发现,降香中的美迪紫檀素、芒柄花素、鸢尾黄素、3',7-二羟基-2',4-二甲氧基异黄烷、(3R)-calussequinone、甘草素和(3R)-5'-甲氧基驴食草酚均表现出显著的体外抑制酵母α-葡萄糖苷酶的活性。

(十)其他

降香药理作用广泛,除了上述活性外,降香还有延缓衰老、抗骨质疏松[67]、预防光老化[68]、激活酪氨酸酶[69]等作用。

五、 临床应用

(一)神经退行性疾病

从乙醇提取物中分离出的4-甲氧基降香酮(MTD)和4'-羟基-4-甲氧基降香酮(HMTD)通过促进抗炎因子HO-1对谷氨酸诱导的HT22细胞的神经毒性具有神经保护作用。MTD和HMTD还可抑制原代大鼠小胶质细胞的促炎细胞因子和NF-κB途径。这些发现表明MTD和HMTD对伴有小胶质细胞活化和/或氧化性细胞损伤的神经退行性疾病有治疗潜力[52]。

(二)动脉粥样硬化

方药:人参,水蛭,蜈蚣,全蝎,地鳖虫,隐鼓虫,赤芍,冰片,降香,檀香,乳香,大枣等。以上中药组合物与阿托伐他汀、阿司匹林结合能抑制NF-κB信号通路的激活,预防动脉粥样硬化[70]。

(三)肿瘤

方药:仙鹤草,黄芪,白花蛇舌草,苏铁叶,姜黄,三尖杉,大蒜素,降香,牡蛎,莪术,长春花,木芙蓉叶,马鞭草,铁杉,七叶一枝花,三七,薢蓂,蒲葵,茜草,鼠尾草,田基黄,天冬,甜瓜,补骨脂等。以上中药组合物能有效提高巨噬细胞的吞噬率和淋巴细胞的转化率,抑制肿瘤的繁殖和扩散或转移,增强人体免疫力[71]。

(四)瘀伤、血瘀、肿痛、风寒湿痹、腿痛、四肢麻木

方药:制乳香,制没药,地龙,地鳖虫,天麻,苏木,降香,防风,羌活,桑白皮,制南星,制独角莲,白芷。以上药物按以下步骤——原料筛选、干燥、清洗、浸泡、煎煮制成口服制剂,是一种能治疗风寒湿瘀伤、关节痛的药物[72]。

(五)慢性肠系膜缺血

方药:人参,水蛭,地鳖虫,制乳香,赤芍,降香,檀香,全蝎,蜈蚣,冰片,大枣等。以上药物按一定重量组成的方剂,具有益气活血、化瘀通络的功效[73]。

(六)骨伤痒、血瘀

由三七和(或)三七根、降香、牛膝、独活、透骨草等中药制成的药物,对骨伤痒、瘀血有很好的治疗效果,长期使用后发现其对治疗冻伤、烧伤、烫伤、蚊虫叮咬有很好的疗效[74]。

参 考 文 献

[1] 国家药典委员会.中华人民共和国药典.一部[M].北京:中国医药科技出版社,2020:240.
[2] 中国科学院中国植物志编辑委员会.中国植物志[M].北京:科学出版社,1994,40:114-115.
[3] 杨丽,曾业达,张丹雁,等.降香与易混品杠香的生药学鉴别研究[J].中药新药与临床药理,2022,33(6):842-848.

［4］唐思觉.降香黄檀生物学鉴别及人工栽培技术[J].农村实用技术,2019,(9):22-23.

［5］蔡岳文,曾庆钱,严振,等.降香黄檀规范化栽培技术[J].现代中药研究与实践,2007,(1):14-16.

［6］Chan S C, Chang Y S, Wang J P, et al. Three new flavonoids and antiallergic, anti-inflammatory constituents from the heartwood of *Dalbergia odorifera* [J]. Planta Medica, 1998,64(2):153-158.

［7］郭丽冰,王蕾.降香中黄酮类化学成分研究[J].中草药,2008,39(8):1147-1149.

［8］郭丽冰,孙丽丽,邓琪,等.降香中黄酮类化学成分研究(Ⅱ)[J].中药材,2010,(6):915-917.

［9］孟慧,夏欣怡,马国需,等.降香檀心材化学成分及抗炎活性研究[J].天然产物研究与开发,2018,30(5):800-806.

［10］Wang W, Weng X, Cheng D. Antioxidant activities of natural phenolic components from *Dalbergia odorifera* T. Chen [J]. Food Chemistry, 2000,71(1):45-49.

［11］姜爱莉,孙利芹.降香抗氧化成分的提取及活性研究[J].精细化工,2004,21(7):525-528.

［12］范竹鸣,王佑华,谢瑞芳,等.降香化学成分和药理作用研究进展[J].时珍国医国药,2016,27(10):2478-2480.

［13］Kim E N, Kim Y G, Lee J H, et al. 6,7,4′-Trihydroxyflavone inhibits osteoclast formation and bone resorption in vitro and in vivo [J]. Phytotherapy Research, 2019,33(11):2948-2959.

［14］朱嫚嫚,王辉,米承能,等.降香中1个具有细胞毒活性的异黄烷类新化合物[J].中国中药杂志,2020,45(9):2122-2129.

［15］Choi C W, Choi Y H, Cha M R, et al. Yeast α-glucosidase inhibition by isoflavones from plants of Leguminosae as an in vitro alternative to acarbose [J]. Journal of Agricultural and Food Chemistry, 2010,58(18):9988-9993.

［16］Hou J, Wu H, Ho C, et al. Antioxidant activity of polyphenolic compounds from *Dalbergia odorifera* T. Chen [J]. Pakistan Journal of Nutrition, 2011,10(7):694-701.

［17］王昊,梅文莉,杨德兰,等.降香中的酚性化合物[J].天然产物研究与开发,2014,26(6):856-859.

［18］Lee C, Lee J W, Jin Q, et al. Inhibitory constituents of the heartwood of *Dalbergia odorifera* on nitric oxide production in RAW 264.7 macrophages [J]. Bioorganic & Medicinal Chemistry Letters, 2013,23(14):4263-4266.

［19］崔秀月.降香乙酸乙酯部分黄酮化学成分及抑制 α-葡萄糖苷酶活性研究[D].长春:吉林大学,2013.

［20］王昊.降香化学成分及生物活性研究[D].青岛:青岛科技大学,2014.

［21］Yahara S, Ogata T, Saijo R, et al. Isoflavan and related compounds from *Dalbergia odorifera*. Ⅰ [J]. Chemical and Pharmaceutical Bulletin, 1989,37(4):979-987.

［22］Choi C W, Choi Y H, Cha M R, et al. Antitumor components isolated from the heartwood extract of *Dalbergia odorifera* [J]. Journal of The Korean Society for Applied Biological Chemistry, 2009,52:375-379.

［23］Goda Y, Katayama M, Ichikawa K, et al. Inhibitors of prostaglandin biosynthesis from *Dalbergia odorifera* [J]. Chemical and Pharmaceutical Bulletin, 1985,33(12):5606-5609.

［24］Ogata T, Yahara S, Hisatsune R, et al. Isoflavan and related compounds from *Dalbergia odorifera*. II [J]. Chemical and Pharmaceutical Bulletin, 1990,38(10):2750-2755.

［25］Lee D S, Jeong G S. Arylbenzofuran isolated from *Dalbergia odorifera* suppresses lipopolysaccharide-induced mouse BV2 microglial cell activation, which protects mouse hippocampal HT22 cells death from neuroinflammation mediated toxicity [J]. European Journal of Pharmacology, 2014,728:1-8.

［26］Guo J, Lou Z. Identification of the chemical constituents of the volatile oil from the chinese drug "jiang-xiang", heartwood of *Dalbergia odorifera* tchen [J]. Chinese Journal of Pharmaceutical Analysis, 1983,3(1):4-6.

［27］Tao Y, Wang Y. Bioactive sesquiterpenes isolated from the essential oil of *Dalbergia odorifera* T. Chen [J]. Fitoterapia, 2010,81(5):393-396.

［28］刘荣霞.中药降香的质量控制和体内代谢研究[D].沈阳:沈阳药科大学,2005.

［29］何欣,杨云,赵祥升,等.降香化学成分及药理作用研究进展[J].中国现代中药,2022,24(6):1149-1166.

［30］Cheng Z J, Kuo S C, Chan S C, et al. Antioxidant properties of butein isolated from *Dalbergia odorifera* [J]. Biochimica et Biophysica Acta (BBA)-Lipids and Lipid Metabolism, 1998,1392(2-3):291-299.

［31］An R B, Jeong G S, Kim Y C. Flavonoids from the heartwood of *Dalbergia odorifera* and their protective effect on glutamate-induced oxidative injury in HT22 cells [J]. Chemical and Pharmaceutical Bulletin, 2008,56(12):1722-1724.

［32］孙潇.冠心丹参方对氧化应激性心肌细胞损伤保护作用的物质基础及作用机制研究[D].北京:北京协和医学院,2011.

［33］赵美娜,肖凡,李国华,等.降香通过抗氧化应激改善后负荷增加型心衰小鼠的心脏功能[J].现代生物医学进展,2018,18(10):1842-1848.

［34］张妮,陈兰英,骆瑶,等.降香新黄酮 latifolin 通过 Nrf2/HO-1 通路抗 H9c2 细胞缺氧复氧损伤作用研究[J].中药材,2019,42(7):1629-1634.

［35］Yu X, Wang W, Yang M. Antioxidant activities of compounds isolated from *Dalbergia odorifera* T. Chen and their inhibition effects on the decrease of glutathione level of rat lens induced by UV irradiation [J]. Food Chemistry, 2007,104(2):715-720.

［36］Yu S M, Cheng Z J, Kuo S C. Endothelium-dependent relaxation of rat aorta by butein, a novel cyclic AMP-specific phosphodiesterase inhibitor [J]. European Journal of Pharmacology, 1995,280(1):69-77.

［37］李剑,张玉英,范维琥,等.红景天、降香对心肌梗死大鼠血管抑素、内皮抑素表达的影响[C]//中国中西医结合学会心血管病专业委员会.第七次全国中西医结合心血管病学术会议论文汇编,2005:5.

［38］Wang S, Zheng Z, Weng Y, et al. Angiogenesis and anti-angiogenesis activity of Chinese medicinal herbal extracts [J]. Life Sciences, 2004,74(20):2467-2478.

［39］范竹鸣,王佑华,周昕,等.降香提取物 B3 对斑马鱼模型促血管新生作用的研究[J].中药药理与临床,2018,34(4):66-69.

[40] Fan Z M, Wang D Y, Yang J M, et al. *Dalbergia odorifera* extract promotes angiogenesis through upregulation of VEGFRs and PI3K/MAPK signaling pathways [J]. Journal of Ethnopharmacology, 2017,204:132 – 141.

[41] 王大英,李勇,范维琥,等.降香和红景天对心肌梗死大鼠胶原比值的影响[J].中成药,2007,(12):1834 – 1835.

[42] 王秀丽,张艳秋.降香挥发油-HP – β – CD 的制备及对急性心肌缺血模型大鼠的保护作用[J].山东中医药大学学报,2010,34 (03):256 – 257.

[43] 杨超燕,唐春萍,沈志滨.降香挥发油对垂体后叶素致大鼠急性心肌缺血的保护作用及急性毒性实验研究[J].时珍国医国药, 2011,22(11):2685 – 2686.

[44] 牟菲,段佳林,边海旭,等.降香水提物和挥发油对心肌缺血/再灌注损伤大鼠预防作用的代谢组学研究[J].中国药理学通报, 2016,32(10):1377 – 1382.

[45] 李雪亮,陈兰英,官紫祎,等.降香新黄酮 latifolin 对大鼠急性心肌缺血影响及介导 Nrf2 信号通路机制研究[J].中国中药杂志, 2017,42(20):3974 – 3982.

[46] 寿斌耀,陈兰英,张妮,等.降香不同提取物通过调控能量代谢抑制大鼠急性心肌缺血损伤[J].中成药,2021,43(2):374 – 380.

[47] 朱亮,冷红文,谭力伟,等.降香挥发油对血栓形成、血小板 cAMP 和血浆纤溶酶活性的影响[J].中成药,1992,(4):30 – 31.

[48] Lee D S, Li B, Im N K, et al. 4,2′,5′-Trihydroxy-4′-methoxychalcone from *Dalbergia odorifera* exhibits anti-inflammatory properties by inducing heme oxygenase-1 in murine macrophages [J]. International Immunopharmacology, 2013,16(1):114 – 121.

[49] 汪娟,蒋维,王毅.降香中黄酮类化合物对脂多糖诱导的 RAW264.7 细胞抗炎作用研究[J].细胞与分子免疫学杂志,2013,29 (7):681 – 684.

[50] Lee S, Kim J, Seo G, et al. Isoliquiritigenin, from *Dalbergia odorifera*, up-regulates anti-inflammatory heme oxygenase-1 expression in RAW264.7 macrophages [J]. Inflammation Research, 2009,58:257 – 262.

[51] Li B, Lee D S, Jeong G S. Involvement of heme oxygenase-1 induction in the cytoprotective and immunomodulatory activities of 6, 4′-dihydroxy-7-methoxyflavanone in murine hippocampal and microglia cells [J]. European Journal of Pharmacology, 2012,674(2 – 3):153 – 162.

[52] Kim D C, Lee D S, Ko W, et al. Heme oxygenase-1-inducing activity of 4-methoxydalbergione and 4′-hydroxy-4-methoxydalbergione from *Dalbergia odorifera* and their anti-inflammatory and cytoprotective effects in murine hippocampal and BV2 microglial cell line and primary rat microglial cells [J]. Neurotoxicity Research, 2018,33:337 – 352.

[53] Miller D, Sadowski S, Han G Q, et al. Identification and isolation of medicarpin and a substituted benzofuran as potent leukotriene inhibitors in an anti-inflammatory Chinese herb [J]. Prostaglandins, Leukotrienes and Essential Fatty Acids, 1989,38(2):137 – 143.

[54] Choi H S, Park J A, Hwang J S, et al. A *Dalbergia odorifera* extract improves the survival of endotoxemia model mice by inhibiting HMGB1 release [J]. BMC Complementary and Alternative Medicine, 2017,17(1):1 – 12.

[55] 张磊,刘干中.降香的中枢抑制作用[J].上海中医药杂志,1987,(12):39 – 40.

[56] 王文,李林,杨铭,等.降香酚类成分对神经变性病变干预筛选[C]//中国神经科学学会.中国神经科学学会第六届学术会议暨 学会成立十周年庆祝大会论文摘要汇编.科学出版社,2005.

[57] 陈军,徐金勇,徐蓉,等.花梨木精油通过嗅觉通路改善小鼠抑郁样行为及其神经递质[J].江苏医药,2012,38(6):657 – 659,616.

[58] Pandey M K, Sung B, Ahn K S, et al. Butein suppresses constitutive and inducible signal transducer and activator of transcription (STAT) 3 activation and STAT3-regulated gene products through the induction of a protein tyrosine phosphatase SHP – 1 [J]. Molecular Pharmacology, 2009,75(3):525 – 533.

[59] Park J H, Jang Y J, Choi Y J, et al. Fisetin inhibits matrix metalloproteinases and reduces tumor cell invasiveness and endothelial cell tube formation [J]. Nutrition and Cancer, 2013,65(8):1192 – 1199.

[60] Park K R, Yun H M, Quang T H, et al. 4-Methoxydalbergione suppresses growth and induces apoptosis in human osteosarcoma cells in vitro and in vivo xenograft model through down-regulation of the JAK2/STAT3 pathway [J]. Oncotarget, 2016,7(6):6960 – 6971.

[61] Bastola T, An R B, Kim Y C, et al. Cearoin induces autophagy, ERK activation and apoptosis via ROS generation in SH-SY5Y neuroblastoma cells [J]. Molecules, 2017,22(2):242.

[62] 赵夏博,梅文莉,龚明福,等.降香挥发油的化学成分及抗菌活性研究[J].广东农业科学,2012,39(3):95 – 96,99.

[63] Zhao X, Mei W, Gong M, et al. Antibacterial activity of the flavonoids from *Dalbergia odorifera* on Ralstonia solanacearum [J]. Molecules, 2011,16(12):9775 – 9782.

[64] 王军,王昊,杨锦玲,等.7 种黄檀属植物心材挥发油的成分分析及其抗菌活性[J].热带作物学报,2019,40(7):1336 – 1345.

[65] Islam T. Secondary metabolites from nonhost plants affect the motility and viability of phytopathogenic Aphanomyces cochlioides zoospores [J]. Zeitschrift für Naturforschung C, 2008,63(3 – 4):233 – 240.

[66] 曲颖,高原,邹奇缘,等.三种药用植物精油的提取及抑菌活性研究[J].化学工程师,2020,(12):71 – 73.

[67] Yun H, Park K, Quang T, et al. 2,4,5-Trimethoxyldalbergiquinol promotes osteoblastic differentiation and mineralization via the BMP and Wnt/β-catenin pathway [J]. Cell Death & Disease, 2015,6(7):1819.

[68] Ham S A, Kang E S, Yoo T, et al. *Dalbergia odorifera* extract ameliorates UVB-induced wrinkle formation by modulating expression of extracellular matrix proteins [J]. Drug Development Research, 2015,76(1):48 – 56.

[69] 吴可克,王舫.中药降香对酪氨酸酶激活作用的动力学研究[J].日用化学工业,2003,(3):204 – 206.

[70] 王磊,王宏涛,唐思文,等.一种中药组合物在制备预防动脉粥样硬化药物中的应用[P].河北:CN104274549A,2015 – 01 – 14.

[71] 王勇军.一种防治肿瘤的药物及其制备方法[P].广西:CN107375841A,2017 - 11 - 24.
[72] 不公告发明人.乳没合剂[P].辽宁:CN104107337A,2014 - 10 - 22.
[73] 安军永,李向军,郑立发.一种中药组合物在制备治疗慢性肠系膜缺血药物中的应用[P].河北:CN102210761A,2011 - 10 - 12.
[74] 杜飞龙.一种治疗骨伤瘙痒、淤血中药配方及其制备方法[P].河南:CN105497294A,2016 - 04 - 20.

草豆蔻

　　草豆蔻为姜科植物草豆蔻(*Alpinia katsumadai* Hayata)的近成熟种子,别名豆蔻、草果、海南山姜、草蔻、大草蔻、草寇仁、飞雷子,为传统的药食同源常用中药[1]。

　　草豆蔻株高达 3 m。叶片线状披针形,长50～65 cm,宽 6～9 cm,顶端渐尖,并有一短尖头,基部渐狭,两边不对称,边缘被毛,两面均无毛或稀可于叶背被极疏的粗毛;叶柄长 1.5～2 cm;叶舌长 5～8 mm,外被粗毛。总状花序顶生,直立,长达 20 cm,花序轴淡绿色,被粗毛,小花梗长约3 mm;小苞片乳白色,阔椭圆形,长约 3.5 cm,基部被粗毛,向上逐渐减少至无毛;花萼钟状,长 2～2.5 cm,顶端不规则齿裂,复又一侧开裂,具缘毛或无,外被毛;花冠管长约 8 mm,花冠裂片边缘稍内卷,具缘毛;无侧生退化雄蕊;唇瓣三角状卵形,长3.5～4 cm,顶端微 2 裂,具自中央向边缘放射的彩色条纹;子房被毛,直径约 5 mm;腺体长 1.5 mm;花药室长 1.2～1.5 cm。果球形,直径约 3 cm,熟时金黄色。花期 4～6 月,果期 5～8 月。

　　产于广东、广西;生于山地疏或密林中[1]。

一、 生药鉴别

(一) 性状鉴别

　　形状呈类扁球形或椭圆形的种子团,略呈钝三棱形,长 1.5～3.0 cm,直径 1.5～2.7 cm。表面灰褐色或灰黄色,内有白色隔膜分成 3 瓣,每瓣有种子 22～100 粒,密集成团,略光滑,不易散落。种子呈卵圆状多面体。长 3～5 mm。直径约 3 mm,表面灰褐色,外被 1 层淡棕色膜质透明的假种皮,背面稍隆起,合点约在中央,种脐为 1 凹点,在背侧面,种背为 1 纵沟,经腹面而至合点。质坚硬,将种子沿种脊纵剖两瓣纵断面观呈斜心形,种皮沿种脊向内伸入部分约占整个表面积的 1/2。胚乳灰白色。气香,味辛辣、微苦[2]。

(二) 显微鉴别

　　草豆蔻种子 3～4 列多边形薄壁细胞,表皮细胞 1 列长圆形切向排列,壁较厚,长 16～20 μm,宽约 12 μm;色素层数层,含棕色色素,其中央有油细胞。油细胞层 2～3 列,壁薄,圆形或类长方形,夹杂在色素细胞层中;石细胞层 1 列排列整齐,棕色,壁厚,外侧有圆形胞腔的石细胞,内含硅质块;外胚乳细胞长圆形,内含淀粉粒[2]。

(三) 理化鉴别

薄层鉴别

　　取本品粉末 1 g,加乙酸乙酯 15 mL 振摇提取,静置,分取乙酸乙酯层,蒸干溶剂,残渣加甲醇 1 mL 使溶解,即得供试品溶液。取山姜素对照品,加甲醇制成 1 mL 含 2.0 mg 的溶液,作为对照品溶液。吸取供试品溶液、对照品溶液各 10 μL，分别点于同一硅胶 G 薄层板上，以甲苯：乙酸乙酯：甲醇(15∶4∶1)作为展开剂，展开，取出，晾干，加热置紫外灯（365 nm）下检视，均显示相同浅蓝色荧光斑点[3]。

二、栽培

（一）产地环境

草豆蔻为阴生植物，喜温暖阴湿，怕干旱，不耐强烈日光直射，耐轻霜，以年平均温度 18～22 ℃、年降雨量 1 800～2 300 mm 为宜。草豆蔻对土壤的要求不严，一般腐殖质丰富和质地疏松的微酸性土壤最适合其生长[4]。

（二）生产管理

1. 选地、整地

草豆蔻宜种植在山谷坡地、溪旁、疏林下。土壤以富含腐殖质、质地疏松的砂质壤土为宜，贫瘠和重黏土不适合种植。在坡地种植应遮阴或种植荫蔽树，种植地荫蔽度在 40％～60％，可与低龄木本经济作物（槟榔、橡胶等）间种，若荫蔽度过大，不利于开花结果，产量较低。坡地种植株的行距为 2 m×2.5 m，与经济作物间种时可根据经济作物种植规格适当调整株行距。种植穴规格为 50 cm×40 cm×30 cm，穴内施堆肥或厩肥，与表土拌匀后待植[4]。

2. 繁殖方法

草豆蔻主要采用种子繁殖和分株繁殖两种方式。

种子繁殖，选择生长健壮且高产的植株作为采种母株，待果实充分成熟时采摘饱满且无病虫害的果实作种，宜随采随播。播种前先将果皮剥去，洗净果肉，用清水浸种 10～12 h，然后用粗沙与种子充分搓擦，以擦掉假种皮；或用 30％的草木灰与种子拌和，将种子搓散，除去表面胶质层。种子可晾干保存至次年春季播种。棚种苗圃应选择靠近水源、土壤肥沃疏松、排水性能良好的地段。土壤翻耕后以腐熟干牛粪与表土充分混合，耙平后起畦，畦宽 1～1.5 m，畦长视地形而定。条播行距 20 cm，播种深度 2～3 cm，播种后用稻草或杂草覆盖，淋水保湿。苗圃应搭棚遮阴，苗床的荫蔽度为 50％左右。出苗时揭去盖草，苗期注意保持土壤湿润，随时清理落叶，拔除杂草，可施少量草木灰和 2～3 次充分腐熟的畜粪水，以促进幼苗生长。

分株繁殖，选取 1 年生健壮母株，在春季新芽萌发而尚未出土之前，将根茎截成长 7～8 cm 的小段，每段应有 3 个芽点。截取的芽根栽于苗圃中，待新芽出土后定植。

3. 田间管理

定植后每年中耕除草 2～3 次，及时割除枯残茎杆，若植株生长密度过大应进行疏枝，以利植株生长。如每年结合中耕除草施肥 2～3 次，开环状沟施厩肥或复合肥。草豆蔻开花前要注意培土，以利于幼芽和根系生长。如花期遇上干旱应及时灌溉，雨水过多时应注意排水。在林下种植透光度不足时，应在不影响林木生长的情况下适当修枝，调整荫蔽度[4]。

（三）病虫害防治

草豆蔻需防治两种病虫害：一是立枯病。此病危害幼苗，严重时会造成幼苗成片倒伏死亡。发现病株应及时拔除，周围撒上石灰粉或用 50％多菌灵 1000 倍液浇灌。二是钻心虫。此虫危害草豆蔻的茎部，发生时应及时剪去枯心植株，集中深埋或烧毁，并用 5％杀螟松乳油 800～1000 倍液防治[4]。

三、采收加工

采收加工分为两部分：一是果实采收加工。草豆蔻一般在种植后的第 3 年起开花结果，每年 8 月果实变黄时采收。果实晒至八九成干、果皮开裂时剥去果皮，将种子团晒干。晒干的种子团应及时包装防潮，若发生霉变将影响药材质量。二是茎杆麻收割加工。茎杆麻的收割在果实采收后进行,将茎杆从基部割下,切去叶片,层层剥开,晒干即可。晾晒时避免淋雨,防止发霉,以免影响外观和纤维质量[4]。

四、化学成分

(一)挥发油类

草豆蔻为辛温类药材,挥发油含量较高。不但使其具有特殊的芳香味,也是其药效成分之一。挥发油成分大体一致,可能由于生长环境不同,各成分含量有差异。相对含量较高的成分为法呢醇、1,8-桉叶油素、月桂酸、棕榈酸、肉豆蔻酸、L-芳樟醇、丙酸芳樟酯、胡萝卜醇、α-蒎烯、β-蒎烯等。

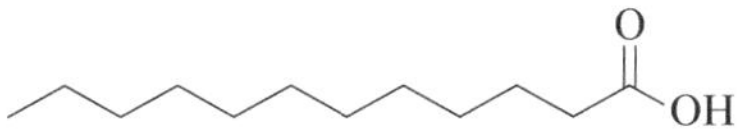

月桂酸

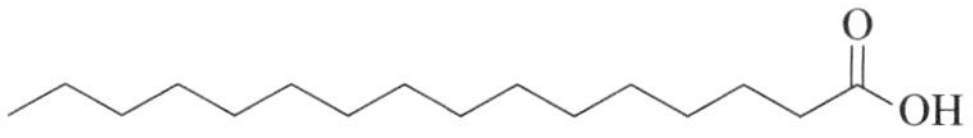

棕榈酸

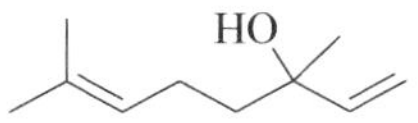

芳樟醇

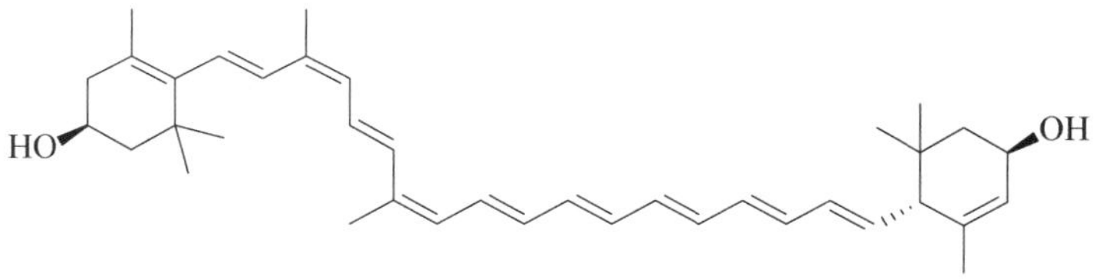

胡萝卜醇

林敬明等[5]利用超临界CO_2流体萃取技术从草豆蔻中得到挥发性成分,并用GC-MS在线计算机信息检索分析技术鉴定201种挥发油成分。于萍等[6]采用水蒸气蒸馏法从草豆蔻中提取挥发油。试用不同类型的毛细管柱进行分析,用GC-MS鉴定了37种挥发油成分。其中莰烯、3,7-二甲基-1,6-辛二烯-3-醇、$\alpha,\alpha,4$-三甲基-3-环己烯-1-甲醇、顺-对-薄荷烯-2-醇-1、薰衣草醇、石竹烯、库贝醇等被鉴定出来。张力等[7]用索氏提取器以乙醚为萃取剂提取草豆蔻中的化学成分,运用GC-MS联用技术测24种化学成分,其中棕榈酸、桉油精等含量相对较高。晏小霞等[8]用水蒸气蒸馏法提取,用GC-MS鉴定,其中除萜烯及其含氧衍生物外还确定含有少量的酸、酯、醇、酮、萘类化合物。晏小霞等[9]采用水蒸气蒸馏法提取,通过GC-MS从草豆蔻种子中得到47种挥发油类成分,主要为单萜和倍半萜类。杨彬彬等[10]采用3种提取方法从草豆蔻中提取挥发油,采用GC-MS检测,确定72种挥发油成分,主要为萜类、醇类、烯类和芳香类化合物。

(二)二苯基庚烷类

二苯基庚烷类化合物是一类具有1,7-二取代芳基并庚烷骨架结构化合物的统称。线状二苯庚烷类化合物是天然二苯庚烷类化合物中数量最多的一类。它们有相同的庚烷骨架母核,取代基主要有烯键、酮基、羟基和甲氧基等。线状二苯庚烷类分为4小类,即苯基类、4-羟苯基类、3-甲氧基-4-羟苯基类和3-甲氧基-4-氢-5-甲氧基苯基类。化合物如表39所示。

表 39　草豆蔻中的线状二苯庚烷类化合物

序号	化　合　物	文献
1	*trans*, *trans*-1,7-diphenyl-5-hydroxy-4,6-hepten-3-one	[11]
2	(−)-(*R*)-4″-hydroxyashabushiketol	[12]
3	(3*S*,5*S*)-alpinikatin	[12]
4	3-(acetyloxy)-alpinikatin	[13]
5	5-(acetyloxy)-alpinikatin	[13]
6	(3*S*,5*S*)-*trans*-3,5-dihydroxy-1,7-diphenyl-hept-1-one	[14]
7	1,7-diphenyl-4,6-heptadien-3-one	[14,15]
8	(3*R*,5*S*)-*trans*-3,5-dihydroxy-1,7-diphenyl-hept-1-one	[15]
9	5-hydroxy-1,7-diphenyl-hepta-6-en-3-one	[15]
10	(4*E*,6*E*)-1,7-diphenylhepta-4,6-dien-3-one	[16]
11	(5*R*,6*E*)-1,7-diphenyl-5-hydroxyhept-6-en-3-one	[16]

R₁	R₂	
Ac	H	3-(acetyloxy)-alpinikatin
H	Ac	5-(acetyloxy)-alpinikatin

R₁	R₂	R₃	R₄	
H	OH(*R*)	O		OH(−)-(*R*)-4″-hydroxyyashabushiketol
OH	OH(*S*)	OH(*S*)H		(3*S*,5*S*)-alpinikatin

(4*E*,6*E*)-1,7-diphenylhepta-4,6-dien-3-one

(5*R*,6*E*)-1,7-diphenyl-5-hydroxyhept-6-en-3-one

trans, *trans*-1,7-diphenyl-5-hydroxy-4,6-hepten-3-one

环状二苯庚烷类化合物的骨架和线性二苯庚烷类化合物类似，从草豆蔻中分离得到的环状二苯庚烷成分 23 个。化合物如表 40 所示。

表 40　草豆蔻中的环状二苯庚烷类化合物

序号	化合物	文献
12	katsumain C	[12,14]
13	7-epi-katsumain C	[12,14]
14	ent-alpinnanin B	[12,14]
15	ent-alpinnanin A	[12,14]
16	alpinnanin B	[12,14]
17	ent-calyxin H	[12,14]
18	epicalyxin H	[12,14]
19	calyxin H	[12,14]
20	pinocembrin	[13,17,18]
21	alpinetin	[13,17]
22	7,4′-dihydroxy-5-methoxy flavanone	[13,17]
23	rhodomolein I	[13,17]
24	aurantiamide acetate	[14]
25	katsumains A	[14]
26	katsumains B	[14]
27	katsumadain	[14,17]
28~31	katsumains D−G	[18]
32	helichrysetin	[17]
33	uvangoletin	[17]
34	(1*E*,4*Z*)-5-hydroxy-1-phenylhexa-1,4-dien-3-one	[17]

（三）黄酮类

草豆蔻中黄酮类是主要有效成分之一。目前，从草豆蔻中分离出黄酮类成分 17 个，如表 41 所示。

表 41　草豆蔻中的黄酮类化合物

序号	化合物	文献
35	cardamomin	[12,13,15]
36	pinocembrin	[13,15,16]
37	(2R,3R)-pinobanksin-3-cinnamate	[16]
38	pinocembrin chalcone	[18]
39	quercetin3-O-(2,6-di-O-rhamnopyranosylgalactopyranoside)	[18]
40	isorhamnetin3-O-(2,6-di-O-rhamnopyranosylga-lactopyranoside)	[18]
41	pinocembrin-3,7-di-β-D-glucoside	[18]
42	quercetin 3-O-robinobioside	[18]
43	catechin	[18]
44	alpinetin	[18,19]
45	7,4-dihydroxy-5-methoxy-flavanone	[19]
46	(2R,3S)-pinobanksin-3-cinamate	[20]
47	pinobanksin	[20]
48	3-O-acetyl jack pine hormone	[20]
49	galangin	[20]
50	hua galangin	[20]
51	kaempferol-3-ether	[20]

（四）糖苷类

从草豆蔻中发现糖苷类成分 4 个，见表 42。

表 42　草豆蔻中的糖苷类化合物

序号	化合物	文献
52	3-O-(2,6-di-O-amnopranoslgalacto-pyranoside)	[17]
53	sorhamnetin3-O-(2,6-di-O-rhannopyr-anosylgalactopyranoside)	[17]
54	pinocembrin-3,7-di-β-D-glucoside	[17]
55	quercetin-3-O-robinobioside	[17]

（五）其他类

草豆蔻中还含有含氮化合物类、内酯类、微量元素等其他成分。

五、药理作用

现代药理学研究表明，草豆蔻有抗胃溃疡、保护胃黏膜、促胃肠动力、镇吐、抗氧化、抗菌、抗肿瘤、细胞保护等多种药理作用。

（一）保护胃黏膜、抗溃疡

草豆蔻对大鼠醋酸性胃溃疡有较好的治疗作用，其作用机制可能为清除自由基。吴珍等[21]研究发现挥发油能显著提高溃疡抑制率及降低胃液酸度和胃蛋白酶活性，明显升高大鼠血清的 SOD 活性，亦显著下调 MDA 的含量。

（二）促胃动力

草豆蔻提取物具有显著的促进胃肠动力作用。李海英等[22]从胃肠动力与神经递质的影响关系初步说明草豆蔻促胃肠动力作用可能与血液和胃窦及空肠组织胃动素（MTL）、P 物质（SP）含量的增加有关。

（三）抗炎

草豆蔻抗炎的化学成分及作用机制研究主要集中在黄酮类成分。Yang Y 等[23,24]研究表明黄酮可抑制促炎性介质如肿瘤坏死因子 α（TNF-α）、白细胞介素 1β（IL-1β）、诱导型一氧化氮合酶（iNOS）的上调，抑制应激活化蛋白激酶 JNK 和 p38 MAPK 的活化。杨健等[25]研究表明，化合物豆蔻明能明显抑制 LPS 诱导的小鼠腹腔巨噬细胞产生 NO 和前列腺素（PGE），有强烈的抗脓毒症作用。Yang J 等[26]研究口服草豆蔻的作用，结果表明，能显著提高败血症小鼠的存活率和平均动脉压，组织学检查和血清 ALT、AST 表明草豆蔻能治疗动物的肺和肝组织损伤及功能障碍。尽管草豆蔻缺乏直接抑菌或杀菌活性，但是它能增加腹膜细菌膜间隙和脓毒性小鼠的白细胞数量，显著降低血清炎性因子（TNF-α、IL-1β）水平，对鼠败血症有预防作用。

Huo M 等[27]研究发现，草豆蔻中山姜素能明显抑制体外和体内 TNF-α、IL-6 和 IL-1β的产生；此外，山姜素在脂多糖诱导 RAW264.7 癌细胞中抑制 IκBα蛋白质的磷酸化及 p65、p38 和细胞外调节蛋白激酶；体内研究发现，山姜素减弱模型小鼠肺组织病理变化，表明山姜素可能是治疗炎症疾病的代表。CHEN H 等[28]研究表明，山姜素对脂多糖诱导的乳腺炎具有抑制作用，可能是由于其抑制 TLR4 介导的 NF-κB 信号传导途径。李元圆等[29]研究小豆蔻明的抗炎机制可能与降低丙二醛（MDA）、环氧合酶 2（COX-2）、核转录因子-κB（NF-κB）、丝裂原活化蛋白激酶（MAPK）的水平，抑制 NO、TNF-α、IL-1β、IL-6 因子，增加 CAT 和 SOD 的活性等因素有关。

申德堰等[30]研究草豆蔻挥发油能降低模型动物局部组织的肿胀度，其作用机制可能是通过抑制炎症早期毛细血管扩张，降低毛细血管通透性，从而减少炎性物质渗出组织。

（四）抗菌

黄文哲等[31]证明，豆蔻明、乔松素、反，反-1，7-二苯基-4,6-庚二烯-3-酮和山姜素对幽门螺杆菌有抑制作用。彭芙[32]等研究草豆蔻不同提取部位的抗菌作用，发现挥发油是对抗奶牛乳腺炎病原菌的活性成分。Klancnik A 等[33]报道草豆蔻乙醇提取物具有抗菌活性。

（五）抗肿瘤

草豆蔻可通过多种途径，如通过对免疫系统的调节、影响细胞有丝分裂 G_0/G_1 期、下调肿瘤细胞中抗凋亡基因蛋白以及上调拮抗促凋亡基因蛋白的表达等，抑制肿瘤细胞的生长和转移，最终导致肿瘤细胞的凋亡。对肺癌、肝癌等肿瘤细胞都表现出抑制作用。

李元圆等[34]研究表明草豆蔻乙酸乙酯部位化学成分桤木酮能显著抑制 Bel7402 和 LO-2 细胞增殖作用。唐俊等[35]研究草豆蔻乙酸乙酯部位说明查耳酮类化合物具有较强的 NF-κB 激活抑制作用和细胞毒活性，二苯基庚烷类成分能抑制 NF-κB 激活，有效阻止受 TNF 诱导肺癌 A549 细胞 NF-κB 的入核转移。叶丽香等[36]研究表明草豆蔻成分具有体外抗肿瘤的活性，草豆蔻总黄酮对人胃癌细胞株 SGC-7901 有较强抑制作用；对人肝癌细胞株 HepG2 和 SMMC-7721、人慢性粒细胞白血病细胞株 K562 也有一定的抑制作用。

Tang B 等[37]研究山姜素抑制肝癌细胞增殖，可能是通过上调 P-MKK7 的表达水平，在 G_0/G_1 期影响细胞增殖；还可以增强对肝癌细胞的敏感性，MKK7 可能是治疗肝癌的一个分子靶标。Sung 等[38]研究表明小豆蔻明能抑制肿瘤细胞 RAW264.7 破骨细胞的形成，表明其与破骨细胞 RANKL 信号有关。Kim 等[39]研究了小豆蔻明抑制 HCT116 细胞增殖，机制是影响细胞有丝分裂的 G_2/M 期，抑制肿瘤蛋白 p53 形成，使细胞周期停滞；诱导增强自噬能力。

（六）抗氧化

草豆蔻具有较强的抗氧化作用，既减少氧化剂的产生，又能够调节抗氧化的防御目标系统，维持细胞能量。

Lee S[40]评价了草豆蔻甲醇提取物具有显著的抗氧化活性，机制为清除 DPPH 自由基、抑制脂质过氧化物形成。Lee M Y 等[41]得出草豆蔻乙醇提取物可用于治疗哮喘，机制可能为抑制 Th2 因子和支气管肺泡中 IL-4、IL-5 和肝组织中 mRNA 的表达。且抑制哮喘模型小鼠 IgE、IgG2a、嗜酸性细胞产生和黏液的分泌，减少活性氧的生成。吴珍等[42]研究草豆蔻总黄酮具有较强的抗氧化能力，且抗氧化作用随浓度的增加逐渐增强。

（七）其他

除上述活性外，日本学者[23,24]研究表明草豆蔻中的双苯庚酮类化合物为镇吐止呕的有效成分。辛本茹等[20]发现草豆蔻中黄酮（2R,3S)-pinobanksin-3-cinnamate 具有神经保护作用，机制可能是通过清除 PC12 细胞内 ROS。

六、 临床应用

中医学认为，草豆蔻具有温中燥湿、行气健脾之功效，主治食欲不振、胃腹胀痛、恶心呕吐[43]。现代医学研究表明，草豆蔻浸出液可显著提高胃蛋白酶的活力，提取物具有明显的抗氧化作用，中成药"复方草豆蔻酊""抗栓再造丸""散风活络丸""健胃片丸"等均以草豆蔻为主要成分。

参 考 文 献

[1] 中国科学院中国植物志编辑委员会.中国植物志[M].北京:科学出版社,1981,16(2):83-84.
[2] 窦忠健.草果与草豆蔻的鉴别[J].时珍国医国药,2004,(11):769.
[3] 国家药典委员会.中华人民共和国药典.一部[M].北京:中国医药科技出版社,2020:249.
[4] 甘炳春.草豆蔻的栽培与利用[J].资源开发与市场,2005,(2):144-145.
[5] 林敬明,许寅超,郑玉华,等.超临界 CO₂ 流体萃取草豆蔻挥发油成分分析[J].中药材,2000,23(2):87-91.
[6] 于萍,崔兆杰,邱琴,等.草豆蔻挥发油化学成分的 GC/MS 研究[J].中国现代应用药学,2002,(2):135-137.
[7] 张力,包玉敏,杨利青,等.草豆蔻化学成分的 GC/MS 研究[J].内蒙古民族大学学报:自然科学版,2006,(5):502-504.
[8] 晏小霞,王茂媛,王祝年,等.草豆蔻鲜果壳挥发油的化学成分分析[J].植物资源与环境学报,2010,19(3):94-96.
[9] 晏小霞,王茂媛,王祝年,等.草豆蔻不同部位挥发油化学成分 GC-MS 分析[J].热带作物学报,2013,34(7):1389-1394.
[10] 杨彬彬,容蓉,胡金芳,等.三种提取方法结合 GC-MS 分析比较草豆蔻的挥发性成分[J].中药材,2014,37(3):443-447.
[11] Wang X, Yang C, Hua S, et al. Chemical constituents from the seeds of *Alpinia katsumadai* Hayata [J]. Chinese Journal of Natural Medicines, 2010,8(6):419-421.
[12] Nam J W, Kang G Y, Han A R, et al. Diarylheptanoids from the seeds of *Alpinia katsumadai* as heat shock factor 1 inducers [J]. Journal of Natural Products, 2011,74(10):2109-2115.
[13] Nam J W, Seo E K. Identification of six new minor diarylheptanoids from the seeds of *Alpinia katsumadai* [J]. Helvetica Chimica Acta, 2013,96(9):1670-1680.
[14] 王秀芹,杨孝江,李教社.草豆蔻化学成分研究[J].中药材,2008,(6):853-855.
[15] Kuroyanagi M, Noro T, Fukushima S, et al. Studies on the constituents of the seeds of *Alpinia katsumadai* Hayata [J]. Chemical and Pharmaceutical Bulletin, 1983,31(5):1544-1550.
[16] 丁杏苞,仲英,王晓静,等.草豆蔻化学成分的研究（Ⅰ）[J].中草药,1997,(6):333.
[17] 李元圆,桂新,王峥涛.草豆蔻正丁醇部位化学成分[J].中国天然药物,2009,7(6):417-420.
[18] Xiao X, Si X, Tong X, et al. Preparation of flavonoids and diarylheptanoid from *Alpinia katsumadai* hayata by microwave-assisted extraction and high-speed counter-current chromatography [J]. Separation and Purification Technology, 2011,81(3):265-269.
[19] Li Y Y, Chou G X, Wang Z T. New diarylheptanoids and kavalactone from *Alpinia katsumadai* Hayata [J]. Helvetica Chimica Acta, 2010,93(2):382-388.
[20] Xin B-R, Ren S-J, Li J. A new flavonone from seeds of *Alpinia katsumadai* and its neuroprotective effect on PC12 cells [J]. China Journal of Chinese Materia Medica, 2014,39(14):2674-2678.
[21] 吴珍,陈永顺,杜士明,等.草豆蔻挥发油对大鼠醋酸性胃溃疡的影响[J].中国医院药学杂志,2010,30(7):560-563.
[22] 李海英,杨帆.复方草豆蔻合剂对大鼠胃肠运动及神经递质的影响[J].亚太传统医药,2012,8(3):5-6.
[23] Yang Y, Kinoshita K, Koyama K, et al. Anti-emetic principles of *Alpinia katsumadai* Hayata [J]. Natural Product Sciences, 1999,5(1):20-24.
[24] Yang Y, Kinoshita K, Koyama K, et al. Two novel anti-emetic principles of *Alpinia katsumadai* [J]. Journal of Natural Products, 1999,62(12):1672-1674.
[25] 杨健,戴岳,黄文哲,等.草豆蔻抗脓毒症有效成分研究[J].中药药理与临床,2008,(3):54-57.
[26] Yang J, Dai Y, Xia Y F, et al. *Alpinia katsumadai* Hayata prevents mouse sepsis induced by cecal ligation and puncture through promoting bacterial clearance and downregulating systemic inflammation [J]. Phytotherapy Research, 2009,23(2):267-273.
[27] Huo M, Chen N, Chi G, et al. Traditional medicine alpinetin inhibits the inflammatory response in Raw 264.7 cells and

mouse models [J]. International Immunopharmacology, 2012,12(1):241-248.

[28] Chen H, Mo X, Yu J, et al. Alpinetin attenuates inflammatory responses by interfering toll-like receptor 4/nuclear factor kappa B signaling pathway in lipopolysaccharide-induced mastitis in mice [J]. International Immunopharmacology, 2013,17 (1):26-32.

[29] LI. Anti-inflammatory activities of cardamonin from *Alpinia katsumadai* through heme oxygenase-1 induction and inhibition of NF-kappa B and MAPK signaling pathway in the carrageenan-induced paw edema [J]. International Immunopharmacology, 2015,25(2):332-339.

[30] 申德堰,陈永顺.草豆蔻挥发油的抗炎作用研究[J].中国药业,2012,21(17):20-21.

[31] 黄文哲,戴小军,刘延庆,等.草豆蔻中黄酮和双苯庚酮的抑菌活性[J].植物资源与环境学报,2006,(1):37-40.

[32] 彭芙,代敏,万峰.草豆蔻有效部位对奶牛乳腺炎病原菌的抗菌活性研究[J].中国兽医科学,2012,42(10):1073-1080.

[33] Klančnik A, Gröblacher B, Kovač J, et al. Anti-Campylobacter and resistance-modifying activity of *Alpinia katsumadai* seed extracts [J]. Journal of Applied Microbiology, 2012,113(5):1249-1262.

[34] 李元圆,杨莉,王长虹,等.草豆蔻化学成分及体外抗肿瘤作用研究[J].上海中医药大学学报,2010,24(1):72-75.

[35] 唐俊,李宁,戴好富,等.草豆蔻种子化学成分及其 NF-κB 的激活抑制作用与抗肿瘤活性[J].中国中药杂志,2010,35(13):1710-1714.

[36] 叶丽香,阮冠宇,李鹏.草豆蔻中总黄酮体外抗肿瘤活性研究[J].海峡药学,2012,24(6):263-264.

[37] Tang B, Du J, Wang J, et al. Alpinetin suppresses proliferation of human hepatoma cells by the activation of MKK7 and elevates sensitization to cis-diammined dichloridoplatium [J]. Oncology Reports, 2012,27(4):1090-1096.

[38] Sung B, Prasad S, Yadav V R, et al. RANKL signaling and osteoclastogenesis is negatively regulated by cardamonin [J]. Plos One, 2013,8(5):e64118.

[39] Kim Y J, Kang K S, Choi K C, et al. Cardamonin induces autophagy and an antiproliferative effect through JNK activation in human colorectal carcinoma HCT116 cells [J]. Bioorganic & Medicinal Chemistry Letters, 2015,25(12):2559-2564.

[40] 王家明.草豆蔻提取物的抗氧化活性[J].国外医学:中医中药分册,2005,27(1):45-46.

[41] Lee M Y, Lee N H, Seo C S, et al. *Alpinia katsumadai* seed extract attenuate oxidative stress and asthmatic activity in a mouse model of allergic asthma [J]. Food and Chemical Toxicology, 2010,48(6):1746-1752.

[42] 吴珍,陈永顺,王启斌.草豆蔻总黄酮抗氧化活性研究[J].医药导报,2011,30(11):1406-1409.

[43] 国家中医药管理局《中华本草》编委会.中华本草:第8册[M].上海:上海科学技术出版社.1999:7748.

草　果

草果为姜科豆蔻属植物草果（*Amomum tsaoko*）的干燥果实，是重要的道地药材[1]。

草果茎丛生，高达 3 m，全株有辛香气，地下部分略似生姜。叶片长椭圆形或长圆形，长 40～70 cm，宽 10～20 cm，顶端渐尖，基部渐狭，边缘干膜质，两面光滑无毛，无柄或具短柄，叶舌全缘，顶端钝圆，长 0.8～1.2 cm。穗状花序不分枝，长 13～18 cm，宽约 5 cm，每花序有花 5～30 朵；总花梗长 10 cm 或更长，被密集的鳞片，鳞片长圆形或长椭圆形，长 5.5～7 cm，宽 2.3～3.5 cm，顶端圆形，革质，干后褐色；苞片披针形，长约 4 cm，宽 0.6 cm，顶端渐尖；小苞片管状，长 3 cm，宽 0.7 cm，一侧裂至中部，顶端 2～3 齿裂，萼管约与小苞片等长，顶端具钝三齿；花冠红色，管长 2.5 cm，裂片长圆形，长约 2 cm，宽约 0.4 cm；唇瓣椭圆形，长约 2.7 cm，宽 1.4 cm，顶端微齿裂；花药长 1.3 cm，药隔附属体 3 裂，长 4 mm，宽 11 mm，中间裂片四方形，两侧裂片稍狭。蒴果密生，熟时红色，干后褐色，不开裂，长圆形或长椭圆形，长 2.5～4.5 cm，宽约 2 cm，无毛，顶端具宿存花柱残迹，干后具皱缩的纵线条，果梗长 2～5 mm，基部常具宿存苞片，种子多角形，直径 4～6 mm，有浓郁香味。花期 4～6 月，果期 9～12 月（图 10）。

产于云南、广西、贵州等省区，栽培或野生于疏林下，海拔 1 100～1 800 m[2]。

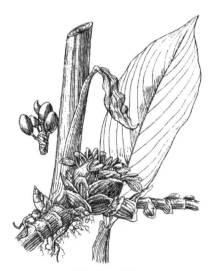

图 10　草果
（引自《中药大辞典》）

一、生药鉴别

（一）性状鉴别

干燥果实呈椭圆形，具三钝棱，长 2～4 cm，直径 1～2.5 cm，顶端有一圆形突起，基部附有节果柄。表面灰棕色至红棕色，有显著纵沟及棱线。果皮有韧性，易纵向撕裂。子房 3 室，每室含种子 8～11 枚，集成长球状。种子四至多面形，长宽均为 5 mm，表面红棕色，具灰白色膜质假种皮，有纵直的纹理，在较狭的一端有一凹窝状的种脐，合点在背面中央，成一小凹穴，合点与种脐间有一纵沟状的种脊。质硬坚，破开后，内为灰白色。气微弱，种子破碎时发出特异的臭气，味辛辣，以个大、饱满、表面红棕色者为佳[3]。

（二）显微鉴别

1. 果皮横切面

外果皮为一列切向延长的类长方形细胞 1 列。中果皮宽厚，其间有油细胞散列；有的细胞含草酸钙方晶或簇晶；外韧型维管束近 2 轮，偏于内侧，其外方有维管束。内果皮为 1 列切向延长的薄壁细胞[4]。

2. 粉末特征

浅灰棕色。果皮纤维浅黄色，壁稍厚；网纹导管，无色。种皮表皮细胞浅黄色，表面观长条形，多破碎；下皮细胞浅黄色，与种皮表皮细胞上下垂直排列，表面观类长方形，壁稍厚，两端渐尖；油细胞多破碎，浅黄色油滴散在；色素层细胞浅棕黄色，皱缩，含棕黄色色素；内种皮厚壁细胞棕红色，表面观类圆形，胞腔类圆形，内含硅质块，断面观细胞 1 列，呈栅栏状排列，内侧壁极厚，外壁薄，胞腔小，类圆形；色素块散在，形状大小不一；胚乳细胞长条形或不规则形，壁边缘波状，内含淀粉粒和细小草酸钙方晶，偶见草酸钙簇晶；淀粉粒集结成淀粉团，散在[5]。

（三）理化鉴别

薄层鉴别

取本品粉末加入水蒸馏，提取的挥发油加入无水硫酸钠脱水后点样于硅胶薄层板上。用己烷：乙酸乙酯（85：15）展开，10％磷钼酸乙醇液显色，所有斑点均显蓝黑色[6]。

取本品粉末 1 g 加入无水乙醇 10 mL 冷浸过夜，过滤备用，点样于硅胶薄层板上，展开剂己烷-乙酸乙酯（17：3）展开，香草醛-硫酸显色，出现 11 个斑点。

取粉末 1 g 加石油醚 5 mL 浸泡过夜，滤液供点样，用 1,8-桉油精，β-蒎烯对照，展开剂苯-乙酸乙酯（95：5）。显色剂 10％磷钼酸乙醇液 115℃加热 3~4 min 斑点均呈深蓝色，草果对照品相应位置有斑点[7]。

二、 化学成分

草果化学成分多样，目前分离得到包括挥发油类、酚类、黄酮类、二苯基庚烷类、双环壬烷类等化学成分，其中以挥发油、酚类为主要的活性成分。

（一）挥发油类

挥发油是草果的主要成分之一，具有多种药理活性。目前已分离鉴定了多种挥发油类成分，主要包括单萜烯、含氧单萜、倍半萜烯、含氧倍半萜、脂肪族、芳香族等 6 大类，其中以 1,8-桉油精、柠檬醛、香叶醇、2-癸烯醛等为主要成分。化合物如表 43 所示。

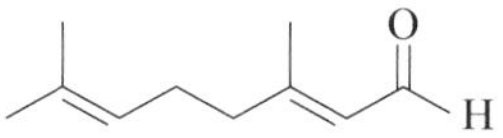

柠檬醛 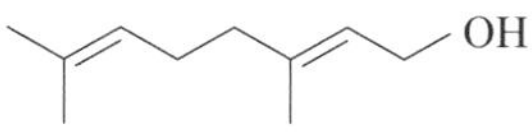　　　　香叶醇

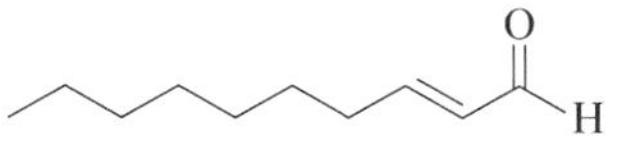

2-癸烯醛

表 43　草果中的挥发油类成分

类型	化　合　物	文献
单萜烯	α-侧柏烯（α-thujene）	[8]
	α-蒎烯（α-pinene）	[8,9]

（续表）

类型	化　合　物		文献
单萜烯	β-蒎烯（β-pinene）		[8]
	莰烯（camphene）		[8]
	桧烯（sabinene）		[8]
	α-水芹烯（α-phellandrene）		[8-10]
	α-松油烯（α-terpinene）		[8,11]
	γ-松油烯（γ-terpinene）		[8]
	萜品油烯（terpinolene）		[8]
	对聚伞花烃（p-cymene）		[8]
	3-蒈烯（3-carene）		[9,12]
	（＋）-4-蒈烯[（＋）-4-carene]		[10]
	3-苯基戊烷[benzene,(1-ethylpropyl)-]		[13]
	β-月桂烯（β-myrcene）		[8,12]
	罗勒烯（ocimene）		[8,10,14]
含氧单萜	蒎烷醇（5-caranol）		[10]
	龙脑（5-caranol）		[10,11]
	1,8-桉油精（1,8-cineole）		[8]
	葑醇（fenchol）		[8,11]
	反式香芹醇（trans-carveol）		[8]
	cis-p-menth-2-en-1-ol		[8]
	$trans$-p-menth-2-en-1-ol		[8]
	cis-p-mentha-2,8-dien-1-ol		[8]
	异胡薄荷醇（isopulegol）		[8,15]
	iso-isopulegol		[8]
	cis-chrysanthenol		[8]
	δ-松油醇（δ-terpineol）		[8]
	4-萜烯醇（terpinen-4-ol）		[8,10,12]
	α-松油醇（α-terpineol）		[8]
	cis-piperitol		[8]
	trans-piperitol		[8]
	茴香脑（anethole）		[8,11]
	反式-松香芹醇[trans-(-)-pinocarveol]		[11]
	紫苏醇（perillyl alcohol）		[15]
	樟脑（bornanone）		[11]
	(-)-桃金娘烯醇[(-)-myrtenol]		[11]
	（R)-氧化柠檬烯[（R)-oxidized limonene]		[15]
	马鞭烯醇（cis-verbenol）		[15]

(续表)

类型	化 合 物	文献
含氧单萜	桃金娘醛(myrtanal)	[11]
	香芹醇(carveol)	[11]
	4-侧柏醇(4-thujanol)	[16]
	2,3-蒎烷二醇(2,3-pinanediol)	[15]
	香茅醇(citronellol)	[11]
	芳樟醇(linalool)	[8]
	橙花醇(nerol)	[8]
	柠檬醛(neral)	[8]
	香叶醇(geraniol)	[8]
	香叶醛(geranial)	[8]
	乙酸香叶酯(geranyl acetate)	[8]
倍半萜	γ-衣兰油烯(γ-muurolene)	[8]
	大牛儿烯 D (germacrene D)	[8]
	α-衣兰油烯(α-muurolene)	[8]
	δ-杜松烯(δ-cadinene)	[8]
	别香树烯[(-)-alloaromadendrene]	[11]
	β-榄香烯(β-elemene)	[11]
	α-石竹烯(α-caryophyllene)	[11]
	古巴烯(copaene)	[10]
	(+)-香橙烯[(+)-aromadendrene]	[15]
	石竹烯(caryophyllene)	[11]
	α-荜澄茄烯(α-cubebene)	[11]
	β-荜澄茄烯(β-cubebene)	[11]
	β-杜松烯(β-cadinene)	[10]
含氧倍半萜	雪松醇(cedrol)	[11]
	cis-4,10-epoxy-amorphane	[8]
	榄香醇(elemol)	[8,11]
	1-epi-cubenol	[8,17]
	cubenol	[8]
	β-桉叶油醇(β-eudesmol)	[8]
	α-桉叶油醇(α-eudesmol)	[11]
	(-)-斯巴醇[(-)-spathulenol]	[11]
	环氧石竹烯(caryophyllene oxide)	[11]
	愈创木醇(guaiol)	[10,12]
	布藜醇(bulnesol)	[11]
	金合欢醇(farnesol)	[11,15]

（续表）

类型	化　合　物		文献
含氧倍半萜	(E)-橙花叔醇[(E)-nerolidol]		[8,10]
	正己醛（hexanal）		[8]
	2E-己烯醛[(2E)-hexenal]		[8]
	庚醛（heptanal）		[8]
	壬醛（nonanal）		[8]
	2-癸烯醛（2-decenal）		[8,12]
	2-十二烯醛（2-dodecenal）		[14]
	辛醛（octanal）		[10]
	(E)-2-辛烯醛[(E)-2-octenal]		[11]
	10-十一烯醛（10-undecenal）		[15]
	2-甲基丁醛（2-methyl-butyradehyde）		[16]
	2-十三烯醛（2-13 allyl aldehyde）		[16]
	3-甲基丁醛（3-methyl-butyradehyde）		[16]
	癸醛（decanal）		[15]
	戊醛（amyl aldehyde）		[16]
	trans-2,3,3,7-tetrahydro-1-H-indene-4-carbaldehyde		[11]
	cis-2,3,3,7-tetrahydro-1-H-indene-4-carbaldehyde		[11]
	4-羟基-2-金刚烷酮（4-hydroxyadamantan-2-one）		[15]
脂肪族	甲基庚烯酮（6-methyl-5-hepten-2-one）		[8]
	醋酸乙酯（ethyl acetate）		[18]
	1-十二碳烯醇醋酸酯（1-dodecen-1-ol acetate）		[14]
	(2E)-decenyl acetate		[8]
	乙酸辛酯（octanol acetate）		[8,14]
	3,7-二甲基-2,6-辛二烯醇乙酸酯（3,7-dimethyl-2,6-octadien-1-yl-acetate）		[16]
	丙酸芳樟酯（linalyl propionate）		[15]
	3,5,5-三甲基己基丙烯酸酯（3,5,5-trimethylhexyl prop-2-enoate）		[15]
	丙位十二内酯（4-dodecanolide）		[15]
	亚油酸乙酯（ethyl linoleate）		[15]
	亚油酸（linoleic acid）		[14]
	十八碳酸（octadecenoic acid）		[14]
	9-十八碳烯酸（9-octadecenoic acid）		[14]
	癸酸（decanoic acid）		[11]
	辛酸（octanoic acid）		[11]
	棕榈酸（hexadecanohe acid）		[14]
	肉豆蔻酸（tetradecanoic acid）		[14]
	辛醇（octanol）		[8]

（续表）

类型	化 合 物	文献
脂肪族	(E)-2-octen-1-ol	[8]
	2-癸烯醇(2-decenol)	[11]
	反-2-十一烯-1-醇(trans-2-undecen-1-ol)	[11]
	2-甲基-3-丁烯-2-醇(2-methyl-3-butylene-2-ol)	[16]
	正己醇(n-hexanol)	[8]
	正丁基甲醚(n-butyl methyl ether)	[8]
	2-正丁基呋喃(2-n-butylfuran)	[8]
	环氧十二烷(cyclododecene oxide)	[15]
	2,8-癸二烯-1,10-二醇(2,8-decadiene-1,10-diol)	[19]
芳香族	甲苯(toluene)	[16]
	苯甲醛(benzonaldehyde)	[10]
	2,4-二甲基苯甲醛(2,4-dimethyl-benzaldehyde)	[14]
	α-甲基肉桂醛(α-methylcinnamaldehyde)	[15]
	2-异丙基苯甲醛(2-isopropylbenzaldehyde)	[8]
	4-丙基苯甲醛(4-propyl-benzaldehyde)	[12]
	(E)-3-甲基苯-2-丙烯醛(2-propenal-3-methyl-3-phenyl)	[8]
	2-苯基丁醛(2-phenylbutanal)	[15]
	1,2-苯二甲酸(1,2-benzenedicarboxylic acid)	[14]
	邻苯二甲酸二乙酯(diethyl phthalate)	[8]
	1,6,7-三甲基萘(1,6,7-three methylnaphthalene)	[16]
	1,4,5-三甲基萘(1,4,5-three methylnaphthalene)	[16]
	1,2,3-三甲基-4-丙烯基萘(1,2,3-trimethyl-4-allyl-naphthalene)	[16]
	2,3-氢-1H-茚-4-甲醛(1H-indene-4-carboxaldehyde)	[11]

（二）酚类

酚类化合物是草果中富含的另一类主要成分，在抗氧化方面发挥了重要作用。李志君等[20]采用 LC-MS 分析了草果中的酚类物质，并发现其对 DPPH 和 ABTS 自由基具有较强的清除作用。王暐等[21]采用 Sephadex LH-20 及 Chromatorex ODS 柱色谱，分离得到邻苯三酚、对羟基苯甲酸、原儿茶酸等 9 个酚性化合物，其中 1 个为酚性配糖体 2-甲氧基-1,4-二苯酚-1-O-[6-O-(3-甲氧基-4-羟基苯甲酰基)]-β-D-吡喃葡萄糖苷。

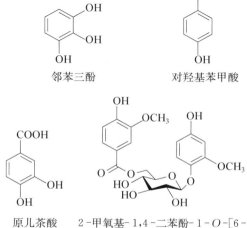

邻苯三酚　　　　　　对羟基苯甲酸

原儿茶酸　　2-甲氧基-1,4-二苯酚-1-O-[6-O-(3-甲氧基-4-羟基苯甲酰基)]-β-D-吡喃葡萄糖苷

（三）黄酮类

草果中目前已分离得到 20 多种黄酮类化合物，主要有 $3'$,$5'$-二-β-D-吡喃葡萄糖基根皮素、芦丁、槲皮素、槲皮素-7-O-β-葡萄糖苷、槲皮素-3-O-β-D-吡喃葡萄糖苷等。

（四）二苯基庚烷类

目前从草果中分离到 6 种二苯基庚烷类化合物。Lee 等[22,23]分离到（+）-汉诺酚、中-汉诺酚，结构式如下。

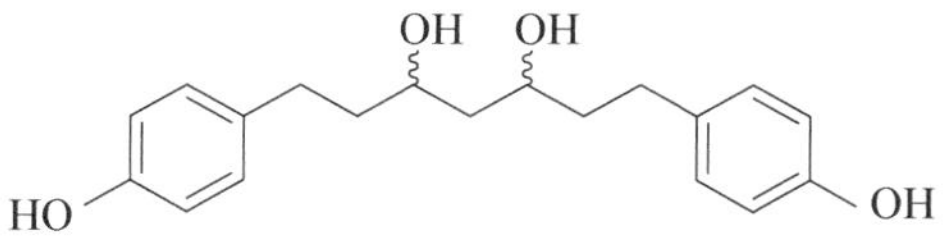

中/（+）-汉诺酚

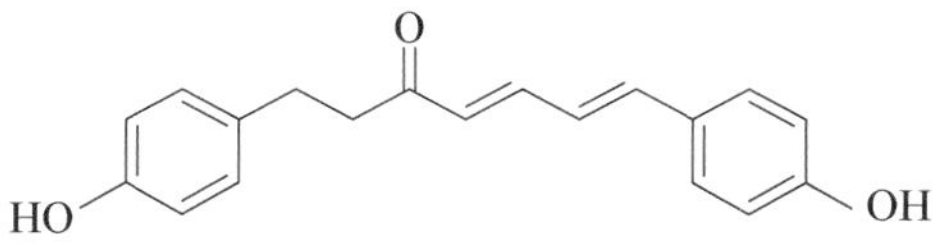

1,7-*bis*-(4-hydroxyphenyl)-4(*E*)-hepten-3-one

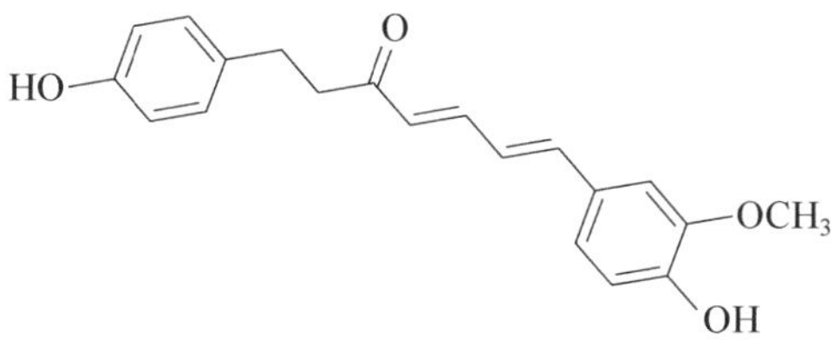

草果酮

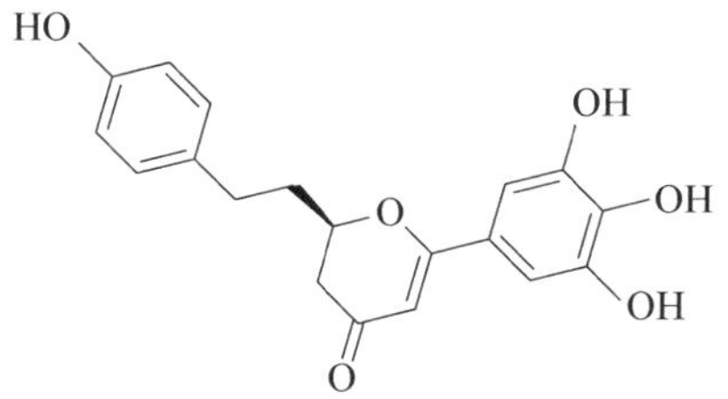

2,3-dihydro-2-（4'-hydroxy-phenylethyl）-6-
［（3'',4''-dihydroxy-5''-methoxy）phenyl]-4-
pyrone

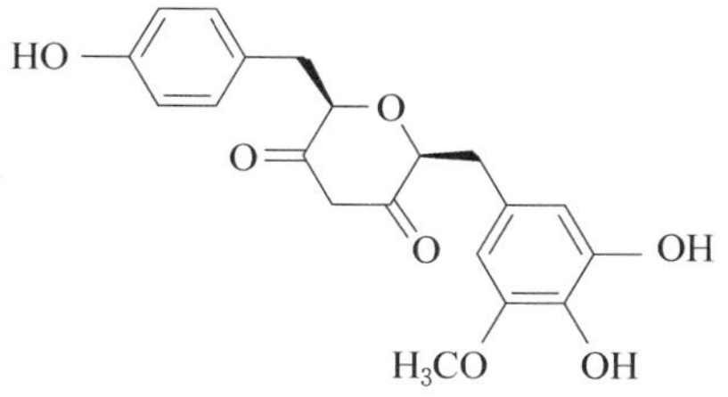

4-dihydro-2-（4'-hydroxy-phenylethyl）-6-
［（3'',4''-dihydroxy-5''-methoxyphenyl）-
methylene]-pyran-3,5-dione

（五）双环壬烷类

宋启示[24]从草果中分离得到草果素（tsaokoin）（**1**），Moom 等[25]分离得到其异构体异草果素（isotsaokoin）（**2**），6,7-dihydroxy-indan-4-carbaldehyde（**3**）、6-hydroxy-indan-4-carbaldehyde（**4**）也相继被分离[22]，结构式如下。

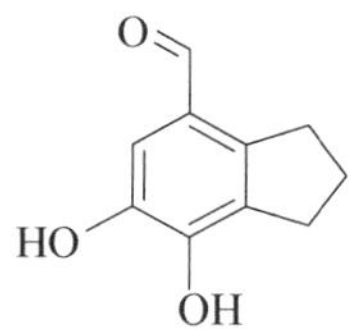

1 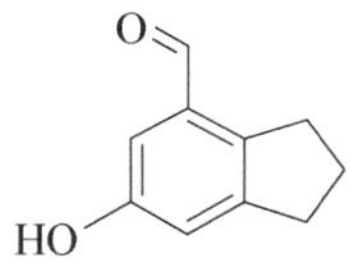　　　**2**

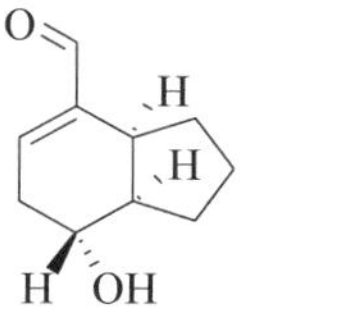

3 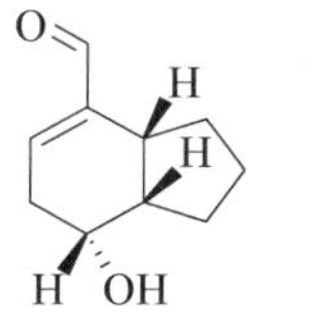　　　**4**

（六）其他类

除上述成分外，部分学者还从草果中分离得到谷甾醇、胡萝卜甾醇等甾醇类化合物[26]；刘小玲等[27]采用化学成分系统预试法，对果壳和种仁的化学成分定性研究显示，草果中还含有多糖、蛋白质、鞣质、有机酸、蒽醌、强心苷等成分。此外，普岳红等[28]研究发现还含有天门冬氨酸、苏氨酸、丝氨酸等多种氨基酸和硫、磷、钾、钙、镁、铁、锌、铜、锰等微量元素。

三、药理活性

（一）调节胃肠功能

邱赛红等[29]发现草果提取物能显著增加大鼠胃黏膜血流量和胃液分泌，且挥发油强于水提物。亦有研究表明，草果挥发油可抑制小鼠小肠蠕动，且呈剂量相关[30]；小鼠排便和小肠运动实验，发现草果水提物可显著改善洛哌丁胺诱导的小鼠便秘症状，高剂量水提物的效果与麻仁丸基本相当[31]；同时，研究还发现姜炮制的草果可有效拮抗肾上腺素引起的回肠运动抑制和乙酰胆碱引起的回肠痉挛[32]。此外，研究显示草果提取物对胃黏膜具有保护作用，能够抑制胃溃疡的形成，其机制可能与抑制幽门螺杆菌的生长有关[33]。

（二）抗菌

草果具有广泛的抗菌活性，对多种细菌和真菌均具有抑制作用。研究显示草果提取物可明显延缓鲫鱼腐败变质，可用于防腐，保鲜效果与山梨酸钾相当[34]。且对革兰氏阳性菌和酵母菌具有明显抑制作用[35]；唐志凌等[36]研究表明，草果提取物可抑制大肠埃希菌和沙门菌，其机制为破坏细胞形态，增加细胞壁通透性和胞内物质外泄，从而抑制细菌的生长繁殖；同时草果提取物还对幽门螺杆菌具有较强的抑制作用，并可保护胃黏膜、抑制溃疡的形成[33]。此外，草果挥发油对白念珠菌标准株 SC5314、白念珠菌耐药株、金黄色葡萄球菌、大肠埃希菌均有不同程度的抑制效果，尤其对白念珠菌的抑菌效果更强[37]；草果精油对细菌和霉菌具有明显的抑制作用；亦有研究发现，草果挥发油具有较强的体外抗耐甲氧西林金黄色葡萄球菌（MRSA）活性，可逆转 MRSA 对 β-内酰胺类抗生素的多重耐药性[38]。

（三）抗炎

炎症反应是机体对病理性刺激的一种正常防御反应。研究表明，草果提取物具有显著的抗炎活性，其主要机制为抑制一氧化氮（nitric oxide，NO）的生成而改善炎症反应。如 Shin 等[39]发现草果甲醇提取物具有较好的抗炎活性，其机制为激活活性氧（reactive oxygen species，ROS）、丝裂原活化蛋白激酶（mitogen-activated protein kinases，MAPKs）、转录因子 Nrf2（nuclear factor-E2-related factor 2，Nrf2）介导的血红素加氧酶-1（heme oxygenase-1，HO-1）信号通路，抑制脂多糖（lipopolysaccharide，LPS）诱导的 NO 释放和诱导型一氧化氮合酶（inducible nitric oxide synthase，iNOS）的表达；同时，可显著抑制 LPS 诱导的小鼠小胶质细胞中 NO 生成[22]；草果乙酸乙酯提取物可抑制巨噬细胞（RAW264.7）释放 NO，其中表儿茶素和化合物 CG - 5［6-（3，4-dihydroxy-5-methoxyphenyl）-2-（4-hydroxyphenethyl）-2，3-dihydro-4H-pyran-4-one］在高浓度下抗炎作用较强；除异草果素外，其余化合物均能保护神经细胞株 PC-12 细胞免受 H_2O_2 的损伤，具有良好的抗炎活性[40]。此外，Kim 等[19]研究发现，草果所含的 2，8 -癸二烯- 1，10 -二醇可同时作用于多个靶点抑制炎症反应，机制为下调 iNOS 和环氧合酶 - 2（cyclooxygenase-2，COX - 2）的表达，抑制 NO 和前列腺素 E_2（prostaglandin E_2，PGE_2）的产生，并能抑制 MAPKs 通路，降低 LPS 诱导的白细胞介素- 6（interleukin-6，IL - 6）和肿瘤坏死因子- α（tumor necrosis factor-α，TNF - α）等炎症因子的表达。

（四）调血脂、降糖

研究显示草果甲醇提取物可显著降低小鼠三酰甘油和血糖[41]；基于 ICR 小鼠模型，发现草果的降血糖作用优于八角、小茴香、肉桂等香辛料[42]；进一步研究显示，草果甲醇提取物可明显

抑制脂肪酶和 α-葡萄糖苷酶活性，改善小鼠葡萄糖耐量水平，抑制小鼠脂肪吸收，降低血糖[43,44]；草果极性部位含有大量的儿茶素和表儿茶素，其通过抑制脂肪吸收和促进脂肪氧化达到减肥调脂的目的[45]；此外，草果提取物可降低高脂高糖饲料和链脲佐菌素诱导的 2 型糖尿病大鼠的空腹血糖(fasting blood glucose, FBG)水平，改善大鼠糖耐量受损及胰岛素抵抗状态，提高胰岛 β 细胞的敏感性，同时可改善脂质代谢紊乱和胰腺组织的病变[46]。

（五）抗氧化

草果提取物有明显的清除自由基、抗氧化的作用，是极具潜力的天然抗氧化剂[47]。刘小红等[48]研究表明草果乙醇提取物对 DPPH 自由基的清除率超过 90%；研究发现草果不同部位精油均具有一定的抗氧化能力，其中根精油对 DPPH 自由基的清除能力最高，花精油对 $ABTS^+$ 自由基的清除能力最高，而茎叶精油对 Fe^{3+} 的还原能力最高[49]；草果多酚类物质的抗氧化能力明显高于挥发油[50]；不同草果提取物抗氧化活性比较发现，由强到弱为正丁醇＞石油醚＞乙酸乙酯＞水[51]；在一定浓度范围内，草果中总黄酮、挥发油和酚类化合物的抗氧化活性随浓度的增加而增大[20,52,53]。此外，草果甲醇溶出物可显著提高小鼠血浆及肝组织中谷胱甘肽(GSH)、超氧化物歧化酶(SOD)、谷胱甘肽过氧化酶(GSH-Px)指标，降低丙二醛（MDA）和 8 - 异前列腺素 F2α（8 - ISO - PGF2α）的含量，具有良好的抗氧化作用[54]；草果精油可显著降低草莓贮藏期间腐烂指数，其机制可能为减缓草莓中 VC、黄酮和多酚的损失速率，从而维持草莓对 DPPH 和 ABTS 自由基的清除作用[55]。

（六）抗肿瘤

挥发油是草果抗肿瘤作用的主要成分之一。Yang 等[56]采用 MTT 试验研究发现，草果挥发油对 HepG2、Hela、Bel - 7402 等肿瘤细胞系具有较强的细胞毒性，尤其对 HepG2 最为敏感，而对人体正常细胞系 HL - 7702 和 HUVEC 等毒性较低，其机制为诱导细胞凋亡；进一步研究发现，草果挥发油能提高 HepG2 细胞对环磷酰胺（cyclophosphamide，CTX）的敏感性，可协同增强 CTX 抑制肝癌细胞增殖[57]；基于肝癌 H_{22} 荷瘤小鼠模型，发现草果挥发油可抑制 H_{22} 荷瘤小鼠肿瘤细胞的生长，并改善机体的免疫系统功能，其机制为上调 B 淋巴细胞瘤- 2（B-cell lymphoma-2，Blc - 2）相关 X 蛋白（Blc - 2 associated X protein，Box）蛋白表达，下调 Blc - 2 蛋白诱导细胞凋亡[58]；此外，草果挥发油可有效抑制鼻咽癌 6 - 10B 细胞的增殖，其机制可能与线粒体凋亡途径诱导 6 - 10B 细胞发生凋亡有关[59]。

（七）其他

除上述药理作用外，草果还具有祛痰[60]、抗诱变、抗增殖、改变药物通透性及抗癫痫等药理作用。洪旭东等[61]通过改良 Ames 试验（salmonella typhimurium/reverse mutation assay），发现草果具有较强的抗诱变作用，其抗诱变与抗氧化间存在相关性；研究发现草果乙酸乙酯提取物具有抗增殖作用[62]；而挥发油可增加颅痛定的体外透皮速率[63]，并能促进士的宁的经皮渗透[64]。此外，复方草果知母汤具有抗癫痫药理活性，其作用机制与干预癫痫形成中脑内凋亡调控因子 Bcl - 2、Bax 蛋白的表达有关[65-67]。

四、临床应用

草果在临床上常以复方形式入药，不同配伍可治疗不同病症，广泛用于癫痫、慢性肾功能衰竭、腹胀、贫血和结膜炎等疾病，特别是在肠胃疾病方面，发挥着不可替代的作用。研究发现草果知母汤可显著改善患者认知功能和心理状态，降低癫痫发作次数，可有效阻断癫痫的发作，对小发作、大发作及精神运动性发作效果显著[68]；将草果知母汤用于慢性肾功能衰竭的治疗后发现其可清浊化湿，协调脏腑气机，显著提高近期疗效[69]；以草果为臣药的名方"达原饮"，用于新冠感染的治疗可显著缩短患者发热时间，减轻肺部炎症，改善不适症状，疗效被众多学者认可[70,71]。此外，中医常用草果治疗寒湿内阻、脘腹胀痛及吐泻等症，如采用草果粉和炒面粉，用于婴幼儿秋季腹泻的治疗，治愈率达 98.5%[72]；草果水煎剂治疗腹部手术患者腹胀，总有效率达

100%[73]；温服少量草果水煎液，可加快腹腔镜胆囊切除术后患者胃肠道功能恢复；亦有临床经验表明，在君子汤基础上加草果和干姜，用于胃脘痛治疗，疗效显著[74]。有研究表明，采用草果21味丸治疗再生障碍性贫血，发现可显著改善患者贫血和出血症状[75]；草果水提液用于急性结膜炎治疗，可改善结膜充血，恢复患者视力疗效明显[76]。

参 考 文 献

[1] 国家药典委员会.中华人民共和国药典:一部[M].北京:中国医药科技出版社,2020:240.
[2] 中国科学院中国植物志编辑委员会.中国植物志[M].北京:科学出版社,1981,16(2):121 - 122.
[3] 李家实.中药鉴定学[M].上海:上海科学技术出版社,1981:461.
[4] 徐国钧.常用中药材品种整理和研究(第三册)[M].福州:福建科学技术出版社,1997.
[5] 罗晓霞.草果与拟草果的性状与显微鉴别[J].中药材,2014,37(2):227 - 229.
[6] 张贵君.常用中药鉴定大全[M].哈尔滨:黑龙江科学技术出版社,1993:590.
[7] 阎文玫.中药材真伪鉴别[M].北京:人民卫生出版社,1986:443.
[8] Yang Y, Yan R W, Cai X Q, et al. Chemical composition and antimicrobial activity of the essential oil of *Amomum tsaoko* [J]. Journal of the Science of Food and Agriculture, 2008,88(12):2111 - 2116.
[9] Wang Y, You C X, Wang C F, et al. Chemical constituents and insecticidal activities of the essential oil from A*momum tsaoko* against two stored-product insects [J]. Journal of Oleo Science, 2014,63(10):1019 - 1026.
[10] 丁艳霞,谢欣梅,崔秀明.不同方法提取草果挥发油的化学成分[J].河南大学学报:医学版,2009,28(4):284 - 287.
[11] 何俏明,覃洁萍,黄艳,等.草果果仁及果壳挥发油化学成分的 GC - MS 分析[J].中国实验方剂学杂志,2013,19(14):112 - 117.
[12] 陆占国,孟大威,李伟,等.Clevenger 法提取草果精油的化学组成及清除 NaNO₂ 能力[J].天然产物研究与开发,2013,25(2):207 - 211.
[13] 严敏,吕昱,陈琪亮.草果挥发油成分的顶空气相色谱-质谱联用分析[J].化工管理,2014,(27):103.
[14] 吴惠勤,黄晓兰,黄芳,等.草果挥发油的气相色谱-质谱指纹图谱[J].质谱学报,2004,(2):92 - 95.
[15] 万红焱,顾丽莉,刘文婷,等.超临界流体萃取草果挥发油的工艺研究及成分分析[J].现代化工,2015,35(12):96 - 100.
[16] 朱缨,俞迪佳,吴健.草果挥发油成分的气相色谱-质谱联用分析[J].中国药业,2012,21(21):4 - 5.
[17] 熊将,花儿.正交试验优化超临界 CO₂ 提取草果挥发油工艺[J].食品科学,2012,33(24):48 - 51.
[18] 林敬明,郑玉华,许寅超,等.超临界 CO₂ 流体萃取草果挥发油成分分析[J].中药材,2000,23(3):145 - 148.
[19] Kim M-S, Ahn E-K, Hong S S, et al. 2,8-Decadiene-1,10-diol inhibits lipopolysaccharide-induced inflammatory responses through inactivation of mitogen-activated protein kinase and nuclear factor-κB signaling pathway [J]. Inflammation, 2016, 39:583 - 591.
[20] 李志君,万红焱,顾丽莉,等.草果多酚物质提取及 LC - MS/MS 分析[J].食品工业科技,2017,38(8):294 - 299,334.
[21] 王暐,杨崇仁,张颖君.草果果实中的酚性成分[J].云南植物研究,2009,31(3):284 - 288.
[22] Lee K Y, Kim S H, Sung S H, et al. Inhibitory constituents of lipopolysaccharide-induced nitric oxide production in BV2 microglia isolated from *Amomum tsaoko* [J]. Planta Medica, 2008,74(8):867 - 869.
[23] Kim J G, Jang H, Le T P L, et al. Pyranoflavanones and pyranochalcones from the fruits of *Amomum tsaoko* [J]. Journal of Natural Products, 2019,82(7):1886 - 1892.
[24] 宋启示.几种热带植物的化学生态学研究[D].昆明:中国科学院昆明植物研究所,2003.
[25] Moon S S, Lee J Y, Cho S C. Isotsaokoin, an antifungal agent from *Amomum tsaoko* [J]. Journal of Natural Products, 2004,67(5):889 - 891.
[26] Zhang T T, Lu C L, Jiang J G. Bioactivity evaluation of ingredients identified from the fruits of *Amomum tsaoko* Crevost et Lemaire, a Chinese spice [J]. Food & Function, 2014,5(8):1747 - 1754.
[27] 刘小玲,仇厚援,王强,等.香辛料草果中化学成分的定性研究[J].中国调味品,2011,36(1):104 - 106.
[28] 普岳红,杨永红,吴德喜,等.云南盈江县不同产地草果氨基酸和矿质营养元素分析[J].亚热带植物科学,2015,44(4):293 - 296.
[29] 邱赛红,首第武,陈立峰,等.芳香化湿药挥发油部分与水溶液部分药理作用的比较[J].中国中药杂志,1999,(5):41 - 43,63.
[30] 杨小方,赵成城,汪维云,等.草果挥发油提取工艺及对小鼠小肠运动影响的研究[J].药物生物技术,2011,18(5):434 - 437.

[31] 杨伟倩,田洋,张爱静,等.草果水提物对洛哌丁胺诱导的小鼠便秘症状的影响[J].西南农业学报,2020,33(10):2209-2214.
[32] 李伟,贾冬.草果的无机元素及药理作用[J].中国中药杂志,1992,(12):727-728.
[33] 吴怡,张康宁,李文学.草果提取物对幽门螺旋杆菌抑制作用及对胃溃疡防治作用的试验研究[J].现代医学与健康研究电子杂志,2018,2(5):14-15.
[34] 罗士数,刘小玲.草果提取物对鲫鱼的防腐保鲜研究[J].现代食品科技,2013,29(6):1285-1287.
[35] 罗士数,刘小玲,仇厚援.草果提取物抑菌活性和稳定性研究[J].中国调味品,2013,38(10):27-31.
[36] 唐志凌,赵明明,陈靖潼,等.草果提取物对大肠杆菌和沙门氏菌抑菌机理研究[J].中国调味品,2021,46(2):50-54.
[37] 刘娜,夏咸松,赵毅,等.不同产地草果挥发油GC-MS成分分析及抑菌试验研究[J].云南民族大学学报:自然科学版,2021,30(2):97-103.
[38] 徐航,龙娜娜,林琳,等.草果油抗MRSA体外活性研究[J].成都医学院学报,2017,12(3):241-246.
[39] Shin J S, Ryu S, Jang D S, et al. Amomum tsao-ko fruit extract suppresses lipopolysaccharide-induced inducible nitric oxide synthase by inducing heme oxygenase-1 in macrophages and in septic mice [J]. International Journal of Experimental Pathology, 2015,96(6):395-405.
[40] 卢传礼.几种典型姜科品种的化学成分及其活性研究[D].广州:华南理工大学,2012.
[41] Yu L, Shirai N, Suzuki H. Effects of some Chinese spices on body weights, plasma lipids, lipid peroxides, and glucose, and liver lipids in mice [J]. Food Science and Technology Research, 2007,13(2):155-161.
[42] Yu L, Suzuki H. Effects of tsao-ko, turmeric and garlic on body fat content and plasma lipid glucose and liver lipid levels in mice (A comparative study of spices) [J]. Food Science and Technology Research, 2007,13(3):241-246.
[43] 解立斌,陈佳,剧慧栋,等.草果甲醇溶出物抑制 α-葡萄糖苷酶活性及调节血糖作用[J].食品工业科技,2022,43(8):382-388.
[44] Yu. The effect of methanol extracts of tsao-ko (Amomum tsao-ko crevost et lemaire) on digestive enzyme and antioxidant activity in vitro, and plasma lipids and glucose and liver lipids in mice [J]. Journal of Nutritional Science And Vitaminology, 2010,56(3):171-176.
[45] Martin. Constituents of Amomum tsao-ko and their radical scavenging and antioxidant activities [J]. Journal of The American Oil Chemists Society, 2000,77(6):667-673.
[46] 李姣.草果醇提物对糖尿病大鼠糖脂代谢及氧化应激影响的研究[D].郑州:郑州大学,2020.
[47] 师聪,官号,李茹,等.草果不同极性萃取物总黄酮、总多酚含量与其抗氧化活性的相关性[J].化学试剂,2022,44(1):84-89.
[48] 刘小红,张尊听,段玉峰,等.市售天然植物香料的抗氧化作用研究[J].食品科学,2002,(01):143-145.
[49] 杨海艳,赵天明,张显权,等.黔产草果不同部位精油化学成分分析及体外抗氧化活性评价[J].食品工业科技,2020,41(14):52-57,64.
[50] 万红焱.滇产草果中有效成分的提取工艺及抗氧化活性研究[D].昆明:昆明理工大学,2015.
[51] 黄比翼,陈石梅,黄锁义,等.不同极性溶剂的草果提取物抗氧化活性研究[J].右江民族医学院学报,2021,43(1):37-40.
[52] 郭淼,宋江峰,豆海港.超声波辅助提取草果精油及其抗氧化活性研究[J].食品研究与开发,2017,38(16):58-61.
[53] 袁园,张潇,陈碧琼,等.草果总黄酮的提取及DPPH自由基清除活性研究[J].食品研究与开发,2017,38(15):63-68.
[54] 闫倩,俞龙泉,陈野,等.草果甲醇溶出物对D-半乳糖致衰老小鼠的抗氧化作用机理研究[J].食品工业科技,2014,35(6):351-356.
[55] 储恬予,赵敏吉,于纹婧,等.草果精油对采后草莓保鲜效果及抗氧化活性的研究[J].农产品加工,2019,(9):24-27.
[56] Yang Y, Yue Y, Runwei Y, et al. Cytotoxic, apoptotic and antioxidant activity of the essential oil of Amomum tsao-ko [J]. Bioresource Technology, 2010,101(11):4205-4211.
[57] 时海荣,杨扬.草果挥发油联合环磷酰胺对肝癌细胞增殖的影响[J].山东医药,2017,57(41):31-33.
[58] 张琪,杨扬.草果挥发油对肝癌 H_{22} 荷瘤小鼠的抑瘤作用[J].武汉大学学报:理学版,2015,61(2):179-182.
[59] 高鸣乡,蒋佩文,余敏惠,等.草果挥发油诱导鼻咽癌6-10B细胞凋亡的机制研究[J].天然产物研究与开发,2021,33(6):992-997.
[60] 马洁,彭建明,吴志红.国产草果化学成分研究进展[J].中国中医药信息杂志,2005,(9):101-102.
[61] 洪东旭,崔鸿斌,邵丽筠.香辛料油树脂抗氧化性抗诱变性的实验研究[J].中国食品卫生杂志,1995,(3):10,21-23,29,63.
[62] Yang. Bicyclononane aldehydes and anti proliferative constituents from Amomum tsao-ko [J]. Planta Medica, 2009,75(5):543-546.
[63] 沈留英,杨志远,张毅,等.3种挥发油对小鼠士的宁经皮渗透的影响[J].华西药学杂志,2010,25(1):4-6.
[64] 马云淑,白一岑.草果挥发油对颅痛定的体外经皮渗透的影响[J].云南中医中药杂志,2006,(1):40-41.
[65] 高嘉骏,陈志耿,林震溪.从 miRNA 调控探讨草果知母汤治疗癫痫的作用机制[J].福建中医药,2018,49(4):36-40.
[66] 黄羚,刘铁钢,马雪颜,等.草果知母汤治疗癫痫的机制研究[J].现代中医临床,2020,27(5):31-38.
[67] 张丽萍,刘泰,武晓,等.草果知母汤对戊四唑慢性诱导癫痫模型大鼠脑内海马区凋亡调控因子Bcl-2、Bax蛋白表达的影响[J].中国组织工程研究与临床康复,2007,(16):3082-3085.
[68] 戴克银,陈明翠.草果知母汤及中医情志干预改善癫痫患者认知功能及生活质量效果研究[J].四川中医,2018,36(6):130-133.
[69] 王闻婧,巴元明,丁霑.邵朝弟运用草果知母汤辨治慢性肾功能衰竭验案举隅[J].中华中医药杂志,2017,32(7):3018-3020.
[70] 丁瑞丛,龙清华,王平.运用达原饮治疗新型冠状病毒肺炎的体会[J].中医杂志,2020,61(17):1481-1484,1511.
[71] 王静,吴倩,于丽秀,等.达原饮抗新型冠状病毒肺炎的研究现状[J].中国临床药理学杂志,2021,37(4):466-468.
[72] 肖菊新.草果粉加炒面粉治疗婴幼儿秋季腹泻的临床对照研究[J].小儿急救医学,2004,(S1):135-136.

[73] 薛萍.草果汤剂治疗妇科腹部手术后腹胀[J].医学理论与实践,2004,(2):189.
[74] 沈明华.童和斋运用草果治疗胃脘痛的经验[J].浙江中医杂志,1994,(2):88.
[75] 邢志阳.蒙药草果 21 味丸治疗慢性再生障碍性贫血临床观察[J].中国民族医药杂志,2012,18(3):6.
[76] 苏春兰.草果治疗急性结膜炎 36 例[J].中国民间疗法,2004,(10):30.

茴香砂仁

茴香砂仁为姜科茴香砂仁属植物茴香砂仁 [*Etlingera yunnanensis* (T. L. Wu & S. J. Chen) R. M. Smith]的干燥根茎,傣医称"麻娘布"[1,2]。

茴香砂仁茎丛生,株高约 1.8 m。叶片披针形,长约 46 cm,宽约 7 cm,两面均无毛;叶柄长 5 mm;叶舌卵形,长约 1 cm,不 2 裂。总花梗由根茎生出,大部埋入土中,长约 5 cm,上被鳞片;花序头状,贴近地面,开花时好像"一朵"菊花;总苞片卵形,长 2.5~3 cm,宽 2~3 cm,红色,小苞片管状,长约 2.7 cm,宽约 7 mm;花红色,多数,花时每 6 朵一轮齐放;花萼管状,长 3.5~4 cm,顶 3 裂;花冠管较花萼为短,顶端具 3 裂片;无侧生退化雄蕊;唇瓣基部与花丝基部连合成短管,上部舌状部分长 2.5~3 cm,顶端 2 浅裂,基部扩大,内卷呈筒状,中央紫红色,边缘黄色,突露于花冠之外,好像菊科植物的舌状花,花丝离生部分长 5 mm,花药室长 6~8 mm,无药隔附属体,柱头扁平;子房长 5 mm,被短柔毛。花期 6 月[1]。

产于我国云南南部(西双版纳);生于疏林下,海拔 640 m。本种花序如菊花,极为引人注目,揉之有茴香味,故名茴香砂仁[1,3]。

一、化学成分

Guo Shan-Shan 等[4]采用气相色谱-火焰电离检测和气相色谱-质谱法对茴香砂仁根茎精油进行水蒸馏检测其化学成分,结果显示,精油的主要成分有 eatragole(65.2%)、β-caryophyllene (6.4%)、1,8-cineole(6.4%)、limonene(5.2%)和 α-pinene(2.4%)。

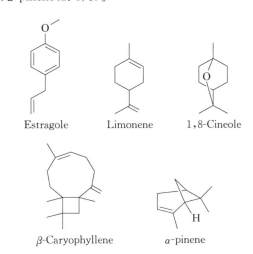

Estragole   Limonene   1,8-Cineole

β-Caryophyllene   α-pinene

司民真等[5]利用拉曼光谱对茴香砂仁精油进行化学成分分析,茴香砂仁油细胞获得的拉曼光谱较强峰出现在 1 648 cm⁻¹、1 639 cm⁻¹、1 607 cm⁻¹、1 174 cm⁻¹、842 cm⁻¹ 和 836 cm⁻¹,次强峰出现在 1 292 cm⁻¹、1 244 cm⁻¹、1 235 cm⁻¹、1 204 cm⁻¹ 和 631 cm⁻¹ 共获得 24 条光谱线,与 4 -烯丙基苯甲醚的拉曼光谱在 300~1 700 cm⁻¹ 区间内的 29 条谱线比较,茴香砂仁油细胞有 23 条谱峰与之有对应关系,说明茴香砂仁挥发油的主要成分为 4 -烯丙基苯甲醚(eatragole)。

二、药理作用

（一）驱虫

Guo S S 等[5]用茴香砂仁根茎精油测试对鞘翅目拟步甲科昆虫赤拟谷盗［Tribolium castaneum（Herbst）］和啮虫目昆虫 Liposcelis 的接触和驱避活性，结果表明，茴香砂仁根茎精油对 Tribolium castaneum（Herbst）和 Liposcelis 具有接触毒性（LD_{50} = 23.33 μg/成虫，LD_{50} = 47.38 μg/cm²），4-烯丙基苯甲醚（eatragole）和 1,8-cineole 展现出较强的接触毒性 LD_{50} 分别为 20.41 μg/成虫、18.86 μg/成虫。

（二）抗菌

谭雯文[6]采用水蒸气蒸馏法提取茴香砂仁中的精油，并与乳酸、磷酸三钠复配后应用于肉类抑菌保鲜。试验对影响精油提取率的 3 个主要因素（粉末粒径、萃取溶剂种类和萃取次数）进行了分析，结果表明当粉末粒径为 40～50 目，乙醚作为萃取剂，萃取 3 次时，精油提取率较高。将茴香砂仁精油复配为天然抑菌保鲜剂后，研究了其对 4 种肉类常见菌种的抑制作用和对日常生活中常见几种肉类的抑菌保鲜效果，并与几种市售保鲜剂进行了效果对比，结果发现此次试验配制的天然抑菌保鲜剂对肉类的保鲜性能良好，试验效果较佳。

（三）降糖

董丽华[7]对茴香砂仁根茎用溶剂提取法提取出 60％甲醇提取物、石油醚提取物、甲醇提取物，用水蒸气蒸馏法提取出精油。对 3 种提取物与精油，测定了 α-葡萄糖苷酶抑制能力和对 LPS 诱导 RAW264.7 产生 NO 的抑制能力，同时研究精油对链脲佐菌素引起的 1 型糖尿病小鼠降糖效果。结果发现石油醚提取物和精油对 NO 产生具有显著抑制性，发现茴香砂仁根茎 3 种提取物具有降糖潜力。

三、临床应用

茴香砂仁是西双版纳傣族传统药物，味微苦、甜，性平，有清香味。秋季挖取根茎，去除泥土，切片，晒干。鲜品随用随采。具有清火解毒、利尿、补土健胃、通气消胀功效。主治小便热涩疼痛、胸闷、腹胀腹痛、恶心呕吐、腹泻、防暑[8]。

四、毒理研究

茴香砂仁根茎用溶剂提取法提取出 60％甲醇提取物、石油醚提取物、甲醇提取物；用水蒸气蒸馏法提取出精油喂食小鼠测试其降糖作用时，小鼠出现死亡和吞食其他小鼠脑部的现象且精油组小鼠的后脊椎部分凹陷，说明茴香砂仁根茎精油存在明显神经毒性[7]。

参 考 文 献

[1] 中国科学院中国植物志编辑委员会.中国植物志[M].北京:科学出版社,1981,16(2):137.
[2] 李榕涛,卢刚,陈沂章,等.海南植物新资料(Ⅲ)[J].西北植物学报,2014,34(10):2127-2129.
[3] 欧云锋,檀广兵,王英强.姜科热带分布与高山分布类群传粉生物学的比较研究——以茴香砂仁属和象牙参属的代表种为例[C]//广东省植物学会.广东省植物学会第十九期学术研讨会论文集,2010.
[4] Guo S S. Chemical composition and bioactivities of the essential oil from Etlingera Yunnanensis against two stored product insects [J]. Molecules, 2015, 20(9): 15735-15747.
[5] 司民真,张德清,李伦,等.姜科植物长柄山姜及茴香砂仁精油原位拉曼光谱研究[J].光谱学与光谱分析,2018,38(2):448-453.
[6] 谭雯文.茴香砂仁精油的提取及在肉类抑菌保鲜中的应用[J].食品工业,2020,41(6):11-14.
[7] 董丽华.三种傣族药用植物活性的初步研究[D].西双版纳:中国科学院西双版纳热带植物园,2017.
[8] 赵应红,岩罕单.康朗腊老师运用15种姜科植物举隅[J].云南中医中药杂志,2002,(6):34-37.

荔　枝

荔枝为无患子科植物荔枝（*Litchi chinensis* Sonn.）的干燥果肉和果核。荔枝核为传统中药，又称荔仁、枝核、大荔核[1,2]。

荔枝属常绿乔木，高通常不超过 10 m，有时可达 15 m 或更高，树皮灰黑色；小枝圆柱状，褐红色，密生白色皮孔。叶连柄长 10～25 cm 或过之；小叶 2 或 3 对，较少 4 对，薄革质或革质，披针形或卵状披针形，有时长椭圆状披针形，长 6～15 cm，宽 2～4 cm，顶端骤尖或尾状短渐尖，全缘，腹面深绿色，有光泽，背面粉绿色，两面无毛；侧脉常纤细，在腹面不很明显，在背面明显或稍凸起；小叶柄长 7～8 mm。花序顶生，阔大，多分枝；花梗纤细，长 2～4 mm，有时粗而短；萼被金黄色短绒毛；雄蕊 6～7，有时 8，花丝长约 4 mm；子房密覆小瘤体和硬毛。果卵圆形至近球形，长 2～3.5 cm，成熟时通常暗红色至鲜红色；种子全部被肉质假种皮包裹。花期春季，果期夏季。

产于我国西南部、南部和东南部，尤以广东和福建南部栽培最盛。亚洲东南部也有栽培，非洲、美洲和大洋洲都有引种的记录。荔枝是我国南部有悠久栽培历史的著名果树，一般公认其原产地在我国南部的热带、亚热带地区[1]。

一、　生药鉴别

（一）性状鉴别

1. 荔枝肉

荔枝肉假种皮呈纵向破裂、不规则薄片，偶相互粘结成团块，片长为 1.5～2.2 cm，宽 2～3 cm，厚 0.25～0.3 cm，棕褐色至红褐色，微显透明，靠近果皮一面皱缩不平，呈粗皱纹，靠近种皮一面光滑、光亮。其质较硬而韧性差，具黏性，气微香带涩感，味甜而微酸[3]。

2. 荔枝核

荔枝核呈长圆形或卵圆形，略扁，长 1.5～2.2 cm，直径 1～1.5 cm。表面棕红色或紫棕色，平滑，有光泽，略有凹陷及细波纹，一端有类圆形黄棕色的种脐，直径约 7 mm。质硬。子叶 2，棕黄色。气微，味微甘、苦、涩[4]。

（二）显微鉴别

1. 果核横切面

种皮外表皮细胞一列，细胞长圆形或椭圆形，排列紧密。薄壁细胞多列，细胞长圆形或椭圆形，排列较疏松，可见油细胞及石细胞。颓废组织多列，细胞长条形或不规则形。子叶细胞多列，细胞长圆形或椭圆形，排列疏松，可见含淀粒[4]。

2. 粉末特征

粉末棕黄色。镶嵌层细胞黄棕色，呈长条形，由数个细胞为一组，不规则方向嵌列。石细胞成群或单个散在，呈类圆形、类方形、类多角形、长方形或长圆形，多有突起或分枝。子叶细胞呈类圆形或类圆多角形，充满淀粉粒。棕色油细胞类圆形或长圆形[4]。

二、 栽培

（一）产地环境

荔枝原产地在中国南方，已有 2 000 多年的种植历史，荔枝对环境条件及气候条件要求严格，因此，适宜种植荔枝的区域主要为亚热带地区，中国荔枝产区以广东、广西、福建、海南等为主；云南、四川次之；浙江、贵州仅有少量栽培，目前，海南省是荔枝主要产区[5]。

（二）生产管理

1. 选地、整地

在挖好种植坑以后，在其底部填上土与肥料的混合物。坑底部要凸出，从而使荔枝苗能够在里面舒展开来，再将苗移栽到坑中。要分层进行填土，这样才能使荔枝苗根部舒展。填土完成以后要把土踩实，之后再浇上足够的水，然后在表面覆盖一层薄膜，从而维持一定的温度和湿度。在挖定制沟的时候要挖多条，每条沟平均深度为 0.6 m，平均宽度为 0.8 m，接着再进行回填，将土与有机肥混合，进行高垄之后再种植[6]。

2. 定植

春季的时候荔枝会发芽，在栽植的时候要选择健壮的苗木。选择好树苗之后先将其根部浸泡在水中 12 h，再用根部防癌的药物进行处理，之后再进行种植。应在南北方向上进行种植，并且使每两株树苗之间保持一定的距离。等到新叶第 2 次长出并且已经长成了红褐色的时候再对树枝进行修剪，对嫩梢不断进行摘除，这样能够使这些新芽长出的枝条自然地生长和舒展。

在授粉的时候，同一片区域内要进行授粉的树的数量最好控制在总数的 30%，而混合种植的时候，每种树占到 10% 即可[6]。

3. 田间管理

一般是在花谢半个月左右进行添加 1 次速效肥，使用氯化钾、钙、镁、磷肥及过磷酸钙，或使用复合肥，等荔枝树花谢后 3 d 可以使用尿素加磷酸二氢钾喷射。等到谢花后的半个月喷施爱多收 6 000 倍液，再加入久效磷 1 000 倍液，或胺硫磷加入甲霜灵 600 倍液再加入 0.2% 磷酸二氢钾加 0.2% 尿素保果。等到花谢后 25 d 就可以用杀虫双 500 倍液或氯氰菊酯 1 500 倍液加入乙磷铝 300 倍液再加入 0.2% 尿素喷施，达到防虫、治虫及保果的作用。

等待花谢后 40 d 左右，若花期一致、果粒大小均匀，不需要再用植物生长调节剂来保果，若果粒大小不均匀，就可以进行施保果的方式，防止果柄出现离层，也可以混入杀虫剂或杀菌剂。若花期温度较高，应间隔 2～3 d 喷洒 1 次。可以再施加壮果肥，促进果实增大，"芒种"肥宜重施，在 5 月下旬或 6 月初施加，对每株产量为 50 kg 的荔枝树，施肥量应达 1.5 kg/株[7]。

（三）病虫害防治

冬季清园，在冬季可以喷松碱合剂及石硫合剂，消灭越冬病虫害。在蝽象成虫产卵期间使用敌敌畏或敌百虫 500 倍液喷杀，等待花谢后再喷施 1 次；在花穗期雨季后，要及时喷洒布瑞毒霉 800 倍液或代森锌 500～800 倍液，防治荔枝霜霉病或炭疽病等病害。在谢花半个月后采用菊酯类农药、速灭杀丁 5 000 倍液或杀虫双 1 000 倍液防治卷叶蛾、小灰蝶、爻纹细蛾等荔枝蛀蒂虫和蛀核虫[5]。

三、 化学成分

近年来，从荔枝核中提取分离得到的化合物

主要集中在黄酮类、甾体类、鞣质类和萜类等成分,还有一些对其挥发油和脂溶性成分的分析。

(一) 黄酮类

目前,从荔枝核中分离得到的黄酮类成分主要有黄酮醇类、二氢黄酮类、黄烷醇类等。黄凯文等[8]采用硅胶柱色谱法首次从荔枝核95%乙醇提取物的乙酸乙酯部位分离得到山奈酚-3-O-β-D-吡喃葡萄糖苷。徐多多等[9]采用硅胶柱色谱、Sephadex LH-20色谱分离方法从荔枝核正丁醇降血糖活性部位分离出槲皮素、乔松素-7-O-β-D-葡萄糖苷、乔松素-7-O-(2″-O-α-L-鼠李糖-β-D-葡萄糖苷)(金粉蕨素)。屠鹏飞等[10]采用硅胶柱色谱、重结晶分离方法从荔枝核70%乙醇提取物的正丁醇部位分离得到乔松素-7-新橙皮糖苷。此外,颜仁梁等[11]还首次从荔枝核65%乙醇提取物中分离出黄烷醇类成分左旋表儿茶素。

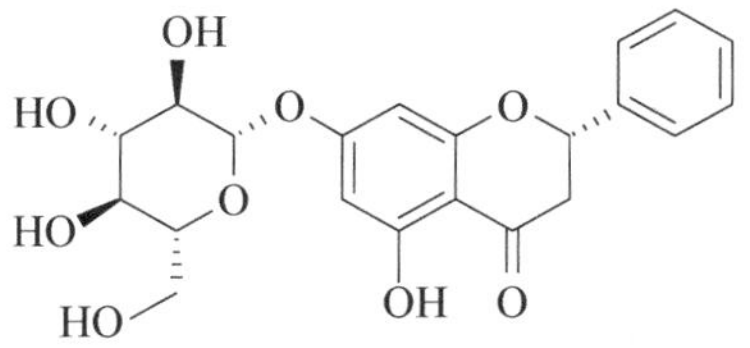

乔松素-7-O-β-D-葡萄糖苷

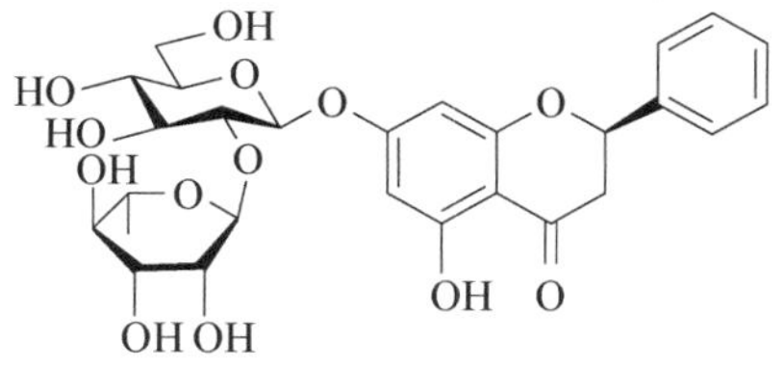

乔松素-7-O-(2″-O-α-L-鼠李糖-β-D-葡萄糖苷)

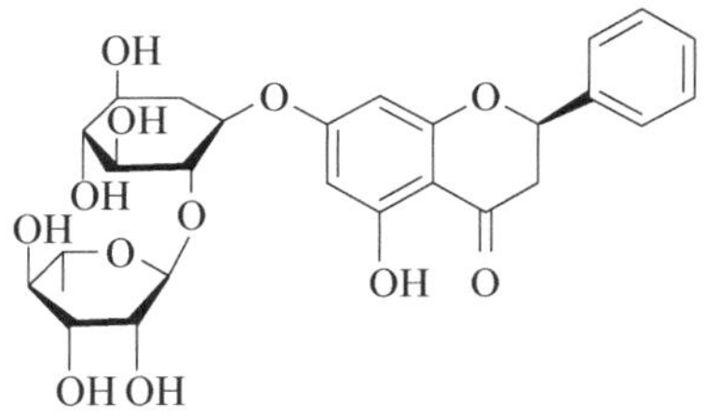

乔松素-7-新橙皮糖苷

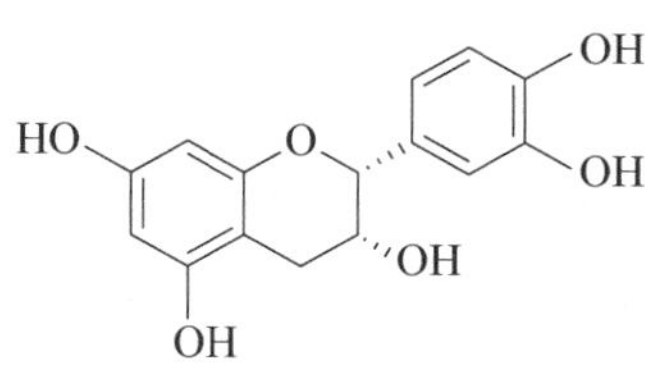

(一)-表儿茶素

(二) 甾体类

从荔枝核70%乙醇提取液乙酸乙酯部位分离得到(24R)-5α-豆甾烷-3,6-二酮和豆甾烷-22-烯-3,6-二酮的混合物,同时从该部位得到豆甾醇和β-谷甾醇的混合物,胡萝卜苷和豆甾醇-β-D-葡萄糖苷混合物,三组物质极性差别均很小[10]。

(三) 萜类及鞣质类

Xu X Y等[12]从荔枝核中分离得到四个萜苷类成分 litchiosides A1、litchiosides A2、pumilaside A 和 funingensin A。

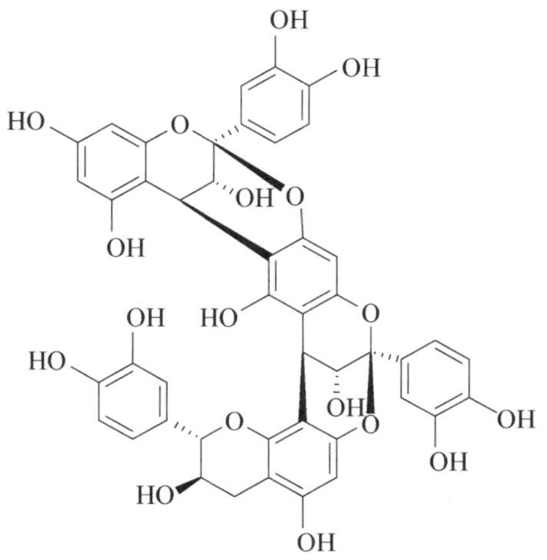

litchiosides A1

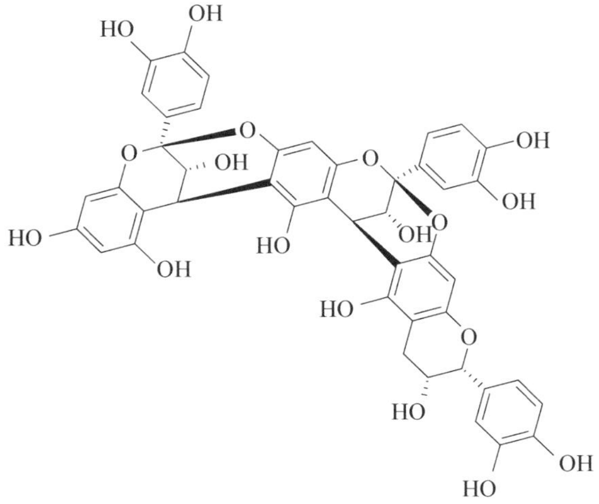

litchiosides A2

（四）挥发油类

陈玲等[13]采用水蒸气蒸馏法提取荔枝核,并用乙醚萃取挥发油,通过 GC-MS 法得到挥发油的总离子色谱图,得到 40 多种挥发油成分,其中以 β-绿叶烯含量最多,占挥发油总量的 19.2%。刘兴前等[14]从荔枝核中分离得到 5-氧-对-香豆酰基奎尼酸甲酯,屠鹏飞等[10]从荔枝核正丁醇部位分离得到一酯类成分 1H-imidazole-4-carboxylicacid-2,3-dihydro-2-oxo methyl ester,张媛等[15]用石油醚提取荔枝核,提取物经甲酯化后采用 GC-MS 法分析了 30 种脂溶性成分,其中 2-辛基-环丙烷辛酸、油酸、亚油酸、棕榈酸等相对含量较高。

（五）其他类

荔枝中还含有多种人体必需氨基酸,还有丰富脂肪酸等。

四、药理作用

（一）抗肝损伤及纤维化

周学东等[16]经肝组织苏木精-伊红染色法染色发现与肝损伤模型相比,荔枝核总黄酮高低剂量均能使肝纤维化病理分期提前,而肝组织 Masson 染色和免疫组化染色实验发现荔枝核总黄酮在高剂量(200 mg/kg)时能显著减轻肝纤维化程度,并可促进 Bcl-2 基因表达,抑制 Bax 基因的表达,减少肝细胞凋亡;通过血清谷丙转氨酶(ALT)和谷草转氨酶(AST)检测发现荔枝核总黄酮能降低小鼠血清中 ALT 和 AST 活性水平。表明荔枝核总黄酮在缓解肝纤维化和肝硬化、减轻肝细胞凋亡和损伤方面的作用显著。

（二）抗炎

Bhat R S 等[17]采用纸片扩散法分析荔枝核提取物对体外培养的金黄色葡萄球菌、化脓性链球菌、枯草芽孢杆菌、大肠埃希菌和铜绿假单胞菌的抑制作用发现,其对五种细菌均有不同程度的抑制作用,且对化脓性链球菌作用最强(最低抑菌浓度为 20 g/L),对革兰氏阴性菌、大肠埃希菌和铜绿假单胞菌的活性较小,SDS-PAGE 结果表明其抑菌活性可能与荔枝核提取物中的蛋白质有关。陈建清等[18]采用 ELISA 法和蛋白免疫印迹测定法发现与模型对照组相比,荔枝核总黄酮高低剂量均能在一定程度上降低急性肺损伤模型血清 TNF-α、IL-1β、NO 含量,提高 ChAT 和 AChE 酶含量,荔枝核总黄酮在高剂量(100 mg/kg)时,可以显著提高血清 Ach 含量,降低 NF-κB 蛋白含量,实验表明荔枝核总黄酮可通过上调 Ach、下调 NF-κB 来抑制炎症因子的释放,同时提高 ChAT 和 AChE 酶的活性加快 Ach 合成与水解,从而减轻炎症反应,发挥较好的抗炎活性。

（三）抗氧化

Leelapornpisid P 等[19]对荔枝核用 85% 乙醇浸渍提取,再分别用正己烷、乙酸乙酯和水萃取,采用 DPPH 法、ABTS 法和硫代巴比妥酸反应物(TBARS)法检测乙醇、正丁烷、乙酸乙酯和水四个组分的抗氧化能力,结果发现荔枝核 3 个测试方法中均表现出最高的活性,且荔枝核中乙酸乙酯部位具有较强的抗氧化活性,总酚含量测定和HPLC分析提示其抗氧化活性与总酚的含量有关。陆志科等[20]通过对荔枝核 70％乙醇提取物超氧阴离子清除活性检测发现三种不同品种荔枝妃子笑、灵山香和三月红种子提取物质量浓度在 0.8g/L 以上时超氧阴离子清除率能达到 70％以上,羟自由基清除提取物质量浓度在 0.5g/L 时就能达到 70％以上,且三月红品种的抑制率最低,经总黄酮、总皂苷、多糖含量测定发现该品种3 种成分的含量均比另外两个品种小,且总黄酮、总皂苷与抗氧化能力含量有相关性,提示总黄酮和总皂苷可能为荔枝核抗氧化的活性成分。除此之外,Yogesh K 等[21]研究表明荔枝核提取物中总酚对肉中的脂肪氧化也起到一定的抑制作用,可用作合成抗氧化剂的替代品。

(四)抗肿瘤

荔枝核提取物对肾上腺嗜铬细胞瘤、前列腺癌、肺癌、乳腺癌和大肠癌等均有一定的抑制作用,且它们的抗肿瘤作用机制不尽相同。秦大莲等[22]研究不同浓度荔枝核皂苷对大鼠肾上腺嗜铬细胞瘤 PC12 细胞的抑制作用,发现浓度在15 mg/L 以上时其细胞增殖抑制率均在 50％以上,对正常 PC12 细胞具有较强的体外细胞毒活性,且浓度越大,毒性越大。

Guo H W 等[23]采用 MTS 法(是一种检测细胞存活和生长的方法)研究了荔枝核提取物对 4种前列腺癌细胞 PC3、DU145、C4－2B 和RM－1 的抑制活性,发现正丁醇部位和乙酸乙酯部位在抑制前列腺癌细胞呈现剂量依赖性,且正丁醇部位抑制作用更强,随后对正丁醇部位抗前列腺癌的分子机制进行研究发现荔枝核提取物可通过阻滞 G_1/S 细胞周期和相转换等途径并衰减 Akt/GSK－3β 信号通路,抑制前列腺细胞生长、增殖、迁移,且毒性较小。

Chung Y C 等[24]研究了荔枝核乙醇粗提物对人 A549 细胞和 NCI－H661 细胞两个肺癌细胞的体外抑制作用,发现粗提物对两种肺癌细胞均有较强的细胞毒活性,且当剂量在 25 mg/L 以上时,A549 细胞对粗提物更敏感,而对人正常的肺细胞 MRC－5 毒性较小,对其细胞毒活性机制研究表明荔枝核提取物能抑制表皮生长因子受体活性,减少相关蛋白在两种癌细胞中的表达,并抑制 Akt 和 Erk－1/－2 信号通路,使细胞停留在细胞周期的 G_2/M 期,从而诱导肺癌细胞凋亡。

Lin N 等[25]采用 ELISA 法以测量大鼠血清中雌二酮和孕酮含量为指标来评价荔枝核皂苷高低剂量对乳腺癌增生的作用,并采用免疫组织化学染色法研究雌激素和孕激素受体的表达作用,发现血清中雌二酮和两种受体的表达均有所降低,而孕酮含量却有所上升。雌激素水平一旦升高,会延长雌激素对乳腺上皮的刺激,改变体内内分泌环境,导致细胞恶变,造成乳腺癌的发生,提示荔枝核抗乳腺癌的机制可能与雌激素信号通路相关。另外,荔枝核乙醇提取物对两个大肠癌细胞 SW480 和 Colo320DM 均有较强的体外抑制作用,能阻滞细胞增殖的 G_2/M 期,且有一定的剂量相关性[26]。

(五)降糖

荔枝核能显著降低 2 型糖尿病血糖,且对糖尿病引起的肾小球纤维化、硬化等并发症有一定的预防和治疗作用。袁红[27]通过荔枝核多糖对四氧嘧啶所致的糖尿病模型小鼠血清中葡萄糖(Glu)、谷丙转氨酶(ALT)、天冬氨酸转氨酶(AST)、总胆固醇(TC)、甘油三酯(TG)、肌酐(SCr)和尿素(Urea)等指标含量的影响评价荔枝核多糖对糖尿病小鼠的降血糖作用,结果发现荔枝核多糖给药后血清 Glu、TG、TC、Urea 含量显著减少,血清 ALT 水平也降低明显,表明荔枝核多糖具有显著的降血糖活性,且对肝肾功能具有一定的保护作用。

钟世顺等[28]分别测定荔枝核醇提物、有效部位提取物、鞣质对 α-糖苷酶的抑制率,发现三种提取物均可降低 α-糖苷酶的活性且鞣质作用最强,表明鞣质可能为其降血糖的活性部位;Ni HY等[29]采用 ELISA 法测定肾小管上皮细胞分泌物转化生长因子 β1(TGF－β1)和纤连蛋白(FN)的水平,再通过人肾小管上皮细胞(SOCS－1)凋亡实验和细胞因子信号转导抑制蛋白1水平测定,表明荔枝核皂苷是通过降低 TGF－β1、FN 和 SOCS－1 水平来抑制肾小管细胞凋亡和纤维化,对糖尿病引起的肾小球硬化具有防治作用。

（六）其他

荔枝核黄酮体外抗Ⅰ型单纯疱疹病毒实验发现其不仅对 HSV－1 有直接的灭活作用且能够抑制 HSV－1 的合成,通过体内抗病毒实验发现荔枝核黄酮在一定程度上对模型小鼠脑炎有抑制作用,且存在着一定的量效关系[30]。荔枝核皂苷可改善模型小鼠学习记忆功能障碍,对老年痴呆症起到一定的预防和治疗作用[31];荔枝核水提液对 D－半乳糖所致的小鼠学习记忆功能障碍也有一定的改善作用,可降低脑组织中 NO 的含量和 NOS 酶活性,可减轻其对脑细胞的损伤[32]。荔枝核皂苷能有效抑制阿尔茨海默病的神经损伤和神经细胞凋亡,对神经元具有保护作用[33]。荔枝核油可促进模型小鼠胆固醇的代谢,进而降低血液中脂肪含量,对心血管疾病起到一定的预防和改善作用[34]。

参 考 文 献

[1] 中国科学院中国植物志编辑委员会.中国植物志[M].北京:科学出版社,1985,47(1):32－34.
[2] 黄晓兵,李积华,彭芍丹,等.五个产地荔枝核中药饮片抗氧化活性研究[J].食品工业科技,2014,35(22):91－94.
[3] 万斯斯,黄琳琅.龙眼肉和荔枝肉的真伪鉴别[J].中国现代药物应用,2010,4(21):179－180.
[4] 刘光明.荔枝核药材质量标准研究[J].山西中医学院学报,2013,14(3):12－14.
[5] 郭爱娣.荔枝高产栽培技术要点[J].世界热带农业信息,2022,(10):18－19.
[6] 刘卫军,邹志鹏.荔枝栽培技术管理与常见虫害防治[J].广东蚕业,2021,55(5):16－17.
[7] 梁作潮.灵山县荔枝高产栽培生产技术探讨[J].农业与技术,2019,39(12):100－101.
[8] 黄凯文,郭洁文,陈剑梅,等.荔枝核乙酸乙酯部位化学成分研究[J].中药材,2012,35(01):64－66.
[9] 徐多多,姜翔之,高阳,等.荔枝核降糖活性部位化学成分的研究(Ⅰ)[J].食品科技,2014,39(1):219－221.
[10] 屠鹏飞,罗青,郑俊华.荔枝核的化学成分研究[J].中草药,2002,(4):14－17.
[11] 颜仁梁,刘志刚.荔枝核多酚类物质的分离与鉴定[J].中药材,2009,32(4):522－523.
[12] Xu X, Xie H, Hao J, et al. Eudesmane sesquiterpene glucosides from lychee seed and their cytotoxic activity [J]. Food Chemistry, 2010,123(4):1123－1126.
[13] 陈玲,刘志鹏,施文兵,等.荔枝核与荔枝膜挥发油的 GC/MS 分析[J].中山大学学报:自然科学版,2005,(2):53－56.
[14] 刘兴前,刘博,聂晓勤.中药荔枝核中两种化学成分的分离与鉴定[J].成都中医药大学学报,2001,(1):55.
[15] 张媛,王喆之.荔枝种子脂溶性成分的 GC－MS 分析[J].食品科学,2007,(4):267－270.
[16] 周学东,刘庆涛.荔枝核总黄酮对肝纤维化模型大鼠肝细胞损伤的改善作用[J].中国药房,2015,26(22):3099－3102.
[17] Bhat R S, Al-Daihan S. Antimicrobial activity of *Litchi chinensis* and *Nephelium lappaceum aqueous* seed extracts against some pathogenic bacterial strains [J]. Journal of King Saud University-Science, 2014,26(1):79－82.
[18] 陈建清,林穗金,郑妮.荔枝核总黄酮对急性肺损伤大鼠胆碱能抗炎通路的影响[J].中国医院药学杂志,2016,36(23):2051－2054.
[19] Leelapornpisid P, Rattanachitthawat S, Chansakaow S. Appraisal of free radical scavenging activities and inhibitory effect on lipid peroxidation related to phenolic content of seed extracts from lychee (*Litchi chinensis* Sonn.) [J]. International Journal of Agriculture Innovations and Research, 2014,3(4):979－984.
[20] 陆志科,黎深.荔枝核活性成分分析及其提取物抗氧化性能研究[J].食品科学,2009,30(23):110－113.
[21] Yogesh K, Ahmad T, Yadav D, et al. Antioxidant effect of litchi (*Litchi chinensis* Sonn.) seed extract on raw ground chicken meat stored at 4±1℃ [J]. International Journal of Food Processing Technology, 2014,1(2):20－25.
[22] 秦大莲,张红,刘剑,等.荔枝核皂苷对正常 PC12 细胞的毒性及其抑制 Aβ 细胞毒性的有效浓度测定[J].泸州医学院学报,2011,34(5):594－598.
[23] Guo H, Luo H, Yuan H, et al. *Litchi* seed extracts diminish prostate cancer progression via induction of apoptosis and attenuation of EMT through Akt/GSK－3β signaling [J]. Scientific Reports, 2017,7(1):1－13.
[24] Chung Y C, Chen C H, Tsai Y T, et al. *Litchi* seed extract inhibits epidermal growth factor receptor signaling and growth of two non-small cell lung carcinoma cells [J]. BMC Complementary and Alternative Medicine, 2017,17(1):1－9.

［25］Lin N, Qiu Y, He G, et al. Effects of *Litchi chinensis* seed saponins on inhibiting hyperplasia of mammary glands and influence on signaling pathway of estrogen in rats [J]. Journal of Chinese Medicinal Materials, 2015,38(4):798－802.

［26］Hsu C P, Lin C C, Huang C C, et al. Induction of apoptosis and cell cycle arrest in human colorectal carcinoma by *Litchi* seed extract [J]. Journal of Biomedicine and Biotechnology, 2012:341479.

［27］袁红.荔枝核多糖提取物对四氧嘧啶致糖尿病小鼠降糖作用[J].健康研究,2010,30(4):252－255,261.

［28］钟世顺,邓志军,李常青,等.荔枝核有效部位群对 α-葡萄糖苷酶的抑制作用[J].今日药学,2015,25(9):617－619.

［29］Nie H Y, Chen R. Effects of saponin from the seed of *Litchi chinensis* Sonn on TGF－β1, FN and SOCS－1 in renal tubular epithelial cells under high glucose [J]. Traditional Medicine Research, 2017,2(3):144－148.

［30］王娟,任冬冬,贾合磊,等.荔枝核黄酮类化合物对小鼠Ⅰ型单纯疱疹病毒性脑炎的作用及机制[J].广东医学,2017,38(19):2934－2939.

［31］叶红梅,钟春燕,吕俊华.荔枝核皂苷对小鼠学习记忆障碍的改善[J].广州医科大学学报,2015,43(2):10－14.

［32］Ye H M, Zhong C Y, Huang M X, et al. Effect of *litchi* seed aqueous extracts on learning and memory obstacles induced by D-galactose in mice and its mechanism [J]. Journal of Chinese Medicinal Materials, 2013,36(3):438－440.

［33］Wang X, Wu J, Yu C, et al. Lychee seed saponins improve cognitive function and prevent neuronal injury via inhibiting neuronal apoptosis in a rat model of Alzheimer's disease [J]. Nutrients, 2017,9(2):105.

［34］宁正祥,彭凯文,秦燕,王菊祥,谭兴和.荔枝种仁油对大鼠血脂水平的影响[J].营养学报,1996,(2):159－162.

南板蓝根

南板蓝根为爵床科植物马蓝[Baphicacan-thus cusia（Nees）Bremek.]的干燥根茎[1]，又称板蓝、靛青根、蓝靛根、大青根[2]。

马蓝为草本植物，多年生一次性结实，茎直立或基部外倾。稍木质化，高约1m，通常成对分枝，幼嫩部分和花序均被锈色、鳞片状毛，叶柔软，纸质，椭圆形或卵形，长10～20（～25）cm，宽4～9cm，顶端短渐尖，基部楔形，边缘有稍粗的锯齿，两面无毛，干时黑色；侧脉每边约8条，两面均凸起；叶柄长1.5～2cm。穗状花序直立，长10～30cm；苞片对生，长1.5～2.5cm。蒴果长2～2.2cm，无毛；种子卵形，长3.5mm。花期11月。

产于广东、海南、香港、台湾、广西、云南、贵州、四川、福建、浙江等地。常生于潮湿地方。孟加拉国、印度东北部、缅甸等地至中南半岛均有分布[2]。

一、 生药鉴别

（一）性状鉴别

南板蓝根茎圆柱形或不规则形，有分枝，节稍膨大，质硬而脆；根弯曲有分支，质稍柔韧。根茎直径0.1～1cm，根直径0.1～0.3cm，表面灰绿色或灰绿褐色，根茎髓部灰蓝色，气微，味淡[3]。

（二）显微鉴别

1. 根茎横切面

表皮有一列整齐细胞且切向延长，有小纹孔，常破损，少见腺毛和非腺毛，有7～8列厚角细胞，皮层有6～8列类圆形或椭圆形的薄壁细胞，可见石细胞。韧皮部较窄，淡棕色，有单个或数个成束状韧皮纤维散开，细胞壁微木化增厚，韧皮射线细胞径直延长或呈类方形；木质部较宽广，细胞木化，导管单个或2～5个径向排列且较稀疏，木纤维呈梭形，形成层成环，木射线宽2～10列，细胞长方形或类方形。髓部多宽广，细胞多角形或类圆形，有椭圆形钟乳体散布在皮层、韧皮部及髓部薄壁细胞中，偶见石细胞[4]。

2. 粉末特征

粉末灰青褐色。石细胞呈不规则样，长50～100μm，纹孔较密，纤维状石细胞多呈棒槌形，一端较细，另一端较粗，长100～150μm，层纹较明显。钟乳体呈椭圆形，50～200μm，顶面有弧形纹理放射状排列。导管较大，多为具缘纹孔型，当然也有螺纹导管，木纤维成束。木薄壁细胞类长方形，壁薄，细胞腔较大，表皮细胞含有棕色物质。韧皮纤维多，梭状，直径较小[5]。

（三）理化鉴别

取本品粉末2g，加三氯甲烷20mL，加热回流 1 h,过滤,将滤液浓缩至 2 mL,作为供试品溶液。另取靛蓝及靛玉红对照品,加入三氯甲烷制成每 1 mL 各含 0.1 mg 的混合液,作为对照品溶液。照薄层色谱法,分别吸取点样于硅胶 G 板,以石油醚-三氯甲烷-乙酸乙酯(1∶8∶1)为展开剂展开,观察。在供试品色谱中,在与对照品色谱相对应位置,显示相同的蓝色和紫红色斑点[6]。

二、 栽培

(一)产地环境

南板蓝根为半阴生植物,喜欢阳光、温暖、也耐阴湿。适宜生长在土地肥沃,土层深厚和水源充足的地方。适宜生长温度为 15～30 ℃,在此温度范围之外的温度下,植株生长缓慢,若温度过低则植株易冻枯;空气湿度在 70% 以上,土壤含水量在 22%～35% 最适宜其生长。野生南板蓝根常生长在山谷、山窝、山坡或路边杂树林下的阴湿地方,而对其进行栽培时,宜选择较疏松且排水良好的砂质土壤,弱酸性及中性土壤或 pH 为 8 的碱性土壤[7]。

(二)生产管理[7,8]

1. 选地、整地

在每年的 4 月、8 月可进行播种,选取成熟时期的种子用清水浸泡 6～8 h,待种子充分吸收水分后自然晾干。在畦面以 40～50 cm 开出 1.5 cm 的浅沟,将种子与砂土拌匀(1∶5 比例),把种子与砂土均匀撒在沟里,施加 2～3 cm 的腐殖土或者河沙,浇水,保持土壤湿润直到种苗长到 8～10 cm 可以移栽树苗。

2. 繁殖方法

南板蓝根主要采用种子育苗和扦插育苗的方式繁殖。

种子育苗南板蓝根在春、夏两季均可播种,春季 2～3 月,夏季 5～6 月。播种前将种子用 30～40 ℃ 温水浸泡 4 h,放入草木灰中搅拌均匀即可。播种多采用条播法,畦内按行距 20～30 cm 开沟,沟深 1.5～2 cm,将种子拌细砂土均匀撒入沟内,覆土 0.5～1 cm 后镇压,保持畦土湿润,气温 18～20 ℃ 时,7～10 d 即可出苗;穴播的穴行株距为 25 cm;种子的发芽率约为 80%,每亩用种子 4 kg。

扦插育苗时在排水良好,方便管理的地方搭建苗床,对苗床进行遮阳处理,尽量避免阳光直射,选择合适的土壤作为基质。每年 2 月初剪取未成熟的鲜嫩茎顶部,8～10 cm 并带有两对剪去半片叶子的枝条,以此进行扦插。保持土壤湿润,气温控制在 20～25 ℃,空气湿度控制在 80%～90%,避免阳光直射。扦插苗在扦插 25 d 后长出新根,30 d 左右即可移栽树苗。

3. 田间管理

育苗期间每 2～3 d 喷洒一次清水,保持土壤湿润,待插穗生根后,叶面喷施"根茎块茎膨大素",促进生长。气温控制在 20～25 ℃,土壤含水量 22%～33%,空气湿度 80%～90%。如阳光过强,可覆盖 70% 遮阳网降温保湿。雨季注意排水,避免积水;勤除杂草,除草时结合松土。扦插苗长至 6～10 cm 时进行移栽。

小苗移栽大田 15 d 后浇施提苗肥。选择复合肥(N∶P∶K=15∶15∶15)肥料浓度 1% 浇施,50 kg 溶液大约可浇施 300 株,肥液隔行浇施在南板蓝根植株一侧。移栽大田 35～40 d 后,进行中耕锄草、松土一次,掏净沟中余土后进行 2 次浇施肥料。浇施肥料的行数可交替进行。移栽大田 50～60 d 后,每亩用复合肥(N∶P∶K=15∶15∶15)15 kg,尿素 10 kg,混合后隔行撒施,覆土。以后视南板蓝根生长状况追肥,施肥方法同上。在收割前 7 d 施足肥料,使收割后的植株快速恢复生长。同时注意,在小苗移栽大田 40 d 内不施尿素,避免烧根;撒施肥料时,要距离南板蓝根植株根部 3～5 cm 分散施肥。

(三)病虫害防治

南板蓝根病害很少,生产上几乎没有发生,

主要是苗期猝倒病。症状为幼苗近地面处茎干有水渍状发黑腐烂。防治可用杀菌剂"咪酰胺"与"甲环唑"或者"疽仙"与"移栽灵"按照 1：1 比例混合后稀释 1 000～1 500 倍进行喷洒。

南板蓝根虫害主要是毒蛾、蝗虫、尺蠖和蚜虫等。毒蛾可以用 90% 敌百虫晶体 1 000 倍液喷洒或用 2.5% 敌百虫粉喷撒叶表和地面，幼虫发生时可用 2.5% 鱼藤乳油 600 倍液喷洒。蚜虫可以用 15% 毒赛耳乳油 2 000～3 000 倍液喷洒；或敌百虫 800～1 000 倍液喷洒，或者用 2.5% 鱼藤乳油 600 倍液喷洒。注意施用后 10 d 内不可采收。

三、 采收加工

《中国药典》（2010 版）第一部规定南板蓝根的采收时间为夏季及秋季。挖取马蓝全株，去除叶及嫩枝叶茎，可作为大青叶入药，其余部分作为南板蓝根入药。将马蓝的根茎部分洗干净泥土，切厚片再晒干即可。

四、 化学成分

迄今为止，南板蓝根中分离得到的化学成分包括生物碱、木脂素类、苯乙醇苷类、甾醇、萜类等，其中已报道具有生物活性的化学成分主要是生物碱。

（一）生物碱类

生物碱是南板蓝根中目前研究最多的中药活性成分。南板蓝根中生物碱类型主要有 4 种类型：吲哚类生物碱、喹唑酮类生物碱、苯并噁嗪酮类生物碱和其他类生物碱。迄今从南板蓝根中共分离鉴定吲哚类生物碱 12 种，喹唑酮类生物碱 5 种，苯并噁嗪酮类生物碱 8 种，其他生物碱 7 种。化合物如表 44 所示。

表 44　南板蓝中的生物碱类化合物

序号	化　合　物	文献
	吲哚类生物碱	
1	靛蓝	[9,10]
2	靛玉红	[9,10]
3	1H-吲哚-3-羧酸	[11]
4	1H-吲哚-3-甲醛	[11]
5	baphicacanthin B	[11]
6	3-(2′-甲基丁酸甲酯)-1H-吲哚	[11]
7	strobilanthosides A	[12]
8	strobilanthosides B	[12]
9	strobilanthosides C	[12]
10	cephalandole C	[12]
11	N'-β-D-glucopyranosyl indirubin	[12]
12	3-acetonyl-3-hydroxyoxindole	[13]
	喹唑酮类生物碱	
13	4(3H)-喹唑酮	[11,14]
14	2,4(1H,3H)-喹唑二酮	[14]

（续表）

序号	化 合 物	文献
15	色胺酮	[15]
16	3-(2′-羟苯基)-4(3H)-喹唑酮	[11]
17	deoxyvasicinone	[11]
	苯并噁嗪酮类生物碱	
18	(2R)-2-O-β-D-吡喃葡萄糖基-1,4-苯并噁嗪-3-酮	[16,17]
19	(2R)-2-O-β-D-吡喃葡萄糖基-4-羟基-1,4-苯并噁嗪-3-酮	[16]
20	2-羟基-1,4-苯并噁嗪-3-酮	[17,18]
21	(2R)-2-O-β-D-吡喃葡糖基-5-羟基-2H-1,4-苯并噁嗪-3(4H)-酮	[17]
22	7-氯-(2R)-2-O-β-D-吡喃葡糖基-2H-1,4-苯并噁嗪-3(4H)-酮	[17]
23	2H-1,4-苯并噁嗪-3-酮	[11]
24	acanthaminoside	[11]
25	acanthaminoside isomer	[11]
	其他类生物碱	
26	尿苷	[16]
27	苯并二氢噁唑-2-酮	[18,19]
28	baphicacanthin A	[11,20]
29	苯脲嘧啶	[11]
30	烟酰胺	[17]
31	腺苷	[21]
32	aurantiamide acetate	[22]

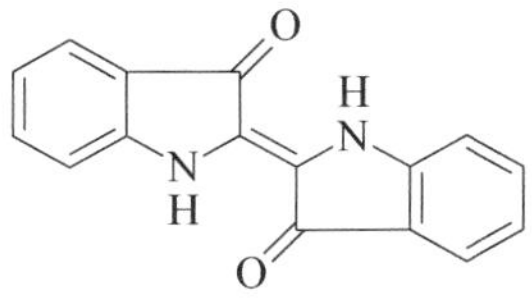

1

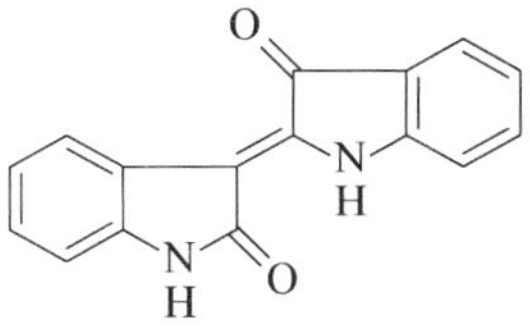

2

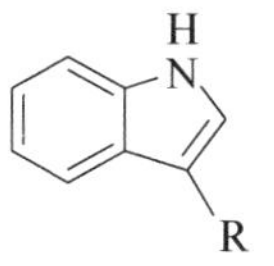

3 R＝COOH
4 R＝CHO

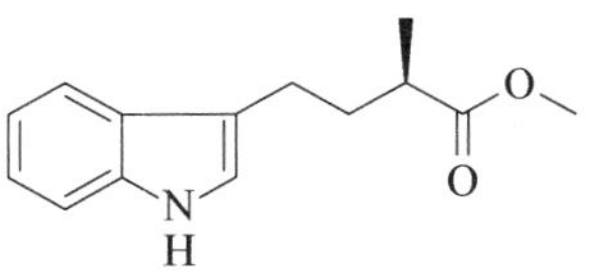

6

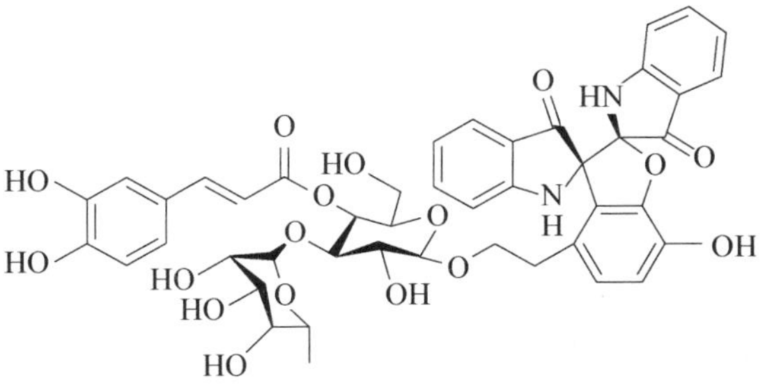

7

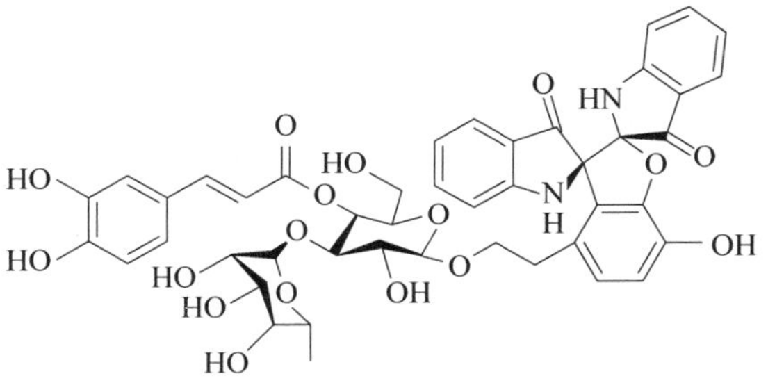

8

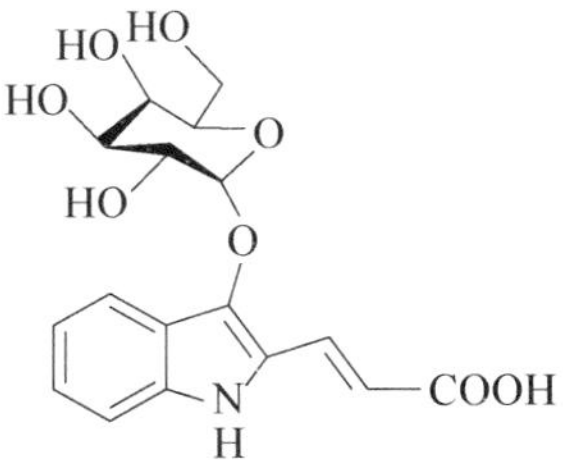

9

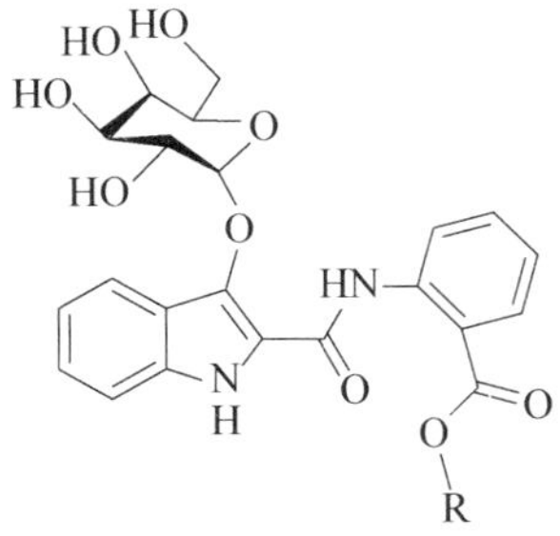

5　R＝H
10　R＝Me

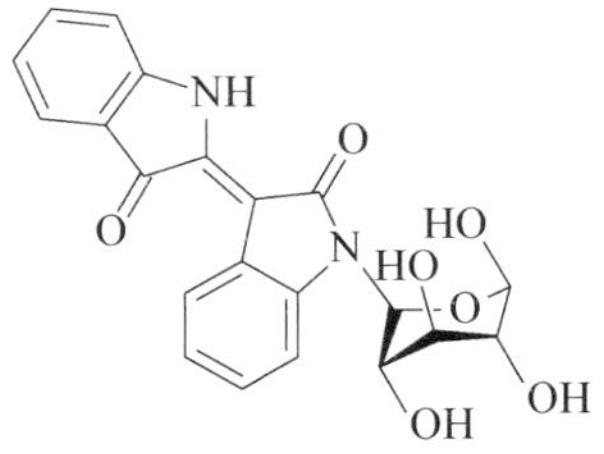

11

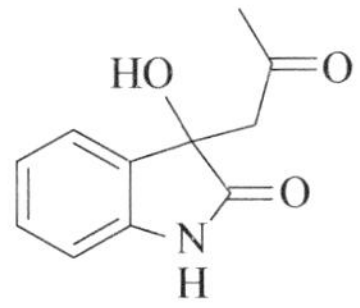

12

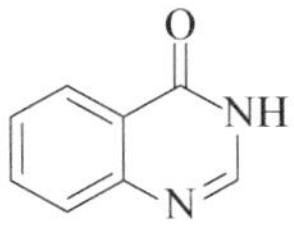

13

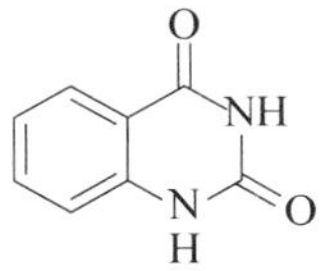

14

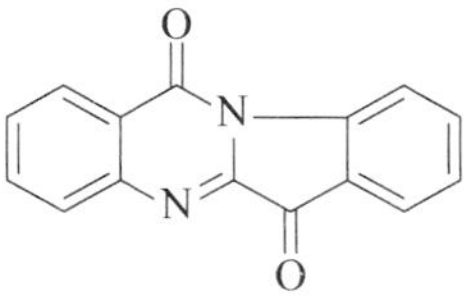

15

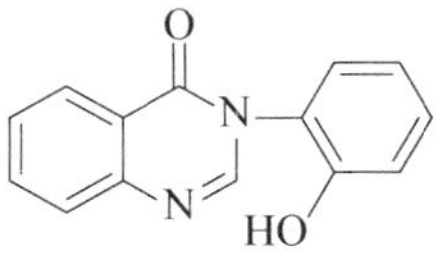

16

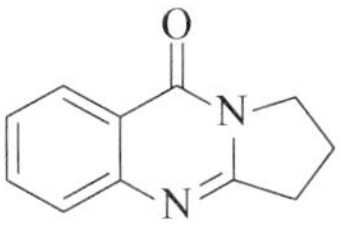

17

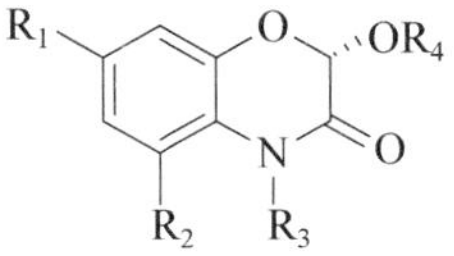

18　R₁＝R₂＝R₃＝H　R₄＝Glc
19　R₁＝R₂＝H　R₃＝OH　R₄＝Glc
20　R₁＝R₂＝R₃＝R₄＝H
21　R₁＝R₃＝H　R₂＝OH　R₄＝Glc
22　R₁＝Cl　R₂＝R₃＝H　R₄＝Glc

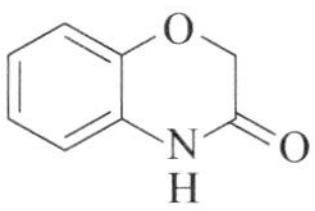

23

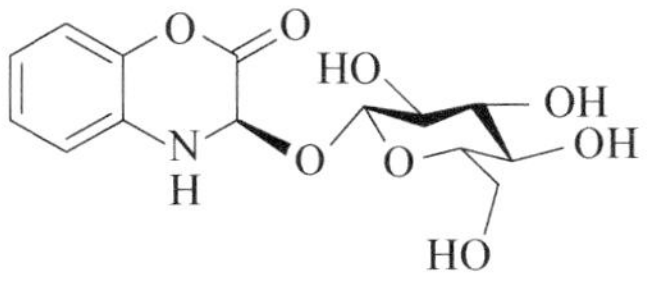

24

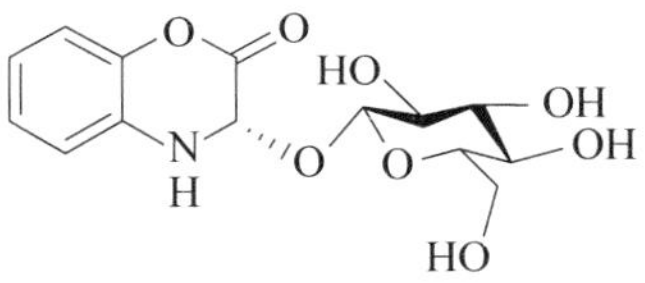

25

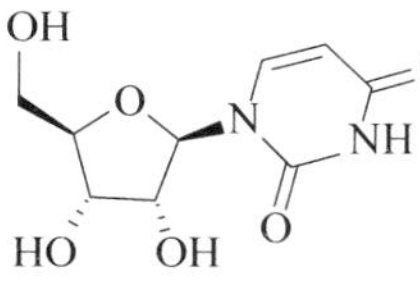

26

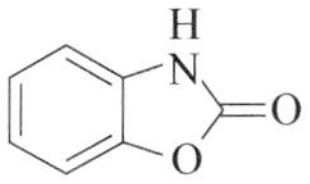

27

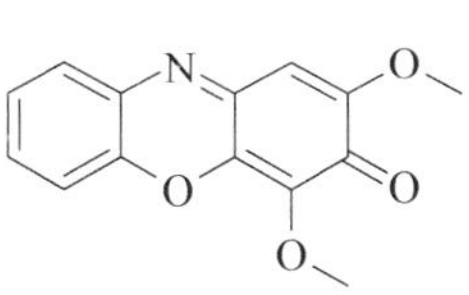

28

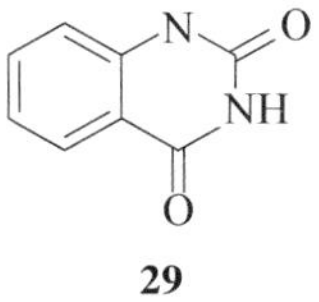

29

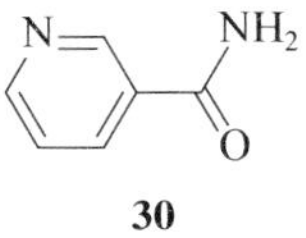

30

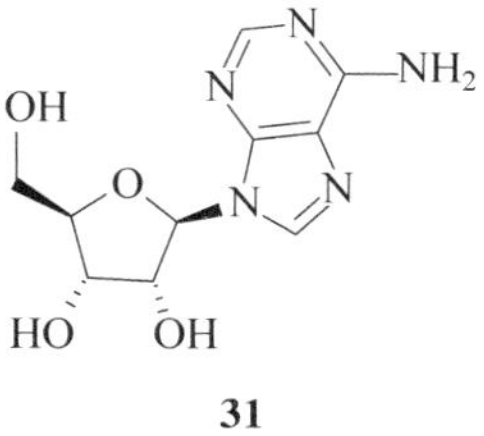

31

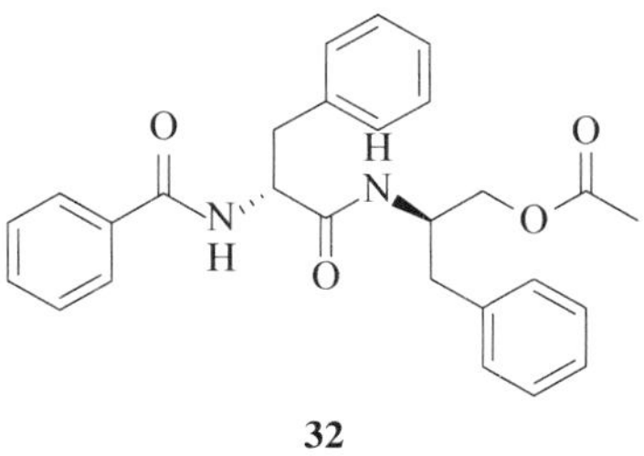

32

（二）木脂素类

木脂素是一类由两分子苯丙素衍生物聚合而成的化合物，从南板蓝根中分离到的木脂素主要与糖形成糖苷。魏欢欢等[16]首次从南板蓝根中分离得到松油醇-4-O-β-D-芹菜糖-(1→

2)-β-D-吡喃葡萄糖苷(**33**)。Tanaka 等[23]从南板蓝根分离得到 4 种木脂素类化合物,分别为(+)-南烛木树脂酚-3α-O-β-D-呋喃芹糖基-(1→2)-β-D-吡喃葡萄糖苷(**34**)、(+)-5,5'-二甲氧基-9-O-β-D-吡喃葡萄糖基落叶松树脂醇(**35**)、(+)-5,5'-二甲氧基-9-O-β-D-吡喃葡萄糖基开环异落叶松树脂醇(**36**)和(+)-9-O-β-D-吡喃葡萄糖基南烛木树脂酚(**37**);Feng Q T 等[11]从南板蓝根的正丁醇部位分离得

到(2R,3S,4R)-lyoniresinol-3α-O-β-D-glucopyranoside(**38**)、(2S,3R,4S)-lyoniresinol-3α-O-β-D-glucopyranoside(**39**)和 guaiacylglycerol-β-ferulic acid ether(**40**)。肖春霞[17]从南板蓝根乙酸乙酯部位分离得到(+)-丁香脂素(**41**)、(+)-丁香-O-β-D-葡糖苷(**42**)、刺五加苷 E(**43**)、(−)-表丁香脂素(**44**)和 5',5″-二甲氧基-4″-羟基-2,4,6,8-二环氧木脂素-4'-O-β-D-吡喃葡萄糖苷(**45**)。

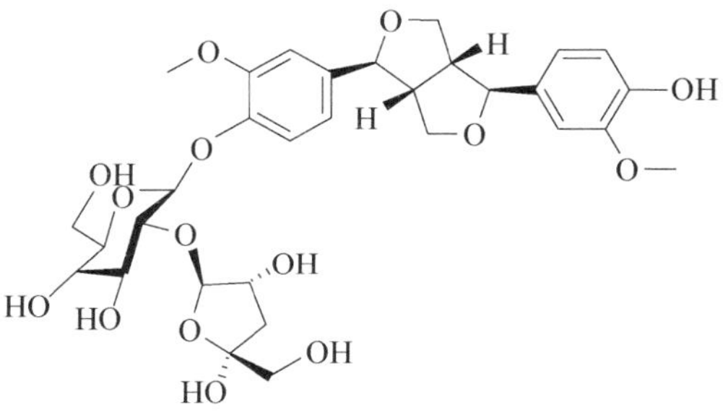

33

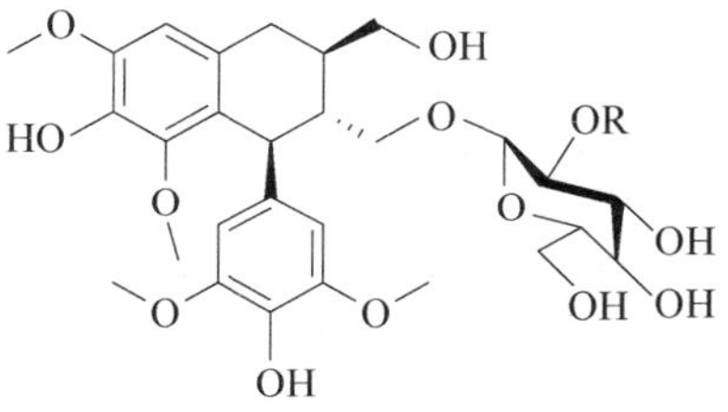

R=D-xylopyranosyl
34

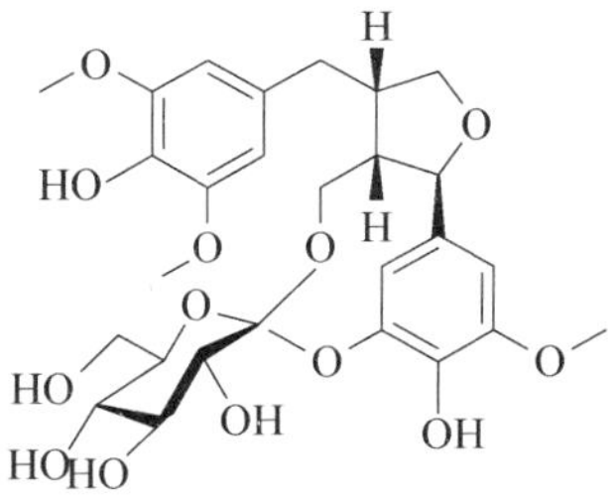

35

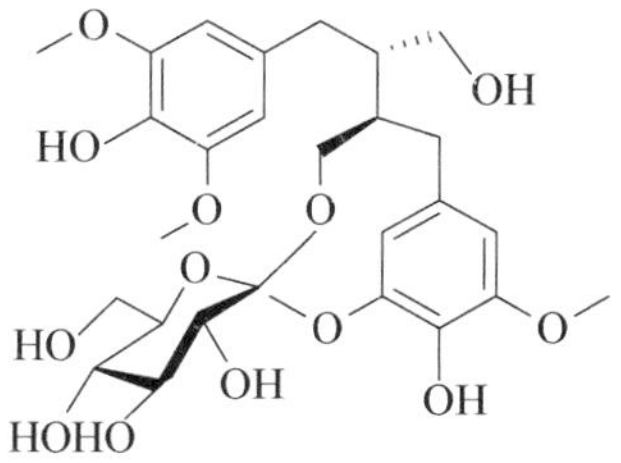

36

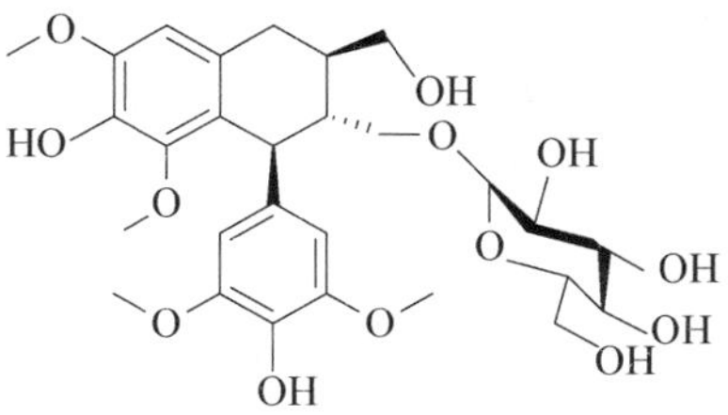

37

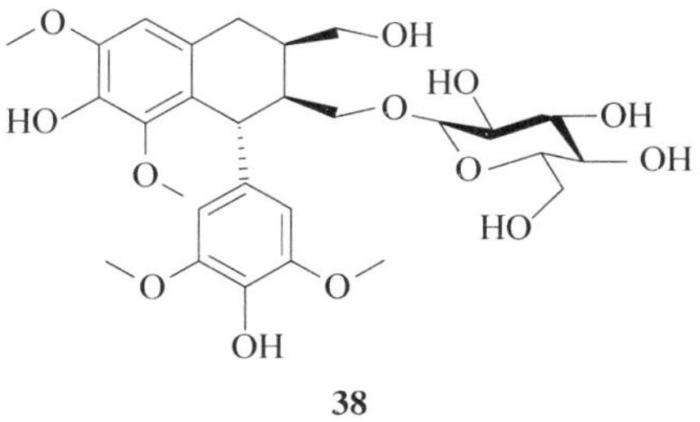

38

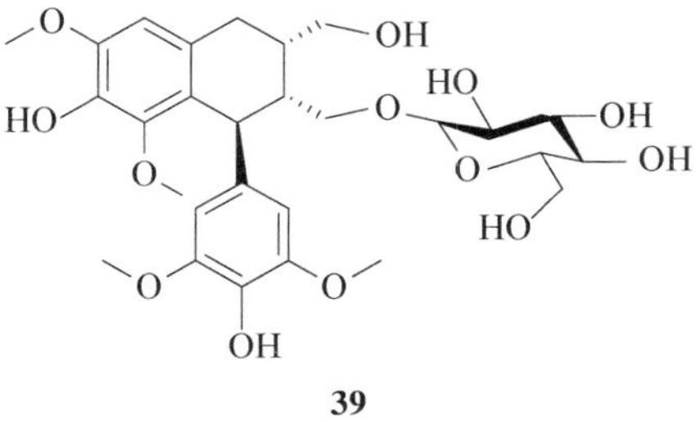

39

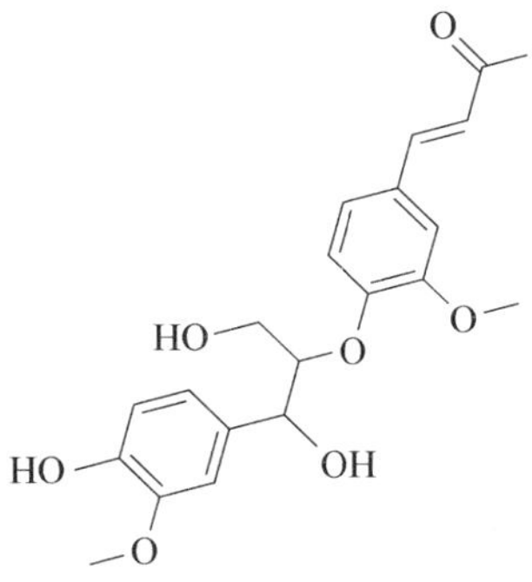

40

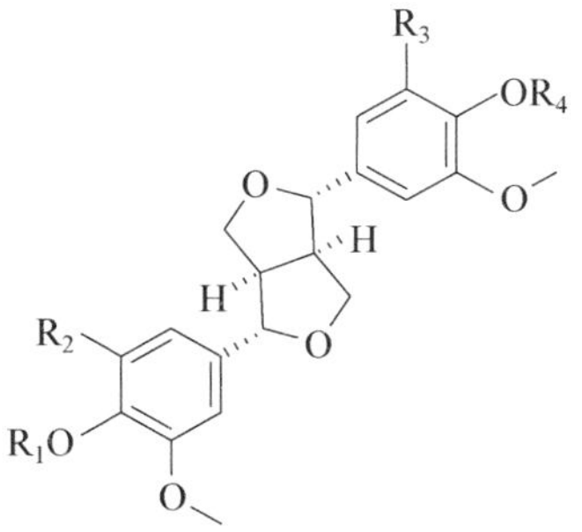

41 R₁＝R₄＝H　R₂＝R₃＝OMe
42 R₁＝Glc　R₂＝R₃＝OMe　R₄＝H
43 R₁＝R₄＝Glc　R₂＝R₃＝OMe
45 R₁＝Glc　R₂＝R₃＝R₄＝H

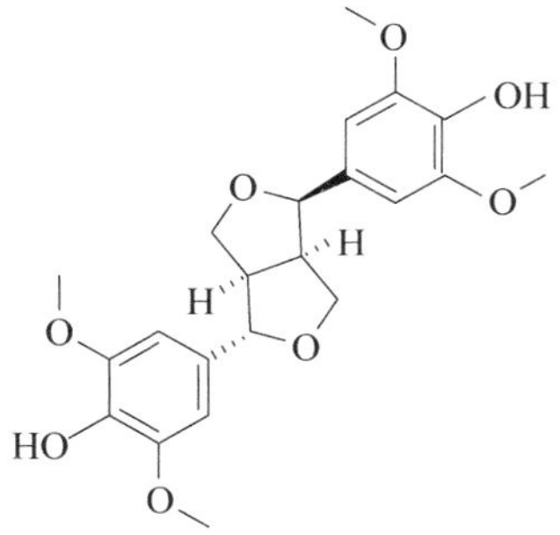

44

（三）苯乙醇苷类

苯乙醇苷类化合物在南板蓝根中广泛存在，Tanaka 等[23]从南板蓝根分离得到 2 个新的苯乙醇苷类化合物，鉴定为 cusianosiade A（**46**）和 cusianosiade B（**47**）。此外，从南板蓝根中分离得到的苯乙醇类苷类化合物还包括[2-（3,4-二羟苯乙基）]-3-O-α-L-鼠李糖基-（1→4）-（4-O-咖啡酰）-β-D-吡喃葡萄糖苷（**48**）[21]、阿克苷（**49**）、异阿克苷（**50**）、tyrosol（**51**）[11]、3-苯基乙氧基-β-D-吡喃葡萄糖苷（**52**）、异地黄苷（**53**）、角胡麻苷（**54**）、脱咖啡酰基毛蕊糖苷（**55**）、[2-（3,4-二羟苯乙基）]-3-O-α-L-鼠李糖基-（1→4）-（4-O-咖啡酰）-β-D-吡喃葡萄糖苷（**56**）、1,2-O-[2S-（3,4-二羟基苯基）-1,2-乙烷二基]-3-O-α-L-鼠李吡喃糖基-6-O-咖啡酰基-β-D-葡萄吡喃糖苷（**57**）[17]、jionoside D（**58**）、3,4-dihydroxyphenethoxy-O-α-L-rhamnopyanosyl-（1→3）-β-D-（4-O-caffeoyl）-galactopyranoside（**59**）[12]。

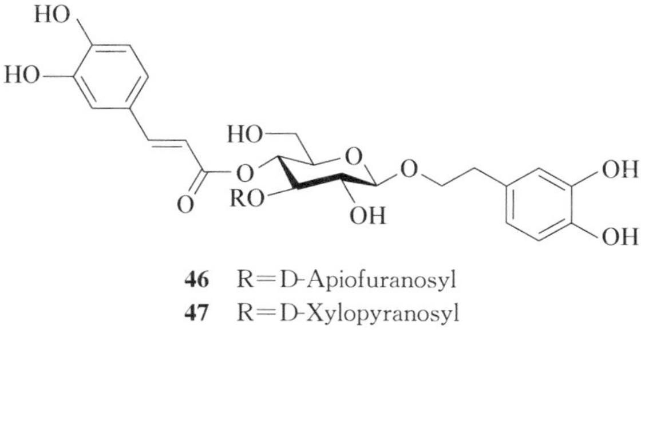

46　R＝D-Apiofuranosyl
47　R＝D-Xylopyranosyl

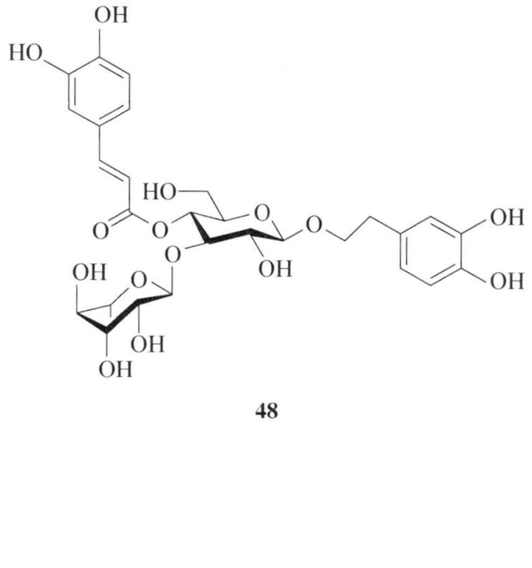

48

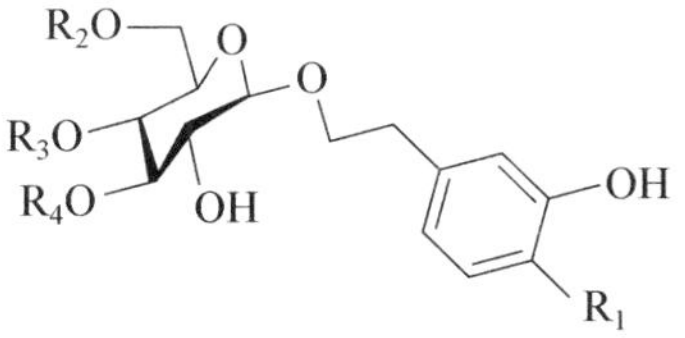

49	R_1=OH	R_2=H	R_3=trans-caffeoy	R_4=Rhamonose
50	R_1=OH	R_2=trans-caffeoy	R_3=H	R_4=Rhamonose
52	R_1=OH	R_2=R_3=R_4=H		
53	R_1=CH$_3$	R_2=trans-feruloyl	R_3=H	R_4=Rhamonose
54	R_1=CH$_3$	R_2=H	R_3=trans-feruloyl	R_4=Rhamonose
55	R_1=OH	R_2=R_3=H	R_4=Rhamonose	
56	R_1=OH	R_2=trans-caffeoy	R_3=R_4=H	
58	R_1=CH$_3$	R_2=H	R_3=trans-caffeoy	R_4=Rhamonose

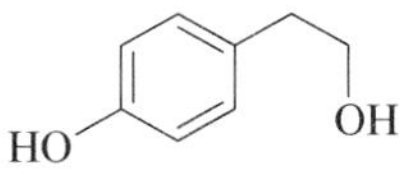

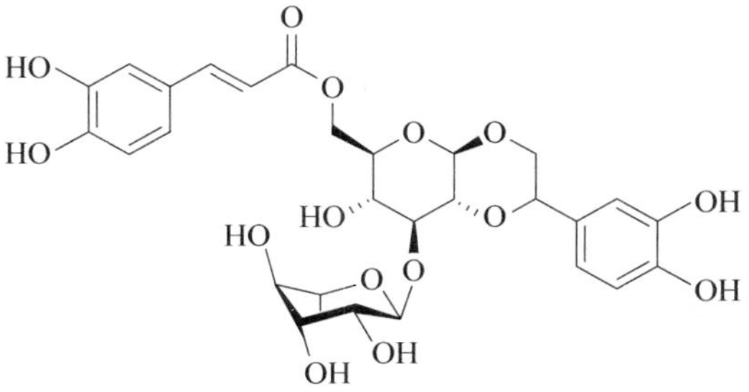

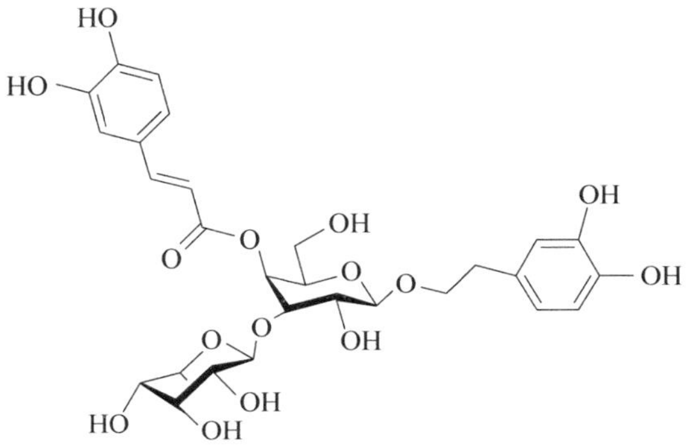

（四）甾醇类

吴煜秋等[24]从南板蓝根的石油醚部位分离得到 3 个甾醇类化合物,分别为 β-谷甾醇(**60**)、豆甾醇-5,22-二烯-33,73-二醇(**61**)和豆甾醇-5,22-二烯-3β,7α-二醇(**62**)。另外,还有 ergosterol peroxide(**63**)[25]、豆甾醇-3-O-β-D-葡萄糖苷(**64**)[9]、菠甾醇-3-O-β-D-葡萄糖苷(**65**)[9]和 β-胡萝卜苷(**66**)[17]。

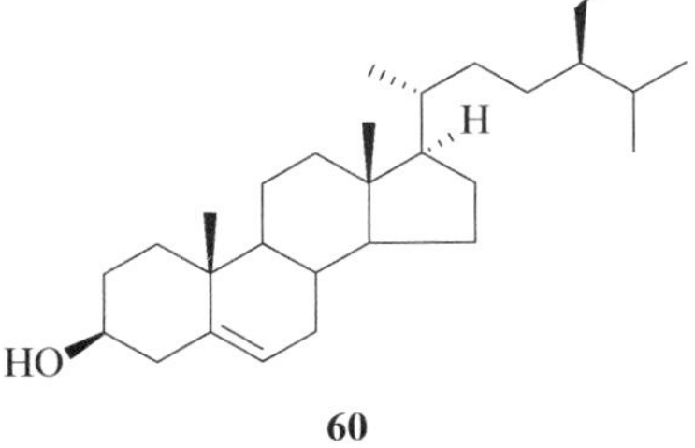

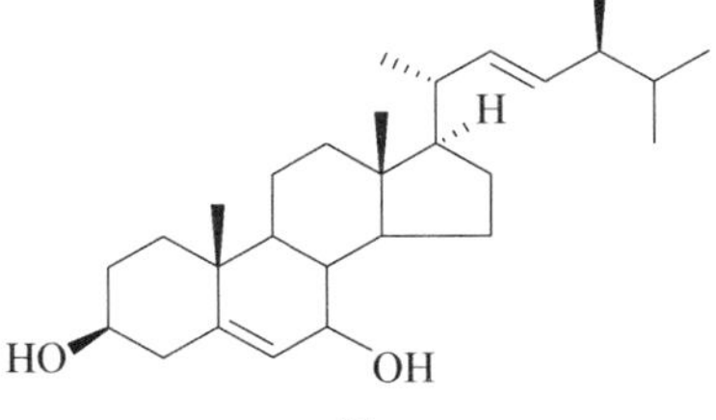

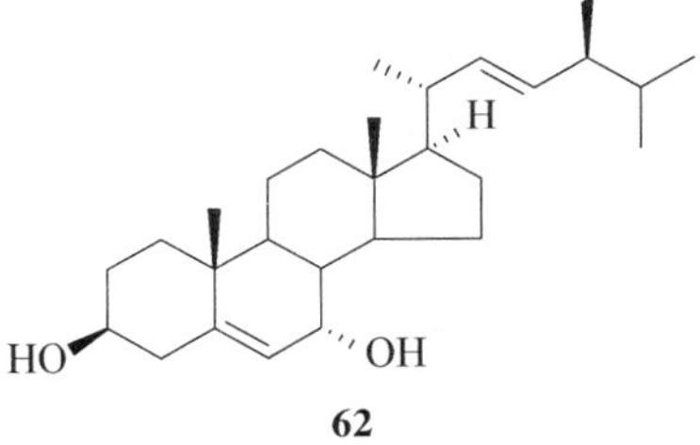

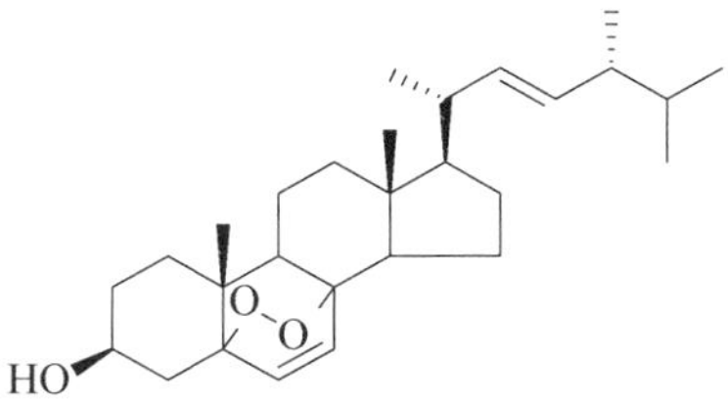

63

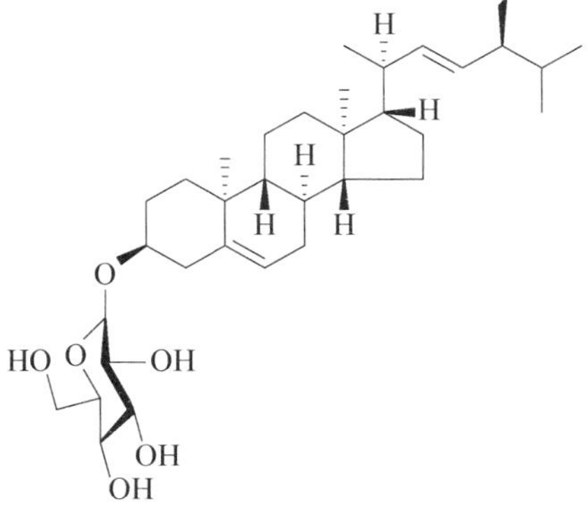

64

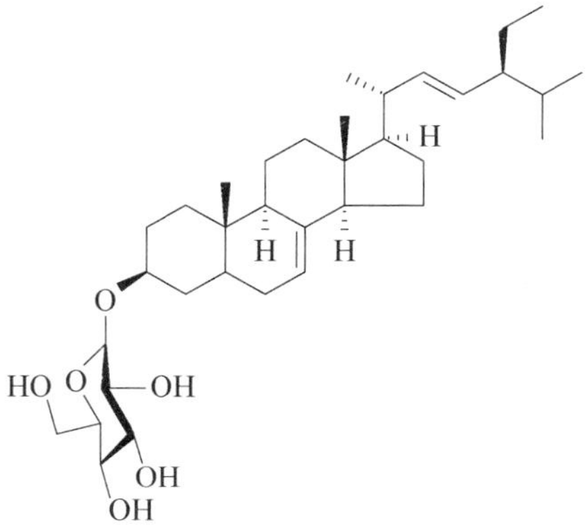

65

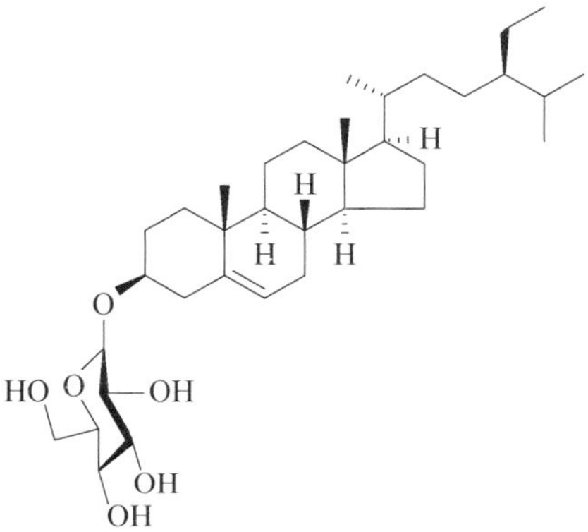

66

（五）萜类

南板蓝根中发现的萜类化合物主要是三萜，其中主要骨架为齐墩果烷型、羽扇豆烷型。陈熔等[26]最早从南板蓝根氯仿溶解部位中分离得到了 3 个五环三萜类化合物，分别为羽扇烯酮（67）、羽扇豆醇（68）和白桦酯醇（69）。Feng等[11]从南板蓝根中分离得到 4 个三萜类化合物白桦脂酸（70）、lup-20（29）-en-3β,30-diol（71）、熊果酸（72）和 maslinic acid（73）；1 个倍半萜化合物 loliolide（74），王暐[27]从南板蓝根中分离 2,3-二羟基-12-齐墩果烯-28-羧酸（75）。

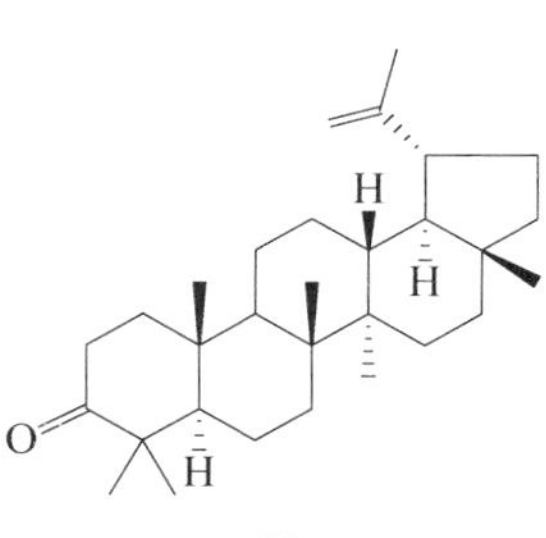

67

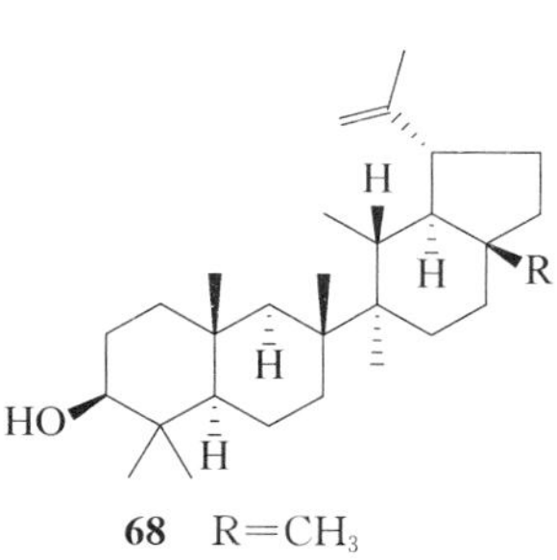

68 R＝CH₃
69 R＝CH₂OH
70 R＝COOH

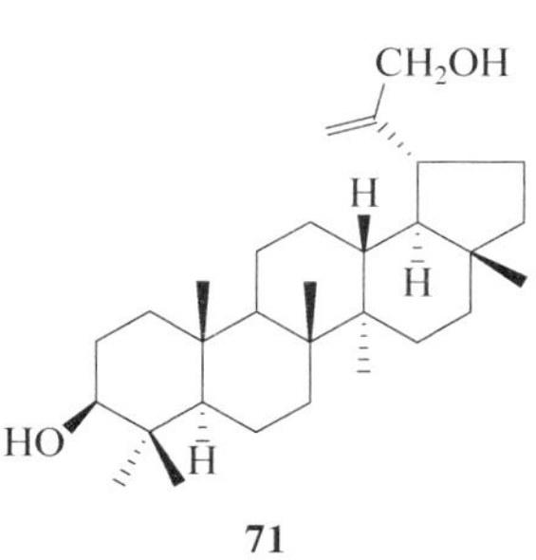

71

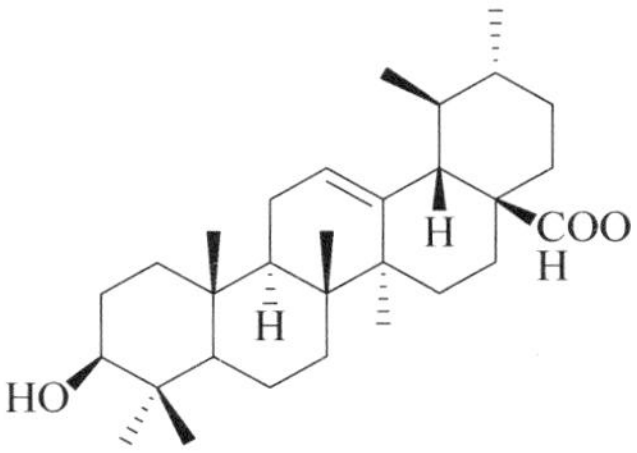

72

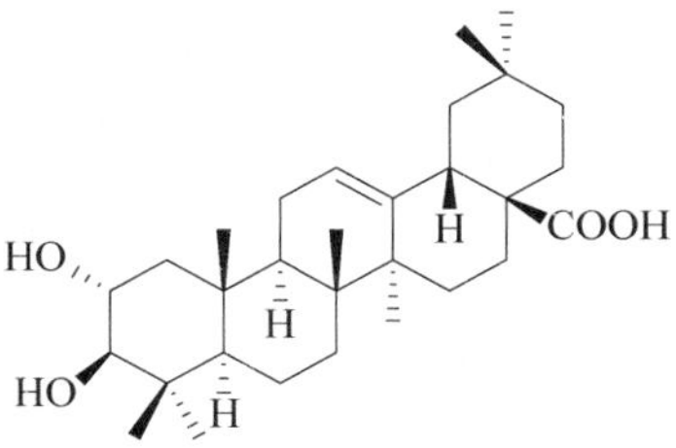

73

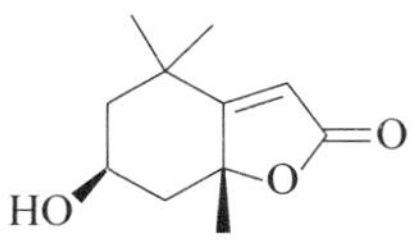

74

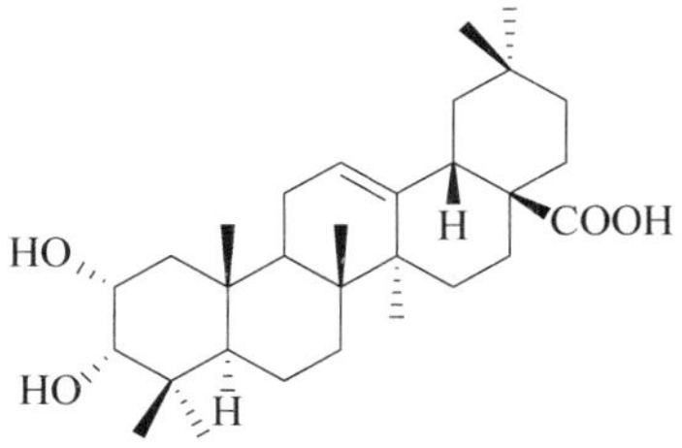

75

（六）黄酮类

迄今从南板蓝根共分离3个黄酮类化合物，

分别为5，7，4′-三羟基-6-甲氧基黄酮（**76**）、3′，4′，5，7-四羟基二氢黄酮醇（**77**）[28] 和 hispiduloside（**78**）[11]。

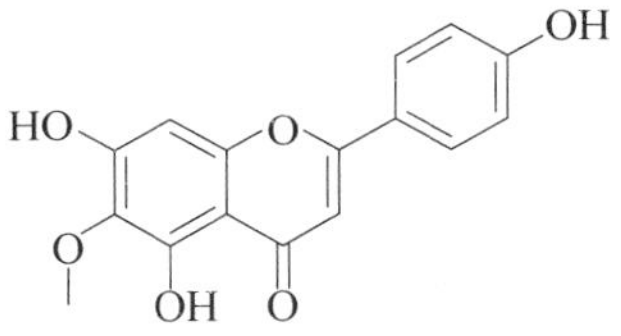

76

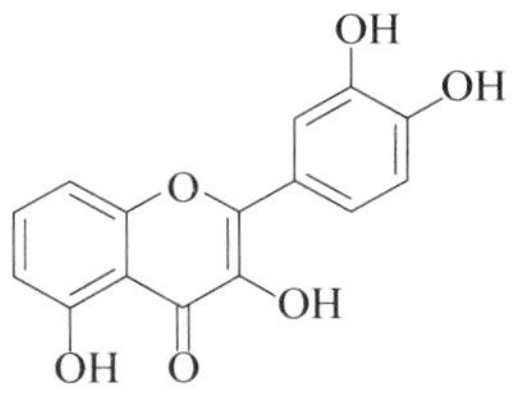

77

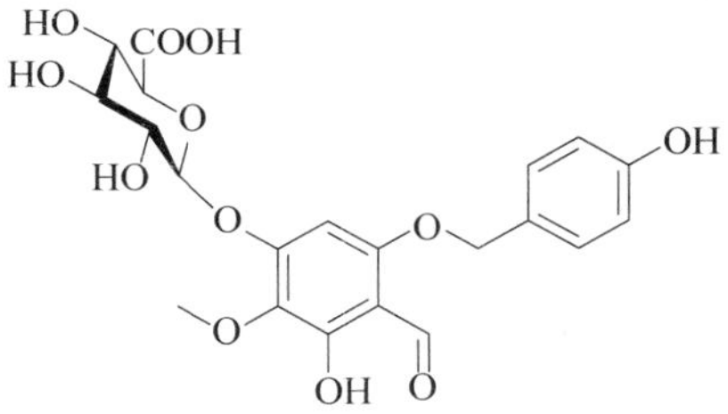

78

（七）其他类

南板蓝根还存在蒽醌、有机酸酯、氨基酸等化学成分。陈熔等[29]首次从南板蓝根的氯仿溶解部位分离得到蒽醌类成分大黄酚。Li 等[30]从南板蓝根中分离得到2个具有RNA病毒抑制作用的类固醇类化合物 cynatratoside A 和 glaucogenin C。Gu 等[19]从南板蓝根的乙酸乙酯部位分离得到一个新的异香豆素化合物 strobilanthes A。另外，从南板蓝根中分离得到的有机酸酯化合物包括邻苯二甲酸二丁酯、邻苯二甲酸异丁酯、角鲨烯、香草酸、2′，11，12-三羟基-7，9-二烯-十八烷酸、月桂酸。廖富华[31]通

过氨基酸分析仪、薄层层析等，证明南板蓝根中含有丙氨酸、苯丙氨酸、甘氨酸、谷氨酸、脯氨酸、苏氨酸、甲硫氨酸、酪氨酸、丝氨酸、缬氨酸、天冬氨酸、半胱氨酸、异亮氨酸、亮氨酸。崔熙[32]采用氨基酸分析仪测定南板蓝根中的水解氨基酸，证实南板蓝根中除廖富华测得的14种氨基酸外，还有胱氨酸、精氨酸、赖氨酸和组氨酸。

五、药理作用

（一）抗菌

药理研究实验证明南板蓝根提取物和生物

碱类化合物对金黄色葡萄球菌、结核分枝杆菌等具有抗菌活性。Gu 等[12]研究南板蓝根 95％乙醇提取物和化合物 $N'-\beta-D$-glucopyranosylindirubin 对金黄色葡萄球菌的抑制作用，实验结果表明南板蓝根 95％乙醇提取物可抑制金黄色葡萄球菌，最低抑菌浓度（MIC）为 250 mg/L，$N'-\beta-D$-glucopyranosylindirubin 对金黄色葡萄球菌显示弱的抑菌活性（MIC 为 $62.5\sim125\ \mu M$）。色胺酮可抑制结核分枝杆菌 MTB H37Rv、*Mavium* 和 *Msmegmatis*（MIC 分别为 1 mg/L、4 mg/L、6 mg/L），另外对羊毛状小孢子菌、石膏样癣菌、絮状表皮癣菌、石膏样小孢子菌、断发癣菌、紫色癣菌、红色癣菌 7 种皮肤病真菌也有较强的抑菌作用（MIC 为 5 mg/L）[33,34]。

顾玮等[35]采用纸片扩散法对南板蓝根甲醇提取液进行金黄色葡萄球菌和大肠埃希菌抗菌实验，结果表明金黄色葡萄球菌和大肠埃希菌的抑菌圈分别为（10.90 ± 1.44）mm 和（19.84 ± 4.09）mm，具有一定抑菌作用。另外其醇提取物也可增强林可霉素注射液对金黄色葡萄球菌、枯草芽孢杆菌和大肠埃希菌的体外抑制作用[36]。

（二）抗病毒

Tsai Y C 等[37]研究发现色胺酮可以特异性地改变人类冠状病毒 NL63（HCoV-NL63）病毒刺突蛋白的抗原结构，抑制与病毒活性相关的 PLP2 活性，抑制 HCoV-NL63 进入细胞后的复制，半数抑制浓度（IC_{50}）为 $0.06\ \mu M$，表现出强烈的杀灭病毒活性，且其喹唑啉环上的双键与抑制病毒复制有关。罗霄山等[38]建立流感病毒小鼠致死试验模型、感染模型和单纯疱疹病毒 1 型（HSV-1）家兔感染模型，发现不同产地南板蓝根降低了流感病毒感染小鼠的死亡率、延长存活时间，另外改善 HSV-1 感染家兔的角膜病变以及延长 HSV-1 感染小鼠存活时间，表明其对流感病毒和 HSV-1 均具有抑制作用。Tanka 等[23]从南板蓝根中分离得到的腺苷和羽扇豆醇具有抗 HSV-1 活性，腺苷浓度依赖性抑制

HSV-1 病毒的生物合成；羽扇豆醇 IC_{50} 为 11.7 mM，在 58.7 mM 处对病毒斑块形成的抑制率为 100％。Zhou 等[22]对从南板蓝根中分离的 aurantiamideacetate 进行研究，发现 aurantiamide acetatez 通过抑制 NF-κB 信号，减少犬肾细胞（MDCK）的甲型流感病毒（IAV）RNA 的合成，从而抑制了 IAV 的复制，但其对禽流感病毒和乙型流感病毒无抑制作用；ergosterolperoxide 通过阻断 RIG-I 信号来抑制 IAV 的炎症和凋亡，可作为治疗流感的补充途径[25]。

Gu 等[19]发现从南板蓝根中分离的 Strobilanthes A、2（$3H$）-苯并噁唑酮具有抗流感病毒（H1N1）活性，其中 Strobilanthes A 和 2（$3H$）-苯并噁唑酮 IC_{50} 分别为 $29.2\pm5.8\ \mu M$、$46.0\pm8.4\ \mu M$，半数有毒浓度（CC_{50}）分别为 $474.0\pm6.4\ \mu M$、$351.2\pm10.9\ \mu M$，选择性指数（SI）分别为 16.2、7.6。肖春霞[17]发现从南板蓝根分离的角胡麻苷，豆甾醇 $\beta-D$-吡喃葡萄糖苷，β-胡萝卜苷抗 H3N2 流感病毒的活性较好，IC_{50} 值分别为：12.83 mg/L、1.54 mg/L、1.54 mg/L，SI 值分别为：15.59、62.43、62.43。何超蔓[39]等采用细胞病变（CPE）抑制法，发现南板蓝根注射液可以有效抑制人巨细胞病毒在细胞内的繁殖和对细胞的病变作用，其 IC_{50} 为 3 g/L，SI 为 3.41，且随浓度升高抑制作用增强。

Mak 等[40]研究了靛玉红对流感病毒感染的 H292 人支气管上皮细胞 RANTES 表达和产生的影响，靛玉红对 A 型和 B 型流感病毒感染的人支气管上皮细胞均能抑制 RANTES 的转录和产生，另外通过干预病毒诱导的 P38MAP 激酶和 NF-κB 转位，能控制病毒诱导的支气管哮喘。Li 等[13,30]发现前期从南板蓝根分离的 3-acetonyl-3-hydroxyoxindole 作用于水杨酸介导的信号转导途径，通过触发水杨酸上游信号诱导植物的系统获得性抗性，增强了对病毒病原体烟草花叶病毒（TMV）和真菌病原体环孢霉的抗性，具有开发成新型植物保护剂的潜力；cynatratoside A 和 glaucogeninc 能通过选择性靶向病毒

sgRNA 的表达,抑制病毒在细胞中的复制,可开发成植物感染烟草花叶病毒(TMV)、动物感染辛德比斯病毒(SINV)、东部马脑炎病毒和 Getah 病毒的选择性抑制剂。

(三)抗肿瘤

靛玉红是一种双吲哚类抗肿瘤药物,临床已经用于治疗慢性粒细胞白血病,通过有效抑制细胞周期蛋白依赖性激酶(CDK),在 G_1 期和 G_2/M 期诱导细胞周期阻滞,使细胞凋亡[38]。许旋等[41]采用 CNDO/2 量子化学方法表明靛玉红具有治疗慢性粒细胞白血病是由于 3 位碳原子负电荷、分子的偶极矩较大,易与受体的正电荷部位结合,氧原子负电荷大,易形成氧负离子自由基,与受体形成氢键。梁永红等[42]发现从南板蓝根分离的色胺酮通过降低端粒酶活性和逆转肿瘤细胞向正常细胞转化,浓度依赖性地抑制肝癌 BEL-7402 细胞和卵巢癌 A2780 细胞增殖。鲁轮[43]研究发现南板蓝根多糖可以有效抑制 HepG2 细胞增殖,具有良好的抗 HepG2 肿瘤细胞作用,具有一定的量效关系。

(四)抗氧化

Li S、Li H B 等[44,45]对水提取物和 80% 甲醇提取物分别进行抗氧化活性测试,结果显示,水提取物部分和 80% 甲醇提取部分的亚铁离子还原值分别为 $1.23 \pm 0.28 \mu mol \, Fe^{2+}/g$ 和 $1.23 \, mmol \, Fe^{2+}/g$,抗氧化能力分别为 $2.78 \pm 0.41 \, mmol \, Trolox/g$ 和 $0.97 \, mmol \, Troloxl/g$,表现出较弱的抗氧化能力。Du 等[46]从南板蓝根纯化的水溶性多糖 BCP-1 和 BCP-2 主要有葡萄糖、阿拉伯糖和半乳糖组成,具有较强的清除超氧阴离子自由基的能力与抗氧化能力,其超氧阴离子自由基清除能力与浓度呈正相关(0.04~2.0 g/L),BCP-2 表现出更强的抗氧化活性。肖春霞[17]从南板蓝根中分离的 5 个苯乙醇类化合物阿克苷、异阿克苷、角胡麻苷、异地黄苷、1,2-O-[2S-(3,4-二羟基苯基)-1,2-乙烷二基]-3-O-α-L-鼠李吡喃糖基-6-O-咖啡酰基-β-D-葡萄吡喃糖苷和 1 个木脂素化合物(+)-丁香-O-β-D-葡糖苷在浓度为 50 mg/L 时的 DPPH 自由基清除率均大于 50%,其中异阿克苷的 DPPH 自由基清除活性最高,IC_{50} 值为 1.03 mg/L。

(五)抗炎

Otsuka 等[47]测定 6 种苯并噁嗪酮类生物碱对大鼠肥大细胞组胺释放的抑制作用,其中苯并噁嗪酮类生物碱对组胺的释放抑制活性最高达到 85.5%,但苯并噁嗪酮骨架 2 位的游离羟基与糖相连时抑制活性减弱,实验结果表明苯并噁嗪酮类生物碱对组胺释放具有明显的抑制作用,且其骨架 2 位的游离羟基对抑制活性的表达起重要作用。靛玉红和色胺酮可抑制 IL-17A 基因表达,另外色胺酮可以不同程度的抑制 IL-6/IL-8 的表达,显著性降低 S100A9 肽、CCLC20 趋化因子、IL-1β 和 TNF-α 细胞因子的表达[48-50]。Zhou 等[25]研究发现从南板蓝根中分离到的 aurantiamideacetate 可以阻断 NF-κB 信号通路的激活,并降低甲型流感病毒(IAV)感染细胞中促炎基因的 mRNA 表达水平,从而起到抗炎作用。Du 等[46]研究表明,马蓝的水溶性多糖(BCP-1 和 BCP-2)在体内和体外均具有抗炎活性,体内试验结果显示其可抑制 LPS 刺激的巨噬细胞 NO 的分泌和炎症细胞因子的表达;体外试验结果显示其可显著抑制二甲苯致小鼠的耳郭水肿和腹腔注射醋酸致小鼠的血管通透性增加。

(六)其他

此外,南板蓝根还具有增强免疫力、提高巨噬细胞的吞噬功能、保肝降酶[51]、延缓衰老等[52]活性。Hashimoto 等[53]通过苯并噁嗪类化合物生物活性分子机制的研究,表明苯并噁嗪类化合物具有诱变活性,其具有阳离子亲电基团,在生理条件下与 DNA 发生反应,对 DNA 进行共价修饰,产生致突变的作用,故苯并噁嗪酮类生物碱是南板蓝根抗菌、抗病毒等生物活性成分。

六、 临床应用[54]

（一）流线型乙型脑炎

取南板蓝根洗净切碎，加水煎煮。按年龄大小及病情轻重不同给药，昼夜连续服药，至体温降至正常时酌减剂量和次数，2 d 后停药。按照脑膜炎常规护理法护理治疗。并设对照组。治疗组观察 190 例，治愈 178 例，占 93.68%；死亡 12 例，占 6.31%；在死亡的 12 例中，进院不满 24 h 者 4 例，纠正死亡率 4.21%。治愈病例的绝大多数（77.4%）在 3 d 内退热，一般症状在退热后消失。南板蓝根治疗组退热时间比马血清组快 1 倍。所有患者在服药期间均未发现有任何副作用。

（二）流行性腮腺炎

取马蓝根 62~125 g。每日 1 剂，水煎服。也可将马蓝根制成 30% 溶液，外用擦患处。共治疗 387 例，治愈 377 例，好转、无效各 5 例。共用于预防 11 295 人次，有效地控制了流行性腮腺炎的流行。

（三）玫瑰糠疹

取马蓝根 3 000 g，制成 50% 马蓝根注射液，每 2 mL 含生药 1 g。每天肌注 4 mL，7 d 为一个疗程，可连用几个疗程。共治 30 例，用药后均获痊愈，皮疹消退，痒感消失。疗程最短 5 d，最长 4 d。其中 5~15 d 11 例，16~30 d 17 例，31~45 d 2 例。绝大多数在 1~3 周内治愈。

（四）流行性出血性结膜炎

用马蓝根制成 10% 或 5% 眼药水，每天由专职人员滴眼 6 次。观察 235 例，4 d 内治愈 223 例，占 94.9%。多数用药（10% 浓度）1 d 后球结膜水肿消失或好转，自觉症状减轻或消失，治疗早、病情轻者疗效最好，药液浓度 10% 比 5% 的效果好。对照组以 0.5% 氯霉素液、0.025%~0.05% 亚甲蓝液滴眼，方法同上。用氯霉素者治疗 137 例，4 d 内治愈 128 例，占 93.4%；用亚甲蓝者 62 例，4 d 内治愈 56 例，占 90.3%。从治愈时间和对主要症状球结膜水肿的消退等方面看，以马蓝根药液为优。

七、 毒理研究

经测定，小鼠腹腔注射靛玉红的 LD_{50} 为 1.1~2.0 g/kg；以灌胃方式给药 1:1 马蓝水煎剂 1 mL/20 g，2 h 后按相同量重复给药，均未见中毒症状及死亡，灌胃以 5 g/kg 连续 5 d，也未发现动物死亡与明显毒性反应[55]。但日本学者[53,56]研究指出南板蓝根中含有的苯并噁嗪酮类衍生物具有毒性和致突变作用，在大剂量使用该药材时应注意安全用药。

参 考 文 献

[1] 国家药典委员会.中华人民共和国药典:一部[M].北京:中国医药科技出版社,2020:256.
[2] 中国科学院中国植物志编辑委员会.中国植物志[M].北京:科学出版社,2002,70:113-115.
[3] 申琼琪,侯惠婵,栗建明,等.板蓝根与南板蓝根及其伪品的比较鉴别[J].中国医药工业杂志,2014,45(1):31-34.
[4] 孙翠萍.南板蓝根品质评价研究[D].成都:成都中医药大学,2012.
[5] 聂思铭,祖元刚,张磊,等.板蓝根和南板蓝根的显微结构比较[J].安徽农业科学,2012,40(13):7703-7705.
[6] 陈明江,汪勋.复方南板蓝根片的薄层色谱鉴别[J].中国药业,2009,18(02):32.
[7] 马春花,李建军,高志明.云南地区南板蓝根规范化栽培技术规程[J].热带农业科技,2020,43(4):37-40.
[8] 张旭,何明辉,魏成熙.贵州省道地药材南板蓝根引种栽培研究[J].安徽农业科学,2010,38(33):18730-18731.
[9] Pei Y, Shi C, Nie J L, et al. Studies on chemical constituents of the *Baphicacanthus cusia* (Nees) Bremek Root [C]. 2012,

Advanced Materials Research.

［10］ Liau B C, Jong T T, Lee M R, et al. LC-APCI-MS method for detection and analysis of tryptanthrin, indigo, and indirubin in Daqingye and Banlangen [J]. Journal of Pharmaceutical and Biomedical Analysis, 2007, 43(1):346 - 351.

［11］ Feng Q T, Zhu G Y, Gao W N, et al. Two new alkaloids from the roots of *Baphicacanthus cusia* [J]. Chemical and Pharmaceutical Bulletin, 2016, 64(10):1505 - 1508.

［12］ Gu W, Zhang Y, Hao X J, et al. Indole alkaloid glycosides from the aerial parts of *Strobilanthes cusia* [J]. Journal of Natural Products, 2014, 77(12):2590 - 2594.

［13］ Li Y, Zhang Z, Jia Y, et al. 3-Acetonyl-3-hydroxyoxindole: a new inducer of systemic acquired resistance in plants [J]. Plant Biotechnology Journal, 2008, 6(3):301 - 308.

［14］ 李玲, 梁华清, 廖时萱, 等. 马蓝的化学成分研究[J]. 药学学报, 1993, (3):238 - 240.

［15］ Honda G, Tabata M. Isolation of antifungal principle tryptanthrin, from *Strobilanthes cusia* O. Kuntze [J]. Planta Medica, 1979, 36(5):85 - 86.

［16］ 魏欢欢, 吴萍, 魏孝义, 等. 板蓝根中甙类成分的研究[J]. 热带亚热带植物学报, 2005, (2):171 - 174.

［17］ 肖春霞. 黔产南板蓝根中抗流感病毒化学成分的研究[D]. 贵阳: 贵州大学, 2018.

［18］ 潘银蕉, 杨志业, 谭颖仪. 南板蓝根 HPLC - DAD 特征图谱的研究[J]. 中国药学杂志, 2020, 55(5):362 - 366.

［19］ Gu W, Wang W, Li X-N, et al. A novel isocoumarin with anti-influenza virus activity from *Strobilanthes cusia* [J]. Fitoterapia, 2015, 107:60 - 62.

［20］ Ahn S, Yoon J A, Han Y T. The first synthesis of baphicacanthin A, a natural phenoxazinone alkaloid derived from *Baphicacanthus cusia* [J]. Bulletin of the Korean Chemical Society, 2019, 40(7):740 - 742.

［21］ 裴毅. 菘蓝和马蓝药用部位的药学研究[D]. 哈尔滨: 黑龙江中医药大学, 2007.

［22］ Zhou B, Yang Z, Feng Q, et al. Aurantiamide acetate from *Baphicacanthus cusia* root exhibits anti-inflammatory and anti-viral effects via inhibition of the NF − κB signaling pathway in Influenza A virus-infected cells [J]. Journal of Ethnopharmacology, 2017, 199:60 - 67.

［23］ Tanaka T, Ikeda T, Kaku M, et al. A new lignan glycoside and phenylethanoid glycosides from *Strobilanthes cusia* bremek [J]. Chemical and Pharmaceutical Bulletin, 2004, 52(10):1242 - 1245.

［24］ 吴煜秋, 钱斌, 张荣平, 等. 南板蓝根的化学成分研究[J]. 中草药, 2005, (7):27 - 28.

［25］ Zhou B, Liang X, Feng Q, et al. Ergosterol peroxide suppresses influenza A virus-induced pro-inflammatory response and apoptosis by blocking RIG-I signaling [J]. European Journal of Pharmacology, 2019, 860:172543.

［26］ 陈镕, 陆哲雄, 关德棋, 等. 南板蓝根化学成分研究[J]. 中草药, 1987, 18(11):8 - 10.

［27］ 王暐. 五种药用植物化学成分与资源的研究[D]. 昆明: 中国科学院昆明植物研究所, 2008.

［28］ 吴煜秋. 南、北板蓝根的药学基础研究[D]. 昆明: 昆明医学院, 2005.

［29］ 陈熔, 江山. 南板蓝根中大黄酚的分离鉴定[J]. 中药材, 1990, (5):29 - 30.

［30］ Li Y, Wang L, Li S, et al. Seco-pregnane steroids target the subgenomic RNA of alphavirus-like RNA viruses [J]. Proceedings of the National Academy of Sciences, 2007, 104(19):8083 - 8088.

［31］ 廖富华. 南板蓝根氨基酸的分析[J]. 中国兽药杂志, 2003, (3):39 - 41.

［32］ 崔熙, 李松林, 王建新, 等. 南、北板蓝根的鉴别和氨基酸含量比较分析[J]. 中药材, 1992, (5):17 - 19.

［33］ 李清华, 金继曙, 种明才, 等. 青黛抗真菌成分的研究[J]. 中草药, 1983, 14(10):8 - 9.

［34］ Mitscher L A, Baker W R. A search for novel chemotherapy against tuberculosis amongst natural products [J]. Pure and Applied Chemistry, 1998, 70(2):365 - 371.

［35］ 顾玮, 杨珺, 杨付梅, 等. 西双版纳传统利用的野生药食两用植物[J]. 植物分类与资源学报, 2014, 36(1):99 - 108.

［36］ 韦媛媛, 陈晓伟, 周吴萍, 等. 板蓝根提取物对林可霉素体外抑菌作用的影响[J]. 安徽农业科学, 2010, 38(6):2927 - 2928.

［37］ Tsai Y C, Lee C L, Yen H R, et al. Antiviral action of tryptanthrin isolated from *Strobilanthes cusia* leaf against human coronavirus NL63 [J]. Biomolecules, 2020, 10(3):366.

［38］ 罗霄山, 杜铁良, 张丹雁, 等. 不同产地南板蓝根抗病毒作用的研究[J]. 中医药导报, 2011, 17(9):66 - 69.

［39］ 何超蔓, 闻良珍. 3 种中药体外抗巨细胞病毒效应的比较[J]. 中国中药杂志, 2004, (5):72 - 75.

［40］ Mak N K, Leung C Y, Wei X Y, et al. Inhibition of RANTES expression by indirubin in influenza virus-infected human bronchial epithelial cells [J]. Biochemical Pharmacology, 2004, 67(1):167 - 174.

［41］ 许旋, 罗一帆, 陈子超, 等. 抗癌药靛玉红及其异构体构效关系的量子化学研究[J]. 数理医药学杂志, 1998, (4):75 - 76.

［42］ 梁永红, 侯华新, 黎丹戎, 等. 板蓝根二酮 B 体外抗癌活性研究[J]. 中草药, 2000, (7):53 - 55.

［43］ 鲁轮. 南板蓝根多糖提取、纯化及生物活性研究[D]. 广州: 广州中医药大学, 2016.

［44］ Li S, Li S K, Gan R Y, et al. Antioxidant capacities and total phenolic contents of infusions from 223 medicinal plants [J]. Industrial Crops and Products, 2013, 51:289 - 298.

［45］ Li H B, Wong C C, Cheng K W, et al. Antioxidant properties in vitro and total phenolic contents in methanol extracts from medicinal plants [J]. LWT-Food Science and Technology, 2008, 41(3):385 - 390.

［46］ Du J, Wang B, Chen J, et al. Extraction, characterization and bioactivities of novel purified polysaccharides from *Baphicacanthis Cusiae* Rhizoma et Radix [J]. International Journal of Biological Macromolecules, 2016, 93:879 - 888.

［47］ Otsuka H, Hirai Y, Nagao T, et al. Anti-inflammatory activity of benzoxazinoids from roots of *Coixlachryma jobi* var. mayuen [J]. Journal of Natural Products, 1988, 51(1):74 - 79.

［48］ Cheng H M, Kuo Y Z, Chang C Y, et al. The anti-TH17 polarization effect of Indigo naturalis and tryptanthrin by differentially inhibiting cytokine expression [J]. Journal of Ethnopharmacology, 2020, 255:112760.

[49] Lee C L, Wang C M, Hu H C, et al. Indole alkaloids indigodoles A-C from aerial parts of Strobilanthes cusia in the traditional Chinese medicine Qing Dai have anti-IL－17 properties [J]. Phytochemistry, 2019, 162:39－46.

[50] Lee C L, Wang C M, Kuo Y H, et al. IL－17A inhibitions of indole alkaloids from traditional Chinese medicine Qing Dai [J]. Journal of Ethnopharmacology, 2020, 255:112772.

[51] 陶光远,谭毓治.南板蓝根注射液药效学试验研究[J].广东药学,2002,(3):36-38.

[52] 沈丽霞,李淑娟,张丹参,等.大黄酚对小鼠记忆障碍的作用及其机制分析[J].中国药理学通报,2003,(8):906-908.

[53] Hashimoto Y, Shudo K. Chemistry of biologically active benzoxazinoids [J]. Phytochemistry, 1996, 43(3):551－559.

[54] 江苏省植物研究所.中国医学科学院药物研究所,中国科学院昆明植物研究所.新华本草纲要(第二册)[M].上海:上海科学技术出版社,1991.

[55] 楼之芩.常用中药材品种整理和质量研究(北方篇)第一册[M].北京:北京医科大学中国协和医科大学联合出版社,1995.

[56] Hashimoto Y, Shudo K, Okamoto T, et al. Mutagenicities of 4-hydroxy-1, 4-benzoxazinones naturally occurring in maize plants and of related compounds [J]. Mutation Research, 1979, 66:191－194.

鸦胆子

鸦胆子为苦木科植物鸦胆子［*Brucea javanica*（L.）Merr］的成熟果实。始载于《本草纲目拾遗》，又名老鸦胆、小苦楝、苦榛子[1]。

鸦胆子为灌木或小乔木，鲜嫩枝叶和花序均被黄色柔毛。叶长20～40 cm，小叶卵形或卵状披针形，长5～13 cm，宽2.5～6.5 cm，先端渐尖，基部宽楔形至近圆形，通常略偏斜，边缘有粗齿，两面均被柔毛，背面较密；小叶柄短，长4～8 mm。花组成圆锥花序，雄花序长15～25（～40）cm，雌花序长约为雄花序的一半；花细小，暗紫色，直径1.5～2 mm；雄花的花梗细弱，长约3 mm，萼片被微柔毛，长0.5～1 mm，宽0.3～0.5 mm；花瓣有稀疏的微柔毛或近于无毛，长1～2 mm，宽0.5～1 mm；花丝钻状，长0.6 mm，花药长0.4 mm；雌花的花梗长约2.5 mm，萼片与花瓣与雄花同，雄蕊退化或仅有痕迹。[1]有核果1～4个，分离，长卵形，长6～8 mm，直径4～6 mm，成熟时呈灰黑色，干燥后为卵形或类圆形，略微扁，表面黑色或灰黄色，有隆起的网状皱纹和纵棱线；质硬，种子1粒，卵形，表面乳白色或黄白色，外有褶皱的薄膜包被，含油丰富，味极苦[2]。花期夏季，果期8～10月。

一、 生药鉴别

（一）性状鉴别

鸦胆子为卵形或类圆形，略微扁，表面黑色或灰黄色，有隆起的网状皱纹，有不规则多角形的网眼，顶端有花柱硅基，基部钝圆有凹陷果柄痕迹；果壳质硬且脆，内含有1粒种子，种子呈卵形，表面黄白色或乳白色，有薄膜包被，胚乳和胚含油丰富[2,3]。

（二）显微鉴别

鸦胆子果皮粉末棕褐色，取药材粉末于显微镜下观察，表皮细胞为多角形，内含棕色物质，薄壁细胞多角形，内含草酸钙簇晶及方晶，簇晶直径约30 μm，石细胞类圆形或多角形；种子粉末呈黄白色，种皮细胞略呈多角形，胚乳和子叶细胞含糊粉粒[2]。

（三）理化鉴别

取鸦胆子药材1.0 g，加入乙醇5 mL超声处理10 min，滤过，取滤液1 mL作为供试液，吸取供试品溶液10 μL，点于硅胶G薄层板上，以环己烷-苯-丙酮（12∶8∶2）为展开剂，展开、取出、晾干，置紫外灯（365 nm）下观察，观察到供试品在相应位置显一个蓝黄色荧光斑点（Rf 值为 0.29）且斑点清晰[4]。

二、 栽培

（一）产地环境

鸦胆子主要分布于亚洲东南部至大洋洲北部，在中国分布于福建、台湾、广东、广西、海南和云南等省。鸦胆子抗旱、喜光、不耐涝、不抗寒，多分布于亚热带温暖湿润的地区，多生长在丘陵荒坡、灌木丛中[5]。

（二）生产管理

1. 育苗

收集健硕且无病虫害的种子放置一段时间，使其度过休眠期，再进行催芽播种。先 50～55 ℃温水浸泡 15～20 min，清洗几遍，再用清水浸泡 12～24 h，用 3～5 倍湿河砂拌匀，在 33～35 ℃下继续催芽，同时保持湿度。

2. 定植

待种子基本发芽即可种植，选择土层深厚、排水良好、水源充足的砂壤土、壤土，按株行距 1.5 m×（1.8～2）m 挖栽种点，播种，施肥，浇水。

3. 田间管理

鸦胆子根系分布较浅，在高温、多雨的旺盛生长季节要进行 3～4 次除草松土，防止土壤板结，抑制杂草丛生。干旱季节鸦胆子生长减缓，容易引起落花、落果，应适时灌水。雨季要注意排水，防止积水引起根腐病，冬季的低温期，鸦胆子生长基本停止，应减少灌水。开花结果期长，需要大量的养分供应，每隔 50 d 需追施一次氮、磷、钾比例为 15：15：15 复合肥一次[6]。

（三）病虫害防治

1. 病害

鸦胆子叶斑病，主要危害叶片，是对鸦胆子危害较严重的病害，感病后引起落叶、落果。加强栽培管理，合理施肥，增施有机肥，增强树势，提高抗病能力，及时清除病虫危害的枯枝、病果、病叶，并及时进行无害化处理。初春喷洒等量式 100 倍波尔多液预防或发病初期喷洒 30％碱式硫酸铜 500 倍液（两种药不可同时施用），病害发生期喷洒多菌灵、百菌清或托布津等进行防治。

炭疽病在高湿环境发病较严重，病菌在病株和病残体上产生菌丝体和分生孢子休眠过冬，随风雨传播，从植株受损处侵入致病，主要危害叶片和新鲜枝条。及时清除病叶，病枝，并集中烧毁，杜绝或减少侵染源。加强鸦胆子的田间管理，增施有机肥，疏松或改良土壤，促进幼树健壮成长，提高抗病能力。在高湿季节始发病时，用甲基托布津 800 倍加大生 800 倍防治，或用炭疽福美 800 倍或施保功 1 000 倍交替防治，后用 50％扑海因粉 1 500 倍治疗保护，效果较好。

根腐病发病初期病部呈褐色至黑褐色，逐渐腐烂，后期外皮脱落，只剩下木质部。湿度大时病部长出一层白色至粉红色菌丝状物。地上部叶片发黄或枝条萎缩，严重时枝条或全株枯死。选择排水良好的砂壤土种植，防止积水。发病初期喷淋 50％甲基硫菌灵可湿性粉剂 600 倍液或浇灌 25％多菌灵可湿性粉剂或 65％代森锌可湿性粉剂 400 倍液，经 1 个半月可康复。

2. 虫害

主要有天蛾、粉蝶、叶蛾、黄毛虫等。幼虫啃食叶片或吸食成网状，造成植株缺枝少叶，影响树体发育和开花结果。

在春剪、夏剪时，彻底清除枯枝、落叶，集中烧毁。物理防治的主要措施是利用诱杀灯、性诱剂等诱杀害虫。化学防治，则使用低毒、高效、低残留农药，根据农药使用有关规定，严格掌握施用剂量、施用方法和安全间隔期。

三、采收加工

采收鸦胆子 7～12 月陆续成熟，当果皮呈黑紫色时就应及时采收,为保证果实质量,减少农药残留,果实采收后用清水清洗1~2次,将清洗干净的果实进行晾晒,经几天翻动晾晒后,当果皮、果肉干缩,进行包装,放于阴凉,透风处贮存[6]。

四、化学成分

迄今为止[7],从鸦胆子中分离主要有苦木内酯类、生物碱类、三萜类、甾体类、苯丙素类、黄酮类及其他类,共约200种化学成分,代表化合物如下。

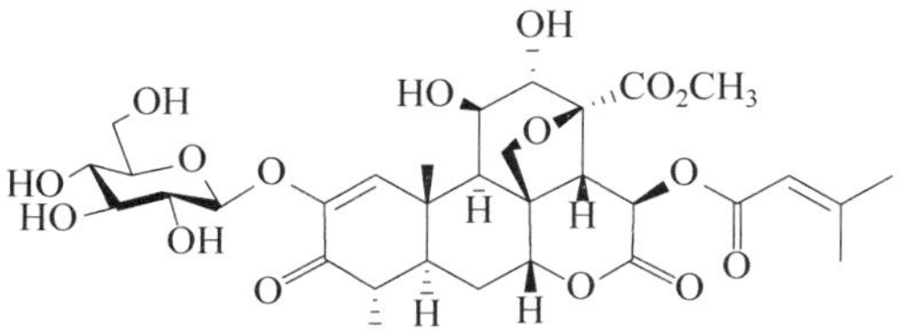

bruceoside A

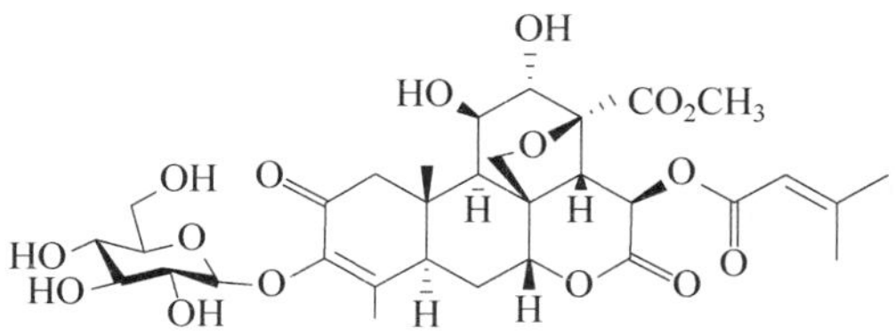

bruceoside B

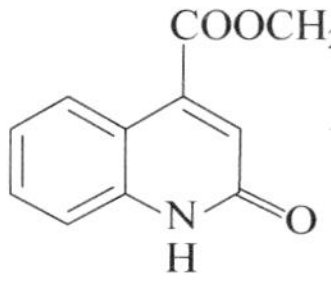

4-ethoxycarbony1-2-quinolone

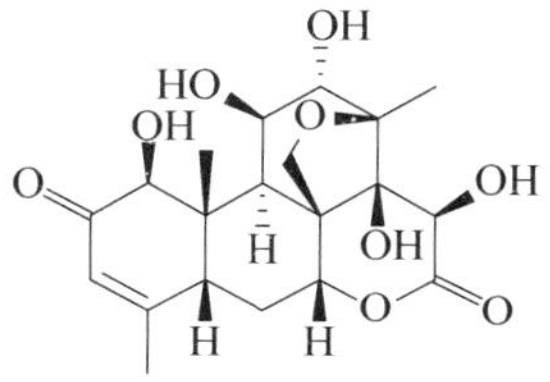

bruceine D

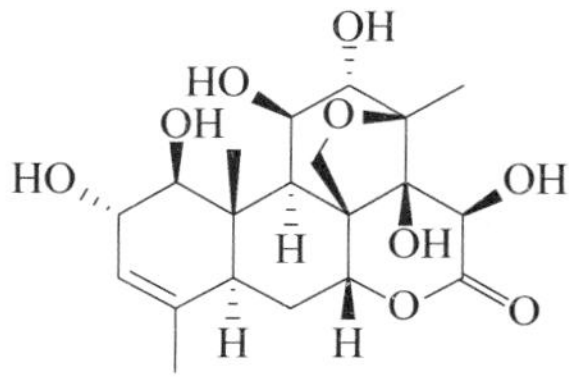

bruceine E

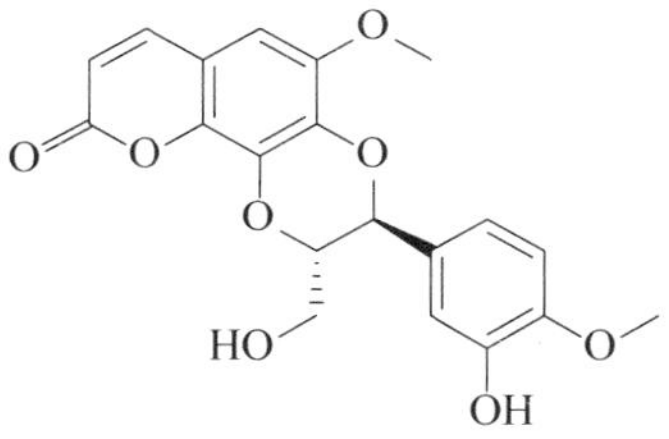

cleomiscosin E

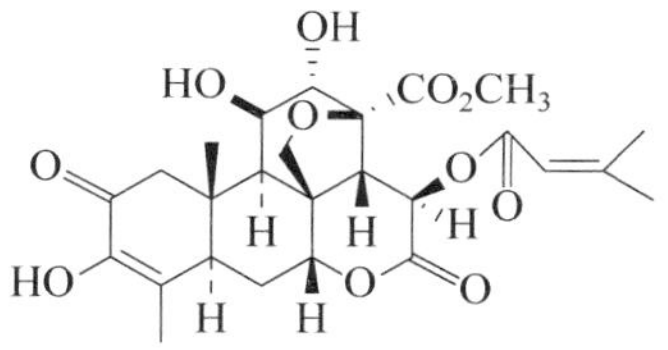

brusatol

(一)苦木内酯类

苦木内酯类是鸦胆子的主要活性成分,其基本结构中含1个 C_8 - CH_2 - O - C_{13} 的五元氧环、3个六元环及1个内酯环,多为四环三萜类化合物,少部分为五环三萜类化合物。1985年,Yoshimura等[8]从鸦胆子种子中分离出了 yadanziolides A、B、C 以及 yadanziosides F、I、J、L,而 sakaki 等[9]则分离出了 yadanziosides A、B、C、D、E、G、H、dehydrobrusatol 以及 dehydrobruceantinol 等成分,并确定其化学结构。1986年,Sakaki 等[10]又从鸦胆子中分离出了 Yadanziosides K、M、N、O 等成分。而迄今,从鸦胆子属中共分离得到此类化合物110种,具体化合物如表45所示。

表45　鸦胆子中的苦木内酯类化合物

序号	化合物	文献	序号	化合物	文献
1	yadanzioside A	[8]	4	yadanzioside G	[8]
2	yadanzioside C	[8]	5	yadanzioside J	[8]
3	yadanzioside F	[8]	6	yadanzioside M	[10]

（续表）

序号	化合物	文献	序号	化合物	文献
7	yadanzioside O	[10]	43	javanicolide C	[11]
8	yadanzioside D	[9]	44	javanicolide D	[11]
9	yadanzioside E	[13]	45	javanicolide E	[14]
10	yadanzioside H	[9]	46	javanicolide F	[23]
11	yadanzioside N	[10]	47	javanicolide H	[14]
12	yadanzioside B	[13]	48	bruceine A	[11]
13	yadanzioside I	[8]	49	bruceine B	[14]
14	yadanzioside K	[10]	50	bruceine C	[11]
15	yadanzioside L	[8]	51	bruceine D	[14]
16	yadanzioside P	[11]	52	bruceine E	[14]
17	bruceoside A	[14]	53	bruceine F	[11]
18	bruceoside D	[16]	54	bruceine H	[14]
19	bruceoside E	[16]	55	bruceine I	[11]
20	bruceoside F	[16]	56	bruceine J	[11]
21	bruceoside C	[11]	57	bruceine K	[12]
22	bruceoside B	[7]	58	bruceine L	[12]
23	javanicoside A	[7]	59	bruceine M	[12]
24	javanicoside B	[11]	60	bruceine N	[11]
25	javanicoside C	[11]	61	bruceine G	[12]
26	javanicoside D	[11]	62	dehydrobruceine B	[11]
27	javanicoside E	[11]	63	dehydrobruceine A	[11]
28	javanicoside F	[11]	64	dehydrobrusatol	[14]
29	bruceantinoside A	[11]	65	dehydrobruceantinol	[15]
30	yadanziolide U	[11]	66	bruceantarin	[11]
31	yadanzigan	[13]	67	bruceantin	[11]
32	desmethyl bruceantinoside A	[11]	68	bruceantinol	[11]
33	butyl ester of bruceoside D	[11]	69	bruceantinol B	[11]
34	bruceene	[11]	70	nigakilactone	[11]
35	bruceoside G	[21]	71	isobruceine B	[11]
36	javanicoside I	[11]	72	brusatol	[11]
37	javanicoside J	[11]	73	aglycone of bruceine D	[11]
38	javanicoside K	[11]	74	dihydrobruceantin	[11]
39	javanicoside L	[11]	75	yadanziolide T	[17]
40	yadanziolide A	[11]	76	javanicolide B	[11]
41	yadanziolide B	[11]	77	bruceanol A	[11]
42	yadanziolide C	[11]	78	bruceanol B	[11]

（续表）

序号	化合物	文献	序号	化合物	文献
79	bruceanol D	[11]	95	bruceanic acid E methyl ester	[14]
80	bruceanol C	[11]	96	yandanzitongsuan	[11]
81	bruceanol E	[11]	97	javanicolide A	[11]
82	bruceanol F	[18]	98	yadanziolide D	[11]
83	bruceanol G	[19]	99	yadanziolide V	[11]
84	bruceanol H	[19]	100	desmethyl-brusatol	[15]
85	javanicin	[20]	101	bruceantinol A	[12]
86	bruceaketolic acid	[20]	102	yadanziolide Z	[24]
87	bruceanic acid E	[14]	103	yadanziolide Y	[24]
88	bruceanic acid F	[14]	104	yadanziolide S	[24]
89	javanic acid A	[14]	105	yadanziolide W	[7]
90	javanic acid B	[14]	106	yadanziolide Q	[7]
91	bruceanic acid A	[22]	107	yadanziolide X	[24]
92	bruceanic acid B	[22]	108	bruceine 2-β-D-glucoside	[25]
93	bruceanic acid C	[22]	109	bruceanic acid A methyl ester	[26]
94	bruceanic acid D	[22]	110	bruceanic acid B methyl ester	[26]

（二）生物碱类

除苦木内酯外，1987 年，Fukamiya 等[27]从痢鸦胆子（B. antidysenterica）中分离得到 2 种生物碱，11-hydroxy-1-methoxycanthin-6-one 和 1-hydroxy-11-methoxycanthin-6-one，且都具有一定的细胞毒性。至今，研究者们共从鸦胆子属植物中分离得到 34 个生物碱，这些生物碱主要是从我国的 2 种植物鸦胆子和柔毛鸦胆子中分离得到，且多为吲哚类生物碱，具体名称如表 46 所示。

表 46　鸦胆子中的生物碱类化合物

序号	化合物	文献	序号	化合物	文献
111	4-ethoxycarbonyl-2-quinolone	[28]	122	canthin-6-one 3-N-oxide	[30,33]
112	9-methoxycanthin-6-one	[29]	123	canthin-6-one	[30,33]
113	bruceolline C	[31]	124	amarorine	[34]
114	bruceolline G	[31]	125	11-hydroxy-1-methoxycanthin-6-one	[27,34]
115	11-methoxycanthin-6-one	[31]	126	5,11-dimethoxycanthin-6-one	[32]
116	bruceolline A	[31]	127	5-methoxycanthin-6-one	[32]
117	bruceollines A	[31]	128	flazine	[24]
118	bruceollines B	[31]	129	infractin	[30]
119	5-hydroxycanthin-6-one	[31]	130	β-carboline-1-propionic acid	[30]
120	bruceacanthinoside	[30,33]	131	1-(1-β-glucopyranosyl)-1H-indole-3-carbaldehyde	[30]
121	11-hydroxycanthin-6-one-N-oxide	[30,33]	132	bruceolline O	[30]

（续表）

序号	化合物	文献	序号	化合物	文献
133	bruceolline F	[29]	139	bruceolline J	[17]
134	bruceolline D	[31]	140	bruceolline K	[17]
135	4-methoxycanthin-6-one	[32]	141	bruceolline L	[17]
136	bruceolline H	[17]	142	bruceolline M	[17]
137	bruceolline E	[17]	143	bruceolline N	[17]
138	bruceolline I	[17]	144	bruceolline F	[32]

（三）三萜类

除苦木内酯三萜类化合物外，Dong 等[28] 还从鸦胆子的嫩枝中分离得到一些五环三萜类化合物，目前共从鸦胆子中分离得到 23 个三萜类化合物，如表 47 所示。

表 47　鸦胆子中的三萜类化合物

序号	化合物	文献
145	brujavanones M	[28]
146	bruceajavanin C	[29]
147	bruceajavanin A	[30]
148	dihydrobruceajavanin A	[30]
149	bruceajavanin B	[30]
150	bruceajavanone A	[28]
151	bruceajavanone A-7-acetate	[28]
152	bruceajavanone B	[28]
153	bruceajavanone C	[28]
154	bruceajavaninone A	[28]
155	brujavanones A	[28]
156	brujavanones B	[28]
157	brujavanones C	[28]
158	brujavanones D	[28]
159	brujavanones E	[28]
160	brujavanones F	[28]
161	brujavanones G	[28]
162	brujavanones H	[28]
163	brujavanones I	[28]
164	brujavanones J	[28]
165	brujavanones K	[28]
166	brujavanones L	[28]
167	brujavanones N	[28]

（四）甾体类

2011 年，Chen 等[29] 从鸦胆子中分离出多种甾体化合物，随后，2013 年，Hou 和 Chen 等[30] 又从柔毛鸦胆子中分离出 brumollisols A～C 等甾体化合物。现从鸦胆子属植物中分离得到甾体类化合物共有 12 个，具体名称如表 48 所示。

表 48　鸦胆子中的甾体类化合物

序号	化合物	文献
168	3-O-α-L-arabinopyranosyl-（20R）-pregn-5-ene-3β, 20-diol-20-O-β-D-glucopyranosyl-(1-2)-β-D-glucopyranoside	[29]
169	niloticine	[31]
170	brumollisols A	[30]
171	brumollisols B	[30]
172	brumollisols C	[30]
173	（23R,24S）-23,24,25-trihydroxytirucall-7-ene-3,6-diol	[30]
174	piscidinol A	[30]
175	2,4-epipiscidinol A	[30]
176	（20R）-O-（3）-α-L-arabinopyranosyl-pregn-5-en-3β, 20-diol	[30]
177	3-O-β-D-glucopyranosyl-(1-2)-α-L-arabinopy-ranol-sy-（20R）-pregn-5-ene-3β, 20-diol	[29]
178	3-O-α-L-arabinopyranosyl-（20R）-pregn-5-ene-3β, 20-diol-20-O-β-D-glucopyranoside	[29]
179	（20R）-3-O-α-larabinopyranosylpregn-5-ene-3β, 20-diol	[29]

（续表）

序号	化合物	文献
194	(-)-hydnocarpin	[12]
195	quercetin	[12]
196	thevetiaflavone	[12]
197	chrysoeriol	[12]
198	luteolin-7-O-β-D-glucopyranoside	[29]
199	apigenin-7-O-β-neospheroside	[29]

（五）苯丙素类

苯丙素类化合物是酚性物质，多具有酚羟基。现已从鸦胆子属植物中分离得到共 12 个苯丙素类化合物[12]，包括香豆素类化合物 cleomiscosin A、B、E，木脂素类化合物 guaia-cylglycerol-β-O-6（2-methoxy） cinnamylalcohol ether 等，具体名称如表 49 所示。

表 49　鸦胆子中的苯丙素类化合物

序号	化合物	文献
180	(＋)-isolariciresinol	[28]
181	cleomiscosin A	[12]
182	cleomiscosin B	[12]
183	cleomiscosin E	[12]
184	7,8-epoxylignans	[11]
185	dihydrodehydrodiconiferyl alcohol	[11]
186	7-hydroxylariciresinol	[11]
187	secoisolariciresinol	[12]
188	3-demethoxycyclocurucumin	[31]
189	guaiacylglycerol-β-O-6'-(2-methoxy) cin-namylalcohol ether	[12]
190	pinoresinol	[12]
191	wikstroemol	[12]

（六）黄酮类

黄酮类化合物是指以 2 - 苯基色原酮为母核而衍生的一类以 C_6 - C_3 - C_6 为基本骨架的化合物，现今从鸦胆子属植物中分离得到包括 luteolin、（－）-hydnocarpin、quercetin、theve-tiaflavone 等黄酮类化合物共 8 种，具体名称如表 50 所示。

表 50　鸦胆子中的黄酮类化合物

序号	化合物	文献
192	quercetin-3-O-β-D-galactoside	[12]
193	luteolin	[29]

（七）其他类

除上述化合物外，鸦胆子中还含有倍半萜类、脂肪酸类、蒽醌类化合物。

五、 药理作用

（一）抗疟

在对鸦胆子药理作用研究实验中表明，鸦胆子仁口服或其水浸液进行肌肉注射都有显著的抗疟作用，可以使得血液中疟原虫迅速减少乃至转为阴性，鸦胆子的抗疟活性可能是由所含少量苦味素所致[31,32]。

（二）抗寄生虫

研究发现鸦胆子提取的化合物里水溶性苦味素对杀灭阿米巴虫有一定效果，在治疗痢疾过程中研究人员观察到鸦胆子对鞭虫和蛔虫有驱除作用，对钩虫有极强的驱杀作用[33]。

（三）抗肿瘤

对 84 例非小细胞肺癌淋巴结转移患者使用鸦胆子油乳联合吉西他滨＋顺铂（GP）方案治疗[34]，随机分为观察组与对照组。对照组单用 GP 方案治疗，观察组在对照组基础上使用鸦胆子油乳治疗。对比两组的近期疗效、免疫功能指标变化、肿瘤标志物水平变化。结果观察组有效率为 69.05%,对照组为 47.62%,差异有统计学意义($p < 0.05$)。结果表明鸦胆子油乳联合 GP 方案治疗非小细胞肺癌淋巴结转移的效果显著,鸦胆子油乳的加入使用能增强肿瘤抑制效果,延缓病情进展,调节机体细胞免疫功能,具有积极的临床意义。

刘红耀等[35]使用特异性药物诱发大白鼠膀胱肿瘤,以光镜扫描、电镜透射等观察动脉介入鸦胆子油乳及以明胶微球为栓塞剂治疗膀胱肿瘤的效果。结果显示鸦胆子油乳介入或加栓塞剂对诱发的大白鼠膀胱肿瘤具有抗癌作用。杨玉琼等观察鸦胆子油乳剂对人肾颗粒细胞癌细胞系 GRC_1 细胞周期的影响试验。结果发现,鸦胆子油乳剂可使细胞周期的 S 期细胞百分比含量明显减少,使 G_1 细胞比率明显升高,表明鸦胆子油乳剂具有抗癌作用。

（四）降脂、降压

鸦胆子油有较好的降脂作用,通过制成的长爪沙鼠高脂血症模型,观察其心肌和肝脏的组织中甘油三酯脂肪酶及血清卵磷脂、胆固醇酯酰氨基转移酶的活性变化[36]。观察发现,高脂血症模型动物的血清中胆固醇酯酰基转移酶活性明显升高,在注射了鸦胆子油乳剂后,血清胆固醇酯酰基转移酶活性更进一步增强,心肌和肝脏的脂蛋白脂肪酶活性增高,说明鸦胆子油乳剂具有明显的降脂作用。R Ranasasmita 等[37]以肾上腺素诱导的高血压大鼠为模型,评价鸦胆子果实提取物的降压作用。将高血压大鼠分为 4 组:第一组给予鸦胆子水提取物和肾上腺素,第二组给予鸦胆子正己烷提取物和肾上腺素,第三组给予比索洛尔和肾上腺素,第四组单独给予肾上腺素,用尾袖法定期测量收缩压。对肾上腺素诱导的高血压大鼠单独给予鸦胆子水提取物、己烷提取物和比索洛尔组的治疗证明,分别显著降低 72.75 mmHg(-34%)、58.5 mmHg(-28%)和 23.25 mmHg(-12%),而仅给予肾上腺素的阴性对照组收缩压增加了 15.00 mmHg

($+9\%$)。表明鸦胆子提取物具有较好的降压作用。

（五）抗消化道溃疡

用鸦胆子油乳剂治疗胃肠道溃疡的研究报道逐年增多,且疗效较传统胃溃疡药强。研究发现用鸦胆子油乳剂给消化道溃疡大鼠模型灌胃,能有效抑制幽门螺杆菌,显著提高动物胃黏膜活性,保护胃不受溃疡影响,能减少自由基对胃黏膜的损伤从而发挥抗溃疡的作用[38]。

六、 临床应用

（一）疟疾

将鸦胆子磨碎,装入胶囊,每次 12 粒,每天 3 次,饭前服用,治疗 27 例,效果良好,尤其对间日疟疾效果明显[39]。

（二）胃溃疡

薛淑英等[40]用鸦胆子油每天 1.4 g/kg、2.8 g/kg 连续给小鼠灌胃 3 d,观察发现能抑制幽门结扎大鼠胃溃疡的形成;鸦胆子油每天 1.2 g/kg 连续灌胃 3 d,能明显抑制阿莫西林导致的小鼠胃溃疡形成;鸦胆子油每天 0.6 g/kg、1.8 g/kg 连续灌胃小鼠 3 d,能明显抑制小鼠束水应激性胃溃疡;鸦胆子油每天 0.5 g/kg、1.0 g/kg 连续给大鼠灌胃 9 d,观察发现能有效抑制醋酸诱导慢性胃溃疡;鸦胆子油每天 0.5 g/kg、1.0 g/kg 连续给大鼠灌胃 3 个月,对大鼠因氨水所导致的慢性萎缩性胃炎有很好的抑制作用。张澎田等[41]进行了临床对照研究鸦胆子油乳剂的抗溃疡作用效果,分别设置观察组和对照组,观察组以鸦胆子油乳剂治疗 8 周,对照组则采用传统溃疡药西咪替丁治疗 8 周;最终观察组有效率和愈合率为 97% 及 80%,而对照组为 93.3% 及 36.37%,实验结果具有统计学意义,显然鸦胆子油乳剂治疗胃溃疡的效果明显较西咪替丁强。

（三）肿瘤

由于鸦胆子油具有较好的抗肿瘤作用，近年来对其的抗肿瘤研究越来越多，较多文献报道[42-44]在膀胱瘤、胃癌、肾癌等方面的临床研究。①单味药：可治疗耳、鼻、喉、口腔乳头状肿瘤。用鸦胆子油局部涂搽，治疗外耳道、声带、齿龈及鼻腔乳头状瘤手术摘除后复发患者5例，涂搽4～6次均告愈，随访1～2年未见复发，对正常黏膜无损害。②制剂：鸦胆子胶囊（规格为0.3g/粒）口服治疗各种癌症200多例，以贲门癌、食管癌效果最好，有减轻症状和使肿瘤缩小的作用。口服鸦胆子乳剂或静脉应用10%鸦胆子油静脉乳剂及复方鸦胆子乳剂用于治疗食管癌、肺癌、肝癌、肺癌脑转移、胃肠癌也取得了较好的疗效。且大部分抗肿瘤药对正常细胞有毒副作用，而鸦胆子油乳毒副作用[45,46]较小，所以在治疗肿瘤方面具有很不错的前景。

（四）其他作用

鸦胆子油乳可以用于治疗可米巴痢疾、寻常疣、扁平疣、鸡眼，以及滴虫性或阿米原虫性阴道炎等。

七、毒理研究

（一）皮肤刺激性实验

单次给药皮肤刺激性实验：取家兔8只，随机分为两组，其中1组为完整皮肤，另一组为破损皮肤。给药前24h将家兔背部脊柱两侧部分毛脱掉，破损皮肤组用灭菌针头将脱毛部位消毒皮肤划"井"字破口，破口横竖约3cm，当出现渗血时停止破口，左右两侧皮肤破损程度一致。两组家兔左侧背均匀涂抹鸦胆子油乳1.0mL，右侧背均匀涂抹橄榄油1.0mL，用纱布覆盖避免空气接触，再用医用橡皮膏固定6h后，用温水洗净药物，观察涂抹部位1h、24h、48h和72h皮肤刺激反应，按

相关文献进行评分。结果：经观察及评分比较，单次性给药鸦胆子油乳对家兔正常皮肤刺激反应分值为零，表明单次给药对正常皮肤无刺激性；对损伤皮肤刺激的平均反应值在1h为1.0，48h以后为0.25，表明对损伤皮肤有轻度刺激性[47]。

多次给药皮肤刺激实验：实验动物，分组，去毛面积同单次给药皮肤刺激实验。每日每只均匀涂抹药量1.0mL，连续涂抹1周，停药后观察1周，分别记录涂抹部位1h、24h、48h和72h是否出现红斑、水肿及其他异常情况。结果：鸦胆子油乳对家兔正常皮肤刺激反应分值在1h和24h为0.25，24h后为0，表明多次给药对皮肤无刺激性；多次给药对损伤皮肤刺激反应值在24h前为2，24h后刺激反应平均值在0.25以下，提示多次给药对损伤皮肤有轻度刺激性[47]。

（二）皮肤过敏实验

取白色豚鼠30只，雌雄各半，体重（300～350g）。在给受试物前24h，将豚鼠背部两侧脱毛，脱毛范围为3cm×3cm，将豚鼠随机均分为3组，即鸦胆子油乳组、阴性对照（橄榄油组）、阳性对照组（2,4-二硝基氯代苯）。致敏接触：给药组鸦胆子油乳于豚鼠背部左侧脱毛区，用量1只0.2mL，阳性对照组用1.0% 2,4二硝基氯代苯1只0.2mL，橄榄油组用量1只0.2mL，并分笼饲养，持续6h后，用温水洗净药物。试验第七天和第十四天，以同样方法各重复1次，共计3次，逐日观察各组动物受试区域的水肿及红斑情况，并做详细记录。激发接触：在最后一次给受试物致敏14d，用同样方法将几种受试物分别涂于动物背部右侧去毛区，阳性对照用0.1% 2,4-二硝基氯代苯，持续6h后用温水洗净受试物，即刻观察，然后于24h、48h和72h再次观察皮肤过敏反应情况，按文献记录各时间过敏反应分值。结果：阳性药组动物皮肤受试区自激发给药1h后均不同程度地出现严重过敏反应如哮喘、站立不稳，其余各组动物皮肤受试区自激发给药1至72h未出现异常反应，由此可见本药不产生致敏作用[47,48]。

参 考 文 献

[1] *Brucea javanica* (L.) Merr [M]. Springer Berlin Heidelberg, 1992.

[2] 龚山美,石世贵.鸦胆子与苦参子鉴别[J].时珍国医国药,1999,10(11):832.

[3] 谭春华,宋会明.四组容易混淆药材的对比鉴别[J].现代医药卫生,2001,17(12):1015.

[4] 王明玉,杨洪奎.鸦蛋子的薄层色谱鉴别[J].中草药,2001,32(12):1130−1131.

[5] 宋佳昱.海南琼海白石岭自然植物群落及野生观赏植物资源调查应用研究[D].海口:海南大学,2019.

[6] 李向宏,何凡,李宏,等.海南鸦胆子栽培技术初报[J].中国园艺文摘,2009,25(1):42−45.

[7] Wang Q. Study on chemical constituents from seeds of *Bruceae Fructus* [J]. Chinese Traditional and Herbal Drugs, 2015: 2839−2842.

[8] Yoshimura S, Sakaki T, Ishibashi M, et al. Constituents of seeds of *Brucea javanica*. Structures of new bitter principles, yadanziolides A, B, C, yadanziosides F, I, J, and L [J]. Bulletin of the Chemical Society of Japan, 1985,58(9):2673− 2679.

[9] Sakaki T, Yoshimura S, Ishibashi M, et al. Structures of new quassinoid glycosides, yadanziosides A, B, C, D, E, G, H, and new quassinoids, dehydrobrusatol and dehydrobruceantinol from *Brucea javanica* (L.) Merr [J]. Bulletin of the Chemical Society of Japan, 1985,58(9):2680−2686.

[10] Sakaki T, Yoshimura S, Tsuyuki T, et al. Structures of yadanziosides K, M, N, and O, new quassinoid glycosides from *Brucea javanica* (L.) Merr [J]. Bulletin of the Chemical Society of Japan, 1986,59(11):3541−3546.

[11] 罗应,申海艳,张敏,等.鸦胆子药渣的化学成分研究[J].热带亚热带植物学报,2019,27(3):294−298.

[12] Zhan Y, Tan T, Qian K, et al. Quassinoids from seeds of *Brucea Javanica* and their anticomplement activities [J]. Natural Product Research, 2020,34(8):1186−1191.

[13] Rahman S, Fukamiya N, Tokuda H, et al. Three new quassinoid derivatives and related compounds as antitumor promoters from *Brucea javanica* [J]. Bulletin of the Chemical Society of Japan, 1999,72(4):751−756.

[14] Liu J H, Zhao N, Zhang G J, et al. Bioactive quassinoids from the seeds of *Brucea javanica* [J]. Journal of Natural Products, 2012,75(4):683−688.

[15] Tian J, Zhao Y, Li J, et al. Network meta-analysis of 12 Chinese herb injections combined with gemcitabine and cisplatin for non-small cell lung cancer [J]. Chinese Journal of New Drugs, 2014,32:350−355.

[16] Ohnishi S, Fukamiya N, Okano M, et al. Bruceosides D, E, and F, three new cytotoxic quassinoid glucosides from *Brucea javanica* [J]. Journal of Natural Products, 1995,58(7):1032−1038.

[17] Chen H, Bai J, Fang Z F, et al. Indole alkaloids and quassinoids from the stems of *Brucea mollis* [J]. Journal of Natural Products, 2011,74(11):2438−2445.

[18] Imamura K, Fukamiya N, Okano M, et al. Bruceanols D, E, and F. Three new cytotoxic quassinoids from *Brucea antidysenterica* [J]. Journal of Natural Products, 1993,56(12):2091−2097.

[19] Imamura K, Fukamiya N, Nakamura M, et al. Bruceanols G and H, cytotoxic quassinoids from *Brucea antidysenterica* [J]. Journal of Natural Products, 1995,58(12):1915−1919.

[20] Lin L Z, Cordell G A, Ni C Z, et al. A quassinoid from *Brucea javanica* [J]. Phytochemistry, 1990,29(8):2720−2722.

[21] Fukamiya N, Lee K H, Muhammad I, et al. Structure-activity relationships of quassinoids for eukaryotic protein synthesis [J]. Cancer Letters, 2005,220(1):37−48.

[22] Toyota T, Fukamiya N, Okano M, et al. Antitumor agents, 118. The isolation and characterization of bruceanic acid A, its methyl ester, and the new bruceanic acids B, C, and D, from *Brucea antidysenterica* [J]. Journal of Natural Products, 1990,53(6):1526−1532.

[23] Yan X H, Chen J, Di Y T, et al. Anti-tobacco mosaic virus (TMV) Quassinoids from *Brucea javanica* (L.) Merr [J]. Journal of Agricultural and Food Chemistry, 2010,58(3):1572−1577.

[24] Su B N, Chang L C, PARK E J, et al. Bioactive constituents of the seeds of *Brucea javanica* [J]. Planta Medica, 2002,68 (8):730−733.

[25] 张金生,林隆泽,陈仲良,等.鸦胆子化学成分的研究Ⅱ.鸦胆子苦素E−葡萄糖苷[J].化学学报,1983,41(2):149−152.

[26] Kupchan S M, Britton R W, Lacadie J A, et al. Tumor inhibitors. 100. Isolation and structural elucidation of bruceantin and bruceantinol, new potent antileukemic quassinoids from *Brucea antidysenterica* [J]. The Journal of Organic Chemistry, 1975,40(5):648−654.

[27] Fukamiya N, Okano M, Aratani T, et al. Antitumor agents: LXXXVII. Cytotoxic antileukemic canthin-6-one alkaloids from *Brucea antidysenterica* and the structure activity relationships of their related derivatives1 [J]. Planta Medica, 1987,53 (2):140−143.

[28] Dong S H, Liu J, Ge Y Z, et al. Chemical constituents from *Brucea javanica* [J]. Phytochemistry, 2013,85:175−184.

[29] Chen Y Y, Pan Q D, Li D P, et al. New pregnane glycosides from *Brucea javanica* and their antifeedant activity [J]. Chemistry & Biodiversity, 2011,8(3):460−466.

[30] Chen H, Ma S G, Fang Z F, et al. Tirucallane triterpenoids from the stems of *Brucea mollis* [J]. Chemistry & Biodiversity, 2013,10(4):695 - 702.

[31] Sriwilaijaroen N, Kondo S, Nanthasri P, et al. Antiplasmodial effects of *Brucea javanica*(L.)Merr. and *Eurycoma longifolia* Jack extracts and their combination with chloroquine and quinine on Plasmodium falciparum in culture [J]. Tropical Medicine & Health, 2010,38(2):61 - 68.

[32] Sutiningsih D, Nurjazuli N, Nugroho D, et al. Larvicidal activity of brusatol isolated from *Brucea javanica*(L)Merr on Culex quinquefasciatus [J]. Iranian Journal of Public Health, 2019,48(4):688 - 696.

[33] 杨峰,于红,王凤礼,等.鸦胆子的研究概况[J].黑龙江医学,1998,(2):112 - 113.

[34] 袁国荣,薛骞,王庆华.鸦胆子油乳联合化疗治疗中晚期非小细胞肺癌[J].浙江中西医结合杂志,2004,14(7):412 - 414.

[35] 刘红耀,米振国,王东文.鸦胆子油乳介入治疗膀胱肿瘤的动物实验研究[J].中华泌尿外科杂志,2000,21(6):353 - 355.

[36] 杨丹,杨兵.高脂血症沙鼠某些脂酶活性的变化及鸦胆子油乳剂降脂作用的研究[J].中医药信息,1994,11(5):46 - 48.

[37] Ranasasmita R, Roswiem A P, Bachtiar T S P, et al. Antihypertensive effect of *Brucea javanica*(L.)Merr. fruit extract [J]. Makara Seri Sains, 2012,16(2):71 - 86.

[38] 左铮云.鸦胆子油药理作用研究概况[J].实用中西医结合临床,2005,(6):88 - 90.

[39] 马玉坤,胡安新,邹满.鸦胆子油的临床应用进展[J].山东医药,2004,44(17):61 - 62.

[40] 薛淑英,宋桂兰.鸦胆子油乳颗粒剂抗胃溃疡及抗慢性胃炎的作用[J].沈阳药科大学学报,1996,(1):13 - 17.

[41] 张澍田,于中麟.植物油乳治疗胃溃疡的临床研究——开放及随机双盲对照观察[J].中级医刊,1996,31(8):14.

[42] 冯怡,邓远辉,陈桂容,等.鸦胆子抗人乳头瘤病毒的作用研究[J].中成药,2006,28(12):1819 - 1820.

[43] 汤涛.鸦胆子油乳具有多药耐药逆转和拓扑异构酶Ⅱ抑制作用[J].中国药理学通报,(5):534 - 539.

[44] 俞丽芬,孙波,吴云林.鸦胆子抗消化系肿瘤的研究[J].胃肠病学,2000,(3):184 - 185.

[45] 朱良志,俞进友.雅胆子乳治疗原发性肝癌38例临床效果观察[J].实用临床医药杂志,1998,2(1):12 - 14.

[46] 贺箫.鸦胆子油乳注射液治疗晚期恶性肿瘤48例[J].四川中医,2003,(3):47.

[47] 林泓艳.鸦胆子油乳皮肤刺激和皮肤过敏实验研究[J].海峡药学,2010,22(7):46 - 48.

[48] 睢凤英,蒋小红,姜肖明,等.鸦胆子糊剂的制备及皮肤安全性试验的研究[J].中华中西医杂志,2003,4(21):3010 - 3012.

香　圆

香圆为芸香科柑橘属植物香圆（*Citrus wilsonii Tanaka*)的干燥果实。而在中国一些古籍和历代本草中，由于香圆与香橼同音，又都是芸香科柑橘属植物，常将二者相混。不过香圆与香橼除果实都极芳香外，其形态特征、地理分布、药用价值等各不相同[1]。

香圆为高大常绿乔木，老枝硬挺，上具针刺，嫩枝绿色，柔软而圆浑。叶互生，单身复叶；叶柄长 1.2～3.0 cm，叶翼心形，宽 1.2～2.0 cm；叶片卵状长椭圆形，长 5～11 cm，宽 2～5.5 cm，上面深绿色，下面绿黄色，无毛；叶柄与叶片间，有明显的隔痕。花两性，单生或丛生于叶腋，白色；萼片有 5 片，锐三角形，无毛；花瓣有 5 瓣，长圆形，长 2.0～2.5 cm，宽 0.9～1.0 cm；雄蕊有 27～28条，常 3～7 条彼此结合，高出于柱头。果实卵圆形，纵径 9～10 cm，横径 9～9.5 cm，黄橙色，鲜亮，极芳香，油胞平生或凹入，顶部带有环形乳头状凸起；果皮不易剥离，厚达 1 cm；囊瓣有10～11 瓣，排列不整齐，中心柱充实；汁胞长纺锤形，灰黄色，味极酸，不堪食用；种子每个果实有 80 颗以上，一半以上发育不充实，长卵圆形，上具棱纹，多胚，子叶白色。花期在 4 月中下旬至 5 月初旬，果实成熟期 10 月下旬至 11 月下旬[2]。

一、生药鉴别

（一）性状鉴别

香圆表面密被有凹陷的小油点以及网状隆起的粗皱纹，在顶端有"金钱环"，基部有果梗残基。切片多呈半圆形，横切面果皮厚 0.7～1.5 mm，粗糙不平，沿外翻转，且切片边缘油点明显，有1～2 列，瓤囊 9～11 室，中轴常凸起。气香，味酸而苦[3,4]。

（二）显微鉴别

取香圆粉末于显微镜下观察，粉末呈淡棕黄色，其中果皮薄壁组织呈类白色，细胞呈类圆形或不规则形，壁大多为不均匀增厚，非木质化，部分增厚壁显微镜下呈连珠状或块状。外表皮组织表面观呈多角形或类方形，气孔呈扁圆形或长圆形，外表皮有气孔副卫细胞 5～7 个。表皮细胞狭长，壁甚薄，有的呈微波状弯曲，其下层细胞较大，与表皮细胞呈垂直方向排列，细胞中含草酸钙方晶。草酸钙方晶成片存在于薄壁组织中，呈多面形或类双锥形，可观察到螺纹、网纹导管及管胞，偶尔可见油室碎片[3]。

（三）理化鉴别

采用薄层层析方法对香橼与香圆进行理化鉴别。取样品粉末 1.0 g，加甲醇 5 mL，冷浸 48 h以上，滤过，滤液点于薄层硅胶 G 板上，以乙酸乙酯-丁酮-甲酸-水（5∶3∶1∶1）为展开剂，紫外254 nm 下检视荧光斑点，香圆有 11 个荧光斑点[4]。

采用薄层层析方法对香圆枳壳进行理化鉴别。取香圆枳壳粉末 1.0 g，加甲醇 5 mL，冷浸48 h 以上，滤过，滤液作为供试品溶液。点样于薄层硅胶 G 板上，以氯仿-丙酮-乙醇-氨水（5∶3∶1.5∶0.5）展开，取出晾干后喷以茚三酮试剂（茚三酮 0.1 g 溶于醋酸 2.5 mL 和正丁醇 47.5 mL），再在 105 ℃加热下直到斑点显色清晰，对照药材色谱相应的位置[3]。

二、栽培

（一）产地环境

香圆适合繁殖的季节为春季，喜欢阳光充沛、水量充足的地带。以疏松肥沃、排水良好的微酸性土壤为宜，栽培种植基质可选用园土、腐殖土、泥炭土、粗砂或珍珠岩等材料配制。喜湿润的土壤环境，生长期间应充足供应水分，保持土壤湿润，不可使土壤过干或过湿。适宜生长温度为 20～30 ℃，比较耐寒，但不能承受 0 ℃以下的低温，0 ℃以下容易发生冷害，冬季应对其进行棚内保温，保持 1～5 ℃的温度。棚内温度不宜过高，不宜超过 10 ℃[5]。

（二）生产管理

1. 繁殖方法
香圆繁殖方式主要有扦插、嫁接和播种[6]。

扦插自春至秋均可进行。春插在枝条尚未抽发，开始萌芽时进行。选择去年生长充实的枝条，栽剪成长约 10 cm 的插穗，插入土壤后给予遮荫和保持湿润，经 1 个多月可生根成活。扦插苗培育 4 年后才能开花结果。嫁接通常用切接，在春季树液流动时进行，也可在秋季进行嫁接。播种把种子保存在果实中，到 2～3 月播种时取出，选择肥沃土壤按行距 30 cm 开出要播种的土沟，将种子均匀撒入，覆土厚 2 cm 左右，在 4 月下旬发芽出苗。

2. 田间管理
在香圆成长期要勤浇水、勤除草、勤松土，保持其最适宜生长环境。香圆成长期要补充水分，浇水应掌握"干干湿湿，干湿相间"，不使土壤过干或过湿。开花时要注意避免大雨及浇灌大水，否则易导致落花，冬季需控制浇水，土壤稍呈湿润即可。喜光，生长期间及越冬时都应给予充足的阳光。成长期应该每 10 d 施肥一次，但发芽初期和开花期不施肥。前期以氮肥为主，促进枝叶发育，后期注意氮、磷、钾的配合以促进果实的生长，冬天应该停止施肥[6]。

（三）病虫害防治

香圆主要病害与香橼基本一致，主要容易患煤烟病，主要危害叶、枝稍、果实。植株受病后，叶面初现煤灰小斑点，后渐扩展变为黑色，遮盖全叶，妨碍光合作用。防治：注意排水修剪，使通风透光。

虫害主要有吹绵介壳虫害枝叶，蚜虫、红蜘蛛危害嫩枝叶。保护天敌大红瓢虫进行防治；在少量发生时剪除虫枝烧毁，用 40%乐果乳油1 000 倍液或 25%亚硫磷乳油 1 000 倍液喷洒防治；可用松脂合剂，春季需稀释 8～10 倍，夏秋季则需稀释 20 倍，每隔 15 d 喷杀一次，连续 2～3次。蚜虫、红蜘蛛在虫害较轻的时候对患病枝叶进行剪除，也可用 40%乐果乳油 1 000 倍液或1∶1∶10 石灰水防治。

三、化学成分

香圆作为中药材香橼两个品种之一，对其研

究较少。朱景宁[1]对香橼药材两个品种的药材所含挥发油成分进行了比较,其中香圆中所含挥发油类成分主要有以下类,如表 51 所示。

表 51　香圆中的挥发油类化合物

序号	分子式	化合物	含量(%)
1	$C_{10}H_{16}$	α-蒎烯	1.83
2	$C_{10}H_{16}$	2-蒎烯	1.51
3	$C_{10}H_{16}$	β-myrcene	2.42
4	$C_{10}H_{16}$	α-水芹烯	1.99
5	$C_{10}H_{16}$	(＋)-4-Carene	1.40
6	$C_{10}H_{14}$	m-聚伞花素	2.27
7	$C_{10}H_{16}$	柠檬烯	58.76
8	$C_{10}H_{16}$	β-水芹烯	
9	$C_{10}H_{16}$	松油烯	18.44
10	$C_{10}H_{18}O_2$	5-四氢化乙烯基-α,α,5-三甲基呋喃甲醇	1.18
11	$C_{10}H_{18}O$	β-Linalool	1.41
12	$C_{10}H_{18}O$	(R)-对孟烯-1-醇-4	2.79
13	$C_{10}H_{18}O$	对孟烯-1-醇-8	5.08
14	$C_{12}H_{20}O_2$	对孟烯-1-醇-8 醋酸酯	0.68
15	$C_{12}H_{20}O_2$	橙花醇酯	0.76

实验结果表明香橼和香圆挥发油成分对比,香圆挥发油百分含量为 0.53%,而香橼为 0.33%。香圆主要含有柚皮苷,而香橼主要是橙皮苷,两品种有 5 个共有挥发油,主要是 m-聚伞花素、柠檬烯、(R)-对孟烯-1-醇-4、对孟烯-1-醇-8、橙花醇酯。

Zhao P[7]等通过 HPLC-Q/TOF-MS 对香橼(CML)以及香圆(CWT)的果实化合物进行了提取比较得到以下结果,如表 52 所示。

表 52　香橼和香圆中的化合物

分子式	化合物	药材	分子式	化合物	药材
$C_{27}H_{30}O_{15}$	apigenin-6,8-di-C-glucoside	香圆,香橼	$C_{19}H_{24}O_5$	marmin	香圆
$C_{28}H_{32}O_{16}$	lucenin-2-4'-methylether	香橼	$C_{33}H_{40}O_{18}$	melitidin	香圆
$C_{23}H_{40}O_{19}$	rhoifolin-40'-O-glucoside	香圆	$C_{15}H_{16}O_5$	meranzin	香圆
$C_{27}H_{30}O_{16}$	rutin	香橼	$C_{16}H_{16}O_6$	oxypeucedanin hydrate	香圆
$C_{27}H_{32}O_{15}$	eriocitrin	香圆	$C_{26}H_{30}O_8$	limonin	香圆,香橼
$C_{27}H_{32}O_{15}$	neoeriocitrin	香圆	$C_{28}H_{34}O_9$	nomilin	香圆,香橼
$C_{22}H_{22}O_{11}$	scoparin	香橼	$C_{26}H_{30}O_7$	obacunone	香圆,香橼
$C_{27}H_{30}O_{14}$	rhoifolin	香圆	$C_{11}H_{10}O_4$	5,7-dimethoxycoumarin	香橼
$C_{27}H_{32}O_{14}$	naringin	香圆,香橼	$C_{12}H_8O_4$	bergapten	香橼
$C_{28}H_{32}O_{15}$	diosmin	香橼	$C_{15}H_{16}O_4$	isomeranzin	香圆,香橼
$C_{28}H_{34}O_{15}$	hesperidin	香橼	$C_{15}H_{16}O_3$	osthole	香圆
$C_{15}H_{18}O_5$	meranzin hydrate	香圆	$C_{16}H_{14}O_4$	isoimperatorin	香圆
$C_{11}H_{10}O_4$	scoparone	香橼			

毛淑杰等[8]在就香橼的质量评价研究中,对安徽采集的香圆药材进行了化学成分研究,鉴定了三个化合物,即柚皮苷、8-(3,8-二甲基-2,7-辛二烯)-香豆素[9]、β-谷甾醇。

杨辉[10]对陕西地产香圆采用回流法研究其黄酮类成分,结果表明其黄酮类成分柚皮苷[11]含量符合《中国药典》标准,研究中也发现其含有生物碱辛弗林[12],且辛弗林含量与药材炮制方式有关。

部分化学结构式如下。

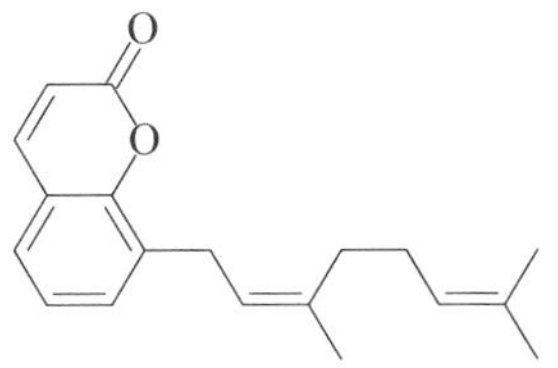

8-(3,8-二甲基-2,7-辛二烯)-香豆素 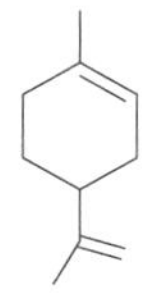　　柠檬烯

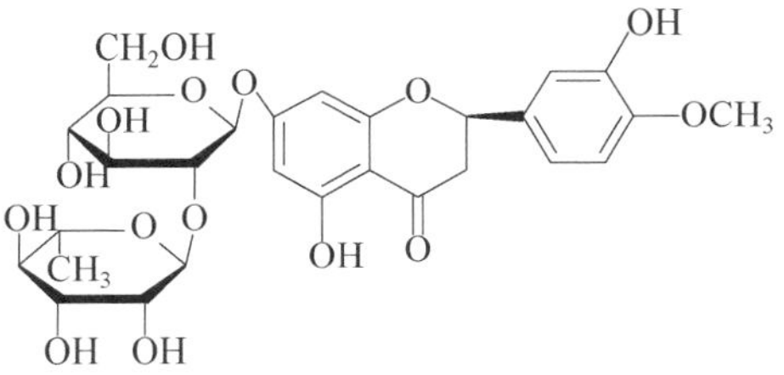

柚皮苷

四、药理作用

(一)调节心血管系统

香圆所含化学成分辛弗林[12]为肾上腺素α-受体激动剂,对心脏具有兴奋作用,加强心肌收缩力,增加心输出量,减慢心律等作用,同时也有收缩血管、升高血压的作用,在升压过程中又没有去甲肾上腺素的呼吸抑制和心率加快等作用,也没有肾上腺素的翻转作用,这使得其在临床上应用广泛。Roblins[13]研究发现橙皮苷、蜜桔素及柚皮苷等化合物能降低红细胞凝集作用并延缓其沉降率。其中蜜桔素作用最强,其次为橙皮苷和柚皮苷。

(二)兴奋平滑肌

在对受孕及未孕的家兔在体、离体子宫进行药理实验研究中,发现其能兴奋家兔在体子宫平滑肌,能增强子宫收缩张力及收缩节律。此外香圆中的黄酮类有效成分能抑制小鼠离体肠管及家兔肠管,可增强肠胃收缩节律,兴奋平滑肌,但却抑制肠胃运动[14-16]。

(三)抗炎、抗氧化、抗菌

其挥发油中化合物柠檬烯对金黄色葡萄球菌等革兰氏阳性菌有很强的抑制作用,对革兰氏阴性菌的抑制作用较弱[17]。同时黄酮类化合物柚皮苷主要表现为抗炎作用,也有研究发现柚皮苷在抑制皮肤炎症上有一定作用[18]。

(四)溶解胆结石

Igimi等[19]报道,柠檬烯有很强的溶解胆结石的作用,是良好的胆结石溶解剂。其在人体温度下试管内溶解胆结石的作用相较于鹅去氧胆酸钠强10倍,溶解胆结石能力与乙醚、氯仿相接近,但柠檬烯的毒性却很小。

(五)防腐

Liu X等[20]通过将香圆提取物和海藻酸钙涂膜来观察对微生物的联合作用。通过涂抹在凡纳滨对虾后在4℃条件下贮藏,观察6d饲养过程中的化学和感官变化。结果发现食用海藻酸钙包被提取物能有效延缓4℃贮藏虾仁的质量恶化,处理后的虾总活菌数比未经处理的对照降低10倍以上。与对照组相比,提取液处理的虾pH值和总挥发性碱氮(TVB-N)的增加率也较低。冷藏6d后,提取液与涂层处理的虾在气味、色泽、质地等方面的感官得分均显著高于对照组。

参 考 文 献

［1］朱景宁.香橼药材化学成分及质量标准研究［D］.北京:中国中医科学院,2007.

［2］江苏新医学院.中药大辞典:下册［M］.上海:上海科学技术出版社,1977.

［3］沈廷明.枳壳与香圆枳壳的鉴别［J］.海峡药学,2007,19(12):71-72.

［4］蔡秋平.香橼伪品——柚的生药鉴定［J］.基层中药杂志,2002,(1):37.

［5］孙银亚.碱性土条件下枳与枳雀根系微生物的差异分析及潜在益生菌的筛选［D］.武汉:华中农业大学,2019.

［6］周子凡,张万春,赵忠东,等.一种香圆枳壳栽培工艺［Z］.2018,CN201810108297.1.

［7］Zhao P, Duan L, Guo L, et al. Chemical and biological comparison of the fruit extracts of *Citrus wilsonii* Tanaka and *Citrus medica* L［J］. Food Chemistry, 2015,173:54-60.

［8］朱景宁,毛淑杰,李先端.香橼药材品种资源及市场现状调查报告［J］.中药材,2006,29(7):653-655.

［9］苌美燕,冯杉,王婷婷,等.柑橘属药用植物香豆素类化学成分研究进展［J］.化工管理,2018,482(11):15-16.

［10］杨辉.陕西地产香圆枳实枳壳品质分析评价［D］.西安:陕西理工学院,2010.

［11］顾雪竹,李先端,毛淑杰,等.香圆中柚皮苷成分的测定［C］//2011,中华中医药学会中药炮制分会2011年学术年会论文集.

［12］Stewart I, Newhall W F, Edwards G J. The isolation and identification of *l*-synephrine in the leaves and fruit of citrus［J］. Journal of Biological Chemistry, 1964,239(3):930-932.

［13］Chandrappa C P, Smitha B M, Chandrasekar N, et al. Effect of *Citrus medica* L fruit peel extract on genotoxicity induced by cyclophosphamide in mice bone marrow cells［J］. International Journal Microbiology, 2017,8(2):43-47.

［14］刘莉洁,魏义全,寻庆英,等.组胺受体在枳实调节小鼠小肠运动中的作用［J］.东南大学学报:医学版,2001,20(3):144-146.

［15］官福兰,王汝俊.枳壳及辛弗林对兔离体小肠运动的影响［J］.中药药理与临床,2002,18(2):9-11.

［16］官福兰,王如俊,王建华.枳壳及辛弗林对小鼠胃排空、小肠推进功能的影响［J］.现代中西医结合杂志,2002,(11):1001-1003.

［17］Chen H, Yang K, You C, et al. Chemical constituents and biological activities against Tribolium castaneum (Herbst) of the essential oil from *Citrus wilsonii* leaves［J］. Journal of the Serbian Chemical Society, 2014,79(10):1213-1222.

［18］钱俊臻,王伯初.橙皮苷的药理作用研究进展［J］.天然产物研究与开发,2010,(01):180-184.

［19］Igimi H, Nishimura M, Kodama R, et al. Studies on the metabolism of *d*-limonene (*p*-mentha-1,8-diene). I. The absorption, distribution and excretion of *d*-limonene in rats［J］. Xenobiotica, 1974,4(2):77-84.

［20］Liu X, Jia Y, Hu Y, et al. Effect of *Citrus wilsonii* Tanaka extract combined with alginate-calcium coating on quality maintenance of white shrimps (*Litopenaeus vannamei* Boone)［J］. Food Control, 2016,68:83-91.

香　橼

香橼为芸香科柑橘属植物枸橼（*Citrus medica* L.）的干燥成熟果实，是传统的名贵中药材，又名枸橼或枸橼子[1]。

枸橼为不规则分枝的灌木或小乔木。新生嫩枝、芽及花蕾均暗紫红色，单叶，偶有单身复叶，叶片椭圆形或卵状椭圆形，叶缘有浅钝裂齿。总状花序有花近12朵，花瓣5片，果实为类球形、半球形或圆形片，表面黑绿色或黄绿色，密被凹陷的小油点及网状隆起的粗糙纹，顶端有花柱残痕及隆起的环圈，基部有果梗残痕。质坚、硬。横切面观察，边沿油点明显，中果皮厚约5 mm，瓤囊有9-11室，棕褐色或淡红棕色，偶有黄白色种子。气香，味酸而苦。花期4～5月，果期10～11月(图11)。

长江流域及其以南地区均有分布，台湾、福建、广东、广西、云南、湖南等省区较多栽种。

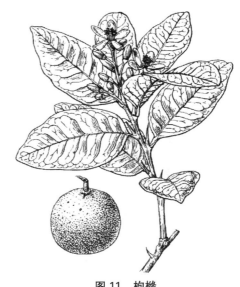

图 11　枸橼
（引自《中药大辞典》）

一、　生药鉴别

（一）性状鉴别

果皮呈片状，外果皮边缘呈波状，散有凹入的油点，中果皮有不规则网状突起的维管束，瓤囊10～17室。气清香，味微甜而苦辛[2]。

（二）显微鉴别

取香橼粉末于显微镜下观察，中果皮细胞类圆形，外果皮细胞具有角质层，有气孔，可见大型油室碎片[2]。

（三）理化鉴别

薄层鉴别

取样品粉末1.0 g，加甲醇5 mL，冷浸48 h以上，滤过，滤液点于薄层硅胶G板上，以乙酸乙酯-丁酮-甲酸-水(5：3：1：1)为展开剂，紫外254 nm下检视荧光斑点，香橼有7个荧光斑点。

二、栽培[3]

（一）产地环境

香橼为热带、亚热带水果，喜温暖湿润气候，怕霜冻，不耐严寒及干旱。适宜在海拔 1 700 m 以下，冬季最低温度 3 ℃以上、年降雨量 800 mm 以上的冬无严寒、雨量充沛的地区栽培。以土层深厚、疏松肥沃、富含腐殖质，排水良好的壤土、砂质壤上栽培为宜。香橼是常绿果树，一年要经过新梢抽发、开花、结果、果实成熟等阶段。香橼具有很强的抽梢能力，春、夏、秋季均可抽发新梢，一般一年要抽发 3～4 次新梢，冬季停止抽梢。香橼可一年四季开花，但以春季开花为主，秋、冬季开花少，且所结果实不能正常成熟。

（二）生产管理

1. 选地、整地

选择海拔 1 700 m 以下，土层深厚、肥力较高的田地栽培。香橼可春季种植，但最佳的种植季节是夏季多雨季节。香橼定植的株行距 3 m×3 m，每公顷定植 1 110 株。按长、宽、深各 60 cm 开挖定植穴。每穴施入腐熟农家肥 10 kg、普钙或钙镁磷 1 kg、三元复合肥 1 kg，施肥后与穴土充分拌和。苗木栽植时，首先修剪伤根，除去 2/3 叶片，适当回填肥土，把苗木置于定植坑中心，舒展根系，扶正苗木，然后覆盖细土，用脚踏实。定植后充分浇透水。

2. 繁殖方法

香橼的繁殖方法一般为播种种植和扦插种植。

播种种植时选取成熟果实，切开取出种子，洗净，晾干，即可播种，或用湿沙土层存储种子待春季播种。选择肥沃土壤按行距 30 cm 开出要播种的土沟，将种子均匀撒入，盖土，浇水。培育 2～3 年定植。

扦插种植时选取 2～3 年生枝条，除去枝丫，剪成 18 cm 左右的小段，在春季高温高湿季节扦插。选择肥沃土壤按行距 30 cm 开出扦插土沟，每株相距 12 cm，斜插，将插穗露出地面 1/3，盖土，压紧浇水。培育 1～2 年定植。

3. 田间管理

每年除草、施肥 2～3 次，5～9 月施人畜粪为主，冬季增施过磷酸钙以保证钙磷钾等元素吸收促进果实生长；修剪过长枝、过密枝，结果期要插设支柱。

（三）病虫害防治

1. 病害

黄龙病：是柑橘类水果的毁灭性病害，危害症状为病树黄梢和叶片斑驳黄化，除叶片黄化症状外，病树还有落叶，树冠稀疏，枯枝多，植株矮小，病树开花早而多，花瓣较短小，肥厚，无光泽，花朵多个聚集成团，坐果率低，果实变小、畸形。发病香橼挖除重栽；加强柑橘木虱的检测与防治，切断传播途径；严格实行检疫制度；建立无病苗圃，培育无病苗木。

树脂病（黑点病）：是目前危害香橼主要病害之一，受冻、受伤等树势不良极易感病，树势强壮树不易得病，该病侵染枝干时叫"树脂病"，侵染叶片时称"砂皮病"，侵染果面时又称"黑点病"，主要从幼果侵染果实，膨大期表现症状，严重影响果实外观品质、树势及产量。树脂病（黑点病）在定果后的 6～8 月间喷药 3 次，每次间隔期视降雨量定。一般可在累积降雨量达到 200～300 mm 时喷药 1 次，药剂可选用 80％大生 600 倍液（兼治锈螨）。

煤烟病主要危害叶、枝稍、果实。植株受病后，叶面初现煤灰小斑点，后渐扩展变为黑色，遮盖全叶，妨碍光合作用。防治：注意排水修剪，使通风透光。

2. 虫害

潜叶蛾、柑橘凤蝶、玉带凤蝶幼虫食害叶片。用 90％晶体敌百虫 1 000 倍液喷洒防治。

吹绵介壳虫害枝叶。保护天敌大红瓢虫进

行防治;在少量发生时剪除虫枝烧毁,用40%乐果乳油1000倍液或25%亚硫磷乳油1000倍液喷洒防治;可用松脂合剂,春季需稀释8~10倍,夏秋季则需稀释20倍,每隔15 d喷杀一次,连续2~3次。

蚜虫、红蜘蛛危害嫩枝叶,可用40%乐果乳油1000倍液或1:1:10石灰水防治。

三、采收加工

香橼的采收一般是在秋季8~10月份果实定型后,采下皮为深绿色且将要成熟的香橼,用米糠壳堆盖,放置2~3日,使其皮色变为金黄,稍微干燥后,横切成0.6~1 cm的薄片,可将其用线穿起风干,至半干后,再在烈日下晒至全干即可。也可用微火烘干,便于保存。

四、化学成分

(一)挥发油类

挥发油一直被认为是香橼的主要活性成分之一,大多存在于橘类果皮中,基本由脂肪族、芳香族、萜类及其含氧衍生物,如醇、醛、酮、酯等组成。虽然挥发油成分复杂,但其往往含有一种或几种比例较大的成分,具有一定的稳定性。香橼的2个基原品种挥发油含量略有差异,香橼约含0.53%,枸橼约含0.33%[4]。朱景宁等[5]发现香橼、枸橼所含主要成分不同,柠檬烯、β-水芹烯在香圆中含量远远高于枸橼,约为54.76%;枸橼中棕榈酸含量最高,而香橼中未检出。陈萌[6]等运用气相色谱-质谱-嗅辨仪联机技术对香圆精油进行嗅闻分析,伞花烃和丙酸松油酯对香圆特征性香气有重要贡献。研究表明,含量多少并不能表征对整体香气贡献的大小。单萜碳氢化合物在挥发油中比例较高,而含量较低的含氧单萜衍生物却是柑橘类精油香气的主要来源[7]。

(二)黄酮类

黄酮类成分是柑橘属的重要化学成分,目前香橼中已有文献报道的黄酮类成分有21个,其中香橼和枸橼共有成分5种。以梅皮素为对照,比色法测定总黄酮含量,枸橼乙醇提取物每100 g含(74.1±3.12)mg总黄酮[8]。Cheng等[9]对香橼甲醇提取物中7种主要黄酮类成分(柚皮苷、柚皮素、圣草次苷、橙皮苷、新橙皮苷、野漆树苷和枸橘苷)定量分析,黄酮总含量约为93.09 mg/g。化合物如表53所示。

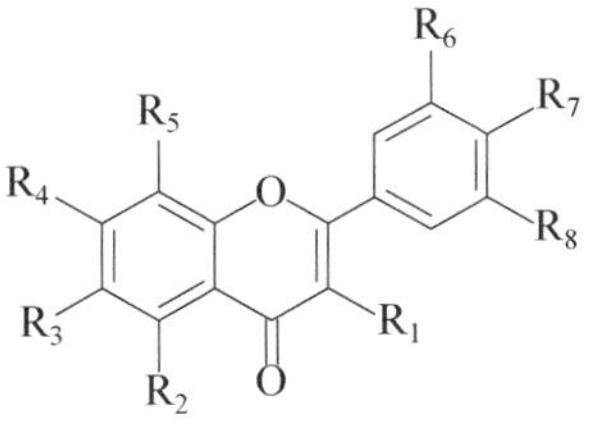

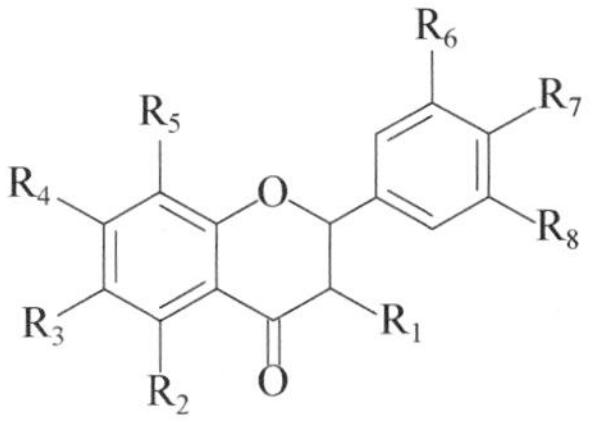

表53　香橼中的黄酮类化合物

序号	化合物	母核	R_1	R_2	R_3	R_4	R_5	R_6	R_7	R_8	文献
1	香叶木素	A	H	OH	H	OH	H	H	OCH$_3$	OH	[10]
2	柚皮素	A	H	OH	H	OH	H	H	OH	H	[10]
3	橙皮素	B	H, OH	H	OH	OH	H	H	OH	H	[10]
4	新橙皮苷	B	H, H	OH	H	-O-Neo	H	OCH$_3$	OH	H	[11]
5	川陈皮素	A	H	OCH$_3$	OCH$_3$	OCH$_3$	OCH$_3$	H	OCH$_3$	OCH$_3$	[12]
6	圣草酚-7-O-葡糖苷	B	H, H	H	OH	-O-Glu	H	OH	OH	OH	[12]

（续表）

序号	化合物	母核	R$_1$	R$_2$	R$_3$	R$_4$	R$_5$	R$_6$	R$_7$	R$_8$	文献
7	刺槐素	A	H	OH	H	OH	H	H	OCH$_3$	H	[13]
8	野漆树苷	A	H	OH	H	-Neo	H	H	OH	H	[11]
9	枸橘苷	B	H，H	OH	H	-Neo	H	H	OCH$_3$	H	[11]
10	芹菜素-6,8-二-C-葡萄糖苷	A	H	OH	-Glc	OH	-Glc	H	OH	H	[14]
11	Lucenin-2-4'-methylether	A	H	OH	-Glc	OH	-Glc	OH	OCH$_3$	H	[14]
12	rhoifolin-4'-O-glucoside	A	H	OH	H	-O-Neo	H	H	-O-Glc	H	[14]
13	芦丁	A	-O-runtinose	OH	H	OH	H	H	OH	H	[14]
14	圣草次苷	B	H，H	OH	H	-O-runtinose	H	H	OH	OH	[14]
15	新圣草苷	B	H，H	OH	H	-O-Neo	H	H	OH	OH	[14]
16	金雀花素	A	H	OH	H	OH	-Glc	OCH$_3$	OH	H	[14]
17	香叶木苷	A	H	OH	H	-runtinose	H	OH	OCH$_3$	H	[14]
18	柚皮苷	B	H，H	OH	H	-O-Neo	H	H	OH	H	[14]
19	橙皮苷	B	H，H	OH	H	-O-runtinose	H	OH	OCH$_3$	H	[13]

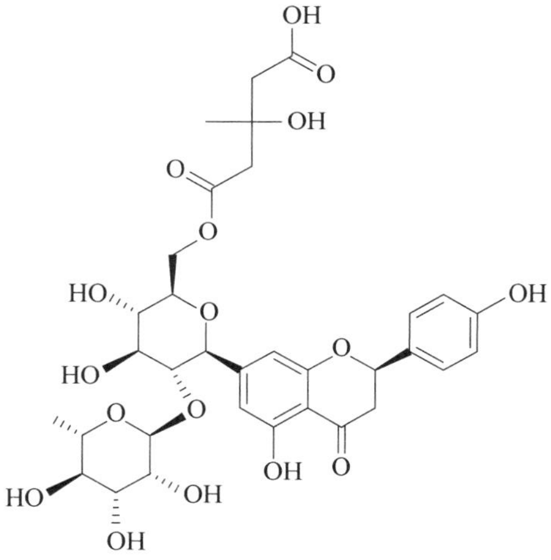

20

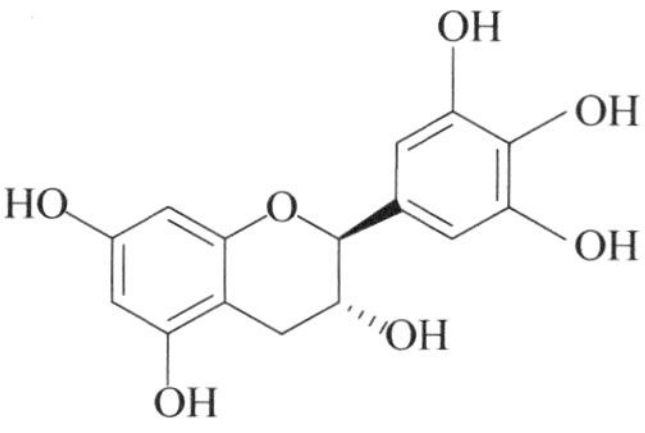

21

（三）香豆素类

从香橼中分离得到的香豆素类成分主要有两种,简单香豆素类和呋喃香豆素类。大部分香豆素只在苯环一侧有取代,因 C-6、C-8 位的电负性较高,易于烷基化,取代基通常为异戊烯基及其衍生物。化合物如表 54 所示。结构式如下。

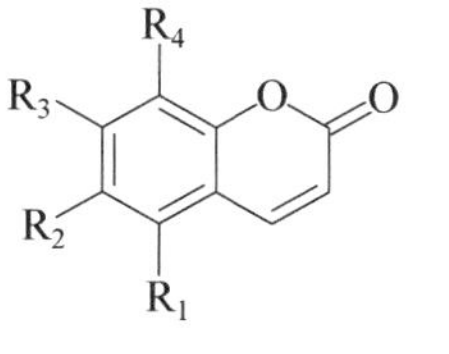

A

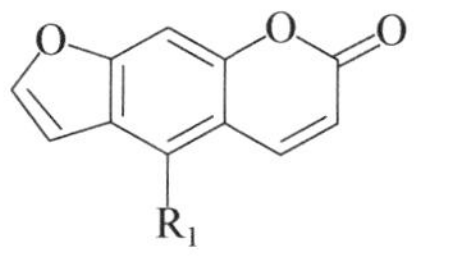

B

表 54　香橼中的香豆素类化合物

序号	化合物	母核	R₁	R₂	R₃	R₄	文献
22	6,7-二甲氧基香豆素	A	H	OCH₃	OCH₃	H	[10]
23	水合橙皮内酯	A	H	H	OCH₃	CH₂CH(OH)C(CH₃)₂OH	[11]
24	蛇床子素	A	H	H	OCH₃	CH₂CH=C(CH₃)₂	[11]
25	异橙皮内酯	A	H	H	OCH₃	CH₂COCH(CH₃)₂	[11]
26	橙皮内酯	A	H	H	OCH₃	CH₂C(O)CH(CH₃)₂	[11]
27	mexoticin	A	OCH₃	H	OCH₃	CH₂CH(OH)	[11]
28	柠檬油素	A	OCH₃	H	OCH₃	H	[10]
29	东莨菪亭	A	H	OCH₃	OH	H	[10]
30	5,7-二羟基香豆素	A	OH	H	OH	H	[10]
31	伞形花内酯	A	H	H	OH	H	[10]
32	8-(3′,8′-二甲基-2′,7′-辛二烯)-香豆素	A	H	H	H	CH₂CH=C(CH₃)CH₂CH₂CH=C(CH₃)₂	[12]
33	Marmin	A	H	H	H	OCH₂CH=C(CH₃)CH₂CH₂CH(OH)C(CH₃)₂OH	[11]
34	异欧前胡素	B	OCH₂CH=C(CH₃)₂	—	—	—	[11]
35	佛手柑内酯	B	OCH₃	—	—	—	[11]
36	水合氧化前胡素	B	OCH₂CH(OH)C(CH₃)₂OH	—	—	—	[11]

（四）生物碱类

生物碱类成分是柑橘属的重要活性成分之一。目前从香橼中分离鉴定的生物碱共有 3 种：辛弗林(**37**)、N-甲基酪胺(**38**)和二氢咖啡酰酪胺(**39**)[5,10]。

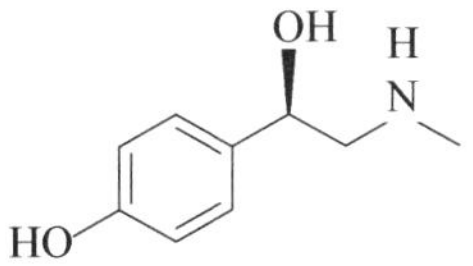

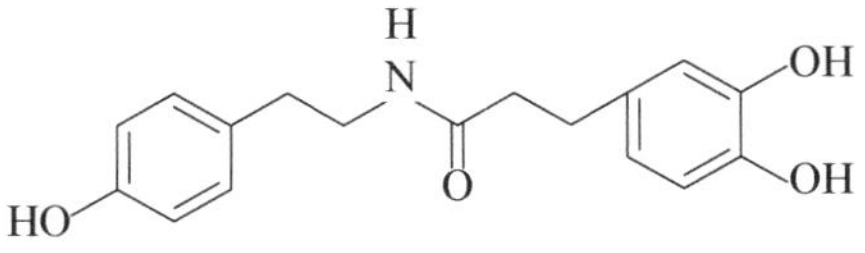

39

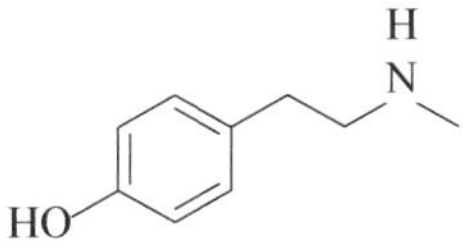

（五）萜类

董丽荣等[11]从枸橼中分离得到 3 个萜类化合物。Zhao 等[12]从广东、广西等地收集枸橼、香圆各 10 批，含量测定结果表明诺米林是枸橼的最主要萜类成分，约有 3 mg/g，具体萜类化合物如表 55 所示。

37

38

表 55 香橼中的萜类化合物

序号	化合物	文献	序号	化合物	文献
40	白桦脂酸	[10]	47	叶黄素环氧化物	[13]
41	羽扇豆醇	[10]	48	新黄质	[13]
42	枸橼苦素	[5]	49	异堇黄质	[13]
43	黄柏酮	[11][12]	50	玉米黄质	[13]
44	柠檬苦素	[11][12]	51	隐黄素	[13]
45	诺米林	[11][12]	52	八氢番茄红素	[13]
46	紫黄素	[13]	53	β-胡萝卜素	[10]

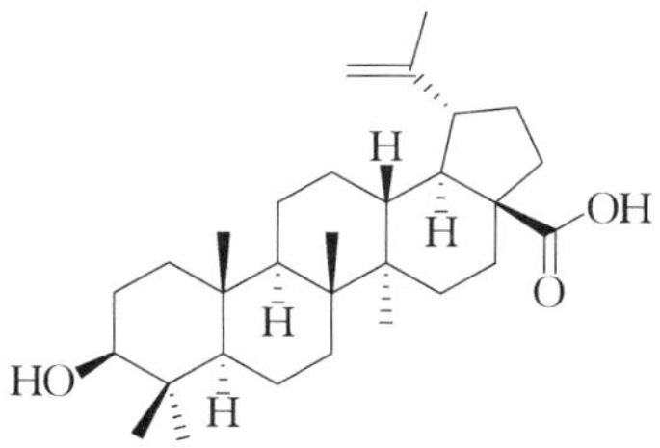

40

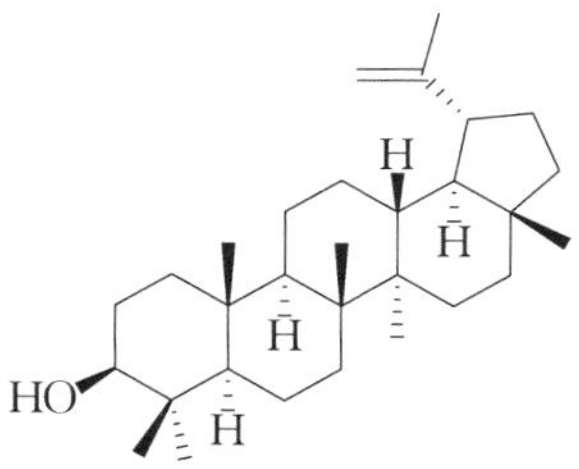

41

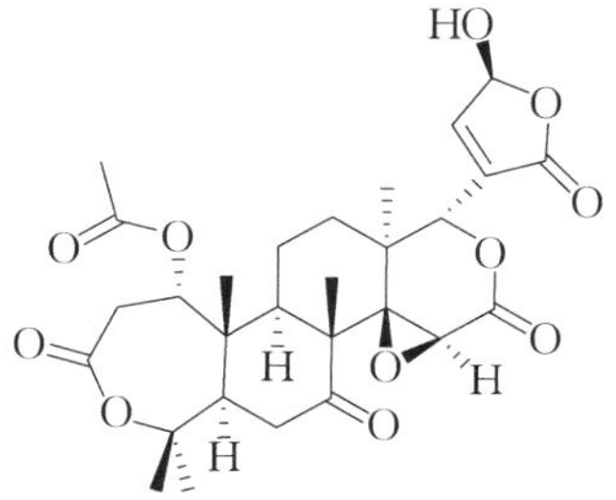

42

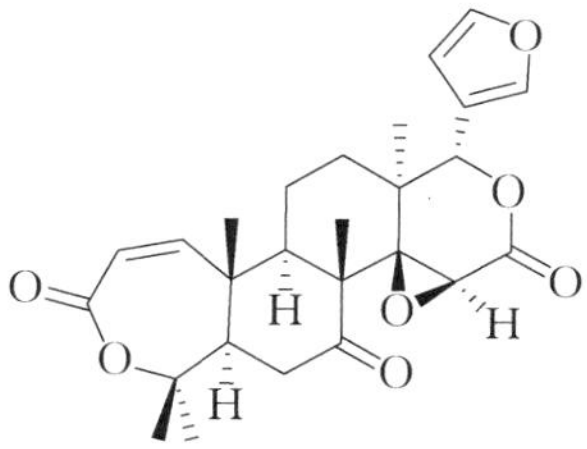

43

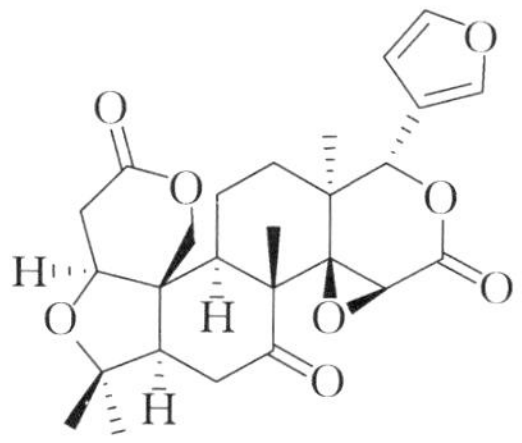

44

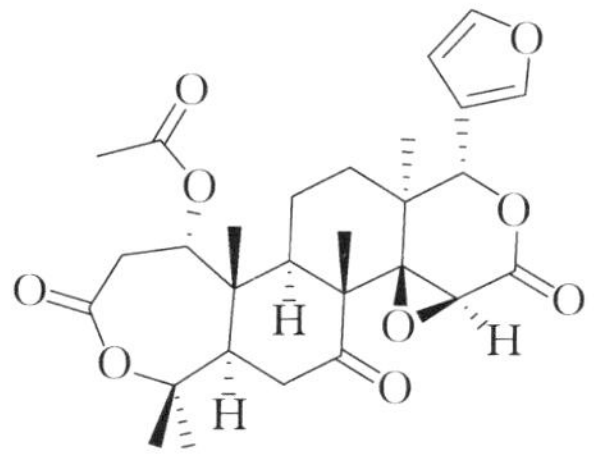

45

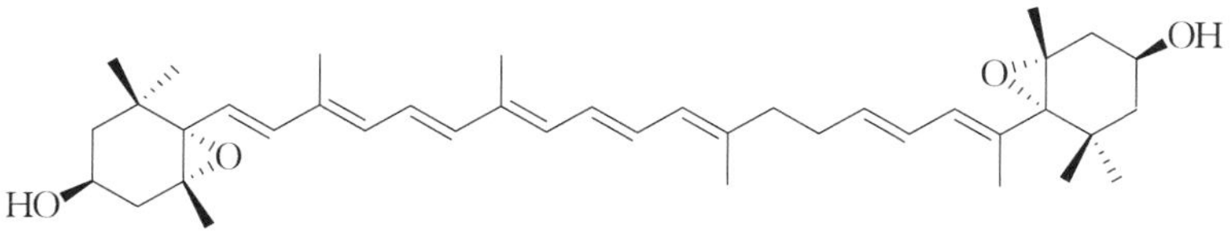

46

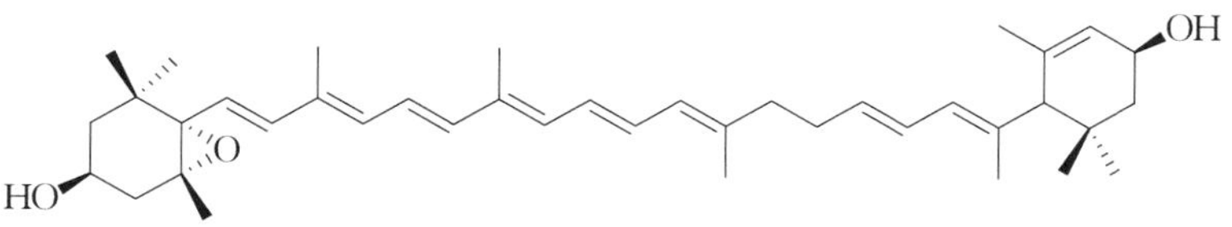

47

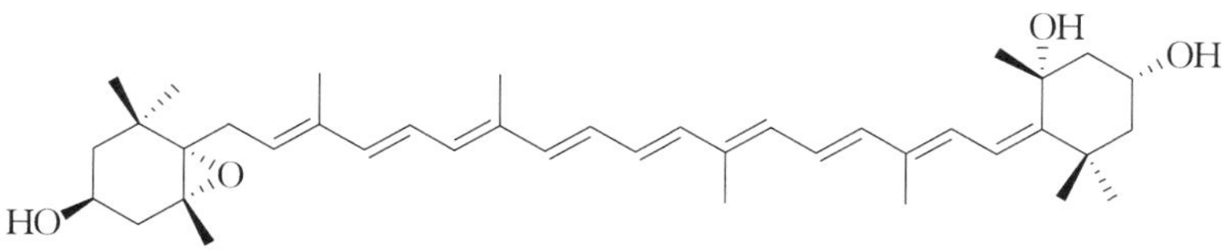

48

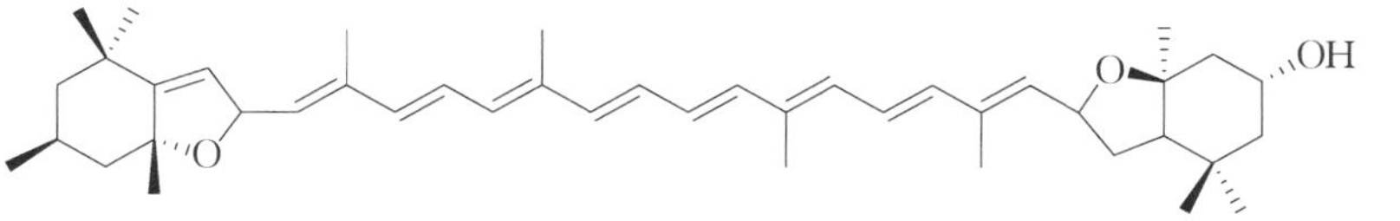

49

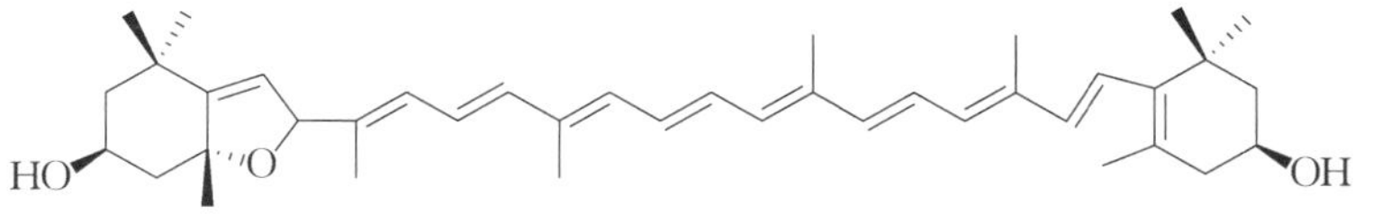

50

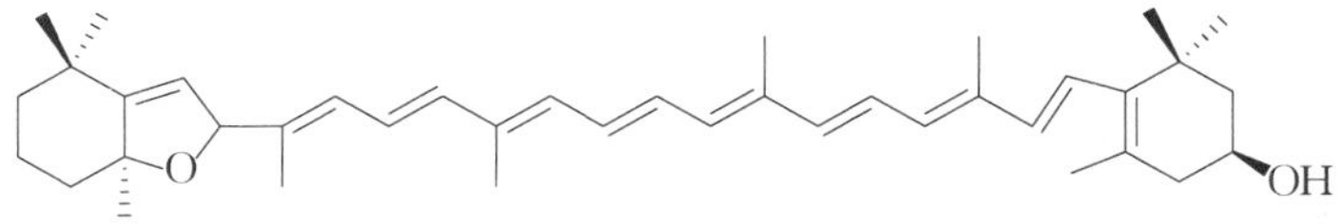

51

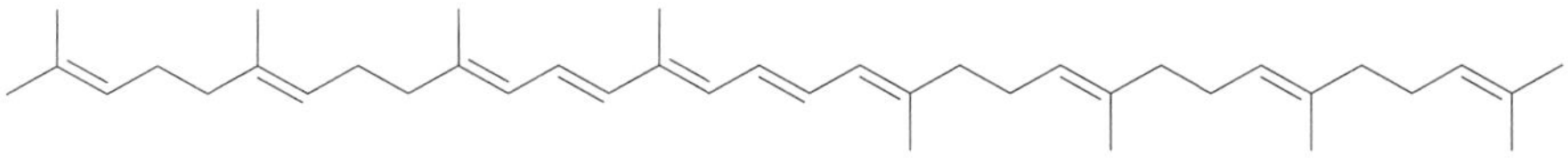

52

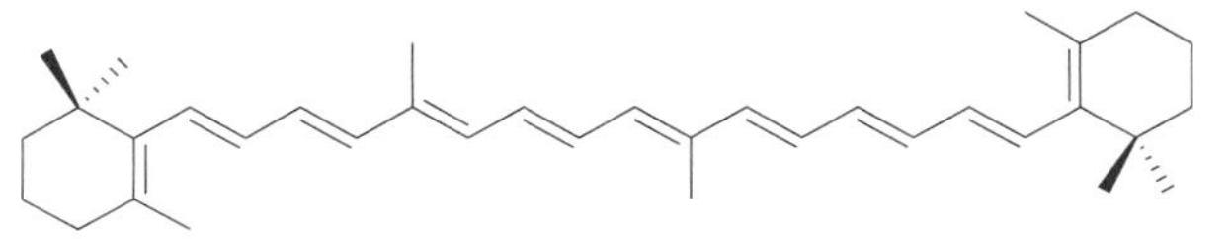

53

五、药理作用

（一）抗菌、抗氧化、抗炎

就其挥发油成分的药理研究[13,14]，柠檬烯对金黄色葡萄球菌等革兰氏阳性菌有很强的抑制作用，对革兰氏阴性菌的抑制作用较弱。采用体外抗氧化法[15]研究香橼精油总还原力，清除DPPH自由基、OH自由基和H_2O_2能力，发现香橼精油的抗氧化能力与质量浓度呈正相关，对DPPH自由基、OH自由基（IC_{50}值为 0.32 g/L）和 H_2O_2（IC_{50}值为 148 mg/L）均有一定的清除能力。用弗氏完全佐剂（FCA）诱导得到佐剂性关节炎（AA）大鼠，在大鼠继发性关节炎发现，灌胃给予不同剂量的橙皮苷（40 mg/kg、80 mg/kg、160 mg/kg），连续 12 d，从致炎后的第 20 d 开始，橙皮苷（80 mg/kg、160 mg/kg）对 AA 大鼠继发性炎症有明显抑制作用[16]，有明显的抗炎作用。

（二）调节心血管系统

研究[17,18]发现橙皮苷、蜜桔素及柚皮苷等化合物能降低红细胞凝集作用并延缓其沉降率。同时提取得到的果胶，在药理上具有降低血压和降低胆固醇的作用，辛弗林有收缩血管，产生升高血压的作用。橙皮苷可以拮抗肾上腺素引起的血管收缩，从而延长肾上腺素作用的活性，得以维持血管正常渗透压，降低血管脆性，增强血管韧性等。橙皮苷[19]在体内经甲基化可得到甲基橙皮苷，甲基橙皮苷的生理活性强于橙皮苷，可扩张冠状动脉，维持血管正常渗透压，增强毛细血管抵抗力，抑制血清胆固醇升高和防止动脉粥样硬化等作用，是临床上防止高血压，脑溢血的良好抵抗药物。用橙皮苷制成的"复方橙皮苷胶囊"，用于防治高血压和动脉粥样硬化所致血管脆变性疾病疗效显著。

（三）抗肿瘤

据研究从香橼提取到的化合物橙皮苷黄酮类成分具有防止致肿瘤药剂引发的炎症和增生，橙皮苷在极低浓度下能有效抑制癌细胞的生长，川陈皮素在体内对小鼠 lewis 肺癌和瓦克癌瘤 256 有较高活性。

Bcl-2 可导致癌变和正常细胞中致癌突变的积累，香橼中香豆素类成分蛇床子素可减少其表达，从而促进神经胶质瘤细胞的凋亡。蛇床子素在前列腺癌、肾细胞癌和白血病治疗中尤为适用，有着高生物活性和低毒性，能有效抵消放疗不良反应。柠檬苦素是香橼的主要活性三萜类成分，可剂量依赖性抑制人成神经细胞瘤细胞、人结肠癌细胞、人白血病细胞、人乳腺癌细胞等增殖。

（四）平喘祛痰

小白鼠用恒压喷雾氨水法和酚红目测比色法试验柠檬烯对其的镇咳、平喘祛痰作用，结果呈阳性，表明柠檬烯具有平咳止喘作用[20]。这也和《纲目》中香橼记载一致：盖柑者佛手也，橼者香橼也，兼破痰水，近世治咳嗽气壅，易取陈者；除去瓤核用之，庶无酸收之患；治咳嗽气壅；香橼（去核）薄切作细片，以时酒同入砂瓶内，煮令熟烂，自昏至五更为度，用蜜拌匀[5]。药理作用相互印证。

（五）溶解胆结石

Igimi 等[21]报道，柠檬烯有很强的溶解胆结石的作用，是良好的胆结石溶解剂。药理实验表明[22]，橙皮苷和甲基橙皮苷能抑制离体肠肌的运动，给结扎幽门造成大鼠胃溃疡实验性模型皮下注射甲基陈皮苷 100～500 mg/kg，有明显抑制胃溃疡发生的效果，具有抗胃酸分泌的作用，合用维生素 C 可增强这一作用。

（六）其他

香橼（枸橼）作为食品、保健品应用也很广泛[5]。香橼在云南常作为水果食用，并可做成饮料饮用，野香橼广泛生于云南省德宏、临沧等亚热带地区，香橼常见多用于制作蜜饯、果脯、罐头。在工业生产上，因其果皮所含挥发油等油类成分较多，广泛应用于食品及化妆品行业。昆明香料厂在 1978 年就利用了这一自然资源，调配成食用、皂用、洗涤剂香精[23]。

参考文献

[1] 朱景宁,毛淑杰,李先端.香橼药材品种资源及市场现状调查报告[J].中药材,2006,(7):653-655.
[2] 蔡秋平.香橼伪品——柚的生药鉴定[J].基层中药杂志,2002,(1):37.
[3] 张世宇,张木海,杨恩情,等.香橼栽培技术[J].云南农业科技,2018,(2):29-31.
[4] 毛淑杰,李先端,顾雪竹,等.香橼的质量评价标准研究[J].中国中医药信息杂志,2008,(S1):42-43.
[5] 朱景宁.香橼药材化学成分及质量标准研究[D].北京:中国中医科学院,2007.
[6] 陈萌,闫萌萌,王志娟,等.香橼挥发油成分的气相色谱-质谱分析[J].时珍国医国药,2018,29(2):285-287.
[7] 郁萌.香橼精油功能活性及微胶囊化研究[D].南京:南京师范大学,2014.
[8] Al Yahya M A, Mothana R A, Al Said M S, et al. *Citrus medica* "Otroj": attenuates oxidative stress and cardiac dysrhythmia in isoproterenol-induced cardiomyopathy in rats [J]. Nutrients, 2013,5(11):4269-4283.
[9] Cheng L, Ren Y, Lin D, et al. The anti-inflammatory properties of *Citrus wilsonii* tanaka extract in LPS-induced RAW 264.7 and primary mouse bone marrow-derived dendritic cells [J]. Molecules, 2017,22(7):1213.
[10] 尹伟,宋祖荣,刘金旗,等.香橼化学成分研究[J].中药材,2015,38(10):2091-2094.
[11] 董丽荣,刘晓秋,李忠荣,等.枸橼果实化学成分研究[J].精细化工,2010,27(10):982-986,1003.
[12] Zhao P, Duan L, Guo L, et al. Chemical and biological comparison of the fruit extracts of *Citrus wilsonii* Tanaka and *Citrus medica* L [J]. Food Chemistry, 2015,173:54-60.
[13] Ze Hua, Li, Ming, et al. Antibacterial activity and mechanisms of essential oil from *Citrus medica* L. var. sarcodactylis

[J]. Molecules, 2019, 24(8):1577.

［14］ Ze Hua, Li, Ming, et al. Development of finger citron (*Citrus medica* L. var. sarcodactylis) essential oil loaded nanoemulsion and its antimicrobial activity [J]. Food Control, 2018, 94:317 – 323.

［15］ 刘春菊, 牛丽影, 郁萌, 等. 香橼精油体外抗氧化及其抑菌活性研究[J]. 食品工业科技, 2016, 37(24):132 – 137.

［16］ 李荣, 李俊, 胡成穆, 等. 橙皮苷对大鼠佐剂性关节炎的治疗作用及机制[J]. 中国药理学通报, 2008, 24(4):494 – 498.

［17］ 张冬松, 高慧媛, 吴立军. 橙皮苷的药理活性研究进展[J]. 中国现代中药, 2006, (7):25 – 27.

［18］ Chandrappa C P, Smitha B M, Chandrasekar N, et al. Effect of *Citrus medica* L fruit peel extract on genotoxicity induced by cyclophosphamide in mice bone marrow cells [J]. International Journal of Microbiology, 2017, 8(2):43 – 47.

［19］ 尚曼, 张文亮, 黄军, 等. 甲基橙皮苷的研究进展[J]. 河北化工, 2019, 42(7):121 – 123, 149.

［20］ 张斌. 柑橘精油纯化柠檬烯及其制剂与皮肤抗炎研究[D]. 杭州:浙江工业大学, 2014.

［21］ H I. Studies on the metabolism of *d*-limonene (*p*-mentha-1,8-diene). I. The absorption, distribution and excretion of *d*-limonene in rats [J]. Xenobiotica, 1974, 2(4):77 – 84.

［22］ 张保顺. 橙皮苷衍生物的合成及其药理作用的研究[D]. 重庆:西南大学, 2011.

［23］ 楚建勤. 野香橼的栽培及其精油成份研究[J]. 香料香精化妆品, 1985, (4):47 – 51.

姜　黄

姜黄为姜科植物姜黄（*Curcuma Longa* L.）的干燥根茎。别名郁金、宝鼎香、毫命、黄姜等。

姜黄株高达 1~1.5 m，根茎发达，成丛，分枝很多，椭圆形或圆柱状，橙黄色，极香；根粗壮，末端膨大呈块根。叶每株 5~7 片，叶片长圆形或椭圆形，长 30~45(90)cm，宽 15~18 cm，顶端短渐尖，基部渐狭，绿色，两面均无毛；叶柄长 20~45 cm。花葶由叶鞘内抽出，总花梗长 12~20 cm；穗状花序圆柱状，长 12~18 cm，直径 4~9 cm；苞片卵形或长圆形，长 3~5 cm，淡绿色，顶端钝，上部无花的较狭，顶端尖，开展，白色，边缘染淡红晕；花萼长 8~12 mm，白色，具不等的钝 3 齿，被微柔毛；花冠淡黄色，管长达 3 cm，上部膨大，裂片三角形，长 1~1.5 cm，后方的 1 片稍较大，具细尖头；侧生退化雄蕊比唇瓣短，与花丝及唇瓣的基部相连成管状；唇瓣倒卵形，长 1.2~2 cm，淡黄色，中部深黄，花药无毛，药室基部具 2 角状的距；子房被微毛。花期 8 月。

产于我国台湾、福建、广东、广西、云南、西藏等省区；栽培，喜生于向阳的地方。东亚及东南亚广泛栽培。

一、生药鉴别

（一）性状鉴别

姜黄呈不规则卵圆形、圆柱形或纺锤形，常弯曲，有的具短叉状分枝，长 2~5 cm，直径 1~3 cm。表面深黄色，粗糙，有皱缩纹理和明显环节，并有圆形分枝痕及须根痕。质坚实，不易折断，断面棕黄色至金黄色，角质样，有蜡样光泽，内皮层环纹明显，维管束呈点状散在。气香特异，味苦、辛。生长在印度和中国的姜黄根茎在质量和数量上无法区分，因此可以用作替代品[1]。

（二）显微鉴别

横切面

表皮细胞扁平，壁薄。皮层宽广，有叶迹维管束；外侧近表皮处有 6~8 列木栓细胞，扁平；内皮层细胞凯氏点明显。中柱鞘为 1~2 列薄壁细胞；维管束外韧型，散列，近中柱鞘处较多，向内渐减少。薄壁细胞含油滴、淀粉粒及红棕色色素。

（三）理化鉴别

取本品粉末 0.2 g，加无水乙醇 20 mL，振摇，放置 30 min，滤过，滤液蒸干，残渣加无水乙醇 2 mL 使溶解，作为供试品溶液。另取姜黄对照药材 0.2 g，同法制成对照药材溶液。再取姜黄素对照品，加无水乙醇制成每 1 mL 含 0.5 mg 的溶液，作为对照品溶液。照薄层色谱法试验，吸取上述三种溶液各 4 μL，分别点于同一硅胶 G 薄层板上,以三氯甲烷-甲醇-甲酸(96∶4∶0.7)为展开剂,展开,取出,晾干,分别置日光和紫外光灯(365 nm)下检视。供试品色谱中,在与对照药材色谱和对照品色谱相应的位置上,分别显相同颜色的斑点或荧光斑点。

二、 栽培

（一）产地环境

姜黄原产热带和亚热带地区,野生于丘陵山间草地或灌木丛中。姜黄极喜爱温暖潮湿气候,阳光充足,雨水充沛的环境,害怕严寒霜冻,怕干旱积水。

（二）生产管理

1. 选地、整地

姜黄是一种块根植物,应选择排灌方便、土层深厚(耕作层深 25 cm 左右)肥沃、疏松、坡度小于 40°以下,平均气温在 14～17.9 ℃,降雨量在 1 000 mm 以上的区域种植。用机械或人畜深翻土层 25 cm 左右,耙细整平,作畦高 25 cm,宽 120 cm,用厩肥或堆肥 4.5 万～6 万 kg/hm² 作基肥。为了提高复种指数,多以玉米、薯类间作。

2. 繁殖方法

姜黄以根茎为繁殖材料。在收获时选择根茎肥大、完整无损、体实无病虫的作种,不能用老母姜作种。春季栽种前取出预留的种姜块,除去须根,需将子姜与芽姜分开,便于先后栽种。以 3 月下旬至 4 月初栽种为好,其中芽姜应早栽 10～15 d。因芽姜发芽慢,子姜发芽早,混栽生长不整齐,不利于植株发育和管理,须分期分别栽种。

姜黄净作时,行距 35～40 cm,株距 30～35 cm,穴深 15 cm,种植穴要求口大底平,穴内土块要细,每穴栽萌芽的种姜 1 个,芽朝上,并将种姜按一下,使其与土壤密接,然后覆盖细土 3～4 cm,用种量为 1 800～2 250 kg/hm²。若与玉米间作,姜黄与玉米间作,在姜黄栽后就播种玉米或两种作物同时播种,纵横每隔 3 穴姜黄,在行间播 1 穴玉米。姜黄不可与豆类、蔬菜混种。

3. 田间管理

一般进行 3 次中耕除草,净作姜黄第 1 次除草在 5 月初苗高 10 cm 左右时进行,间作的可与玉米或薯类中耕除草同时进行;第 2 次在 6 月底至 7 月初中耕结合除草;第 3 次除草在 8 月初进行。保持田间清洁无杂草。

姜黄的苗期在 5 月上旬至 8 月上旬,根状茎(子姜)形成期在 8 月下旬到 10 月底,子姜充实期在 10 月中旬到次年 1 月初。子姜随生长进程产量逐步增加,到 12 月下旬达最大值。结合每次中耕进行追肥,肥料以人畜粪尿为主,也可施堆肥、饼肥、复混肥等,每次追畜粪尿 1.5 万～2.25 万 kg/hm²,或复混肥 2 250～3 000 kg/hm²。

土壤要保持湿润,在天气干旱、土层干燥时(特别是 7～8 月),应在早上或傍晚进行灌溉和淋水,使其正常生长。雨季要防止积水,以免引起根茎或块根腐烂。

（三）病虫害防治

姜黄主要病虫是根腐病、叶斑病和蟊虫[2]。

根腐病多发生在 6～7 月或 12 月至翌年 1 月。发病初期侧根呈水渍状,后黑褐腐烂,并向上蔓延导致地上部分茎叶发黄,最后全株萎死。发病时挖出病株,在病点铺生石灰消毒;用 50% 专用可湿性粉剂灌 1 000 倍液进行防治。

虫害于幼苗期咬食姜黄的幼根,造成减产,可用 25% 敌百虫粉剂 2 kg,拌细土 15 kg 撒于植株周围,或清晨人工捕捉幼虫。或用 90% 晶体敌百虫 1.5 kg/hm² 与炒香的菜粒饼 75 kg/hm² 做成毒饵,撒在田间诱杀。

三、 化学成分

姜黄的主要化学成分有姜黄素类、挥发油、黄酮类、糖类、生物碱、有机酸、无机元素等。其中姜黄素类和挥发油成分为其主要药效成分,并且是《中国药典》的含量测定指标。目前姜黄素类化合物发现鉴定了 30 种以上[3-7],挥发油类化合物发现鉴定了 39 种以上[3,8-12]。姜黄素类化合物主要是聚酮化合物,其母核是二苯基庚烃,目前从姜黄中发现的天然姜黄色素类化合物有 30 种以上[3-7],其中主要包括姜黄素、脱甲氧基姜黄素和去二甲氧基姜黄素[11]。姜黄挥发油成分的结构类型主要有吉马烷型、莪术烷型、愈创木烷型、榄香烷型、没药烷型、桉烷型、苍耳烷型等,这些化合物主要是倍半萜类和单萜类[13]。

(一) 姜黄素类

姜黄素类成分属于二芳基庚烷类化合物,姜黄的根茎显黄色正是由于姜黄素类化合物的存在。姜黄中姜黄素类成分主要有姜黄素、去甲氧基姜黄素和双去甲氧基姜黄素 3 种[14]。姜黄素类化合物除了是中药姜黄的主要活性成分外,还常用作食品色素[15]。近年来不断有相关研究发现新的姜黄素类成分。蒋建兰等[16]运用高效液相色谱-电喷雾离子化串联质谱(HPLC - ESI - MS/MS)法于药材姜黄中共检出 28 种姜黄素类化合物。Jiang H 等[17]采用液相色谱-二极管阵列检测器-电喷雾离子化串联质谱(LC - DAD - ESI - MS/MS)法,从姜黄中鉴定出 19 种姜黄素类成分。李伟等[18]利用多反应监测扫描方式的选择性和特异性,建立了 HPLC - ESI - MS/MS 方法,在姜黄中检测出 3 种微量姜黄素类成分,具体如表 56 所示。

表 56　姜黄中的姜黄素类成分

序号	化　合　物	文献
1	1-(4-羟基-3,5-二甲氧基苯基)-7-(4-羟基-3-甲氧基苯基)-1,4,6-庚三烯-3-酮	[16]
2	3,5-二羟基-1-(4-羟基-3-甲氧基苯基)-7-(3,4-二羟基苯基)-庚烷	[16]
3	环双去甲氧基姜黄素	[16]
4	环去甲氧基姜黄素	[16]
5	1-(4-羟基-3-甲氧基苯基)-7-(4-羟基苯基)-庚烷-3,5-二酮	[16]
6	4′-hydroxy-bisdemethoxycurcumin	[17]
7	二氢双去甲氧基姜黄素	[17]
8	二氢去甲氧基姜黄素	[17]
9	Letestulanin B	[17]
10	二氢姜黄素	[17]
11	四氢双去甲氧基姜黄素	[17]
12	5-hydroxy-1,7-bis(4-hydroxyphenyl)-3-heptanone	[17]
13	1,7-bis(4-hydroxyphenyl)-3,5-heptanediol	[17]
14	1,7-bis(4-hydroxy-3-methoxyphenyl)-1,4,6-heptatrien-3-one	[17]
15	1-(4-hydroxyphenyl)-7-(4-hydroxy-3-methoxyphenyl)-1,4,6-heptatrien-3-one	[17]
16	1-(4-hydroxyphenyl)-7-(4-hydroxy-3-methoxyphenyl)-4,6-heptadien-3-one	[17]
17	1,7-bis(4-hydroxy-3-methoxyphenyl)-4,6-heptadien-3-one	[17]
18	1-(4-hydroxy-3-methoxyphenyl)-7-(4-hydroxy-3,5-dimethoxyphenyl)-4,6-heptadien-3-one	[17]

（续表）

序号	化 合 物	文献
19	1-hydroxy-1-(4-hydroxyphenyl)-7-(4-hydroxy-3-methoxyphenyl)-6-hepten-3,5-dione	[17]
20	1-(3,4-dihydroxyphenyl)-7-(4-hydroxy-3-methoxyphenyl)-6-hepten-3,5-dione	[17]
21	5-hydroxy-1,7-bis(3,4-dihydroxyphenyl)-1-hepten-3-one	[17]
22	1-(4-羟基-3,5-二甲氧基苯基)-7-(4-羟基-3-甲氧基苯基)-1,6-庚二烯-3,5-二酮	[18]
23	1-(4-羟基-3-甲氧基苯基)-7-(3,4-二羟基苯基)-1,6-庚二烯-3,5-二酮	[18]
24	Borneol	[19]
25	1,7-bis(4-hydroxy-3-methoxyphenyl)-1,4,6-heptatrien-3-one	[19]
26	姜黄素	[19]
27	去甲氧基姜黄素	[19]
28	双去甲氧基姜黄素	[19]
29	1-hydroxy-1,7-bis(4-hydroxy-3-methoxyphenyl)-6-heptene-3,5-dione	[19]
30	1,7-bis(4-hydroxyphenyl)-1-heptene-3,5-dione	[19]
31	1,7-bis(4-hydroxyphenyl)-1,4,6-heptatrien-3-one	[19]
32	1,5-bis(4-hydroxy-3-methoxyphenyl)-1,4-pentadien-3-one	[19]
33	1,5-dihydroxy-1,7-bis(4-hydroxyphenyl)-4,6-heptadiene-3-one	[6]
34	1,5-dihydroxy-1-(4-hydroxy-3-methoxyphenyl)-7-(4-hydroxyphenyl)-4,6-heptadiene-3-one	[6]
35	1,5-dihydroxy-1-(4-hydroxyphenyl)-7-(4-hydroxy-3-methoxyphenyl)-4,6-heptadiene-3-one	[6]
36	3-hydroxy-1,7-bis(4-hydroxyphenyl)-6-heptene-1,5-dione	[6]
37	1-(4-hydroxyphenyl)-7-(3,4-dihydroxyphenyl)-1,6-heptadiene-3,5-dione	[6]
38	1,5-dihydroxy-1,7-bis(4-hydroxyl-3-methoxyphenyl)-4,6-heptadiene-3-one	[6]
39	5-hydroxy-1,7-bis(4-hydroxyphenyl)-4,6-heptadiene-3-one	[6]
40	1-(4-hydroxy-3-methoxyphenyl)-5-(4-hydroxyphenyl)-1,4-pentadiene-3-one	[6]
41	4″-(4‴-hydroxyphenyl-3‴-methoxy)-2″-oxo-3″-butenyl-3-(4′-hydroxyphenyl)-propenoate	[7]
42	4″-(4‴-hydroxyphenyl)-2″-oxo-3″-butenyl-3-(4′-hydroxyphenyl-3′ methoxy)-ethylpropenoate	[7]
43	3,4-环氧-5-C-(1α,2β,3β-甜没药-4,10-二烯-9-酮)-(2→5)-姜黄素	[20]

姜黄素

（二）倍半萜类

　　姜黄挥发油主要由单萜类化合物组成；单萜烯烃（57%）、氧化单萜烯（10%）、倍半萜烯烃（3.3%）和氧化倍半萜烯（2.1%）。油的主要成分是对伞花烃（25.4%）和1,8-桉叶油素（18%），其次是顺-桧醇(7.4%)和 β-蒎烯(6.3%)[19,20]。

(三)糖类及糖苷类

Gonda 等从姜黄根茎中分离出一种中性多糖,命名为姜黄多糖 D[21]。魏文文等从姜黄地上部分中分离槲皮素 $3-O-\alpha-L$-鼠李糖苷(**44**)、山奈酚 $3-O-\alpha-L$-鼠李糖$(1\rightarrow2)-\alpha-L$-鼠李糖苷(**45**)、橙皮素 $7-O-\alpha-L$-鼠李糖$(1\rightarrow6)-\beta-D$-葡萄糖苷等糖苷类化合物[22]。

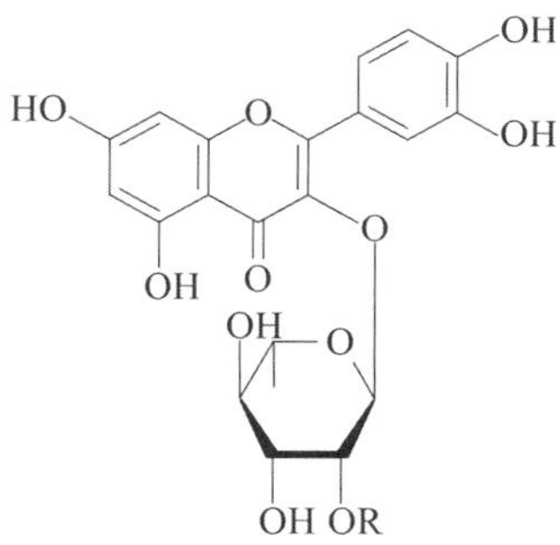

43 R＝H
44 R＝-L-Rha

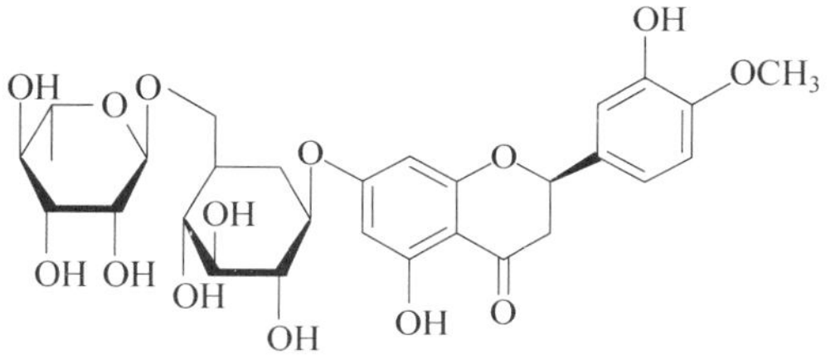

45

四、药理作用

本种和郁金的根茎均为中药材"姜黄"的商品来源,供药用,能行气破瘀、通经目痛。又可提取黄色食用染料;所含姜黄素可作分析化学试剂。近年的研究揭示姜黄具有多种药理作用,如抗炎、抗人体免疫缺陷病毒、抗菌、抗氧化和杀线虫活性、抗抑郁、抗纤维化、抗老年痴呆、降血脂、保护肝脏和肾脏,以及防癌抗癌等作用。

(一)抗肿瘤

过去半个世纪的广泛研究表明,姜黄素可以抑制培养物中各种肿瘤细胞的增殖,防止致癌物诱导的啮齿动物癌症,并抑制异种移植或正移植动物模型中人类肿瘤的生长。姜黄素可诱导癌细胞的凋亡并预防多药耐药性(MDR)。

姜黄素的抗肿瘤特性表现为其可影响基因突变、细胞周期、癌基因表达、肿瘤血管形成、肿瘤转移、细胞凋亡等多种生物学途径和过程,通过激活胱天蛋白酶,促使细胞色素 c 释放,进而导致细胞存活因子被抑制;通过下调激活蛋白-1(activator protein-1,AP-1)和核因子-κB(nuclear factor-κB,NF-κB)来抑制基质金属蛋白酶表达,从而抑制肿瘤细胞转移[23-25]。姜黄素还可参与调节多种肿瘤细胞生长的生理和病理过程,如细胞增殖、细胞凋亡、肿瘤抑制通路、死亡受体信号通路、线粒体信号通路和蛋白激酶信号通路等[26,27]。另外,姜黄素对机体免疫系统的调节作用可能会促使肿瘤细胞消除,甚至在肿瘤发生的早期阶段还可以抑制恶性肿瘤细胞的生长[28]。

姜黄素可抑制 CD4[+]、CD25[+] 调节性 T 细胞的活性。姜黄素可以通过抑制细胞因子的分泌特别是白细胞介素 2 的产生和降低调节性 T 细胞中叉状头转录因子 p3(fork head transcription factor p3,Foxp3)的表达来抑制调节性 T 细胞的活性,对 Foxp3 和 CD25 表达有重要作用的 p65 和 cRel 在调节性 T 细胞中的核易位显著降低;姜黄素还可以诱导恶性肿瘤细胞中磷脂酰肌醇 3-激酶、靶细胞蛋白激酶 B、Foxo 转录因子、糖原合成酶激酶 3 的失活以及细胞色素 C 释放,从而导致 caspase-3 活化和多腺苷二磷酸核糖聚合酶(poly ADP-ribose polymerase,PARP)降解及凋亡抑制蛋白表达降低,表明姜黄素通过诱导细胞凋亡而抑制细胞增殖[27]。

姜黄素在体内和体外均可抑制舌鳞状细胞癌细胞中程序性细胞死亡受体-配体 1 和磷酸化信号转导与转录因子 3 的表达,还可以增加舌鳞状细胞癌小鼠 CD8[+] T 细胞,减少调节性 T 细胞,从而增强抗肿瘤免疫应答反应[29]。

由于姜黄素对肿瘤发生的多种生化过程有调节作用,且不良反应较小,因此,可用作肿瘤治疗的辅助剂[28,30]。

（二）抗抑郁

Li Yu Cheng 等[31]通过研究慢性不可预测轻度应激(CUMS)和姜黄素对大鼠行为和血清素能受体偶联 AC-cAMP 信号通路的影响,指出姜黄素通过有效改善 CUMS 诱导的低蔗糖消耗和降低大鼠血清皮质酮水平对应激大鼠产生有益作用。姜黄素可增强血小板和脑各区域 AC 活性和 cAMP 水平,上调 CUMS 大鼠海马、皮层和下丘脑 AC 亚型 AC2、AC8 和 cAMP 反应元件结合蛋白(CREB)的 mRNA 表达。姜黄素还能降低 CUMS 诱导的大鼠 5-羟色胺(5-HT)水平和中央 5-HT(1A/1B/7)受体的高表达。这些结果表明,姜黄素的抗抑郁作用可能是通过抑制中枢 5-HT(1A/1B/7)受体来改善 AC-cAMP 通路和 CREB。

（三）抗高血糖、抗胰岛素增敏

Ghorbani 等[32]指出姜黄素可通过降低肝脏葡萄糖生成、抑制高血糖诱导的炎症状态、通过上调葡萄糖转运蛋白 4、葡萄糖转运蛋白 2 和葡萄糖转运蛋白 3 基因表达刺激葡萄糖摄取、激活腺苷酸激酶、促进 PPAR 配体结合活性、刺激胰腺组织胰岛素分泌、改善胰腺细胞功能和降低胰岛素抵抗来降低血糖水平。

（四）抗炎

姜黄素的抗炎疗效可以与甾体和非甾体抗炎药物相媲美,其机制为通过抑制促进炎症反应活性酶和活性氧簇酶类的活性,降低巨噬细胞的活性和蛋白激酶的表达来遏制机体炎症反应的发生。鲍彩彩等[33]在姜黄素对小鼠实验性自身免疫性脑脊髓炎的自噬调节及抗炎作用中,研究发现姜黄素可缓解脑脊髓炎(EAE)病程中的神经功能损伤,下调 EAE 病程中外周及中枢炎症反应,同时上调中枢 Atg-5、LC3-Ⅱ 的表达乃至中枢神经细胞的自噬水平,并可能因此限制 EAE 病程中中枢神经系统(CNS)的炎症损伤过程。研究表明,姜黄素可以通过抑制环氧酶(COX)和脂氧合酶(LOX)的表达促进细胞凋亡来抑制成纤维细胞的生长,从而抑制炎症的发生和发展进程,可以通过酪氨酸蛋白激酶-2/转录激活子-3(JAK-2/STAT-3)信号通路发挥骨性关节炎软骨细胞保护作用,可以通过抑制基质金属蛋白酶(MMPs)功能而发挥软骨细胞保护作用。

（五）抑菌

乙醇姜黄提取物和正己烷姜黄提取物对哈维弧菌、霍乱弧菌、溶藻弧菌、副溶血弧菌、创伤弧菌、嗜水气单胞菌、无乳链球菌、金黄色葡萄球菌等 13 种细菌均有抑制作用[34]。姜黄素对金黄色葡萄球菌细胞与纤维黏连蛋白的黏附也有很强的抑制作用。姜黄素对纤维连接蛋白结合活性的抑制突出了其通过抑制索酸酶活性来治疗金黄色葡萄球菌感染的潜力[35]。Lee 和 Hoi-Seon 通过研究指出姜黄根茎对产气荚膜梭状芽孢杆菌表现出强抑制活性,对大肠埃希菌表现出弱抑制活性[36]。姜黄中的黄色素姜黄素(二芥酸基甲烷)能抑制幽门螺杆菌诱导的核因子-κB 活化和随后的白细胞介素 8(IL-8)的释放[37]。

（六）抗氧化

Ak 等[38]根据实验研究表明姜黄素具有有效的 1,1-二苯基-2-苦基-酰肼自由基(DPPH)清除活性,2,2'-二氮杂-双(3-乙基苯并噻唑-6-磺酸)(ABTS)自由基清除活性,N,N-二甲基-对苯二胺二盐酸盐(DMPD)自由基清除活性、超氧阴离子自由基清除、过氧化氢清除(H_2O_2)、铁离子(Fe^{3+})还原力和亚铁离子(Fe^{2+})螯合活性。姜黄能显著增加谷胱甘肽,降低心脏钙,心脏和血清丙二醛,显著降低血清一氧化氮,增加心脏抗坏血酸,改善抗氧化酶活性[39]。

(七)调节脂肪组织功能

Lo Angelo Thompson Colombo 等[40]通过研究雄性大鼠(8 周龄,n=16)。在饮用水中加入果糖(30%),自由饮用 16 周。此后,动物随机分为安慰剂组(果糖,n=8)和姜黄组(果糖+Cl,n=8)治疗 8 周以上,共计 24 周。将姜黄与水混合,按 80 mg/kg 体重灌胃给动物,观察其收缩压、代谢、激素、炎症、氧化应激等指标。在血浆和脂肪组织中进行检测。研究结果表明姜黄能降低肥胖指数和脂肪细胞肥大,改善胰岛素抵抗和收缩压,减轻脂肪组织炎症和氧化应激。

(八)松弛作用

Emami 等[41]采用对照实验姜黄素对大鼠促甲状腺激素释放激素的松弛作用,并研究导致这种作用的潜在机制。在非孵育或孵育组织中加入阿托品(1 μM)、氯苯那敏(1 μM)、消炎痛(1 μM)和罂粟碱(100 μM)。在未孵育的气管平滑肌中,姜黄素对 kcl 诱导的收缩有明显的松弛作用。姜黄素 12.5 g/L、25 g/L 和 50 g/L 对阿托品孵育的松弛作用明显低于未孵育($p<0.05\sim p<0.001$)。阿托品孵育组织的 EC_{50} 为(48.10±2.55),未孵育组织的 EC_{50} 为(41.65±1.81)($p<0.05$)。茶碱对 kcl 和甲胆碱引起的收缩均有明显的松弛作用。结果表明,姜黄素对促甲状腺激素释放激素的舒张作用相对较强,但不如茶碱明显。Micucci 等[42]用 30 只小鼠研究了姜黄对胆囊、膀胱、主动脉和气管平滑肌层的体外作用,以及对胃变力和变时活动的影响。对肠的肌松作用也进行了彻底的研究。结果表明,在肠内姜黄提取物通过胆碱能、组胺能和 5-羟色胺能受体作为非竞争性抑制剂出现,并在 L 型钙通道水平上对钾离子诱导的收缩表现出解痉作用且无副作用;会对膀胱、主动脉、气管和心脏等产生影响;胆囊张力和收缩力增加;血清肝和血脂参数正常,而血清和肝胆汁酸浓度略有增加;胆汁减少。

(九)过敏性哮喘

姜黄素对核因子-κB 转录活性的影响是通过 A549 细胞中基于细胞的荧光素酶报告分析和测量 Raw264.7 细胞暴露于脂多糖(LPS)后抑制性 κBα(IκBα)、p65 和 p50 水平来研究的。通过腹膜内注射使 BALB/c 小鼠对卵清蛋白致敏,并反复暴露于雾化卵清蛋白。分析了每天施用姜黄素(200 mg/kg 体重)对气道高反应性(AHR)、炎症细胞数和支气管肺泡灌洗液中 IgE 水平的影响。研究结果表明,姜黄素抑制 A549 细胞基因转录的核因子-κB 依赖性,IC_{50} 为 21.50±1.25 μm。姜黄素稳定肺组织中的核因子-κBα,抑制 LPS 激活的 Raw264.7 细胞中 p65 和 p50 的核移位,用姜黄素处理的小鼠肺组织中 p65 的核移位减少。用姜黄素治疗显著减弱了 AHR 并减少了 BAL 液中的总白细胞和嗜酸性粒细胞的数量。姜黄素治疗可显著改善肺组织中炎症细胞的浸润和黏液的闭塞,同时显著降低肺泡灌洗液中 IgE 的水平[43]。

(十)降糖

姜黄素的抗糖尿病活性可能与其抑制氧化应激和炎症反应的能力有关。姜黄素对晚期糖基化和胶原交联具有保护作用,并通过这种方式减轻晚期糖基化终末产物引起的糖尿病并发症。姜黄素还通过调节多元醇途径降低糖尿病大鼠血糖和糖化血红蛋白水平。它还通过抑制破骨形成和 AP-1 转录因子 c-fos 和 c-jun 的表达来抑制糖尿病动物骨吸收的增加[44]。

(十一)其他

Ashok 等[45]研究姜黄粗提物对雄性白化大鼠的避孕作用,给予大鼠口服姜黄水提物和 70% 乙醇提取物 60 d(每天 500 mg/kg)。实验结果显示,两个治疗组的精子活力和密度均有所下降。证明姜黄可能通过抑制睾丸间质细胞功能或下丘脑垂体轴影响雄激素合成,从而抑制精子发生。

姜黄素能充分降低活性氧（$p < 0.05$）和马来二醛（$p < 0.05$），保护中脑星形胶质细胞免受 1 - 甲基 - 4 - 苯基吡啶离子［MPP（＋）］和脂多糖（LPS）诱导的毒性。此外，姜黄素显著抑制小鼠中脑星形胶质细胞中细胞色素 P4502E1（CYP2E1）的表达（在基因水平上 $p < 0.01$，在蛋白水平上 $p < 0.05$）及其由 MPP（＋）和 LPS 充分诱导的活性（$p < 0.05$）。姜黄素和二烯丙基硫化物（CYP2E1 阳性抑制剂）改善 MPP（＋）-和 LPS 诱导的小鼠中脑星形胶质细胞损伤。因此，姜黄素通过抑制 CYP2E1 的表达和活性来保护小鼠中脑星形胶质细胞免受 MPP（＋）-和 LPS 诱导的细胞毒性[46]。

五、临床作用

姜黄在中医中可用于治疗胸部刺痛、月经不调、风湿肩背痛和跌打损伤。近年来，人们发现姜黄具有良好的抗炎和抗氧化作用，在治疗心脑血管疾病方面具有良好的应用前景。

Haryuna 等[47]采用对照实验来观察姜黄素对褐家鼠耳蜗成纤维细胞中 MDA 的表达，用比色仪检测耳蜗组织中的 H_2O_2 水平。结果表明，姜黄素是预防和治疗耳蜗支持组织和侧壁内成纤维细胞噪声暴露后氧化损伤的安全有效的治疗药物。

姜黄素还可应用于降血脂、改善肝功能等方面，可用于治疗非酒精肝硬化、急性肝炎、肝纤维化、肝硬化等疾病。狄建彬等[48]通过大鼠实验，不但证实了姜黄素具有降血脂作用，还发现其存在保肝降脂作用，有效剂量为 $40 \sim 80$ mg/kg。姜黄素不但有对抗肝损伤、抗脂肪病变的药理作用，还可通过下调肝内缺氧诱导因子（HIF - 1α）、VEGF、血管内皮生长因子受体（VEGFR - 1）、PDGF 和环氧合酶因子（COX_2）的表达，来改善肝脏肝窦的毛细血管化，从而达到抗纤维化的目的。

姜黄中提取的原料等可用作医药和化妆品，用于预防和治疗皮肤病，如湿疹、丘疹、牛皮癣、烧伤、虫咬、老年性干燥、特应性皮炎、荨麻疹、癣、脚癣、皮肤皲裂、冻疮、大疱等。

（一）股骨头坏死

方药：当归，川芎，延胡索，乳香，没药，陈皮，郁金，姜黄，莪术，独活，白芷，桂枝，骨碎补，续断，狗脊等。以上中药按一定的份量比例组合，制成任何药物剂型，具有补肝肾、强筋骨、温经通络、活血通络的功效，可用于治疗股骨头坏死[49]。

（二）子宫内膜异位症

由活血化瘀的中药和少量滋阴或温中的中药组合，如川芎、乳香、没药、延胡索、郁金、姜黄、莪术、温郁金、三棱、丹参、虎杖、益母草、鸡血藤、桃仁、红花、藏红花、五灵脂、牛膝、穿山甲、皂角刺、王不留行、土鳖虫等，具有活血化瘀、软坚散结的功效，可用于治疗气血凝滞所致的盆腔子宫内膜异位症[50]。

（三）肩周炎

方药：当归，芍药，肉桂，丹参，红花，威灵仙，姜黄，透骨草，补骨脂，石松，肉桂，细辛，地龙，甘草等。将以上中药加水煎煮，具有补益气血、滋补肝肾、祛风散寒、舒筋活络、消炎止痛的功效，可用于治疗肩周炎，对风湿性关节炎、腰肌劳损、骨关节病、脚关节痛、腰酸腿痛、四肢麻木等有一定疗效。

（四）高脂血症

将姜黄、淀粉和甜菊糖苷等药物配伍，制成片剂、颗粒、胶囊等，具有活血化瘀的作用，可用于治疗血瘀阻络的高脂血症[51]。

（五）胃肠道溃疡

姜黄和紫苏叶可与白芍、小豆蔻、红莓子、续断、莪术、蛇床子、川芎等配伍，制成药用制剂，如粉末、颗粒、片剂、胶囊、糖浆等，或添加其他成分制成的饮料、茶、口香糖等食品。具有抑制组胺受体、减少胃酸分泌的作用，可用于预防和治疗胃肠炎、胃肠道溃疡[52]。

（六）慢性肾病、口腔溃疡和烧伤

黄葵四物方由黄蜀葵、黄芪、虎杖、姜黄等组成，数百年来在中国被广泛用于治疗慢性肾病、口腔溃疡和烧伤[53]。

六、毒理研究

Chavalittumrong 等[54]对姜黄素类化合物的6个月慢性毒性研究表明长期给予治疗剂量（每天 10 mg/kg 体重）的姜黄素类化合物不会对大鼠产生任何毒性。然而，在较高的剂量下，它可能会以一种可逆的方式影响大鼠的功能和形态。

姜黄粗提物和醇提物对人肿瘤细胞 DU-145 和 HT-29 具有不同的体外细胞毒作用，姜黄粗提物对人基因组 DNA 具有较强的体外遗传毒性[55]。

Hassanane 等[56]通过染色体畸变试验研究了姜黄素的遗传毒性和抗突变活性。结果表明，剂量为 0.5 mg/kg 体重的姜黄素没有引起任何遗传毒性作用，但在与甲氨蝶呤的联合治疗中，它显著减少了甲氨蝶呤引起的染色体畸变。此外，10 mg/kg 和 20 mg/kg 体重姜黄素的连续治疗、单独或与甲氨蝶呤联合治疗均可诱导染色体畸变。结果表明，低水平的姜黄素单独或联合甲氨蝶呤和高剂量姜黄素治疗均能显著提高血浆蛋白肝功能 GOT 和 GPT、胆固醇和睾酮的活性。

参考文献

[1] Jaiswal Y, Liang Z, Ho A, et al. Tissue-specific metabolite profiling of turmeric by using laser microdissection, ultra-high performance liquid chromatography-quadrupole time of fight-mass spectrometry and liquid chromatography-tandem mass spectrometry [J]. European Journal of Mass Spectrometry, 2014,20(5):383-393.

[2] 张磊生.姜黄栽培技术[J].农家科技,1999,(2):38-39.

[3] 韦棪婷,郝二伟,杜正彩,等.基于传统性效及现代研究的姜黄质量标志物分析[J].中草药,2020,51(14):3830-3839.

[4] 周培培.姜黄中姜黄素类化合物的提取分离研究[D].天津:天津大学,2015.

[5] Jia S, Du Z, Song C, et al. Identification and characterization of curcuminoids in turmeric using ultra-high performance liquid chromatography-quadrupole time of flight tandem mass spectrometry [J]. Journal of Chromatography A, 2017,1521:110-122.

[6] Li W, Wang S, Feng J, et al. Structure elucidation and NMR assignments for curcuminoids from the rhizomes of *Curcuma longa* [J]. Magnetic Resonance in Chemistry, 2009,47(10):902-908.

[7] Zeng Y, Qiu F, Takahashi K, et al. New sesquiterpenes and calebin derivatives from *Curcuma longa* [J]. Chemical and Pharmaceutical Bulletin, 2007,55(6):940-943.

[8] 崔语涵,安潇,王海峰,等.姜黄化学成分研究[J].中草药,2016,47(7):1074-1078.

[9] 葛跃伟,高慧敏,王智民.姜黄属药用植物研究进展[J].中国中药杂志,2007,(23):2461-2467.

[10] 卢彩会.姜黄挥发油的成分分析及性能研究[D].石家庄:河北科技大学,2018.

[11] 吴宏伟,李洪梅,唐仕欢,等.姜黄药效物质基础研究进展[J].中国中医药信息杂志,2011,18(2):104-106.

[12] Li W, Feng J T, Xiao Y S, et al. Three novel terpenoids from the rhizomes of *Curcuma longa* [J]. Journal of Asian Natural Products Research, 2009,11(6):569-575.

[13] 樊钰虎,刘江,王泽秀,等.顶空固相微萃取法与水蒸气蒸馏法提取姜黄挥发性成分的比较[J].药物分析杂志,2012,32(10):1787-1792.

[14] Osorio Tobón J F, Carvalho P I, Barbero G F, et al. Fast analysis of curcuminoids from turmeric (*Curcuma longa* L.) by high-performance liquid chromatography using a fused-core column [J]. Food Chemistry, 2016,200:167-174.

[15] 袁超,鲁晶鸽.天然食用色素的功能及应用研究进展[J].粮食与油脂,2015,28(2):5-8.

[16] 蒋建兰,靳晓丽,乔斌,等.HPLC-ESI-MS/MS 分析姜黄中姜黄素类化合物[J].天然产物研究与开发,2012,24(11):1582-1588.

[17] Jiang H, Timmermann B N, Gang D R. Use of liquid chromatography-electrospray ionization tandem mass spectrometry to identify diarylheptanoids in turmeric (*Curcuma longa* L.) rhizome [J]. Journal of Chromatography A, 2006,1111(1):21-

31.

［18］ 李伟,肖红斌,王龙星,等.高效液相色谱-串联质谱法分析姜黄中微量的姜黄素类化合物[J].色谱,2009,27(3):264-269.

［19］ Garg S N, Mengi N, Patra N K, et al. Chemical examination of the leaf essential oil of *Curcuma longa* L. from the North Indian plains [J]. Flavour Fragrance Journal, 2002,17(2):103-104.

［20］ Pande C, Chanotiya C S. Constituents of the leaf oil of *Curcuma longa* L. from Uttaranchal [J]. Journal of Essential Oil Research, 2006,18(2):166-167.

［21］ GoNDA R, Takeda K, Shimizu N, et al. Characterization of a neutral polysaccharide having activity on the reticuloendothelial system from the rhizome of *Curcuma longa* [J]. Chemical and Pharmaceutical Bulletin, 1992,40(1): 185-188.

［22］ 魏文文,吴萍,潘武,等.姜黄地上部分化学成分的研究[J].热带亚热带植物学报,2017,25(1):87-92.

［23］ Abbas Momtazi A, Sahebkar A. Difluorinated curcumin: a promising *Curcumin analogue* with improved anti-tumor activity and pharmacokinetic profile [J]. Current Pharmaceutical Design, 2016,22(28):4386-4397.

［24］ Teymouri M, Pirro M, Johnston T P, et al. Curcumin as a multifaceted compound against human papilloma virus infection and cervical cancers: A review of chemistry, cellular, molecular, and preclinical features [J]. BioFactors, 2017,43(3):331-346.

［25］ Momtazi A A, Shahabipour F, Khatibi S, et al. Curcumin as a MicroRNA regulator in cancer: a review [J]. Reviews of Physiology, Biochemistry and Pharmacology, 2016,171:1-38.

［26］ Mirzaei H, Masoudifar A, Sahebkar A, et al. MicroRNA: A novel target of curcumin in cancer therapy [J]. Journal of Cellular Physiology, 2018,233(4):3004-3015.

［27］ Shafabakhsh R, Pourhanifeh M H, Mirzaei H R, et al. Targeting regulatory T cells by curcumin: A potential for cancer immunotherapy [J]. Pharmacological Research, 2019,147:104353.

［28］ Bose S, Panda A K, Mukherjee S, et al. Curcumin and tumor immune-editing: resurrecting the immune system [J]. Cell Division, 2015,10(1):1-13.

［29］ Liao F, Liu L, Luo E, et al. Curcumin enhances anti-tumor immune response in tongue squamous cell carcinoma [J]. Archives of Oral Biology, 2018,92:32-37.

［30］ Cavaleri F. Presenting a new standard drug model for turmeric and its prized extract, curcumin [J]. International Journal of Inflammation, 2018:5023429.

［31］ Li Y C, Wang F M, Pan Y, et al. Antidepressant-like effects of curcumin on serotonergic receptor-coupled AC-cAMP pathway in chronic unpredictable mild stress of rats [J]. Progress in Neuro-Psychopharmacology and Biological Psychiatry, 2009,33(3):435-449.

［32］ Ghorbani Z, Hekmatdoost A, Mirmiran P. Anti-hyperglycemic and insulin sensitizer effects of turmeric and its principle constituent curcumin [J]. International Journal of Endocrinology and Metabolism, 2014,12(4):18081.

［33］ 鲍彩彩,原铂尧,孙梦娇,等.姜黄素对小鼠实验性自身免疫性脑脊髓炎的自噬调节及抗炎作用[J].解放军医学杂志,2019,44 (7):593-599.

［34］ Lawhavinit O, Kongkathip N, Kongkathip B. Antimicrobial activity of curcuminoids from *Curcuma Longa* L. on pathogenic bacteria of shrimp and chicken [J]. Agriculture and Natural Resources, 2010,44(3):364-371.

［35］ Park B S, Kim J G, Kim M R, et al. *Curcuma longa* L. constituents inhibit sortase A and *Staphylococcus aureus* cell adhesion to fibronectin [J]. Journal of Agricultural and Food Chemistry, 2005,53(23):9005-9009.

［36］ Lee H S. Antimicrobial properties of turmeric (*Curcuma longa* L.) rhizome-derived ar-turmerone and curcumin [J]. Food Science and Biotechnology, 2006,15(4):559-563.

［37］ Foryst-Ludwig A, Neumann M, Schneider-Brachert W, et al. Curcumin blocks NF-κB and the motogenic response in Helicobacter pylori-infected epithelial cells [J]. Biochemical and Biophysical Research Communications, 2004,316(4):1065-1072.

［38］ Ak T, Gülçin I. Antioxidant and radical scavenging properties of curcumin [J]. Chemico-biological Interactions, 2008,174 (1):27-37.

［39］ El Sayed E M, Abd El Azeem A S, Afify A A, et al. Cardioprotective effects of *Curcuma longa* L. extracts against doxorubicin-induced cardiotoxicity in rats [J]. Journal of Medicinal Plants Research, 2011,5(17):4049-4058.

［40］ Lo A T C, Francisqueti F V, Hasimoto F K, et al. Brazilian *Curcuma longa* L. attenuates comorbidities by modulating adipose tissue dysfunction in obese rats [J]. Nutrire, 2018,43:25.

［41］ Emami B, Shakeri F, Gholamnezhad Z, et al. Calcium and potassium channels are involved in curcumin relaxant effect on tracheal smooth muscles [J]. Pharmaceutical Biology, 2020,58(1):257-264.

［42］ Micucci M, Aldini R, Cevenini M, et al. *Curcuma longa* L. as a therapeutic agent in intestinal motility disorders. 2: Safety profile in mouse [J]. PloS One, 2013,8(11):80925.

［43］ Oh S W, Cha J Y, Jung J E, et al. Curcumin attenuates allergic airway inflammation and hyper-responsiveness in mice through NF-κB inhibition [J]. Journal of Ethnopharmacology, 2011,136(3):414-421.

［44］ Nabavi S F, Thiagarajan R, Rastrelli L, et al. Curcumin: a natural product for diabetes and its complications [J]. Current Topics in Medicinal Chemistry, 2015,15(23):2445-2455.

［45］ Ashok P, Meenakshi B. Contraceptive effect of *Curcuma longa* (L.) in male albino rat [J]. Asian Journal Andrology, 2004,6(1):71-74.

[46] Gui H Y, Chen R N, Peng Y, et al. Curcumin protects against 1-methyl-4-phenylpyridinium ion- and lipopolysaccharide-induced cytotoxicities in the mouse mesencephalic astrocyte via inhibiting the cytochrome p450 2E1 [J]. Evidence Based Complementary and Alternative Medicine, 2013,(2013):523484.

[47] Haryuna T S H, Riawan W, Reza M, et al. Curcumin prevents cochlear oxidative damage after noise exposure [J]. International Journal of Pharmaceutics, 2016,8(1):175 – 178.

[48] 狄建彬,顾振纶,赵笑东,等.姜黄素防治大鼠高脂性脂肪肝的研究[J].中草药,2010,41(8):1322 – 1326.

[49] 程华,鄢良,张韬.一种治疗股骨头坏死的药物组合物及其制备方法[P].北京:CN101239172,2008 – 08 – 13.

[50] 韩冰.治疗子宫内膜异位的中药组合物[P].北京:CN1712047,2005 – 12 – 28.

[51] 吕宏再.一种用于治疗高脂血症的姜黄制剂[P].湖南:CN1903350,2007 – 01 – 31.

[52] Kim D C, Kim G T. Extract composition comprising Radix Glycyrrhizae, Rhizoma *Curcumae Longae* and Folium Perillae and capable of treating gastroenteritis and peptic ulcer, and extraction method thereof [P]. KR2003095540A.2003.

[53] Lu T, Bian Y, Zhu Y, et al. HUANGKUISIWUFANG inhibits pyruvate dehydrogenase to improve glomerular injury in anti-Thy1 nephritis model [J]. Journal of Ethnopharmacology, 2020,253:112682.

[54] Chavalittumrong P, Chivapat S, Rattanajarasroj S, et al. Chronic toxicity study of curcuminoids in rats [J]. Songklanakarin Journal of Science and Technology, 2002,24(4):633 – 647.

[55] Cosquillo Rafael M F, Retuerto Figueroa M G, Placencia Medina M D, et al. In vitro cytotoxic and genotoxic effect of the crude and ethanolic extract from the rhizome of *Curcuma longa* L [J]. Revista Peruana de Medicina Experimental y Salud Publica, 2020,37(3):454 – 461.

[56] Hassanane M M, Ahmed E S, Shoman T M, et al. Evaluation of the genotoxicity and antigenotoxicity of curcumin by chromosomal aberrations and biochemical studies in the albino rats exposed to methotrexate [J]. Global Veterinaria, 2010, 4(2):185 – 189.

迷迭香

迷迭香为唇形科迷迭香属植物迷迭香（*Rosmarinus officinalis* L.）的全草，又称艾菊、海洋之露[1]。

迷迭香为灌木，高达 2 m。茎及老枝圆柱形，皮层暗灰色，不规则的纵裂，块状剥落，幼枝四棱形，密被白色星状细绒毛。叶常常在枝上丛生，具极短的柄或无柄，叶片线形，长 1～2.5 cm，宽 1～2 mm，先端钝，基部渐狭，全缘，向背面卷曲，革质，上面稍具光泽，近无毛，下面密被白色的星状绒毛。花近无梗，对生，少数聚集在短枝的顶端组成总状花序；苞片小，具柄。花萼卵状钟形，长约 4 mm，外面密被白色星状绒毛及腺体，内面无毛，11 脉，二唇形，上唇近圆形，全缘或具很短的 3 齿，下唇 2 齿，齿卵圆状三角形。花冠蓝紫色，长不及 1 cm，外被疏短柔毛，内面无毛，冠筒稍外伸，冠檐二唇形，上唇直伸，2 浅裂，裂片卵圆形，下唇宽大，3 裂，中裂片最大，内凹，下倾，边缘为齿状，基部缢缩成柄，侧裂片长圆形。雄蕊 2 枚发育，着生于花冠下唇的下方，花丝中部有 1 向下的小齿，药室平行，仅 1 室能育。花柱细长，远超过雄蕊，先端不相等 2 浅裂，裂片钻形，后裂片短。花盘平顶，具相等的裂片。子房裂片与花盘裂片互生。花期 11 月（图 12）。

原产于欧洲及北非地中海沿岸，曹魏时即曾引入我国，今我国园圃中偶有引种栽培。为一芳香油植物，可作皂用或化桩香精之调合原料，此

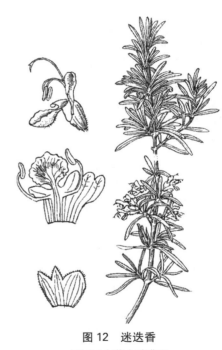

图 12　迷迭香
（引自《中药大辞典》）

外又可作观赏植物[2]。

一、 生药鉴别 [3]

显微鉴别

1. 叶横切面

上表皮细胞 1 列，扁方形，切向延长，排列整

齐,外被厚的角质层,可见到腺毛,下有2~3列栅栏组织细胞,栅栏细胞内有油滴;下表皮细胞扁方形,被薄的角质层,有众多非腺毛,形状多样,有分枝状、星状、单枝,大多弯曲;上下表皮均可见气孔。海绵组织细胞排列疏松,有大的细胞间隙。主脉的下表皮内方有3~4层厚角组织细胞,叶肉组织内可见方晶,其上表皮内有1~2层厚角组织细胞;主脉维管束发达,外韧形;韧皮部狭窄,外侧有2列纤维;木质部导管通常4~7个成束排列。

2. 茎横切面

表皮外被有厚的角质层,腺毛多聚集在角隅处,还有众多非腺毛;非腺毛有分枝状、星状、单枝状,多细胞或单细胞;腺毛有多细胞头单细胞柄、单细胞头单细胞柄两种。表皮内有厚角组织,角隅处增厚最多,其他处一般3层厚角组织。皮层宽广,细胞壁稍增厚,皮层内有纤维和石细胞群且混合存在。韧皮部一般10~12层细胞,且细胞壁稍增厚,韧皮部内有菊糖。木质部束由导管、木纤维、木射线组成。髓部较大,薄壁细胞形状多样,外层薄壁细胞增厚明显,壁孔较多,且大多为斜壁孔,只有少数为圆形,中央薄壁细胞壁增厚不明显,且细胞较大,壁孔较少。

3. 粉末

花粉末为暗红棕色,非腺毛较多,多细胞,有分枝状、星状、单枝状3种,螺纹导管,直径8~13μm,油细胞圆形或类圆形,直径为5~10μm,花粉粒多为类圆球形,直径为20~24μm,少数外壁具有细刺状凸起,萌发孔3个。小腺毛少见,单细胞柄单细胞头或单细胞柄多细胞头;腺鳞类圆形,由6~8个分泌细胞成辐射状排列,直径约72μm,木纤维长梭形,直径11~14μm,长50~70μm,壁稍增厚;韧皮纤维长梭形,壁增厚,孔沟明显,柱头顶端表皮细胞呈乳头状。

茎粉末黄棕色。非腺毛众多,大多为多细胞,由2~4个细胞组成,形状有分枝状和单枝状。纤维长梭形,壁增厚,有圆纹孔或斜纹孔,直径10~15μm,长45~65μm。髓部厚壁细胞壁连珠状增厚,多为斜壁孔,少数为圆形、三角形壁孔。石细胞形状多种,有类长方形、类圆形,长40~50μm,宽15~20μm,壁增厚,胞腔大多较小,少数胞腔大,可见壁孔,少数石细胞有层纹。导管有螺纹导管、孔纹导管,孔纹导管有单纹孔和具缘孔纹2种,直径11~30μm,腺毛有单细胞头单细胞柄、多细胞头单细胞柄两种,菊糖,呈扇形或类圆形。

叶粉末为绿色,非腺毛众多,形状有星状、分枝状和单枝状的,单细胞或2~4个细胞组成,壁增厚,基部稍弯曲,薄壁细胞连珠状增厚,纤维长梭形,壁增厚,直径约为13μm,导管为螺纹导管,大多为双螺纹,直径为6~9μm,上下表皮均有气孔,多为平轴式,少数为直轴式,副卫细胞2个。腺鳞的腺头成类圆球形,由6~8个分泌细胞排列成辐射状,直径约为70μm。可见方晶,大小约为10μm,小腺毛有2种,一种为单细胞柄单细胞头,另一种为单细胞柄多细胞头。

二、栽培

（一）产地环境

迷迭香耐旱、耐盐碱,但不耐涝,一般在高燥、排水良好、光照充足的地方生长良好。性喜温暖气候,生长适温为9~30℃,在20℃左右的环境条件下生长旺盛。北方寒冷地区冬季应覆土护根,以利越冬。迷迭香每年有2次生长高峰,以武汉地区为例,2~6月为第1个生长高峰,夏季进入高温期后,有浅度休眠现象,9月中旬至11月底为第2个生长高峰,12月至次年1月为半休眠期,生长缓慢,但可正常越冬[4]。

（二）生产管理

1. 选地、整地

迷迭香苗床应选择土质疏松、透气性好、排水良好的砂质壤土,壤土偏黏或轻微的黏土,要整地得当,也可以利用。黏性较大的土壤,可加砂或发酵腐熟的农家肥、草木灰等进行改良。夏季育苗,整地耙地,直接起垄打埂建苗床。冬季育苗,要使用地膜或大棚[5]。

2. 繁殖方法

迷迭香的繁殖主要有种子繁殖、扦插繁殖、组培繁殖三种方法。

迷迭香一般很少采用种子繁殖,两室子房中仅一室能育,多年平均结实率仅为 11.1%,且种子萌发力极低[6-8]。现多采用培育实生育苗袋苗。播种 15～25 d 种子发芽,种子发芽率可达 35%,且发芽整齐。若发芽温度介于 20～24 ℃时,发芽率低于 30%,而且发芽时间长达 3～4周,但如果先于 20～24 ℃ 发芽 1 周,再以 4.4 ℃温度处理 4 周后,发芽率可提高至 70%[9,10]。种子发芽后至移植到育苗袋前为小苗期,这一时期 40～60 d,主要以保持土壤湿润为原则。小苗期的后半段,要适当施肥,以加快苗木生长。每次施肥后要立即用清水淋洗苗木叶片,以免产生肥害。当小苗长至 4～5 cm 高时即可移植到育苗袋上。移植前小苗至少要进行 10 d 以上的炼苗。移苗最好在上午 10:00 前和下午 4:00 后或阴天进行。一般移植 5～7 d 后苗木开始长出根,10 d后即可进行第 1 次施肥,以施 5 g/L 复合肥配成的水溶液较好,每隔 7～10 d 施 1 次。待苗高达 10～15 cm 时即可种植[9]。播种方式繁殖发芽率较低,发芽时间长,播种苗生长缓慢,夏季易受病虫害,苗期分化明显,需多次分级,合格苗比率较低,育苗成本高。一般只在引种驯化和新品种选育中采用种子繁殖方法育苗[11]。

迷迭香易于扦插繁殖,顶芽、年生枝条以及组培苗嫩芽、嫩梢等均可作为扦插繁殖材料。在当年生枝条中根据其木质化程度又可分为嫩梢、半木质化枝条和木质化枝条。生产应用选择最多的是当年生的半木质化枝条[11]。迷迭香全年均可进行扦插育苗,即使在较炎热的夏季,存活率仍能达到半数以上。扦插时将插穗插入土中的深度 3～4 cm,一般为 2 个节,株行距以 5 cm×5 cm 为宜。扦插前将苗床用水浇湿。插入后要及

时浇透水,第一次浇水以喷淋的方法为最佳,发现倒苗要及时扶正、固稳,上盖塑料薄膜保湿。

目前用于组织培养的迷迭香外植体有一年生嫩枝上的叶片、茎尖、茎段等。移植应选择在春季和冬季比较好。将根长 5～6 cm 有 3～4 片叶的试管苗移至炼苗棚 7～10 d。将瓶苗倒在盛有自来水的大盆里,轻轻洗去基部附着的培养基,注意不要损伤根系和茎叶,否则易引起试管苗腐烂死亡。将洗净的小苗直接移植于红壤土＋砂(2∶1)的混合基质中,浇透定根水,并喷洒百菌清进行基质消毒。移栽 6～10 d 内,应适当遮荫,避免阳光直射,并注意少量通风,温度保持在 25～28 ℃,相对湿度 80%,一般成活率可达85%以上[11]。

3. 田间管理

定植后开展及时浇水,同时开展中耕锄草;迷迭香肥料耗费不大,因此每 3 个月施一次复合肥即可[12]。迷迭香生长早期易受杂草影响,要及时清除,可用人工除草或与小型旋耕机结合的方法,禁止使用化学除草剂[5]。

随着植株生长,还要做好白粉虱、蚜虫、茎腐病、灰霉病、白粉病等病虫害的防治,并注重预防,搞好卫生,做好水分、温度、光照控制,及时淘汰病弱株,减少病虫害的发生。

三、化学成分

(一)萜类化合物

萜类成分是迷迭香被报道最多的化学成分,主要包括单萜、倍半萜、二萜和三萜[13]。

1. 单萜和倍半萜

单萜和倍半萜是挥发油的主要组成成分,文献中报道的迷迭香挥发油多达 200 多种,主要有 1,8-cineole(**1**)、camphor(**2**)、α-pinene(**3**)、camphene(**4**)、β-pinene(**5**)、borneol(**6**)、bornyl acetate(**7**)、verbenone(**8**)、α-terpineol(**9**)、isoborneol(**10**)、limonene(**11**)、linalool(**12**)、α-terpinene（**13**）、caryophyllene（**14**）和 *p*-cymene（**15**）[13]等，化学结构式如下。

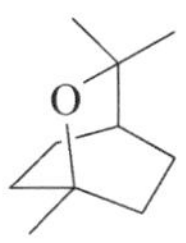

其中鼠尾草酸（**16**）、鼠尾草酚（**17**）和迷迭香二酚（**18**）报道较多，结构式如下。

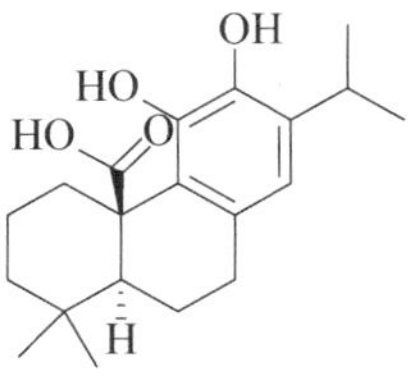

1 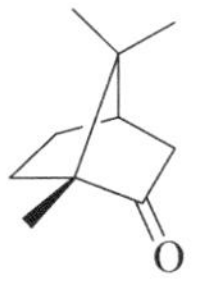 **2** 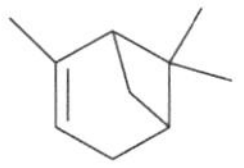 **3**

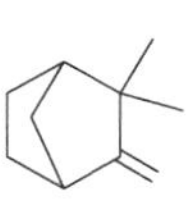

4 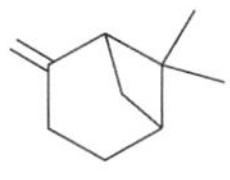 **5** 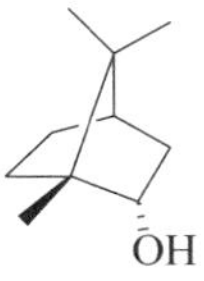 **6**

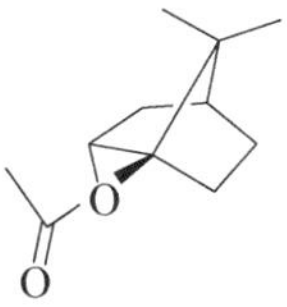

7 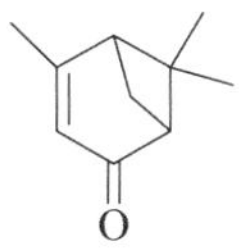 **8** 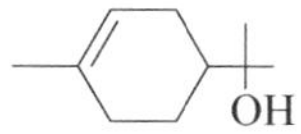 **9**

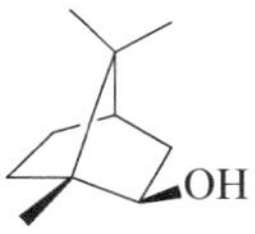

10 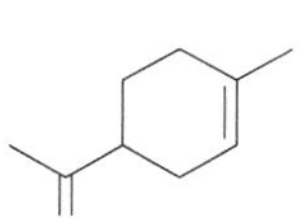 **11** 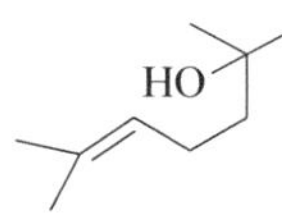 **12**

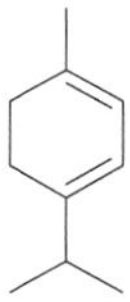

13 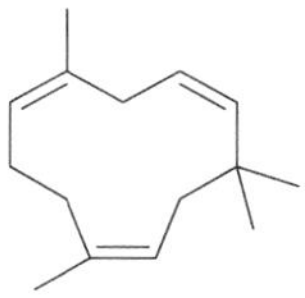 **14** 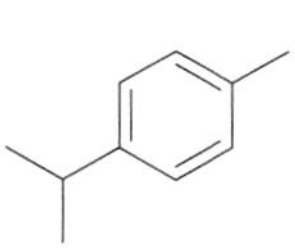 **15**

16 **17**

18

2. 二萜

已报道的二萜类有 20 余种，根据结构可分为二萜酚类和二萜醌类。目前，已经分离出的二萜酚有鼠尾草酚[14]、7-甲氧基迷迭香酚、迷迭香酚[15]、鼠尾草酸[16]、迷迭香二酚、迷迭香宁、表迷迭香酚[17]、异迷迭香酚[18]、7-乙氧基迷迭香酚、迷迭香二醛、异迷迭香宁[19]等。二萜醌类有 rosmariquinone、royleanone、表丹参酮[20]、7-α-acetoxy-roylearlone、落羽松二醌、6,7-dehydroroyleanone、7-α-hydroxy-royleanone 和 hormininone[21]等。

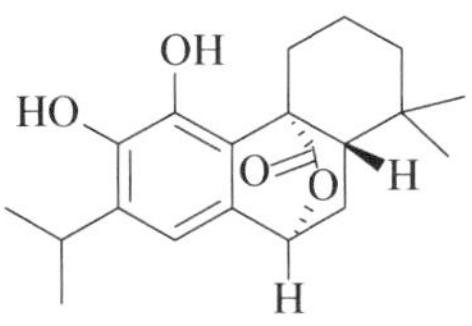

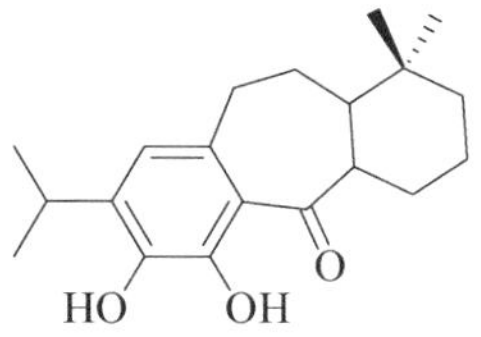

3. 三萜

迷迭香中的三萜成分大多属于三萜酸类，其母核为乌索烷型、齐墩果烷型和羽扇烷型。Brieskorn 等[14]从其茎叶中分离鉴定了桦木醇、桦木酸、19-α-羟基熊果酸、2-β-羟基齐墩果酸、3β-羟基乌索烷-12,20-二烯-17-酸、齐墩果酸、熊果酸和表-α-香树脂醇。陈四利等[22]从迷迭香叶的乙酸乙酯部位分离得到 7,24-tirucalladien-3β, 27-diol，正丁醇部位得到 tirucalla-7,24-dien-3β, 21,23-triol。刘建祥[23]从迷迭香茎、叶的乙醇提取物中分离纯化得到齐墩果酸-3-O-α-L-吡喃鼠李糖-(1→3)-α-D-吡喃核糖苷、2α-羟基齐墩果酸、白桦酸和 21α-羟基齐墩果酸-3-O-α-L-吡喃鼠李糖-(1→3)-α-D-吡喃核糖苷。张毅等[24]从迷迭香中分离出五个三萜苷 Officinoterpenosides A₁、A₂、B、C 和 D，以及(1S,4S,5S)-5-exo-hydrocamphor-5-O-β-D-glucopyranoside、Glucosyl tormentate 和 Asteryunnanoside B。

（二）黄酮类化合物

迷迭香中黄酮类成分的母核结构主要为黄酮、黄酮醇和二氢黄酮。已经从中分离得到 40 余种黄酮类成分如表 57 所示。

表 57　迷迭香中的黄酮类化合物

化合物	类型	文献	化合物	类型	文献
槲皮素	黄酮醇	[25]	木犀草素-7-O-葡萄糖苷	黄酮	[25]
山奈酚-3-O-葡萄糖苷	黄酮醇	[25]	3'-甲氧基-5,4'-二羟基黄酮-7-O-葡萄糖苷	黄酮	[25]
6,7-二甲氧基-5,4'-二羟基黄酮醇-3-O-葡萄糖苷	黄酮醇	[25]	6-甲氧基木犀草素	黄酮	[30]
3,5,7-三羟基黄酮	黄酮醇	[26]	5-羟基-7,4'-二甲氧基黄酮	黄酮	[30]
8-甲氧基山奈酚	黄酮醇	[26]	木犀草素-3-O-葡萄糖醛酸苷	黄酮	[28]
山奈酚	黄酮醇	[26]	香叶木苷	黄酮	[28]
高良姜素	黄酮醇	[26]	高车前苷	黄酮	[28]
3,5-二羟基-7,3',4'-三甲氧基黄酮	黄酮醇	[27]	nepitrin	黄酮	[28]
橙皮苷	二氢黄酮	[28]	楔叶泽兰素-3'-O-葡萄糖苷	黄酮	[28]
异橙皮苷	二氢黄酮	[27]	木犀草素	黄酮	[31]
Phegopolin	黄酮	[28]	香叶木素	黄酮	[31]
5,4'-二羟基-7-甲氧基黄酮(芫花素)	黄酮	[29]	芫花素-7-甲醚	黄酮	[31]
楔叶泽兰素-4'-O-葡萄糖苷	黄酮	[29]	粗毛豚草素	黄酮	[31]
芫花素-4'-甲醚	黄酮	[29]	6-甲氧基-3',4'-二羟基黄酮-7-O-葡萄糖苷	黄酮	[31]
藤黄菌素-3'-O-(4-O-乙酰基)-β-D-葡萄糖醛酸苷	黄酮	[29]	salvigenin	黄酮	[31]
5,1'-二羟基-7-甲氧基黄酮	黄酮	[25]	芹菜素	黄酮	[26]
4',5,7,8-四羟基黄酮	黄酮	[25]	白杨素	黄酮	[26]
4,5,7-三羟基-3-O-β-吡喃葡萄糖基黄酮	黄酮	[25]	4',5-二羟基-7-甲氧基黄酮	黄酮	[27]
芹菜素-7-O-葡萄糖苷	黄酮	[25]	5-羟基-4',7-二甲氧基-6-甲基黄酮	黄酮	[27]
			cirsimarin	黄酮	[28]
			apigetrin	黄酮	[28]
			piocembrin	黄酮	[26]

（三）有机酸

迷迭香中含有 5.55% 的有机酸成分，主要为迷迭香酸（**19**）、绿原酸（**20**）、咖啡酸（**21**）、阿魏酸（**22**）和 L-抗坏血酸（**23**）[32] 等，结构式如下。

20

19

21

22

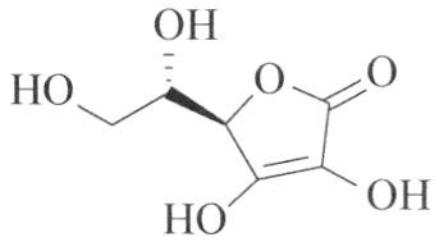

23

（四）其他类

Arslan 等[33]报道了迷迭香中含有 Al、Ca、Cr、Fe、K、Mg、Na、P 和 Sr 等 18 种矿物元素，其中 K、Ca、Na、Mg、P 的含量均大于 1 g/kg。Tahri 等[34]使用 ICP - AES 分析灰化后的迷迭香，发现其中还含有 Cd、Cr、Cu、Li、Mn、Pb、Zn、Se、La 元素。

李晓霞等[35]从迷迭香中分离了（Z）-3-hexenylglucoside、（Z）-3-hexenyl-O-β-D-glucopyranosyl-(1″→6′)-β-D-glucopyranoside、和 Erythritol-1-O-(6-O-trans-caffeoyl)-β-D-glucopyranoside 等 10 种糖苷类物质。

Ganeva 等[36]从迷迭香石油醚提取物中分得蒲公英赛醇、羽扇豆醇、φ-蒲公英甾醇、日耳曼醇、胆甾醇、谷甾醇等甾醇类物质。

美国农业部公布迷迭香中也含有脂肪酸、维生素、蛋白类等成分[37]。

四、药理作用

（一）抗氧化

大量文献报道了迷迭香挥发油能够抗油脂过氧化，有学者[38]对挥发油中的主要成分 1,8-cineole、α-pinene、β-pinene 进行了抗氧化活性测定，结果表明，与上述挥发油成分相比，挥发油的抗氧化活性最强，可能与各成分的协同作用有关。

Outaleb 等[39]比较了迷迭香醇提物、挥发油和二丁基羟基甲苯（BHT）清除 1,1-二苯基-2-苦肼基（DPPH）自由基的活性，结果表明，迷迭香醇提物抗氧化能力最强，挥发油抗氧化能力最弱；迷迭香醇提物的抗氧化活性与总酚含量成正比。Delgado 等[40]比较了迷迭香己烷、甲醇和 50%甲醇提取物预防食用油氧化的作用，升温氧化实验和抗氧化实验结果表明，甲醇和 50%甲醇提取物对蓖麻油的抗氧化作用强于葵花籽油的抗氧化作用，这可能是与两种提取物在蓖麻油的溶解性大相关。

色谱分析结果表明，迷迭香酸和鼠尾草酸是产生这种抗氧化活性的主要成分。基于胭脂红酸褪色的原理，程伟贤[25]对迷迭香提取物中的 11 个单体成分进行了抗氧化活性测定，结果显示，这些成分的抗氧化活性由强到弱的次序为对甲氧基没食子酸、迷迭香酚、鼠尾草酚、鼠尾草酸、木犀草素-7-O-葡萄糖苷、3′-甲氧基-5,4′-二羟基-7-O-葡萄糖基黄酮、槲皮素、芹菜素-7-O-葡萄糖苷、木犀草素、丹皮酚、乌索酸，且抗氧化活性都强于 BHT 和维生素 C。Hossain 等[41]对 DPPH、对氧自由基吸收能力（ORAC）测定实验、铁离子还原法（FRAP）和 2,2-联氮-二（3-乙基-苯并噻唑-6-磺酸）二铵盐（ABTS）进行了研究，采用主成分分析法推测鼠尾草酸、鼠尾草酚、迷迭香酸等是抗氧化活性的主要成分；采用偏最小二乘法，分别建立了上述成分抗氧化活性预测模型。Gao 等[42]采用大鼠强迫游泳实验目的，与对照组相比，迷迭香提取物饲喂的大鼠心肌超氧化物歧化酶（SOD）值增高，丙二醛（MDA）降低，推测与迷迭香提取物能够清除自由基，提高细胞通透性，减少细胞内血清酶流出有关。

（二）抗菌防虫

迷迭香挥发油具有抑制细菌、真菌及趋避某些昆虫的作用。

Barreto 等[43]的研究结果表明，迷迭香挥发油具有抗大肠埃希菌和金黄色葡萄球菌的活性，与抗生素联用后能够显著降低最低抑菌浓度（MIC），是一种潜在的抗生素辅助剂。Ganesh 等[44]的实验结果表明，迷迭香挥发油对铜绿假单胞菌(MM-1,PAO1)和青紫色素杆菌(CV12472)有很强的抑制作用,MIC均在2%以下。Cavalcanti等[45]研究了挥发油的抗白念珠菌黏附作用,结果显示,当挥发油浓度为0.56 g/L时,在24 h内,迷迭香挥发油具有与制霉菌素类似强度的抗黏附作用;挥发油浓度为1.12 g/L时,作用24 h后,抗黏附作用强于制霉菌素;而当挥发油浓度达到2.25 g/L时,则会引起细菌死亡。

Zoubiri等[46]的研究结果表明,当迷迭香挥发油浓度在5～500 μL/L范围时,随着挥发油浓度增大,作用时间延长,谷象虫 Sitophilus granaries(L.)死亡率也增高。当挥发油浓度大于50 μL/L时,作用5 d后,谷象的死亡率可达100%。迷迭香也能抑制幼年和成年麦无网长管蚜(Metopolophium dirhodum)的生长,对于幼年蚜虫的杀虫作用更强,作用4 d后幼年蚜虫死亡率达90%。Campbell等[47]报道了挥发油中的主要成分1,8-桉叶醇、樟脑、(S)-(—)-柠檬烯、α-石竹烯等能驱逐雌性埃及伊蚊。也有文献[48]记载迷迭香挥发油浓度在10%～20%时,对 Rhipicephalus（Boophilus）microplus 幼虫生长的抑制率达85%,产生这种作用的活性成分可能是 α-pinene、verbenone 和1,8-cineol。不仅迷迭香挥发油具有抗菌防虫的作用,鼠尾草酚和鼠尾草酸也具有抗菌作用[49]。

(三) 抗炎

鼠尾草酸和鼠尾草酚是迷迭香中报道最多的抗炎活性成分,Poeckel等[50]的实验结果表明,鼠尾草酸和鼠尾草酚能够提高细胞生存能力,抑制细胞内 Ca^{2+} 流动、活性氧生成、白细胞弹性蛋白酶释放、5-脂氧合酶及12-脂氧合酶的生成,其中,鼠尾草酸对细胞内 Ca^{2+} 流动和白细胞弹性蛋白酶释放作用更强,鼠尾草酚抑制活性氧产生的作用较鼠尾草酸强。Chae等[51]的研究结果表明,迷迭香的甲醇和正己烷提取物能降低巨噬细胞和血管平滑肌中单核细胞趋化蛋白-1(MCP-1)和基质金属蛋白酶-9(MMP-9),其主要成分

鼠尾草酸和鼠尾草酚降低 MCP-1 和 MMP-9 的作用更强。Tsai等[52]采用细胞炎症模型,研究了迷迭香乙醇提取物对白细胞介素-8(IL-8)、白细胞介素-1β(IL-1β)、核因子-κB(NF-κB)和 Toll 样受体2(TLR2)的 mRNA 表达及相关细胞因子基因表达的影响,结果表明,醇提取物能减少上述因子的生成和抑制相关基因表达,其主要成分迷迭香酸对 IL-8 具有明显抑制作用,鼠尾草酸和鼠尾草酚对 IL-1β 的抑制作用更强,但是这三种成分对 NF-κB 的生成无明显抑制作用。

Grigore等[53]观察了迷迭香醇提取物和丙酮提取物对抗细胞间黏附分子(ICAM-1)和小鼠脚掌肿胀的作用,结果发现醇提取物的抗炎作用更强;HPLC 结果表明,醇提取物中迷迭香酸和阿魏酸含量更高。Checker等[54]的研究结果表明,浓度为5 μM 的熊果酸能够抑制细胞外调节蛋白激酶(ERK)和应激活化蛋白激酶(JNK)磷酸化,对抗 T 细胞标志 CD3/T 细胞激活因子-CD28 单克隆抗体引起的 T 细胞增殖、抑制由脂多糖引起的 B 细胞升高,降低免疫调节因子 NF-κB、激活子蛋白-1(AP-1)、活化的 T 细胞核内因子(NF-AT)水平以及减少白细胞介素-6(IL-6)、干扰素-γ(IFN-γ)的生成。Arranz等[55]报道了迷迭香超临界流体萃取物能够提高细胞生存能力、降低由脂多糖诱导引起的细胞因子升高和减少同工酶-2(COX-2)基因表达,且迷迭香超临界流体萃取物的抗炎活性比鼠尾草酸和鼠尾草酚单体活性强。Grespan等[56]研究结果表明,迷迭香挥发油具有一定的抗炎作用,能减少白细胞变形的数量、抑制白细胞迁移率和趋化性。

(四) 抗肿瘤

Einbond等[57]的体外实验结果表明,迷迭香提取物和鼠尾草酸能抑制和阻断乳腺癌细胞增长,鼠尾草酸通过增强醛-酮还原酶家族1成员C2(AKR1C2)、硫氧还蛋白还原酶1(TrxR$_1$)和血

红素加氧酶1（HMOX1）表达，减少DNA结合抑制因子3（ID3）和细胞周期蛋白依赖性激酶抑制剂（CDKN2C）基因表达，抑制钠-钾-ATP酶活性而增强姜黄素的抗癌作用。另外，鼠尾草酸和鼠尾草酚通过诱导肿瘤细胞凋亡起到抗肿瘤作用[58]。Gonzalez-Vallinas等[59]将迷迭香超临界流体萃取物与5-氟尿嘧啶联合用药治疗结肠癌，以细胞生存期、细胞毒性和细胞转移为评价指标，结果显示，迷迭香超临界流体萃取物不仅降低了5-氟尿嘧啶的耐药性，还增强了抗肿瘤作用，且抗肿瘤活性与剂量正相关。In Gyeong等[60]发现迷迭香甲醇和正己烷提取物及鼠尾草酸均能降低MMP-9、MCP-1活性，抑制MMP-9表达，减少因肿瘤细胞坏死导致的血管平滑肌迁移。

（五）其他

Zhao Y等[61]研究了迷迭香提取物治疗食源性肥胖小鼠及其代谢综合征，研究结果显示，迷迭香提取物能降低小鼠体重、肝重量、血浆谷丙转氨酶（ALT）、甘油三酯、葡萄糖和胰岛素水平，增加类脂排泄和提高肝脏中谷胱甘肽（GSH）/氧化型谷胱甘肽（GSSG）的比值。Stefanon等[62]从分子水平上阐述了迷迭香提取物能调节人体脂肪细胞分化，减少脂肪生成和脂质代谢。Rau O

等[63]的实验结果表明，鼠尾草酚和鼠尾草酸能激活过氧化物酶体增值物活化受体（PPARγ）受体，该受体是促进脂肪酸代谢，降低血糖的重要调节因子。

Machado等[64]的研究结果表明，迷迭香的96％乙醇提取物具有抗抑郁作用，其作用靶点为5-羟色胺、去甲肾上腺和单胺能受体；鼠尾草酸、桦木酸和熊果酸可能是产生这种作用的主要物质[65]。

Martinez等[66]发现迷迭香中Micromeric acid、齐墩果酸和阿魏酸在胃痉挛小鼠模型具有一定的镇痛效应，最大镇痛效果与对照药品-酮洛酸的效果相当。他们又观察了迷迭香挥发油在小鼠关节炎模型中的镇痛作用，结果显示，迷迭香挥发油可提高5-羟色胺受体和内源性吗啡受体的表达[67]。

迷迭香挥发油具有较强的抗胆碱作用，能够抑制乙酰胆碱酯酶（AchE）和丁酰胆碱酯酶（BchE）活性[68]，其IC_{50}值明显小于毒扁豆碱的IC_{50}值。鼠尾草酸抑制金属蛋白酶（MMP）表达，阻碍MEK-ERK-AP通路信号分子，降低活性氧产生，具有抗紫外损伤作用[69]。迷迭香水提物可延长精液储存时间，提高精液质量[70]。还有报道[71]称迷迭香具有祛风湿、止痉挛、改善记忆等。

参 考 文 献

［1］王勇.迷迭香精油和抗氧化剂提取工艺及其活性研究[D].合肥:安徽农业大学,2012.
［2］中国科学院中国植物志编辑委员会.中国植物志[M].1977,66:198.
［3］赛春梅,梁晓原.迷迭香的生药学研究[J].云南中医中药杂志,2012,33(11):65-66,88.
［4］黄愉婷.迷迭香栽培技术及其应用[J].农村新技术,2019,(10):8-10.
［5］周小珂,王敬双,张全伟,等.浅述豫西南迷迭香栽培管理技术[J].基层农技推广,2021,9(7):90-91.
［6］刘宝勇,徐慧,钟汉冬.迷迭香栽培试验及园林应用前景分析[J].中国园艺文摘,2010,26(6):20-22.
［7］余天虹,陈训,刘国道,等.新型资源植物迷迭香营养器官的解剖学研究[J].中国农学通报,2007,(6):547-551.
［8］仲佳丽,白志川.迷迭香扦插育苗试验初报[J].中国农学通报,2007,(5):285-289.
［9］王跃兵,刁德方.香料保健植物迷迭香在北方的栽培及应用[J].中国林副特产,2009,(4):46-48.
［10］王振师,李兴伟,李小川.迷迭香育苗技术[J].广东林业科技,2007,(1):97-99.
［11］高洁,高政,吴疆翀,等.不同栽培密度对迷迭香生长指标及生物量的影响[J].西南农业学报,2014,27(6):2322-2326.
［12］胡素蓉,常金宝.迷迭香种植技术研究进展[J].农技服务,2016,33(7):153.
［13］张继川.迷迭香化学成分分析及扩血管活性研究[D].北京:中国中医科学院,2018.
［14］Brieskorn C H, Fuchs A, Bredenberg J B S, et al. The structure of carnosol [J]. The Journal of Organic Chemistry, 1964,

29(8):2293-2298.

[15] Ueno H, Horie S, Nishi Y, et al. Chemical and pharmaceutical studies on medicinal plants in paraguay, geraniin, an angiotensin-converting enzyme inhibitor from "paraparai mi," phyllanthus niruri [J]. Journal of Natural Products, 1988, 51 (2):357-359.

[16] Wenkert E, Fuchs A, Mcchesney J D. Chemical artifacts from the family labiatae [J]. The Journal of Organic Chemistry, 1965, 30(9):2931-2934.

[17] 韩国华, 李占林, 孙琳, 等. 荔枝草的化学成分[J]. 沈阳药科大学学报, 2009, 26(11):896-899.

[18] Nakatani N, Inatani R. Two antioxidative diterpenes from rosemary (Rosmarinus Officinalis L.) and a revised structure for rosmanol [J]. Agricultural and Biological Chemistry, 1984, 48(8):2081-2085.

[19] 黄纪念. 迷迭香抗氧化活性及其作用机理研究和天然抗氧化保健品的研制[D]. 北京:中国农业大学, 2003.

[20] Houlihan C M, Ho C T, Chang S S, et al. The structure of rosmariquinone-A new antioxidant isolated from Rosmarinus Officinalis L. [J]. Journal of the American Oil Chemists' Society, 1985, 62(1):96-98.

[21] Brieskorn C H, Buchberger L. Diterpenchinone aus labiatenwurzeln [J]. Planta Medica, 1973, 24(6):190-195.

[22] 陈四利, 周雪晴, 刘祥义, 等. 迷迭香化学成分研究[J]. 精细化工, 2009, 26(9):882-884, 899.

[23] 刘建祥, 刘祥义, 杨凤贤. 碘量比色法测定迷迭香提取物抗氧化活性的研究[J]. 山东化工, 2010, 39(12):53-55.

[24] Zhang Y, Adelakun T A, Qu L, et al. New terpenoid glycosides obtained from Rosmarinus Officinalis L. aerial parts [J]. Fitoterapia, 2014, 99:78-85.

[25] 程伟贤, 陈鸿雁, 张义平, 等. 迷迭香化学成分研究[J]. 中草药, 2005, (11):1622-1624.

[26] Sendra J S O, Miedzobrodzka J. Chromatographic analysis of flavonoids and triterpenes in folium Rosmarini [J]. Dissertationes Pharmaceuticae Et Pharmacologicae, 1969, 21(2):185.

[27] 王珲. 迷迭香化学成分与质量评价研究[D]. 沈阳:辽宁中医药大学, 2011.

[28] Aeschbach R P G, Richli U. The glycosylated flavonoids in rosemary: their separation, isolation and identification [J]. Groupe Polyphenols Bulletin de Liaison, 1986, (13):56-58.

[29] 左安连. 迷迭香精油周年变化及迷迭香对降血脂作用的研究[D]. 上海:上海交通大学, 2007.

[30] Brieskorn C, Michel H. Flavone aus dem blatt von Rosmarinus Officinalis L. [J]. Tetrahedron Letters, 1968, 9(30):3447-3448.

[31] Brieskorn C, Michel H, Biechele W. Flavone des Rosmarinblattes [J]. Deutsche Lebensmittel-Rundschau, 1973, 69(7):245-246.

[32] El Deeb, K. S. Investigation of Tannin in some Labiate spicies [J]. Bulletin of Faculty of Pharmacy, 1993, 31(2):237-241.

[33] Derya Arslan, M. Musa Özcan. Evaluation of drying methods with respect to drying kinetics, mineralcontent and colour characteristics of rosemary leaves [J]. Energy Conversion and Management, 2008, 49(5):1258-1264.

[34] Tahri M, Imelouane B, Aouinti F, et al. The organic and mineral compounds of the medicinal aromatics, Rosmarinus tournefortii and Rosmarinus officinalis growing in eastern Morocco [J]. Research on Chemical Intermediates, 2014, 40(8): 2651-2658.

[35] Adelakun T A, 李晓霞, 瞿璐, 等. 卢旺达产迷迭香化学成分研究 I [J]. 热带亚热带植物学报, 2015, 23(3):310-316.

[36] Ganeva Y, Tsankova E, Simova S, et al. Rofficerone: A new triterpenoid from Rosmarinus officinalis [J]. Planta Medica, 1993, 59(3):276-277.

[37] Ribeiro-Santos R, Costa-C D, Cavaleiro C. A novel insight on an ancient aromatic plant: the rosemary (Rosamarinus Officinalis L.) [J]. Trends in Food Science & Technology, 2015, 45(2):355-368.

[38] Wang W, Wu N, Zu Y G, et al. Antioxidative activity of Rosmarinus Officinalis L. essential oil compared to its main components [J]. Food Chemistry, 2008, 108(3):1019-1022.

[39] Outaleb T, Mohamed H, Ferhat Z, et al. Composition, antioxidant and antimicrobial activities of algerian Rosmarinus Officinalis L. extracts [J]. Journal of Essential Oil Bearing Plants, 2015, 18(3):647-653.

[40] Delgado M A, Garcia-Rico C, Franco J M. The use of rosemary extracts in vegetable oil-based lubricants [J]. Industrial Crops and Products, 2014, 62:474-480.

[41] Hossain M B, Patras A, Barry-Ryan C, et al. Application of principal component and hierarchical cluster analysis to classify different spices based on in vitro antioxidant activity andindividual polyphenolic antioxidant compounds [J]. Journal of Functional Foods, 2011, 3(3):179-189.

[42] Gao S, Wu H J, Zhao H Y. Effect of rosemary on myocardium free radical metabolism andserum enzyme after exhaustive exercise [J]. Advance Journal of Food Science and Technology, 2015, 7(12):940-942.

[43] Barreto H M, SilvaFilho E C. Chemical composition and possible use as adjuvant of the antibiotic therapy of the essential oil of Rosmarinus officinalis L [J]. Industrial Crops and Products, 2014, 59:290-294.

[44] Ganesh P S, Ravishankar V R. Evaluation of anti-bacterial and anti-quorum sensing potential ofessential oils extracted by supercritical CO$_2$ method against Pseudomonas aeruginosa [J]. Journal of Essential Oil Bearing Plants, 2015, 18(2):264-275.

[45] Cavalcanti, Almeida L F D, Padilha W W N. Anti-adherent activity of Rosmarinus officinalis essential oil on Candida albicans: an SEM analysis [J]. Revista Odonto Ciencia, 2011, 26(2):139-144.

[46] Zoubiri S, Baaliouamer A. Chemical composition and insecticidal properties of some aromatic herbs essential oils from

Algeria [J]. Food Chemistry, 2011,129(1):179 - 182.

[47] Campbell C, Gries R, Gries G. Forty-two compounds in eleven essential oils elicitantennal responses from *Aedes aegypti* [J]. Entomologia Experimentalis et Applicata, 2011,138(1):21 - 32.

[48] Martinez-Velazquez M, Rosario-Cruz R, Castillo-Herrera G, et al. Acaricidal effect ofessential oils from *Lippia graveolens* (Lamiales: Verbenaceae), *Rosmarinus officinalis* (Lamiales: Lamiaceae), and *Allium sativum* (Liliales: Liliaceae) against *Rhipicephalus* (Boophilus) *microplus* (Acari: Ixodidae) [J]. Journal of Medical Entomology, 2011,48(4):822 - 827.

[49] Jordan M J, Lax V, Rota M C, et al. Relevance of carnosic acid, carnosol, and rosmarinic acid concentrations in the in vitro antioxidant and antimicrobial activities of *Rosmarinus Officinalis* (L.) methanolic extracts [J]. Journal of Agricultural and Food Chemistry, 2012,60(38):9603 - 9608.

[50] Poeckel D, Greiner C, Verhoff M, et al. Carnosic acid and carnosol potently inhibit human 5-lipoxygenase and suppress pro-inflammatory responses of stimulated human polymorphonuclear leukocytes [J]. Biochemical Pharmacology, 2008,76 (1):91 - 97.

[51] Chae I G, Yu M H, Im N K, et al. Effect of *Rosemarinus Officinalis* L. on MMP - 9, MCP - 1 levels, and cell migration in RAW 264.7 and smooth muscle cells [J]. Journal of Medicinal Food, 2012,15(10):879 - 886.

[52] Tsai T H, Chuang L T, Liing Y R, et al. *Rosmarinus Officinalis* extract suppresses Propionibacterium acnes-induced inflammatory responses [J]. Journal of Medicinal Food, 2013,16(4):324 - 333.

[53] Grigore A, Pirvu L, Bubueanu C, et al. Influence of chemical composition on the antioxidantand anti-inflammatory activity of *Rosmarinus officinalis* extracts [J]. Romanian Biotechnological Letters, 2015,20(1):10047 - 10054.

[54] Checker R, Sandur S K, Sharma D, et al. Potent anti-inflammatory activity of ursolic acid, atriterpenoid antioxidant, is mediated through suppression of NF - κB, AP - 1 and NF-AT [J]. PloS One, 2012,7(2):e31318.

[55] Arranz E, Jaime L, Garcia-Risco, et al. Anti-inflammatory activity of rosemary extractsobtained by supercritical carbon dioxide enriched in carnosic acid and carnosol [J]. International Journal of Food Science and Technology, 2015,50(3):674 - 681.

[56] Gessilda A N D M, Grespan R, Fonseca J P, et al. *Rosmarinus officinalis* L. essential oil inhibits invivo and in vitro leukocyte migration [J]. Journal of Medicinal Food, 2011,14(9):944 - 946.

[57] Einbond L S, Wu H A, Kashiwazaki R, et al. Carnosic acid inhibits the growth of ER-negative human breast cancer cells and synergizes with curcumin [J]. Fitoterapia, 2012,83(7):1160 - 1168.

[58] Lopez-Jimenez A, Garcia-Caballero M, Medina M A, et al. Anti-angiogenic properties of carnosol and carnosic acid, two major dietary compounds from rosemary [J]. European Journal of Nutrition, 2011,52(1):85 - 95.

[59] Gonzalez-Vallinas M, Molina S, Vicente G, et al. Antitumor effect of 5-fluorouracil is enhanced by rosemary extract in both drug sensitive and resistant colon cancer cells [J]. Pharmacological Research, 2013,72(3):61 - 68.

[60] In Gyeong C, Hee Y M, Nam-Kyung Im, et al. Effect of *Rosemarinus officinalis* L. on MMP - 9, MCP - 1 levels, and cell migration in RAW 264.7 and smooth muscle cells [J]. Journal of Medicinal Food, 2012,15(10):879 - 886.

[61] Zhao Y, Sedighi R, Pei W, et al. Carnosic acid as a major bioactive component in rosemary extract ameliorates high-fat-diet induced obesity and metabolic syndrome in mice [J]. Journal of Agricultural and Food Chemistry, 2015,63(19):4843 - 4852.

[62] Stefanon B, Pomari E, Colitti M. Effects of *Rosmarinus officinalis* extract on humanprimary omental preadipocytes and adipocytes [J]. Experimental Biology and Medicine, 2015,240:884 - 895.

[63] Rau O, Wurglics M, Paulke A, et al. Carnosic acid and carnosol, phenolic diterpenecompounds of the labiate herbs rosemary and sage, are activators of the human peroxisome proliferator-activated receptor gamma [J]. Planta Medica, 2006,72(10):881 - 887.

[64] Machado D G, Bettio L E B, Cunha M P, et al. Antidepressant-like effect of the extract of *Rosmarinus officinalis* in mice: involvement of the monoaminergic system [J]. Progress in Neuro-Psychopharmacology and Biological Psychiatry, 2009,33 (4):642 - 650.

[65] Machado D G, Cunha M P, Neis V B, et al. Antidepressant-like effects of fractions, essential oil, carnosol and betulinic acid isolated from *Rosmarinus officinalis* L. [J]. Food Chemistry, 2013,136(2):999 - 1005.

[66] Martinez A L, Gonzalez-Trujano M E, Chavez M, et al. Antinociceptive effectiveness of triterpenes from rosemary in visceral nociception [J]. Journal of Ethnopharmacology, 2012,142(1):28 - 34.

[67] Martinez A L, Gonzalez-Trujano M E, Pellicer F, et al. Antinociceptive effect and GC/MS analysis of *Rosmarinus officinalis* L. essential oil from its aerial parts [J]. Planta Medica, 2009,75(5):508 - 511.

[68] Ben J M, Tundis R, Pugliese A, et al. Effect of bioclimatic area on the composition andbioactivity of tunisian *Rosmarinus officinalis* essential oils [J]. Natural Product Research, 2015,29(3):213 - 222.

[69] Park M, Han J, Lee C S, et al. Carnosic acid, a phenolic diterpene from rosemary, prevents UV-induced expression of matrix metalloproteinases in human skin fibroblasts and keratinocytes [J]. Experimental Dermatology, 2013,22(5):336 - 341.

[70] Zanganeh Z, Zhandi M, Zare-Shahneh A, et al. Does rosemary aqueous extract improvebuck semen cryopreservation? [J]. Small Ruminant Research, 2013,114(1):120 - 125.

[71] 张泽生, 陈顿, 王倩. 迷迭香对老化小鼠学习记忆功能及抗氧化能力的影响[J]. 营养学报, 2012,34(4):384 - 387.

穿心莲

穿心莲为爵床科穿心莲属植物穿心莲 [*Andrographis paniculate*（Burm. F.）Nees]的干燥地上部分[1]。植物穿心莲别名一见喜、苦胆草、橄榄连、春莲秋柳、印度草[2]。

穿心莲为一年生草本。茎高 50～80 cm，4 棱，下部多分枝，节膨大。叶卵状矩圆形至矩圆状披针形，长 4～8 cm，宽 1～2.5 cm，顶端略钝。花序轴上叶较小，总状花序顶生和腋生，集成大型圆锥花序；苞片和小苞片微小，长约 1 mm；花萼裂片三角状披针形，长约 3 mm，有腺毛和微毛；花冠白色而小，下唇带紫色斑纹，长约 12 mm，外有腺毛和短柔毛，2 唇形，上唇微 2 裂，下唇 3 深裂，花冠筒与唇瓣等长；雄蕊 2，花药 2 室，一室基部和花丝一侧有柔毛。蒴果扁，中有一沟，长约 10 mm，疏生腺毛；种子 12 粒，四方形，有皱纹（图 13）。

我国福建、广东、海南、广西、云南常见栽培，江苏、陕西亦有引种；原产地可能在南亚。澳大利亚也有栽培。

一、生药鉴别

（一）性状鉴别

茎呈方柱形，多分支，节稍膨大；质脆，易折断。单叶对生，叶柄短或近无柄；叶片皱缩、易

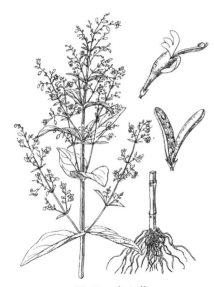

图 13 穿心莲
（引自《中药大辞典》）

碎，完整者展平后呈披针形或卵状披针形，先端渐尖，基部楔形下延，全缘或波状；上表面绿色，下表面灰绿色，两面光滑，气微，味极苦。而茎长、茎直径、叶长和叶宽等或因产地不同略有差异[3]。

（二）显微鉴别

1. 叶横切面

横切面上表皮细胞类方形或长方形，下表皮细胞较小，上、下表皮均含有圆形、长椭圆形或棒

状钟乳体的晶细胞；并有腺鳞，有的可见非腺毛。栅栏组织为 1～2 列细胞，贯穿于主脉上方；海绵组织排列疏松。主脉维管束外韧型，呈凹槽状，木质部上方亦有晶细胞[3]。

2. 茎横切面

呈方形，四角明显外突。表皮细胞 1 列，呈类长方形或类圆形，外壁稍加厚，角质化，含有钟乳体。皮层含叶绿体，纵向延长，外侧为数列厚角细胞。内皮层明显。韧皮部外侧有纤维散在。木质部发达，由木纤维、木射线和导管组成，木射线含有淀粉粒。髓部细胞呈不规则圆形，部分细胞含有钟乳体[4]。

3. 叶表面观

上下表皮均含有增大晶细胞，内含有钟乳体，较大端有脐样点痕，层状波纹。下表皮密直轴式或不定式气孔。腺鳞头部细胞扁球形，柄极短。具有非腺毛，1～4 细胞，表面具角质纹理[4]。

4. 粉末特征

粉末黄绿色或绿色。含钟乳体细胞较多，常单生，圆形、长椭圆形或棒状。气孔直轴式或不定式。腺鳞头部细胞扁球形，柄极短。非腺毛 1～4 细胞。具梯纹导管及螺纹导管[4]。

（三）理化鉴别

薄层鉴别

取穿心莲粉末约 1.0 g，精密称定，加乙醇 30 mL，超声处理 20 min，提取物离心 10 min，上清液蒸干，残渣加乙醇 2 mL 使溶解，作为供试品溶液。取穿心莲内酯和脱水穿心莲内酯对照品适量，分别加乙醇制成每 1 mL 含 1 mg 穿心莲内酯和每 1 mL 含 0.5 mg 脱水穿心莲内酯的溶液，作为对照品溶液。以甲醇作为空白对照，吸取空白对照溶液 3 μL、穿心莲内酯和脱水穿心莲内酯对照品溶液 5 μL 和 6 μL、样品溶液 4 μL 点于同一硅胶 G 预制板上，以石油醚∶乙酸乙酯∶乙醇（4∶2∶1，v∶v）为展开剂，展距 7.5 cm，晾干，置紫外灯（254 nm）下检视。供试品色谱中，在与对照品色谱相应的位置上，显相同颜色荧光斑点[5]。

二、栽培

（一）产地环境

穿心莲喜温暖湿润气候，怕干旱，如果长时间干旱不浇水，则生长缓慢，叶子狭小，早开花，影响产量。种子最适宜温度 25～30 ℃和较高的湿度，要有良好的通风条件。苗期怕高温，超过 35 ℃，烈日暴晒，出现灼苗现象，故苗期注意遮荫，降低土壤温度。苗床通风，植株生长最适温度 25～30 ℃，温度 27 ℃左右有足够雨水植株迅速生长，枝叶繁茂，当气温下降 15～20 ℃，生长缓慢，0 ℃或霜冻植株枯萎。成株喜光，喜肥，在生长季节，多施氮肥，配合好浇水、排水是丰产关键[6]。

（二）生产管理

1. 选地、整地

选择肥沃、平坦、排灌方便、疏松的壤土、光照充足的土地种植，忌高燥、瘦地和过砂的地，也可在幼龄果树林行间种植。地选好后，要翻地作畦。加上排水道宽 130～150 cm，作药材用的地，施腐熟堆肥、人粪或氨水为基肥，施于行间开 6～10 cm 沟，每 15 hm² 用氨水 75 kg，水浇沟里，覆土整平。

2. 繁殖方法

穿心莲一般采用种子育苗移栽或直接播种和扦插的繁殖方法。南方北方均用育苗移栽方法，直接播种早春温度低，出苗迟，产量低，不利于生长。但在北方育苗是采用育白薯秧的火炕方法育苗。播种 3～4 月，播前种子处理方法比较多，用沙磨、温水浸和晒种等法。种子出苗的关键是合适的温度和湿度。育苗地要求秋收后深翻风化，育苗前两周施腐熟大粪作基肥，翻土和拌均匀，耙细、整平，作畦宽 150 cm 左右。播前选晴天,育苗床深灌,待水渗后,撒一层过筛的细土,把种子播入,覆薄层细土以盖住种子为标准。上面再盖一层锯末或粉碎的树叶,保持土壤湿润,防止板结再盖薄膜,夜间盖草帘或蒲席,保温。

3. 田间管理

主要是及时浇水,以利幼苗扎新根,以后每隔 15~20 d 中耕除草,追肥 1 次,追肥以氮肥为主,可流人畜粪水、尿素等,特别在 6~8 月田间管理十分重要,要多施氮肥,经常浇水等。株高 30~40 cm 时,可培土防止风害。

(三)病虫害防治

1. 病害

穿心莲的病害主要有立枯病、猝倒病、黑茎病、疫病。立枯病发生时可降低土壤湿度,用 50% 多菌灵处理土壤,或 1 000 倍液浇灌病区;猝倒病时可控制温度,注意通风,加强苗床管理。黑茎病和疫病在成株期发生,及时排除积水,忌连作,发病时用 50% 多菌灵处理土壤,或 1 000 倍液浇灌病区。

2. 虫害

穿心莲虫害有棉铃虫、蝼蛄等。棉铃宝、灭铃灵、新光 1 号等对棉铃虫防治效果较突出。生物农药中,BT 制剂防治棉铃虫,可在孵化盛期喷雾,比喷洒化学农药提前 2~3 d,对初孵幼虫防效较高。此外,搞好虫情调查,适时喷药防治;改进喷药方法,提高防治质量;交替使用农药,延缓害虫抗性产生等,也是防治棉铃虫的关键措施。蝼蛄出现时用对硫磷乳油、20% 甲基异柳磷、40% 水胺硫磷、50% 甲胺磷。用药量不要太大,以免有异味引起蝼蛄拒食[6]。

三、 化学成分

现代研究表明,从穿心莲分离并鉴定的化学成分种类繁多,主要为二萜内酯类、黄酮类、苯丙素类、环烯醚萜类、甾醇类、生物碱类成分等。其中,二萜内酯类成分为穿心莲的主要活性成分。

(一)二萜内酯类

二萜内酯类为穿心莲的主要药效成分,目前已经从穿心莲中分离得到包括穿心莲内酯、脱水穿心莲内酯、新穿心莲内酯及 14 -脱氧穿心莲内酯等在内的 50 余种二萜内酯类成分[7]。二萜内酯类成分主要存在于穿心莲地上部分,叶中含量明显高于茎及根[8];其中穿心莲内酯在根、茎、叶、果实中均有分布,含量高低依次为叶＞茎＞果实＞根,而脱水穿心莲内酯仅在叶和果实中有分布,根和茎中检测不到。为保证药材质量,《中国兽药典》和《中国药典》在穿心莲药材检查项下均规定"叶不得少于 30％",并在含量测定项下以"穿心莲内酯、脱水穿心莲内酯"等二萜内酯类成分为指标,对药材质量进行控制[1,9]。迄今为止,在穿心莲现有的研究中,其有效成分分析及质量控制方面的研究多以内酯类成分为主。

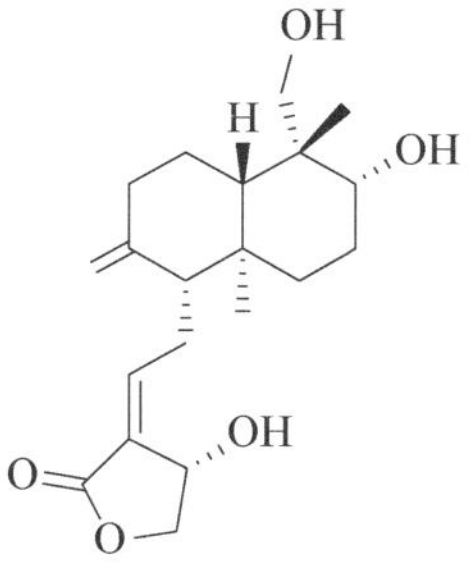

穿心莲内酯

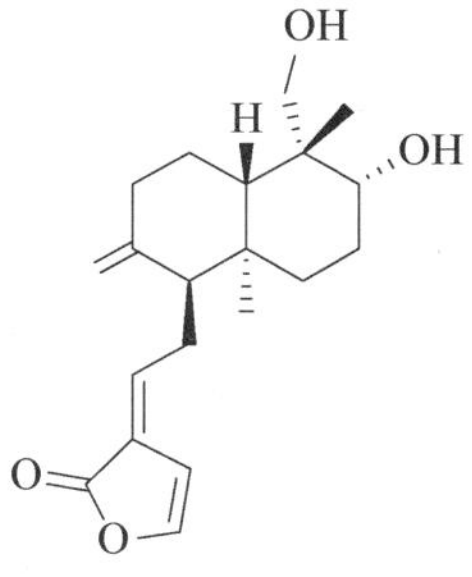

脱水穿心莲内酯

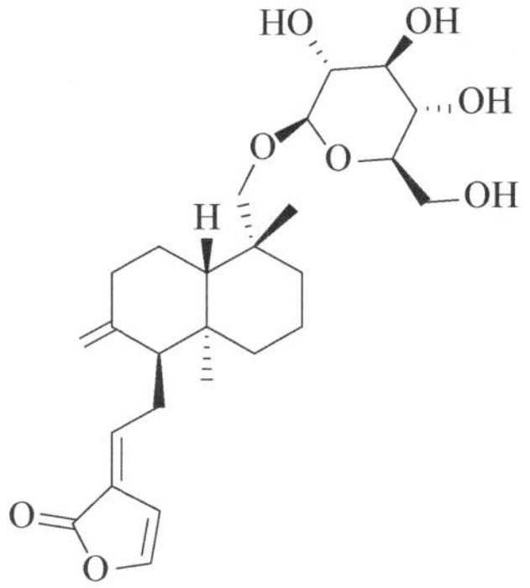

新穿心莲内酯

（二）黄酮类

黄酮类含量在穿心莲药材中仅次于二萜内酯类成分，主要存在于药材根部，在地上部分含量较少[10]。迄今为止，已分离鉴定出 70 余种黄酮类化合物，主要有黄酮类、黄酮醇类、二氢黄酮类及查尔酮类等，多以游离黄酮苷元形式存在，包括穿心莲黄酮、木犀草素、芹菜素、槲皮素等，仅有少部分以结合成苷的形式存在[8]。

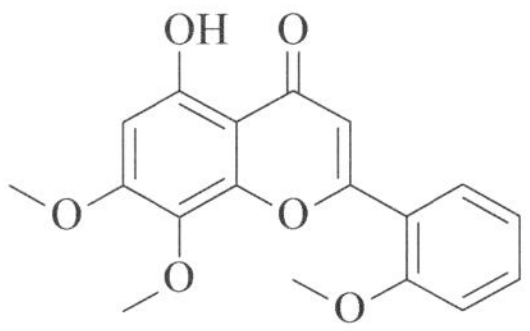

穿心莲黄酮

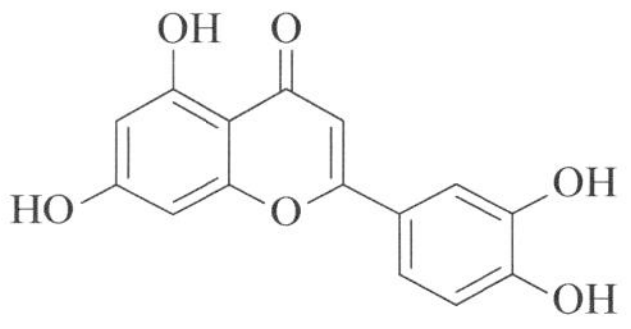

木犀草素

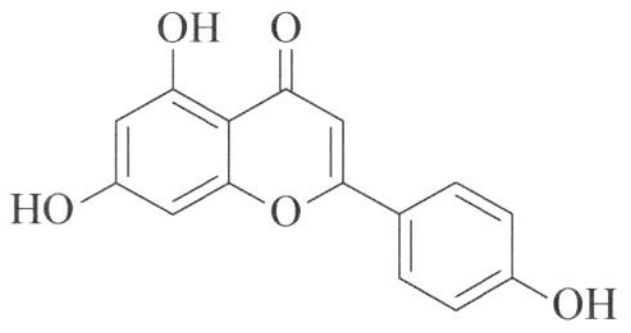

芹菜素

（三）苯丙素类

穿心莲还含有多种苯丙素类成分，迄今共分离出近 20 种，多为简单苯丙素及其衍生物，如咖啡酸、阿魏酸、反式肉桂酸等[11,12]。

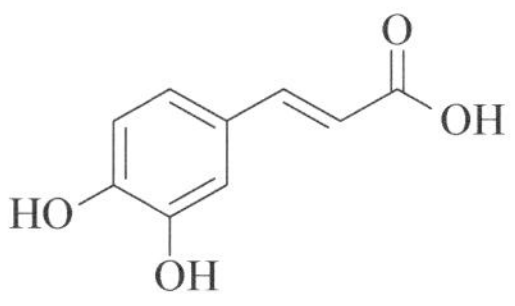

咖啡酸

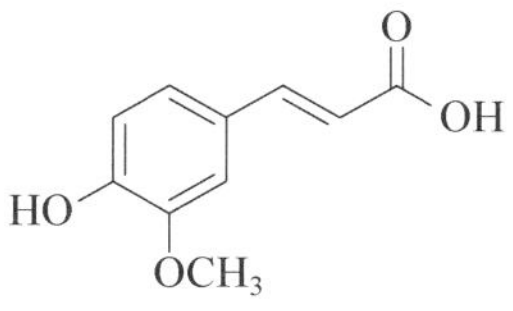

阿魏酸

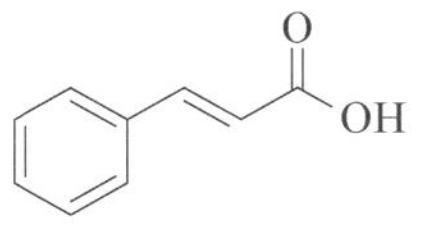

反式肉桂酸

（四）其他类

除了二萜内酯类、黄酮类、苯丙素类，在穿心莲中还有环烯醚萜、生物碱、甾醇类、酚苷类、四甲基环己烯类、有机酸类、三萜类和蛋白质[13]。

四、药理作用

传统中医理论认为穿心莲具有清热解毒、凉血消肿功效，临床上多用于呼吸道感染、急性菌痢、肠胃炎、感冒发热等疾病，上述功效多与抗炎、抗菌等作用相关，因此药理学研究多围绕穿心莲不同提取物的抗炎作用及相应作用机制展开。此外，抗菌、抗肿瘤、抗病毒、保护心血管、降糖、抑制血小板聚集、保肝等药理作用也有报道。

（一）抗炎

穿心莲中的穿心莲内酯、异穿心莲内酯、去氧穿心莲内酯、脱水穿心莲内酯、新穿心莲内脂、穿心莲酸都有抗炎活性报道，其中异穿心莲内酯活性最强[14,15]，但目前抗炎活性大多围绕穿心莲内酯展开，因为其在原植物中含量高且易获得。穿心莲内脂在诸多动物模型中均表现出抗炎活性。此外，穿心莲总内酯在 $5\sim50\ \mu mol/L$ 浓度对脂多糖诱导的小鼠巨噬细胞 RAW264.7 体外炎症模型释放的 NO 具有明显的抑制作用，并呈现良好的剂量依赖关系[16]。穿心莲抗炎作用在体内和体外效果均显著，其主要抗炎机制为抑制核转录因子-κB（NF-κB）活性，激活 Nrf2 活性使抗氧化防御能力增强，然而调控 NF-κB 和 Nrf2 的确切途径尚未阐明[17]，有待进一步深入研究。

据文献报道，在完全弗式佐剂诱导的足肿胀急性炎症模型中，穿心莲内酯可改善实验小鼠的炎性肿胀程度，通过抑制 Janus 酪氨酸蛋白激酶

2(JAK2)/信号转导和转录激活因子 3(STAT3)信号通路抑制炎症介质和促炎细胞因子的产生,起到抗炎作用[18,19]。穿心莲内酯通过阻断辅助性 T 细胞 17(Th17)调控的细胞因子和抑制 Janus 酪氨酸蛋白激酶 1(JAK1)/STAT3 信号通路的表达对卵清蛋白(OVA)诱导的哮喘炎症模型小鼠的肺组织中性粒细胞浸润的气道炎症反应有所减轻,从而达到治疗效果[20]。吴斐等[21]探究穿心莲内酯联合氨苄青霉素对奈瑟球菌感染脑膜炎大鼠的治疗作用及其相关机制,结果提示,穿心莲内酯联合氨苄青霉素能够降低奈瑟球菌感染脑膜炎大鼠病死率,改善神经症状,抑制脑组织水肿,其机制可能与抑制内毒素血症和 NF-κB 炎性通路有关。

盘爱花等[22]探究穿心莲内酯对脑梗死合并细菌性肺炎模型大鼠肺组织炎症的影响,结果显示,其能降低机体的炎症因子水平,减轻肺组织损伤,作用机制为抑制 TLR4/NF-κB 信号通路。在雷伯杆菌所致肺炎大鼠模型中,穿心莲内酯具有恢复肺脏病理损伤及调节免疫功能紊乱的能力,其机制也与抑制 TLR4/NF-κB 信号通路有关[23]。杨敏华等[24]发现模型大鼠灌服穿心莲内酯后可改善其心、肺组织病理损伤,减轻炎症反应,通过介导高迁移率族蛋白 B1(HMGB1)/TLR4/NF-κB 信号通路,降低血清中炎症因子 TNF-α、IL-1β、IL-6、巨噬细胞炎性蛋白-2(MIP-2)及心、肺组织中 HMGB1,TLR4 和磷酸化核转录因子-κB p65(p-NF-κB p65)/NF-κB p65 蛋白表达水平。

(二)抑菌

体外实验表明,穿心莲乙醇提取物对枯草杆菌、大肠埃希菌、黑曲霉、青霉都有明显的抑菌效果,最低抑菌浓度分别为 0.25 g/L、0.25 g/L、0.125 g/L、0.25 g/L,最小杀菌浓度为 0.5 g/L、0.5 g/L、0.5 g/L、0.25 g/L,且发现其抑菌活性对热稳定性较差,在 pH 4~7 的条件下抑菌效果最佳[25]。穿心莲叶的甲醇提取物对结核分枝杆

菌、粪肠球菌和耐甲氧西林金黄色葡萄球菌也具有显著活性,经鉴别该提取物中含有二萜内酯类成分[26],后经研究发现对抗金黄色葡萄球菌的机制是通过下调超氧化物歧化酶 SODA 和 SODM 的表达来减少总 SOD 的活性[27]。可见穿心莲抗菌活性非常明确,其中主要的抗菌物质基础为穿心莲二萜内酯类成分。

实验表明,穿心莲内酯能干预金黄色葡萄球菌氨基酸及葡萄糖的代谢,通过提高细菌对环境的营养物质摄入降低其致病性,间接发挥降低细菌毒力的作用[28],与抗生素头孢西丁联合使用,能增强对耐甲氧西林金黄色葡萄球菌的抑制作用,其作用可能与抑制耐甲氧西林金黄色葡萄球菌细菌生物膜有关[29]。

(三)抗病毒

穿心莲内酯能够抑制基孔肯雅病毒(CHIKV)诱导的内质网应激和细胞凋亡,表现为下调半胱氨酸天冬氨酸蛋白水解酶 caspase-1、caspase-3 和多聚二磷酸腺苷核糖聚合酶(PARP)蛋白的表达及细胞因子 IL-1β、IL-6 和 γ 干扰素(IFN-γ)的表达[30]。还有学者根据穿心莲内酯的特性,对穿心莲内酯和 SARS-CoV2 结合位点进行对接计算,预测穿心莲内酯与褪黑素联合疗法可能对治疗新冠感染具有潜在的实用价值[31]。

(四)降糖

脱水穿心莲内酯可以降低链脲佐菌素所致的糖尿病大鼠血糖,并减轻胰腺组织病理损害,其降糖机制与下调肿瘤坏死因子-α(TNF-α)的表达有关[32]。另有学者研究发现穿心莲内酯可以降低喂养高糖饲料大鼠的血糖[33]。穿心莲水煎液灌胃对四氧嘧啶造模的糖尿病小鼠也有降糖作用,推测可能是穿心莲水煎液改善了受损胰腺 β 细胞的功能,而对肾上腺素诱导的小鼠血糖升高无作用,说明穿心莲水煎液对抗肾上腺素分解肝糖元的作用无影响[34]。

（五）心血管活性

穿心莲内酯可以通过影响大鼠血管活性物质的平衡，抑制血浆中血管紧张素Ⅱ及内皮素的合成，增加心肌组织乳酸脱氢酶的活性、血浆心钠素及血清 NO 的合成，从而抑制心肌肥大及乏力衰竭的进程，对心脏起保护作用[35]。穿心莲的二氯甲烷提取物可显著降低冠状动脉灌注压力到(24.5 ± 3.0) mmHg，$(1$ mmHg$= 0.133$ kPa$)$，降低心率到每分钟(49.5 ± 11.4)次，使用动物模型进行的活性成分导向分离证明，起主要作用的为脱水穿心莲内酯和去氧穿心莲内酯[36]。此外穿心莲内酯和新穿心莲内酯也可以降低高血脂大鼠和小鼠模型的血脂，从而保护心血管，且在高血脂小鼠模型中呈剂量依赖性，没有显著的肝脏毒性[37]。

谢赛阳等[38]观察发现穿心莲内酯预处理可缓解心肌细胞肥大症状，抑制心房利尿钠肽（ANP）、B 型钠尿肽（BNP）、β-重链肌球蛋白（β-MHC）等肥大标志物 mRNA 的表达水平，其作用机制可能与激活 Nrf2/血红素加氧酶-1（HO-1）信号通路相关。其次，在氯仿、肾上腺素、氯化钙、乌头碱等药物诱发的多种心律失常大鼠模型中，穿心莲内酯能显著降低血清中乳酸脱氢酶（LDH）、Ca^{2+}水平起到对抗不同原因引起的心律失常[39]。

（六）抗肿瘤

穿心莲内酯是穿心莲中发挥抗肿瘤作用的主要成分之一，其抗肿瘤作用涉及一系列基因的激活、表达以及调控。穿心莲内酯通过参与抑制细胞增殖、诱导肿瘤细胞凋亡、阻滞细胞周期等过程，对人肺癌细胞、人大肠癌、人骨肉瘤细胞等多种肿瘤细胞都具有抑制作用。李曙光等[40]研究进一步证明，穿心莲内酯能抑制 BGC-823 细胞增殖、阻滞其细胞周期在 G_0/G_1 期和诱导其细胞凋亡，表现出很强的抗癌药效，是潜在的胃癌抗肿瘤中药制剂成分。体外抗肿瘤细胞实验表明，穿心莲内酯可抑制人肝癌 HepG2 细胞的增殖，可能与其抑制 HepG2 细胞中多耐药基因 1（MDR1），谷胱甘肽 S 转移酶-π（GST-π）mRNA 和蛋白的表达有关，且其表达量与穿心莲内酯呈明显的时间及浓度依赖性[41]。

异穿心莲内酯、去氧穿心莲内酯、脱水穿心莲内酯可显著抑制人结肠癌细胞（HT-29）的增殖[42]。体内抗肿瘤实验表明，穿心莲二萜内酯有效部位对小鼠接种的 H_{22} 肝癌皮下瘤和 Lewis 肺癌皮下瘤均有一定的抑制作用，且低、中、高浓度抗肿瘤作用均强于穿心莲内酯单体，同时对脾脏和胸腺这 2 种免疫器官无明显毒副作用[43]。以上实验表明穿心莲二萜内酯类化合物在体内外均有一定抗肿瘤活性。

（七）免疫调节

有报道认为穿心莲内脂对细胞免疫有一定的调节作用，通过对巨噬细胞、NK 细胞及细胞因子分泌影响而发挥免疫调节作用[44]。动物实验表明，通过建立实验性自身免疫性脑脊髓炎模型（EAE），与对照组比较，EAE 组中可见小鼠中枢神经系统有淋巴细胞浸润，脾脏 T 淋巴细胞增殖随髓鞘少突胶质细胞糖蛋白 35-55 浓度增加而增强，$CD4^+$、$CD25^+$调节性 T 细胞占 $CD4^+$ T 细胞的比例明显降低（$p < 0.01$），IL-17 和 IFN γ mRNA 表达量显著升高（$p < 0.05$），Foxp3 mRNA 表达量显著降低（$p < 0.05$）[45]。而穿心莲内酯磺酸盐能够使免疫缺陷小鼠的脾脏和胸腺增重，同时提高其腹部巨噬细胞的吞噬能力。

通过研究穿心莲内酯对脓毒症小鼠淋巴细胞免疫功能的影响，用实验证明穿心莲内酯可以改善盲肠结扎穿孔脓毒症小鼠脾脏 $CD4^+$、$CD8^+$ T 淋巴细胞和 $CD19^+$ B 淋巴细胞的表达，减少胸腺 $CD3^+$ T 淋巴细胞的凋亡，从而调节脓毒症小鼠的淋巴细胞免疫反应，但其具体机制仍需进一步研究。

（八）抑制血小板聚集

穿心莲内酯和脱水穿心莲内酯具有抑制血

小板聚集作用,其中脱水穿心莲内酯的作用最强且具有时间依赖性,其作用机制与抑制细胞外信号调控激酶1/2的通路有关[46]。此外,穿心莲总黄酮提取液可明显抑制二磷酸腺苷、肾上腺素、花生四烯酸诱导的血小板聚集,并呈明显的正相关,机制可能与升高血小板内的 cAMP 水平有关[47]。

(九)保肝、护肺

多项研究报道了穿心莲内酯对肺组织的保护作用。利用博莱霉素(BLM)诱导大鼠肺纤维化模型,穿心莲内酯通过调控转化生长因子-β1(TGF-β1)介导的 Smad 依赖性和非依赖性通路活性,抑制肺成纤维细胞增殖、分化以及细胞外基质(ECM)沉积,改善肺组织的纤维化[48]。且能通过介导 Akt/mTOR 信号通路,下调肺纤维化大鼠肺组织中 NLRP3 和 caspase-1 表达水平,抑制体内 NLRP3 炎症体的激活[49]。同时,穿心莲内酯能显著减轻肺组织的肺水肿、肺泡壁增厚等炎症性病变,减少炎症细胞浸润及促炎因子(IL-1β,IL-6)的分泌,对不同类型的肺损伤均表现出较好的改善作用[50,51]。

罗沙沙等[52]发现甲氨蝶呤与穿心莲内酯二者间存在拮抗关系,与穿心莲内酯联合使用能降低大鼠血清中天冬氨酸氨基转移酶(AST)、丙氨酸氨基转移酶(ALT)含量,从而减轻甲氨蝶呤引起的肝损伤。穿心莲内酯对镉致急性肝损伤表现出一定的改善作用,具体表现为降低小鼠血清中 ALT、AST 水平及 TNF-α,IL-1β,IL-6含量,提高肝脏中谷胱甘肽(GSH)、超氧化物歧化酶(SOD)活力[53]。

另有研究发现,穿心莲内酯对乙醇诱导的酒精性肝病(ALD)模型具有改善作用,药物治疗后可改善血清氨基转移酶、肝功能、脂质积累和肝脏活性氧水平,减轻酒精性肝病小鼠的肝脏病理损伤和氧化应激,其机制与降低 NF-κB 和 TNF-α 的表达有关[54]。由此可知,穿心莲内酯对肝肺受损组织的保护作用通过不同的机制来实现,可能通过抑制 TLR4/NF-κB 及 NLRP3 炎性小体通路减少炎症介质的表达、改善体内生化指标水平有关。

(十)中止妊娠

穿心莲有明显中止妊娠的作用,具有抑制体外培养的早孕人胎盘绒毛滋养层细胞分泌激素和损伤破坏滋养层细胞使其死亡的作用[13]。

(十一)其他

穿心莲内酯对骨质疏松症也表现出较好的治疗作用,穿心莲内酯能促进骨形成,增加成骨细胞分化,其相关机制与胫骨平台骨保护素(OPG)/核转录因子-κB 受体激活因子配体(RANKL)信号通路有关[55]。此外,穿心莲内酯可通过促进骨髓间充质干细胞(BMSCs)中 runt相关转录因子2(Runx2),骨桥蛋白(Opn)和Ⅰ型胶原(Col-1)的表达[56]。穿心莲内酯具有抗疟原虫的潜能,对恶性疟原虫具有较强的抗疟活性,可能通过抑制糖原激酶3β(GSK3β)的表达及抑制 NF-κB 的活性实现,并通过增强氯喹对疟原虫血球蛋白形成的抑制作用加以逆转氯喹耐药性[57]。

五、临床应用

穿心莲作为传统中药具有解毒抗菌作用,以不同制剂形式应用于临床治疗感冒、扁桃体炎、支气管炎、急性菌痢、胃肠炎等多种感染性疾病。穿心莲内酯是其主要成分之一,具有清热解毒、凉血消肿等功效。现代药理学研究表明,穿心莲内酯及其衍生物(如脱水穿心莲内酯琥珀酸半酯单钾盐、穿琥宁注射液、莲必治注射液、病毒净滴眼液、复方穿琥宁涂膜剂等)具有抗菌消炎、抗病毒感染、抗肿瘤、抗心血管疾病、免疫刺激、保肝利胆及抗生育等作用。

六、毒理研究

穿心莲毒性很小,小鼠口服粗结晶 10 g/kg,

活动减少，常闭眼不动，似睡眠状，解剖后肉眼观察心、肾、肝、脾等外观正常；每天口服 0.5 g/kg，连服 10 d，对小鼠的生长、食欲、大便、精神状态及红白细胞计数、血红蛋白及白细胞分类计数等均未见异常。每只小鼠腹腔注射生药煎剂 0.5 g，24 h 内 2 只鼠全部死亡，每只注射生药水提取物，则需 1 g 方有同样毒性。穿心莲水煎剂酒沉提取物，小鼠静脉注射半数致死量为（0.359±0.012）g/kg。虽然穿心莲毒副作用较小，但亦有少数使用穿心莲的患者出现各种不良反应的报道，如过敏及过敏性休克、荨麻疹和肌肉注射后致死等[58]。

参 考 文 献

[1] 国家药典委员会.中华人民共和国药典.一部[M].北京:中国医药科技出版社,2020:280.
[2] 中国科学院中国植物志编辑委员会.中国植物志[M].2002,70:207 - 208.
[3] 阮丽君,姚彩云,吴云秋,等.不同国家(地区)穿心莲药材质量标准现状概述[J].中国中药杂志,2020,45(24):5890 - 5897.
[4] 崔丹丹.穿心莲药材及饮片质量等级评价研究[D].中山:广东药科大学,2019.
[5] 梁丽娟,赵奎君,董婷霞,等.穿心莲质量标准研究[J].中国中医药信息杂志,2013,20(9):63 - 65.
[6] 朱玉宝.药用植物穿心莲栽培技术[J].中国林副特产,2012,(3):60 - 61.
[7] 邓怡平.穿心莲活性成分高值化加工利用应用基础研究[D].哈尔滨:东北林业大学,2021.
[8] 黄嘉玲.穿心莲黄酮类成分研究[D].中山:广东药科大学,2021.
[9] 中国兽药典委员会.兽药质量标准[J].北京:中国农业出版社,2017.
[10] 徐冲,王峥涛.穿心莲根的化学成分研究[J].药学学报,2011,46(3):317 - 321.
[11] 靳鑫,时圣明,张东方,等.穿心莲化学成分的研究[J].中草药,2012,43(1):47 - 50.
[12] 靳鑫,时圣明,张东方,等.穿心莲化学成分的研究(Ⅱ)[J].中草药,2014,45(2):164 - 169.
[13] 周芳,孙铭阳,梅瑜,等.药用植物穿心莲研究进展[J].广东农业科学,2021,48(1):9 - 16.
[14] 邓文龙,聂仁吉,刘家玉.四种穿心莲内酯的药理作用比较[J].中国药学杂志,1982,(4):3 - 6.
[15] 韩光,曾超,杜钢军,等.穿心莲内酯衍生物的合成及其抗炎免疫活性[J].中草药,2006,(12):1771 - 1775.
[16] 徐芳宁,金治全,石伟,等.穿心莲总内酯的 NO 抑制活性研究[J].世界科学技术-中医药现代化,2015,17(5):1061 - 1065.
[17] Tan W D, Liao W, Zhou S, et al. Is there a future for andrographolide to be an anti-inflammatory drug? Deciphering its major mechanisms of action [J]. Biochemical Pharmacology, 2017,139:71 - 81.
[18] 石欢,曾有桂,牛一桐,等.穿心莲内酯调控 JAK2/STAT3 信号通路对佐剂诱导的小鼠脚掌炎性肿胀的抗炎作用[J].广西医科大学学报,2020,37(2):172 - 176.
[19] Gupta S, Mishra K, Kumar B, et al. *Andrographolide attenuates* complete freund's adjuvant induced arthritis via suppression of inflammatory mediators and pro-inflammatory cytokines [J]. Journal of Ethnopharmacology, 2020, 261:113022.
[20] Yu Q, Shi Y, Shu C, et al. *Andrographolide* inhibition of Th17-regulated cytokines and JAK1 /STAT3 signaling in OVA-stimulated asthma in mice [J]. Evidence-Based Complementary and Alternative Medicine, 2021:1 - 11.
[21] 吴斐,刘新平.穿心莲内酯联合氨苄青霉素对奈瑟球菌感染脑膜炎大鼠治疗作用的研究[J].医学研究杂志,2020,49(12):109 - 113.
[22] 盘发花,邝小玲,陈永敏,等.穿心莲内酯对脑梗死合并细菌性肺炎大鼠模型组织炎症和神经功能的影响[J].中华医院感染学杂志,2021,31(7):961 - 966.
[23] 亢瑞娜,何国莉,黄靓妹,等.穿心莲内酯对克雷伯杆菌肺炎大鼠肺脏病理损伤、免疫功能紊乱及 TLR4/NF - κB 信号通路的调节作用[J].中国免疫学杂志,2020,36(12):1453 - 1456,1461.
[24] 杨敏华,姚友杰,王娟,等.穿心莲内酯对脓毒症大鼠急性心肺组织损伤和炎症反应的影响[J].医药导报,2021,40(4):454 - 460.
[25] 刘志祥,曾超珍,张映辉.穿心莲提取物体外抗菌活性及稳定性的研究[J].北方园艺,2009,(1):105 - 106.
[26] Mishra P K, Singh R K, Gupta A, et al. Antibacterial activity of *Andrographis paniculata* (Burm. f.) Wall ex Nees leaves against clinical pathogens [J]. Journal of Pharmacy Research, 2013,7(5):459 - 462.
[27] Hussain R M, Razak Z N R A, Saad W M M, et al. Mechanism of antagonistic effects of *Andrographis paniculata* methanolic extract against Staphylococcus aureus [J]. Asian Pacific Journal of Tropical Medicine, 2017,10(7):685 - 695.
[28] 金典,陈思敏,王丽娟,等.穿心莲内酯对金黄色葡萄球菌氨基酸及糖代谢的影响研究[J].中药药理与临床,2019,35(1):39 - 42.
[29] 张璐璐,包梅,杨伟峰,等.穿心莲内酯联合头孢西丁对耐甲氧西林金黄色葡萄球菌的协同抑制作用[J].世界科学技术-中医药现代化,2020,22(7):2556 - 2562.
[30] Gupta S, Mishra K P, Kumar B, et al. Andrographolide mitigates unfolded protein response pathway and apoptosis involved in chikungunya virus infection [J]. Combinatorial Chemistry & High Throughput Screening, 2021,24(6):849 - 859.

[31] Banerjee A, Czinn S J, Reiter R J, et al. Crosstalk between endoplasmic reticulum stress and anti-viral activities: A novel therapeutic target for COVID–19 [J]. Life Sciences, 2020, 255:117842.

[32] 韩敏,李锦平,石静,等.14-脱羟-11,12-二脱氢穿心莲内酯对糖尿病大鼠血糖及肿瘤坏死因子-α 的影响[J].中国医药导报, 2013,10(7):17-19.

[33] Nugroho A E, Andrie M, Warditiani N K, et al. Antidiabetic and antihiperlipidemic effect of *Andrographis paniculata* (Burm. f.) Nees and andrographolide in high-fructose-fat-fed rats [J]. Indian Journal of Pharmacology, 2012, 44(3):377–381.

[34] 田风胜,王元松,苏秀海,等.穿心莲对糖尿病大鼠血管病变保护机制的研究[J].中国实验方剂学杂志,2009,15(10):85-88.

[35] 黄志华,曾雪亮,裴莉莉,等.穿心莲内酯对异丙肾上腺素诱导的心肌肥厚大鼠血管活性物质的影响[J].中国实验方剂学杂志, 2012,18(12):166-169.

[36] Awang K, Abdullah N H, Hadi A H A, et al. Cardiovascular activity of labdane diterpenes from *Andrographis paniculata* in isolated rat hearts [J]. Journal of Biomedicine and Biotechnology, 2012:876458.

[37] Yang. Hypolipidemic effects of andrographolide and neoandrographolide in mice and rats [J]. Phytotherapy Research, 2013, 27(4):618–623.

[38] 谢赛阳,邓伟,唐其柱.穿心莲内酯对苯肾上腺素诱导的 H9C2 细胞肥大和氧化应激的作用及机制[J].中国药师,2019,22(10): 1769-1775.

[39] 曾雪亮,李蓓,曾韬慧,等.穿心莲内酯抗心律失常作用及机制研究[J].中国医学创新,2021,18(15):7-10.

[40] 李曙光,叶再元,陶厚权,等.穿心莲内酯体外对人胃腺癌 BGC823 细胞增殖凋亡的影响[C]//浙江省医学会外科学分会,2009 年浙江省外科学学术年会论文汇编,2009:1.

[41] 彭鹏,赵逸超,郑建兴,等.穿心莲内酯对 HepG2 细胞增殖、凋亡和 MDR1、GST-π 表达的影响[J].中药材,2014,37(4):649-652.

[42] Kumar. Anticancer and immunostimulatory compounds from *Andrographis paniculata* [J]. Journal of Ethnopharmacology, 2004, 92(2–3):291–295.

[43] 李景华,许笑笑,赵炎葱,等.穿心莲二萜内酯有效部位化学成分的液质联用法鉴定及其初步药效学研究[J].中国中药杂志, 2014,39(23):4642-4646.

[44] 赵珍珍.穿心莲内酯对脓毒症小鼠淋巴细胞免疫功能的调节作用[J].国际麻醉学与复苏杂志,2014,35(2):116-119.

[45] 董婉维.MOG 诱导小鼠 EAE 模型的建立及相关免疫指标的变化[J].解剖科学进展,2018,24(4):382-385.

[46] Thisoda. Inhibitory effect of *Andrographis paniculata* extract and its active diterpenoids on platelet aggregation [J]. European Journal of Pharmacology, 2006, 553(1–3):39–45.

[47] 韩谷鸣,姚倩,李洪莲,等.穿心莲黄酮对血小板活化反应的抑制作用及机理研究[J].中国中西医结合杂志,2000,(7):527-529.

[48] Li J, Feng M, Sun R, et al. Andrographolide ameliorates bleomycin-induced pulmonary fibrosis by suppressing cell proliferation and myofibroblast differentiation of fibroblasts via the TGF–β1-mediated Smad-dependent and-independent pathways [J]. Toxicology letters, 2020, 321:103–113.

[49] Li J, Yang X, Yang P, et al. Andrographolide alleviates bleomycin-induced NLRP3 inflammasome activation and epithelial-mesenchymal transition in lung epithelial cells by suppressing AKT/mTOR signaling pathway [J]. Annals of Translational Medicine, 2021, 9(9):764.

[50] 李学勤,郝长锁,付迎新.穿心莲内酯对 LPS 吸入性肺炎新生大鼠 NLRP3、ASC 及 caspase–1 表达的影响[J].重庆医学, 2020,49(13):2071-2076,2081.

[51] Gao J, Peng S, Shan X, et al. Inhibition of AIM2 inflammasome-mediated pyroptosis by Andrographolide contributes to amelioration of radiation-induced lung inflammation and fibrosis [J]. Cell Death & Disease, 2019, 10(12):957.

[52] 罗沙沙,李芬芬,谢小倩,等.穿心莲内酯联合甲氨蝶呤对类风湿关节炎大鼠抗炎及保肝效果观察[J].郑州大学学报:医学版, 2020,55(4):472-475.

[53] 何亚兰,朱耀辉,陈超,等.穿心莲内酯对镉致小鼠急性肝损伤的改善作用[J].安徽科技学院学报,2019,33(3):5-9.

[54] Song Y, Wu X, Yang D, et al. Protective effect of andrographolide on alleviating chronic alcoholic liver disease in mice by inhibiting nuclear factor kappa B and tumor necrosis factor Alpha activation [J]. Journal of Medicinal Food, 2020, 23(4): 409–415.

[55] Tantikanlayaporn D, Wichit P, Suksen K, et al. Andrographolide modulates OPG/RANKL axis to promote osteoblastic differentiation in MC3T3–E1 cells and protects bone loss during estrogen deficiency in rats [J]. Biomedicine & Pharmacotherapy, 2020, 131:110763.

[56] 丁丁,车千红,徐樱溪,等.穿心莲内酯通过抑制 TNF-α 活化的 NF-κB 信号途径保护和促进成骨分化[J].解剖科学进展, 2019,(3):316-319.

[57] Ibraheem Z O, Majid R A, Sidek H M, et al. In vitro antiplasmodium and chloroquine resistance reversal effects of andrographolide [J]. Evidence-Based Complementary and Alternative Medicine, 2019:7967980.

[58] 丁志英.穿心莲内酯体内转运与药动学研究[D].长春:吉林大学,2009.

鸭嘴花

鸭嘴花为爵床科鸭嘴花属植物鸭嘴花(*Justicia adhatoda* Linnaeus)的全株，俗称大驳骨、牛舌兰、野靛叶，为藏医习用药材，藏语称"巴夏嘎"[1]。

鸭嘴花为大灌木，高达 1～3 m；枝圆柱状，灰色，有皮孔，嫩枝密被灰白色微柔毛。叶纸质，矩圆状披针形至披针形，或卵形或椭圆状卵形，长 15～20 cm，宽 4.5～7.5 cm，顶端渐尖，有时稍呈尾状，基部阔楔形，全缘，上面近无毛，背面被微柔毛；中脉在上面具槽，侧脉每边约 12 条；叶柄长 1.5～2 cm。茎叶揉后有特殊臭气。穗状花序卵形或稍伸长；花梗长 5～10 cm；苞片卵形或阔卵形，长 1～3 cm，宽 8～15 mm，被微柔毛；小苞片披针形，稍短于苞片，萼裂片 5，矩圆状披针形，长约 8 mm；花冠白色，有紫色条纹或粉红色，长 2.5～3 cm，被柔毛，冠管卵形，长约 6 mm；药室椭圆形，基部通常有球形附属物不明显。蒴果近木质，长约 0.5 cm，上部具 4 粒种子，下部实心短柄状[2]。

广东、广西、海南、澳门、香港、云南等地栽培或逸为野生。上海栽培。分布于亚洲东南部。原产地不明，最早在印度发现。

一、生药鉴别

（一）性状鉴别

茎多为圆形，长 1～5 cm，直径 1～4 cm，具节，中空有髓，质硬而脆；嫩茎表皮灰绿色，具细纵皱纹，常见白色细短毛。叶绿色至褐色，皱缩，完整者呈椭圆状或披针形，叶柄长 1～2 cm，叶脉明显，呈羽状复叶。气特异，味微苦[1]。

（二）显微鉴别

1. 叶横切面

皮细胞由 1 列排列紧密的扁圆形或卵圆形细胞组成，外部可见单细胞或多细胞非腺毛。主脉上下部均突起，上表皮内具 2～4 列厚角细胞，下表皮内具 2～6 列厚角细胞。主脉上部呈双乳式突起，叶脉多为外韧维管束，也可见较小的周韧维管束。木质部呈不规则的"V"字形，栅栏组织由 1 列细胞组成，未通过主脉，海绵组织由薄壁细胞不规则的疏松排列[3]。

2. 粉末特征

本品粉末黄绿色，味苦。茎表皮细胞表面观呈长方形、类方形，壁平直，稍厚，可见众多的非腺毛。导管众多，多为具缘纹孔、网纹导管，直径 9～28 μm。石细胞成群或散在，淡黄色或黄色，呈长方形，直径 17～35 μm，长 38～81 μm，壁厚 6～14 μm，层纹不明显，孔沟明显，呈分枝状，胞腔多细小。髓细胞表面观呈多角形、类方形，壁厚微木化，壁孔明显。叶碎片黄绿色，表皮细胞类长方形、类方形或不规则形，壁稍厚，呈浅波状弯曲，内含草酸钙方晶；上表皮无气孔，下表皮气孔密集。多见螺纹导管[3]。

（三）理化鉴别

薄层色谱鉴别

取本品粉末 2 g，加乙醇 40 mL，超声处理 30 min，滤过，滤液浓缩至干，用 20 mL 5％乙酸溶解，溶液用正己烷脱脂 3 次，每次 10 mL，用氨试液调节 pH 至 9，再用三氯甲烷萃取 3 次，每次 10 mL，合并三氯甲烷液，浓缩至干，用乙醇溶解至 1 mL，作为供试品溶液。另取鸭嘴花碱对照品 0.5 mg，用乙醇溶解至 1 mL，作为对照品溶液。吸取上述两种溶液各 20～30 μL 分别点于同一硅胶 G 薄层板上，以甲苯：乙醚：二乙胺（8：8：5）为展开剂，展开，取出，晾干，喷以改良碘化铋钾试液。供试品色谱中，在与对照药材溶液相应位置上，显相同颜色的斑点[1]。

二、栽培

刘国宇等[4]通过正交试验，研究基质、激素种类、激素浓度对鸭嘴花顶端嫩枝和半木质化硬枝扦插生根的影响，以摸清鸭嘴花扦插生根的最佳因素组合及最佳生根部位。基质为沙子时，生根类型有愈伤组织生根、皮部生根及混合生根（同一插穗同时含有愈伤组织生根和皮部生根）。基质为珍珠岩时，扦插生根类型都为皮部生根。基质为蛭石时，扦插生根类型都为混合生根。可见，决定鸭嘴花顶端嫩枝扦插生根类型的主要因素为扦插基质，激素 IBA 处理对鸭嘴花顶端嫩枝扦插皮部生根有促进作用。

三、化学成分

（一）生物碱类

生物碱类成分包括鸭嘴花酚碱（vasicinol）、鸭嘴花醇碱（vasicol）、去氧鸭嘴花酮碱（deoxyva-sicinone）、鸭嘴花酮碱（vasicinone）、鸭嘴花碱（va-sicine）、去氧鸭嘴花碱（deoxypeganine）、脱氢鸭嘴花碱（vaskin）、羟基骆驼蓬碱（hydroxypenga-nine）、甜菜碱（betaine）、鸭嘴花考林碱（vasicoline）、鸭嘴花考林酮碱（vasicolinone）、安妮索碱（aniso-tine）、鸭嘴花定碱（adhatodine）和大驳骨酮碱（adhavasinone）[5]。

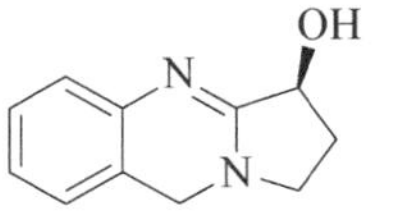

鸭嘴花碱 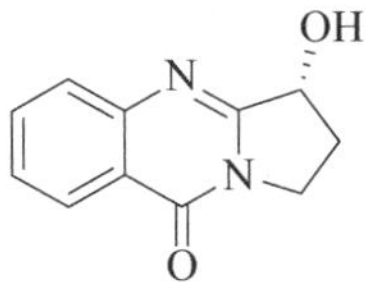　鸭嘴花酮碱

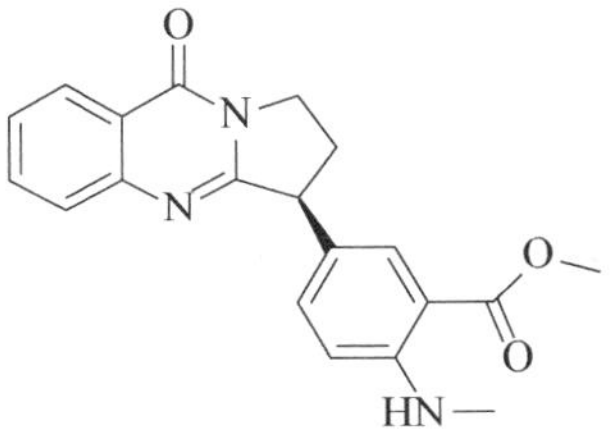

安妮索碱 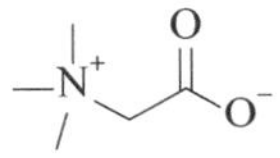　甜菜碱

（二）黄酮类

黄酮类成分包括山奈酚（kaempferol-3-β-D-gluco-side）、槲皮素（quercetin）、2′-羟基-4-葡萄糖氧基查尔酮（2′-hydroxy-4-gluxosyloxychal-cone）以及牡荆葡基黄酮（vitexin）、异牡荆黄素（isovitexin）、2″-O-木糖基牡荆素（2″-O-xylosyl-vitexin）[6]。

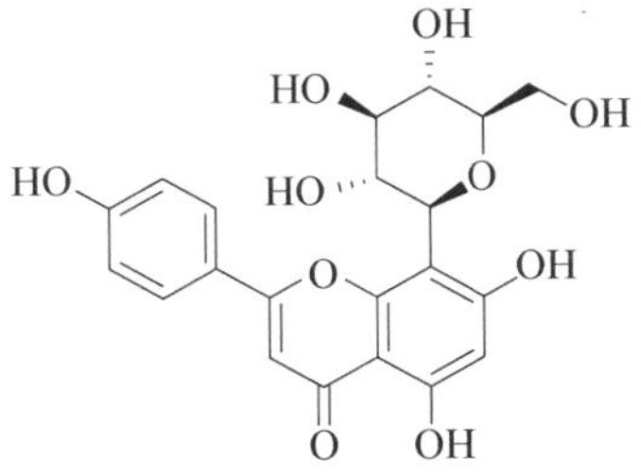

牡荆葡基黄酮

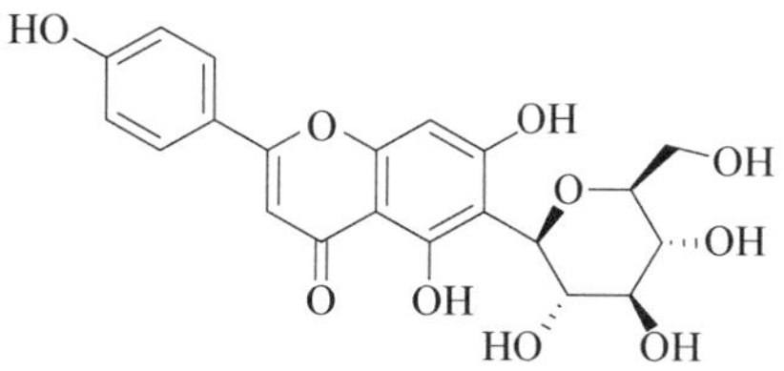

异牡荆黄素

（三）其他

罗晴方等[7]从藏药鸭嘴花中分离得到丁香脂素、jatrointelignan A、jatrointelignan B、acernikol、3-吲哚甲醛、香草醛、1′,2′-去氢印枳苷元、对羟基苯甲酸乙酯、对羟基苯乙酸乙酯，均为首次从该植物中得到。

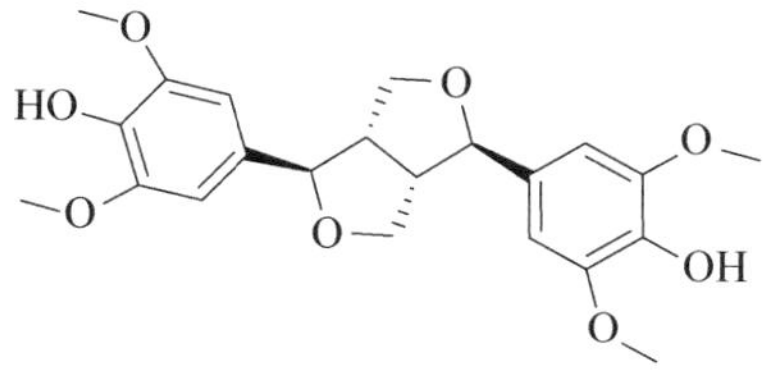

丁香脂素

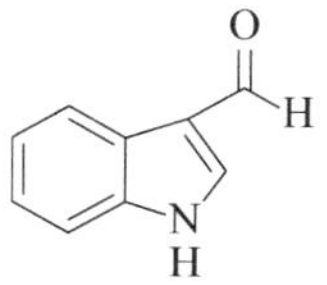

吲哚-3-甲醛

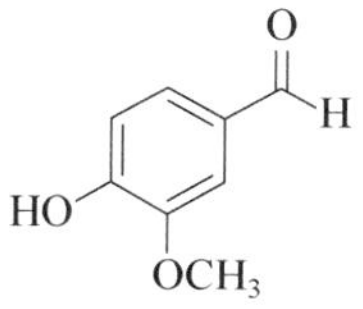

香草醛

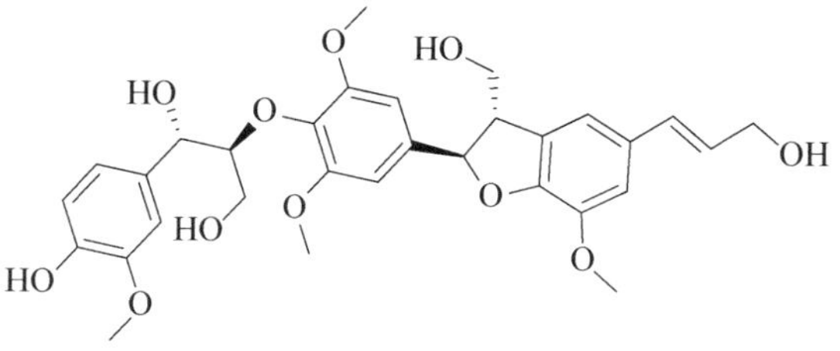

jatrointelignan A

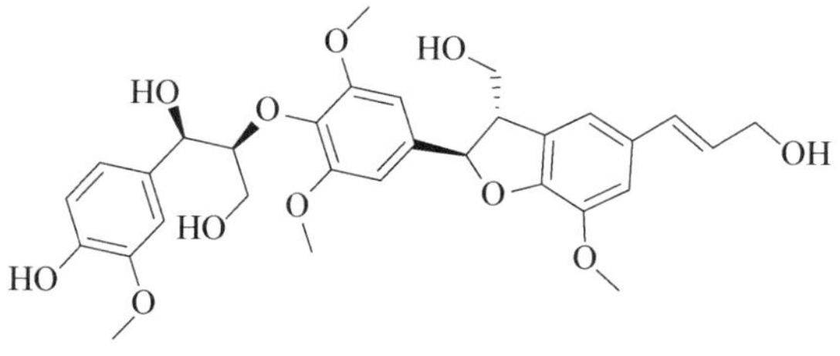

jatrointelignan B

其他成分还有谷甾醇-β-D-葡萄糖苷（sitosterol-β-D-glucoside）、D-半乳糖（D-galactose）、O-乙基-α-D-半乳糖苷（O-ethyl-α-D-galactoside）、β-谷甾醇、α-香树脂醇（α-amyrin）、三十三烷（triatricontane）、29-甲基-三十三烷-1-醇（29-methyltriacontan-1-ol）、37-羟基-四十六碳-1-烯-15-酮（37-hedrohexatetracont-1-en-15-one）、37-羟基-四十一碳-19-酮（37-hedrohex-atetracontan-19-one）和二十九烷（nonaxosane）以及多种多糖类和挥发油成分[6,8]。

四、药理作用

（一）调节呼吸

高春艳等[9]用离体的豚鼠气管研究了鸭嘴花碱（Vas）对气管平滑肌收缩功能的影响，结果发现 Vas 有显著的舒张作用，能明显拮抗由非生物激动剂 KCl 及生理依赖型激动剂乙酰胆碱（acetylcholine，Ach）、磷酸组胺（histamine phosphate，His）所致气管平滑肌收缩。以刺激剂（KCl、ACh 和 His）所达到的最大效应为 100%，Vas 对它们的拮抗作用 IC_{50} 分别为 5.89×10^{-4} mol/L，2.88×10^{-3} mol/L 和 4.17×10^{-4} mol/L。并且 Vas 能使 ACh、His 收缩气管平滑肌的量效曲线呈现非平行右移，使最大收缩反应降低，并呈剂量依赖性。表明 Vas 拮抗 ACh、His 收缩豚鼠气管平滑肌可能不是通过竞争受体的特异性抑制作用，而是通过其他途径的非竞争性抑制作用。作者认为可能是通过影响 Ca^{2+} 的跨膜转运及与肌钙蛋白结合和分离来发挥作用。

此外，Vas 可以缓慢自动氧化或在 30% 过氧化氢作用下氧化成鸭嘴花酮碱（vasicinone），同时 Vas 被吸收到体内后会被代谢氧化成对呼吸系统具有很强作用的鸭嘴花酮碱，鸭嘴花酮碱对支气管有强的扩张作用，特别对 His 所致支气管收缩有明显的解痉作用，但这种作用较肾上腺素弱。因此,Vas 对呼吸系统的显著作用很可能也与其代谢产物生成密不可分[5,10,11]。

(二)兴奋子宫

Vas 对子宫的作用非常显著。Gupta 等[12]通过体内体外不同激素水平及 Vas 对不同种属动物子宫的收缩活性进行研究,发现 Vas 对子宫收缩作用强度与缩宫素和甲基麦角新碱的作用相当,并推测可能与 Vas 促进前列腺素(prostaglandin,PG)类物质的释放有关。此观点随后得到了进一步的研究证实[13]。他们[12]又研究了 Vas 对怀孕大鼠和豚鼠的影响,发现雌二醇能够在怀孕的不同时期增强 Vas 对子宫的收缩作用,进一步说明了 Vas 堕胎作用的机制与促进前列腺素的释放有关。另有文献报道 Vas 的盐酸盐能使未孕、早期妊娠及足月妊娠的子宫肌肉兴奋,使张力增加,收缩幅度加大,作用比缩宫素和甲基麦角新碱的作用强[5,14,15]。

Madappa 等[16]研究 Vas 对大鼠和豚鼠子宫、乳腺,豚鼠回肠和气管平滑肌的影响,发现 Vas 对大鼠及豚鼠子宫平滑肌有兴奋作用,对其他的组织也有相应作用。比较 Vas 与硝苯洛尔的作用发现,硝苯洛尔能够选择性收缩子宫平滑肌组织,而 Vas 不仅作用于子宫平滑肌,而且对离体的大鼠乳腺有潜在的缩宫素样活性。

鉴于在子宫收缩方面的药理活性,Vas 是一种很有潜力被开发成堕胎药的候选化合物,还可以用于人工分娩或者堕胎后止血,把 Vas 开发成为缓解或治疗月经过多的药物也具有一定的前景。

(三)促凝血、止血

Atal 等[17]通过多种动物实验发现,多次口服和肌肉注射 Vas 的盐酸盐可导致大鼠、小鼠、兔、犬的血小板数增加,但对血红蛋白、红细胞和白细胞的水平没有影响。研究还发现血小板增加与巨噬细胞增生有关。因此,认为 Vas 能够控制毛细血管出血和改正由药物引起的骨髓抑制。这些作用提示 Vas 可能在促凝血、止血作用及缓解化疗引起的骨髓抑制方面发挥作用。

(四)调节中枢神经系统

ACh 和丁酰胆碱(butyrylcholine,BCh)等胆碱类物质在中枢神经系统中具有非常重要的作用。阿尔茨海默病(Alzheimer disease,AD)的产生与脑内 ACh、BCh 等胆碱类物质减少有关[18]。Zheng XY 等[19,20]和温方方等[21]用薄层生物自显影实验证明了 Vas 具有 AChE 抑制活性,随后 Zhao T 等[22]系统地研究了骆驼蓬中 β-咔卟啉和喹唑啉类生物碱体外对 AChE 和 BChE 的抑制活性,发现 Vas 不仅具有很强的 AChE 抑制作用,IC_{50} 为(13.68±1.25)μmol/L,而且还具有非常强的 BChE 抑制作用 IC_{50} 为(2.60±1.47)μmol/L,选择指数(IS)为 0.19。另有报道,100 mmol/L 的 Vas 体外 AChE 抑制活性为 38.3±1.2%[23],表明 Vas 在防治 AD 方面有潜在作用。

(五)调节心血管系统

Silveira 等[24]从体内和体外两方面证实了 Vas 能够引起大鼠出现明显的低血压和强烈的心动过缓,并可在静脉注射阿托品(非选择性毒蕈碱受体拮抗剂)后完全消失,也可以在静脉注射六羟季铵(神经节阻滞剂)后减弱。表明产生低血压和心动过缓的原因是直接激动毒蕈碱受体和间接刺激了迷走神经,从而导致心率下降、心输出量减少、动脉血压下降。用离体的肠系膜动脉实验研究发现,Vas 能够引起经去氧肾上腺素(血管收缩药)诱导过的肠系膜动脉血管的松弛,并且这种作用具有浓度依赖性。表明产生低血压可能还与 Vas 引起外周血管阻力减少有关。

(六)降糖

Gao 等[25]对 40 种中药甲醇提取液抑制大鼠肠 α-葡萄糖苷酶活性筛选的研究中得到证实,发现鸭嘴花具有较强的 α-葡萄糖苷酶抑制作用。通过酶抑制导向分离,鉴定出抑制作用的活性物质为 Vas 及鸭嘴花粉碱（vasicinol）。进一步研究发现这种抑制是一种典型的可逆性竞争性抑制。但 Vas 对麦芽糖酶、异麦芽糖酶和 α-淀粉酶无抑制作用。

（七）抗菌

Shahwar 等[23]用琼脂扩散法研究了 Vas 对星状诺卡菌 NRRL174、藤黄微球菌 ATCC10240、鼠伤寒沙门菌 ATCC14028、奇异变形菌 ATCC29452 的作用，发现 Vas 对鼠伤寒沙门菌的作用最强，其次是藤黄微球菌，但对星状诺卡菌和奇异变形菌无作用。Singh 等[26]研究发现 Vas 体外对大肠埃希菌、阴沟肠杆菌、肺炎克雷伯菌、金黄色葡萄球菌、枯草芽孢杆菌、肺炎链球菌、黑曲霉、黄曲霉、番薯炭腐病菌、产黄青霉菌、白念珠菌等具有抑菌作用，其最低抑制浓度分别为 20 mg/L、>85 mg/L、60 mg/L、>45 mg/L、50 mg/L、>70 mg/L、>80 mg/L、95 mg/L、65 mg/L、70 mg/L 和 >55 mg/L，表明 Vas 具有广谱抗菌活性。

（八）抗氧化

Srinivasarao 等[27]通过给大鼠皮下注射卵白蛋白和氢氧化铝，同时腹腔注射百日咳博德特菌建立肺损伤哮喘模型，结果模型组大鼠的脂质过氧化明显增加，抗氧化酶，如超氧化物歧化酶、过氧化氢酶、谷胱甘肽过氧化酶和还原型谷胱甘肽明显减少。而治疗组服用 Vas 0.2 mg/kg 后，脂质过氧化明显减少，抗氧化酶如超氧化物歧化酶、过氧化氢酶、谷胱甘肽过氧化酶和还原型谷胱甘肽明显增加。Shahwar 等[23]也通过体外 1,1-二苯基-2-苦肼基（DPPH）自由基清除实验和铁离子还原法（FRAP）实验证实了 Vas 的抗氧化活性。

（九）抗炎

Singh 等[28]研究了 Vas 体内外的抗炎活性，发现 Vas 口服剂量为 20 mg/kg 时，6 h 时对角叉菜胶引起的足肿胀炎症模型抗炎活性最强，抑制率为 59.51%。对弗氏佐剂建立的关节炎大鼠模型，Vas 在口服剂量为 5 mg/kg 时，第 4 d 表现出最大抑制活性，抑制率约为 50%。

（十）其他

Shrivastava 等[27]采用两种大鼠胃溃疡模型（乙醇诱导模型、幽门结扎-阿司匹林诱导模型）研究鸭嘴花叶粉末的抗胃溃疡活性，结果发现鸭嘴花叶粉末对乙醇诱导模型的恢复率为 80%。

Kumar 等[29]研究了瑞士白化小鼠受辐射后 6~30 d 内不同时间间隔外周血的血液学改变情况，发现辐射前未经口服鸭嘴花叶乙醇提取物处理的小鼠受到辐射（8 Gy）照射后表现出放射病症状，采用鸭嘴花叶乙醇提取物（800 mg/kg）处理后的小鼠 30 d 的存活率为 81.25%，并且血液学指标有明显恢复迹象，但都低于正常值，血液中还原型谷胱甘肽增加，脂质过氧化降低，并且血清碱性磷酸酶活性明显增加，酸性磷酸酶活性明显降低，表明鸭嘴花叶乙醇提取物具有一定抗辐射作用。

Lateef 等[30]研究了鸭嘴花根药材粉末、水提物、醇提物对羊自然感染混合线虫的体内抗寄生虫作用，发现水提物（3 g/kg）具有最强的作用，在治疗 10 d 后每克含虫卵数下降了 37.4%，药材粉末（2 g/kg）和醇提物（3 g/kg）治疗 14 d 后，每克含虫卵数分别下降了 33.05% 和 25.6%。但与左旋咪唑的 97.8%~100% 抑制率相比，作用相对较弱。Al-Shaibani 等[31]用体外方法研究了鸭嘴花地上部分的水提物和醇提物的抗蠕虫活性，发现 25~50 g/L 水提物和醇提物对羊肠胃道线虫（捻转血茅线虫、毛圆线虫属、普通奥斯他线虫、乳突类圆线虫、哥伦比亚结节线虫、绵羊夏氏线虫）有明显杀卵和杀幼虫作用，并且表现为剂量依赖性。

Pandit 等[32]研究了鸭嘴花叶醇提物对四氯化碳诱导的大鼠肝损伤保护作用，发现醇提物能够明显降低血液中血清谷草转氨酶、血清谷丙转氨酶、血清碱性磷酸酶的含量，增加肝保护酶超氧化物歧化酶、过氧化氢酶、还原型谷胱甘肽的含量,同时抑制脂质过氧化。

五、 临床应用

（一）小便热涩疼痛、小便不通

方药:鸭嘴花根或枝(去皮)20 g,茯苓20 g,车前子15 g(布包),猪苓15 g,玉米须20 g,金钱草20 g。水煎服。

（二）小腹冷痛

方药:鸭嘴花鲜叶适量,吴茱萸适量,葱白适量,捣烂炒热后加酒包敷患处。

（三）痛经

方药:鸭嘴花鲜叶15 g,益母草15 g,香附10 g,醋制延胡索10 g。水煎服。

（四）跌打损伤

方药:鸭嘴花、小驳骨、续断、骨碎补鲜品各适量,共捣烂,炒热加50%乙醇少许,骨折复位后外敷患处。每1～2 d换药1次。

（五）风湿关节炎

方药:鸭嘴花15 g,续断18 g,杜仲18 g,桑寄生18 g,威灵仙12 g,甘草6 g。水煎服,或水煎浸泡和洗患处。

（六）崩漏

方药:鸭嘴花15 g,大蓟15 g,小蓟15 g,生地黄15 g。水煎服。

（七）肾炎

方药:鸭嘴花15 g,益母草20 g,蝉蜕10 g。水煎服[33]。

六、 毒理研究

Engelhorn[34]分别使用小鼠和大鼠研究了Vas在不同给药途径下的急性毒性,小鼠和大鼠口服Vas的LD_{50}分别为290 mg/kg和640 mg/kg,腹腔注射Vas的LD_{50}分别为125 mg/kg和115 mg/kg,皮下注射Vas的LD_{50}分别为200 mg/kg和335 mg/kg,小鼠静脉注射Vas的LD_{50}为75 mg/kg。Atal等报道了25～30 g小鼠腹腔给药的LD_{50}为78.5 mg/kg,120～150 g大鼠皮下注射Vas的LD_{50}为250 mg/kg。大鼠和6～8 kg的犬经口服给药Vas共2周,在给药剂量分别为100 mg/kg和35 mg/kg的情况下,均未发现明显的中毒现象。

Wakhloo等[35]研究了Vas在人体内的急性毒性反应、耐受性、药理学活性、不良反应和安全剂量范围。24名志愿者在3 h内静脉滴注溶解有0.5～16 mg Vas的500 mL生理盐水,发现即使Vas使用剂量为16 mg,健康的孕妇在产后第2～8 d都有良好的耐受性,并且在治疗前和治疗过程中及治疗后产妇的临床表现、血液学、生化、肾功能和肝功能测试等各方面指标均未见异常。

参 考 文 献

[1] 陈雄,汪小蓓,王曙.藏药巴夏嘎生药鉴定[J].中药材,2011,34(12):1869 - 1872.
[2] 中国科学院中国植物志编辑委员会.中国植物志[M].北京:科学出版社,2002,70:277 - 278.
[3] 朱成兰,唐自明,李文军,等.傣药鸭嘴花的生药学研究[J].云南中医学院学报,1999,(1):14 - 16,26.
[4] 刘国宇,刘立成,王庆,等.鸭嘴花扦插繁殖技术研究[J].湖北农业科学,2018,57(13):52 - 55.
[5] 范治国,黄毅岚,谢川黔.鸭嘴花化学成分和药理作用研究进展[J].中国药房,2008,(6):464 - 465.

[6] Ahmed E-S S, Abd E-M, Hashem F, et al. Flavonoids and antimicrobial volatiles from *Adhatoda vasica* Nees [J]. Pharmaceutical and Pharmacological Letters, 1999,9(2):52 - 56.

[7] 罗晴方,王文祥,干志强,等.藏药鸭嘴花的化学成分研究[J].中药材,2020,43(08):1890 - 1893.

[8] Yadav R, Agarwala M. Phytochemical analysis of some medicinal plants [J]. Journal of Phytology, 2011,3(12):10 - 14.

[9] 高春艳,聂珍贵,梁翠茵,等.鸭嘴花碱对豚鼠离体气管平滑肌收缩功能的影响[J].天津药学,2003,(6):4 - 6.

[10] Amin A, Mehta D. A bronchodilator alkaloid (vasicinone) from *Adhatoda vasica* Nees [J]. Nature, 1959,184(4695):1317.

[11] Dash R P, Chauhan B F, Anandjiwala S, et al. Comparative pharmacokinetics profile of *Vasa Swaras* with vasicine and vasicinone [J]. Chromatographia, 2010,71:609 - 615.

[12] Gupta O, Anand K, Ghatak B, et al. Vasicine, alkaloid of *Adhatoda vasica*, a promising uterotonic abortifacient [J]. Indian Journal of Experimental Biology, 1978,16(10):1075 - 1077.

[13] Chandhoke N, Gupta O, Atal C. Abortifacient activity of the alkaloid vasicine through the release of prostaglandin [J]. Journal of Steroid Biochemistry and Molecular Biology, 1978,9:885.

[14] 王世渝,尤小春,李惠民,等.鸭嘴花生物碱抗早孕作用的研究[J].中草药,1985,16(06):13.

[15] Gupta O, Sharma M, Ghatak B, et al. Potent uterine activity of alkaloid vasicine [J]. The Indian Journal of Medical Research, 1977,66(5):865 - 871.

[16] Madappa C, Sankaranarayanan A, Sharma P. A study on the selectivity of action of (+) INPEA and vasicine in different isolated tissue preparations [J]. Indian Journal of Pharmacology, 1989,21(4):144 - 152.

[17] Atal C, Sharma M, Khajuria A, et al. Thrombopoietic activity of vasicine hydrochloride [J]. Indian Journal of Experimental Biology, 1982,20(9):704 - 709.

[18] Lane R M, Potkin S G, Enz A. Targeting acetylcholinesterase and butyrylcholinesterase in dementia [J]. International Journal of Neuropsychopharmacology, 2006,9(1):101 - 124.

[19] Zheng X Y, Zhang Z J, Chou G X, et al. Acetylcholinesterase inhibitive activity-guided isolation of two new alkaloids from seeds of *Peganum nigellastrum* Bunge by an in vitro TLC-bioautographic assay [J]. Archives of Pharmacal Research, 2009,32(9):1245 - 1251.

[20] Zheng X Y, Zhang L, Cheng X M, et al. Identification of acetylcholinesterase inhibitors from seeds of plants of genus *Peganum* by thin-layer chromatography-bioautography [J]. Journal of Planar Chromatography, 2011,24(6):470 - 474.

[21] 温方方,郑立明,李晓静,等.维药骆驼蓬草质量标准研究[J].中国中药杂志,2012,(19):2971 - 2976.

[22] Zhao T, Ding K M, Zhang L, et al. Acetylcholinesterase and butyrylcholinesterase inhibitory activities of β-carboline and quinoline alkaloids derivatives from the plants of genus *Peganum* [J]. Journal of Chemistry, 2013:717232.

[23] Shahwar D, Raza M A, Tariq S, et al. Enzyme inhibition, antioxidant and antibacterial potential of vasicine isolated from *Adhatoda vasica* Nees [J]. Pakistan Journal of Pharmaceutical Sciences, 2012,25(3):651 - 656.

[24] Silveira A, Gomes M, Silva Filho R, et al. Evaluation of the cardiovascular effects of vasicine, an alkaloid isolated from the leaves of *Sida cordifolia* L.(Malvaceae) [J]. Revista Brasileira de Farmacognosia, 2003,13:37 - 39.

[25] Gao H, Huang Y-N, Gao B, et al. Inhibitory effect on α-glucosidase by *Adhatoda vasica* Nees [J]. Food Chemistry, 2008, 108(3):965 - 972.

[26] Singh A B, Chaturvedi J, Narender T, et al. Preliminary studies on the hypoglycemic effect of *Peganum harmala* L. seeds ethanol extract on normal and streptozotocin induced diabetic rats [J]. Indian Journal of Clinical Biochemistry, 2008,23: 391 - 393.

[27] Srinivasarao D, Jayarraj I A, Jayraaj O R, et al. A study on antioxidant and anti-inflammatory activity of Vasicine against lung damage in rats [J]. Indian Journal of Allergy Asthma and Immunology, 2006,20(1):1 - 7.

[28] Singh B, Sharma R A. Anti-inflammatory and antimicrobial properties of pyrroloquinazoline alkaloids from *Adhatoda vasica* Nees [J]. Phytomedicine, 2013,20(5):441 - 445.

[29] Kumar A, Ram J, Samarth R, et al. Modulatory influence of *Adhatoda vasica* Nees leaf extract against gamma irradiation in Swiss albino mice [J]. Phytomedicine, 2005,12(4):285 - 293.

[30] Lateef M, Iqbal Z, Khan M, et al. Anthelmintic activity of *Adhatoda vesica* roots [J]. International Journal of Agriculture and Biology, 2003,5(1):86 - 90.

[31] Al-Shaibani I, Phulan M, Arijo A, et al. Ovicidal and larvicidal properties of *Adhatoda vasica* (L.) extracts against gastrointestinal nematodes of sheep in vitro [J]. Pakistan Veterinary Journal, 2008,28(2):79 - 83.

[32] Pandit S, Sur T, Jana U, et al. Prevention of carbon tetrachloride-induced hepatotoxicity in rats by *Adhatoda vasica* leaves [J]. Indian Journal of Pharmacology, 2004,36(5):312 - 313.

[33] 朱成兰.傣药鸭嘴花的药理作用和临床应用[C]//中国民族医药学会.2005 全国民族民间医药学术研讨会论文集.中国中医急症编辑部,2005.

[34] Engelhorn R. Pharmakologische untersuchungen uber eine substanz mit sekretolytischer [J]. Arzneim Forsch, 1963,13:474 - 480.

[35] Wakhloo R, Kaul G, Gupta O, et al. Safety of vasicine hydrochloride in human volunteers [J]. Indian Journal of Pharmacology, 1980,13:129 - 131.

臭灵丹

臭灵丹为菊科六棱菊属植物臭灵丹[*Laggera Pterodonta*（DC.）Benth]的全草，别名狮子草、臭叶子、六棱菊等[1]。

臭灵丹为草本，茎直立，粗壮或细弱，上部分枝，高达 1 m，基部径约 5 mm，具沟纹，疏被短柔毛或杂有腺体，或有时无毛，茎翅连续或有时间断，宽不超过 2 mm，有不整齐的粗齿或细齿，节间长 1～3 cm。中部叶倒卵形或倒卵状椭圆形，稀椭圆形，无柄，长 7～10 cm，宽 2～3.5 cm，基部长渐狭或渐狭，沿茎下延成茎翅，顶端短尖或钝，两面疏被柔毛和杂以腺体，中脉和 7～10 对侧脉在下面稍凸起，网脉略明显；上部叶小，倒卵形或长圆形，长 2～3 cm，宽 5～10 mm，顶端钝或短尖，边缘锯齿较小。头状花序多数，径约 10 mm，在茎枝顶端排列成总状或近伞房状的大型圆锥花序，花序梗长约 2 cm，无翅，密被腺状短柔毛；总苞近钟形，长约 8 mm；总苞片约 7 层，外层绿色或中部以上绿色，叶质或基部之边缘干膜质，长圆形或长圆状披针形，长 4～5 mm，顶端短尖，背面被腺状短柔毛，内层上部有时紫红色，干膜质，线形，长 6～8 mm，顶端渐尖，背面脊处被腺状短柔毛或无毛，最内层极狭，通常丝状。雌花多数，花冠丝状，长约 7 mm，顶端有 4～5 小齿。两性花约与雌花等长，花冠管状，向上渐扩大，檐部通常 5 裂，裂片卵状或卵状渐尖，背面有乳头状突起。瘦果近纺锤形，有 10 棱，长约 10 mm，被白色长柔

毛。冠毛白色，易脱落，长约 6 mm。花期 4～10。

产于云南、四川、湖北西部、贵州及广西西南部。生于空旷草地上或山谷疏林中。分布于印度、中南半岛及非洲热带地区[1]。

一、生药鉴别

（一）性状鉴别

六棱菊茎圆柱形，直径约 0.5 cm，茎翅 4～6 列；嫩茎表面绿色至灰绿色，有细纵纹，老茎表面褐色，木质化；质硬而略带韧性，髓部占直径的 1/2 左右，类白色。叶片质硬而脆，多皱褶破碎，密被柔毛，绿色至灰绿色；头状花序灰褐色，具有特殊气味[2]。

（二）显微鉴别

1. 茎横切面

外围茎翅 4～6 列，表皮细胞一列，长圆形，外壁稍厚，边缘呈波状，细胞排列紧密，外被多细胞非腺毛，偶见腺毛，皮层薄壁细胞 7～13 列，类圆形，维管束呈长圆形，大小不一，23～29 个，维管束间形成层不明显，髓部宽广，约占茎的 2/3[2]。

2. 根横切面

根横切面类圆形，最外层为 3～4 列红棕色、扁平的木栓细胞，皮层很窄，有较大分泌腔散在，韧皮部中可见三角形韧皮纤维束，木质部宽广，占

横切面半径的 2/3 左右，导管散在，无髓[3]。

3. 叶横切面

上下表皮细胞各 1 列，外壁增厚，类长圆形，排列整齐紧密，有大量非腺毛分布，偶见腺毛。叶肉组织为两面叶，栅栏组织与海绵组织区分明显。主脉外韧型维管束 3～5 个，中间一个较大。主脉上方有厚角组织 1～2 列，下方厚角组织 2～4 列[2]。

4. 叶表面片

上下表面薄壁细胞垂周壁多为波状弯曲。上表面无气孔，下表面有不定式气孔。上下表面均密布着非腺毛和短腺毛。非腺毛大且长，薄壁，表面光滑，常 5～7 个细胞，直径 34～60 μm，长度 240～430 μm，顶端 1～2 个细胞常极端皱缩扭曲。短腺毛小灯泡状，头部为单细胞，盔帽状，直径 32～49 μm，内有明显的油状分泌物，腺柄为 4～5 个扁圆形细胞，顶端延伸进入头部细胞内[3]。

5. 粉末

绿色，具特殊气味。非腺毛碎片众多，壁薄，基部细胞稍膨大，偶见两种腺毛。螺纹、孔纹、环纹导管常成束存在，直径为 15～70 μm。花柱碎片金黄色，具乳头状突起。花冠表皮细胞金黄色，被短柔毛。纤维细长，近无色，成束或散在[2]。

（三）理化鉴别

（1）取本品粗粉 20 g，加 95% 乙醇 150 mL，加热回流 1 h，稍冷后稀释至含醇量 70%，滤过。滤液用石油醚萃取，将乙醇提取液浓缩，残渣用 95% 乙醇溶解，滤过，得供试品溶液[4]。

取供试品溶液 1 mL 分置 2 支试管中，一管中加盐酸-镁粉，溶液显红色。试管 2 吸取供试品溶液 2 mL，加氨水，混匀，溶液呈现棕色。另用毛细管吸取上述样品溶液 4 μL，点于滤纸上，晾干，

喷 1% 三氧化铝乙醇试液，热风吹干，置于 365 nm 紫外灯下观察，呈鲜黄色荧光[2]。

（2）取本品粗粉 20 g，加 95% 乙醇 150 mL，加热回流 1 h。冷却过滤，回收乙醇，加 1% 盐酸，搅拌，过滤，氨水调节 pH 9～10，氯仿进行分段萃取，合并氯仿液，回收氯仿，用 1% 盐酸适量溶解，得供试品溶液[4]。

取供试品溶液 2 mL 分置 3 支试管中，一管中加碘化铋钾试液 3～4 滴，无橘红色至黄色沉淀生成；二管中加碘-碘化钾试液 3～4 滴，无红棕色沉淀生成；三管加碘化汞钾试液 3～4 滴，无类白色沉淀生成[2]。

（3）称取药材粗粉 5 g，加 50 mL 95% 乙醇加热回流 1 h，具体操作方法同上述 1。在 Rf 值为 0.41 处呈现鲜黄色荧光，Rf 值为 0.51、0.59、0.75 处分别呈现浅黄色荧光[2]。

二、化学成分

由于在云南民间臭灵丹被常使用，并且具有比较明显的疗效，所以许多研究学者对该植物中含有的化学成分进行研究，臭灵丹中所含有的化学成分比较复杂，目前的研究说明臭灵丹全草主要含有桉烷型倍半萜类、黄酮类、挥发油类化合物。此外，有研究学者还分离到过一些其他的化学成分，包括香豆素、脂肪酸、三萜类化合物等。

（一）桉烷型倍半萜类

桉烷型倍半萜醇类化合物主要有臭灵丹二醇、臭灵丹三醇甲、臭灵丹三醇乙等化合物。桉烷型倍半萜酸类化合物主要有臭灵丹酸、$2\alpha,3\beta$-二羟基臭灵丹酸、1β-羟基臭灵丹酸等化合物。如表 58 所示。

表 58　臭灵丹中分离到的桉烷型倍半萜类化合物

化合物	取代基位置						文献
	母核	R_1	R_2	R_3	R_4	R_5	
臭灵丹二醇	A	H	H	OH	H	OH	[5]
臭灵丹三醇甲	A	H	α-OH	OH	H	OH	[5]

（续表）

化合物	取代基位置						文献
	母核	R₁	R₂	R₃	R₄	R₅	
臭灵丹三醇乙	A	OH	H	OH	H	OH	[5]
臭灵丹三醇 C	A	H	H	OH	OH	OH	[6]
臭灵丹苷 C	A	H	H	O-β-D-Glc	H	OH	[6,7]
臭灵丹苷 D	A	H	H	OH	H	O-β-D-Glc	[7]
臭灵丹苷 E	A	OH	H	O-β-D-Glc	H	OH	[7]
臭灵丹苷 F	A	O-β-D-Glc	H	OH	H	OH	[7]
臭灵丹四醇	A	OH	β-H	OH	H	OH	[8]
enantio-7(11)-eduesmen-4-ol	B	H	H				[6]
臭灵丹苷 G	B	OH	β-D-Glc				[7]
臭灵丹苷 H	B	O-β-D-Glc	H				[7]
2β-acetoxypterodontic acid	C	H	β-OAc	H			[7]
臭灵丹酸	C	H	H	H			[9]
1β-hydroxy pterodontic acid	C	β-OH	H	H			[9]
3β-hydroxy pterodontic acid	C	H	H	β-OH			[9]
2α,3β-dihydroxy pterodontic acid	C	H	α-OH	β-OH			[9]
1β，9β-dihydroxy-4αH-eudesman-5,11(13)-dien-12-oic acid	D	OH	H	OH			[7]
1β,3α-dihydroxy-eudesmane-5,11(13)-dien-12-oic acid	D	OH	OH	H			[7]
臭灵丹苷 A	D	O-β-D-Glc	H	H			[7]
臭灵丹苷 B	D	H	H	O-β-D-Glc			[7]
臭灵丹三醇 D	E						[6]
4β,9α,11-trihydroxyl enantio-eudesmane	F						[10]
臭灵丹酮 A	G						[6,7]
臭灵丹酮 B	H						[6,7]

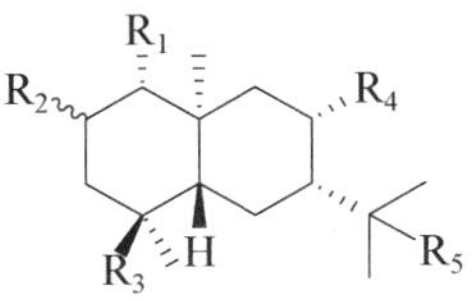

A 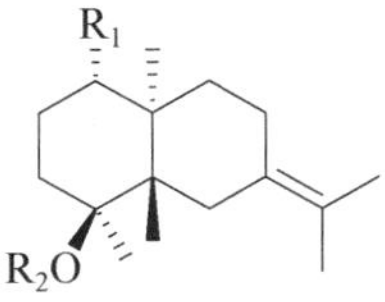　　　　B 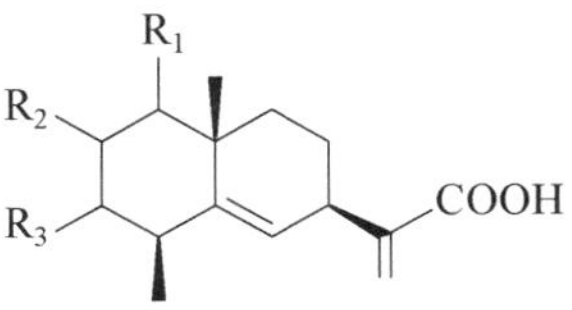　　　　C 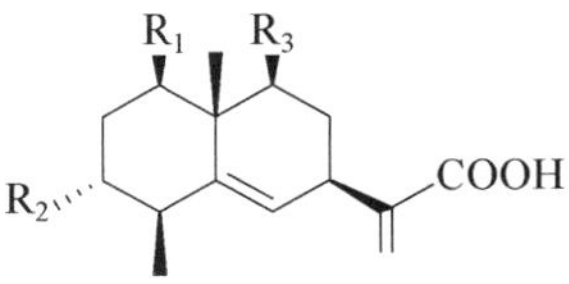　　　　D

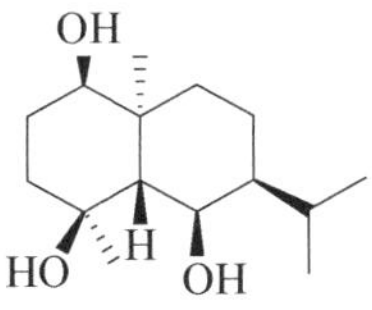

E 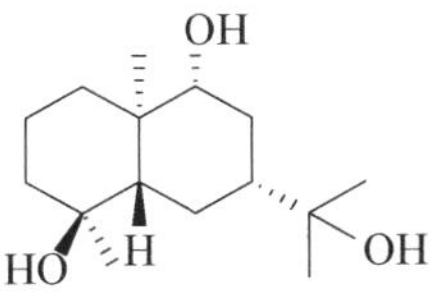　　　　F 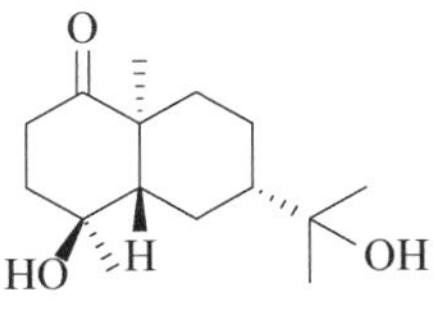　　　　G 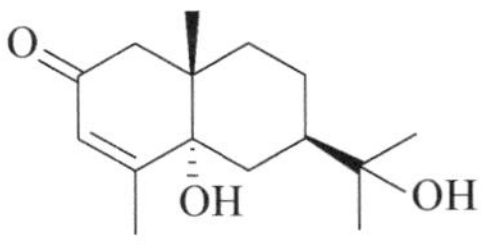　　　　H

（二）黄酮类

从臭灵丹中分离得到的黄酮类化合物主要有喷杜素、5-羟基-3,4′,6,7-四甲氧基黄酮、金腰素乙、3′,4′,5-三羟基-3,6,7-三甲氧基黄酮、洋艾素、橙皮苷、槲皮素等。具体如表 59 所示。

表 59　臭灵丹中分离到的黄酮类化合物

化合物	母核	R₁	R₂	R₃	R₄	R₅	R₆	R₇	文献
槲皮素	A	OH	OH	H	OH	OH	OH	H	[11]
3′,4′,5-三羟基-3,6,7-三甲氧基黄酮	A	OCH₃	OH	OCH₃	OCH₃	OH	OH	H	[6]
5-羟基-3,4′,6,7-四甲氧基黄酮	A	OCH₃	OH	OCH₃	OCH₃	H	OCH₃	H	[12]
喷杜素	A	OCH₃	OH	OCH₃	OCH₃	H	OH	H	[12]
金腰素乙	A	OCH₃	OH	OCH₃	OCH₃	OCH₃	H	H	[12,13]
洋艾素	A	OCH₃	OH	OCH₃	OCH₃	OCH₃	OCH₃	H	[12,13]
猫眼草酚	A	OCH₃	OH	OCH₃	OCH₃	OH	OH	H	[14]
怪柳素	A	OH	OH	H	OH	OH	OCH₃	H	[15]
万寿菊素	A	OH	OH	OCH₃	OH	OH	OH	H	[16]
万寿菊素-3-O-β-D-吡喃葡萄糖苷	A	O-β-D-Glc	OH	OCH₃	OH	OH	OH	H	[17]
山奈酚-3-O-β-D-吡喃葡萄糖苷	A	O-β-D-Glc	OH	H	OH	H	OH	H	[18]
5,4′-二羟基-3,6,7-三甲氧基黄酮	A	OCH₃	OH	OCH₃	OCH₃	H	OH	H	[12]
5-羟基-3′,4′,7-三甲氧基黄酮	A	H	OH	H	OCH₃	OCH₃	OCH₃	H	[19]
3,5-二羟基-6,7,3′,4′-四甲氧基黄酮醇	A	OH	OH	OCH₃	OCH₃	OCH₃	OCH₃	H	[20]
5,6,4′-三羟基-3,7-二甲氧基黄酮	A	OCH₃	OH	OH	OCH₃	H	OH	H	[21]
橙皮苷	B								[11]

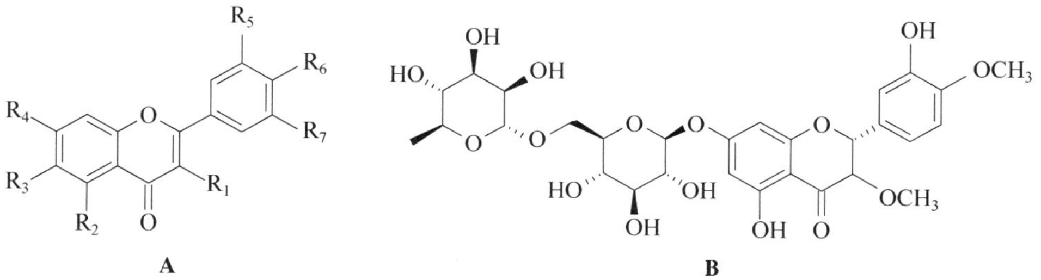

$$\text{（结构式 A 和 B 如下图所示）}$$

A　　　　　　　　　　　B

（三）挥发油类

因临床研究证明在治疗上呼吸道疾病时，在臭灵丹的浸膏制剂中加入挥发油部分后其效果变得更好，所以认为臭灵丹中的挥发油成分具有一定的生理活性。臭灵丹中挥发油成分主要是单萜类、倍半萜类以及芳香族酚类化合物，目前已经从挥发油中鉴定出的单萜类化合物最多，倍半萜类化合物其次，其余的还有一些醛、酮、醇、酯、酸及酚类化合物。其中 2,6-二-(1,1-二甲基乙基)-4-乙基苯酚的含量最高，几乎能达到 30%，其次含量较高的还有 δ-杜松醇、1,4-二甲氧基四甲基苯、桃金娘烯醇、兰桉醇、2-(1,1-二甲基乙基)-6-(1-甲基-甲烯乙基)-4-乙基苯酚、去双氢金合欢醇、1,8-桉叶素、δ-松油醇等[22]。

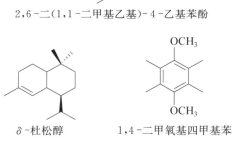

2,6-二(1,1-二甲基乙基)-4-乙基苯酚

δ-杜松醇　　　1,4-二甲氧基四甲基苯

三、药理作用

（一）抗病毒

臭灵丹的 95% 乙醇提取物体外在预防模式和治疗模式中均可以抑制甲 1 型的流感病毒 PR8 株，其 IC_{50} 分别是 0.31 g/L 以及 0.73 g/L，其选择性指数 SI 分别是 9.90 及 4.21[23]。臭灵丹的 70% 乙醇提取物对于感染甲 1 型的流感病毒 FM1 株的小鼠有比较不错的抗病毒作用。提取物的高、中、低剂量组，剂量分别为每天 1 600 mg/kg 和 800 mg/kg 以及 400 mg/kg，3 个剂量组都可以有效地降低流感病毒对于感染小鼠的肺指数，和病毒对照组比较有统计学的差异[23]。

用细胞病变抑制法（CPE 法）来对臭灵丹乙醇提物中分离得到段位组分进行抗甲 1 型的流感病毒 PR8 株的药效筛选，结果显示乙酸乙酯部分和石油醚部分中的石油醚-乙酸乙酯 10∶1 洗脱段位具有抗流感病毒活性，其 IC_{50} 分别是 68.2 mg/L 和 25 mg/L。进一步筛选此段位的抗流感病毒谱，结果显示此段位对不同亚型流感病毒，包括 2009 年的新甲型 H1N1 流感病毒，季节性的流感 H1N1 病毒，乙流及禽流感病毒 H6N2，H7N3 和 H9N2 都有一定的活性，具有广谱的抗流感病毒的活性[23]。

有实验研究对臭灵丹中的各个成分的部位做抗流感病毒的药效筛选，筛选结果显示出黄酮部位和倍半萜酸部位对甲 1 型的流感病毒 PR8 株的抑制效果比较好，其 IC_{50} 分别是 79.4 mg/L 和 25 mg/L。针对其进行进一步的抗流感病毒谱筛选，结果表明倍半萜酸部位均对 2009 年的新甲型流感，季节性的流感 H1N1 及季节性的流感 H3N2 有比较不错的抑制作用，其 IC_{50} 分别是 43.5 mg/L，182.2 mg/L 和 75 mg/L；而且黄酮部位对于 2009 年的新甲型流感，季节性的流感 H1N1 也有比较不错的抑制作用，其 IC_{50} 值分别是 4.2 mg/L 和 37.1 mg/L，具有广谱的抗流感病毒活性[23]。

黄婉怡等[24]研究发现，臭灵丹的总黄酮部分体外在治疗模式中均可抑制甲型 H1N1 流感病毒、H3N2、2009 年的新甲型流感 H1N1、乙流 FluB(lee)、H6N2、H7N3 及 H9N2 七种流感病毒株，其 IC_{50} 分别是 25.00 g/L、19.84 g/L、45.53 g/L、25.00 g/L、50.00 g/L、42.40 g/L 及 50.00 g/L，其中臭灵丹总黄酮对甲型 H1N1、H3N2 及 FluB 毒株的抑制作用较强。由此可以得出臭灵丹中的总黄酮对甲型及乙型流感病毒都有体外的抑制作用。

何家扬等[25]从臭灵丹中分离得到的两种黄酮类化合物喷杜素以及金腰乙素，这两个化合物在空斑减少实验以及细胞病变抑制试验当中，具有高水平的抑制肠道病毒 EV71 型的作用，计算得到的半数有效浓度大约是 0.02 g/L，经过进一步的研究这两种黄酮化合物能够发挥此种抗病毒的作用机制可能是通过抑制病毒的 RNA 的合成来达到的。

关文达等[26]通过细胞毒性实验（MTT）法，测得了臭灵丹酸对于细胞最大的无毒浓度，而后进一步测试了臭灵丹酸对于不同亚型的甲型和乙型流感病毒、Ⅰ型单纯疱疹病毒、呼吸道合胞病毒、柯萨奇病毒以及 71 型肠道病毒的抗病毒活性，实验结果表明臭灵丹酸只是对于不同亚型的甲型流感病毒有抑制作用，而对于乙型流感病毒以及其他的一些肠道病毒和呼吸道病毒并无什么明显的抑制作用。

SHI S 等[27]采用生物活性追踪的方法从臭灵丹的水提物中分离得到的 3 个二咖啡酰奎宁酸结构（3,4-O-二咖啡酰奎宁酸,3,5-O-二咖啡酰奎宁酸及 4,5-O-二咖啡酰奎宁酸）可以抑制由单纯疱疹病毒Ⅰ型和Ⅱ型以及流感病毒ⅣA 所致的细胞病变。在 3 个化合物中 3,5-O-二咖啡酰奎宁酸以及 4,5-O-二咖啡酰奎宁酸比 3,4-O-二咖啡酰奎宁酸的抗病毒效果好。

（二）抗炎镇痛

Wu Y 等[28]研究了臭灵丹总黄酮部分的抗炎作用，实验用 3 种急性炎症模型，分别是由二甲苯所导致的小鼠耳肿胀、由角叉菜胶所引起的大鼠足跖肿胀以及由醋酸所引起的小鼠腹腔血管通透性增加，实验表明臭灵丹的总黄酮对这三种模型均起到明显的抑制效果。对于 1 种慢性炎症模型，即大鼠棉球肉芽肿模型，棉球是外源性的异物，其可以导致和临床慢性炎症比较相似的肉芽组织增生，而臭灵丹的总黄酮部分对于该模型的肉芽组织形成也有比较明显的抑制效果。臭灵丹的总黄酮部分可以降低前列腺 E2（PGE2）

及胸膜炎渗出液中一氧化氮的含量。由以上结论可以推测臭灵丹的总黄酮部分抗炎机制有可能和前列腺素的生成抑制，对抗氧化系统的影响以及抑制溶菌酶的释放相关联。

黄婉怡等[24]研究表明对于急性的病理性疼痛动物模型，即甲醛和醋酸致痛模型，臭灵丹的挥发油成分具有止痛的效果，且对痛阈是无任何影响的，而对于热板致痛模型，臭灵丹的挥发油成分没有止痛作用。此实验证明了臭灵丹挥发油成分的止痛作用主要针对的是外周镇痛作用，而与高位中枢参与的镇痛效用没有直接联系。

赵永娜等[29]研究证明臭灵丹的水提取物有一定镇痛活性，方法是使用几种致痛模型，即热板法致痛模型、上下移动法致痛模型、醋酸扭体法致痛模型以及福尔马林致痛模型来进行测试，实验结果显示其可以对由醋酸引起的小鼠扭体次数起到降低的效果和对由于福尔马林致痛后的舔足次数也有比较明显的减少。

（三）抗肿瘤

实验研究在试管内采用亚甲蓝脱色法来检测白血病患者的血细胞脱氢酶活性，结果显示臭灵丹的水煎浓缩乙醇提取液可以比较显著的抑制急性粒细胞型的白血病、急性淋巴细胞型的白血病和急性单核细胞型的白血病病人的血细胞脱氢酶[30]。臭灵丹的水煎浓缩乙醇提取液也能够明显抑制急性淋巴细胞型的白血病病人的白细胞的呼吸。从臭灵丹中分离得到的单体化合物臭灵丹三醇甲、臭灵丹三醇乙、臭灵丹酸、冬青酸、$2\alpha,3\beta$-二羟基臭灵丹酸、臭灵丹苷 C 及臭灵丹酮酸 A 等单体化合物都能够较强的抑制人的肺腺癌细胞株（A549）、口腔上皮鳞癌细胞株（KB）以及人的恶性黑素瘤细胞株（SK-MEL），在这些化合物中臭灵丹三醇乙对这三种细胞的抑制作用最明显，其浓度在 20 mg/L 时的抑制率几乎可以达到 100%[31]。

曹长姝等[32]对于从臭灵丹中分离得到的 6 个黄酮类化合物做了抗肿瘤研究，观察这几个单体化合物对于宫颈癌细胞（HeLa）和肺癌细胞（A549）是否有抑制作用。实验证明 5,7,3',4'-四甲氧基-3-羟基黄酮以及金腰素乙对于这两种肿瘤细胞的增殖具有明显的抑制作用,并且抑制作用的强弱与浓度呈依赖性关联,这两种化合物是通过调节细胞周期进而诱导其凋亡来发挥抗肿瘤活性。另外,臭灵丹中的中 3,5-二羟基-6,7,3',4'-四甲氧基黄酮能够明显的抑制鼻咽癌细胞与喉癌 Hep-2 细胞的增殖。研究结果说明此化合物是经线粒体进而诱导鼻咽癌细胞和喉癌细胞凋亡。

（四）抗菌

有实验研究证明臭灵丹酸及臭灵丹二醇这两个单体化合物都可以对金黄色葡萄球菌、枯草芽孢杆菌、铜绿假单胞菌、环状芽孢杆菌及草分枝杆菌的活性起到明显的抑制作用,不过这两种单体化合物并没有抑制大肠埃希氏菌的活性[11]。魏均娴等[13]发现从臭灵丹中分离得到的单体化合物冬青酸具有一定的抑制金黄色葡萄球菌、甲型链球菌及乙型链球菌的作用,在臭灵丹中是有效的抗菌成分之一。胡伟等[33]对于臭灵丹的提取物进行体外的幽门螺杆菌抑菌实验,在实验结果中表明了臭灵丹的水煎提取物具有比较良好的抑菌作用。豆涛[34]利用不同产地的臭灵丹,将其制备成臭灵丹液,浓度是在每 1 mL 的溶液中需含有原药材 0.25 g,用这几种不同产地的臭灵丹液对金黄色葡萄球菌在体外进行抑菌实验,实验结果显示了不同产地的臭灵丹液都对金黄色葡萄球菌有抑制作用,其中产于金沙江干热河谷的臭灵丹对金黄色葡萄球菌的抑制作用比其他地区产的臭灵丹抑菌作用强。

（五）抗氧化

杜清华等[35]使用微波-超声波相协同来进行臭灵丹多糖的提取,其臭灵丹的多糖提取量是 200 mg/g。臭灵丹中多糖的抗氧化能力相比于实验的对照品抗坏血酸及茶多酚来说,其臭灵丹多糖中的 Fe^{3+} 还原抗氧化能力比抗坏血酸弱一些,但是比茶多酚强。臭灵丹多糖对于超氧阴离子自由基及 $ABTS^+$ 自由基的清除能力弱于抗坏血酸,不过强于茶多酚。臭灵丹多糖对于 OH·自由基的清除能力比对照品抗坏血酸和茶多酚都弱,从此实验结果可以得出臭灵丹多糖部分的抗氧化能力是比较强的。六棱菊属植物中多糖类成分有可能是此属植物抗肿瘤、抗炎及护肝等作用的物质基础。

（六）其他

有实验使用家兔的上呼吸道急性炎症模型来研究臭灵丹液对上呼吸道急性炎症的治疗作用,结果显示其家兔口服臭灵丹液后能够比较明显的减少上呼吸道的黏液分泌,推测有可能是臭灵丹液中所含有的挥发油成分由呼吸道的黏膜进行吸收代谢,对上呼吸道有温和刺激,可以改善其局部的血液循环,促进上呼吸道急性炎症的痊愈[36]。有实验使用家兔的急性支气管炎症模型来研究臭灵丹液对急性支气管炎的治疗作用,结果显示出现急性支气管炎症状的兔子会在 2 h 内死亡,如果口服浓度为 10 mL/kg 的臭灵丹液,1.5 h 服用一次,服用两次后该动物的死亡时间则会延迟到 12 h 内[36]。

伍义行等[37]使用新生大鼠的原生代肝细胞损伤模型来研究由 D-半乳糖胺、四氯化碳、叔丁基过氧化氢以及硫代乙酰胺引发的肝细胞保护作用,实验结果显示了臭灵丹的提取物在浓度为 1～100 μL 时对肝细胞损伤造成的丙氨酸氨基转移酶（ALAT）以及门冬氨酸基转移酶（ASAT）升高具有比较明显的抑制作用,而且在相同剂量下其抗肝细胞损伤的作用比阳性对照药物水飞蓟宾要强。

四、临床应用

近年来研制出了臭灵丹的颗粒剂、合剂、片剂以及胶囊剂等多种剂型,臭灵丹在临床上的应用研究主要有治疗感冒及咳嗽，治疗急性扁桃体炎，治疗急性上呼吸道感染高热，治疗支气管炎以及流行性腮腺炎，治疗顽固性带状疱疹等疾病，具有广阔的研究前景。

（一）感冒及咳嗽

现市场上已研制出多样化的臭灵丹制剂以及以臭灵丹为主要成分的一些中成药，如臭灵丹口服液（主要含有臭灵丹、藏青果以及柴胡等），臭灵丹合剂（主要含有臭灵丹提取物、苯甲酸钠、尼泊金及白糖），还有"感冒消炎片"等一些药物，在临床上治疗流感方面表现出了比较不错的治疗效果，其安全性上也有保障。在 2009 年的甲型 H1N1 流感大流行时，一项临床试验研究了以臭灵丹为主要成分的"感冒消炎片"治疗甲型流感的效果，其结果表示治疗组在退热的时间、咽痛的缓解时间和病毒转阴率三方面都比对照组[银翘解毒片（$p<0.05$）]效果明显，此结果表明以臭灵丹为主要成分的"感冒消炎片"具有不错的临床治疗效果以及较高的安全性[38]。

臭灵丹与不同的中药相互配伍能够治疗因内外伤导致的咳嗽，这种配伍治疗方法在临床中有着比较广泛的应用。杨仁德[39]对于其自行配伍的止咳方在治疗因外邪和内毒引发的咳嗽方面进行研究，研究结果显示了此止咳方具有非常不错的止咳效果。臭灵丹加入麻杏石甘汤中，再配伍鱼腥草，浙贝母和黄芩等中药材组成的汤药能够治疗由于肺热导致的小儿咳嗽，治疗效果比较显著[40]。同时臭灵丹的叶部分在治疗慢性咳嗽方面也有非常好的疗效。

（二）急性扁桃体炎

李云委等[41]应用臭灵丹合剂用口服给药的方式来治疗常见的急性扁桃体炎患者，观察其临床效果，结果表明臭灵丹合剂治疗的总有效率是 86%，能够治愈需要的时间为 2~7 d，平均 5 d 可见疗效，并且臭灵丹合剂在使用的过程中并未出现任何的毒副作用，显示了很好的临床疗效。

一般对于急性扁桃体炎的患者在中医上诊为急性乳蛾。周家璇等[42]观察试验了臭灵丹颗粒剂对于治疗急性乳蛾的效果。该试验将西医诊断为急性扁桃体炎的患者和中医诊断为急性乳蛾的患者随机分成两组，分别为臭灵丹的治疗组以及板蓝根的治疗组，在口服给药后观察疗效。结果显示急性扁桃体炎患者的吞咽痛、咽痛以及喉核红肿等症状有了比较明显的改善，臭灵丹治疗组的治疗有效率是 94%，板蓝根治疗组的治疗有效率是 73.3%，两组的治疗有效率有统计学差异（$p<0.01$），此实验结果表明臭灵丹可以进行有效的治疗急性扁桃体炎或者称为急性乳蛾的病症，而且臭灵丹的治疗效果比中药板蓝根的治疗效果好。

（三）急性上呼吸道感染的高热

目前，在国内已经研制出多种用于治疗上呼吸道感染的以臭灵丹为主要成分的中成药制剂，在临床上应用的主要有臭灵丹口服液、灵丹草颗粒、臭灵丹浸膏及灵丹草软胶囊等。何红等[43]研究观察臭灵丹口服液（由臭灵丹、藏青果、柴胡等的提取液配伍而成）对于急性上呼吸道感染高热的治疗效果，并以银黄口服液为对照组，实验结果显示臭灵丹口服液能够明显的缩短病程，总治疗有效率达到 98%，退热的效果良好，而且臭灵丹口服液的临床疗效比对照组的疗效显著。张晓梅等[44]研究灵丹草颗粒剂对于上呼吸道感染（即风热证）的治疗效果，实验结果表明灵丹草颗粒剂对于治疗上呼吸道感染（即风热证）有比较明显的利咽以及止咳作用，效果显著。

（四）支气管炎

在临床应用方面臭灵丹合剂会被用于治疗急性支气管炎等一些气道炎症。朱红涛[45]研究治疗组臭灵丹合剂以及对照组复方甘草片对于急性支气管炎患者的治疗效果，实验结果表明在各项指标方面，如患者咳嗽持续时间、患者发热峰值以及患者肺功能等，臭灵丹合剂的治疗效果比复方甘草片效果更好($p<0.05$)。

（五）流行性腮腺炎

在对于流行性腮腺炎的治疗方面,李波[46]观察试验了复方臭灵丹合剂与病毒唑联合用药治疗组对于该病症的治疗效果,其对照组是病毒唑治疗组,患有流行性腮腺炎的儿童患者被随机分配到这两组进行治疗,实验结果显示了复方臭灵丹合剂与病毒唑联合用药治疗组的有效率是93.3%,并且没有明显的毒副作用。病毒唑治疗组的有效率是77.3%,两组的有效率具有统计学差异($p<0.01$),此结果表明了复方臭灵丹合剂与病毒唑联合用药治疗组比单纯使用病毒唑治疗组效果要好,也说明了复方臭灵丹合剂能够提高病毒唑进行治疗流行性腮腺炎。

（六）顽固性带状疱疹

在治疗顽固性带状疱疹方面,李洪兵[47]通过临床观察试验了臭灵丹和桑菊饮加减治疗此病症的效果,结果显示了较好的治疗效果,其治愈率可以达到78%,患者疼痛的症状也减轻了许多。基于臭灵丹在临床方面的应用多为抗病毒以及消炎等方面,臭灵丹在这个治疗方子中主要起到的是清热解毒作用。

参 考 文 献

[1] 中国科学院中国植物志编辑委员会.中国植物志[M].北京:科学出版社,1979,75:48.
[2] 杨全,唐晓敏.六棱菊的生药学研究[J].四川中医,2012,30(4):56-58.
[3] 田辉,陈莉,王进声,等.六棱菊的生药鉴别[J].时珍国医国药,2008,(11):2711-2712.
[4] 邹海舰,唐自明,韦群辉,等.凤尾茶的生药研究[J].中国民族民间医药杂志,1999,(6):359-363.
[5] 李顺林,丁靖垲.臭灵丹中三个新的倍半萜醇[J].云南植物研究,1993,(3):303-305.
[6] Zhao Y, Yue J, Lin Z, et al. Eudesmane sesquiterpenes from *Laggera pterodonta* [J]. Phytochemistry, 1997,44(3):459-464.
[7] Zhao Y, Yue J M, He Y N, et al. Eleven new eudesmane derivatives from *Laggera pterodonta* [J]. Journal of Natural Products, 1997,60(6):545-549.
[8] 李顺林,丁靖垲.臭灵丹四醇的结构[J].云南植物研究,1994,(3):313-314.
[9] 李顺林,丁靖垲.臭灵丹中四个新的倍半萜酸[J].云南植物研究,1996,(3):349-352.
[10] 郑群雄,张奇军,孙汉董,等.云南民间草药臭灵丹根部的化学成分研究[J].浙江大学学报:医学版,2002,(6):8-11.
[11] 杨光忠,李芸芳,喻昕,等.臭灵丹萜类和黄酮化合物[J].药学学报,2007,(5):511-515.
[12] 李顺林,丁靖垲.臭灵丹中的黄酮醇成分[J].云南植物研究,1994,(4):434-436.
[13] 魏均娴,赵爱华,胡建林,朱焰.臭灵丹化学成分的研究[J].昆明医学院学报,1995,(3):83-84.
[14] 陈靖,周玉波,张欣,等.黄花蒿幼嫩叶的化学成分[J].沈阳药科大学学报,2008,(11):866-870.
[15] 张晓,彭树林,王明奎,等.聚花过路黄化学成分的研究[J].药学学报,1999,(11):835-838.
[16] Becchi M, Carrier M. 6-Methoxy flavones of *Santolina chamaecyparissus* [J]. Planta Medica, 1980,38(3):267-268.
[17] Bylka W. A new acylated flavonol diglycoside from *Atriplex littoralis* [J]. Acta Physiologiae Plantarum, 2004,26:393-398.
[18] 潘娅,刘红霞,庄玉磊,等.仙鹤草中黄酮类化学成分研究[J].中国中药杂志,2008,33(24):2925-2928.
[19] 路晶晶,戚进,朱丹妮,等.白木香叶中黄酮类成分结构与抗氧化功能的相关性研究[J].中国天然药物,2008,(6):456-460.
[20] 刘百联,张婷,张晓琦,等.臭灵丹化学成分的研究[J].中国中药杂志,2010,35(5):602-606.
[21] Greenham J, Harborne J B, Williams C A. Identification of lipophilic flavones and flavonols by comparative HPLC, TLC and UV spectral analysis [J]. Phytochemical Analysis, 2003,14(2):100-118.
[22] 魏均娴,胡建林,王传宝.臭灵丹挥发油的化学成分研究[J].昆明医学院学报,1992,(2):21-24.
[23] 王玉涛.中药臭灵丹抗流感病毒活性成分分离及其药效机制研究[D].广州:广州中医药大学,2016.
[24] 黄婉怡.臭灵丹黄酮类和挥发油成分抗流感病毒及抗炎的药效研究[D].广州:广州中医药大学,2016.
[25] 何家扬.臭灵丹黄酮及倍半萜类化合物抗流感药效研究[D].广州:广州中医药大学,2018.
[26] 关文达.臭灵丹酸抗流感病毒及抗炎作用机制研究[D].广州:广州中医药大学,2017.
[27] Shi S, Huang K, Zhang Y, et al. Purification and identification of antiviral components from *Laggera pterodonta* by high-speed counter-current chromatography [J]. Journal of Chromatography B, 2007,859(1):119-124.
[28] Wu Y, Zhou C, Li X, et al. Evaluation of antiinflammatory activity of the total flavonoids of *Laggera pterodonta* on acute and chronic inflammation models [J]. Phytotherapy Research, 2006,20(7):585-590.

［29］ 赵永娜，Wantana R，Pisit B，等.臭灵丹水提取物的急性毒性及镇痛作用的实验研究[J].天然产物研究与开发，2005，(4)：457－459.

［30］ 江苏省肿瘤防治研究协作组.肿瘤防治参考资料[M].邢台市革命委员会科技局·卫生局，1921；21.

［31］ Xiao Y，Zheng Q，Zhang Q，et al. Eudesmane derivatives from *Laggera pterodonta* [J]. Fitoterapia，2003，74(5)：459－463.

［32］ 曹长姝，刘百联，沈伟哉，等.中药臭灵丹中黄酮类化合物的体外抗肿瘤活性研究[J].中国中药杂志，2010，35(16)：2171－2174.

［33］ 胡伟.臭灵丹、石榴皮、蒲公英对幽门螺杆菌体内外实验的研究[D].昆明：昆明医学院，2005.

［34］ 豆涛.不同产地的臭灵丹体外抑菌作用比较[J].中国药业，1998，(5)：45－46.

［35］ 杜清华，黄元河，潘乔丹，等.翼齿六棱菊多糖的含量测定及抗氧化活性考察[J].中国实验方剂学杂志，2013，19(15)：67－69.

［36］ Asfaw N，Storesund H J，Skattebøl L，et al. (1*S*，5*R*)-(－)-2，4，4-Trimethylbicyclo [3.1.1] hept-2-en-6-one，from the essential oil of the Ethiopian plant *Laggera tomentosa* [J]. Phytochemistry，1999，52(8)：1491－1494.

［37］ Wu Y，Yang L，Wang F，et al. Hepatoprotective and antioxidative effects of total phenolics from *Laggera pterodonta* on chemical-induced injury in primary cultured neonatal rat hepatocytes [J]. Food and Chemical Toxicology，2007，45(8)：1349－1355.

［38］ 刘兴峰，尚晓丽，田云粉，等.感冒消炎片治疗儿童甲型 H1N1 流感临床试验评价[J].昆明医学院学报，2011，32(5)：99－102，110.

［39］ 杨仁德.臭灵丹止嗽方治疗咳嗽的体会[J].中国民族民间医药杂志，2000，(1)：31－32.

［40］ 陈春芳，何开仁.麻吉灵丹汤治小儿痰热咳嗽[J].中国民间疗法，2008，(7)：30.

［41］ 李云委，徐阳.臭灵丹合剂治疗急性扁桃体炎 50 例[J].湖南中医药导报，1996，(6)：31.

［42］ 周家璇.灵丹草颗粒剂治疗 50 例急性乳蛾的临床观察[J].云南中医中药杂志，2002，(1)：14－15.

［43］ 何红，蔡瑞锦，庞永成.臭灵丹口服液治疗急性呼吸道感染高热 95 例[J].云南中医中药杂志，2000，(6)：38－39.

［44］ 张晓梅，姜良铎，周平安，等.灵丹草颗粒剂治疗上呼吸道感染临床观察[J].中国中医急症，2001，(5)：258－259.

［45］ 朱红涛，和立，薛凤玉，等.臭灵丹合剂治疗急性支气管炎 30 例临床观察[J].中国民族民间医药，2015，24(17)：118，121.

［46］ 李波，唐学兵.以民间药物臭灵丹为主治疗流行性腮腺炎疗效观察[J].中国民族民间医药杂志，1998，(3)：15－16.

［47］ 李洪兵.臭灵丹与桑菊饮加减治疗顽固性带状疱疹临床观察[J].中国民族民间医药杂志，2000，(1)：30.

高良姜

高良姜为姜科植物山姜属植物高良姜（*Alpinia officinarum* Hance）的干燥根茎，别名小良姜、蛮姜、奇凉姜、良姜、佛手根、海良姜[1]。

高良姜株高 40～110 cm，根茎延长，圆柱形。叶片线形，长 20～30 cm，宽 1.2～2.5 cm，顶端尾尖，基部渐狭，两面均无毛，无柄；叶舌薄膜质，披针形，长 2～3 cm，有时可达 5 cm，不 2 裂。总状花序顶生，直立，长 6～10 cm，花序轴被绒毛；小苞片极小，长不逾 1 mm，小花梗长 1～2 mm；花萼管长 8～10 mm，顶端 3 齿裂，被小柔毛；花冠管较萼管稍短，裂片长圆形，长约 1.5 cm；唇瓣卵形，长约 2 cm，白色而有红色条纹，花丝长约 1 cm，花药长 6 mm；子房密被绒毛。果球形，直径约 1 cm，熟时红色。花期 4～9 月，果期 5～11 月。

生于路旁、山坡草地。分布于广东、广西、海南、云南及台湾等省区，广东有大量栽培[2]。

一、生药鉴别

（一）性状鉴别

根茎圆柱形，质坚韧，不易折断，断面灰棕色或红棕色，纤维，内皮层环较明显，散有维管束点痕。气香，味辛辣。以分枝少、红棕色、香气浓、味辣为佳品[3]。

（二）显微鉴别

1. 根茎横切面

表皮细胞略切向延长，外壁增厚。皮层中叶间维管束较多，外韧型，较中柱维管束大；内皮层明显。中柱散有多数外韧型维管束，近内皮层处维管束较小而密，几连成环状；维管束鞘纤维成环，壁厚，非木化和微木化[3]。

2. 粉末特征

粉末呈紫棕色。淀粉粒单粒棒槌形、肾形、长椭圆形、菱角形或长卵形，长 24～93 μm，直径 8～27 μm，脐点点状、短缝状或三叉状，偏于一端或位于中部，层纹不明显或隐约可见；复粒由 2～8 分粒组成，偶见半复粒。分泌细胞破碎，完整者类圆形或椭圆形，直径 40～48 μm，壁稍厚，有纹孔，胞腔含橙红色或棕红色树脂状物。薄壁细胞壁稍厚，有类圆形纹孔；偶见细小草酸钙方晶。梯纹、网纹及螺纹导管直径 18～56 μm。此外，有纤维及多角形鳞叶表皮细胞等[4]。

（三）理化鉴别

1. 化学鉴别

理化鉴别取本品 95％乙醇浸出液 1 滴，滴于滤纸上，氨熏后显黄色；挥去氨后颜色变浅，喷以 1％三氯化铝试液，置荧光灯下观察，显黄绿色荧光。

取本品粗粉 1 g，加乙醚 10 mL，浸 15 min，时时振摇，滤过。滤液挥干后得芳香辛辣的油状物，加浓硫酸 1 滴与香草醛结晶 1 粒，显棕色或黄绿色[3]。

2. 薄层鉴别

取适量高良姜药材粉碎，药粉过 60 目筛，准确称取药材粉末 2.5 g，置具塞锥形瓶中，精密量取并加入石油醚（60～90 ℃）7.5 mL，密塞，称定重量，浸泡 10 min，超声处理 30 min，放冷后用石油醚（60～90 ℃）补足减失的重量，摇匀后于离心机中离心 10 min，取上清液作为供试品溶液。

取对照药材按照上述样品制备方法制备对照品溶液；取桉油精标准品，加甲醇配制成 5 mg/mL 的桉油精对照品溶液；取 α-松油醇标准品，加甲醇配制成 5 mg/2 mL 的 α-松油醇对照品溶液。

吸取上述供试品溶液 3 μL、对照药材溶液 3 μL、桉油精对照品溶液和 α-松油醇对照品溶液各 3 μL 分别点于同一硅胶 G 薄层板，以甲苯：乙酸乙酯（11∶1）和甲苯：乙酸乙酯（20∶1）为展开系统，在相对湿度 18% 条件下二次展开，展距为 2～8.5 cm，取出，挥干溶剂，喷以 5% 香草醛-硫酸溶液，晾干，于 105 ℃ 加热，日光下检视。在供试品色谱图中，与桉油精对照品、α-松油醇对照品、对照药材相应的位置上显相同颜色的斑点[4]。

二、栽培

（一）产地环境

高良姜喜温暖湿润的气候环境，耐干旱，怕涝浸。在海南年平均气温 22～26 ℃、年降雨量 1 600～1 800 mm 的地区生长良好。不适应强光照，要求一定的荫蔽条件。应选排灌方便、土壤肥沃疏松的坡地或缓坡地，与果树、菠萝、木薯、香茅及剑麻间种或套种[5]。

（二）生产管理

1. 选地、整地

选好高良姜适宜生长土地后，秋冬翻耕晒土，整地前用 3% 辛硫磷颗粒剂 2 kg 掺土 15 kg 拌匀撒施。细耙整平、起畦，畦宽 1.2 m，待种植。

2. 繁殖方法

高良姜主要采用根茎繁殖方法。高良姜有"鸡姜""牛姜"2 个栽培种，两者植株虽无差异，但前者根茎小而后者根茎大，故多用"牛姜"作种，以获得高产。4～6 月采收时，把砍去茎叶后的地下部分全部挖起，选取有 5～6 个芽头连在一起、无病虫害、个体粗大的"牛姜"幼嫩根茎作种（老的根茎另行晒干作产品）。在已备的植地上按株、行距 45 cm×75 cm 规格开沟或开小穴种植，每穴放姜种 1 块，芽头向上，边放种边填泥边用脚踏实，然后再覆细土厚 5～6 cm[5]。

3. 田间管理

基肥以有机肥料为主，再配合完全的氮、磷、钾肥。高良姜耐肥，一般在耕地时每亩用腐熟农家肥 2 000～2 500 kg，随即翻入土中，将地做好畦。在播种前，再在穴中施种肥，一般每亩施饼肥 45 kg，复合肥 10～12 kg，与土混匀，浇水、播种。也可采用"盖粪"的施肥方法，即先摆放高良姜种，然后盖上一层细土，每亩再撒上 2 000 kg 农家肥或少许化肥，最后盖土厚 2 cm 左右。

一般发芽期不需要追肥。种植后约 50 d 施稀薄人畜粪水肥。植株封行后追施 1 次复合肥，每亩 20～25 kg。在植株周围结合松土进行培土，或在秋末冬初结合清园用土杂肥和表土培壅在植株基部，以利于促进生长、加速萌发。采用地面灌溉，将水引入园地地表，在作物行间作梗，形成小渠，水随地表漫流[5]。

（三）病虫害防治

高良姜生长过程中的病害主要有烂根病，多发生在高温季节或多雨季节，在积水多的条件下容易发病。主要特征为根部腐烂，之后植株死亡。

发病初期,拔除病株,并扒开病株周围的表土进行晾晒;每平方米施用 $100\sim150$ g 的石灰粉消毒,避免病菌传播。同时加强田间管理,改善周围环境,做好通风、透光、排水等工作,提高植株的抗病能力,减少病虫害发生。

药剂可采用 $0.2\%\sim0.4\%$ 波美度石硫合剂(波尔多液)灌根防治。波尔多液配制方法为硫酸铜(等量式)、生石灰各 1 kg,水 100 L。将称量的硫酸铜放入塑料桶内,加入自来水 5 L,搅拌溶解,去渣,再加入净水 45 L,即配成硫酸铜溶液;然后将生石灰放入另一小桶中,加少量水化开后再加入 50 L 净水,拌匀过滤,制成石灰乳;最后将硫酸铜溶液与石灰乳慢慢混合、搅匀,即制成浅天蓝色的波尔多液。

高良姜的虫害多为钻心虫和卷叶虫,主要危害嫩叶和茎尖。在受害区域用 40% 的乐果乳油 2 000 倍液喷洒,有较好的防治效果[5]。

三、化学成分

高良姜的主要化学成分有黄酮类、挥发油类和二芳基庚烷类,还有糖苷类和苯丙素类等。翟红莉等[6]收集海南不同产地的高良姜药材样品,测定其槲皮素、异鼠李素、高良姜素、山奈素的含量,并与广东徐闻地区高良姜含量进行对比,结果表明,海南产高良姜各主要成分的含量均高于广东徐闻地区,尤其是高良姜素的含量普遍达到了国家药典标准。周漩等[7]采用气相色谱——质谱技术(GC-MS)对不同产地、不同种源的高良姜挥发油进行研究,结果显示高良姜产地不同、种源不同,挥发油的成分及含量也各异。

(一)黄酮类

黄酮类化合物是高良姜的主要化学成分之一,黄酮苷和苷元在高良姜中均有分布,其中苷元是黄酮类化学成分在高良姜中的主要存在形式。迄今为止已从高良姜中分离得到了 13 个黄酮苷元类化合物和 2 种黄酮苷类化合物,其中包括 10 个黄酮(醇)类化合物、2 个二氢黄酮(醇)类化合物和 1 个黄烷三醇类化合物,如表 60 所示。结构式如下。

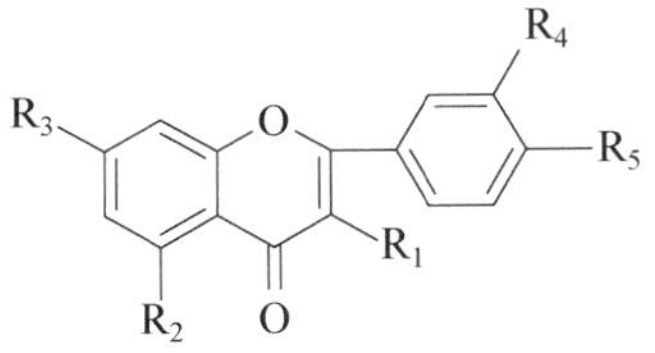

黄酮(醇)类(A) 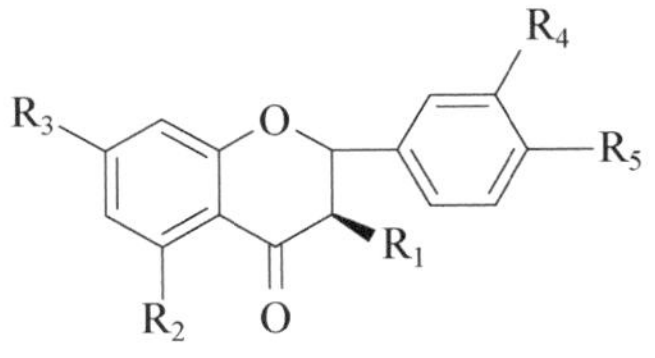   二氢黄酮(醇)类(B) 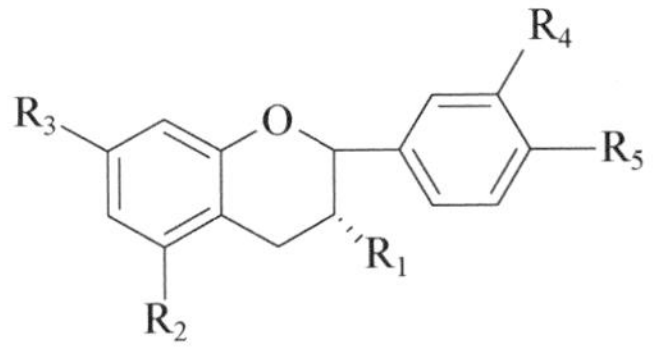   黄烷三醇类(C)

表 60 高良姜黄酮类化合物

化合物	类型	R_1	R_2	R_3	R_4	R_5	文献
高良姜素	A	OH	OH	OH	H	H	[8-11]
高良姜素-3-O-甲醚	A	OCH_3	OH	OH	H	H	[9,10,12]
山奈酚	A	OH	OH	OH	H	OH	[10,13,14]
山奈酚-4′-O-甲醚	A	OH	OH	OH	H	OCH_3	[10,11,13,14]
槲皮素	A	OH	OH	OH	OH	OH	[10,14]
槲皮素-3-O-甲醚	A	OCH_3	OH	OH	OH	OH	[10,14]
芹菜素	A	H	OH	OH	H	OH	[15]
异鼠李素	A	OH	OH	OH	OCH_3	OH	[14]

（续表）

化合物	类型	R$_1$	R$_2$	R$_3$	R$_4$	R$_5$	文献
鼠李柠檬素	A	OH	OH	OCH$_3$	H	OH	[10,11,14]
7-羟基-3,5-二甲氧基黄酮	A	OCH$_3$	OCH$_3$	OH	H	H	[14]
乔松素	B	H	OH	OH	H	H	[9,10]
二氢高良姜醇	B	OH	OH	OH	H	H	[9,10]
儿茶素	C	OH	OH	OH	OH	OH	[9,10]
高良姜素-3-O-β-D-葡萄糖苷	A	Glc	OH	OH	H	H	[10]
山奈酚-4′-O-甲醚-3-O-β-D-葡萄糖苷	A	Glc	OH	OH	H	OCH$_3$	[10]

（二）挥发油类

挥发油是高良姜中一类主要成分,其特点为挥发油含量高,成分复杂。挥发油的 GC-MS 研究表明,1,8-桉油精(1,8-cineole)是高良姜挥发油的主要成分,占总挥发油的 47.3%,另外还含有 β-蒎烯(β-pinene)、莰烯(camphene)、α-松油醇(α-terpinol)、樟脑(camphor)和葑酮乙酸盐(fenchylacetate)等挥发性成分[16,17]。

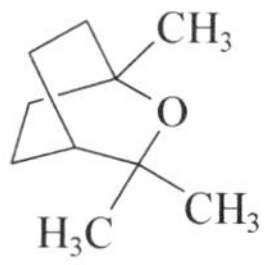

桉油精

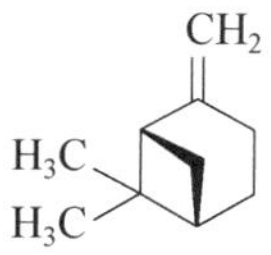

β-蒎烯

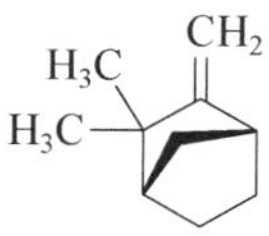

莰烯

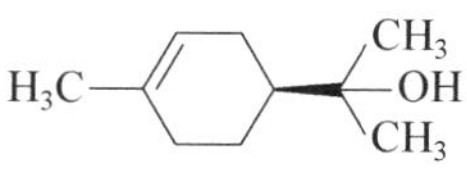

α-松油醇

（三）二芳基庚烷类

二芳基庚烷类化合物是高良姜中特色化学成分,有较多文献报道。至今已从高良姜中分离得到 48 个天然二芳基庚烷类化合物,包括 43 个线型二芳基庚烷类、4 个环状二芳基庚烷类[3],如表 61 所示。结构式如下。

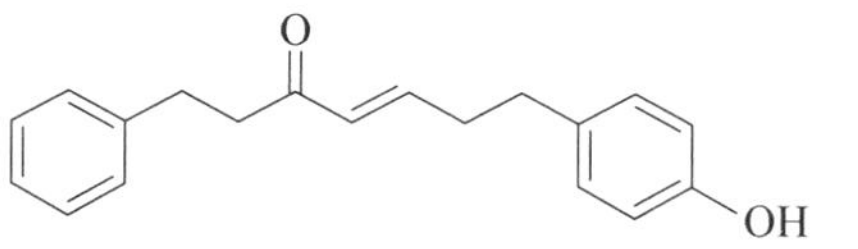

7-(4″-hydroxyphenyl)-1-phenyl-4-hepten-3-one

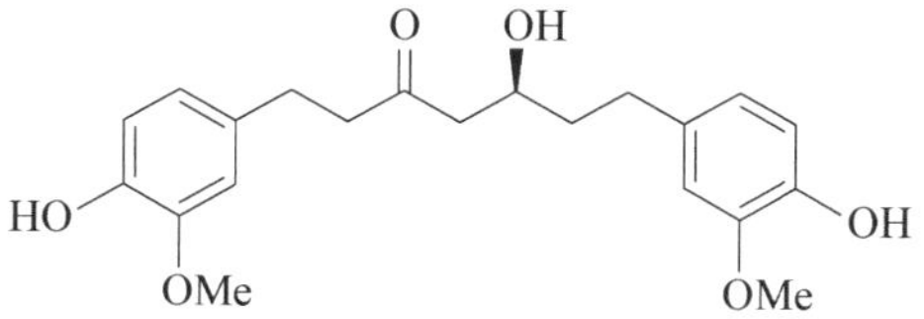

hexahydrocurcumin

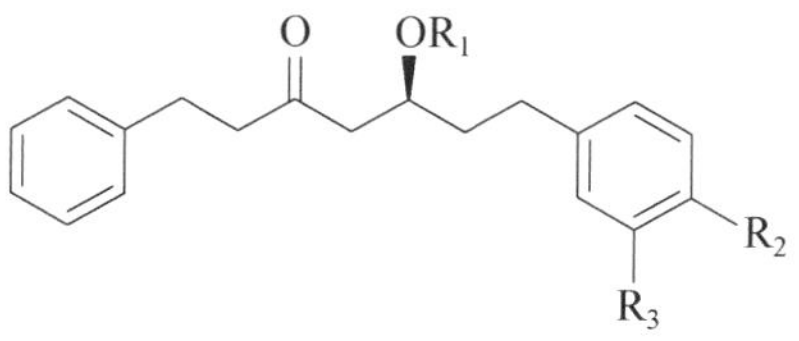

表 61　高良姜中部分线型二芳基庚烷类化合物

化　合　物	R_1	R_2	R_3
5-methoxy-7-(4″-hydroxyphenyl)-1-phenyl-3-heptanone	Me	OH	H
5-methoxy-1,7-diphenyl-3-heptanone	Me	H	H
dihydroyashabushiketol	H	H	H
5-hydroxy-7-(4″-hydroxy-3-methoxyphenyl)-1-phenyl-3-heptanone	H	OH	OMe

（四）二芳基庚烷和黄酮聚合体

在高良姜中还存在着二芳基庚烷类与黄酮类化合物的聚合体，Ling Zhao 等[18]从高良姜中分离得到一个二芳基庚烷类与黄酮类化合物的聚合体，结构式如下。

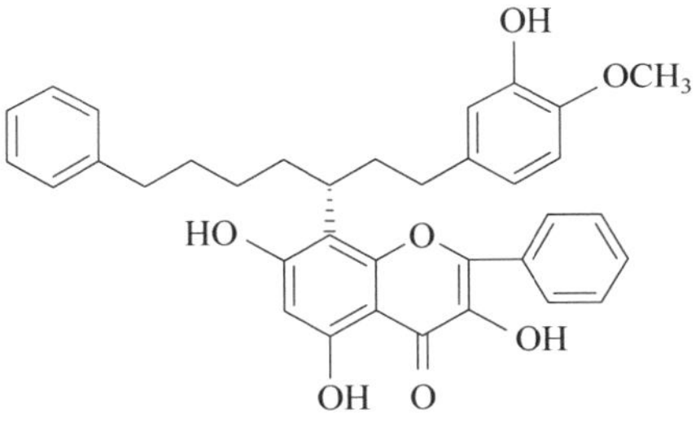

officinin

（五）苯丙素类

日本学者 Ly Tram Ngoc 等[19]从高良姜甲醇提取物中分离鉴定 7 个具有抗氧化活性的苯丙素类化合物，其中有 2 个已知化合物和 5 个新的苯丙素类化合物（1～5），（4E）-1，5-bis（4-hydroxyphenyl）-1-methoxy-2-（methoxymethyl）-4-pentene（**1**）、（4E）-1，5-bis（4-hydroxyphenyl）-1-ethoxy-2-（methoxymethyl）-4-pentenes（**2**）、（4E）-1，5-Bis（4-hydroxyphenyl）-2-（methoxymethyl）-4-penten-1-ol（**3**）、（4E）-1，5-Bis（4-hydroxyphenyl）-2-（hydroxymethyl）-4-penten-1-ol（**4**）、（4E）-1，5-Bis（4-hydroxyphenyl）-1-[（2E）-3-（4-acetoxyphenyl）-2-propenoxy]-2-（methoxymethyl）-4-pentene（**5**），结构式如下。

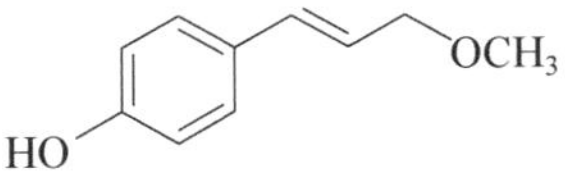

对羟基苯丙烯甲酯

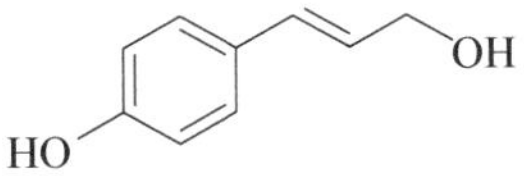

对羟基苯丙烯醇

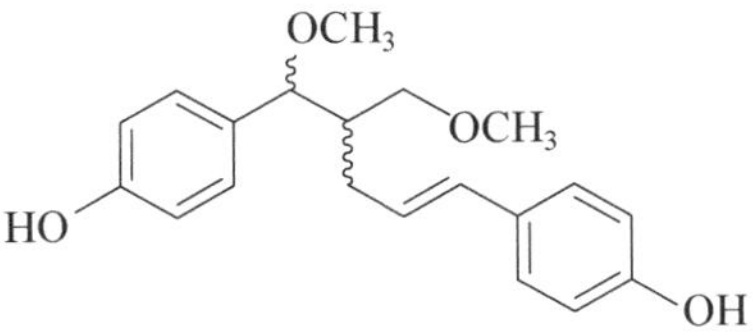

1

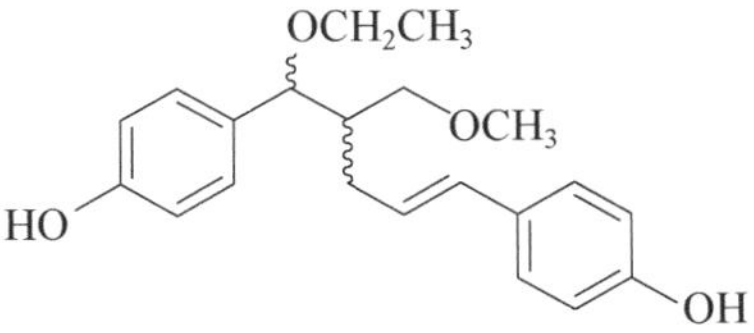

2

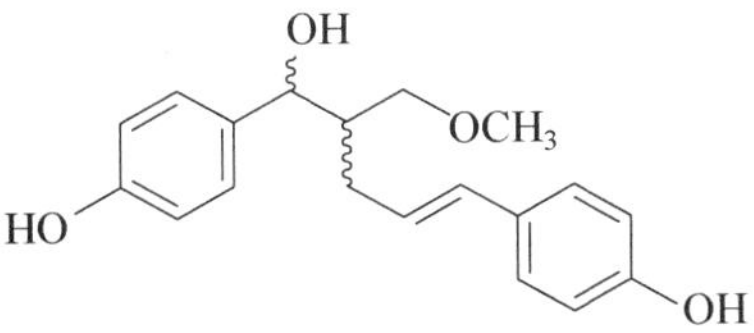

3

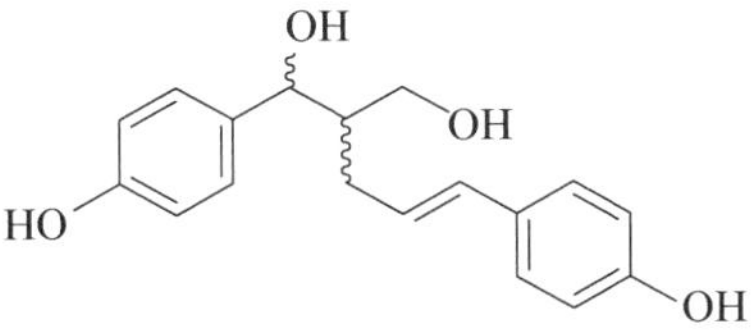

4

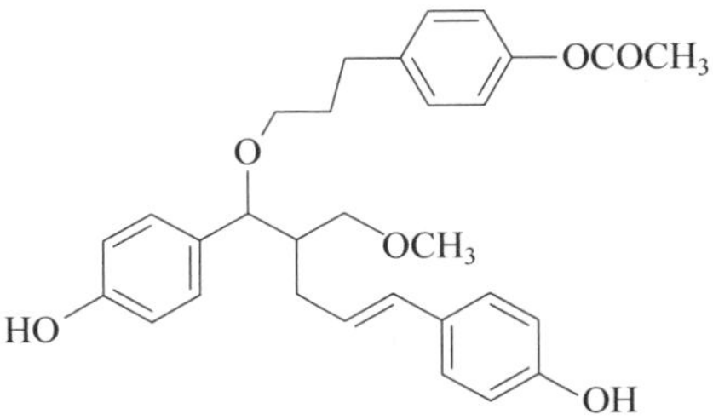

5

（六）糖苷类

日本学者 TRAM NGOC LY 等[20]从高良姜分离并鉴定 9 个糖苷类化合物。安宁等[21]采取大孔吸附树脂、聚酰胺和凝胶柱色谱法自高良姜中分离得到 2 个糖苷类化合物，部分化合物结构式如下。

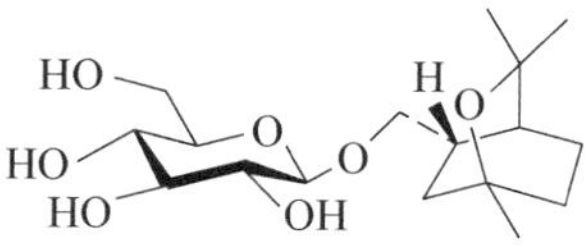

（1*R*,3*S*,4*S*）-反式-3-羟基-1,8-桉叶素-*β*-*D*-吡喃葡萄苷

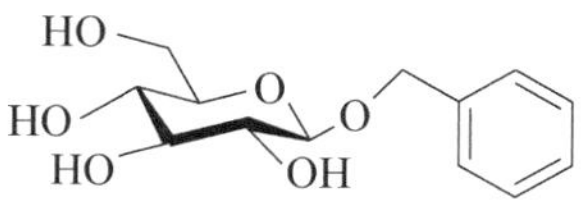

苯甲基-*β*-*D*-吡喃葡萄苷

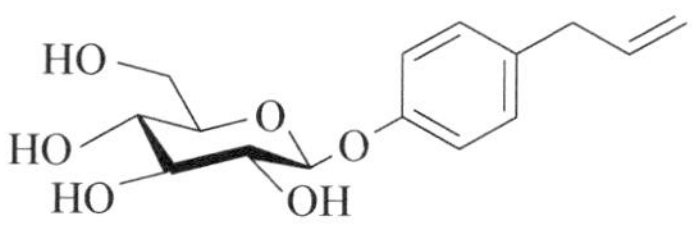

1-*O*-*β*-*D*-吡喃葡萄糖基-4-烯丙基苯

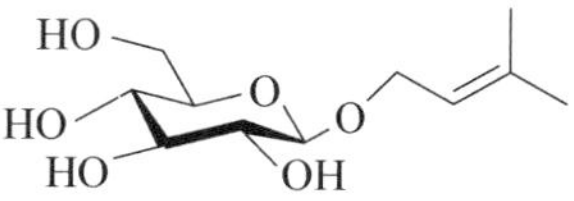

3-甲基-2-丁烯-*β*-*D*-吡喃葡萄糖苷

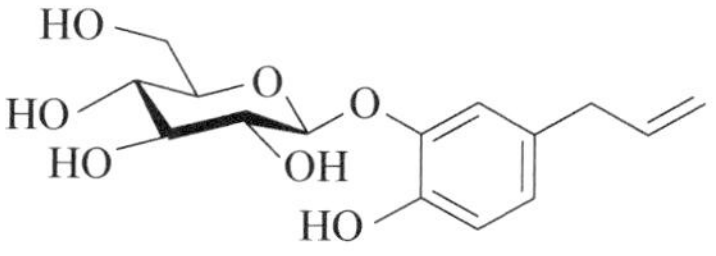

1-羟基-2-*O*-*β*-*D*-吡喃葡萄糖基-4-烯丙基苯

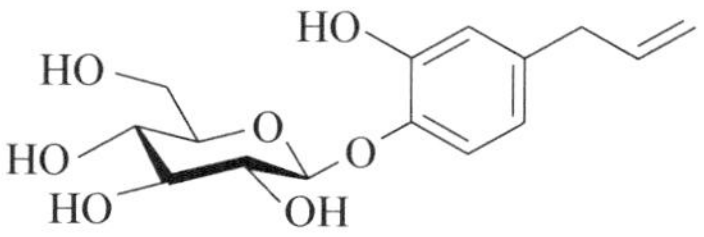

1-*O*-*β*-*D*-吡喃葡萄糖基-2-羟基-4-烯丙基苯

（七）萜类

安宁等[10]在研究高良姜化学成分时，从中分离得到 3 个倍半萜类和 1 个单萜类化合物，赵炯等[15]研究高良姜中抗白念珠菌化学成分时，从中分离得到一个半日花烷型二萜类化合物。

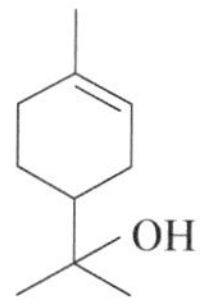

α-松油醇

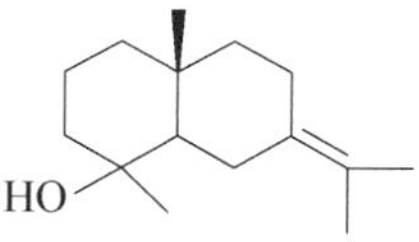

松樟脑

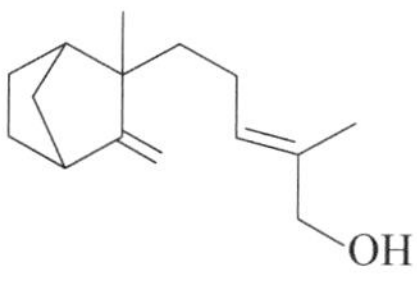

反式-*β*-檀香萜醇

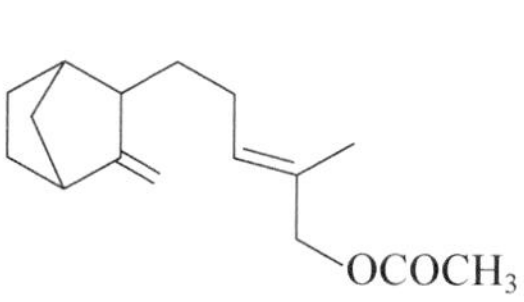

反式-*β*-檀香萜醇醋酸酯

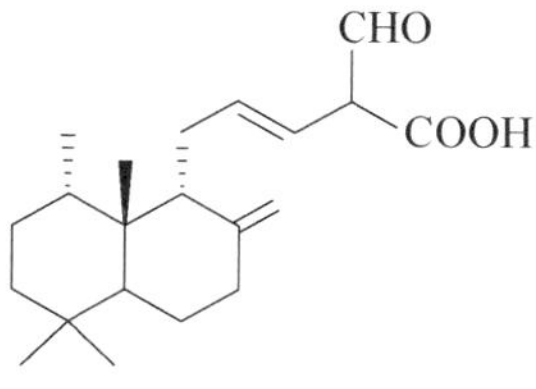

16-醛-8(17),12-半日花二烯-15-酸

（八）有机酸及内酯类

安宁等在研究高良姜化学成分时，从中分离得到一些简单有机酸类和内酯类化合物[10]。

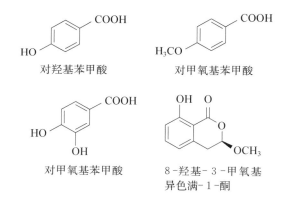

对羟基苯甲酸

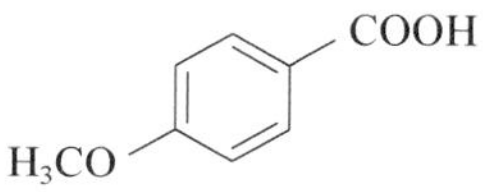

对甲氧基苯甲酸

对甲氧基苯甲酸

8-羟基-3-甲氧基异色满-1-酮

（九）甾醇及其苷类

此外，还从高良姜中分离得到部分甾醇及苷类化合物，如 *β*-谷甾醇、*β*-胡萝卜苷等[10]。

四、药理作用

（一）抗炎

现代研究表明高良姜素具有显著的抗炎活性，对类风湿关节炎、肾炎、溃疡性结肠炎以及神经炎症等疾病均有一定治疗作用，其抗炎机制主要与抑制炎症介质和核因子-κB(NF-κB)、磷脂酰肌醇-3激酶(PI3K)/蛋白激酶B(AKT)、丝裂原活化蛋白激酶(MAPK)等信号通路有关。

在肾炎模型中,高良姜素5 mg/L、10 mg/L、20 mg/L(24 h)能通过降低肿瘤坏死因子(TNF-α)、白细胞介素(IL-1β、IL-18)、前列腺素E2(PGE2)和一氧化氮(NO)的释放,抑制一氧化氮合酶(iNOS)、前列腺素内过氧化物合酶2(PTGS2)表达,有效保护大鼠肾小管上皮细胞(NRK-52E)抗尿酸诱导的肾炎症反应[22]。

在类风湿关节炎模型中,给予高良姜素1 mg/L、5 mg/L、10 mg/L(24 h)可以显著降低脂多糖(LPS)诱导的成纤维细胞样滑膜细胞(RAFSCs)中IL-1β、TNF-α、IL-18、PGE2、NO、iNOS、环氧合酶2(COX-2)等炎性因子表达,减少NF-κB的核转位[23]。

在神经炎症模型中,高良姜素50 mg/kg(造模前4 d腹腔注射给药)可以抑制MAPK、c-JunN端激酶(JNK)、PI3K/AKT和NF-κB活性,促进过氧化物酶体增生物激活受体-γ(PPAR-γ)表达,减轻LPS诱导的小鼠神经炎症反应[24]。

在结肠炎模型中,高良姜素灌胃给药40 mg/kg(29 d)可以显著下调TLR4水平,抑制NF-κB p65的活化,同时激活Nrf2介导的抗氧化防御系统,减少炎症因子产生,改善葡聚糖硫酸钠(DSS)诱导的大鼠组织病理学改变和组织损伤[25,26]。

此外,Song等[27]发现在树突状细胞分化过程中(培养3~6 d)添加不同剂量(1.8~18.5 μmol/L)的高良姜素可造成其与骨髓源性树突细胞(BMDCs)之间的表型和功能差异,结果表明高良姜素能够诱导耐受性树突状细胞(tolDCs)的产生,抑制T细胞的活化和增殖,并促进免疫抑制调节性T细胞(Tregs)的生成,从而通过调节细胞免疫发挥抗炎作用。

(二)抗肿瘤

Tabata Keiichi等[28]研究了高良姜中的二芳基庚烷类化合物7-(4″-羟基-3″-甲氧苯基)-1-苯基-4-烯-3-庚酮和(5R)-5-甲氧基-7-(4″-羟基苯基)-1-苯基-3-庚酮诱导人成神经细胞瘤凋亡的药理作用。研究结果表明,该类化合物通过多种作用机制对肿瘤细胞产生明显的细胞毒活性,主要通过诱导肿瘤细胞细胞核的萎缩和破碎,同时作用于细胞凋亡蛋白-3和细胞凋亡蛋白-9实现。细胞计数分析显示该化合物抑制细胞繁殖周期中S期进行同时增加G$_1$后期细胞的数量。

Matsuda Hisashi等[29]报道了高良姜80%丙酮提取物对由茶碱诱导的大鼠黑素瘤细胞4A5黑素原生成的抑制作用。并从分子水平阐述了分离得到的单体化合物主要是通过抑制酪氨酸酶mRNA的表达,酪氨酸酶关联蛋白-1、酪氨酸酶关联蛋白-2和转录因子实现的。

研究报道高良姜素能够显著逆转肿瘤细胞对多种化疗药物的耐药性。相对于正常卵巢细胞,高良姜素10 μmol/L、20 μmol/L、40 μmol/L(24 h)对两种顺铂耐药卵巢癌细胞(A2780/CP70、OVCAR-3)的生长表现出更强的抑制作用,这可能与其诱导的p53依赖性凋亡有关。高良姜素2 μmol/L、5 μmol/L、10 μmol/L(24 h)还能通过下调p-STAT3、p-NF-κB和Bcl-2,上调Bax、Bid、caspases和聚ADP-核糖聚合酶(PARP)的表达水平,降低肺癌细胞(A549)对顺铂的耐药性[30]。另外,在肺癌、胃癌、乳腺癌等细胞中也发现高良姜素能逆转细胞对吉非替尼、阿帕替尼、曲妥珠单抗等化疗药物的耐药性,其逆转机制主要与阻滞肿瘤细胞的异常有关[31-33]。

(三)抗菌

对于高良姜抗菌作用研究报道的文献很多,针对多重耐药菌株,采用高良姜中的高良姜素或二苯基庚烷类化合物与其他抗菌药物联合应用,抗菌效果明显。Eumkeb G等[34]考察了高良姜素与头孢他啶联合应用针对耐β-内酰胺类抗生素的金黄色酿脓葡萄球菌所产生的协同抗菌效应。结果表明,高良姜素对耐药菌产生的青霉素酶和内酰胺酶有显著的抵抗作用。该研究还进一步揭示了协同抗菌效应可能的作用机制，为耐 β-内酰胺类抗生素的金黄色酿脓葡萄球菌临床治疗提供了思路。Bei-Bei Zhang 等[35]从高良姜乙醇提取物中分离得到了 12 个二芳基庚烷类化合物，发现他们都具有对抗幽门螺杆菌的药理活性。

Subramanian Krishnan 等[36]考察了高良姜中二苯基庚烷类化合物 5-羟基-7-(4″-羟基-3″-甲氧基苯基)-1-苯基-3-庚酮对多重耐药性致病性大肠埃希菌的抑菌活性，以及对抗由细菌脂多糖诱导的炎性反应。结果该化合物表现出很好的抗菌和抗炎活性。其作用机制主要是该化合物能够与细菌 DNA 促旋酶的 A 副族相互作用，从而达到抗菌抗炎的双重治疗效果。

（四）抗病毒

高良姜中含有大量的二苯基庚烷类化合物，该类化合物具有多种生物活性。Kotaro Konno 等[37]对高良姜中 9 种二芳基庚烷类化合物采用台盼蓝不相容分析测定方法，针对呼吸道合胞体病毒、脊髓灰质炎病毒、麻疹病毒和单纯性疱疹病毒进行了抗病毒试验。结果 9 种二芳基庚烷类化合物都表现出具有对抗脊髓灰质炎病毒和麻疹病毒的药理作用，其中 7 种二苯基庚烷类化合物还同时具有对抗呼吸道合胞体病毒的作用。

Sawamura Rie 等[38]研究了高良姜中两种二苯基庚烷类化合物体内和体外抗流感病毒活性。结果此类化合物在剂量 100 mg/kg 时能够显著降低流感病毒感染大鼠的体重下降和延长其存活时间，而且该化合物能够对抗耐奥司他韦耐药菌株所致感染，这种抗病毒作用主要是通过抑制病毒信使 RNA 的表达实现，表明高良姜中的二苯基庚烷类化合物具有广谱抗病毒作用。

（五）抗氧化

Si Eun Lee 等[39]以白藜芦醇为对照品，筛选了 9 种植物提取物对抗由过氧化氢（H_2O_2）诱导的中国大鼠肺纤维原细胞（V79-4）的凋亡作用，结果包含高良姜在内 5 种植物的提取物能够显著地增强 V79-4 细胞的生长能力。Chia Lin Chang 等[40]对高良姜提取物进行了清除氧自由基活性的研究，结果发现高良姜提取物显示了很好的抗氧化活性，其作用要强于抗坏血酸和 6-羟基-2,5,7,8-四甲苯并二氢吡喃-2-羧酸的抗氧化活性。高良姜中富含的二苯基庚烷类和黄酮类化合物，采用维生素 C 诱发肝微粒体脂质过氧化的方法测定其活性，结果发现，二苯基庚烷类化合物 7-(4″-羟基-3″-甲氧基苯基)-1-苯基-4-庚烯-3-酮、5-羟基-7-(4″-羟基苯基)-1-苯基-3-庚酮和 5-甲氧基-7-(4″-羟基苯基)-1-苯基-3-庚酮显示出中等强度的抗氧化作用，黄酮醇类化合物则显示了较强的抗脂质过氧化活性[11]。另外有文献报道，高良姜作为肉类、水果的天然保鲜剂、抗氧化剂[41]。

（六）抗胃肠道出血

Ankaferd blood stopper（ABS）提供了一种有效的对抗消化道出血的方法，该方法将高良姜、艾叶、甘草、葡萄和刺荨麻混合，治疗胃肠道出血性疾病[42]。Beyazit 等[43]也对该方法的止血效果做出了评价。这也进一步印证了高良姜作为传统中药所具有的温胃止痛的功效。

（七）抗胃溃疡和保护胃黏膜

江涛等[44]对高良姜中总黄酮类成分抗胃溃疡和增强胃黏膜保护作用进行了比较深入的研究，并对其作用机制进行了初步阐释。研究结果表明，高良姜总黄酮高、中、低剂量组对水浸拘束应激、幽门结扎型、口服乙醇胃黏膜损伤三种急性胃溃疡模型以及乙酸烧灼法慢性胃溃疡模型均有较好的保护作用，可使大鼠的溃疡指数明显降低，能降低大鼠胃液量和总酸排出量，降低胃蛋白酶活性。同时对口服乙醇胃黏膜损伤胃溃疡模型，高良姜总黄酮可剂量依赖性地降低无水乙醇致大鼠胃黏膜损伤指数,显著升高血清 NO 和胃壁结合黏液量,明显阻遏乙醇引起的胃黏膜丙二醛(MDA)水平升高和超氧化物歧化酶(SOD)活性降低。高良姜中总黄酮成分抗胃溃疡和增强胃黏膜保护作用一方面是由于降低了胃黏膜损伤因子的活性,降低了胃液和总酸排出量,降低了胃蛋白活性,另一方面是由于增强了胃黏膜保护因子的活性,提高无水乙醇致胃黏膜损伤大鼠胃壁结合黏液量,提高胃黏膜超氧化物歧化酶(SOD)活性,提高血清中一氧化氮(NO)量,其作用机制可能与高良姜中总黄酮成分多酚羟基结构具有的抗氧化和清除氧自由基活性有关。

(八)保护皮肤

高良姜素通过抗氧化、抗炎、免疫调节等作用发挥皮肤保护功能,对光老化、色素沉着、皮肤炎症等具有良好效果。高良姜素 30 μmol/L(24 h)还能降低 NF-κB 磷酸化和促炎蛋白水平,并通过 IGF-1R/ERK 依赖途径促进胶原形成,下调 β-半乳糖苷酶、p53、p21$^{Cip1/WAF1}$、p16^{INK4A} 等衰老标志物,抑制 H_2O_2 诱导的成纤维细胞(HS68)内源性老化[45]。酪氨酸酶为黑色素合成关键限速酶,在黑色素瘤细胞(B16F10)体外实验(24 h)和小鼠在体实验(涂抹于背部皮肤 14 d)中高良姜素 10 μmol/L 均能显著抑制酪氨酸酶活性,有效减少黑色素合成,减缓色素沉着[46]。另有研究发现,高良姜素对自身免疫介导的慢性皮肤炎症、肥大细胞介导的过敏性皮肤病也有良好治疗作用,可以有效调节皮肤组织中炎症因子与抗氧化标志物水平,改善病理损伤[47,48]。

(九)降糖

高良姜素具有一定的降糖、降血脂作用,是一种潜在的治疗糖尿病及其并发症的候选药物。据报道,高良姜素可以通过调节葡萄糖稳态,逆转大鼠糖酵解和糖异生酶的变化,发挥强大的抗高血糖作用[49]。有学者评估了高良姜素在糖尿病大鼠体内降低血糖和血脂的作用,结果表明高良姜素 8 mg/kg 灌胃给药(45 d)可以使血浆中葡萄糖、总胆固醇、游离脂肪酸、低密度脂蛋白等水平降低,胰岛素、高密度脂蛋白水平升高,提示高良姜素具有潜在治疗糖尿病的功效[50]。二肽基肽酶-4(DPP-4)是公认的降低糖尿病患者血糖的治疗靶点,高良姜素 62.5 μmol/L、125 μmol/L、250 μmol/L 可剂量依赖地抑制大鼠成肌细胞(L6)中 DPP-4 表达,作为一种潜在的 DPP-4 抑制剂调节葡萄糖水平[51]。

另一方面,高良姜素对糖尿病并发症也有较好的治疗作用。Zhang 等[52]发现细胞实验中高良姜素 20 μmol/L、50 μmol/L(24 h)能消除人视网膜内皮细胞(HRECS)、视网膜色素上皮细胞(ARPE19)、小胶质细胞(BV2)的氧化应激损伤,激活 Nrf2,动物实验也表明腹腔注射高良姜素 10 mg/kg(30 d)能够逆转链脲菌素诱导的小鼠血-视网膜屏障功能障碍,减轻糖尿病视网膜病变。Abukhalil 等[53]研究显示,口服高良姜素 15 mg/kg 可通过调节大鼠氧化应激、炎症反应和细胞凋亡来减轻糖尿病心肌病。

(十)抗纤维化

高良姜素的抗纤维化作用主要通过促进细胞凋亡、抑制炎症反应实现,并在心、肝、肺、皮肤等多种纤维化模型中得到证实。在 TGF-β1 诱导的人肝星状细胞(LX-2)中,高良姜素 6 μmol/L、8 μmol/L、10 μmol/L(24 h)通过阻断 PI3K/AKT、Wnt 通路,抑制 LX-2 的活化和细胞外基质(ECM)的合成,并上调 Bax/Bcl-2 水平,诱导细胞凋亡,显著逆转肝纤维化[54]。在 β 受体激动药-异丙肾上腺素(ISO)诱导的大鼠心脏纤维化模型中,口服高良姜素 1 mg/kg(14 d)能明显降低纤维化标志物(胶原Ⅰ、胶原Ⅲ、CTGF、TGFβ1)与心衰标志物(ANP、BNP)的 mRNA 水平,同时抑制平滑肌肌动蛋白(α-SMA)表达,从而发挥抗纤维化作用,其机制可能与高良姜素调控金属蛋白酶组织抑制因子 1(TIMP-1)、p-AKT、 p-GSK-β和过氧化物酶体增殖物激活受体γ（PPAR-γ）的表达，降低脂质过氧化，减少间质组织内炎性浸润有关[55,56]。

（十一）保护神经

高良姜素在神经系统保护方面的作用日益受到重视，对阿尔茨海默病（AD）、帕金森病（PD）等神经性疾病均有一定的治疗作用。作为一种具有乙酰胆碱酯酶抑制活性的黄酮化合物，高良姜素能增强乙酰胆碱神经递质传递，改善AD模型大鼠的认知功能和空间学习记忆能力[57]。高良姜素还能通过抑制神经炎症发挥抗PD的作用。Chen等[58]用LPS诱导小鼠PD模型，发现口服高良姜素25 mg/kg、50 mg/kg、100 mg/kg（28 d）可使PD小鼠旋转时间缩短，改善其运动障碍，同时10 μmol/L、20 μmol/L、30 μmol/L高良姜素（3 d）能够抑制LPS诱导的BV-2细胞中炎症介质TNF-α、IL-6、IL-1β、COX-2和iNOS的表达，减少黑质多巴胺（DA）能神经元的炎症损伤。

五、临床应用

高良姜作为温中散寒的代表性中药，据文献记载主要用于脘腹冷痛，胃寒呕吐，嗳气吞酸。现代中医临床用途广泛，在许多方剂中均有配伍[59]，例如高良姜与干姜相须而用，二姜丸温脾养胃；与人参、白术同用，补虚温中止痛；与半夏、生姜等同用，温胃止呕止泻；与理气化痰药配伍起到温肺化痰作用；与行气药配伍治疗胸闷、心腹痛，如良附丸；与巴戟天、肉桂、吴茱萸等药同用亦可温肾散寒，如巴戟丸；与制川乌、制草乌、细辛配伍治虫牙、风火牙痛；与防己配伍用于风寒湿气、腰脚疼痛等。

参考文献

[1] 国家药典委员会.中华人民共和国药典.一部[M].北京:中国医药科技出版社,2020,300.

[2] 中国科学院中国植物志编辑委员会.中国植物志[M].北京:科学出版社,1981,16(2):100-102.

[3] 胡佳惠,闫明.高良姜的研究进展[J].时珍国医国药,2009,20(10):2544-2546.

[4] 张鑫.高良姜质量标准及等级标准研究[D].中山:广东药科大学,2019.

[5] 徐雪荣.高良姜规范化种植技术[J].中国热带农业,2014,(6):66-68.

[6] 翟红莉,李倩,王辉,等.不同产地高良姜的有效成分分析[J].热带生物学报,2014,5(2):188-193.

[7] 周漩,郭晓玲,冯毅凡.不同产地高良姜挥发油化学成分的研究[J].中草药,2006,(1):33-34.

[8] Guo A J, Xie H Q, Choi R C, et al. Galangin, a flavonol derived from Rhizoma *Alpiniae Officinarum*, inhibits acetylcholinesterase activity in vitro [J]. Chemico Biological Interactions, 2010, 187(1-3):246-248.

[9] 安宁,杨世林,邹忠梅,等.高良姜黄酮类化学成分的研究[J].中草药,2006,37(5):663-664.

[10] 安宁.1常用中药高良姜化学成分研究2准噶尔大戟脂溶性化学成分研究[D].北京:中国协和医科大学,2006.

[11] 沈健,张虎翼,徐波,等.高良姜中的抗氧化有效成分[J].天然产物研究与开发,1998,(2):33-36.

[12] Shin J E, Han M J, Kim D H. 3-Methylethergalangin isolated from *Alpinia Officinarum* inhibits pancreatic lipase [J]. Biological and Pharmaceutical Bulletin, 2003, 26(6):854-857.

[13] 卜宪章,肖桂武,古练权,等.高良姜化学成分研究[J].中药材,2000,23(2):84-87.

[14] Bleier W, Chirikdjian J. Über die flavonoide von rhizoma galangae (*Alpinia Officinarum* hance) [J]. Planta Medica, 1972, 22(6):145-151.

[15] 赵炯,吕玮,段宏泉,等.高良姜中的抗白念珠菌化学成分[J].山西医科大学学报,2007,(7):604-606.

[16] 黄慧珍,杨丹.高良姜的化学成分及其药理活性研究进展[J].广东化工,2009,36(1):77-80.

[17] 林敬明,刘双秀,贺巍,等.高良姜超临界CO₂萃取物GC-MS分析[J].中药材,2000,(10):613-616.

[18] Zhao L, Liang J Y, Zhang J Y, et al. A novel diarylheptanoid bearing flavonol moiety from the rhizomes of *Alpinia officinarum* Hance [J]. Chinese Chemical Letters, 2010, 21(2):194-196.

[19] Ly T N, Shimoyamada M, Kato K, et al. Isolation and characterization of some antioxidative compounds from the rhizomes of smaller galanga (*Alpinia officinarum* Hance) [J]. Journal of Agricultural and Food Chemistry, 2003, 51(17):4924-4929.

[20] LY. Isolation and structural elucidation of some glycosides from the rhizomes of smaller galanga (*Alpinia officinarum* Hance) [J]. Journal of Agricultural and Food Chemistry, 2002, 50(17):4919-4924.

[21] NING. A new glycoside from *Alpinia officinarum* [J]. Acta Pharmaceutica Sinica, 2006,41(3):233 – 235.

[22] Lu H, Yao H, Zou R, et al. Galangin suppresses renal inflammation via the inhibition of NF – κB, PI3K /AKT and NLRP3 in uric acid treated NRK – 52E tubular epithelial cells [J]. BioMed Research International, 2019:3018357.

[23] Fu Q, Gao Y, Zhao H, et al. Galangin protects human rheumatoid arthritis fibroblast-like synoviocytes via suppression of the NF – κB /NLRP3 pathway [J]. Molecular Medicine Reports, 2018,18(4):3619 – 3624.

[24] Choi M J, Lee E J, Park J S, et al. Anti-inflammatory mechanism of galangin in lipopolysaccharide-stimulated microglia: Critical role of PPAR – γ signaling pathway [J]. Biochemical Pharmacology, 2017,144:120 – 131.

[25] Sangaraju R, Nalban N, Alavala S, et al. Protective effect of galangin against dextran sulfate sodium (DSS)-induced ulcerative colitis in Balb /c mice [J]. Inflammation Research, 2019,68:691 – 704.

[26] Gerges S H, Tolba M F, Elsherbiny D A, et al. The natural flavonoid galangin ameliorates dextran sulphate sodium-induced ulcerative colitis in mice: Effect on Toll-like receptor 4, inflammation and oxidative stress [J]. Basic & Clinical Pharmacology & Toxicology, 2020,127(1):10 – 20.

[27] Song H Y, Kim W S, Han J M, et al. Galangin treatment during dendritic cell differentiation confers tolerogenic properties in response to lipopolysaccharide stimulation [J]. The Journal of Nutritional Biochemistry, 2021,87:108524.

[28] Tabata K, Yamazaki Y, Okada M, et al. Diarylheptanoids derived from *Alpinia officinarum* induce apoptosis, S-phase arrest and differentiation in human neuroblastoma cells [J]. Anticancer Research, 2009,29(12):4981 – 4988.

[29] Matsuda H, Nakashima S, Oda Y, et al. Melanogenesis inhibitors from the rhizomes of *Alpinia officinarum* in B16 melanoma cells [J]. Bioorganic & Medicinal Chemistry, 2009,17(16):6048 – 6053.

[30] Yu S, Gong L S, Li N F, et al. Galangin (GG) combined with cisplatin (DDP) to suppress human lung cancer by inhibition of STAT3-regulated NF – κB and Bcl – 2 /Bax signaling pathways [J]. Biomedicine & Pharmacotherapy, 2018,97:213 – 224.

[31] 沈存思,杨福州,项莹颖,等.中药活性化合物高良姜素与吉非替尼抗非小细胞肺癌的协同增效作用及机制研究[J].南京中医药大学学报,2021,37(1):72 – 76.

[32] 贺文煜,张海明,袁昌劲.高良姜素通过 PI3K/Akt 及 p38 – MAPK 信号通路增强胃癌 SGC – 7901 细胞对阿帕替尼的敏感性[J].天津医药,2019,47(10):1020 – 1025.

[33] 赵艳姣,范浩,廉斌.高良姜素通过 PTEN/AKT 信号通路抑制乳腺癌发展并增加曲妥珠单抗抗肿瘤活性[J].天然产物研究与开发,2021,33(5):819 – 830.

[34] Eumkeb G, Sakdarat S, Siriwong S. Reversing β-lactam antibiotic resistance of Staphylococcus aureus with galangin from *Alpinia officinarum* Hance and synergism with ceftazidime [J]. Phytomedicine, 2010,18(1):40 – 45.

[35] Zhang B-B, Dai Y, Liao Z-X, et al. Three new antibacterial active diarylheptanoids from *Alpinia officinarum* [J]. Fitoterapia, 2010,81(7):948 – 952.

[36] Subramanian K, Selvakkumar C, Vinaykumar K S, et al. Tackling multiple antibiotic resistance in enteropathogenic Escherichia coli (EPEC) clinical isolates: a diarylheptanoid from *Alpinia officinarum* shows promising antibacterial and immunomodulatory activity against EPEC and its lipopolysaccharide-induced inflammation [J]. International Journal of Antimicrobial Agents, 2009,33(3):244 – 250.

[37] Konno K, Sawamura R, Sun Y, et al. Antiviral activities of diarylheptanoids isolated from *Alpinia officinarum* against respiratory syncytial virus, poliovirus, measles virus, and herpes simplex virus type 1 in vitro [J]. Natural Product Communications, 2011,6(12):1881 – 1884.

[38] Sawamura R, Shimizu T, Sun Y, et al. In vitro and in vivo anti-influenza virus activity of diarylheptanoids isolated from *Alpinia officinarum* [J]. Antiviral Chemistry and Chemotherapy, 2010,21(1):33 – 41.

[39] Lee S E, Hwang H J, Ha J S, et al. Screening of medicinal plant extracts for antioxidant activity [J]. Life Sciences, 2003, 73(2):167 – 179.

[40] Chang C L, Lin C S, Lai G H. Phytochemical characteristics, free radical scavenging activities, and neuroprotection of five medicinal plant extracts [J]. Evidence-Based Complementary and Alternative Medicine, 2012:984295.

[41] 毛琼,宋晓岗,罗宗铭.中草药提取物保鲜水果的效果研究[J].食品科学,1999,20(5):54 – 56.

[42] Kosar. The efficacy of Ankaferd Blood Stopper in antithrombotic drug-induced primary and secondary hemostatic abnormalities of a rat-bleeding model [J]. Blood Coagulation & Fibrinolysis, 2009,20(3):185 – 190.

[43] Yavuz. Ankaferd hemostat in the management of gastrointestinal hemorrhages [J]. World Journal of Gastroenterology, 2011,17(35):3962 – 3970.

[44] 江涛.高良姜总黄酮对大鼠实验性胃溃疡模型的影响[J].中药材,2009,32(2):260 – 262.

[45] Wen S Y, Chen J Y, Chen C J, et al. Protective effects of galangin against H_2O_2 – induced aging via the IGF – 1 signaling pathway in human dermal fibroblasts [J]. Environmental Toxicology, 2020,35(2):115 – 123.

[46] Chung K W, Jeong H O, Lee E K, et al. Evaluation of antimelanogenic activity and mechanism of galangin in silico and in vivo [J]. Biological and Pharmaceutical Bulletin, 2018,41(1):73 – 79.

[47] Sangaraju R, Alavala S, Nalban N, et al. Galangin ameliorates Imiquimod-Induced psoriasis-like skin inflammation in BALB /c mice via down regulating NF – κB and activation of Nrf2 signaling pathways [J]. International Immunopharmacology, 2021,96:107754.

[48] Choi J K, Kim S H. Inhibitory effect of galangin on atopic dermatitis-like skin lesions [J]. Food and Chemical Toxicology, 2014,68:135 – 141.

[49] Aloud A A, Chinnadurai V, Chandramohan G, et al. Galangin controls streptozotocin-caused glucose homeostasis and

reverses glycolytic and gluconeogenic enzyme changes in rats [J]. Archives of Physiology and Biochemistry, 2020, 126(2): 101 - 106.

[50] Aloud A A, Chinnadurai V, Govindasamy C, et al. Galangin, a dietary flavonoid, ameliorates hyperglycaemia and lipid abnormalities in rats with streptozotocin-induced hyperglycaemia [J]. Pharmaceutical Biology, 2018, 56(1): 302 - 308.

[51] Kalhotra P, Chittepu V C, Osorio-Revilla G, et al. Discovery of galangin as a potential DPP - 4 inhibitor that improves insulin-stimulated skeletal muscle glucose uptake: a combinational therapy for diabetes [J]. International Journal of Molecular Sciences, 2019, 20(5): 1228.

[52] Zhang T, Mei X, Ouyang H, et al. Natural flavonoid galangin alleviates microglia-trigged blood-retinal barrier dysfunction during the development of diabetic retinopathy [J]. The Journal of Nutritional Biochemistry, 2019, 65: 1 - 14.

[53] Abukhalil M H, Althunibat O Y, Aladaileh S H, et al. Galangin attenuates diabetic cardiomyopathy through modulating oxidative stress, inflammation and apoptosis in rats [J]. Biomedicine & Pharmacotherapy, 2021, 138: 111410.

[54] Xiong Y, Lu H, Xu H. Galangin reverses hepatic fibrosis by inducing HSCs apoptosis via the PI3K /Akt, Bax /Bcl - 2, and Wnt /β-catenin pathway in LX - 2 cells [J]. Biological and Pharmaceutical Bulletin, 2020, 43(11): 1634 - 1642.

[55] 杨晶晶, 王辉波, 廖海含, 等. 高良姜素减轻压力负荷诱导的心脏纤维化[J]. 武汉大学学报: 医学版, 2020, 41(6): 889 - 893.

[56] Thangaiyan R, Arjunan S, Govindasamy K, et al. Galangin attenuates isoproterenol-induced inflammation and fibrosis in the cardiac tissue of albino wistar rats [J]. Frontiers in Pharmacology, 2020, 11: 585163.

[57] Kilic. The effects and mechanisms of the action of galangin on spatial memory in rats [J]. Bratislavske Lekarske Listy, 2019, 120(12): 881 - 886.

[58] Chen G, Liu J, Jiang L, et al. Galangin reduces the loss of dopaminergic neurons in an LPS-evoked model of Parkinson's disease in rats [J]. International Journal of Molecular Sciences, 2017, 19(1): 12.

[59] 刘静. 略论高良姜在方剂中的配伍意义[J]. 新中医, 2012, 44(2): 124 - 125.

海　芋

海芋为天南星科海芋属植物海芋［*Alocasia odora*（*Roxburgh*）K. Koch］的干燥根茎，又名广东狼毒、滴水观音、野芋、独脚莲[1,2]。

海芋为大型常绿草本植物，具匍匐根茎，有直立的地上茎，随植株的年龄和人类活动干扰的程度不同，茎高有不到10 cm的，也有高达3～5 m的，粗10～30 cm，基部长出不定芽条。叶多数，叶柄绿色或污紫色，螺状排列，粗厚，长可达1.5 m，基部连鞘宽5～10 cm，展开；叶片亚革质，草绿色，箭状卵形，边缘波状，长50～90 cm，宽40～90 cm，有的长宽都在1 m以上，后裂片联合1/10～1/5，幼株叶片联合较多；前裂片三角状卵形，先端锐尖，长胜于宽，Ⅰ级侧脉9～12对，下部的粗如手指，向上渐狭；后裂片多少圆形，弯缺锐尖，有时几达叶柄，后基脉互交成直角或不及90°的锐角。叶柄和中肋变黑色、褐色或白色。花序柄2～3枚丛生，圆柱形，长12～60 cm，通常绿色，有时污紫色。佛焰苞管部绿色，长3～5 cm，粗3～4 cm，卵形或短椭圆形；檐部蕾时绿色，花时黄绿色、绿白色，凋萎时变黄色、白色，舟状，长圆形，略下弯，先端喙状，长10～30 cm，周围4～8 cm。肉穗花序芳香，雌花序白色，长2～4 cm，不育雄花序绿白色，长(2.5～)5～6 cm，能育雄花序淡黄色，长3～7 cm；附属器淡绿色至乳黄色，圆锥状，长3～5.5 cm，粗1～2 cm，圆锥状，嵌以不规则的槽纹。浆果红色，卵状，长8～10 mm，粗5～8 mm，种子1～2。花期四季，但在密阴的林下常不开花（图14）。

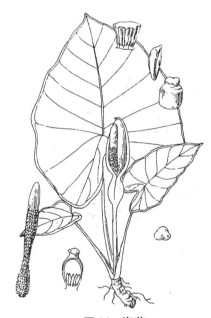

图14　海芋
（引自《中华本草》）

产于江西、福建、台湾、湖南、广东、广西、四川、贵州、云南等地的热带和亚热带地区，常成片生长于海拔1700 m以下的热带雨林林缘或河谷野芭蕉林下。国外自孟加拉国、印度东北部至马来半岛、中南半岛及菲律宾、印度尼西亚都有分布[3]。

一、生药鉴别

（一）性状鉴别

根茎椭圆形、长椭圆形或圆柱形，大小不一，长者可达 30 cm。表面棕色或棕褐色，可见环状的节和圆形的根痕。质坚实。断面白色粉质，有淡黄色点状维管束散在，内皮层环清晰。气微，味淡，嚼之麻舌。商品药材为不规则的横切片，类圆[4]。

（二）显微鉴别

1. 根茎横切面

表皮细胞 1 列，切向延长，常脱落。木栓层 5～19 列细胞，细胞类长方形至长方形，切向长 25～102 μm，径向长 13～50 μm，排列不甚规则，有时脱落。皮层细胞 50 列以上，类圆形，排列疏松；其间散有外韧型根迹维管束，近木栓层的细胞常被压扁。中柱维管束散在，多为周木型，少为外韧型维管束亦有横走者；导管 20～94 μm。皮层及中柱的薄壁组织中有黏液细胞散在，内含草酸钙针晶及簇晶；中柱外侧的薄壁组织中含晶细胞较为密集，形成含晶细胞环。薄壁细胞中含颗粒状物及淀粉粒[4]。

2. 粉末特征

粉末黄白色，气微，味淡。草酸钙簇晶众多 28～51 μm，棱角较平截或稍尖。草酸钙针晶多成束，存在于黏液细胞中或散在，针晶长 28～97 μm。导管主为环纹导管，偶见螺纹导管，23～72 μm。淀粉粒较少，均为单粒，长卵形、肾形、少数圆球形 4～17 μm，长至 18 μm，脐点及层纹均不明显。棕色块黄棕色或红棕色散在，类圆形或椭圆形。木栓细胞黄棕色，表面观类多角形[4]。

（三）理化鉴别

陈妍月等[5]对不同地区海芋根茎醇提取液的鞣质、皂苷等指标进行检查鉴别，结果初步证明海芋根茎中含有鞣质、皂苷、有机酸、黄酮、甾醇、三萜类、生物碱等化学成分。赵奎君等[4]采用硅胶 G 板，用前活化 1 h；以石油醚-乙酸乙酯（8∶2）展开 12 cm，20％ H_2SO_4 试液喷雾显色，对照品用 24-亚甲基环阿尔廷醇和 β-谷甾醇，前者显红褐色斑点，后者紫红色斑点。海芋的两个斑点，一个显红褐色，Rf 值约为 0.43，与标准对照品 24-亚甲基环阿尔廷醇斑点（$Rf=0.43$）相对应；另一个斑点显紫红色，Rf 值约为 0.28，与标准对照品 β-谷甾醇（$Rf=0.28$）相对应。

二、栽培

（一）产地环境

全世界共有 80 多种海芋属植物，主要分布于亚洲热带及亚热带，在我国多分布于华南、西南等海拔 1 700 m 以下地区。海芋属植物喜温、湿环境，耐阴凉，不能抵抗强风和强光，盆栽和桶栽可形成壮丽的热带景观，在我国南方的城市园林中也有广泛的应用[6]。

（二）生产管理

1. 繁殖方法[6]

海芋属植物的繁殖方法主要有分株法、扦插法、播种法、球根法、组织培养法。

海芋属植物是萌蘖能力较强的品种，生长季节根部会分生出许多幼苗，待其长大时（3～4 片真叶），用修枝剪把幼苗之间相连的地下茎断开，重新移栽即能成为新植株。分株法操作简单，成活率高，需求量少时可选用，但该方法难以满足绿化工程大面积栽植对种苗数量的需求。

海芋属植物的茎干十分发达，生长多年的植株可于春季切割一段茎干作为插穗，长度控制在 10 cm 左右，直接扦插在花盆中或苗床上，待其长出 3～4 片真叶后移栽至大田。该方法不受季节限制，只要温度及苗床条件控制得当，四季均可进行扦插繁殖。

野生或人工栽培的海芋属植物如果结有种子,就可以播种繁殖。播种法多采用露地条播或点播,将种子一粒粒均匀撒播,压紧后覆盖一层细土,最后用细眼喷壶喷水并覆盖遮阳网。播种到出苗前,土壤要保持湿润,不能过干或过湿,早晚要将遮阳网掀开数分钟,使之通风透气。一旦种子萌发,立即去除遮阳网,待幼苗长出 3～4 片真叶时即可移栽定植。

部分海芋品种,根部会自然分生出小种球,等其直径达到 0.5 cm 时,就可将其挖出,从母株分离并播种。播种时行距一般控制在 15～20 cm,株距 5～8 cm,深 2～3 cm,覆盖疏松的混合基质(草炭和珍珠岩),浇透定根水,后续按常规管理,待出芽萌发后定植。

组培繁育海芋属植物时,可以采用顶芽、侧芽及基部的球根做外植体,也可以通过叶片、叶柄、根和花序产生愈伤组织,再诱导分化出不定芽进行繁殖。将外植体消毒获得无菌材料后,转入增殖培养基中扩大数量,再进行生根培养,之后移入穴盘,最终在温室内炼苗。

2. 田间管理

选用草炭、泥炭、颗粒土或珍珠岩的混合基质。大型的海芋类品种(如海芋、尖尾芋、紫背箭叶海芋及其杂交、异形叶、锦化品种)通常可接受较长时间的强光照,但高温会导致叶片灼伤,半阴和高湿环境有助于叶片尺寸变大,充足的光照可促使花叶品种的锦色更加明显。海芋类相对更耐低温,尖尾芋、海芋最低可在 2 ℃ 的环境中生存,其他的海芋类需要控温在 10 ℃ 以上。海芋类生长旺盛时会在清晨吐水,叶片尖端有明显的水珠,表明植株状态良好;水分不足时,可以采用下部接水盘的方法持续给水。海芋属植物施肥应以液态肥为主,春夏生长季节多施氮肥,入秋后施用 1～2 次的钾肥有助于抵御低温[6]。

（三）病虫害防治

喜爱高温环境的海芋属植物容易感染真菌及红蜘蛛类害虫。出现真菌感染时,应每隔 10 d 喷洒一次恶霉灵或嘧菌酯,两者交替施用避免植株产生抗药性。为加强药效,药剂喷施全株后,再按说明书浓度的 80% 灌根一次。对海芋危害最大的虫害是红蜘蛛类,经常喷水提高环境湿度有助于减少该类虫害的发生,如虫害严重,可使用阿维菌素或啶虫脒类药物周期性喷洒全株(尤其是叶片背面)及种植土,保证灭虫效果[6,7]。

三、 化学成分

（一）甾醇类

Dinda 等[8]从印度海芋的根和块茎的甲醇提取液中分离得到 5 种已知类固醇,分别为麦角固醇、油菜甾醇、豆甾醇、γ-谷甾醇及 β-谷甾醇。

（二）脑苷类

Tien[9]等从海芋根的乙醇提取液中分离得到了一种全新的神经酰胺 alomacrorrhiza A,结构式如下。

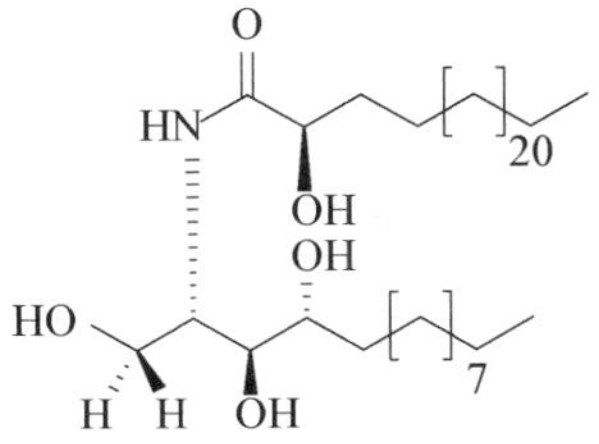

alomacrorrhiza A

（三）氰苷类

海芋全株含氰苷。Martin Ettlinger[10]从嫩叶中已分离出海韭菜苷(triglochinin)和异海韭菜苷(isotfiglochinin)

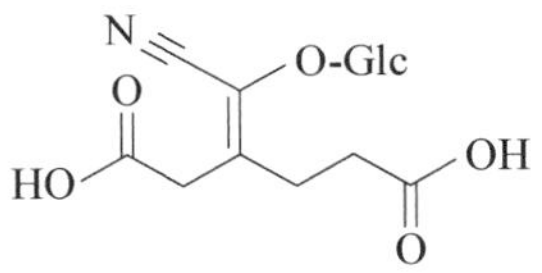

海韭菜苷 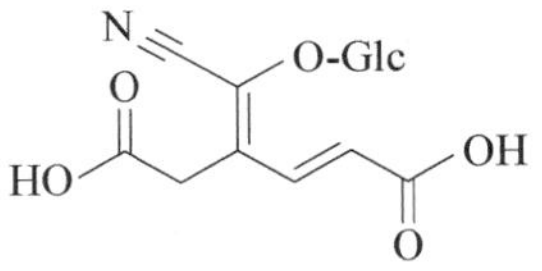　　　　异海韭菜苷

（四）凝集素类

对天南星科植物外源凝集素的提取方法及生物活性研究，是该领域自 20 世纪 90 年代以来的研究热点。最早从该科海芋属提取得到的凝集素是从海芋中得到的海芋素（alocasin），它是一种小分子蛋白[11]。KAUR 等[12]在尖尾芋中提取了一种结构特殊，有较好抗癌活性的外源凝集素 N-acetyl-D-lactosamine。

N-acetyl-D-lactosamine

周丽君等[13]从其中分离得到另外一种尖尾芋凝集素（AEL）。DHUNA 等[14]从印度海芋中分离得到一种抗癌活性凝集素 AIL。

（五）营养物质

Aberoumand 等[15]发现印度海芋的茎富含人类所需的营养，其能量可达到 1 206.038 J/100 g，其根茎中含蛋白质 5.44%，纤维素 22.9%，碳水化合物 59.31%；其矿物质含量也十分丰富（mg/100 g 干重）：K^+（4.63）、Na^+（1.62）、Ca^{2+}（7.37）、Fe^{2+}（5.04）、Zn^{2+}（3.83）。

（六）其他

王东等[16]从海芋根茎中分离得到一种等电点为 6.2 的蛋白质，其具有胰蛋白酶抑制活性。

四、药理作用

（一）抗肿瘤

可燕等[17]研究了海芋对小鼠 S_{180} 实体瘤、小鼠 EAC 肝癌腹水瘤及裸小鼠人胃腺癌移植瘤的抑制作用，实验结果表明海芋水煎液对小鼠 S_{180} 实体瘤、裸小鼠人胃腺癌移植瘤有一定抑制作用（抑制率分别为 29.38%，46.30%～51.72%）。对腹水瘤小鼠的生存期则无延长作用。

从海芋同属植物尖尾芋中分离得到的凝集素 N-acetyl-D-lactosamine 在 100 mg/L 的浓度下对人宫颈癌细胞的生长有 50% 抑制率。在体内该外源凝集素通过与肿瘤细胞表面碳水化合物的特异结合来影响肿瘤细胞蛋白质的表达，从而抑制荷瘤小鼠肿瘤的生长[12]。

从印度海芋中分离得到的 AIL 在 10 mg/L 的浓度下对前列腺癌细胞、结肠癌细胞生长有 50% 的抑制率，在 50 mg/L 的浓度下对口腔癌细胞的生长有 50% 的抑制率[18]。

赵俊[19]报道，海芋乙酸乙酯提取物对人肺癌细胞株 A549、黑色素瘤细胞株 B16、人胃腺癌细胞株 BGC-823 的 IC_{50} 分别为 94.6 mg/L、541.9 mg/L、629.5 mg/L，丙酮提取物对 A549 和 B16 的 IC_{50} 分别为 40.9 mg/L、438.0 mg/L。

Marwa Elsbaey 等[20]从海芋中分离得到 10 个化合物，其中 hyrtiosin B（**1**）、1-O-β-D-glucopyranosyl-(2S, 3R, 4E, 8Z)-2-[(2(R)-hydrocta-decanoyl) amido]-4, 8-octadecadiene-1, 3-diol（**2**）和 β-sitosterol-3-O-β-D-glucoside（**3**）对人癌细胞 Hep-2 喉癌细胞的 IC_{50} 为 10 μM，表现出较好的细胞毒性。

1

2

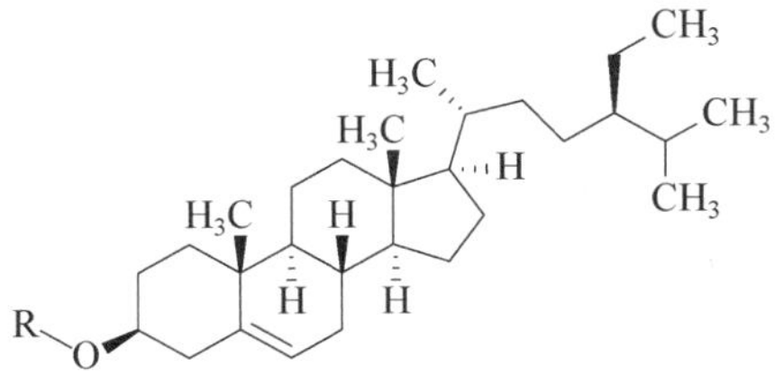

R＝O-D-glucose

3

（二）抗真菌、抗病毒

Wang H X 等[21]从海芋中分离得到的凝集素 AOL 能够抑制真菌 botrytis cinerea 的生长，并且在 100 μmol/L 的浓度下对 HIV‐1 病毒逆转录酶有 70％的抑制活性。

（三）抗氧化

Mandal 等[22]对海芋属两种植物 *Alocasia macrorhiza*（Linn.）G. Don 和 *Alocasia fornicata*（Roxb.）Schott 不同部位不同提取物进行抗氧化活性比较。在 2,2-diphenyl-1-picrylhydrazyl 抗氧化活性检测中，植物 *A. macrorhiza* 根的乙醚萃取部位抗氧化活性最强，IC_{50} 为（34.51 ± 2.72）mg/L，而植物 *A. fornicata* 叶的乙醚萃取部位抗氧化活性最强，IC_{50} 为（31.11 ± 7.02）mg/L。

Mulla 等[18]对印度海芋也进行了抗自由基、抗氧化研究，发现其叶子 50％含水乙醇提取物有较强的抗氧化作用，在多种抗氧化检测中均显示出活性。朱启红等[23]发现在低浓度 Zn^{2+} 胁迫下，海芋属滴水观音（*Alocasia rhizome*）叶片中过氧化物酶、超氧化物歧化酶和过氧化氢酶的活性有一定的增加，但 Zn^{2+} 浓度超过 5 mg/L 时，CAT 活性迅速降低，植株生长受到抑制。因此，可以将滴水观音用于净化含低浓度 Zn^{2+} 的废水。

（四）调节呼吸系统

壮药卜芥（海芋属尖尾芋的根茎）用于治疗缓解期支气管哮喘效果较显著。初步分析发现其所含的皂苷既是有效的止咳喘、抗支气管痉挛成分，又是有毒成分[24]。尖尾芋对婴儿期肺炎及肺结核的治疗有一定疗效，其具有易吸收、效果显著、见效快、安全可靠等优点。

（五）保护肝脏

利用 CCl_4 大鼠肝损伤模型对印度海芋根茎乙醇提取物的保肝作用进行检测，通过对肝切片及白蛋白等生化指标进行分析，证明该提取物有显著的保肝作用[18]。

（六）皮肤修护

Ito N 等[25]发现有些植物对人类皮肤有一定的修护作用，其中海芋对人类正常皮肤成纤维细胞的生长有一定促进作用。

（七）其他

Kaur 等[12]在尖尾芋中提取的外源凝集素 N-acetyl-D-lactosamine 在体外低剂量（10 mg/L）时，有促进人周边血液单核细胞有丝分裂的作用。

五、 临床应用

《云南中草药选》（续集）记载，"海芋（坡扣）"（*Alocasia macrorrhiza*（L.）Schott）根茎微辛、涩、寒。有毒。清热解毒，消肿。主治流感、高热、风湿性关节炎，以及恶疮肿毒、疖肿、疥疮、神经性皮炎，还可治疗毒蛇、蜈蚣咬伤。用法用量有：①3～5 钱，煎服。②煎水外洗，并可将鲜品捣烂外敷或干品碾粉制成油剂外搽。③用鲜品捣烂外敷或干粉加酒外搽。

《中国民族药志要》记载，海芋［*Alocasia macrorrhiza*（L.）Schott］根茎，壮药称为棵法亮，治感冒、钩端螺旋体病、痈疮、颈部淋巴结核（《桂药编》）。德昂药称为英当。景颇药称为 Wuigvangmu，治感冒、肺结核、肠伤寒（《德宏药录》）。佤药称为海芋、野芋、大叶野芋等，其茎杆可治风湿疼痛、关节肿痛、神经性皮炎、恶疮肿毒、疔疮、蜈蚣咬伤。基诺药称为得秧,根茎主治皮肤瘙痒、风湿性关节炎。

《中国药典》(1977 版一部)收载"海芋(痕芋头)"为天南星科海芋属植物海芋[*Alocasia macrorrhiza* (L.) Schott]的根茎,其性辛、寒;有毒。清热解毒,消肿散结,主要用于热病高热、流行性感冒、肠伤寒,外治疔疮肿毒。剂量为 9~30 g,外用鲜品适量,捣烂敷患处,并注明本品有毒,内服须煎 3~5 h。

《中国佤药医药(二)》记载,本品为"大麻芋"[*Alocasia macrorrhiza* (L.) Schott]的茎杆。其性辛、涩,微麻。有毒。功能主治为清热解毒,消肿止痛。用于风湿疼痛、关节炎肿痛。外用于神经性皮炎、恶疮肿毒、疔疮。鲜品捣烂敷患部,治毒蛇、蜈蚣咬伤,干粉加酒外搽患部。0.4~0.5两,水煎内服。

用是对皮肤和黏膜的刺激,严重中毒可致死亡,有报道称 2 例患者在误食海芋属植物后出现口腔麻木和顽固性舌痛,1 例严重的患者还因为上呼吸道梗阻进行了气管插管[26]。但是其毒性经过晒干等处理可减轻,并且其致死病例都出现在食用鲜植株各部分后,可以推测其毒性成分不稳定。

Hirofumi 等[27]应用毛细管电泳法对海芋中的草酸进行定量分析,结果表明其茎中含有草酸浓度为 5 110 μg/g,其茎的表皮中草酸浓度为 1 700 μg/g。

另外有研究表明海芋鲜叶中含氰氢 20~30 mg/100 g,鲜根茎中含氰氢 0.5~4.0 mg/100 g,并从其中分离得到 triglochinin 和 isotriglochlnin。但是,氰苷是否是引起海芋毒性的主要物质尚不清楚[28]。

六、 毒理研究

很多海芋属植物具有毒性,最常见的毒性作

参 考 文 献

[1] 可燕,周秀佳,柏巧明,等.我国海芋属植物资源及利用[J].湖北农学院学报,1999,(1):12-14.
[2] 李恒.天南星科的生态地理和起源[J].云南植物研究,1986,(4):363-381.
[3] 中国科学院中国植物志编辑委员会.中国植物志[M].北京:科学出版社,1979,13(2):76.
[4] 赵奎君,杨隽,徐国钧,等.海芋的生药形态学研究[J].解放军药学学报,1999,(2):51-53.
[5] 陈妍月,龚恒佩,汪红,等.不同地区海芋与混淆品尖尾芋的生药鉴定与显微定量分析研究[J].浙江中医药大学学报,2020,44(1):89-98.
[6] 曹世伟.海芋属植物新优品种及繁殖栽培技术介绍[J].上海建设科技,2021,(3):116-119.
[7] 郑晓慧,戚佩坤,姜子德.广州地区天南星科观赏植物上的几种新真菌病害——Ⅱ[J].华南农业大学学报,2001,(2):39-41.
[8] Dinda B, Mohanta B, Ghosh P, et al. Chemical constituents of *Parkia javanica*, *Alocasia indica* and *Premna latifolia* [J]. Journal of the Indian Chemical Society, 2010,87(7):829-831.
[9] Tien N Q, Ngoc P, Minh P H, et al. New ceramide from *Alocasia macrorrhiza* [J]. Archives of Pharmacal Research, 2004, 27:1020-1022.
[10] Ettlinger M, Eyjólfsson R. Revision of the structure of the cyanogenic glucoside triglochinin [J]. Journal of the Chemical Society, Chemical Communications, 1972,(9):572-573.
[11] Hammer B C, Shaw D C, Bradbury J H. Trypsin inhibitors from *Colocasia esculenta*, *Alocasia macrorrhiza* and *Cyrtosperma chamissonis* [J]. Phytochemistry, 1989,28(11):3019-3026.
[12] Kaur A, Kamboj S S, Singh J, et al. Isolation of a novel *N*-acetyl-*D*-lactosamine specific lectin from *Alocasia cucullata* (Schott.) [J]. Biotechnology Letters, 2005,27:1815-1820.
[13] 周丽君,邓俊林,曾仲奎.海芋和尖尾芋凝集素与人正常胃肠黏膜和癌变胃肠黏膜细胞的作用[J].四川大学学报:自然科学版,1998,(1):119-122.
[14] Dhuna V, Singh J, Saxena A K, et al. In vitro antiproliferative effect of *N*-acetyl D-lactosamine specific lectin from *Alocasia indica* on human cancer cell lines [C] // Proceedings of the Annals of Oncology, Oxford Univ Press Great

Clarendon St, Oxford Ox2 6dp, England, 2006.

[15] Aberoumand A, Deokule S. Composition analysis and evaluation of nutritional value of polly dwarf, an emerging niche vegetable [J]. Electronic Journal of Environmental, Agricultural and Food Chemistry, 2010,9(4):790-795.

[16] 王东. 海芋胰蛋白酶抑制剂的分离纯化及海芋属植物胰蛋白酶抑制剂的免疫血清学比较[D]. 昆明:中国科学院昆明植物研究所,1995.

[17] 可燕,周秀佳,柏巧明. 海芋抗肿瘤作用研究[J]. 中药材,1999,(5):252-253.

[18] Mulla W A, Salunkhe V R, Bhise S B. Hepatoprotective activity of hydroalcoholic extract of leaves of Alocasia indica (Linn.) [J]. Indian Journal of Experimental Biology, 2009,47(10):816-821.

[19] 赵俊. 海芋中抗癌活性成份的研究[J]. 天津:天津科技大学,2009.

[20] Elsbaey. Cytotoxic constituents of *Alocasia macrorrhiza* [J]. Zeitschrift fur Naturforschung C, Journal of biosciences, 2017,72(1-2):21-25.

[21] Wang H, Ng T. Alocasin, an anti-fungal protein from rhizomes of the giant taro *Alocasia macrorrhiza* [J]. Protein Expression and Purification, 2003,28(1):9-14.

[22] Mandal P, Misra T, Singh I. Antioxidant activity in the extracts of two edible aroids [J]. Indian Journal of Pharmaceutical Sciences, 2010,72(1):105-108.

[23] 朱启红,夏红霞,曹优明,等. Zn^{2+} 对滴水观音抗氧化性的影响[J]. 安徽农业科学,2011,39(18):11038-11039,11118.

[24] 黄国英. 壮药卜芥糖浆治疗缓解期支气管哮喘94例[J]. 中国民族民间医药杂志,1996,(3):18-19.

[25] Ito N, Hosoya J. Skin repair compositions containing plantextracts and method for screening skin repair substances [P]. JP2009040753A, 2009-02-26.

[26] Moon J M, Lee B K, Chun B J. Toxicities of raw *Alocasia odora* [J]. Human & Experimental Toxicology, 2011,30(10):1720-1723.

[27] Hirofumi M, Kyoko K, Yoshikazu K. Oxalic acid analysis by capillary electrophoresis in *Alocasia macrorrhiza* [J]. Miyazaki-ken Eisei Kankyo Kenkyusho Nenpo, 2008,20:91-93.

[28] Chan T, Chan L, Tam L, et al. Neurotoxicity following the ingestion of a Chinese medicinal plant, *Alocasia macrorrhiza* [J]. Human & Experimental Toxicology, 1995,14(9):727-728.

娑罗子

娑罗子是七叶树科七叶树属植物云南七叶树(*Aesculus wangii* Hu)的干燥种子,又叫梭罗子、猴板栗[1]。

云南七叶树为落叶乔木,最高可达 25 m,枝条粗,棕黄色,芽为数对鳞片所覆盖。树冠形状如钟形,有淡黄色的皮孔。冬芽大形,有树脂。掌状复叶,对生,具有柄,由 5~7 小叶组成,小叶较小,长 12~18 cm,宽 5~6 cm,小叶柄长 5~7 mm;蒴果扁球形或倒卵形,种脐较大,约占种子 1/2 以上。基部圆形或楔形,先端渐尖,边缘有细锯齿,表面绿色有光泽,背面除叶脉外无毛,小叶柄有短柔毛,长 3~8 mm。花杂性,为顶生大型的长圆锥花序,长 17~20 cm,花小,白色,长约 1 cm,萼钟形,5 裂,呈不规则的两唇形状,花瓣 4,子房 3 室,每室有 2 胚[1,2](图 15)。

七叶树在全世界共有 30 余种,广泛分布于亚、欧、美三大洲。中国产七叶树 10 余种,主要以西南部的亚热带地区为分布中心,北达黄河流域,东达江浙,南达广东北部,常生于海拔 100~1500 m 的湿润阔叶林中。云南七叶树分布在屏口、文山等地[1,3,4]。

一、 生药鉴别

(一) 性状鉴别

果实呈扁球形或近球形,直径 2.5~3.5 cm。

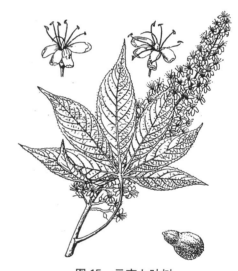

图 15 云南七叶树
(引自《中华本草》)

表面褐色不甚平坦,上端的种脐黄白色,约占种子的 1/3 或更多,但不到 1/2,下部栗褐色,稍有光泽,凹凸不平,基部凹陷,有 1 条稍突起的种脊,沿一边伸至种脐[5]。种皮硬面脆,子叶 2,肥厚,坚硬,粉质,气微弱,子叶味极苦[6]。

(二) 理化鉴别

1. 化学鉴别

(1)取本品种子水提取液 1 mL,加入新配制的碱性酒石酸铜试剂 5 滴,在沸水浴中加热溶液由绿色变为红棕色,静止后有红棕色沉淀产生。

（2）取本品种子水提取液 1 mL,加入 5% α-萘酚乙醇 3 滴,摇匀,沿试管壁缓缓加入浓硫酸 0.5 mL,在试液和硫酸的交界处有深红色环产生[7]。

2. 薄层鉴别

取不同品种来源的七叶树干燥种子 1 g,研成粉末,加石油醚（60～90 ℃）20 mL,冷浸 24 h,弃去石油醚液,残渣挥去石油醚后加甲醇 10 mL,冷浸 4 h,滤过,滤液蒸干,残渣加甲醇 1 mL 使之溶解,作为供试品溶液。分别吸取上述溶液点于同一硅胶 G 薄层板上,共制成两块薄层板;分别以正丁醇（水饱和）-乙酸乙酯-乙酸-水（4：1：1：0.5/2）和氯仿-甲醇（4：1）为展开剂,展开、取出、晾干,喷以 5% 磷钼酸乙醇液,斑点均为蓝色[8]。

3. HPLC 指纹图谱鉴别

石召华等收集的 36 批七叶树种子娑罗子药材分别来自湖北、陕西、浙江和云南四个地区,结合娑罗子药材的 HPLC 指纹图谱和性状特征分析,来自云南的 5 批娑罗子药材外形相似,但是与同属植物天师栗（*Aesculus wilsonii* Rehd）、浙江七叶树（*Aesculus chinensis* Bunge var. *chekiangensis*）相差较大;指纹图谱共有 15 个共有峰,相似度为 0.937～0.999,综合考虑药材化学组成及形态特征将其归为一类[9]。

二、 栽培

（一）产地环境

云南七叶树是生长在平均温度为 8 ℃ 的温暖温带地区,其幼苗期耐寒能力较弱,对寒潮和逆境气候极为敏感,随着树龄的增长和幼苗的强健耐寒能力逐渐增强。在 0～10 ℃ 时,一年生种子很容易受到冻害。七叶树适合在山谷、小溪、庭院周围、坡度较为缓和的农田和肥沃湿润的砂壤土上生长。适宜的 pH 为 5.5～8.0,适合于酸性土壤。

（二）生产管理

1. 选地、整地

苗圃地的选择要遵循地势平坦、光照充足、排水良好、半阴半阳、土壤肥沃、坡度为 5°～10° 的苗圃。第 2 年春天 3 月底播种,应采用高床,避免积水,床宽 1.2 m,长 10 m,步行道宽 40 cm,600 床/hm²。株行 15 cm×25 cm,沟深 4～5 cm,条形开沟条形播种。播种时,种子脐部向下,覆盖 4 cm 的腐殖土,覆盖在土壤上,然后用手掌轻拍,将种子按实,播种量 2 250 kg/hm²[10]。

2. 繁殖方法

云南七叶树目前主要采用播种繁殖、扦插繁殖和压条繁殖。播种时,要选择比较疏松的土壤,土壤含沙量要控制在 10% 以内,这样对七叶树的后期生长更为有利。在春季开花的时候,要给选择的农田施基本的肥料。在施肥完毕后,将地面上的草根、石子等杂物清理干净,然后在地面上铺上一层绳索,然后用来浇灌。播种管理时间不能太久,通常 1 个月,要细心选择生长比较均匀的七叶木种子。在播种时要注意调整好株距,一般株距 30 cm[11]。

3. 田间管理

在出苗之前,要注意保持床层湿润,防止土壤板结,避免影响到种子的发芽。七叶木种子在沙藏处理后,在播种后 7 d 左右开始萌发。要做到"除早、除小、除了"。确保苗圃内无杂草和荒草。适时浇水,以保证床面的湿度。尽量少浇水,尽量不要在中午的时候浇,最好是早晚各一次[10]。

（三）病虫害防治[10]

七叶树幼苗病害主要是根腐病、炭疽病、叶斑病、白粉病;虫害主要有地老虎、金龟子、刺蛾。

1. 根腐病

在持续多云的天气里,要对苗圃地进行清扫和疏通,避免出现积水。在阴雨天过后,要及时喷雾 75％百菌清 500 倍液进行防治,间隔期为 7 d。

2. 炭疽病

喷雾 80％代森锰锌可湿性粉剂 700 倍液,间隔期为 7 d。

3. 叶斑病

发病初期喷雾 50％多菌灵 500 倍液与 75％百菌清 500 倍液交替使用,间隔期为 7 d。

4. 白粉病

主要以预防为主,在发病初期及预防期,喷雾必菌鲨 800～1 000 倍液,发病严重时以 200～300 倍液菌苗灵进行灌根处理。

5. 地老虎及金龟子

及时观察苗圃地,发生虫害时,可采用 1 000 倍液的"3911"进行土壤处理,达到熏蒸触杀。用竹棍在苗床上扎孔,孔深约 10 cm,将"3911"水溶液灌入,并将孔口用土封堵。

6. 刺蛾

发病时用 50％乐果乳油 800 倍液进行喷雾防治。在施用上述杀虫剂后,应将杀虫剂的残留进行处理,并将其焚毁、掩埋,以避免对环境的污染。

三、 化学成分

（一）皂苷类

七叶树属植物的化学组成主要以皂苷类成分为主。七叶皂苷(escin 或 aesci)是从七叶树的种子、外皮和未成熟的幼苗中提炼出来的 30 多个皂苷的总称,是五环三萜类皂苷。欧洲七叶树总皂苷(escin)用碱水解,可获得七叶皂苷元、乙酸、惕各酸、葡萄糖醛酸、葡萄糖等[12],七叶皂苷主要以 α-七叶皂苷和 β-七叶皂苷两种形式存在,两者在熔点、旋光、溶血指数等方面均有区别。国内学者对七叶树属植物的化学成分研究比较晚,主要集中在近 30 年间,而且品种以 2020 版《中国药典》收载的七叶树为多。

目前已从不同七叶树种子中提取到多个七叶皂苷化合物:七叶皂苷(escin) Ⅰa、Ⅰb、Ⅱa、Ⅱb、Ⅲa、Ⅲb、Ⅳc、Ⅳd、Ⅳe、Ⅳf、Ⅳg、Ⅳh、Ⅵb,异七叶皂苷(isoescin) Ⅰa、Ⅰb、Ⅱa、Ⅱb、Ⅲa、Ⅲb、aesculiosides A～H 以及 desacylescin Ⅰ、Ⅱ、Ⅲ,如表 62 所示。结构式如下所示。

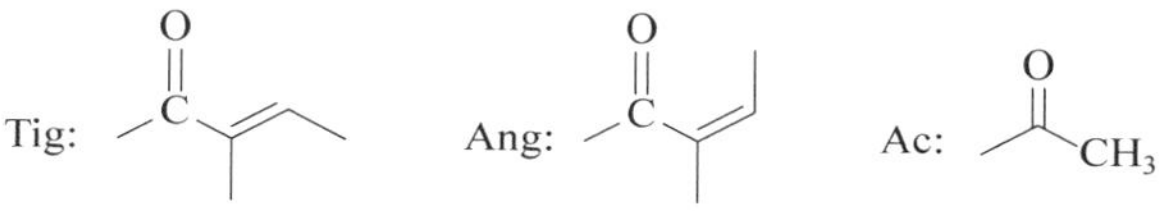

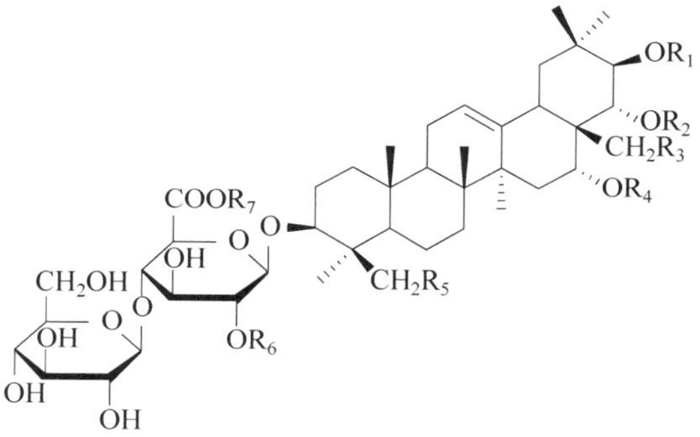

表 62 七叶皂苷化合物结构归纳

化合物	R₁	R₂	R₃	R₄	R₅	R₆	R₇
escin Ⅰa	Tig	Ac	OH	H	OH	Glc	H
escin Ⅰb	Ang	Ac	OH	H	OH	Glc	H
escin Ⅱa	Tig	Ac	OH	H	OH	Xyl	H
escin Ⅱb	Ang	Ac	OH	H	OH	Xyl	H
escin Ⅲa	Tig	Ac	OH	H	H	Gal	H
escin Ⅲb	Ang	Ac	OH	H	H	Gal	H

（续表）

化合物	R₁	R₂	R₃	R₄	R₅	R₆	R₇
escin Ⅳc	H	Tig	Ac	H	OH	Glc	H
escin Ⅳd	H	Ang	Ac	H	OH	Glc	H
escin Ⅳe	H	H	Tig	H	OH	Glc	H
escin Ⅳf	H	H	Ang	H	OH	Glc	H
escin Ⅳg	H	Tig	OH	H	OH	Glc	H
escin Ⅳh	H	Ang	OH	H	OH	Glc	H
escin Ⅵb	Ac	H	OH	Ang	OH	Glc	H
isoescin Ⅰa	Tig	H	Ac	H	OH	Glc	H
isoescin Ⅰb	Ang	H	Ac	H	OH	Glc	H
isoescin Ⅱa	Tig	H	Ac	H	OH	Xyl	H
isoescin Ⅱb	Ang	H	Ac	H	OH	Xyl	H
isoescin Ⅲa	Tig	H	Ac	H	H	Gal	H
isoescin Ⅲb	Ang	H	Ac	H	H	Gal	H
aesculioside A	Tig	H	H	H	OH	Glc	H
aesculioside B	Ang	H	H	H	OH	Glc	H
aesculioside C	Tig	Tig	H	H	OH	Glc	H
aesculioside D	Tig	Ang	H	H	OH	Glc	H
aesculioside E	Tig	Tig	H	H	OH	Glc	CH₃
aesculioside F	Tig	Ang	H	H	OH	Glc	CH₃
aesculioside G	Tig	H	Ac	H	OH	Glc	CH₃
aesculioside H	Ang	H	Ac	H	OH	Glc	CH₃
desacylescin Ⅰ	H	H	H	H	OH	Glc	H
desacylescin Ⅱ	H	H	H	H	OH	Xyl	H
desacylescin Ⅲ	H	H	H	H	OH	Gal	H

（二）黄酮及多酚类

国内外学者先后从娑罗子中分离出槲皮素（quercitin）、槲皮苷（quercitrin），山柰酚（kaempherol）及其糖苷、(-)-表儿茶素（epicatechin）及其二聚物原花青素 A_2（proanthocyamidin A_2）。后来又有学者发现除 A_2 外，还有四聚物 A_4、六聚物 A_6。马玲云等[13]从同属植物天师栗（*Aesculus wilsonii* Rehd）种子中分离得到了 4 个化合物，分别为槲皮素-3-O-β-D-葡萄糖苷（**1**）、山柰酚-3-O-β-D-半乳糖苷（**2**）、槲皮素-3-O-[β-D-木糖基(1→2)]-β-D-葡萄糖苷（**3**）、槲皮素（**4**），山柰酚-3-O-[-D-木糖基(12)]-D-葡萄糖苷（**5**）、山柰酚-3-O-[-D-木糖基][-D-葡萄糖基]-D-葡萄糖苷（**6**）、山柰酚-3,7-O-L-二鼠李糖苷（**7**）、山柰酚-3-O-D-葡萄糖苷（**8**）、除槲皮素外，其余均为首次从天师栗中分得，结构式如下。

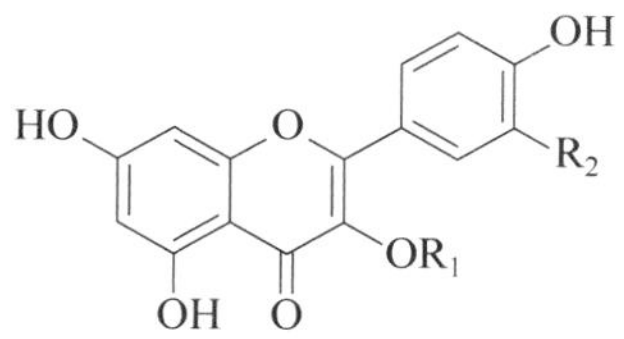

	R₁	R₂
1	Gly	OH
2	Gal	H
3	Gly(1→2)-Xyl	OH
4	H	OH
5	Gly-Xyl(1→2)	H
6	Gly-[Xyl(1→2)][Gly(1→6)]	H
7	Rha	Rha
8	Gly	H

汉中略阳采集的七叶树发现，其种子中脂肪酸主要为亚油酸、棕榈酸、油酸、硬脂酸及 15 - 二十四碳烯酸。

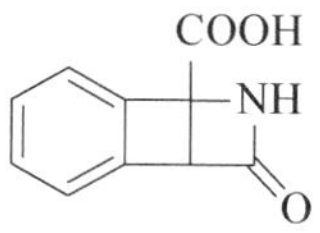

天师栗酸

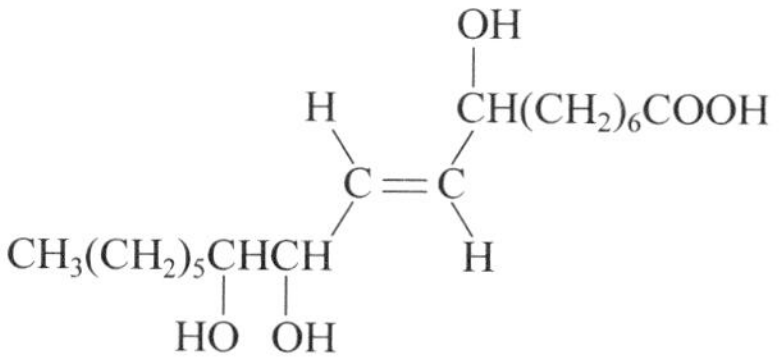

天师酸

（三）香豆素类

欧马栗是云南七叶树的同属植物欧洲七叶树（A. Hippocastanum L.）的种子，其树皮、果皮以及芽中可分离出七叶树苷（esculin）和秦皮苷（fraxin）以及它们的苷元马栗树皮素（esculetin）和秦皮素（fraxetin）。杜向红等[8]从 3 种不同种七叶树种子中均鉴定出秦皮素。

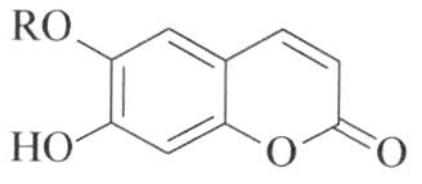

七叶树苷（esculin）：R=-D-glucopyranosyl
马栗树皮素（esculetin）：R=H

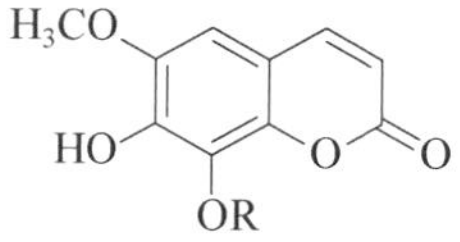

秦皮苷（fraxin）：R=-D-glucopyranosyl
秦皮素（fraxetin）：R=H

（四）有机酸类

秦文娟等[14]从天师栗种子中得到一种新的有机酸，命名为天师栗酸。陈雪松等[15]利用各种色谱及光谱技术进行纯化和鉴定，得到了天师酸、富马酸、乙酰谷氨酸。张辰露等[4]通过研究

（五）甾醇类

欧马栗中可检测到 β-谷甾醇、豆甾醇、α-菠菜甾醇等化合物。陈雪松等[15]从同属植物天师栗（Aesculus wilsonii Rehd）干燥果实中分离得到了 β-谷甾醇-3-O-葡萄糖苷。

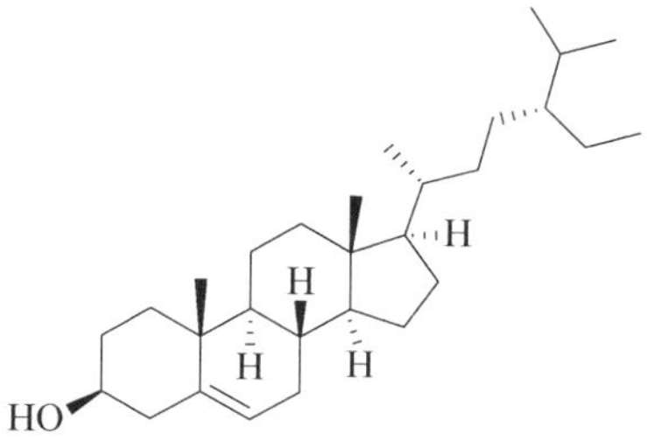

β-谷甾醇

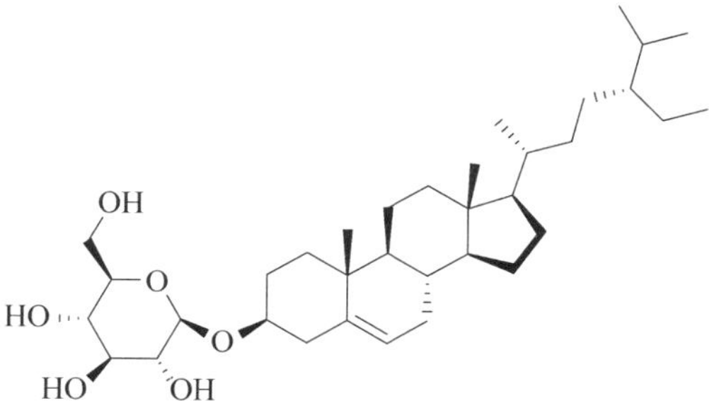

β-谷甾醇-3-O-葡萄糖苷

（六）其他成分

娑罗子中还含有鸟嘌呤、腺嘌呤、L-色氨酸、L-（+）-赖氨酸、乙酸谷氨酸及各种蛋白质和维生素类、二十烷醇、1-羟基-2,2,2-三氯乙醇等。秦文娟等[14]从天师栗中分离出胡萝卜苷、D-（+）-葡萄糖、1-丁氧基-2,2,2-三氯乙醇、正丁基-β-D-吡喃果糖苷、二十烷醇。

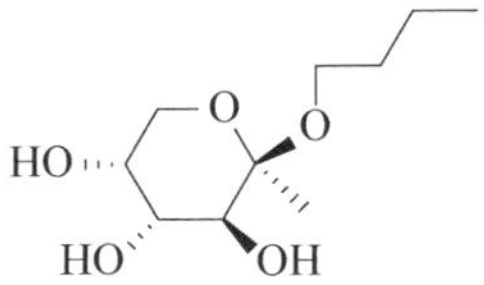

正丁基-β-D-吡喃果糖苷

四、药理作用

（一）抗炎、抗渗出、消肿

β-七叶皂苷钠是一种含有多酯键的三萜皂苷，能够提高血浆内促皮质素（ACTH）和皮质类固醇的浓度，而血液中糖皮质激素含量增加则会抑制水肿及毛细血管的扩张[16]。研究发现，七叶皂苷能够消退由卵白蛋白、福尔马林和葡聚糖引起的大鼠足肿胀[17]。在角叉菜胶致大鼠腹膜炎模型上，欧马栗提取物 HCE（200～400 mg/kg；1～10 mg/kg，i. v.）能够抑制白细胞渗出和白细胞游走进入腹膜腔，降低角叉菜胶埋植致大鼠亚慢性炎症性肉芽肿中结缔组织的形成[18]。七叶皂苷能够明显抑制烫伤后早期血管通透性增加，减轻组织水肿及创周组织微血管结构的病理性改变。对于大鼠尾壳核注射胶原酶引起的脑出血后脑水肿，七叶皂苷也有显著的治疗作用，可减少各脑区的含水量，并存在明显的量效关系，通过电镜观察发现出血水肿明显减轻[19]。

Xin W 等[20]以角叉菜胶建立大鼠足肿胀、胸膜炎模型，并切除大鼠双侧肾上腺，探讨七叶皂苷与糖皮质激素合用时是否具有抗炎作用。结果表明两者合用可显著降低渗出液体积及白细胞数量，并在脂多糖诱导的小鼠巨噬细胞RAW264.7 研究中发现，七叶素可降低一氧化氮（NO）、肿瘤坏死因子（TNF-α）等含量，两者合用，可增强其抗炎作用。

（二）静脉调节

七叶皂苷能够抑制弹性蛋白酶和透明质酸酶的活性，从而达到增强静脉紧张性目的[21]。余志红等[22]采用犬离体螺旋隐静脉条张力试验观察 β-七叶皂苷钠对犬离体隐静脉收缩张力的影响，以及体外循环保持犬股动脉灌流恒定的条件下经静脉全身给药后测定犬股静脉压、股静脉流量和淋巴回流量的变化。结果发现，β-七叶皂苷钠能明显增加犬离体隐静脉条收缩张力，在犬股动脉灌流恒定状态下 β-七叶皂苷钠能明显加强犬股静脉张力，加快其静脉压上升速率、增加犬股静脉流量及淋巴回流，表明娑罗子制取的 β-七叶皂苷钠具有治疗慢性静脉功能不全的作用。

（三）抗氧化

Yalinkilic 等[23]研究欧洲七叶树种子提取物对 X 射线（XR）损伤大鼠体内的脂质过氧化和抗氧化系统的影响。结果发现该提取物降低了 XR 损伤小鼠血液样本中自由基诱导的脂质过氧化值，增强体内抗氧化系统，从而对 XR 的细胞损伤起到了保护作用。Kucukkurt 等[24]建立标准颗粒饮食（SPD）和高脂饮食（HFD）雄性小鼠模型，以观察欧洲七叶树种子皂苷提取物对小鼠血液、组织抗氧化防御系统的作用。结果发现该提取物可以提高机体抗氧化性防御系统的抗氧化性，防止 HFD 诱导的脂质过氧化的发生。

（四）抗肿瘤

Patiolla 等[25]用不同浓度的七叶素对 HT-29 人结肠癌细胞进行治疗，并通过流式细胞法对细胞凋亡和细胞周期进展进行分析。结果发现七叶素可对 HT-29 细胞内的 G_1～S 期起到生长抑制作用,成为治疗结肠癌化疗和治疗的一种辅助候选剂;同时发现七叶素可通过抑制 NF-κB 激酶复合体(IKK)的活化,使 NF-κB 调控细胞存活率和转移性基因产物的降低,从而导致对细胞因子和化疗药物的敏感化[26];并且对人类脐带内皮细胞(HMVECs)与 ECV304 细胞的增殖、迁移和凋亡具有直接影响[27]。七叶皂苷对急性、慢性髓性白血病细胞 HL-60 和 K562 的增殖具有一定的抑制作用,可通过诱导其细胞凋亡发挥治疗功效[28,29]。

（五）保护胃肠道

Wang T 等[30]研究了七叶素对胃溃疡的作用机制,并对其进行了形态学、组织学、胃黏膜抗氧化性能等方面的研究。结果实验组大鼠的胃黏膜损伤指数明显下降,病理改变明显。七叶素还使丙二醛、p-胶质、血管细胞黏附分子-1 和脊髓性氧化酶活性减少,改善了胃组织中超氧化物歧化酶、过氧化氢酶和谷蛋白氧化酶活性。结果显示七叶素能有效地缓解小鼠胃溃疡,表明欧洲七叶树具有抗氧化、抗炎作用。

（六）其他

除上述作用外,七叶皂苷钠还具有调节胃肠道血脂[31]、神经保护[32,33]等作用。

五、 临床应用

（一）脑出血、脑水肿

β-七叶皂苷钠对重度脑损伤疗效显著,在治疗过程中监测血清 TNF-α 的动态变化能够预测重型脑损伤的治疗效果。β-七叶皂苷钠对高血压合并脑出血有明显疗效,能明显减少血清水通道蛋白 1(AQP-1)和血清水通道蛋白 4(AQP-4)含量[34]。

七叶皂苷钠对脑水肿有明显的治疗作用,近年来,七叶皂苷钠与甘露醇或甘油果糖结合,能有效地控制脑出血后脑水肿的形成。两种药物联合使用均比单纯使用甘露醇好,副作用小,疗效满意[35,36]。以纳洛酮与七叶皂苷钠结合亚低温对脑溢血患者进行综合治疗,疗效显著,并能明显改善脑部缺损,减轻脑水肿,具有较高的安全性[37]。

（二）慢性静脉功能不全

七叶皂苷是治疗静脉功能不全的特效药,主要用于下肢痉挛、疼痛等,具有消肿的功效[38]。曹章等[39]将血管外 145 例慢性静脉功能不全患者(CVI)随机分为七叶皂苷组和地奥司明组,结果显示,两组患者的临床症状均有显著改善,但七叶皂苷组未见不良反应,而地奥司明组则表现为恶心、上腹不适。

（三）术后肢体肿胀

术前术后应用七叶皂苷钠可以显著减少炎症渗出,具有消肿、缓解疼痛、防止感染、加速创面愈合、减少深静脉血栓形成、抑制神经细胞凋亡、保护神经细胞、促进康复的作用,可辅助用于治疗髋关节术后并发症[40]。

（四）其他

七叶皂苷还可用于带状疱疹[41]、急性会厌炎[42]、静脉血栓[43]等症的治疗。

参 考 文 献

[1] 石召华,吕志江,关小羽,等.七叶树属药用植物资源调查[J].世界科学技术-中医药现代化,2013,15(1):115-119.
[2] 石召华,张一娟,关小羽,等.七叶树属植物研究进展[J].世界科学技术-中医药现代化,2013,15(2):322-328.
[3] 李玉岭,张元帅,董爱辉,等.七叶树种质资源调查和表型性状多样性分析[J].南方林业科学,2022,50(4):17-23.

［4］张辰露,李新生,梁宗锁.七叶树属植物的分布特征及化学成分研究进展［J］.西北林学院学报,2009,24(6):142－145.

［5］石召华.七叶树属植物资源及品质研究［D］.武汉:湖北中医药大学,2013.

［6］杜艳,喻方圆,甘习华,等.低温胁迫下两种七叶树苗木超微结构的比较［J］.南京林业大学学报:自然科学版,2007,129(3):111－114.

［7］薛碎芳.中药娑罗子真伪鉴别之我见［J］.中国现代应用药学,2004,21(S2):36－37.

［8］杜向红,雷留成,李平,等.娑罗子的薄层色谱鉴别［J］.中草药,1999,(8):625－626.

［9］石召华,叶利春,关小羽,等.娑罗子药材 HPLC 指纹图谱的建立及其在药材鉴定中的应用［J］.中国实验方剂学杂志,2018,24(14):52－56.

［10］杜建平.七叶树栽培管理技术［J］.农业科技与信息,2019,(1):86－88.

［11］张传新.七叶树的栽培技术与开发利用［J］.中国园艺文摘,2018,34(3):176,184.

［12］Römisch H. Das Rosskastaniensaponin aescin und die spaltstücke tiglinsäure und essigsäure ［J］. Planta Medica, 1956,4(5/6):184－191.

［13］马玲云,马双成,魏锋,等.娑罗子的黄酮类化学成分研究［J］.亚太传统医药,2011,7(3):28－29.

［14］秦文娟,杨岚,范志同,等.天师栗化学成分的研究［J］.中国药学杂志,1992,(10):626－629,636.

［15］陈雪松,陈迪华,斯建勇,等.天师栗化学成分的研究［J］.药学学报,2000,(3):198－200.

［16］刘金彪,张寿熙,吕坤章,等.七叶皂甙钠对肝脏缺血再灌注损伤的保护作用［J］.中华实验外科杂志,1997,14(3):187－188.

［17］Girerd R, Di Pasquale G, Steinetz B, et al. The anti-edema properties of aescin ［J］. Archives Internationales De Pharmacodynamie Et De Therapie, 1961,133:127－137.

［18］Guillaume M, Padioleau F. Veinotonic effect, vascular protection, antiinflammatory and free radical scavenging properties of horse chestnut extract ［J］. Arzneimittel-Forschung, 1994,44(1):25－35.

［19］陈旭,郑惠民,由振东,等.β-七叶皂苷钠对大鼠脑出血后脑水肿及脑内精氨酸加压素含量的影响［J］.第二军医大学学报,2001,(12):1142－1144.

［20］Xin W, Zhang L, Sun F, et al. Escin exerts synergistic anti-inflammatory effects with low doses of glucocorticoids in vivo and in vitro ［J］. Phytomedicine, 2011,18(4):272－277.

［21］Facino R M, Carini M, Stefani R, et al. Anti-elastase and anti-hyaluronidase activities of saponins and sapogenins from *Hedera helix*, *Aesculus hippocastanum*, and *Ruscus aculeatus*: factors contributing to their efficacy in the treatment of venous insufficiency ［J］. Archiv Der Pharmazie, 1995,328(10):720－724.

［22］余志红,苏萍,王奕.β-七叶皂苷钠治疗慢性静脉功能不全的研究［J］.中国实验方剂学杂志,2011,17(11):220－222.

［23］Yalinkilic O, Enginar H. Effect of X-radiation on lipid peroxidation and antioxidant systems in rats treated with saponin-containing compounds ［J］. Photochemistry and Photobiology, 2008,84(1):236－242.

［24］Küçükkurt I, Ince S, Keleş H, et al. Beneficial effects of *Aesculus hippocastanum* L. seed extract on the body's own antioxidant defense system on subacute administration ［J］. Journal of Ethnopharmacology, 2010,129(1):18－22.

［25］Patlolla J M, Raju J, Swamy M V, et al. β-Escin inhibits colonic aberrant crypt foci formation in rats and regulates the cell cycle growth by inducing p21$^{waf1/cip1}$ in colon cancer cells ［J］. Molecular Cancer Therapeutics, 2006,5(6):1459－1466.

［26］Harikumar K B, Sung B, Pandey M K, et al. Escin, a pentacyclic triterpene, chemosensitizes human tumor cells through inhibition of nuclear factor-κB signaling pathway ［J］. Molecular Pharmacology, 2010,77(5):818－827.

［27］Wang X H, Xu B, Liu J T, et al. Effect of β-escin sodium on endothelial cells proliferation, migration and apoptosis ［J］. Vascular Pharmacology, 2008,49(4－6):158－165.

［28］Niu Y P, Li L D, Wu L M. Beta-aescin: a potent natural inhibitor of proliferation and inducer of apoptosis in human chronic myeloid leukemia K562 cells in vitro ［J］. Leukemia & Lymphoma, 2008,49(7):1384－1391.

［29］Niu Y P, Wu L M, Jiang Y L, et al. Beta-escin, a natural triterpenoid saponin from Chinese horse chestnut seeds, depresses HL-60 human leukaemia cell proliferation and induces apoptosis ［J］. The Journal of Pharmacy and Pharmacology, 2008,60(9):1213－1220.

［30］Wang T, Zhao S, Wang Y, et al. Protective effects of escin against indomethacin-induced gastric ulcer in mice ［J］. Toxicology Mechanisms and Methods, 2014,24(8):560－566.

［31］Avci G, Küçükkurt I, Küpeli Akkol E, et al. Effects of escin mixture from the seeds of *Aesculus hippocastanum* on obesity in mice fed a high fat diet ［J］. Pharmaceutical Biology, 2010,48(3):247－252.

［32］Selvakumar G P, Janakiraman U, Essa M M, et al. Escin attenuates behavioral impairments, oxidative stress and inflammation in a chronic MPTP/probenecid mouse model of Parkinson's disease ［J］. Brain Research, 2014,1585:23－36.

［33］Selvakumar G P, Manivasagam T, Rekha K R, et al. Escin, a novel triterpene, mitigates chronic MPTP/p-induced dopaminergic toxicity by attenuating mitochondrial dysfunction, oxidative stress, and apoptosis ［J］. Journal of Molecular Neuroscience, 2015,55:184－197.

［34］张永玲.浅谈高血压并发脑出血患者用β-七叶皂苷钠进行治疗对降低其血清 AQP－1、AQP－4 水平的临床价值［J］.当代医药论丛,2014,12(21):15.

［35］白育军.七叶皂苷钠联合甘露醇治疗脑出血的临床观察［J］.中国医药指南,2015,13(8):183.

［36］吕艳丽.注射用七叶皂苷钠联合甘油果糖治疗脑出血脑水肿的临床观察［J］.海峡药学,2015,27(1):131－132.

［37］王莹,魏博,赵琨,等.纳洛酮联合七叶皂苷钠及亚低温综合治疗脑出血的疗效及安全性分析［J］.医学理论与实践,2015,28(8):1024－1025.

［38］Dudek-Makuch M, Studzińska-Sroka E. Horse chestnut-efficacy and safety in chronic venous insufficiency: an overview

[J]. Revista Brasileira de Farmacognosia, 2015,25(5):533 – 541.

[39] 曹章.地奥司明与七叶皂苷在治疗下肢慢性静脉功能不全中的临床观察[J].中国医药导报,2012,9(23):57 – 58,63.

[40] 张永峰.注射用七叶皂苷钠预防髋关节置换术后并发症的临床疗效观察[J].海峡药学,2015,27(1):141 – 142.

[41] 舒畅,王英夫,辛鹏.七叶皂苷钠联合伐昔洛韦治疗中老年带状疱疹疗效观察[J].新医学,2014,45(12):824 – 827.

[42] 彭正加.七叶皂苷钠联合糖皮质激素治疗急性会厌炎的临床疗效[J].海峡药学,2015,27(1):137 – 138.

[43] 曲成明,马伟,臧同心.注射用七叶皂苷钠联合低分子肝素钠预防深静脉血栓形成的临床疗效观察[J].海峡药学,2015,27(1):136 – 137.

紫金牛

紫金牛为紫金牛科紫金牛属植物紫金牛[*Ardisia japonica* (Thunb) Blune.]（正种）、伞形紫金牛（*Ardisia corymbifera* Mez）、尾叶紫金牛（*Ardisia caudata* Hemsl.）和圆齿紫金牛（*Ardisia crenata* Sims）的全株及根，又名矮地茶、不出林、平地木[1]。

紫金牛，本正种是小灌木或亚灌木，近蔓生，具匍匐生根的根茎；直立茎长达 30 cm，稀达40 cm，不分枝，幼时被细微柔毛，以后无毛。叶对生或近轮生，叶片坚纸质或近革质，椭圆形至椭圆状倒卵形，顶端急尖，基部楔形，长 4～7 cm，宽 1.5～4 cm，边缘具细锯齿，多少具腺点，两面无毛或有时背面仅中脉被细微柔毛，侧脉 5～8对，细脉网状；叶柄长 6～10 mm，被微柔毛。亚伞形花序，腋生或生于近茎顶端的叶腋，总梗长约 5 mm，有花 3～5 朵；花梗长 7～10 mm，常下弯，二者均被微柔毛；花长 4～5 mm，有时 6 数，花萼基部连合，萼片卵形，顶端急尖或钝，长约1.5 mm 或略短，两面无毛，具缘毛，有时具腺点；花瓣粉红色或白色，广卵形，长 4～5 mm，无毛，具密腺点；雄蕊较花瓣略短，花药披针状卵形或卵形，背部具腺点；雌蕊与花瓣等长，子房卵珠形，无毛；胚珠 15 枚，3 轮。果球形，直径 5～6 mm，鲜红色转黑色，多少具腺点。花期 5～6 月，果期11～12 月，有时 5～6 月仍有果（图 16）。

伞形紫金牛，本变种与正种外部形态极相

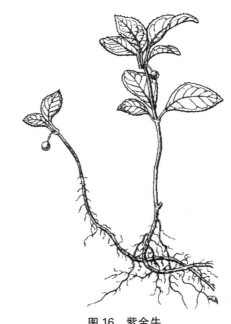

图 16　紫金牛
（引自《中药大辞典》）

似，区别点是：本种为灌木，高 1～3 m，稀达 5 m；叶片坚纸质，狭长圆状倒披针形或倒披针形，顶端渐尖或近尾状渐尖，基部广楔形，长 11～13 cm，宽 2～3 cm。

尾叶紫金牛，与正种不同之处为：本种多枝灌木，高 0.5～1 m；枝条纤细，被微柔毛，有基部分枝。复亚聚伞花序或伞形花序，着生于侧生特殊花枝顶端，被微柔毛。

圆齿紫金牛，与正种不同之处为：本种伞形或聚伞花序，花枝近顶端常具 2～3 片叶，或无叶，长 4～16 cm。

产于陕西及长江流域以南各省区，海南岛未发现，习见于海拔约 1 200 m 以下的山间林下或竹林下，荫湿的地方[2]。

一、 生药鉴别

（一）性状鉴别

紫金牛药材茎单一，微扭曲，呈圆柱形，高 10～20 cm，直径 1～2 mm，表面紫褐色，有细纵皱纹，可见叶片脱落留下的残痕；地下匍匐茎疏生须状不定根。质坚硬，折断时皮部与木部易分离。皮部薄，木部土黄色，有髓。单叶互生集于茎梢，叶片椭圆形，长 3～5 cm，宽 1.5～2.5 cm，先端尖，基部楔形，边缘具细锯齿，浅红褐色。味微苦涩[3]。

（二）显微鉴别

茎横切面

紫金牛茎的横切面，表皮为一列棕黄色类圆形的细胞，壁薄，外被较厚的角质层，有腺毛，皮层较宽，外侧为数列厚角细胞，含有草酸钙方晶，有分泌腔，内皮层明显。韧皮部甚窄，有形成层。木质部均木化，导管多单行排列，髓部大。薄壁细胞含草酸钙方晶[3]。

（三）理化鉴别

取紫金牛粉末 0.2 g，加乙醚 5 mL，振摇数分钟，滤过。滤液加氢氧化钠试液 1 mL，振摇静置使分层，在水层与醚层之间形成不到 1 mm 的棕色薄片状物。水层与醚层无色[3]。

荧光反应：将紫金牛的茎切成 1 cm 的段，置紫外灯（365 nm）下检视。断面无荧光。

二、 栽培

（一）产地环境

紫金牛适宜在亚热带湿润季风气候，年平均气温在 15～16 ℃，年平均降水量在 900～1 000 mm，年日照时数在 2 000 h，土壤为黄棕壤，酸碱度中等偏酸，有机质含量中等的环境生长[4]。

（二）生产管理

繁殖方法

紫金牛常用的繁殖方法有播种繁殖、扦插繁殖和组织培养[5]。

播种繁殖，把基质高温消毒后均匀铺设在播种穴盘内。播种前浸透底水。播后用喷壶轻喷一层水使种子与基质紧密接触，然后用白色塑料薄膜覆盖保湿，每天揭开薄膜透气 1 小时。播种后经常喷雾以保持环境的水分充足，以利于种子充分的吸涨。种子发芽后但未长出两片真叶时不可直接从上方浇水，应采用穴盘浸水，水位不能超过土面，随浸随加水，直到浸透为止。多数苗出齐后，应将薄膜揭开，此时需适当遮阴，逐步转到全光照处培养。出苗后应控制气温不要超过 30 ℃，以防小苗烧死。夏季要注意遮阴降温。在幼苗生长到 4～6 片叶时，从播种穴盘移到直径 8 cm，高 12 cm 的塑料花盆中。从幼苗期到花芽形成前，必须保持适当的温度和较高的湿度[4]。

扦插繁殖时，插条按要求处理后斜插到预先准备的苗床内，地上露 1～2 个芽，株行距 10 cm×15 cm，浇透水，使插条与土壤密接。插完后扣一小拱棚，棚上遮阴，小拱棚内空气温度为 20～30 ℃，棚内相对湿度 80% 以上。扦插时用 800 倍灭菌灵处理基质和插穗基部，以后每 7 d 对插穗喷洒 1 次 800 倍灭菌灵[6]。

组织培养可用紫金牛幼嫩枝条外植体进行离体培养，MS＋KT 1.00 mg/L＋NAA 0.20 mg/L

有利于腋芽的诱导，MS＋6-BA 1.00 mg/L＋NAA 0.20 mg/L 有利于丛芽的增殖。培养基 MS＋IBA 0.20 mg/L 为根系诱导及生长的最佳配方，生根率达 100.00％[7]。

（三）病虫害防治

常有叶斑病、根癌病和根疣线虫病危害，可用波尔多液或 40％三乙磷酸可湿性粉剂 300 倍液喷洒。虫害有介壳虫危害，可用 25％噻嗪酮乳油 1 000 倍液喷杀。

三、 化学成分

（一）岩白菜素类

岩白菜素是紫金牛中最主要的香豆素类化合物，又名紫金牛素，止咳作用显著，《中国药典》将其收为镇咳祛痰药，已制成片剂用于临床[8]。谢晶曦等[9]从紫金牛中分离出紫金牛素，并且以没食子酸、氯化氢饱和甲醇、硫酸二甲酯、α-D-溴代四乙酰葡萄糖合成了紫金牛素。何树芸等[10]用高效液相色谱法测得紫金牛中岩白菜素的含量为 0.75％。刘伟华[11]用双波长薄层扫描法测得紫金牛中岩白菜素的含量为 0.8％。艾一祥等[12]用《中国药典》收载的岩白菜素的含量测定方法，采用 HPLC 法测定 10 个不同产地的紫金牛中岩白菜素的含量，结果显示湖南的含量最高为 0.98％，广东为 0.65％，福建为 0.58％，广西为 0.54％，这些地方都是紫金牛的主产地；含量较低的是贵州和四川，分别为 0.44％和 0.33％，而这些地方都不是紫金牛的主产地。张志平等[13]从紫金牛中提取岩白菜素，再用高效液相色谱法测得纯化物中岩白菜素的含量为 72.65％。孔文婷等[14]用毛细管电泳法测定湖南、安徽、江苏三地紫金牛中岩白菜素的含量，湖南的最高为 0.82％，江苏、安徽的分别为 0.56％、0.53％，均符合药典规定。

（二）挥发油类

紫金牛挥发油成分复杂，包括脂肪酸、芳香族、萜类、醇类、醛类、酚类、酮类、烯类、羧酸类等。尹鲁生等[15]采用毛细管气相色谱法从紫金牛中分离出了 103 种挥发油成分，并且用质谱鉴定出了其中 61 个成分的结构，含氧化合物占 81.48％。卢金清等[16]采用气相色谱-质谱-计算机联用仪分析紫金牛挥发油的化学成分，共分离出了 62 种成分，并鉴定出了其中的 44 个成分，含量较多的是石竹烯（34.99％）、棕榈酸（20.44％）、α-芹子烯（6.69％）。胡文杰等[17]用气相色谱-质谱联用技术测定紫金牛根、茎、叶、种子等不同部位的挥发油成分，共检测出 79 种化学成分。其中，有 4 种成分在根、茎、叶、种子等部位都存在；从紫金牛根中分离出 60 个峰，鉴定出 41 种成分；从紫金牛茎中分离出 54 个峰，鉴定出 41 种成分；从紫金牛叶中分离出 23 个峰，鉴定出 20 种成分；从紫金牛种子中分离出 27 个峰，鉴定出 19 种成分；4 个部位含量最高的物质均为 α-石竹烯。

（三）黄酮苷和酚类

黄步汉等[18]从紫金牛中分离得到一种淡黄色结晶，经薄层色谱和红外光谱鉴定为槲皮素。谢娟等[19]用高效液相色谱法测定紫金牛中槲皮素和山柰酚的含量，结果显示紫金牛全株中槲皮素和山柰酚的含量分别为 0.046％和 0.020％。二者的含量分布从高到低为紫金牛叶＞全株＞茎，故认为以紫金牛叶入药效果最佳。胡燕等[20]从紫金牛全草的乙醇部位提取分离得到 2 种酚类化合物紫金牛酚 I 和紫金牛酚 II，梁柏龄等[21]从紫金牛全草中分离出紫金牛素，其结构为 2-甲基-5-十三烯基-间苯二酚。

（四）三萜皂苷类

三萜皂苷存在于自然界多种植物的根、茎、叶中，常小龙[22]通过各种方法从紫金牛中分离出 21 个三萜皂苷类化合物，运用化学和光谱学方法鉴定其结构，分别为 ardisianoside A、 ardisianoside B、ardisianoside C、ardisianoside D、ardisianoside E、ardisianoside F、ardisianoside G、ardisianoside H、ardisianoside I、ardisianoside J、ardisianoside K、primulanin、ardisiamamilloside H、ardisiamamilloside F、 ardisiamamillosede C 和 ardisicrenoside G 等。

（五）多糖类

肖作奇等[23]用薄层色谱法和高效液相色谱法分析紫金牛多糖中单糖的组成，结果两种方法皆表明紫金牛多糖由葡萄糖和半乳糖组成。黄懿等[24]采用苯酚-硫酸法建立紫金牛中多糖含量测定方法，并用响应面法优化多糖的提取工艺，在提取温度 90 ℃，提取时间 1.8 h，液料比 1∶32 情况下，多糖的平均得率为 9.89%。

（六）微量元素

许晴涵等[25]采用微量元素形态分析流程、原子吸收光谱法对 7 个产地紫金牛水煎液中微量元素 Ca、Fe、Zn、Mn、Cu、Pb、Cd 的初级及次级形态进行研究，结果发现 7 个产地野生紫金牛中微量元素含量依次为 Ca＞Fe＞Zn＞Mn＞Cu＞Pb，Cd 未检出。陈珍娥等[26]采用 ICP-OES 法测定了紫金牛中 Cu、Pb、Zn、Mn、Cd、Ni、Fe、Ca、As 9 种元素含量，发现紫金牛中含有丰富的对人体有益的 Ca、Fe、Zn、Mn、Cu 等元素，有害元素 Pb 在根茎中已超过限量标准。李辉容等[27]采用了火焰原子吸收法测定了紫金牛根、茎、叶、果实中 Fe、Mn、Cu 和 Zn 共 4 种微量元素的含量，实验结果表明紫金牛根、茎、叶、果中含有丰富的 Fe、Mn 和 Zn 微量元素；根中含铁量较高，果中含锌量较高。

四、药理作用

（一）调节呼吸系统

早在 1973 年，湖南医学院药理学教研组研究紫金牛的止咳作用，发现其对猫和小白鼠的止咳作用强度相当于磷酸可待因的 1/10～1/4，并推测止咳作用部位在中枢[28]。周大云[29]研究紫金牛水煎剂镇咳祛痰作用，发现紫金牛能明显增加大鼠排痰量，具有良好的祛痰作用，其作用强度与经典的祛痰药氯化铵相似；紫金牛组、半夏组对二氧化硫引咳 2 min 内小白鼠咳嗽次数，以及咳嗽潜伏期的影响与生理盐水组相比具有明显差异（$p < 0.01$），证明紫金牛具有明显的镇咳作用且能够延长咳嗽的潜伏期。解放军一六三医院于 1969 年学习群众用紫金牛治病的经验，把它用于治疗肺炎和气管炎，收到较好的疗效；湖南、北京从紫金牛中提取出有效成分矮茶素 1 号，治疗老年慢性气管炎 192 例，有效率为 78.4%，服药 3 d 就有 1/2 的患者显示有镇咳、祛痰作用，也有一定的平喘作用[30]。谢娟[31]以文献查阅-整理-植物调查法，发现紫金牛止咳化痰功效与岩白菜素、山奈酚、槲皮素等紧密相关，其含量不同，作用效果有一定差异；用 HPLC 法确定紫金牛叶中止咳化痰组分远高于茎，明显优于全株入药，故其提倡以紫金牛叶入药。赵敬华等[32]观察地茶咳喘露治疗 150 例慢性支气管炎患者的临床疗效，对照组 60 例用急支糖浆治疗，结果显示治疗组临床总有效率达 94%，胸部 X 线片改善总有效率为 60.7%，而对照组分别为 80% 和 43.3%，说明地茶咳喘露能止咳、平喘、消炎、化痰，具有调节免疫功能，对慢性支气管炎有明显的治疗作用。广州市第九人民医院临床上用药紫金牛治疗肺结核患者，单用组给药紫金牛丸，每天 3～4 次，每次 3～4 钱，合用组在其他抗结核药物基础上加用紫金牛，剂量与单用组相同，结果单用组总疗效达 79.4%，特别对浸润型肺结核疗效更显著达 87.4%，合用组总疗效达 58.7%，表明紫金牛具有良好的治疗肺结核的作用[33]。

（二）保护肝脏

海洋等[34]探讨紫金牛水煎液对四氯化碳所致肝纤维化的作用，通过进行肝纤维化大鼠治疗筛选,确认了紫金牛水煎液有明显的保肝、抗肝纤维化作用,其作用机制可能与下调血清透明质酸和肿瘤坏死因子的表达、保护肝细胞、减轻肝脏炎症和抗脂质过氧化损伤有关。曹庆生等[35]应用紫金牛总黄酮作用于 CCl_4 诱发急性肝损伤的小鼠,结果表明,紫金牛黄酮明显降低了肝损伤小鼠血清中肿瘤坏死因子-α、白介素-1β、白介素-6 的含量,与模型组的比较有显著性差异($p<0.5$、$p<0.01$),提示紫金牛黄酮可抑制由肿瘤坏死因子-α、白介素-1β、白介素-6 所介导的肝细胞炎性反应,有效地保护肝细胞。朱建香等[36]采用中西医结合治疗酒精性肝病 40 例,与单纯西药治疗相比,辅以紫金牛、白藤梨根、山楂等中药治疗的疗效较佳,总有效率为 70.00%。田静等[37]研究茵柏益肝汤不同配伍对急性肝损伤大鼠的肝脏保护作用,得出结论:茵陈、岩柏草-凤尾草-六月雪、金钱草、紫金牛在茵柏益肝汤中分别起到"君臣佐使"的作用,全方组保肝作用最强。

(三)抗菌、抗病毒

紫金牛单味药和复方药(紫金牛、岗梅、枇杷叶、菊花)的水煎液对金黄色葡萄球菌、肺炎链球菌均具有一定的抑制作用,并且对流感病毒也有一定的抑制作用[38]。黄步汉等[39]从紫金牛全草乙醇部位提取出两个抑制结核分枝杆菌生长效力较强的酚性成分:紫金牛酚Ⅰ和紫金牛酚Ⅱ,抑菌效价分别为 12.5 mg/L、25 mg/L,经临床 201 例治疗,总有效率为 81.5%,且无不良副作用。Piacente 等[40]在对植物代谢物抗 HIV 的活性研究中,发现紫金牛的甲醇提取物具有一定的抗 HIV 活性。另外,高荣[41]通过提取与分离,得到紫金牛乙酸乙酯、水、30%乙醇和 60%乙醇 4 个萃取部位,采用细胞病变抑制实验,发现紫金牛乙酸乙酯萃取部位和水部位具有较明显的抗呼吸道合胞病毒活性。刘相文等[42]研究发现,紫金牛对呼吸道合胞病毒、单纯疱疹病毒、柯萨奇病毒均有直接杀灭作用,水提取液对柯萨奇病毒的直接灭杀效果较好,治疗指数为 16.282。赵增成等[43]采用鸡胚接种试验测定了常用清热解毒中草药的体外抗新城疫病毒(newcastle disease virus)作用,结果表明紫金牛、侧柏叶、贯众等中草药对新城疫病毒具有较好的杀灭作用。

(四)抗炎、镇痛

刘伟林等[44]采用二甲苯致小鼠耳郭肿胀法、醋酸扭体法观察紫金牛水提取物和醇提取物的抗炎、镇痛作用,实验结果显示,紫金牛水提取物高、中、低剂量组均对二甲苯所致小鼠耳郭肿胀有明显抑制作用($p<0.01$ 或 $p<0.05$),紫金牛醇提取物高、中剂量组对二甲苯所致小鼠耳郭肿胀有明显抑制作用($p<0.01$ 或 $p<0.05$);紫金牛水、醇提取物高、中、低均具有抑制小鼠醋酸扭体反应的作用($p<0.01$ 或 $p<0.05$),抑制率 50%以上。以上结果表明紫金牛水提取物和醇提取物具有一定的抗炎、镇痛作用。

五、 临床应用

紫金牛应用广泛,多种复方制剂应用于临床中,疗效上佳。

李世台[45]用复方紫金牛(紫金牛 30%、土大黄 10%、细叶铁包金 15%、穿破石 30%、鸡合子 10%、救必应 5%)制成结核丸,用于治疗浸润型肺结核。饶安山[46]以铁苋菜 5 钱、刺儿菜 5 钱、旱莲草 5 钱、紫金牛 4 钱、景天三七 4 钱、牛筋草 5 钱、藕节 5 节、侧柏炭 4 钱、土大黄 3 钱入药,用水煎服,用于治疗血小板减少紫斑症大出血等症。

健肺丸是一种以滋阴为主的抗结核中药,内含白及、百部、黄精、玉竹、紫金牛,每日 3 次,每次 1 钱(相当于 40 粒浓缩蜜丸),用于治疗 200 例肺结核患者,有效率达 80%[47]。

紫金牛对白念珠菌具有较强的抑制作用,与另外 2 味具有抑菌作用的藿香、葫芦茶组成"抗霉 2 号",临床上用于治疗念珠菌性阴道炎 30 例,治愈 23 例，好转 3 例[48]。

止血安胎汤（白参 3 g，紫金牛 12 g，生地黄 15 g，赤芍药 6 g，牡丹皮 6 g，炒栀子 9 g，黄芩炭 9 g，焦白术 9 g，蒲黄炒阿胶 15 g，川杜仲 9 g，川续断 9 g，桑寄生 15 g），每天 1 剂，水煎服，服药期间卧床休息，治疗先兆性流产[49]。

鱼腥草止咳糖浆（鱼腥草 15 g，紫金牛 15 g，半夏 12 g，陈皮 10 g，茯苓 10 g，甘草 10 g，桔梗 10 g），每天 3～5 次，每次 10～30 mL，温开水送服，用于治疗由急、慢性支气管炎、上呼吸道感染等呼吸系统疾病而引起的咳痰、喘咳、咳嗽等症状[50]。

张发荣[51]以明沙参 30 g、地骨皮 15 g、茯苓 15 g、黄芪 30 g、麦冬 15 g、车前仁 20 g、紫金牛 30 g、白茅根 50 g、王不留行 15 g 等入药组成通闭汤，治疗老年性前列腺肥大增生所致癃闭，证见小便不通畅，排尿无力，尿后余沥不尽，夜尿频数，舌红少苔或无苔等。

汪毅[52]在临床上长期研究"黔药"中，总结出紫金牛配止咳散加减治疗重度咳嗽。处方：紫金牛 20 g，岩虹豆 15 g，白前 10 g，岩白菜 15 g，桔梗 20 g，陈皮 10 g，荆芥 10 g，紫菀 10 g。

六、毒理研究

陈少锋等[53]通过测定矮地茶水提物和醇提物的半数致死量来确定其毒性，结果显示，矮地茶水提物对小鼠灌胃给药的 LD_{50} 为（115.77 ± 10.31）g/kg，95％可信限为（105.92～126.54）g/kg，醇提物的 LD_{50} 则为（94.71 ± 10.13）g/kg，95％可信限为（85.12～105.38）g/kg。黄龙等[54]对添加了前胡、矮地茶、槐米复合物的卷烟的烟气进行了毒理学评价，以确定其危害性，结果显示：含 2％该提取物的卷烟烟气急性毒性、染色体损伤的遗传毒性、细胞膜脂质过氧化损伤均明显低于未加提取物的卷烟，没有阳性致突变反应，对哺乳动物细胞的细胞毒性和染色体畸变稍低于未加添加提取物的卷烟。

参 考 文 献

[1] 赵利琴.资源植物紫金牛研究进展[J].中国野生植物资源,2002,(3):11－14.
[2] 中国科学院中国植物志编辑委员会.中国植物志[M].北京:科学出版社,1979,58:90.
[3] 伦玉梅,武文鹏.茜草混淆品——紫金牛的药材鉴定[J].中医药学报,2002,(3):35.
[4] 张恒辉.紫金牛光合特性及繁殖技术的研究[D].合肥:安徽农业大学,2008.
[5] 罗宝丽,邹蓉,韦记青,等.紫金牛属植物栽培研究进展[J].湖北农业科学,2010,49(11):2909－2912.
[6] 唐宏伟,张恒辉,刘月,等.紫金牛扦插育苗技术[J].林业科技开发,2010,24(3):111－113.
[7] 邓小梅,戴小英,万小婷.紫金牛的组织培养[J].江西林业科技,2003,(1):1－24.
[8] 刘斌,谭成玉,池晓会,等.岩白菜素的研究进展[J].西北药学杂志,2015,30(5):660－662.
[9] 谢晶曦,王琳,刘春雪,等.草药矮地茶止咳成分的化学结构及合成[J].药学学报,1981,(6):425－428.
[10] 何树芸,郭耀武,杨海燕.HPLC 法测定抗痨胶囊及矮地茶中岩白菜素的含量[J].西北药学杂志,2003,(6):254－255.
[11] 刘伟华.薄层扫描法测定矮地茶中岩白菜素的含量[J].中国中药杂志,1991,(2):102－104,128.
[12] 艾一祥,冯毅凡,郭晓玲.不同产地矮地茶中岩白菜素含量的差异[J].广东药学院学报,2006,(5):510,512.
[13] 张志平,潘兆广,张金平.HPLC 法测定矮地茶中岩白菜素的含量[J].食品工业,2012,33(7):131－133.
[14] 孔文婷,潘丽玉,赵白云.毛细管电泳法测定矮地茶中岩白菜素的含量[J].中国药师,2014,17(12):2151－2153.
[15] 尹鲁生,范俊源.矮地茶挥发油化学成分的研究[J].中草药,1989,20(10):5－8.
[16] 卢金清,刘俊,唐瑶兴,等.气相色谱-质谱法分析矮地茶挥发油的化学成分[J].中国药业,2012,21(1):10－11.
[17] 胡文杰,江香梅,章挺,等.紫金牛不同部位挥发油成分比较研究[J].广东农业科学,2013,40(3):66－70.
[18] 黄步汉,陈文森,胡燕,等.抗痨中草药紫金牛化学成分研究[J].药学学报,1981,(1):29－32.
[19] 谢娟,宋良科,王恒,等.矮地茶的槲皮素与山柰酚含量测定[J].特产研究,2008,(1):55－57.
[20] 胡燕,陈文森,黄步汉,等.紫金牛抗结核成分的化学结构[J].化学学报,1981,(2):153－158.
[21] 梁柏龄,黄赞熹.紫金牛新成分——紫金牛素(Ardisin)的化学结构测定[J].中草药通讯,1978,(11):1－5,49.
[22] 常小龙.东北贯众、紫金牛和白花银背藤的化学成分研究[D].沈阳:沈阳药科大学,2006.
[23] 肖作奇,文晓柯,潘涛,等.薄层色谱和高效液相色谱用于矮地茶多糖的单糖组成分析[J].中国医药导报,2016,13(30):130－

133.

[24] 黄懿,王秀梅,潘涛,等.响应面优化矮地茶多糖提取工艺研究[J].中医药导报,2016,22(18):57-60.

[25] 许晴涵,王良贵,王品横,等.不同产地矮地茶微量元素的形态分析[J].安徽农业科学,2014,42(22):7395-7397.

[26] 陈珍娥,张海,阮文倩.ICP-OES法测定矮地茶中微量元素含量[J].广州化工,2016,44(18):143-145.

[27] 李辉容,王秀峰,唐天君,等.紫金牛中微量元素含量的测定[J].食品与发酵科技,2011,47(1):92-93,101.

[28] 湖南医学院药理学教研组.矮地茶治疗慢性气管炎的实验研究(摘要)[J].新医药学杂志,1973,(11):17.

[29] 周大云.矮地茶镇咳祛痰作用的药理试验研究[J].基层中药杂志,1998,(1):39-41.

[30] 全国防治老年慢性气管炎有效药物方剂选编[J].山东医药,1971,(4):4-17.

[31] 谢娟.矮地茶种质资源与主要止咳——抗炎组分的研究[D].成都:西南交通大学,2008.

[32] 赵敬华,曾祥法,赵晓琴.地茶咳喘露治疗慢性支气管炎150例[J].湖北民族学院学报:医学版,2002,(2):26-27,30.

[33] 紫金牛治疗肺结核51例临床效果分析[J].新医药通讯,1972,(1):27-29.

[34] 海洋,夏俊梅,胡中译,等.矮地茶水煎液对四氯化碳致大鼠肝纤维化的保肝作用[J].中国药师,2016,19(11):2042-2044.

[35] 曹庆生,李志超,杨宝友,等.矮地茶黄酮对四氯化碳致小鼠急性肝损伤的保护作用[J].华西药学杂志,2016,31(1):43-45.

[36] 朱建香,郑宋明.中西医结合治疗酒精性肝病40例[J].浙江中医杂志,2010,45(3):182-183.

[37] 田静,李兆翌,蒋小琴,等.茵柏益肝汤不同配伍抗大鼠肝损伤作用的研究[J].中华中医药学刊,2015,33(01):214-216,227-229.

[38] 中国医学科学研究院药物研究所.矮地茶的实验研究[J].中草药通讯,1971,(2):4-5.

[39] 黄步汉,陈文森,胡燕.紫金牛抗结核有效成分的研究[J].中国药学杂志,1980,(10):39.

[40] Piacente S, Pizza C, De Tommasi N, et al. Constituents of *Ardisia japonica* and their in vitro anti-HIV activity [J]. Journal of Natural Products, 1996,59(6):565-569.

[41] 高荣.紫金牛(*Ardisia japonica*(Thunb.)Blume)抗呼吸道合胞病毒(RSV)活性成分研究[D].济南:山东中医药大学,2015.

[42] 刘相文,侯林,崔清华,等.中药矮地茶不同提取方法提取物体外抗病毒研究[J].中华中医药学刊,2017,35(8):2085-2087.

[43] 赵增成,何元龙,林树乾,等.应用鸡胚接种试验研究中草药的抗新城疫病毒作用[J].中国动物传染病学报,2012,20(3):78-81.

[44] 刘伟林,杨东爱,余胜民,等.矮地茶药理作用研究[J].时珍国医国药,2009,20(12):3002-3003.

[45] 李世台.复方矮地茶治疗肺结核[J].新中医,1979,(6):59.

[46] 饶安山.我是怎样治好血小板减少紫斑症大出血的?[J].河南赤脚医生,1976,(2):41-44.

[47] 健肺丸治疗200例复治肺结核(摘要)[J].武汉新医药,1977,(2):131.

[48] 张文玉."抗霉Ⅱ号"治疗念珠菌性阴道炎30例[J].中医杂志,1979,(8):52.

[49] 陈少军.止血安胎汤治疗先兆性流产18例[J].湖北中医杂志,1988,(6):24.

[50] 滕茜华,卿亮荣.鱼腥草止咳糖浆临床疗效观察[J].中国药房,1990,(5):17.

[51] 张发荣.通闭汤[J].医学文选,1993,(4):39.

[52] 汪毅."黔药"临床应用心得[J].中药与临床,2012,3(1):38-39,45.

[53] 陈少锋,杨东爱,余胜民,等.矮地茶水提物及醇提物急性毒理学研究[J].中国民族民间医药,2008,17(11):3-4.

[54] 黄龙,朱巍,罗诚浩,等.前胡、矮地茶、槐米复合提取物在卷烟中的应用及其毒理学评价[J].烟草科技,2010,(4):30-34.

番红花

番红花为鸢尾科番红花属球根类草本植物番红花（Crocus sativus L.）的干燥柱头，是一种名贵的中药材，又名藏红花、西红花，性平味甘[1]。

番红花为多年生草本，球茎为扁圆球形，直径约 3 cm，外有黄褐色的薄膜质包被。叶基生，9～15 枚，条形，灰绿色，边缘反卷；叶丛基部包有 4～5 片膜质的鞘状叶。花茎较短，不伸出地面；花 1～2 朵，呈淡蓝色、红紫色或白色，有香味，花柱为橙红色，柱头较扁，顶端楔形，有浅齿，子房为狭窄纺锤形。果实为椭圆形蒴果，长约 3 cm[2,3]。

番红花原产于南欧、地中海及伊朗等地，唐代经印度传入我国西藏，目前在我国的浙江、江苏、山东、北京等地均有种植[4]。

一、 生药鉴别

（一）性状鉴别

完整的柱头呈线形，柱头三分支，先端较宽大，向下渐细呈尾状，先端边缘具不整齐的齿状，下端为残留的黄色花枝。长约 2.5 cm，直径约 1.5 mm。紫红色或暗红棕色，微有光泽。体轻，质松软，干燥后质脆易断。将柱头投入水中则膨胀，可见橙黄色成直线下降，并逐渐扩散，水被染成黄色，无沉淀；在短时间内用针拨之不破碎。气特异，微有刺激性，味微苦。紫红色，滋润而有光泽，黄色花柱少，味辛凉者为佳。鉴别口诀：番红花，色暗红，三个柱头顶上生；顶端边缘成齿状，上部稍宽内卷筒；无油润，质轻松，花柱黄色偶残存；香气特异味微苦，水浸液黄见分明[4]。

（二）显微鉴别

本品粉末为橙红色，取少量样品粉末于显微下观察可见：柱头碎片由长方形组成，排列紧密，内含色素物质，柱头上缘的薄壁细胞呈长条形，密集成绒毛状，外皮细胞壁突起呈乳头状。花柱碎片为长方形的薄壁细胞，排列紧密。细胞中含有小形草酸钙方晶或簇晶或呈颗粒状。导管多为环纹导管，细小，也可见螺纹导管。偶见花粉粒，呈圆球形，外壁近光滑，内含颗粒状物质，花粉粒的萌发孔则较难观察到。

（三）理化鉴别

1. 水试鉴别法

取少量样品浸泡入水，清晰可见橙黄色呈直线下沉，并逐渐扩散开来，水被染成黄色，不呈红色，没有沉淀，柱头在水中呈喇叭筒状，一头细，一头粗，俗称龙头凤尾[5]。

2. 碘试鉴别法

取少量样品粉末或番红花，滴 1 滴碘液在粉末或番红花上，真品颜色不变，而伪品则变为蓝色或蓝紫色或紫色[5]。

3. 薄层色谱法

取本品粉末适量，分别依次用石油醚、乙醚、甲醇液回流提取至无色，甲醇液减压浓缩成小体积溶液，制备成样品液。以藏红花酸为对照品。取少许溶液滴在硅胶 G 板上，以醋酸乙酯：甲醇：水（100：16.5：13.5）展开，展开后，置阳光下检观察或用浓硫酸液进行显色，样品液与对照品液在相应位置上应有相同颜色的斑点[5]。

4. 紫外吸收光谱法

取本品甲醇溶液，稀释（30 mg/L）后在紫外下观察，在 432 nm 下测吸收度，比值不得低于 0.50，在 458 nm 波长下与 432 nm 波长下的比值应为 0.85～0.90。

取番红花 50 mg，加水 20 mL，冷浸 12 h，过滤，取滤液 5 mL 置于 100 mL 容量瓶稀释至 100 mL，以水作为空白对照，在紫外下观察，番红花应在 256 nm 处有最大吸收峰。

5. 比色法

取番红花粉末 0.1 g，加入 60～70 ℃ 的 1500 mL 水中，该温度下浸泡 30 min，水会变成黄色，且黄色程度不得低于 0.05％ 的重铬酸钾溶液。

二、栽培

（一）产地环境

番红花原产于欧洲、地中海等地，属于地中海型气候，夏季炎热干燥，冬季温和湿润。番红花喜凉爽湿润气候，生长需要阳光充沛，耐寒冷，忌积水，前期最适宜的生长温度为 24～29 ℃，花期以 15～18 ℃ 为最佳，当然在春季时，其球茎开始膨大，需要充足水量。番红花对土壤的酸碱度要求不高，在土质肥沃、排水良好的砂质土壤下种植最佳。

（二）生产管理

1. 选地、整地

土壤黏合性较高、有积水、蔽阴的土地不适合种植番红花，不宜选择，要选择向阳的、疏松肥沃的土地作为种植地。番红花为浅根作物，种植前要将土地进行疏松，施肥处理，南方地区建议做高畦或平畦，而北方做低畦，畦宽为 1.2～1.6 m，以防止土壤积水。

2. 繁殖方法

一般番红花在 9 月上旬播种较好，播种 1 个月左右出苗，去除伤残、病变的球茎，按球茎大小按大中小等级管理。适宜的种植密度和深度依种茎的大小而异，种植过浅，球茎生长个数较多，但长得小，开花少；适当深度球茎生长个数较少，但长得大，开花多，过深则球茎生长数量减少。种植宽度、间距等可依球茎大小而相应进行整改，土壤肥沃，水源充足的土壤，可适当深种；北方寒冷地区应深种；黏合性较高的土壤宜浅种。按一定的深度和密度开播种沟，将球茎主芽向上轻压入土，盖土，再稍加按压，若在干旱时没有提前灌水，可以在种植后再浇水，次日盖土即可。

3. 田间管理

一般在开花终期追肥，冬季封冻前，在畦面上堆肥，有防冻保暖作用。第 2 年 2、3 月再按需求施肥，番红花喜肥耐肥，但不可追肥较多、较重。要及时除草耕地，防止土地板结和杂草丛生，除草时不要伤害根茎。为确保养分集中也要注意除侧芽，留侧芽多，长出的新球茎数量多而重量小；将侧芽大部分除去，生长出的新球茎个数少，但长成第 2 年能开花的大球茎数量多。注意防旱防涝，番红花喜湿怕涝，种植第 2 年返青后，植株需水量增加，要增大浇水量，水漫灌或春雨过多时，土壤容易积水，球茎容易腐烂，要及时疏沟排水。

（三）病虫害防治

番红花主要病虫害为红花炭疽病、菌核病、

红花枯萎病、黑斑病等，主要防治方法为在播种时用温汤浸泡种子或者使用 30％ 的菲醌和种子以 1∶200 的比例混合均匀再播种；排水沟要尽量挖深点，减少积水，降低田间湿度，以此阻碍病原体扩散。在植株患病期间则要拔除病株，及时烧毁，并用适量的波尔多液每隔 1 周喷 1 次，连续喷 2~3 次[6]。

三、采集加工

番红花开花期仅半个月左右，为了避免阳光过热，可赶在早晨摘花，花柱与柱头要当天与花被分开，分开的方法为将采回的花朵花瓣轻轻剥开，用两手各拿三片花瓣往下剥去，把花瓣基部管状花冠剥开，取出柱头及花柱[7]。采收后，在阳光下干燥或在阴凉处阴干，不必翻动，干燥即可。

四、化学成分

番红花的药用部分主要是它的柱头，所以番红花化学成分研究主要是其柱头，不过最近几年也逐渐对番红花的花被和侧芽的化学成分做了研究。目前已经从番红花柱头分离到了 150 多种化合物，鉴定报道的有 40~50 种组分。Fernandez[8] 对番红花提取物进行的化学分析表明，藏红花的主要成分是类胡萝卜素及其苷、单萜、醛类、苦杏仁苷和 antocyanins、类黄酮、维生素（尤其是核黄素和硫胺）、氨基酸、蛋白质、淀粉、矿物质和树胶等。

（一）类胡萝卜素及其苷类

Peter W 等[9] 就番红花柱头研究发现番红花柱头中存在一条特殊的代谢途径：脂溶性的玉米黄质降解产生藏红花酸、部分挥发油和藏红花苦素；藏红花酸进一步糖苷化形成水溶性色素藏红花苷，而藏红花苦素进一步氧化形成具有特殊香味的挥发油如藏红花醛。

这类化合物主要是藏红花酸和糖形成的酯类化合物，是番红花主要药用成分及色素成分。主要包括有全反式藏红花苷：α-藏红花素（α-crocin，1）、β-藏红花素（β-crocin，2）、γ-藏红花素（γ-crocin，3）、藏红花素 I~V（crocin I~V）（4~8）[10]；以及顺式藏红花苷酯类化合物芒果素-6'-O-藏红花酰基-1'-O-β-D-葡萄糖苷酯（mangicrocin）（9）[11,12]。这些化合物结构式如下。

1	R_1＝H	R_2＝H
2	R_1＝CH_3	R_2＝H
3	R_1＝CH_3	R_2＝CH_3
4	R_1＝D-gentiobiose	R_2＝D-gentiobiose
5	R_1＝D-gentiobiose	R_2＝D-glucose
6	R_1＝D-gentiobiose	R_2＝H
7	R_1＝D-glucose	R_2＝H
8	R_1＝D-gentiobiose	R_2＝tri-D-glucose

9　R＝D-glucose

（二）胡萝卜素类

这部分主要是番红花化合物中的脂溶性色素成分，主要包括 α-胡萝卜素、β-胡萝卜素、玉米黄质（zeaxanthin）、八氢番茄烃（phytoene）、六氢番茄烃（phytofluene）、番茄烯（lycopene）[13]。

（三）挥发油类

番红花挥发油含量较多，种类整理如表 63 所示。

表 63 番红花柱头中的挥发油类化合物[14]

序号	化合物	序号	化合物
9	藏红花醛	39	5-(1′,3-丁二烯基)-4,4,6-三甲基-1,5-环己二烯-1-醇
10	3,5,5-三甲基-2环己烯-1-酮	40	1,3,3-三甲基-2-(3′-羰基-1′-烯基)-1-环己烷
11	3,5,5三甲基-4羟基-2环己烯-1-酮	41	2,4,4-三甲基-3(3′-羰基-1′-烯基-环己烷)-1-醇
12	2,6,6三甲基环己烷-1,4-二酮	42	5-羟基-2-烯环己烷-1,4-二酮
13	2,6,6三甲基-2环己烯-1,4-二酮	43	2,6,6-三甲基-1,4-环己二烯-1-甲醛
14	3,5,5三甲基-2羟基-2环己烯-1,4-二酮	44	2,6,6-三甲基-3-羰基-1-环己烯-1-甲醛
15	2,6.6三甲基-4羟基-1环己烯-1-甲醛	45	1,3,3,6-四甲基-2-(3′-羰基-1′-烯基)-1-环己烯
16	2,6,6三甲基-4羟基-3羰基-1,4环己二烯-1-甲醛	46	2,6,6-三甲基-4-羟基-3-羰基-1-环己烷-1甲醛
17	5,5-二甲基-2-环己烯-1,4-二酮	47	3,7-二甲基-1,6-二辛烯
18	3,5,5-三甲基-3-环己烯-1-酮	48	3,3,4,5-四甲基-环己烷-1-酮
19	6,6-二甲基-2-甲烯基-3环己烯-1-甲醛	49	4,6,6-三甲基[3.1.1]双环-3-庚烯-2-酮
20	3,3-二甲基环己烷-1-烯	50	4-(2′,6′,6′-三甲基环己烷基)-3-丁烯-2-酮
21	2,2-二甲基-4-羰基环己烷甲醛	51	异丁醛
22	4,4,6-三甲基-2-羟基-2,5-环己二烯-1-酮	52	乙酸
23	3.5.5-三甲基-2-羟基-4-甲烯基环己烯-2-酮	53	己醛
24	2,4,6-三甲基苯甲醛	54	庚醛
25	1,5,5-三甲基-3,6-二甲烯基环己烷-1-烯	55	5-氢化呋喃-2-酮
26	2,4,6,6-四甲基-1-环己烯-1-甲醛	56	壬醛
27	2-苯基乙醇	57	3,5,5-三甲基-2-羟基环-2-己烯-1-酮
28	5,6,7,8-四氢-3-甲基-2-羟基-1,4-萘醌	58	E-3-甲基-2-异丙基-3,5-二烯己醛
29	2,3-二羟基-1,4-萘醌	59	(2Z,4Z)-7,7-二甲基环庚烷-2,4-二烯酮
30	3-(1′-丁烯)-2,4,4-三甲基-2-环己烯-1-醇	60	(3Z)-3[(E)-丁二烯]-4,4-二甲基环己烷-1-烯
31	2,6,6-三甲基-3-羰基-1,4-环己二烯-1-甲醛	61	4-(2′,6′,6′-三甲基环己烷-1-烯基)-2-丁酮
32	2,6,6-三甲基-5-羰基-1,3-环己二烯-1-甲醛	62	(6Z)-6-[(Z)-丁二烯]-1,5,5-三甲基环己烷-1-烯
33	2,6,6-三甲基-4-羟基-3羰基-1-环己烯-1-甲醛	63	1-(6′,6′-二甲基[3′.1′.0]双环-2-己烯基)-丙酮
34	2,6-二甲基-苯甲酸甲酯	64	4-(2,6,6-三甲基环己烷-1-烯基)-2-丁醇
35	2,6,6-三甲基-1,3-环己二烯-1-甲酸	65	2,6-二叔丁基苯酚
36	2,2-二甲基环己烷甲醛	66	十六烷
37	1-(1-丁烯基)-2,6,6-三甲基环己烷-1,3-二烯	67	十七烷
38	3-(1′-丁烯基)-2,4,4-三甲基环己烷-1-醇		

（四）其他类

2002 年，Li 等[15]从番红花柱头里报道了 4 个化合物命名为 crocusatin F-I（**69～72**），其推测这些化合物应该为番红花降解代谢途径中的中间产物或最终产物。另外，宋纯清[16]也从番红花花粉中分离得到 2 个黄酮苷化合物：山奈素-3- $O-\beta-D-$ 葡萄吡喃糖（1→2）- $\beta-D-$ 葡萄吡喃糖苷以及番红花新苷乙。经分析，鉴定番红花新苷乙为 $\beta-$ 对羟基苯基-乙醇- $\alpha-O-\alpha-L-$ 鼠李吡喃糖（1→2）- $\beta-D-$ 葡萄吡喃糖苷。

宋纯清[17,18]从番红花花被中分离到 5 个黄酮醇类化合物：紫云英苷、山奈素、槲皮素-3-对香豆酰葡萄糖苷、山奈素-3-葡萄糖-6-乙酰葡萄苷、山奈酚-3- $O-$ 葡萄糖-（1→2）-葡萄糖苷。而有研究发现[19]在番红花侧芽中分离到了蒽醌类化合物：大黄素、2-羟基大黄素、1-甲基-3-甲氧基-8-羟基蒽醌-2-酸、1-甲基-3-甲氧基-6，8-二羟基蒽醌-2-羟基。

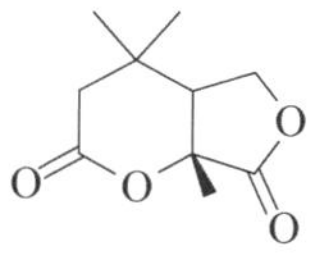

69 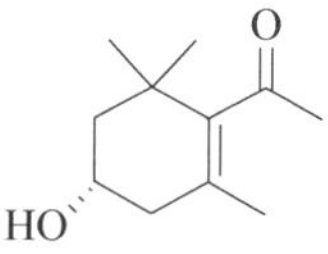　　**70**

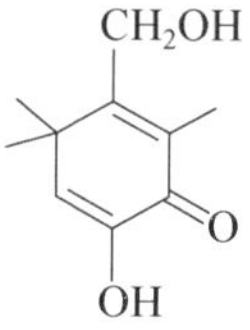

71 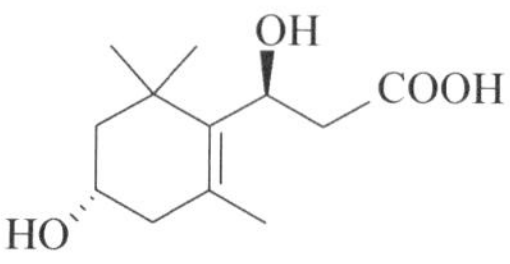　　**72**

五、药理作用

（一）降血糖

Kakouri 等[20]使用斑马鱼胚胎研究了从番红花中提取到的番红花苷（crocins）对血糖水平和胰腺细胞的控制作用。在治疗 48 h 后分别测量番红花苷溶液下的斑马鱼胚胎中葡萄糖水平以及斑马鱼胚胎的葡萄糖水平，番红花苷显著降低了斑马鱼胚胎的葡萄糖水平，增强了胰岛素的表达。同时研究发现在单一应用番红花苷降低血糖水平后，参与葡萄糖代谢的关键基因磷酸烯醇式丙酮酸羧激酶 1（pck1）的表达增加，表明番红花苷参与了糖异生代谢途径。

（二）抗肿瘤

研究[21]发现在番红花提取到的活性成分里，反式番红花苷 4 具有抗炎、抗肿瘤作用。番红花的抗肿瘤机制可能和其活性成分破坏肿瘤细胞 DNA、RNA 的合成有关。研究也发现番红花酸可以抑制 TPA 诱导的表皮细胞增生，减弱 TPA 刺激的蛋白磷酸化水平，抵制其诱导的原癌基因表达。Abdullaey[22]对番红花的抗癌疗效做了进一步的研究，实验采用人正常肺细胞（CCD-18Lu）、子宫癌细胞（HeLa）以及横纹肌肿瘤细胞（A-204）和肝癌细胞（HepG2）使用番红花提取物进行治疗实验，结果显示番红花提取物对人的正常细胞没有作用，对实验所用的癌细胞均有抑制作用，且这种作用呈剂量依赖性。

（三）抗氧化

对于番红花的抗氧化作用，主要与其黄酮类和酚类化合物有关。余国禧等[23]采用缺氧小鼠就藏红花提取液的抗氧化作用进行研究，研究发现藏红花提取液对常压缺氧和减压缺氧小鼠具有很好的保护作用，对特异性增强心脏耗氧的小鼠也能延长其生存时间，说明藏红花提取液能增强缺氧动物的生存时间。Gong G Q 等[24]发现番红花提取物中番红花酸对 H_2O_2 系统中羟自由基具有一定的清除作用，同时也能抑制 $V_c - Fe^{2+}$ 系统羟自由基参与的脂质过氧化作用。

（四）抗炎

李志坚等[25]研究了番红花对大鼠 c-BSA 肾

炎模型的作用,最终实验结果显示大鼠的蛋白尿明显减少,肾皮质前列腺素水平明显变化,病理损害程度较低,认为番红花起到了抑制环氧化酶以及减少血栓素 A2 合成的重要作用,增强肾毛细血管的血流量,有利于促进炎症的修复。

(五)兴奋子宫

番红花水煎剂对小鼠、家兔、猫、豚鼠、狗的在体子宫和离体子宫均表现有明显的兴奋作用,对妊娠子宫的作用强于未孕子宫。小剂量水煎剂可使得子宫产生紧张性或节律性的收缩活动,大剂量则会使得子宫的紧张性和兴奋性增强,甚至达到了痉挛程度[21]。所以在使用番红花时,一般会重点注明,孕妇慎用、禁用。

(六)保肝利肝

番红花酸能降低胆固醇、增加脂肪代谢,中医使用番红花配伍山楂、草决明、泽泻可治疗脂肪肝。杨春潇等[26]研究了番红花对四氯化碳致小鼠肝损伤的保护作用,番红花能降低 CCl_4 引起的小鼠丙氨酸转氨酶、谷草转氨酶、丙二醛升高,番红花活性成分能抑制细胞脂质过氧化反应。不过,汪云等[27]研究发现高浓度的番红花提取液具有肝毒性。

(七)调节循环系统

番红花对小肠、血管、支气管平滑肌均有不同程度的兴奋作用,能使管状脉扩展,血流量增加;番红花水煎剂能使麻醉状态下猫、狗的血压下降,且能维持很长一段时间。马世平等[28]报道了番红花总苷在体内给药时就延长小鼠的凝血时间效果较好,对 ADP 和凝血酶诱导的家兔血小板凝集有很好的抑制作用。

(八)抵御紫外线

刘杰等[29]以斑马鱼为模型研究番红花提取物对紫外线诱导斑马鱼鱼鳍损伤的保护作用。将受精后 72 h 的斑马鱼幼鱼经番红花提取物溶液处理,同时进行 UVB 照射后,观察斑马鱼鱼鳍的损伤程度,以及通过吖啶橙染色检测斑马鱼鱼鳍的凋亡细胞。观察得到,在 UVB 照射后的前两天,与未照射 UVB 的阴性对照组相比,模型对照组(照射了 UVB)的斑马鱼鱼鳍都出现明显的损伤,而 200 mg/L 番红花提取物处理组的斑马鱼鱼鳍有较少的损伤,400 mg/L 和 800 mg/L 番红花花提取物处理组的斑马鱼鱼鳍几乎没有损伤,与阴性对照组相似。同时在进行吖啶橙染色观察后,结果显示,模型对照组的斑马鱼鱼鳍有大量的凋亡细胞,而实验组(番红花提取物处理且照射 UVB)的斑马鱼鱼鳍仅有少量的凋亡细胞,与阴性对照组结果相似。以此推断番红花提取物对紫外线诱导斑马鱼鱼鳍损伤具有保护作用。

(九)保护视网膜

杨新光等[30]用新西兰白兔制作高眼压动物模型,一定剂量的番红花提取液从耳缘静脉注射,每天 1 次,并设立高压对照组。结果显示治疗组视网膜神经节细胞的数量明显多于高压对照组($p < 0.05$),说明番红花提取液通过改善视网膜血液循环,阻断慢性高眼压条件下缺血低氧对视网膜神经节细胞(RGC)的损害,对 RGC 起保护作用。提示番红花提取液可能通过降低视网膜内的自由基,阻断自由基对 RGC 膜性结构、亚细胞器及细胞核的损伤,对 RGC 起保护作用。

六、临床应用

(一)肝炎

番红花辅助治疗慢性肝炎、肝炎后肝硬化 30 例,临床观察结果表明对改善慢性肝病常见症状有一定效果,尤其对改善血瘀症状有很好的效果,并能较强地降低异常升高的总胆红素和球蛋白。

（二）高脂血症

番红花提取物番红花苷治疗高脂血症 31 例[21]，临床观察结果显效 21 例，有效 8 例，总有效率 93.5%（$p > 0.01$）。番红花苷不仅在降低总胆固醇、甘油三酯值有明显的作用，而且对升高高密度脂蛋白胆固醇、载脂蛋白 A 方面也有一定的作用。

（三）冠心病、心绞痛

番红花中所含的腺苷成分可以延长凝血酶原来的生长时间和活化时间，改善血液微循环，可调节纤溶酶原激活剂及其抑制剂两者之间的平衡，能减少冠心病、心绞痛患者的血栓形成[31]。

（四）急性软组织损伤

番红花膏治疗急性软组织损伤经多年临床观察疗效显著[21]。进一步研究表明：番红花能改善外周微循环障碍，扩张外周血管，使血流加速，增加损伤血管供应，同时抗炎作用较明显，这些都表明其可用于治疗急性软组织损伤。

参 考 文 献

［1］ 王莉.番红花[J].中学生物学，2020，36(5):53.
［2］ GB/T 22324.1－2008.藏红花第 1 部分：规格[S].
［3］ 张永祥，正山征洋，杉浦实，et al. Effects of crocus sativus l. On the ethanol-induced impairment of passive avoidance performances in mice [J]. Biological and Pharmaceutical Bulletin, 1994,17(2):217－221.
［4］ 高学敏.中药学(上、下册)[M].北京：人民卫生出版社，2000.
［5］ 番红花的真伪鉴别[J].福建中医药，2006,(7):1252－1253.
［6］ 韩春梅.番红花的主要病虫害及其防治技术[J].四川农业科技，2014,(4):50－51.
［7］ 苏新.番红花的采集加工及化学成分[J].基层中药杂志，1994,(1):44.
［8］ Escribano, J., Rios, et al. Isolation and cytotoxic properties of a novel glycoconjugate from corms of saffron plant (*Crocus sativus* L.) [J]. Biochimica Et Biophysica Acta, 1999,1426(1):217－222.
［9］ Winterhalter P. Carotenoid-derived aroma compounds [J]. Carotenoid-Derived Aroma Compounds: An Introduction, 2001.
［10］ Shao P, Na L, Min Z. The structural analysis of crocin-I [J]. Rare Metal Materials & Engineering, 2000,34(1):56－59.
［11］ 张代平.番红花化学成分及生理活性研究概述[J].海峡药学，2009,(11):99－100.
［12］ 陈再新，马维勇，张椿年.天然产物 Combretastatins 的研究进展[J].天然产物研究与开发，2001,(1):76－82,89.
［13］ Gao W Y, Li Y M, Zhu D Y. New anthraquinones from the sprout of *Crocus sativus* [J]. Acta Botanica Sinica, 1999,41(5):531－533.
［14］ Straubinger M, Bau B, Eckstein S, et al. Identification of novel glycosidic aroma precursors in saffron (*Crocus s ativus* L.) [J]. Journal of Agricultural and Food Chemistry, 1998,46(8):3238－3243.
［15］ Li C Y, Wu T S. Constituents of the stigmas of Crocus sativus and their tyrosinase inhibitory activity [J]. Journal of Natural Products, 2002,65(10):1452－1456.
［16］ 宋纯清，徐任生.番红花化学成分研究——Ⅲ.番红花花粉中的番红花新苷甲和乙的结构[J].化学学报，1991,(9):87－90.
［17］ 宋纯清，徐任生.番红花化学成分研究：Ⅲ.番红[J].化学学报，1991,49(9):917－920.
［18］ 宋纯清.番红花化学成分的研究：Ⅱ番红花花被中的黄酮醇类化合物[J].中草药，1990,21(10):7－9.
［19］ 高文运，李医明，朱大元.番红花侧芽中的新蒽醌化合物[J].植物学报，1999,41(5):531－533.
［20］ Kakouri E, Agalou A, Kanakis C, et al. Crocins from *Crocus sativus* L. in the management of Hyperglycemia. in vivo evidence from Zebrafish [J]. Molecules, 2020,25(22):5223.
［21］ 胡辉，宋义军.西红花的药学、药理学及其应用概述[J].新疆中医药，2005,23(4):72.
［22］ Abdullaev F I, Riverón-Negrete L, Caballero-Ortega H, et al. Use of in vitro assays to assess the potential antigenotoxic and cytotoxic effects of saffron (*Crocus sativus* L.) [J]. Toxicology in Vitro, 2003,17(5－6):731－736.
［23］ 余国禧，陈素燕.藏红花对缺氧模型小鼠的保护作用研究[J].中药材，2006,29(6):590－591.
［24］ 龚国清，刘同征，李立文等.西红花酸的体外抗氧化作用的研究[J].中国药科大学学报，2001,(4):68－71.
［25］ 李志坚，许乃贵，何柏林，等.抵克力得及中药灯盏花素、藏红花在大鼠阳离子化牛血清白蛋白肾炎中的影响[J].中华肾脏病杂志，1996,(6):44－46.
［26］ 杨春潇，李丽丽，席烨，等.藏红花对 CCl_4 致小鼠急性肝损伤的保护作用[J].现代中医药，2009,29(2):64.
［27］ 汪云，李红霞，朱丽影.藏红花对大鼠肝毒性的实验研究[J].哈尔滨医科大学学报，2010,(2):39－41,44.
［28］ Ma S, Liu B. Pharmacological studies of glycosides of Saffron crocus (*Crocus sativus*) Ⅱ. Effects on Blood Coagulation,

Platelet Aggregation and Thrombosis [J]. Chinese Traditional & Herbal Drugs, 1999,86(86):587 – 588.

[29] 刘杰,邬凤娟,郑康帝,等.番红花花提取物对紫外线损伤斑马鱼鱼鳍的保护作用[J].日用化学品科学,2019,(9):13.

[30] 杨新光,王昌鹏,王晓娟,等.藏红花对慢性高眼压下兔眼视网膜神经节细胞的保护作用[J].中华眼底病杂志,2007,23(3):206 – 207.

[31] 郑楠楠,胡兴旺.藏红花治疗血瘀型冠心病心绞痛的临床疗效[J].中国民族医药杂志,2020,26(6):12 – 13.

番荔枝

番荔枝为番荔枝科番荔枝属植物番荔枝（*Annona squamosa* L.）的果实。又称林檎、唛螺陀、洋波罗、番苞萝、释迦、番鬼荔枝、佛头果[1]。

番荔枝为落叶小乔木，高 3～5 m。多分枝，树皮薄，灰白色。叶互生，排成两列，椭圆状披针形或长圆形，长 6～17 cm，宽 2～7 cm，先端急尖或钝，基部阔楔形或圆形，下面苍白绿色。花单生或 2～4 朵聚生于枝顶或与叶对生，长约 2 cm，青黄色，下垂；萼片 3，三角形，被毛；花瓣 6，2 轮，外轮花瓣狭而厚，肉质，长圆形，内轮花瓣鳞片状；雄蕊多数，密生；心皮多数，长圆形，无毛，各具 1 胚珠。果实由多数易于分开的心皮相连成聚合浆果，呈圆球形或心状圆锥形，直径 5～10 cm，黄绿色，被白色粉霜。花期 5～6 月，果期 6～11 月[2]（图 17）。

番荔枝（南美番荔枝家族）有 130 类 2 300 多种，中国有 24 个属 103 个种和 6 个变种，番荔枝在我国南方的广东、广西、海南、福建、台湾和云南等地均有栽培；东南亚、南美国家及地区也广泛分布[1]。

一、生药鉴别

（一）性状鉴别

果实为聚合果，由多数心皮合生而成，呈球

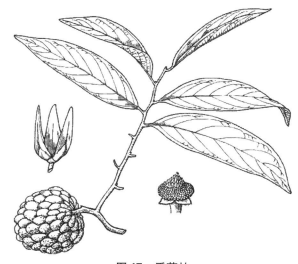

图 17　番荔枝
（引自《中药大辞典》）

形、心脏形或圆锥形，纵径 6～7.5 cm，横径 8～9 cm，重 100～350 g，黄绿色，有白粉。果肉乳白色，浆质，味极甜，有芳香。果内有种子 25～60 粒，种子黑褐或深褐色，光滑，纺锤形、椭圆形或长卵形。

（二）显微鉴别

本品横切面：种皮表皮为 1 列细胞，类长方形；表皮细胞内侧有 10 数列石细胞和色素细胞，相互交错排列；内种皮由 10 数列纤维及棕色或黄棕色薄壁细胞组成，排列较整齐，并呈束状错入胚乳组织中,形成花纹。胚乳细胞含脂肪油和糊粉粒。

(三)薄层鉴别

取本品粉末 1 g,加三氯甲烷-乙醇(7∶3)混合液 5 mL,密塞,放置过夜,滤过,滤液作为供试品溶液。另取番荔枝对照药材 1 g,同法制成对照药材溶液。照薄层色谱法(中国药典一部附录ⅥB)试验,吸取上述两种溶液各 10 μL,分别点于同一硅胶 G 薄层板上,以三氯甲烷-甲醇-水(95∶5∶2)为展开剂,展开,取出,晾干,喷以稀碘化铋钾试液。供试品色谱中,在与对照药材色谱相应的位置上,显相同颜色的斑点。

二、栽培

(一)产地环境

番荔枝植株生长最适温度为 15～32 ℃,月均温 10 ℃以上、绝对低温 0 ℃以上区域均可种植;果园选址尽可能避开霜冻严重区域、坡地迎风面及海边区域;土壤类型以排水性良好、疏松肥沃、pH 6～6.5 的红壤土或沙壤土为宜[3]。

(二)生产管理

1. 选地、整地

番荔枝根系分布较浅,种植前应深翻再平整土地,趋导根系纵向生长,加强抗风性;可根据种植地势由高至低起畦建立排水沟,防止根部沤水发生。果园建议宽行规划,行距以 5～6 m 为佳,方便后期果园机械化操作与管理[3]。

2. 繁殖方法

番荔枝科大部分的野生水果资源繁殖采用种子播种方式为主,对温度和水分需求敏感。部分采用扦插、压条方式繁殖,如假鹰爪。番荔枝科种子为顽拗性种子,播种以后萌发缓慢;大部分种类枝条木质化程度高,扦插不易成活。因此,对于不同种的繁殖方式,视具体种而定。对于实生苗的繁殖,应根据种自身的特性,采用不同的方法收集种子,如通过现收现播,或加以沙藏[4]。

3. 田间管理

春季基肥以农家有机肥或生物有机肥为主,农家有机肥在施用前需经堆沤等无害化处理;全年追肥则根据植株生育规律实施,生产上多以平衡复合肥和微量元素肥为主。春季基肥采用植株双侧条沟深施,开沟距离以树冠滴水线为准,深度 30 cm、宽度 20 cm 左右;追肥则采用条沟浅施或叶面喷施为主,开沟距离也以树冠滴水线为准,深度不宜超过 15 cm,施肥后及时盖土、淋水。根据园地土壤理化性质、植株生长势、预计产量及当时天气等条件,确定合理的施肥种类、数量和时间,实施果园测土平衡施肥,基肥和追肥配合施用。一般 3 年生成龄植株全年的基肥(有机肥)用量 25～30 kg、氮肥(纯氮)用量 1～1.2 kg、磷肥(五氧化二磷)用量 0.4～0.6 kg、钾肥(氧化钾)用量 0.5～0.8 kg[3]。

(三)病虫害防治

套袋可防止果实蝇和蚧壳虫为害和避免秋冬季下霜直接冻伤果实。套袋工作应在授粉坐果后 60～65 d 内开展,以套白色或黄褐色单层防水纸袋为佳,套袋前 1～2 d 全园开展 1 次病虫害防治,此操作宜于晴天下进行。广西地区于 12 月中旬可在纸袋外再增套 1 层塑料膜袋,可避免霜冻对果实的伤害[3]。

三、化学成分

对于番荔枝科的化学成分和活性研究始于 20 世纪 60 年代。国内外学者先后从该科植物中发现多种类型的化学成分,如生物碱类、萜类、黄酮类、聚酯类等。

(一)生物碱类

生物碱类成分广泛分布于番荔枝科各属植物

中，是迄今为止该科中研究最多的一大类成分。其结构多样，生物活性广泛，颇具研究价值。目前，从番荔枝科已有研究报道的各属植物中，按照生物碱结构类型分类，得到最多的是阿朴啡类，其次为异喹啉类，另外还有原小檗碱类、马兜铃内酰胺类、吲哚类、氮杂芴酮类、氮杂啡类、嘌呤类[5]等。

（二）二萜类

二萜类化合物广泛分布于番荔枝的各个部位，目前，已从番荔枝中分离到多个二萜类化合物，其中大部分为对映-贝壳杉烷二萜（ent-kaurane DITs），(4α,16α)-17-(acetyloxy)-19-nor-ent-kaurane-4,16-diol（**1**）、4α-hydroxy-19-nor-ent-kauran-17-oic-acid（**2**）、4α-19-nor-ent-kaurane-4,16,17-triol（**3**）、4α-hydroxy-19-nor-ent-kauran-17-oic acid（**4**）、17-hydroxy-ent-kaur-15-en-19-al（**5**）、ent-15β-hydroxy-kaur-16-en-19-oic acid（**6**）、ent-kaur-16-en-19-oic acid（**7**）、annomosin A（**8**）[6]，结构式如下。

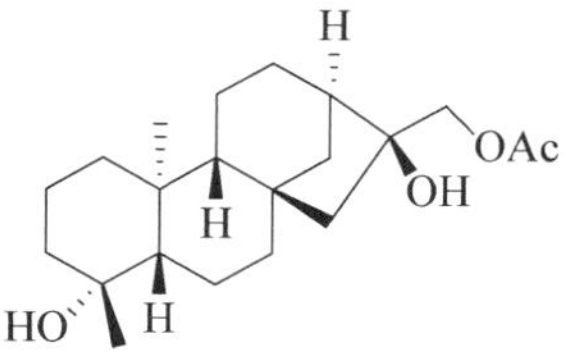

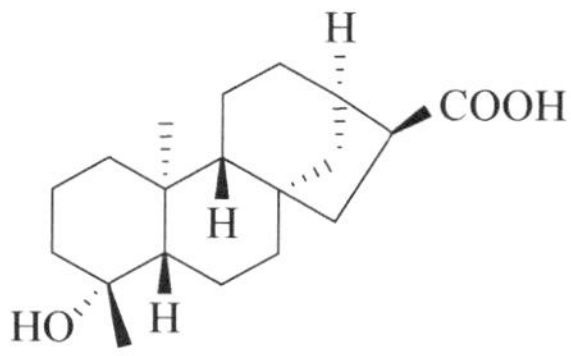

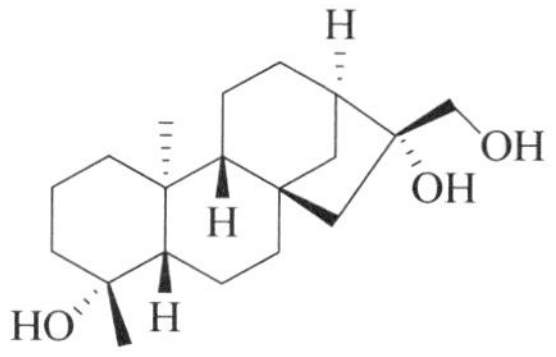

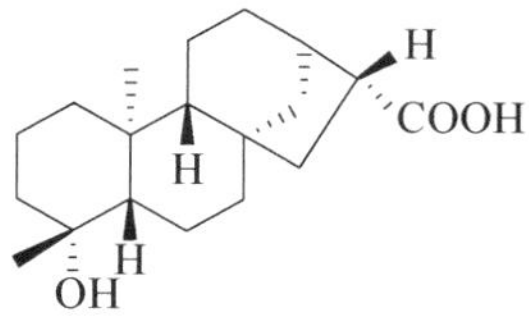

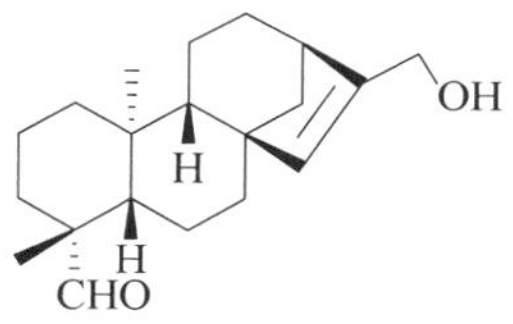

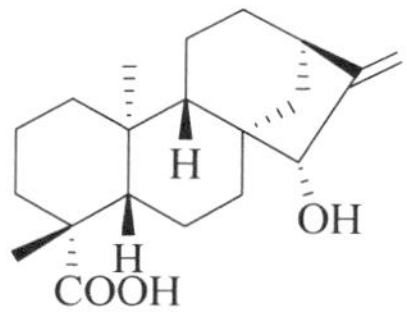

（三）番荔枝内酯类

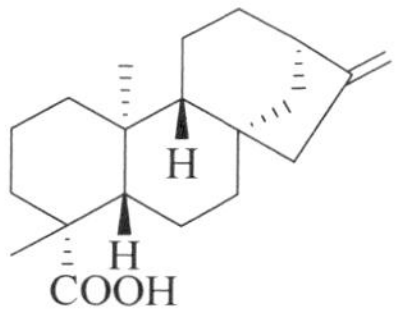

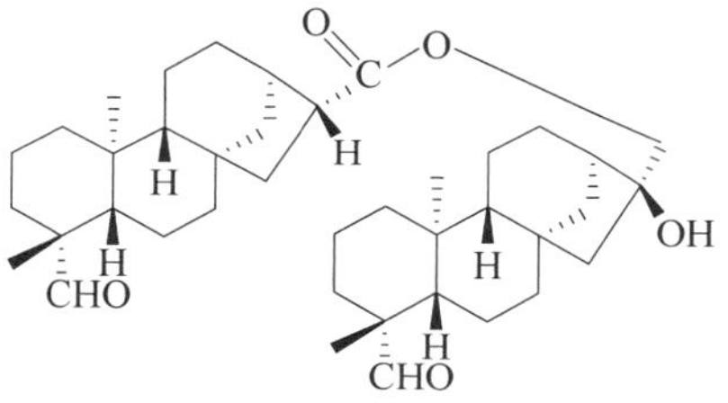

从番荔枝物种中分离出的番荔枝内酯（annonaceous acetogenins）是一系列天然产物，广泛分布于世界各地的热带和亚热带地区，共同骨架的特征是一个长长的平链，末端是一个 α,β-不饱和的 γ-甲基-γ-内酯，结构式如下[6]。

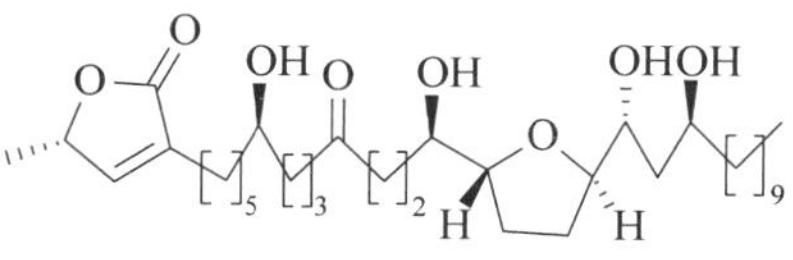

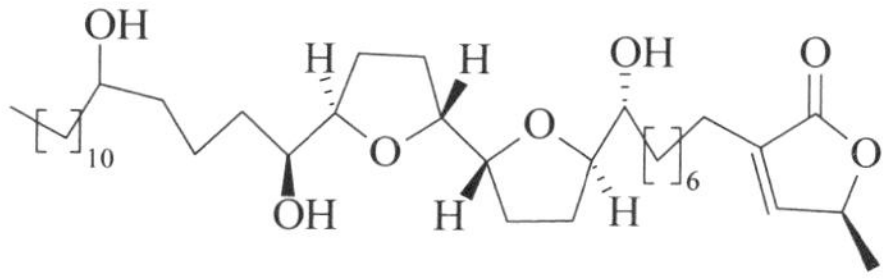

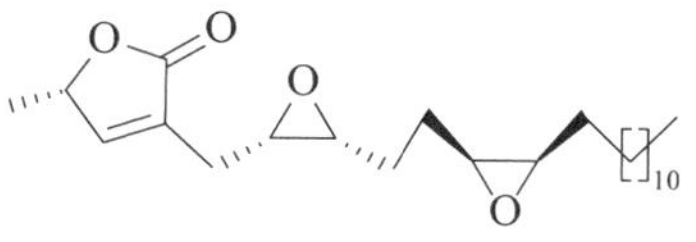

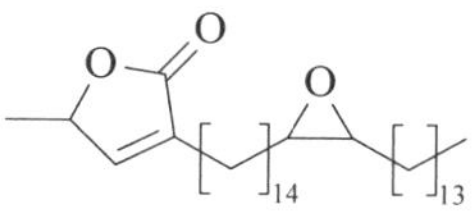

四、药理作用

番荔枝属（*Annona* Linn.）是番荔枝科（Annonaceae）较大的植物属，全世界有120多种，大部分产于南美热带地区，我国目前有引种栽培6种。我国栽种番荔枝属植物包括：毛叶番荔枝

（Annona cherimolia）、圆滑番荔枝（Annona glabra）、刺果番荔枝（Annona muricata）、山刺番荔枝（Annona montana Macf.）、牛心番荔枝（Annona reticulata L.）和番荔枝（Annona squamosa）。其中现阶段对圆滑番荔枝、番荔枝和刺果番荔枝的活性研究报道较多。随着对番荔枝属植物活性研究不断深入，发现番荔枝属植物有包括抗肿瘤作用、镇痛抗炎、抗菌作用、抗氧化作用和杀虫活性等[7]。

（一）抗肿瘤

Ragasa 等[8]从刺果番荔枝的二氯甲烷提取物中提取分离的番荔枝内酯 annoreticuin-9-one 对 PACA-2（人胰腺癌细胞）具有一定的细胞毒活性，ED_{50} 为 $2.4×10^{-4}$ mg/L；从该植物的果实中提取分离得到 cis-annoreticuin 对 HepG2（人肝癌细胞）具有一定的细胞毒性，其 ED_{50} 为 $2.4×10^{-3}$ mg/L。

有研究选用不同结构的 6 个单四氢呋喃（THF）环形的番荔枝内酯类型的化学成分，通过测定对大鼠肝脏部位的线粒体复合酶的抑制活性，明确结构中内酯环与 THF 之间的取代羟基个数、碳链长度和四氢呋喃环的结构骨架对大鼠肝线粒体的酶活性抑制影响。其结果显示 6 个不同结构的番荔枝内酯对大鼠肝部位的线粒体复酶均具有不同程度的抑制活性。其构效关系分析表明在不同的单四氢呋喃环型番荔枝内脂中，四氢呋喃环与内酯环之间的碳链越短，化学成分酶抑制活性越强，而取代羟基的个数并非决定其活性的关键因素。同时得到结论为：THF 环构型为苏/反/赤式的番荔枝内酯对线粒体复合酶的抑制活性要强于苏/反/苏式结构[9]。

Garcia-Aguirre 等[10]将毛叶番荔枝乙醇提取后经各种色谱富集后得到的化学成分浸膏进行小鼠潜在的基因和细胞毒活性检测，并对浸膏进行数据分析得知含有 3 个分子式为 $C_{35}H_{64}O_7$ 的番荔枝内酯类异构体。活性实验结果显示，其浸膏能够诱导嗜多染红细胞微核率明显增加，但其活性作用显著小于柔红霉素。其浸膏诱导发挥的抑制作用与柔红霉素对嗜多染红细胞的作用十分相似。

其研究采用的 MTT 法检测以上 3 个番荔枝内酯类的同分异构体混合物对正常小鼠的成纤维细胞系和人结肠癌细胞系呈现出细胞毒活性，成纤维细胞存活率与恶性细胞的存活率显著降低。

有研究[11]报道从山地番荔枝中提取分离并鉴定了 15 个新的番荔枝内酯类化合物且对这些番荔枝内酯化合物进行活性试验，试验显示这些化合物对人卵巢癌 1A9、肝癌 HepG2 细胞系有中等选择性细胞毒性；在 Ca^{2+} 存在下，有两个番荔枝内酯（montacin 和 cis-montacin）对 1A9 细胞系（卵巢癌细胞）、PTX 亚系（人骨肉瘤耐药细胞）的细胞毒活性增加 3～10 倍。

Joy B 等[12]研究发现，番荔枝果皮氯仿提取物对不同细胞系均具有细胞毒性，生物活性导向分离出两个贝壳杉烷型二萜，（−）-ent-kaur-16-en-19-oic acid 和 16α, 17-dihydroxy-ent-kauran-19-oic acid。这项研究表明，番荔枝果皮对淋巴瘤细胞具有特异性的抗肿瘤作用。而起抗肿瘤作用的主要是贝壳杉烷型二萜。

Dutra M 等[13]提取分离出 6 个二萜，并对 B16-F10（小鼠黑色素瘤）、HepG2（人类肝细胞癌）、K562（人类慢性粒细胞白血病）和 HL-60（人类早幼粒细胞白血病）肿瘤细胞系的细胞毒性进行评价，显示良好的细胞毒活性。

张晓春等[14]提取出 5 种番荔枝化合物，其中 L2-11（ent-kaur-16-en-19-oic acid）、L2-26（ent-kauran-19-al-17-oic acid）两种化学成分对人肝癌细胞 HepG2，SMMC7721 具有较强的抗肿瘤活性，对人肝癌细胞增殖呈明显抑制作用，且随着药物浓度提高和作用时间延长而增强，其中 L2-26 作用强于 L2-11，L2-26 作用 72 h 对 HepG2，SMMC7721 最高抑制率分别为 85.02% 和 84.59%，半数抑制浓度分别为 47.2 μM/L、53.33 μM/L。L2-11 最高抑制率分别为 77.73%

和 69.55%。IC_{50} 分别为 71.38 $\mu M/L$、84.72 $\mu M/L$。其中 L2-11 对小鼠移植性肿瘤 Heps 有较为显著的抗肿瘤作用。其抗癌机制可能与调控癌基因的相关表达、抑制肿瘤组织内血管生成、提高机体免疫力的作用有关。

Chen Y Y 等[15]从生物活性导向分离出两种名为 ent-kauran-16-en-19-oic acid 和 ent-kauran-15-en-19-oic acid 的贝壳杉烷型二萜类化学成分。并通过蛋白质印记分析得出，ent-kauran-16-en-19-oic acid 可以激活 caspase-3、caspase-8、caspase-9，上调 Bax 和下调 Bcl-2。

Chang 等[16]从 Annona glabra 果实提取分离出 2 个新的贝壳杉烷型二萜，annoglabasin A（methyl-16β-acetoxy-19-al-ent-kauran-17-oate）和 annoglabasin B（16α-hydro-19-acetoxy-ent-kauran-17-oic acid）及 11 种已知的贝壳杉烷型二萜衍生物。其中 methyl-16α-hydro-19-al-ent-kauran-17-oate 在 H9 淋巴细胞中表现出轻微的抗 HIV 复制活性，并且 16α-17-dihydroxy-ent-kauran-19-oic acid 在 33 mg/L 浓度下对 HIV 逆转录酶产生 46%的抑制作用。

章永红等[17]通过对圆滑番荔枝植物抗癌活性筛选研究中发现二萜类化学成分具有较强的抑制肿瘤活性。实验通过 MTT 显色分析，贝壳杉烷型二萜单体对 SMMC-7721 细胞具有抑制细胞增殖从而促进细胞凋亡的作用，72 h 的 IC_{50} 为 47.1 $\mu mol/L$，其抑制作用呈时间依赖性。表明圆滑番荔枝中贝壳杉烷型二萜单体能够有效地诱导人肝癌 SMMC-7721 细胞凋亡。夏国豪等[18]发现番荔枝属中贝壳杉烷二萜类化学成分对肿瘤有显著的抑制作用，能诱导 SMMC-7721 肝癌细胞凋亡。

Chen Y 等[19]对牛心番荔枝水提取物和乙醇提取物进行了体外活性筛选，发现牛心番荔枝提取物均具有对恶性细胞增殖抑制作用，其中乙醇提取物在 10~40 mg/L 浓度范围内对人肺癌细胞（A-549）、人慢性骨髓性白血病细胞（K-562），人子宫癌细胞（HeLa）及人乳腺癌细胞（MDA-MB）均具有显著的抑制作用，水提取物相对作用较弱。

（二）抗炎镇痛

Machindra J. Chavan 等[19]从 Annona reticulata L. 中分离出 Kaur-16-en-19-oic acid，并采用热板法和醋酸扭体法测定镇痛活性，用卡拉胶法测定其抗炎活性。表明 Kaur-16-en-19-oic acid 是其镇痛和抗炎特性的成分之一。在剂量为 10 mg/kg 和 20 mg/kg 时，Kaur-16-en-19-oic acid 表现出显著的镇痛和抗炎活性（$p<0.05$）。这些活性与使用的标准药物相当，且在两种镇痛模型中 Kaur-16-en-19-oic acid 的镇痛作用可被纳洛酮（2 mg/kg）阻断。

张清清等[20]在山地番荔枝的甲醇提取物中分离得到 4 个新的环肽类化学成分，其中化合物 cyclomontanins A、cyclomontanins C、cyclomontanins D 在 J774.1 巨噬细胞模型抗炎实验中表现出一定的抗炎活性。

Chavan 等[21]采用气质联用技术对牛心番荔枝提取出的倍半萜成分进行研究，发现有三种主要成分 copaene、patchoulane 和 1H-cycloprop azulene 含量分别为 35.40%、13.49%和 22.77%，并通过活性筛选证明了该部位的化合物具有一定的镇痛抗炎活性。

（三）抗菌

Okoye 等[22]使用具有 0.5 McFarland 标准的琼脂-孔扩散法进行抗菌和抗真菌研究。该研究结果表明，二萜类化合物 kaur-16-en-19-oic acid 或 kaurenoic acid 有明显抗菌作用。

Padmaja 等[23]研究了番荔枝粗提物、(—)-kaur-16-en-19-oic acid 对酿脓葡萄球菌、短芽孢杆菌、伤寒沙门菌、大肠埃希菌、克雷伯产气杆菌、假单胞菌和普通变形杆菌 7 种细菌的抑菌效果。结果发现 50 mg/L 番荔枝粗提物、25 mg/L（—)-kaur-16-en-19-oic acid 对酿脓葡萄球菌、假单胞菌作用明显，对其他 5 种细菌作用一般。

吴志华等[24]对刺果番荔枝的甲醇提取物、石油醚提取物和水可溶性提取物进行了体外抑菌试验。试验方法为肉汤稀释法,选择 3 种革兰氏阳性菌(枯草芽孢杆菌、表皮葡萄球菌、金黄色酿脓葡萄球菌)和 5 种革兰氏阴性菌(大肠埃希菌、伤寒沙门菌、铜绿假单胞菌、溶藻弧菌、霍乱弧菌),结果表明:刺果番荔枝提取物对革兰氏阳性菌和革兰氏阴性菌都有一定抑菌效果,其中甲醇提取物对细菌抑制性最强,然后是石油醚提取物活性,水提取物抑制性最弱。其中对这 3 种不同提取物抑菌作用最为敏感的是枯草芽孢杆菌、溶藻弧菌和表皮葡萄球菌。

Luciana A. R. S. Lina 等[25]从厚花番荔枝的乙醇提取物中分离得到的化合物 9-hydroxy-folianin 能够抑制几种临床致病性真菌。且抑制活性较强,优于商业抗真菌药复方新诺明(trimethropin-sulfamethoxazole)。

(四) 杀虫

有文献[26]发现从 *Annona amazonica* 中分离出的二萜 acanthoic acid 在 $3\,\mu mol/L$(测试的最低浓度)显示 13.6%的寄生虫生长抑制作用。对哺乳动物细胞的毒性效应在高浓度 $347\,\mu mol/L$ 时有抑制,表明 acanthoic acid 具有显著的杀锥虫活性,对克氏锥虫的鞭毛体有一定的杀灭作用。

Matsumoto 等[27]发现利用黄化小麦胚芽鞘生物测定法作为对照方法,开发出一种生物指导优化从番荔枝中提取生物活性成分的方法。从活性提取物中分离出具有极强的细胞毒性的化合物,对蚊子幼虫、蜘蛛螨、蚜虫、墨西哥豆甲虫、条纹黄瓜甲虫、蝇幼虫和线虫具有很好的杀虫活性。

(五) 降糖、降血压

Ngueguim 等[28]以链脲霉素诱导糖尿病的大鼠为实验对象,通过口服给药方式来研究刺果番荔枝水提物降血糖作用,当分别不同浓度给药时(100 mg/kg、200 mg/kg),与初始未给药时血糖水平相比,给药组大鼠血糖含量有明显降低(75%、58.22%);连续每日给药浓度为 100 mg/kg时,14 日后与未给药对照组大鼠血糖含量比较得到显著降低;在对糖尿病小鼠连续 28 日给药后,检测糖尿病小鼠血糖含量发现:血清肌酸肝含量、丙二醛(MDA)、谷草转氨酶(AST)活度有所降低,且低密度脂蛋白胆固醇含量也有一定降低;而总胆固醇、甘油三酯、超氧化物歧化酶(SOD)含量得到恢复,包括过氧化氢酶(CAT)活度也恢复正常;以上结果显示,刺果番荔枝水提取物降血糖作用是通过降低血脂、抗氧化、保护胰腺 β 细胞,从而促进葡萄糖代谢来实现的。

Nwokocha C R 等[29]通过对大鼠体内静脉注射给药途径进行试验,对刺果番荔枝叶的水提取物进行活性检测,通过对血压、经麻醉的大鼠给药动脉压及心率检测结果显示,在 $9.17\sim48.5$ mg/kg给药剂量范围内能引起大鼠血压降低且对其心率没有影响。

邱海龙等[30]通过对粉碎后番荔枝进行水提醇沉法提取多糖,通过基于单因素水平下 L9(34)正交实验对提取条件最佳优化进行摸索并确定,再在胰岛素抵抗细胞模型中对番荔枝体外降糖活性进行评价,研究结果显示番荔枝提取物能够在一定程度上促进胰岛素抵抗细胞对葡萄糖消耗,当药物的浓度设为 0.04 g/L 时,活性最佳。

(六) 抗氧化

Elera Gaytri Gupta 等[31]采用对氧自由基吸收能力(ORAC)测定实验,对毛叶番荔枝果肉、果皮和果汁抗氧化成分及其抗氧化能力进行分析测定,分别对果肉、果皮和果汁提取物培养的细胞株暴露在活性氧诱导剂 2,2'-偶氮二异丁基脒二盐酸盐(AAPH)中,造成氧化应激环境,发现 Raji 和 HT-29 细胞会吸收更多的抗氧化剂,结果显示果汁抗氧化活性最高,而果肉抗氧化活性最低。

Mariod Abdalbasit Adam 等[32]采用 MTT 法和 DPPH 法对从番荔枝中提取得到的苯酚酸类

成分进行体外的抗氧化实验,实验结果显示酚酸类化学成分具有较强的清除 DPPH 自由基的能力,可以看作天然的抗氧化剂。番荔枝种子中含有的多糖成分具有较强的还原能力,对脂质过氧化具有良好的抑制作用。同时对各种自由基（DPPH$^-$、OH$^-$、O^{2-}）有较强的清除能力。

（七）其他

Alvarez Colom O 等[33]在山地番荔枝提取分离得到番荔枝内酯类新化合物 tucupentel,是一个单四氢呋喃环含 5 位羟基的番荔枝内酯。通过实验结果显示该化合物在 0.8～5.4 nM 范围内对线粒体辅酶Ⅰ具有一定的选择性抑制作用。

López Rubalcava C 等[34]在两种焦虑模型小鼠实验中发现毛叶番荔枝的己烷提取物对中枢神经系统有镇静作用,且与 γ-氨基丁酸 A 型受体（GABA$_A$）复合体之间有相互作用;Tsai S F 等[35]采用 HPLC 分析并通过结合生物测定法对圆滑番荔枝乙醇提取物抑制乙酰胆碱酯酶活性进行研究,并通过活性导向法制备得到 20 个化

合物,其中（7S,14S)-(-)-N-methyl-10-demethylxylopinine salt、pseudocolumbamine、palmatine 和 pseudopalmatine 4 个化合物显示出抑制乙酰胆碱酯酶的活性作用,IC_{50} 分别为 8.4 μM、5.0 μM、0.4 μM 和 1.8 μM。Dinesh K. Yadav 等[36]研究显示番荔枝的氯仿和己烷提取物具有抗溃疡作用,对不同诱导模型（CRU、幽门结扎、阿司匹林、乙醇）能够起到减轻溃疡的形成,在幽门结扎模型中通过减少胃蛋白酶和自由总酸度显示出体内抗分泌作用。

五、 临床应用

以番荔枝内酯为活性成分的药物仍在不断的开发之中,但尚未有药品获批上市。目前有开发前途的是中国科学院华南植物研究所研制的具有较强的广谱抗癌活性的番荔枝内酯有效部位阿诺宁,阿诺宁由质量分数大于 90% 的 5～6 个番荔枝内酯化合物组成,其中单体化合物 squamocin 质量分数占 50%～60%,bullatacin 质量分数约占 9.15%[37,38]。

参 考 文 献

[1] 番荔枝[J].分子植物育种,2022,20(22):7661.
[2] 中国科学院中国植物志编辑委员会.中国植物志[M].北京:科学出版社,1979,30(2):171-172.
[3] 元艺.凤梨释迦栽培技术要点[J].农村新技术,2021,(12):12-14.
[4] 雷谨蔓,梁泽锐,张晖,等.中国番荔枝科野生水果资源概述及开发前景展望[J].果树学报,2022,39(1):121-130.
[5] 张枚,李宝才.番荔枝科生物碱类成分及其生物活性研究进展[J].天然产物研究与开发,2014,26(5):787-799.
[6] 张业华.番荔枝果皮的化学成分研究[D].昆明:昆明理工大学,2019.
[7] 余竟光,罗秀珍,孙兰,等.番荔枝种子化学成分研究[J].药学学报,2005,40(2):153-158.
[8] Ragasa C Y, Soriano G, Torres O B, et al. Acetogenins from *Annona muricata* [J]. Pharmacognosy Journal, 2012,4(32):32-37.
[9] 苗筠杰,徐晓芳,陈勇,等.单四氢呋喃型番荔枝内酯类化合物对大鼠线粒体复合酶Ⅰ活性的影响[J].中草药,2013,44(23):3368-3371.
[10] García-Aguirre K K, Zepeda-Vallejo L G, Ramón-Gallegos E, et al. Genotoxic and cytotoxic effects produced by acetogenins obtained from *Annona cherimolia* mill [J]. Biological and Pharmaceutical Bulletin, 2008,31(12):2346-2349.
[11] Liaw C C, Chang F R, Wu Y C, et al. Montacin and cis-montacin, two new cytotoxic monotetrahydrofuran annonaceous acetogenins from *Annona montana* [J]. Journal of Natural Products, 2004,67(11):1804-1808.
[12] Joy B, Remani P. Antitumor constituents from *Annona squamosa* fruit pericarp [J]. Medicinal Chemistry Research, 2008, 17:345-355.
[13] Dutra L M, Bomfim L M, Rocha S L, et al. ent-Kaurane diterpenes from the stem bark of *Annona vepretorum* (*Annonaceae*) and cytotoxic evaluation [J]. Bioorganic & Medicinal Chemistry Letters, 2014,24(15):3315-3320.
[14] 张晓春.番荔枝二萜类化合物抑制肝癌增殖及其机制的研究[D].南京:南京中医药大学,2006.

[15] Chen Y Y, Cao Y Z, Li F Q, et al. Studies on anti-hepatoma activity of *Annona squamosa* L. pericarp extract [J]. Bioorganic & Medicinal Chemistry Letters, 2017,27(9):1907 – 1910.

[16] Chang F R, Yang P Y, Lin J Y, et al. Bioactive kaurane diterpenoids from *Annona glabra* [J]. Journal of Natural Products, 1998,61(4):437 – 439.

[17] 章永红,王明艳,张晓春,等. 贝壳杉烷二萜单体抗肝癌作用的体外实验研究[J]. 山东中医杂志,2005,24(4):234 – 236.

[18] 夏国豪,章永红,潘良熹. 光叶番荔枝中二萜类化合物对人肝癌细胞株 SMMC – 7721 生长的抑制[J]. 江苏医药,2005,31(4): 263 – 264.

[19] Chen Y, Chen J W, Zhai J-H, et al. Antitumor activity and toxicity relationship of *Annonaceous acetogenins* [J]. Food and Chemical Toxicology, 2013,58:394 – 400.

[20] 张清清. 圆滑番荔枝种子化学成分及抗肿瘤活性研究[D]. 长春:吉林农业大学,2014.

[21] Chavan M J, Wakte P S, Shinde D B. Analgesic and anti-inflammatory activities of the sesquiterpene fraction from *Annona reticulata* L. bark [J]. Natural Product Research, 2012,26(16):1515 – 1518.

[22] Okoye T C, Akah P A, Okoli C O, et al. Antimicrobial effects of a lipophilic fraction and kaurenoic acid isolated from the root bark extracts of *Annona senegalensis* [J]. Evidence-Based Complementary and Alternative Medicine, 2012:831327.

[23] Padmaja V, Thankamany V, Hara N, et al. Biological activities of *Annona glabra* [J]. Journal of Ethnopharmacology, 1995,48(1):21 – 24.

[24] 吴志华. 刺果番荔枝叶片提取物的体外抑菌研究[J]. 浙江中医杂志,2013,48(8):607 – 608.

[25] Lima L A, Alves T M, Zani C L, et al. Antioxidant and cytotoxic potential of fatty acid methyl esters from the seeds of *Annona cornifolia* A. St.-Hil. (Annonaceae) [J]. Food Research International, 2012,48(2):873 – 875.

[26] Pinheiro M L B, Xavier C M, De Souza A D, et al. Acanthoic acid and other constituents from the stem of *Annona amazonica* (Annonaceae) [J]. Journal of the Brazilian Chemical Society, 2009,20:1095 – 1102.

[27] Matsumoto S, Varela R M, Palma M, et al. Bio-guided optimization of the ultrasound-assisted extraction of compounds from *Annona glabra* L. leaves using the etiolated wheat coleoptile bioassay [J]. Ultrasonics Sonochemistry, 2014,21(4): 1578 – 1584.

[28] Florence N T, Benoit M Z, Jonas K, et al. Antidiabetic and antioxidant effects of *Annona muricata* (Annonaceae), aqueous extract on streptozotocin-induced diabetic rats [J]. Journal of Ethnopharmacology, 2014,151(2):784 – 790.

[29] Nwokocha C R, Owu D U, Gordon A, et al. Possible mechanisms of action of the hypotensive effect of *Annona muricata* (soursop) in normotensive Sprague-Dawley rats [J]. Pharmaceutical Biology, 2012,50(11):1436 – 1441.

[30] 邱海龙,汤彬,薛平,等. 番荔枝种子粗多糖的提取及降糖活性评价[J]. 食品科技,2013,38(6):196 – 200.

[31] Gupta Elera G, Garrett A R, Martinez A, et al. The antioxidant properties of the cherimoya (*Annona cherimola*) fruit [J]. Food Research International, 2011,44(7):2205 – 2209.

[32] Mariod A A, Abdelwahab S I, Elkheir S, et al. Antioxidant activity of different parts from *Annona squamosa*, and *Catunaregam nilotica* methanolic extract [J]. Acta Scientiarum Polonorum Technologia Alimentaria, 2012,11(3):249 – 258.

[33] Alvarez Colom O, Neske A, Chahboune N, et al. Tucupentol, a novel mono-tetrahydrofuranic acetogenin from *Annona montana*, as a potent inhibitor of mitochondrial complex I [J]. Chemistry & Biodiversity, 2009,6(3):335 – 340.

[34] López Rubalcava C, Piña-Medina B, Estrada Reyes R, et al. Anxiolytic-like actions of the hexane extract from leaves of *Annona cherimolia* in two anxiety paradigms: Possible involvement of the GABA/benzodiazepine receptor complex [J]. Life Sciences, 2006,78(7):730 – 737.

[35] Tsai S F, Lee S S. Characterization of acetylcholinesterase inhibitory constituents from *Annona glabra* assisted by HPLC microfractionation [J]. Journal of Natural Products, 2010,73(10):1632 – 1635.

[36] Yadav D K, Singh N, Dev K, et al. Anti-ulcer constituents of *Annona squamosa* twigs [J]. Fitoterapia, 2011,82(4):666 – 675.

[37] 谢冰芬,冯公侃,朱孝峰,等. 阿诺宁的抗瘤作用研究[J]. 癌症,2002,(04):379 – 382.

[38] 谢冰芬,吴萍,刘宗潮,等. 阿诺宁各组分的抗肿瘤活性和急性毒性比较研究[J]. 中草药,2007,(08):1199 – 1202.

滇南魔芋

滇南魔芋为天南星科魔芋属植物滇南魔芋（*Amorphophallus yunnanensis* Engl.）的干燥块茎，别称岩芋、长柱魔芋、滇面魔芋、滇魔芋。

滇南魔芋块茎球形，顶部下凹，直径 4～7 cm，密生肉质须根。叶单生，直立，无毛，叶柄长可达 1 m，绿色，具绿白色斑块；叶片 3 全裂，裂片二歧羽状分裂，下部的小裂片长 5～7.5 cm，宽 3～5.5 cm，椭圆形或披针形，顶生小裂片长大，长 15～25 cm，宽 5.5～7.5 cm，披针形，锐尖，基部一侧下延达 4～8 mm。花序柄长 25～40 cm，粗 1 cm，绿褐色，有绿白色斑块，基部的鳞叶卵形、披针形至线形，最外的长 4～5 cm，宽 4 cm，内面的渐长，达 30 cm，均锐尖，膜质，绿色，有斑纹。佛焰苞干时膜质至纸质，长 15～18 cm，多少为舟状，直径 3～5 cm，展平宽 7～11 cm，卵形或披针形，锐尖，微弯，基部席卷，边缘呈波状，绿色，具绿白色斑点。肉穗花序远短于佛焰苞，长 6.8～9 cm，具长 0.5～1.3 cm 的梗或否，雌花序长 15～35 mm，粗 15～20 mm，绿色；雄花序长 15～40 mm，粗 12～23 mm，圆柱形或椭圆状，白色；附属器长 38～50 mm，粗 16～25 mm，近圆柱形或三角状卵圆形，先端钝，平滑，乳白色或幼时绿白色。雄蕊花丝分离，极短，花药长 2～5 mm，倒卵状长圆形，顶部截平，肾形，宽 1.5 mm，室孔邻接。子房球形，花柱长 1.5 mm，柱头点状。花期 4～5 月。

产于广西西部、贵州南部和云南中部、西部及南部，海拔 200～2 000 m，生于山坡密林下、河谷疏林及荒地。泰国北部也有[1]。

一、 生药鉴别

显微鉴别

1. 块茎横切面

块茎类椭圆球形，直径约 2 cm，长约 2.5 cm。木栓组织中间有木栓石细胞，类长方形或贝壳形，切向 45～90 μm，径向 28～35 μm，切向排成连续的一环，壁黄棕色或淡黄色，外切向壁及径向壁较厚，10～20 μm，可见层纹。分泌腔直径 106～366 μm，长 190～535 μm。草酸钙针晶束不均匀散在。草酸钙簇晶偶见。分泌细胞偶见。

2. 粉末特征

淀粉粒单粒直径 5～24 μm。复粒由 2～3 分粒组成。草酸钙针晶 28～145 μm，直径 1.2～4 μm。草酸钙簇晶少见，直径 22～62 μm，棱角钝。未见葡甘露聚糖团块[2]。

二、 栽培

（一）产地环境

魔芋属于阴性植物，种植地需具备灌溉条

件,有充足的水源供给,同时周边有较为高大的农作物或者树木作为遮荫物。确保种植地没有种植过魔芋,制定合理轮作制度。通常在高山或者半山腰地带种植魔芋,海拔控制在 500～1200 m。低海拔地区要保证常年阴凉,满足魔芋的生长发育所需[3]。

(二)生产管理

1. 选地、整地

播种之前应该对种植地做好有效整理,清除泥土中的碎石杂物,确保土壤疏松多孔,有效耕层深度在 30 cm 以上,保证魔芋根茎能够在泥土中不断膨大,提高单位面积产量。如果所选择的种植地为重茬地,应每亩使用 75 kg 鲜石灰进行全面消毒,并在种植地周边修建排水沟,及时排出田间积水。

正式播种前,为了增加土壤肥力,可以每亩施用完全腐熟的农家肥 1 000 kg,有时还可混入适量复合肥,均匀撒到土壤层表面,随机械翻到土壤中,提高土壤的有机质含量。

2. 繁殖方法

魔芋适合在 20～25 ℃播种,云南富源县播种日期一般在春分到清明之间,确保生长时间能够在 150 d 左右。海拔较低地方推荐提前播种,海拔较高则可以推迟播种。

为了确保魔芋能够健康生长,采取高垄栽培时,一般种芋 100～200 g,垄面 0.8 m,每垄种植 2 行,株距 30～40 cm,播种深度 15 cm,利于魔芋块茎膨大。采取两年制垄作免耕栽培时,一般种芋 10～30 g,垄面 1.2 m,每垄种植 4 行,株距 20～30 cm,播种深度 10 cm。结合绿肥覆盖栽培技术,秋季每亩撒播 10 kg 苕子覆盖在垄面上,出苗后以抑制杂草,促进魔芋生长。采取生物多样性栽培技术时,种芋质量 10～30 g,垄面 1.6 m,每垄中间种植 4 行,两边种植 2 行玉米,株距 20～30 cm,播种深度 10 cm。农户可以结合实际情况选择适合的种植模式。

3. 田间管理

播种后使用波尔多液封闭除草,确保田间形成 1 层药膜。喷药一段时间后,用农家肥覆盖种芋,并适当培土,促使地下块茎快速膨大,培土厚度控制在 7 cm 左右。

栽培管理中不能够使用锄头,避免伤害魔芋根茎。生长中后期可以喷洒适量除草剂,注意不能喷洒到叶片上。

魔芋根茎不耐浸泡,要做好田间水分调控工作,田间开挖排水沟,确保沟沟相连,连续阴雨天气及时排出田间积水。幼苗阶段应加大供水量,早晚 2 次滴灌,确保根茎周围土壤保持湿润状态。

(三)病虫害防治

软腐病、根腐病、叶枯病病菌会保持在植株根部残茬上,形成初期侵染源,所以不能够连作,应制定合理的轮作制度,轮作周期控制在 3 年以内。营造适合魔芋生长的良好环境,避免阳光直射。播种之前进行种芋消毒,分别在 6 月下旬、7 月上旬与下旬进行根部药剂喷洒,可使用硫酸链霉素 400 ppm 溶液或百菌清、百菌通,防治各种病害的发生流行[3]。

三、化学成分

到目前为止国内外对滇南魔芋化学成分的研究还较为少见,李松林等[4]使用薄层色谱法对魔芋属 7 个不同品种的魔芋进行了魔芋葡甘露聚糖的检测,魔芋葡甘露聚糖是一种由葡萄糖和甘露糖组成的杂多糖,结果显示滇南魔芋仅在葡萄糖对照品的对应位置上显红棕色斑点,且颜色较浅,说明滇南魔芋中不含魔芋葡甘露聚糖。

四、药理活性

我国药用魔芋具有悠久的历史,宋代《开宝本草》就记载了魔芋的植物学特征及其药用功能。近代我国各地方中药志及中草药书籍均把魔芋收入,可见魔芋确实是我国民间传统利用的中草药。

近代科学研究已经证明，魔芋属植物具有下列功能：降低血压和胆固醇，防治肥胖病。可以防治哮喘病，预防毒性中毒，刺激肠胃活动，减少毒物与肠壁接触的时间。降糖，防治糖尿病。促进肠胃胰腺分泌，增加消化酶分泌量，帮助消化。防治便秘、胆结石、结肠癌等[5]。

属于低脂低能食物。同时魔芋又是一种富含纤维的食物，而高纤维食物能吸收有害物质，将其毒素排出人体外，可预防便秘、糖尿病和胆石症等病的发生。并且束水凝胶纤维状的魔芋食品，除了可以促进肠道的生理蠕动增加，提高排便速度和次数，有助于解除便秘之苦之外，还有利于肠道下端好气性菌群的大量繁殖，从而降低结肠、直肠毒物致癌的概率[5]。

五、 临床应用

古代多部书籍中对魔芋的栽培、功效等有记载。据《中药大辞典》记载，魔芋性温味辛，内服化痰散积，行瘀消肿，治疗痰咳、积滞、疟疾、经闭、肿瘤、糖尿病，还可以健胃、消饱胀、利尿和护发。外用可解毒消肿、治疗颈淋巴结结核、丹毒、跌打损伤、烫火伤和蛇咬伤等。

魔芋含热量大约只有大米、麦淀粉的一半，

六、 毒理研究

现代药理毒理试验也显示出魔芋的安全性与有效性。急性毒性试验显示，魔芋醇提水制剂给小白鼠1次腹腔注射，12 h内 LD_{50} 为（40.0±5.2）g/kg。一次口服最大耐受量大于 60.0 g/kg，未显示明显毒性[5]。

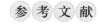

[1] 中国科学院中国植物志编辑委员会.中国植物志[M].北京:科学出版社,1979,13(2):92.
[2] 宋学华,戴志凌,崔熙.六种魔芋属植物块茎的显微鉴定研究[J].中草药,1997,(9):554 – 558.
[3] 尹黎倩.云南富源县魔芋高产栽培技术[J].农业工程技术,2022,42(8):73,75.
[4] 李松林,崔熙,谢学键,等.魔芋属7种植物中魔芋葡甘露聚糖的检测[J].中国中药杂志,1996,(8):456 – 458,509.
[5] 林庆华,冯丽霞,黄天文.魔芋的药用价值及应用态势[J].实用中医内科杂志,2003,(4):259.

药物拉丁名索引

A *Adenia cardiophylla* (Mast.) Engl.　14

Aegle marmelos (L.) Correa　63

Aesculus wangii Hu　390

Alangium chinense (Lour.) Harms　1

Albizia julibrissin Durazz　157

Alocasia odora (Roxburgh) K. Koch　383

Aloe barbadensis Miller　192

Aloe ferox Miller　192

Alpinia galanga (L.) Willd.　175

Alpinia katsumadai Hayata　255

Alpinia officinarum Hance　371

Amomum maximum Roxb.　10

Amomum tsaoko　263

Amorphophallus yunnanensis Engl.　422

Andrographis paniculate (Burm. F.) Nees　345

Annona muricata L.　225

Annona squamosa L.　414

Antiaris toxicaria (Pers.) Lesch.　76

Antidesma bunius (L.) Spreng　68

Aphanamixis polystachya (Wall.) R. N. Parker　21

Aquilaria yunnanensis S. C. Huang　48

Arcangelisia gusanlung H. S. Lo　99

Ardisia caudata Hemsl.　399

Ardisia corymbifera Mez　399

Ardisia crenata Sims　131

Ardisia crenata Sims　399

Ardisia japonica (Thunb) Blune.　399

Arisaema calcareum H. Li　181

Arisaema wattii J. D. Hooke　90

Artocarpus heterophyllus Lam.　232

Arundina graminifolia (D. Don) Hochr.　140

Asarum caudigerum Hance　208

Asarum caudigerum Hance var. *cardiophyllum*

(Franch.) C. Y. Cheng et C. S. Yang　208

B *Baccaurea ramiflora* Loureiro　54

Baphicacanthus cusia (Nees) Bremek.　284

Brucea javanica (L.) Merr　299

C *Citrus medica* L.　315

Citrus wilsonii Tanaka　310

Combretum yunnanense　44

Crocus sativus L.　406

Croton tiglium. L　81

Curculigo orchioides Gaertn.　124

Curcuma Longa L.　324

D *Daemonorops draco* Bl.　151

Dalbergiao dorifera T. Chen　242

Dendrobium chrysotoxum Lindl.　103

Dendrobium fimbriatum Hook.　103

Dendrobium nobile Lindl.　103

Dendrobium officinale Kimura et Migo　103

Desmodium styracifolium (Osb.) Merr.　37

Dimocarpus longan Lour　117

E *Elettaria cardamomum* var. minuscula　16

Etlingera yunnanensis (T. L. Wu & S. J. Chen) R. M. Smith　275

H *Homalomena occulta* (Lour.) Schott　28

J *Justicia adhatoda* Linnaeus　354

K *Knoxia roxburghii* (Sprengel) M. A. Rau　166

L *Laggera Pterodonta* (DC.) Benth　361

Lepidium meyenii Walp. 183

Liquidambar formosana Hance 213

Liquidambar orientalis Mill 204

Litchi chinensis Sonn. 277

R *Rosmarinus officinalis* L. 335

药物中文名索引

一见喜　345
一包针　28
八角枫　1
八角金龙　131
八角金盘　1
九翅豆蔻　10
九翅砂仁　10
三开瓢　14
三角枫　213
三瓢果　14
土细辛　208
大叶山楝　21
大连果　54
大驳骨　354
大青根　284
大罗伞　131
大草蔻　255
大荔核　277
大树波罗　232
山半夏　181
山姜子　175
山荸荠　140
山党参　124
山萝葡　54
山楝　21
山磨芋　181
千年见　28
千年健　28
千颗针　28
川弹子　117
广大戟　166
广东狼毒　383
广金钱草　37

飞雷子　255
小豆蔻　16
小良姜　371
小苦楝　299
小独角莲　181
小独脚莲　181
小麻药　208
马缨花　157
马蹄草　37
云南风车子　44
云南沉香　48
木八角　1
木奶果　54
木波罗　232
木荔枝　54
木弹　117
木橘　63
五月茶　68
五味叶　68
五味菜　68
不出林　399
比目　117
内杜仲　14
见血飞　181
见血封喉　76
牛舌兰　354
牛肚子果　232
长耳南星　90
长虫包谷　181
长柱魔芋　422
勾儿茶　1
六棱菊　361
火果　54

巴豆　81
巴果　81
巴夏噶　354
巴菽　81
双耳南星　90
双眼龙　81
艾菊　335
古山龙　99
石斛　103
龙目　117
龙眼肉　117
平地木　131,399
卢会　192
仙茅　124
仙茅参　124
印度草　345
外弦顺　48
鸟绒树　157
半夏　90
奴会　192
加独　76
台湾山楝　21
老鸦胆　299
地棕　124
亚荔枝　117
西红花　406
百两金　131
百样解　140
刚子　81
朱砂根　131
竹叶兰　140
血竭　151
合欢皮　157

合昏　157
伞形紫金牛　399
江子　81
讷会　192
好望角芦荟　192
红大戟　166
红牛白皮　14
红毛榴莲　225
红豆蔻　175
红果树　21
红罗　21
红根南星　181
红凉伞　131
红萝木　21
红铜盘　131
玛卡　183
玛咖　183
花叶尾花细辛　208
花梨母　242
花脸细辛　208
芦荟　192
劳伟　192
苏合油　204
苏合香　204
苏合香油　204
豆蔻　255
佛手根　371
佛头果　414
库拉索芦荟　192
沙罗　21
良姜　371
尾叶紫金牛　399
尾花细辛　208
苦胆草　345
苦榛子　299
苞萝　232
茅爪子　124
林檎　414
枝核　277
板蓝　284
枫树　213
枫香树　213
刺果番荔枝　225
刺番荔枝　225
郁金　324
奇凉姜　371
拂绒　157
拂缨　157
岩芋　422

金玉满堂　131
金耳环　208
金江南星　181
金钗石斛　103
夜合合　157
油桐　21
波罗蜜　232
宝鼎香　324
降香　242
降香黄檀　242
降香檀　242
孟加拉苹果　63
春莲秋柳　345
草豆蔻　255
草果　255,263
草姜　140
草寇仁　255
草蔻　255
茴香砂仁　275
荔仁　277
荔枝　277
荔枝奴　117
南大戟　166
南板蓝根　284
枸橼　315
枸橼子　315
树奶果　54
树波罗　232
鸦胆子　299
香圆　310
香橼　315
鬼树　76
狮子草　361
独茅　124
独脚莲　383
帝油流　204
帝膏　204
姜黄　324
迷迭香　335
将军木　232
洪雅南星　90
洋波罗　414
穿心莲　345
贺姑　10
绒花树　157
哥姑　10
唛螺陀　414
鸭嘴花　354
圆齿紫金牛　399

圆眼　117
铁皮石斛　103
臭叶子　361
臭灵丹　361
高良姜　371
郭姑　10
益智　117
娑罗子　390
海芋　383
海良姜　371
海南山姜　255
海南参　124
海洋之露　335
流苏石斛　103
骊珠　117
绣木团　117
黄金万两　131
黄姜　324
菠萝蜜　232
梭罗子　390
野芋　383
野靛叶　354
野磨芋　181
铜钱草　37
假瓜蒌　14
假油桐　21
象胆　192
猛子树　81
毫命　324
麻朗　232
麻娘布　275
剪刀树　76
婆罗门参　124
落地金钱　37
紫金牛　399
番红花　406
番苞萝　414
番荔枝　414
番鬼荔枝　414
释迦　414
猴板栗　390
蛮姜　371
鼓槌石斛　103
蓝靛根　284
路路通　213
矮地茶　399
滇南魔芋　422
滇面魔芋　422
滇魔芋　422

酸味树　68
蜘蛛香　208
鲛泪　117
滴水观音　383

蜜冬瓜　232
蜜脾　117
橄榄连　345
箭毒木　76

靛青根　284
燕卵　117
藏红花　406
麒麟竭　151

药用植物彩图

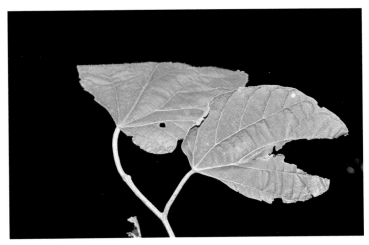

八角枫

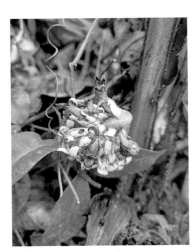

大叶仙茅

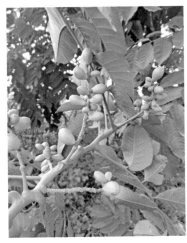

山楝

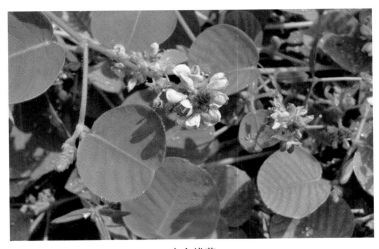

广金钱草

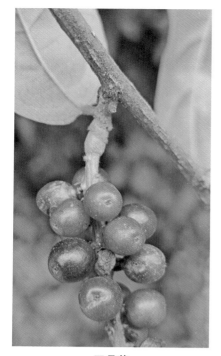

五月茶

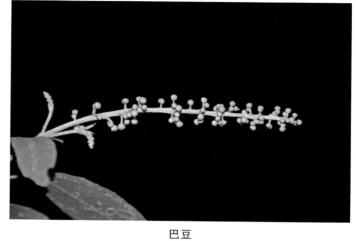

巴豆

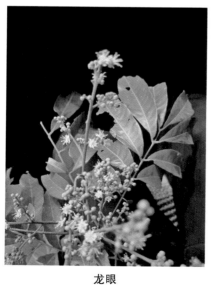

龙眼

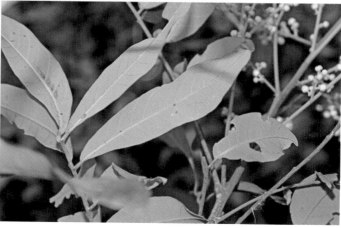

龙眼枝叶

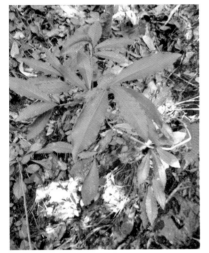

朱砂根

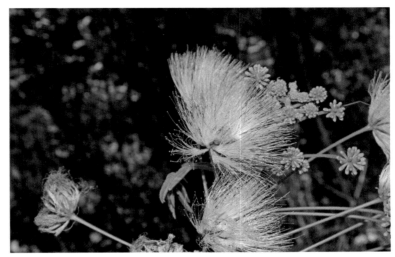

合欢花

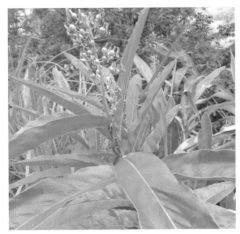

红豆蔻

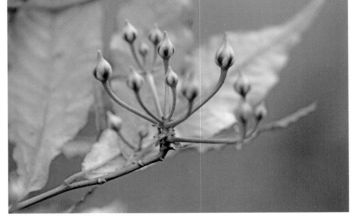

尾叶紫金牛

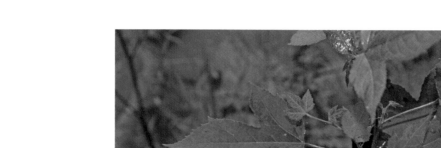

枫香树

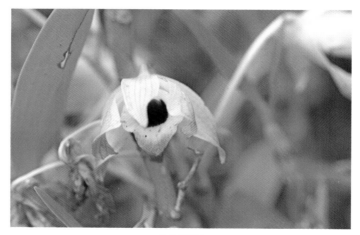

金钗石斛

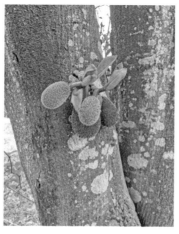

波罗蜜

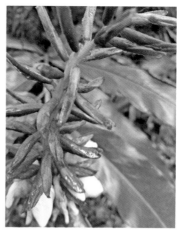

草豆蔻

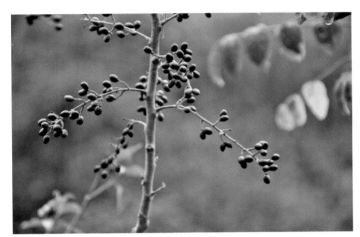

鸦胆子

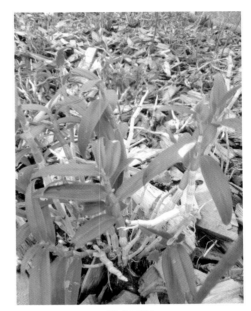

铁皮石斛

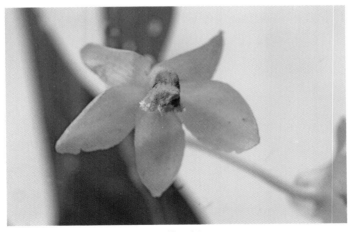

流苏石斛